这样吃

疾病害怕我们

主编 于雅婷 高海波

编著 健康养生堂编委会

江苏凤凰科学技术出版社　凤凰含章

图书在版编目（CIP）数据

疾病害怕我们这样吃 / 于雅婷, 高海波主编；健康养生堂编委会编著. -- 南京：江苏凤凰科学技术出版社, 2016.3

（含章·图解经典系列）

ISBN 978-7-5537-4947-1

Ⅰ. ①疾… Ⅱ. ①于… ②高… ③健… Ⅲ. ①食物疗法—图解 Ⅳ. ①R247.1-64

中国版本图书馆CIP数据核字(2015)第149096号

疾病害怕我们这样吃

主　　　编	于雅婷　　　高海波	
编　　　著	健康养生堂编委会	
责 任 编 辑	张远文　　　葛　昀	
责 任 监 制	曹叶平　　　周雅婷	

出 版 发 行	凤凰出版传媒股份有限公司
	江苏凤凰科学技术出版社
出版社地址	南京市湖南路 1 号 A 楼，邮编：210009
出版社网址	http://www.pspress.cn
经　　　销	凤凰出版传媒股份有限公司
印　　　刷	北京旭丰源印刷技术有限公司

开　　　本	787mm×1092mm　　1/16
印　　　张	39.5
字　　　数	537千字
版　　　次	2016年3月第1版
印　　　次	2016年3月第1次印刷

标 准 书 号	ISBN 978-7-5537-4947-1
定　　　价	88.00元

图书如有印装质量问题，可随时向我社出版科调换。

前言 preface

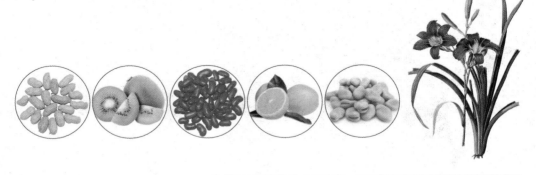

饮食结构与"现代病"

现代人生活节奏快，快餐逐渐成为人们的主要饮食方式。近年来，中国人的饮食结构也发生变化，这就致使人们摄入高脂肪、高热量食物及高盐食物越来越多。同时，随着生活水平的提高，现代人应酬的日益增多，餐桌上的鸡鸭鱼肉、精米白面越来越多，而粗粮却越来越少。这样的饮食结构并不科学，易得"现代病"。

高脂肪、高热量食物的大量摄入，会使大量胆固醇、甘油三酯等物质沉积在血管内，形成如米粥样的脂质斑块，并导致动脉管壁增厚、变硬、管腔缩小，动脉硬化。如果动脉硬化发生在冠状动脉中，到一定程度，心肌就会供血不足，易致心绞痛或心肌梗死。全身性的动脉硬化发展到一定程度，脑动脉容易缺血缺氧，从而导致急性脑血管意外，如脑梗死或脑出血等。研究表明，过多地摄入胆固醇、甘油三酯，还与静脉血栓形成，与胆石症和高胆固醇血症有密切关系。

高热量食物的大量摄入，则会引起功能性消化不良、胃食管反流病及功能性便秘，很多人还会出现胃胀、反酸、烧心等症状。高热量食物的大量摄入还会引起肥胖，人体内胰岛素抵抗增加，久而久之易使胰岛素过度分泌，最终导致 2 型糖尿病的发生。

高盐食物的大量摄入则会导致人体内水钠潴留，发展到一定程度，就会成为诱发高血压、心脏病、肾脏病的重要因素。世界卫生组织提出，成年人人均食盐摄入量应小于 5g/d。由于中国人喜欢吃咸肉、熏肉、咸牛肉、午餐肉、香肠、热狗、汉堡包、番茄酱、酱油、沙拉酱等高盐食物，所以大部分居民每天食盐摄入量都高于这个标准，平均每人每日盐摄入量竟达 12g！

餐桌上大鱼大肉、觥筹交错，一方面容易引起脂肪肝、肝硬化及上消化道大出血、肝性脑病、肝腹水等病症；另一方面，变相地导致了粗粮摄入的不足，久而久之，人体内易缺乏维生素，从而引起亚健康及慢性病。

人的一生要摄入 60 多吨食物。这其中有对人体有益的健康食物，也有不利于人体健康的垃圾食物；每种食物既有健康的吃法，也有垃圾吃法。"现代病"的盛行，与饮食结构、食物吃法不无关系。在这个各种食材琳琅满目的时代，究竟该怎么吃才符合养生之道呢？

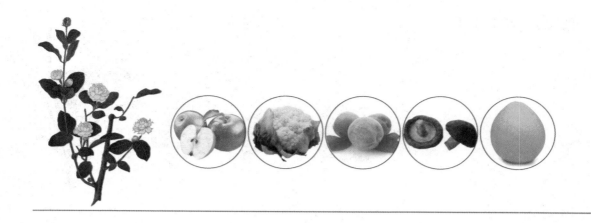

根据营养学原理及我国居民膳食消费和营养状况的实际情况，卫生部门颁布了《中国居民膳食指南》（2007）。根据《指南》建议，中国人健康饮食可遵循以下十条原则：

1.食物多样，谷类为主，粗细搭配。多样食物应包括：谷类及薯类、动物性食物、豆类及其制品、蔬菜水果类、纯热能食物。另外要注意粗细搭配，经常吃一些粗粮、杂粮等，建议每天最好能吃50g以上的粗粮。

2.多吃蔬菜水果和薯类。蔬菜与水果含有丰富的维生素、矿物质和膳食纤维。蔬菜的种类繁多，包括植物的叶、茎、花苔、茄果、鲜豆、食用蕈藻等。不同品种的蔬菜所含营养成分不尽相同，甚至差别很大。因此，食用蔬菜也应全面丰富，以保证机体所需营养。有些水果虽然维生素及一些微量元素的含量不如新鲜蔬菜，但含有的葡萄糖、果酸、柠檬酸、苹果酸、果胶等物质比蔬菜丰富，所以多吃水果对身体也非常有益。含丰富蔬菜、水果和薯类的膳食，对保持心血管健康、增强抗病能力、预防某些癌症等，起着十分重要的作用。

3.每天吃奶类、豆类或其制品。奶类除含丰富的优质蛋白质和维生素外，含钙量也较高，是天然钙质的极好来源。豆类是我国的传统食品，含大量优质蛋白、不饱和脂肪酸、维生素 B_1、维生素 B_2、烟酸、钙等。我们应大力提倡人们多食用奶类、豆类及其制品。

4.常吃适量的鱼、禽、蛋和瘦肉。鱼、禽、蛋、瘦肉等动物性食物是优质蛋白质、脂溶性维生素和矿物质的良好来源。动物性蛋白质的氨基酸组成更适合人体需要，且赖氨酸含量较高，有利于补充植物蛋白质中赖氨酸的不足。肉类中含铁量较高，且利用率较高。鱼类，特别是海产鱼所含的不饱和脂肪酸，也有降低血脂和防止血栓形成的作用。动物肝脏含维生素 A 极为丰富，还富含维生素 B_{12}、叶酸等。但有些脏器如脑、肾等所含胆固醇相当高，对预防心血管系统疾病不利，不宜多食。

5.减少烹调油用量，吃清淡少盐膳食。吃清淡膳食有利于健康，饮食不要太油腻，不要太咸，不要食用过多的动物性食物和油炸、烟熏食物。

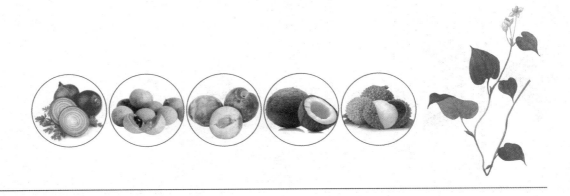

6. 食不过量，天天运动，保持健康体重。控制进食量与体力活动是保持体重的两个主要因素。食物提供人体能量，体力活动消耗能量。如果进食量过大而活动量不足，多余的能量就会在体内以脂肪的形式积存，久之人体就会发胖；相反若进食量不足，运动量过大，人体就会由于能量不足引起消瘦，造成劳动能力下降。所以人们需要保持进食量与能量消耗之间的平衡。建议成年人每天进行相当于步行 6000 步以上的活动，如果身体条件允许，最好进行半小时中等强度的运动。

7. 三餐分配要合理，零食要适当。一般早、中、晚餐的能量宜分别占总能量的 30%、40%、30%。

8. 每天足量饮水，合理选择饮料。在温和气候条件下，从事轻体力活动的成年人每日至少饮水 1200ml；在高温或强体力劳动条件下应适当增加。饮水不足或过多都会给人体健康带来危害。饮水应少量多次饮水，要主动饮水，不应感到口渴时再饮水。

9. 饮酒应限量。建议成年男性一天饮用酒的酒精量不超过 25ml，成年女性一天饮用酒的酒精量不超过 15ml。

10. 吃新鲜卫生的食物。在选购食物时应当选择外观好，没有泥污、杂质，没有变色、变味并符合卫生标准的食物，严把病从口入关。进餐时要注意卫生条件，包括进餐环境、餐具和供餐者的健康卫生状况。集体用餐要提倡分餐制，减少疾病传染的机会。

《中国居民膳食指南》为居民合理调配膳食提供了可操作性指导，对人们的饮食健康具有普遍的指导意义。

总之，在物质生活极其丰富的今天，人们理应充分利用各种条件提高自己的生活品质。而吃居"吃、穿、住、行"之首位，人们更应首先从饮食上提升自己的生活品质。

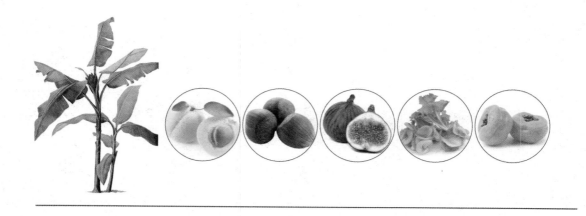

《疾病害怕我们这样吃》体例

　　《疾病害怕我们这样吃》共四卷二十章，分为食物营养吃法全解篇、从早到晚巧安排篇、强身美体篇、亚健康体质调理篇。

　　第一卷食物营养吃法全解篇，分六章，依次介绍五谷杂粮、常见蔬菜、水果干果、肉蛋奶、水产品、佐料六类食材的营养吃法。在内容设置上，包括标题栏的性味归经、营养成分、食疗功能、主治，正文的最营养搭配、功效和注解、最健康烹饪、饮食宜忌和生活小常识，向人们介绍最营养、最健康、最美味的吃法，力求使食物养生面面俱到。

　　第二卷从早到晚巧安排篇，分七章，依次介绍早餐、午餐、晚餐、春季、夏季、秋季、冬季的饮食安排。在内容设置上，有两种结构形式。第一种形式主要运用于养生原则方面，包括标题栏的养生总原则、常用药材与食材、饮食须知、日常养生、注意事项、养生食疗方六个模块。各个模块介绍与养生原则密切相关的养生知识和养生方法。第二种形式主要运用于具体的养生，如不同人群怎样安排、需特别注意预防的疾病等，这种形式视具体的养生内容而定。

　　第三卷强身美体篇，分四章，依次介绍排毒、减肥、养颜、美发吃什么、怎么吃。在内容设置上，分为养生总原则（标题栏）、常用药材与食材、饮食须知、民间偏方、穴位按摩、注意事项、养生食疗方七个模块，其中养生总原则、常用药材与食材、饮食须知、注意事项、养生食疗方与第二卷相同，不同处在于新加了民间偏方、穴位按摩的内容，以便多渠道、多视角打造完美养生馆。

　　第四卷亚健康体质调理篇，分三章，依次介绍对症调理怎么吃、男人对症养生药膳、女人对症养生药膳。在内容设置上，分为两种形式。第一种形式主要体现在第十八章，内容包括标题栏的主要症状、治疗原则、对症药材、对症食材，介绍每种偏颇体质的养生总原则；正文包括病因探究、饮食宜忌、对症穴位、保健小提示、本草药典、食疗药膳六个版块，各个版块介绍每种偏颇体质的对症调理知识和方法。第二种形式体现在第十九、二十章，该形式包括标题栏的主要症状、症因探究、预防原则，正文中的饮食须知、民间偏方、食疗药膳、本草药典，各个版块介绍对症调理方式，以防止亚健康体质向疾病方向转变。

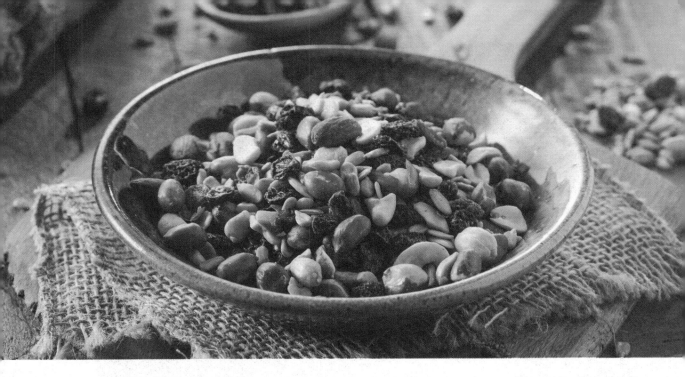

目录 Contents

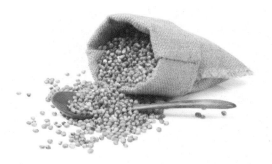

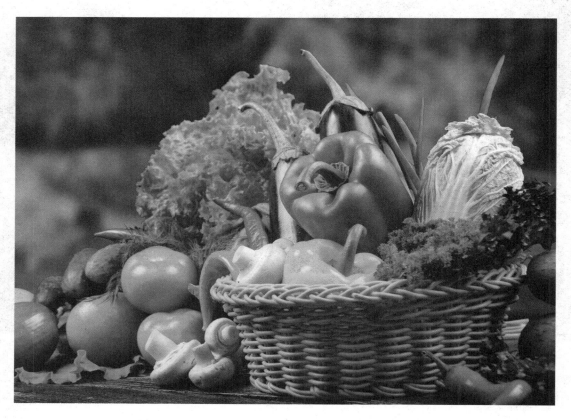

第二章
常见蔬菜的营养吃法

第三章
水果干果的营养吃法

第四章
肉蛋奶的营养吃法

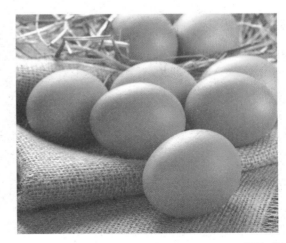

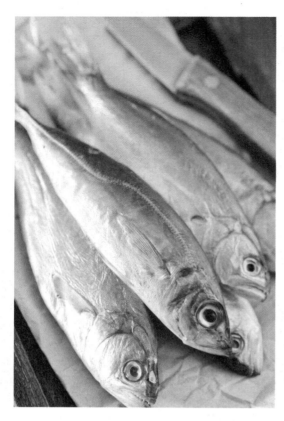

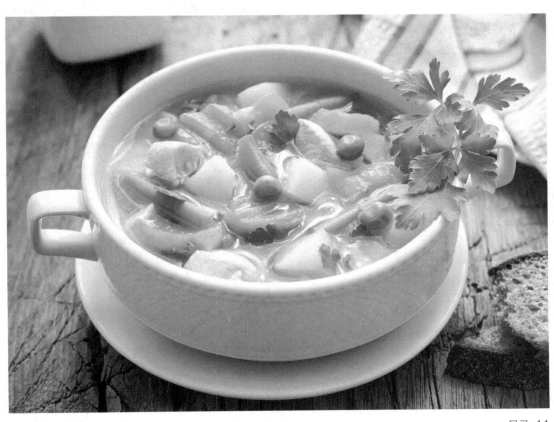

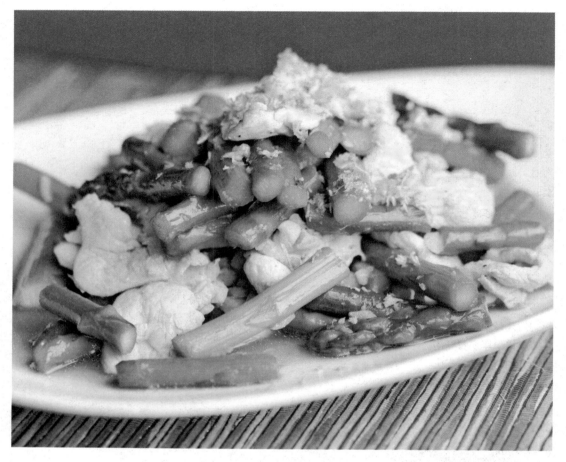

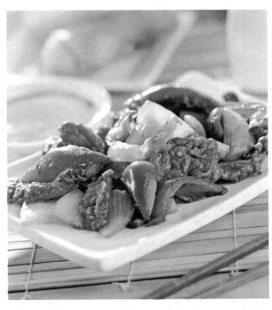

第十五章
减肥养生馆

第十三章
冬季养生
食疗巧安排

第十四章
排毒养生馆

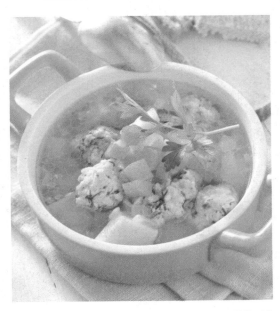

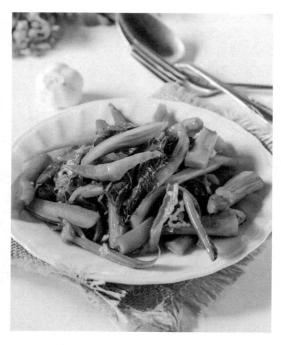

第十八章
对症调理
怎么吃

第十六章
养颜养生馆

第十七章
美发养生馆

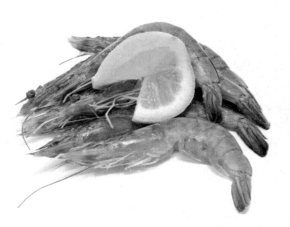

第十九章
男人对症养生药膳

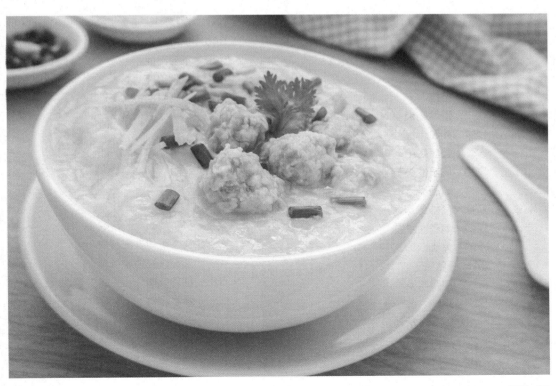

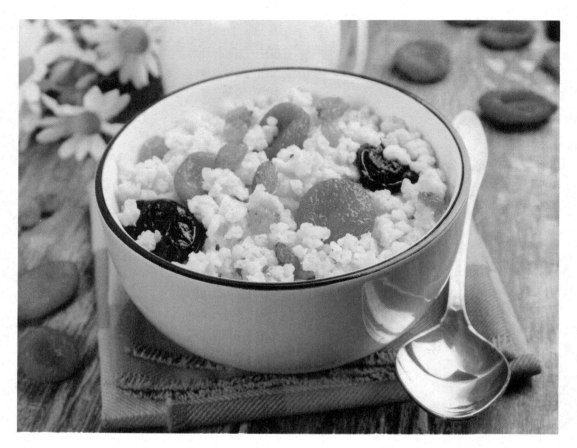

第二十章
女人对症养生药膳

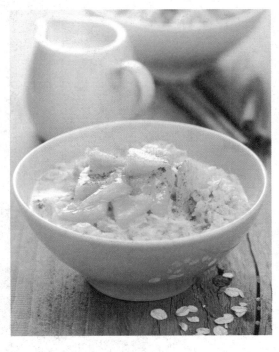

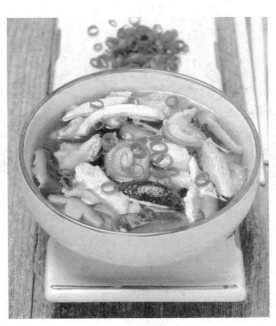

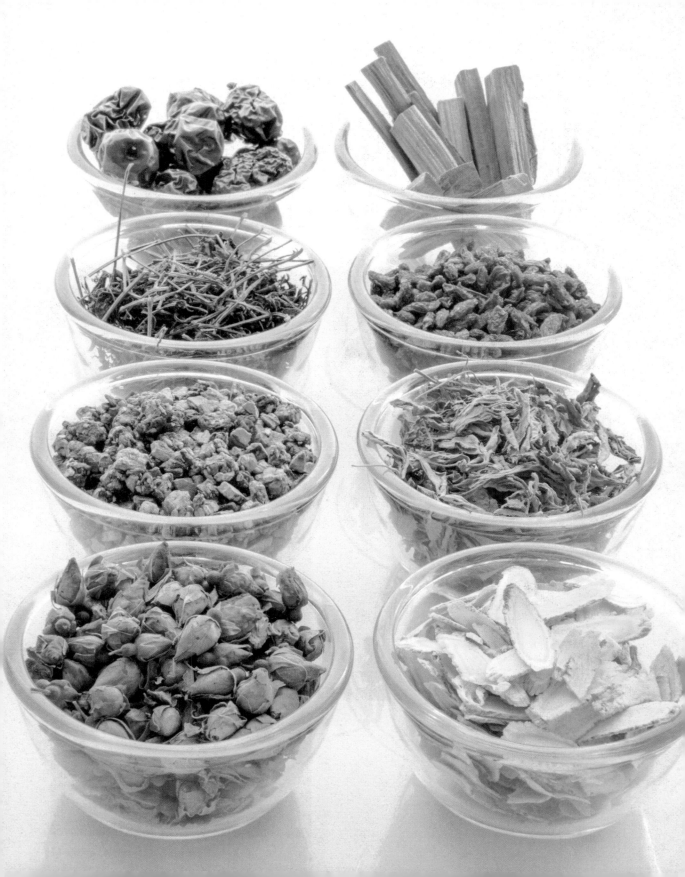

速查表

阅读导航

　　本书在此特别设置阅读导航，对书中各个部分的功能、特点予以解释说明，以更好地提高读者的阅读效率。

常用药材、食材

　　清晰精美的食材图，一目了然，让读者清楚知道该如何选择合适的食材。

精简解释

　　用精简的语言阐述主题，让读者明白为什么要以这样的方式养生，有针对性的养生方案呼之欲出。

必须补充的营养素

晚上机体处于休眠状态，各脏腑器官的活动强度相对降低，需要的能量也相应减少，因此饮食以低脂食物为佳，脏腑器官需要通过进行自我修复，而维生素和矿物质是参与、调节机体代谢所需要的物质，因此晚餐宜多补充维生素和矿物质。

常用药材、食材

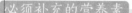

鸭肉　枸杞　黄瓜　香菇
胡萝卜　菜花　茄子　绿豆芽

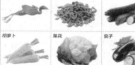

食疗药膳

核桃鱼头汤

百合虾仁汤

山药莲子粥

猪蹄凤爪冬瓜汤

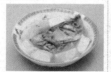
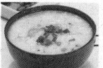
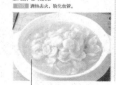
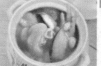

养生知识点

　　通过相关知识点，拓展读者对养生的深层认识，让读者全面把握养生方案。

食疗药膳

　　常见的食材，不同的搭配，简单易操作的过程，手把手教读者学会怎么做、怎么吃。

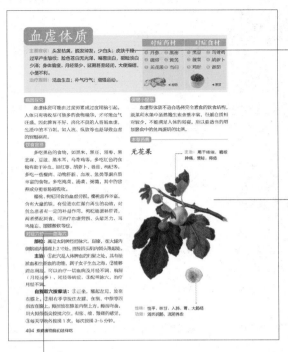

认识体质

通过主要症状、治疗原则、对症药材、对症食材四个环节，引导读者鉴别自己的体质，然后有针对性地调理，达到防病抗病的目的。

对症药材

以精美的图文介绍药材，便于读者使用药膳改善身体健康。

食材特点

清楚明了地展示常见食材的营养成分与食疗效果，方便读者以最快速度了解食物的养生功效。

对症穴位

从中医的角度，对每一种病症相对应的穴位，介绍其部位、主治及取穴按摩方法，为读者提供饮食养生之外的另一种保健方式。

最营养搭配

会吃不如懂吃，该板块可让读者发现食材"1+1>2"的功效，学会健康饮食。

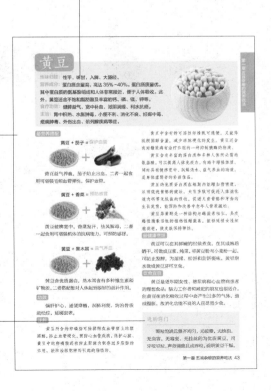

温馨提示

从食材的养生功效、选购保存窍门、食疗佳方、药材的性味归经、饮食宜忌等各方面贴心提醒读者，养生更科学。

食物的五色与五味

食物的五色

食物的颜色多种多样，这里所说的五色主要指黄、红、青、黑、白五种颜色，它们分别对应人体不同的脏腑，即黄色养脾、红色养心、青色养肝、黑色养肾、白色养肺。

黄色食物 主要作用于脾，能使人心情开朗，同时可以让人精神集中。

功效详解

◆ 有些黄色食物，含有大量植物蛋白和不饱和脂肪酸，属于高蛋白低脂肪食物，非常适宜高脂血症、高血压患者食用。

◆ 黄色食物大多富含胡萝卜素和维生素C，这两种物质有很高的营养价值，具有抗氧化、提高免疫力、护肤美容的功效。

◆ 黄色食物还含有丰富的膳食纤维，与胡萝卜素和维生素C共同发挥作用，对感冒、动脉硬化有很好的预防作用。

代表食材

  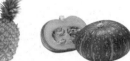 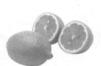

| 玉米 | 菠萝 | 南瓜 | 香蕉 | 柠檬 | 木瓜 |

红色食物 能给人以醒目、兴奋的感觉，可以增强食欲，有助于减轻疲劳。

功效详解

◆ 红色食物大多含有具抗氧化作用的类胡萝卜素，能清除自由基，抑制癌细胞形成，并提高人体的免疫力。

◆ 红色食物含有番茄红素，具有抗氧化功能，可有效地预防前列腺癌。

◆ 红色食物所含的热量较低，因此常吃能令人身体健康，体态轻盈。

代表食材

| 山楂 | 草莓 | 番茄 | 西瓜 | 樱桃 |

绿色食物 帮助人体舒缓肝胆压力，调节肝胆功能，全面调理五脏。

功效详解

◆ 绿色食物中含有丰富的维生素、矿物质和膳食纤维，可以全面调理人体健康。

◆ 有些绿色食物中含有叶黄素或玉米黄质，这些物质具有很强的抗氧化作用，能使视网膜免遭损伤，具有保护视力的作用，可预防白内障和色素性视网膜炎等眼部疾病。

代表食材

菠菜	生菜	豌豆	芹菜	猕猴桃	芦笋	苦瓜

黑色食物 大多具有补肾、利尿消水、养血补血的功效。

功效详解

◆ 通常黑色食物富含氨基酸和矿物质，有补肾、养血、润肤的作用。

◆ 黑色食物中还含有微量元素、维生素和亚油酸等营养物质，可以防治便秘、提高免疫力、美容养颜、抗衰老。

◆ 一些黑色水果中还含有能消除眼睛疲劳的原花青素，这种物质可以增强血管弹性，清除胆固醇，是预防癌症和动脉硬化的有效成分。

代表食材

黑豆	桑葚	葡萄	黑木耳	香菇	黑芝麻

白色食物 具有防燥滋阴、润肺祛痰的功效。

功效详解

◆ 白色食物多富含碳水化合物、蛋白质和维生素等营养成分，可为人体提供热量。

◆ 白色食物一般性味甘平，四季都可食用，禁忌较少，尤其适合用于平补。

◆ 一些白色食物具有安定情绪的作用，同时有益于防治高血压、预防高脂血症。

代表食材

梨	冬瓜	白菜	白萝卜	茭白	莲子

食物的五味

食物的五味是指酸、苦、甘、辛、咸五种味道。中医认为不同味道的食物有着不同的功效，同时它们分别作用于人体不同的脏腑，即酸入肝，苦入心，甘入脾，辛入肺，咸入肾。

酸味食物

功效详解

有生津养阴、收敛止汗、开胃助消化的功效，适宜胃酸不足、皮肤干燥的人食用。酸味还能增强肝脏功能，提高身体对钙、磷等矿物质的吸收。

代表食材

橙子、李子、番茄、柠檬、草莓、葡萄、山楂、菠萝、芒果、猕猴桃等。

禁忌

食用过多容易引起胃肠道痉挛，甚至消化功能紊乱。

苦味食物

功效详解

能清热泻火、燥湿通便，适用于有热结便秘、热盛心烦等症的人。苦味的食物还有利尿的作用。适合潮湿的夏季食用，能够清热、降火。

代表食材

生菜、苦瓜、苜蓿、芹菜叶、白果、杏仁等。

禁忌

过多食用容易引起消化不良。

甘味食物

功效详解

有滋养、补虚、止痛的功效，可健脾生肌、强健身体，能解除肌肉紧张，缓解疲劳。甘味食物还能中和食物中的毒性成分，具有解毒的功能。

代表食材

大部分谷物和豆类、花生、白菜、南瓜、胡萝卜、红薯、甜瓜、荔枝、香蕉、红枣等。

禁忌

糖尿病患者要少食或不食。

辛味食物

功效详解

具有舒筋活血、发散风寒的功效，能促进新陈代谢和血液循环。辛味食物能增强消化液的分泌，有助于增进食欲、促进消化。

代表食材

茴香、辣椒、胡椒、生姜、葱、蒜等。

禁忌

过多食用会损耗元气，伤及津液，导致上火。

咸味食物

功效详解

有润肠通便、消肿解毒、补肾强身的功效。有些咸味食物含碘及无机盐类，可补充身体里的矿物质，消除水肿。

代表食材

海带、海参、甲鱼、鱼类、海藻等。

禁忌

过多食用会导致高血压、血液凝滞等。

食物的最佳搭配

民以食为天，一瓢一饮、一盘一肴中有许多学问和讲究。在一般情况下，多数食物都单独食用，但为了增强食物的食疗效果和营养保健作用，人们常常把不同的食物搭配食用，通过食物之间的相互影响，使其原有的性能发生变化，从而对人体产生不同的疗效。

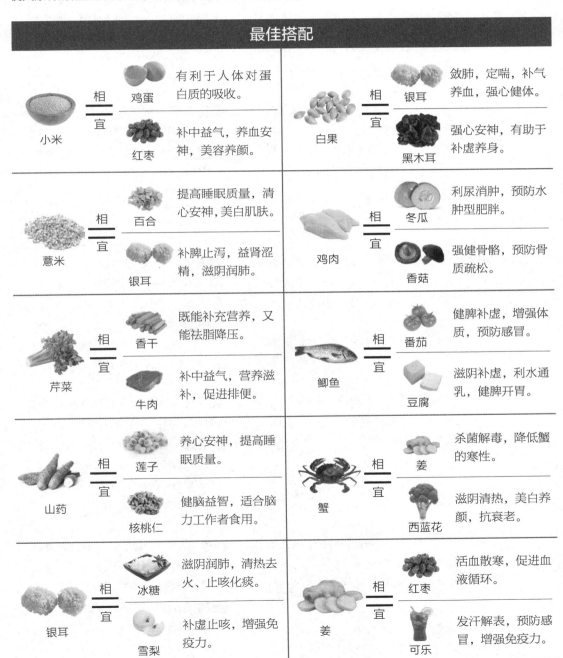

最佳搭配		
小米	相宜 鸡蛋	有利于人体对蛋白质的吸收。
小米	相宜 红枣	补中益气，养血安神，美容养颜。
薏米	相宜 百合	提高睡眠质量，清心安神，美白肌肤。
薏米	相宜 银耳	补脾止泻，益肾涩精，滋阴润肺。
芹菜	相宜 香干	既能补充营养，又能祛脂降压。
芹菜	相宜 牛肉	补中益气，营养滋补，促进排便。
山药	相宜 莲子	养心安神，提高睡眠质量。
山药	相宜 核桃仁	健脑益智，适合脑力工作者食用。
银耳	相宜 冰糖	滋阴润肺，清热去火、止咳化痰。
银耳	相宜 雪梨	补虚止咳，增强免疫力。
白果	相宜 银耳	敛肺，定喘，补气养血，强心健体。
白果	相宜 黑木耳	强心安神，有助于补虚养身。
鸡肉	相宜 冬瓜	利尿消肿，预防水肿型肥胖。
鸡肉	相宜 香菇	强健骨骼，预防骨质疏松。
鲫鱼	相宜 番茄	健脾补虚，增强体质，预防感冒。
鲫鱼	相宜 豆腐	滋阴补虚，利水通乳，健脾开胃。
蟹	相宜 姜	杀菌解毒，降低蟹的寒性。
蟹	相宜 西蓝花	滋阴清热，美白养颜，抗衰老。
姜	相宜 红枣	活血散寒，促进血液循环。
姜	相宜 可乐	发汗解表，预防感冒，增强免疫力。

药膳的烹饪方法

炖

炖是将药物和食物一起放入锅中，加适量水，用大火烧沸（如果烹饪肉类还要去浮沫），再用小火将材料慢慢炖烂。

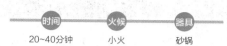

时间 20~40分钟　火候 小火　器具 砂锅

特点 以喝汤为主，汤色澄清爽口，原料烂熟易入味，滋味鲜浓，香气醇厚。

烹饪要领 隔水炖是将原料装入容器内，置于锅中或盆中加汤水，用开水或蒸汽加热炖制。不隔水炖是将原料直接放入锅内，加入汤水炖制而成。

焖

焖是先将原料放入烧至六七成热的油中，油炝之后，再加入药物、调料和汤汁，盖上锅盖，用小火焖至熟烂。

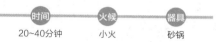

时间 20~40分钟　火候 小火　器具 砂锅

特点 食品特点是酥烂、汁浓、味厚，口感以柔软酥嫩为主要特色。

烹饪要领 加入汤汁后用小火慢炖；在原料酥软入味后，要留少量味汁，以保持滑嫩的口感。

煨

煨是把药物与焯烫过的原料放在锅里，加入汤汁、调料，大火烧开后置于小火上，进行煨制而成。

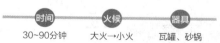

时间 30~90分钟　火候 大火→小火　器具 瓦罐、砂锅

特点 属于半汤菜，火力最小，加热时间最长的烹饪方法之一。以酥软为主，不需要勾芡。

烹饪要领 原料可切成大块或整料，煨前不腌渍，肉类开水焯烫撇净浮沫即可。注意水面保持微沸而不沸腾。

蒸

蒸是把药膳的原料用调料拌好，或做成包子，或卷馅料等，装入碗或盘中，置蒸笼内，大火改小火，用蒸汽蒸熟。

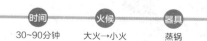

时间 30~90分钟　火候 大火→小火　器具 蒸锅

特点 营养成分不破坏，香味不流失；菜肴的形状完整，质地细嫩，口感软滑。

烹饪要领 不易熟的菜肴应放在上面，这样利于菜肴熟透；一定要在锅内水沸后再放入原料；停火后不要马上出锅，再用余温虚蒸一会儿更好。

煮

煮是将药物与食物放在锅内，加入水和调料，置大火上烧沸，再用小火保持锅内温度，直到食材煮熟。

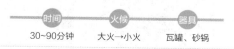

时间 30~90分钟　火候 大火→小火　器具 瓦罐、砂锅

特点 菜肴多以鲜嫩为主，也有软嫩和酥嫩的，带有一定汤液，属于半汤菜，口味以鲜香为主，浓汤则滋味浓厚。

烹饪要领 煮的时间比炖的时间短，为防止原料过度软散失味，一般先用大火烧开，再改用中等火力加热。

炒 此种烹饪方法是先用大火将锅烧干、烧热，再加油，油烧热后再下药膳原料，翻炒加热至原料熟。

特点 因为加热时间短，在很大程度上保持了原料的营养成分不被破坏，对原料的味道和口感保持较好。

烹饪要领 原材料以质地细嫩、无筋骨为宜；要求火旺、油热，动作要迅速；一般不用淀粉勾芡。

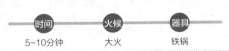

时间	火候	器具
5~10分钟	大火	铁锅

熘 将原料用调料腌渍入味，经油、水或蒸汽加工至熟后，再淋上调制好的卤汁，或将加工过的原料投入卤汁中翻拌成菜。

特点 滑熘以洁白滑嫩、口味咸鲜为主；软熘口味上有咸鲜味的，也有微酸或兼具辣味的。

烹饪要领 掌握好火候，一般以断生为好，时间过短不熟，过长则失去软嫩的特点。

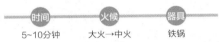

时间	火候	器具
5~10分钟	大火→中火	铁锅

卤 此种烹饪方法是将原料焯熟后，放入卤汁中，用中火缓慢加热，使其渗透卤汁，烹至原料入味。

特点 口感最丰富，可软可脆，香味浓重，润而不腻，是佐酒的上乘菜肴。

烹饪要领 卤汁不宜事先熬煮，应现配制现使用；香料、盐、酱油的用量要适当，避免味道或颜色过重，影响卤菜的口味和色泽。

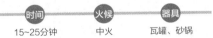

时间	火候	器具
15~25分钟	中火	瓦罐、砂锅

烧 此种烹饪方法是将食物经煸、煎等方法处理后，再调味、调色，然后加入药物、汤汁和适量水，用大火煮沸，小火焖至卤汁浓稠。

特点 勾芡与不勾芡皆可，菜品饱满光亮，入口软糯，食材入味，香味浓郁。

烹饪要领 原料经过油炸煎炒或蒸煮等处理；火力以中小火为主，加热时间长短根据原料而定；汤汁一般为原料的1/4左右；烧制菜肴将熟时转大火。

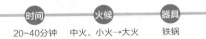

时间	火候	器具
20~40分钟	中火、小火→大火	铁锅

炸 此种烹饪方法是将原料裹糊或者经调味汁腌渍，或者制成丸子等，放入油锅中炸熟。

特点 水分含量低，香味浓郁，口感酥脆；软炸则口感酥软，或者外焦里嫩。

烹饪要领 油炸时油温不宜过高，防止焦煳；软炸要热油下锅，断生即出锅；干炸是在油六七成热就下锅慢慢炸熟。

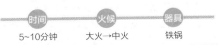

时间	火候	器具
5~10分钟	大火→中火	铁锅

找准体质再饮食

中医学认为："有诸于内必形诸于外。"人体内有些什么变化，必然通过各种途径向外表现出来，我国古代医师据此发明了望、闻、问、切四诊法。根据这四种方法，我们可以很方便地对自己的体质做出一个综合判断，然后根据体质对症饮食。

诊断方法	诊断表现	症状鉴别	体质特征
望诊			
望形体	形体偏胖	超重，但肌肉结实，行动灵活	健康体质或痰湿体质
		慵懒，拖泥带水，沉重倦怠	痰湿、湿热、阳虚或气虚
	形体偏瘦	肌肉松软，说话有气无力	气虚无力体质
		精瘦结实，精力旺盛	阴虚内热体质
		干瘦且口唇发暗，皮肤干燥	血淤体质
望气色	面色暗黄	没有光泽，没有血色	气血亏损体质
		面部发黄，且油腻	痰湿或湿热体质
		常见黑眼圈	血淤体质
	面色发白	缺乏血色，没有光泽	阳虚体质
望神气	兴奋躁动	开朗，情绪躁动、波动	阴虚、阳虚上热下寒、湿热体质
	性格安静	安静消沉，郁闷不开朗	气虚、阳虚、血淤或气郁体质
		反应迟钝，动作缓慢	痰湿、湿热体质
望眼神	目光炯炯有神		平和或阴虚内热体质
	目光呆滞无神		阳虚、气虚、气血亏损体质
	眼睛浑浊，或有血丝、眼屎多		淤血体质或痰湿、湿热体质
望舌头	舌头胖大	色淡，质软嫩，有时带有齿痕	阳虚、气虚无力体质
		舌头颜色偏红，食欲旺盛	阴虚内热体质
		舌尖红赤，舌头胀大	上火征兆
	舌头瘦小	色淡，质萎软	气血双亏体质
		舌头小而发红，舌苔不多	阴虚内热体质
		舌头紫暗，有淤血斑点	血淤体质
	舌苔薄或厚	舌苔厚且长期不退	痰湿、湿热体质
		舌苔少或没有	阴虚内热体质
闻诊			
听声音	底气足、中气足，声音响亮		平和、痰湿体质
	声音轻，底气、中气不足		气虚无力体质
	经常无缘无故叹气、舒气		气滞血淤体质
闻味	有口气		阴虚内热、痰湿、湿热体质
	体味、汗味很大		痰湿、湿热体质

诊断方法	诊断表现		症状鉴别	体质特征
问诊				
问寒热	不耐寒热，气候适应性差			气郁血滞、气虚无力体质
	畏热喜寒，常年手心脚心发热			阴虚内热、湿热体质
	畏寒怕冷	冬季手冷过肘，足冷过膝		阳虚体质
		伴有头晕心悸，精神萎靡		气血亏损体质
问父母	父母的体质会遗传给子女，其生活饮食习惯也会对子女造成影响			
问情志	焦虑惊恐，易感忧伤悲痛			气虚无力、阳虚体质
	思虑过多，情志不展，内向压抑			气郁、血虚、气虚体质
问汗	出汗少或无汗			痰湿、湿热、气郁血滞体质
	出汗过多，自汗、盗汗			阴虚内热、气虚无力体质
问经带	月经	量少，经期延后，色暗		血淤、气郁血滞体质
		量多，经期提前，色鲜红		阴虚内热、湿热体质
		颜色淡红		气血双亏体质
	白带	长期偏多，色发白，易疲倦		阳虚、气虚、痰湿体质
		带下色黄，伴有阴部瘙痒		湿热体质
问二便	小便	小便发黄、多内热		阴虚、湿热体质
		夜尿频多		阳虚内热体质
		精神紧张时小便频繁		气虚、气郁血滞体质
	大便	量少干燥		阴虚、气虚无力体质
		便溏，不成形		阳虚、气虚、痰湿体质
		干结或黏滞，味臭		湿热内蕴体质
		精神紧张即想大便		气郁血滞体质
问饮食起居	饮食	食物辛燥		阴虚内热体质
		食物寒凉		阳虚体质
		食物肥甘厚味		痰湿、湿热体质
	起居	工作环境寒凉，空调风口		阳虚体质
		经常熬夜		阴虚、阳虚、气虚等体质
		工作过度用脑、用眼		血虚体质
切诊				
切脉象	脉象很细，若有若无			气血双亏体质
	脉象细且慢			阳虚体质
	脉象细，但胃口很好			痰湿体质
	脉象似绷直的琴弦			血淤、气郁血滞体质
	脉象较快			阴虚内热、湿热体质
按压	按压四肢，皮肤恢复较慢			痰湿、湿热体质
	手摸皮肤，粗糙干燥			阴虚、血虚体质
	按捏肌肉，松弛无力量			痰湿、湿热体质

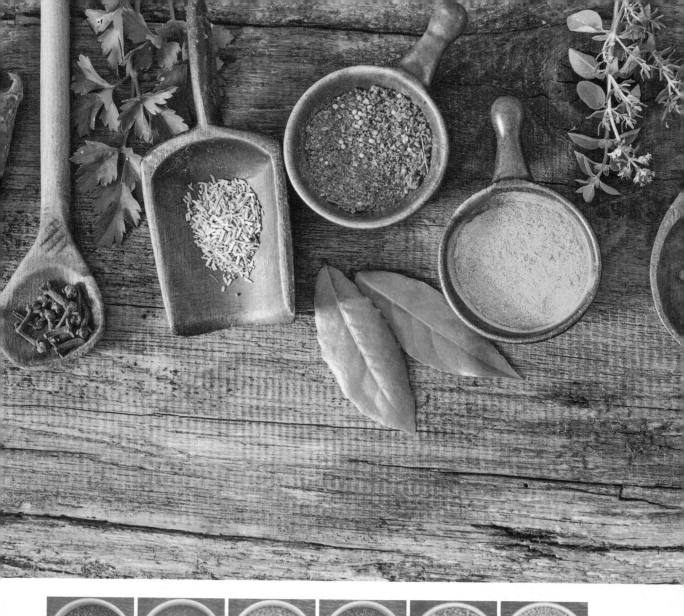

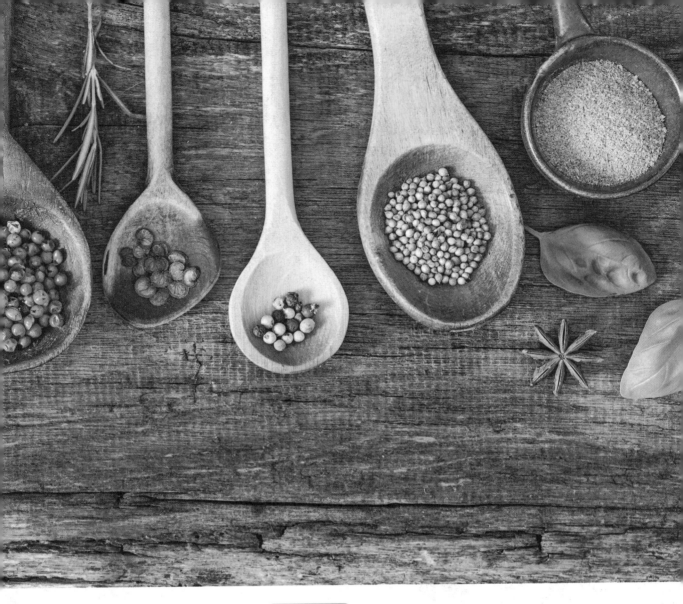

第一章

五谷杂粮的营养吃法

五谷，实际上就是粮食作物的总称。五谷杂粮在饮食中占主导地位，《黄帝内经·素问》中提出了"五谷为养"的饮食原则。在古代还有"一谷补一脏"的说法，即黄豆养肾、粳米养胃、小米养脾、小麦养心、高粱养肝。五谷杂粮中的营养非常丰富，能够为人体提供大多数必需的营养素。人体每天所需要的能量和一半的蛋白质都由谷类提供。我们每天至少要吃300g的主食，可见五谷杂粮在饮食中有着无可替代的重要性。

小米

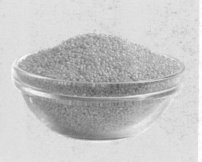

性味归经： 性凉，味甘，入脾、肾、胃经。

营养成分： 小米中富含蛋白质、维生素、氨基酸和微量元素，维生素 B_1 的含量居粮食之首，蛋白质的含量高于小麦、粳米和玉米。小米中的淀粉含量高达 70%。

食疗功效： 健脾益肾、和胃安神、滋阴润肺。

主治： 寒热、胃热消渴、漆性皮炎、筋骨挛急、反胃、呕吐、口腔溃疡等。

最营养搭配

小米 + 红糖 = 补养身体

小米健脾、补虚，红糖补血。两者搭配食用，对产妇补养身体有很好的作用。

小米 + 鸡蛋 = 促进蛋白质吸收

小米中富含维生素，与鸡蛋搭配食用，有利于人体对蛋白质的吸收。

小米 + 红枣 = 益气养血

红枣有补中益气、养血安神的功效，与小米搭配食用有滋阴养血的功效。

功效

补虚养血，安神美容，补充维生素 B_2，开胃健脾。

注解

我国北方许多女性在生育后，都用小米加红糖来调养身体。因为小米具有滋阴养血的功能，可以使产妇虚寒的体质得到调养，帮助她们恢复体力。

小米富含碳水化合物，能有效地缓解精神压力，常食小米有助于改善失眠多梦的症状。小米

中的维生素 B_1、维生素 B_{12}，有助于改善肤色，减少色斑的产生，延缓衰老。

小米中蕴含丰富的维生素 B_2，对女性会阴瘙痒、阴唇皮炎和白带过多等症有很好的预防作用；同时它还能有效地改善男性阴囊皮肤出现渗液、糜烂、脱屑等现象。另外，妊娠期女性多补充维生素 B_2，可以保证胎儿所需，避免骨骼畸形，维持胎儿正常的生长发育。

小米属于粗粮食品，含有丰富的膳食纤维，有助于促进肠道的蠕动，提高肠胃的消化功能，缓解便秘，滋养脾胃。

最健康烹饪

小米在食用之前，最好不要在水中长时间浸泡，用自来水反复冲洗几遍即可。小米可蒸饭、煮粥，磨成粉后可单独或与其他面粉掺和制做饼、窝头、丝糕、发糕等。

饮食宜忌

小米营养丰富，一般人均可食用。在食用小米的时候，最好能与一些豆类或肉类搭配。小米虽然富含营养，但其蛋白质中的氨基酸组成并没有粳米好，因此最好不要将小米作为主食食用，以免造成营养不良。此外，小米忌与杏仁同食。

特别介绍

小米中含有 17 种氨基酸，其中有 8 种是人体必需的。在我国北方，很多女性在生育之后，都有用小米和红糖熬粥来调养身体的习惯。由小米熬制而成的粥营养丰富，能滋补身体，有"代参汤"的美誉。

玉米

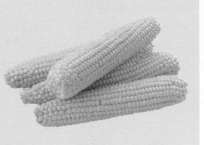

性味归经：性平，味甘，入大肠、胃经。
营养成分：玉米是高纤维食物，含有丰富的不饱和脂肪酸，其中亚麻酸的含量高达60%以上，玉米中的叶黄素含量较多，镁、硒等微量元素含量也很丰富。
食疗功效：滋养肠胃、美容养颜、防癌抗癌、降低胆固醇。
主治：水肿、小便淋沥、黄疸、胆囊炎、胆结石、高血压、高脂血症、糖尿病、老年习惯性便秘。

最营养搭配

玉米 + 核桃仁 = 提高营养

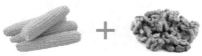

玉米和核桃仁中都含有丰富的B族维生素，两者搭配食用，有利于人体对B族维生素的吸收。

玉米 + 虾仁 = 降压降脂

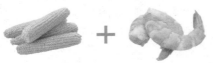

玉米中含有大量的膳食纤维，虾仁中含有牛磺酸。两者搭配有强化心脏、降低胆固醇的作用。

玉米 + 松子 = 润肤止咳

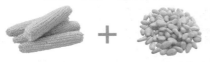

玉米里含有大量维生素E，有清除自由基、延缓衰老的作用。松子具有润肺功能，能治燥结咳嗽。

功效

增强体力，预防疾病，减肥，降低胆固醇。

注解

玉米中富含蛋白质，虽然缺少了赖氨酸、色氨酸，但是蛋白质的含量却优于小麦和粳米。因此，玉米具有增强体力、强化肝脏功能的作用。

玉米含有微量的镁、锌和铁。镁是维持肌肉和神经正常运作所不可欠缺的营养素；铁能预防贫血；锌则能防治味觉障碍。玉米中还富含B族维生素，具有消除疲劳、强化肝功能、预防便秘、治疗胃溃疡和胆结石的功效。

玉米中的镁有助于加强肠壁蠕动，促进体内废物的排泄，而且玉米热量的含量很低，对减肥非常有利。另外玉米成熟时的花穗玉米须，有利尿作用，也对减肥有利。

玉米油可降低人体血液中胆固醇的含量，预防高血压和冠心病的发生，还可防治动脉硬化和脑功能衰退。据说中美洲印第安人不易患高血压，就与他们以玉米为主食有关。

最健康烹饪

鲜玉米可以单独清蒸，营养价值很高，也可以将玉米粒和松子搭配，炒食。玉米可以磨成粉，可用来蒸馒头、做糕点，玉米还可以搭配其他肉食煲汤。

饮食宜忌

一般人均可食用。吃玉米时应把玉米粒的胚尖全部吃掉，因为玉米的许多营养都集中在这部分。不宜长期以玉米为主食，否则会导致营养不良，不利健康，还可把它当点心食用。玉米发霉后会产生致癌物，所以发霉玉米绝对不能食用。皮肤病患者忌食玉米。

搭配相忌

玉米中含有丰富的营养物质，与酒中的乙醇发生作用，会使营养物质氧化。两者一起食用，造成营养流失的同时，还会影响人体对维生素A的吸收。

薏米

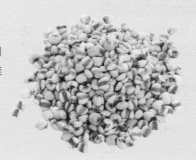

性味归经：性寒，味甘，入脾、肺、胃经。

营养成分：薏米中含有大量的蛋白质，每100g薏米中含蛋白质12.8g。薏米中含有丰富的维生素E，每100g薏米中含维生素E2.08mg。薏米中的钾元素含量也特别丰富。

食疗功效：美容养颜、利水消肿、健脾祛湿、止泻。

主治：腹泻、血痢、无名毒疮、丹毒、盗汗、多汗、关节炎、急慢性肾炎、水肿。

最营养搭配

薏米 + 百合 = 清心安神

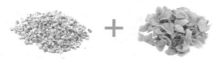

百合润肺止咳，薏米美白祛湿，二者搭配有助于提高睡眠质量，还有助于美白肌肤。

薏米 + 银耳 = 益肺养胃

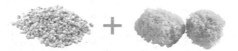

薏米具有补脾止泻、益肾涩精的功效。银耳补虚润肺，二者搭配可润肺、生津、养胃。

薏米 + 杏仁 = 行气活血

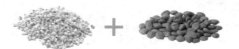

薏米有美容养颜、利水消肿功效，杏仁有活血养气功效。两者搭配能行气活血、润泽皮肤。

功效

消炎镇痛，除湿利脾，祛斑美容，防癌抗癌。

注解

薏米含有丰富的蛋白质及各种氨基酸，能促进体内水分代谢，具有消炎、镇痛作用，因此能缓解梅雨季节易患的风湿症和关节炎。薏米还富含能促进三大营养素新陈代谢的B族维生素，完全不需担心胆固醇含量高，可安心食用。

薏米中的钾元素和锌元素被人体吸收后，有清热除湿、通利小便的作用，还可以增强肾脏的功能，有水肿症状的人可以多食用。另外，薏米还可辅助治疗慢性肠炎、消化不良。

薏米还含有薏苡素，可以抑制横纹肌，经常食用可保持皮肤细腻有光泽，消除粉刺、雀斑、妊娠斑、老年斑等，是天然的养颜去皱佳品。

薏米中富含的薏苡仁酯，不仅对人体有滋补作用，而且它还是一种重要的抗癌剂，能有效抑制艾氏腹水癌细胞，对胃癌及子宫颈癌有很好的防治作用。

最健康烹饪

薏米最好的食用方法是直接熬粥或者熬汤，与莲子、百合等搭配，能够达到特定的功效。薏米可以磨成粉，加入米酒饮用，有润肤美容的功效。薏米炒熟以后磨成粉，用开水冲茶饮用，具有多重养生功效。

饮食宜忌

一般人群均可食用，尤其适宜各种癌症患者和患有关节炎、肾炎水肿的人食用。但由于薏米化湿滑利的功效显著，因此遗精、遗尿患者以及孕妇不宜食用，并且汗少、便秘者也不宜食用。

特别介绍

薏米是药食俱佳的粮食。炎热的夏季，薏米还是消除暑热的最佳食品。薏米的营养价值高，被人们誉为"世界禾本科植物之王"。欧洲人更是把它当作"生命健康之友"，日本人也把它列为防癌食品。

粳米

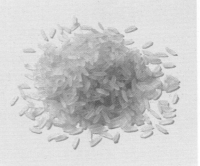

性味归经： 性平，味甘，入脾、胃、肺经。
营养成分： 富含蛋白质、脂肪、维生素、粗纤维。钙、磷、铁、镁等矿物质含量也很丰富，氨基酸比较齐全。
食疗功效： 补中益气、健脾养胃、益精强志、润燥除湿。
主治： 烦躁口渴、赤痢热燥、伤暑发热、脾胃气虚、食少纳呆、倦怠乏力、心烦口渴、泻下痢疾。

最营养搭配

粳米 + 鲤鱼 = 下乳驱寒

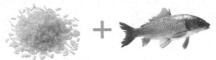

粳米含有丰富的蛋白质，和鲤鱼同食，有开胃健脾、催乳下乳、驱寒的作用。

粳米 + 核桃仁 = 温中补胃

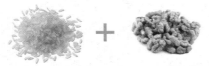

粳米有补中益气、健脾养胃的作用，和核桃仁煮粥食用，有强健骨骼、温中补胃的功效。

粳米 + 南瓜 = 安胎补气

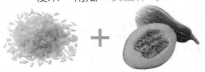

南瓜是润肺益气的好食材，粳米与南瓜熬粥适合孕妇食用，具有安胎补气的功效。

功效

促进消化，降低血压，补脾和胃，滋阴养身，提高免疫力。

注解

粳米中含有大量的粗纤维，它有助于促进肠胃蠕动，促进消化。胃病、便秘和痔疮患者经常食用，有助于缓解这些症状。

粳米中的蛋白质、脂肪和维生素含量都相当丰富，经常食用可以降低人体内的胆固醇，促进血液循环，降低血压，降低患高血压和中风的概率。

将粳米煮粥食用，有健脾清肺的作用。中医认为，粳米可以调和五脏，具有除烦解渴、缓解腹痛的作用，还可以刺激胃液分泌，适合病后体虚、年迈者食用。

经常食用粳米可以改善气色、美容养颜。爱美的女士可常食。粳米煮粥时，上面漂浮的米油更滋补，有滋阴强身的作用，而米汤更是冲调婴儿奶粉的最佳食物，可促进婴儿消化。

粳米中含有丰富的蛋白质和钙、磷、铁、镁等矿物质，对人体的生长发育、提高人体的免疫功能有很好的作用，也有助于调节人体的生理功能，为人体活动提供能量。

最健康烹饪

粳米既可以煮饭，又可以熬粥，还可以加工成爆米花、糕点等。在煮饭时，可以放少许醋，既能增加饭的香味，又能延长保存的时间。

饮食宜忌

粳米是人人皆可食用的食物，尤其适宜病后脾胃虚弱或烦热口渴的患者。做粳米粥时，千万不要放碱，否则会导致维生素 B_1 缺乏，易患"脚气病"。

选购窍门

优质粳米颜色白而有光泽，米粒整齐，颗粒大小均匀，碎米及其他颜色的米极少，把手插入米中，会有干爽之感。捧起米观察，含未熟米、损伤米、生霉米粒等者为次品。

黍米

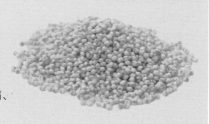

性味归经： 性平，味甘，入胃、大肠、肺、脾经。

营养成分： 黍米中含有蛋白质、淀粉、粗纤维、灰分、黍素，还含有棕榈酸、亚油酸、异亚油酸等不饱和脂肪酸。

食疗功效： 养胃益气、健脾润肺、除热、止泻、止烦渴。

主治： 泻痢、烦渴、吐逆、肺虚咳嗽、失眠、食欲不振、胃痛、小儿鹅口疮、烫伤。

最营养搭配

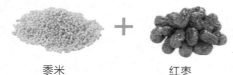

黍米　＋　红枣

功效：

补中益气、养血安神、滋阴

黍米有滋阴健脾的功效，煮粥时放几颗红枣，可以补虚、养血，适合产后女性食用。

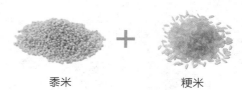

黍米　＋　粳米

功效：

调理肠胃、帮助消化

黍米黏性较大，不容易消化，配合粳米熬粥，更利于营养的吸收，可以调理肠胃。

功效

保肝解毒，补中益气，健脾养胃，调节机体新陈代谢。

注解

黍米是一种营养丰富的杂粮，其含粗蛋白 16%、淀粉 59%、油 5%（脂肪酸为棕榈酸），含糖较多，具有供给热量、保肝解毒的作用。

黍米在中医中被列为具有"补中益气"作用的食疗佳品。黍米中所含的脂肪主要有棕榈酸、廿四烷酸、十七烷酸、油酸、亚油酸、异亚油酸等，均有利于生长发育。

在《名医别录》中，曾记载："黍米入脾、胃经，有和中益气、凉血解暑的作用。主治脾胃虚弱、肺虚咳嗽、呃逆烦渴、泄泻、胃痛、烫伤等症。"这说明黍米有健脾养胃的作用，适合脾胃虚弱和患有胃病的人食用。用黍米熬粥，经常食用，有防治胃寒、泄泻、肺结核低热及盗汗的作用。将黍米炒熟后，加入党参，煎煮后代茶饮，特别适用于脾阳虚食少、倦怠、形寒肢冷者。

黍米中含有丰富的蛋白质、纤维素及磷、钾、镁、钙等微量元素，它所含的蛋白质比较容易被人体吸收，给人体提供了能量。黍米中还含有多种米、麦中所缺乏的氨基酸，对调节机体代谢十分重要。

最健康烹饪

将黍米炒熟后，研成粉末，直接用沸水或者凉开水冲泡即可食用，既方便又营养。黍米中的蛋白质比较容易被人体所吸收，因此，它可以直接用来熬粥食用，在制作汤品时，也可以加入少量的黍米，有助于提高营养价值。

饮食宜忌

一般人群均可食用。中医认为黍米性味平和，甘美，有黏性，适合一切人食用，无禁忌。但黍米性黏腻难消化，因此脾胃功能弱者不宜多食、久食。

特别介绍

黍米是我国主要的粮食作物，被列为五谷之一。黍米有很高的食用价值，同时也具有很高的药用价值，被列入传统的中草药中。

糯米

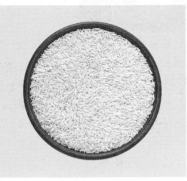

性味归经：性平，味甘，入脾、胃、肺经。

营养成分：糯米中含有大量的膳食纤维，每100g糯米中含纤维素0.8g。糯米中还含有丰富的蛋白质、脂肪、B族维生素、维生素C、钙、磷、铁等。

食疗功效：温暖脾胃、补益中气、舒筋活血、强身健体。

主治：气虚自汗、泄泻、胎动不安、毒疮、尿频、盗汗、多汗、脾胃虚弱。

最营养搭配

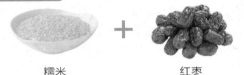

糯米　＋　红枣

功效：

补脾益气、补血、养颜

　　糯米暖脾养胃，红枣补血养颜。两者搭配食用，有助于补脾益气、美容养颜。

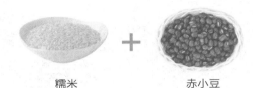

糯米　＋　赤小豆

功效：

利尿消肿、健脾养胃、治疗腹泻

　　糯米和赤小豆都有利尿消肿的作用。两者搭配食用，可改善脾虚腹泻和水肿。

功效

　　补脾胃，益气止泻，滋补气血。

注解

　　糯米为禾本科植物糯稻的种仁，是一种温和的补品。它含有钙、磷、铁、蛋白质、脂肪、糖类等，有补益中气、暖脾胃、止腹泻的作用，糯米对脾胃气虚、泄泻、体质虚弱者最为适宜。主要适用于脾胃虚寒所致的反胃、食欲降低、泄泻和气虚引起的汗虚、气短无力、妊娠腹坠胀等症。

　　糯米富含B族维生素，能温暖脾胃、补中益气，对脾胃虚寒、食欲不佳、腹胀腹泻有一定缓解作用。除此之外，糯米还有收涩作用，对尿频、自汗有较好的食疗效果。

　　糯米制成的酒，可用于滋补健身和治病。民间流传用糯米、杜仲、黄芪、枸杞、当归等酿成"杜仲糯米酒"，饮用后有壮气提神、美容养颜、舒筋活血的功效。糯米不但可配药物酿酒，而且可以和果品同酿，如"刺梨糯米酒"，常饮能预防心血管疾病和癌症。

最健康烹饪

　　糯米不仅可以用来熬粥，还可以煮饭。在煮糯米饭的时候，可以根据个人口味加入适量的肉末或者菌菇类，营养丰富，堪称美味。糯米煮过之后的黏性比较好，所以还可以用糯米来制作糕点、丸子和糍粑，望之精致诱人，闻之清香无比，食之柔软黏嫩。另外，糯米也可以用来酿酒，这样糯米中的营养成分就更容易被人体吸收，而且具有刺激消化腺分泌、增强食欲、促进消化的作用，长期饮用对人体有很大裨益。

饮食宜忌

　　一般人群都能食用糯米，但其性黏滞，难于消化，不宜一次食用过多，尤其是老年人、小孩和患者更应慎用。糯米年糕无论甜咸，其碳水化合物和钠的含量都很高，患有糖尿病、肥胖症或其他慢性病的人要谨慎食用。

> **特别介绍**
>
> 　　糯米用水浸一夜后沥干，慢炒熟，磨筛；山药研末。糯米与山药拌匀，调以白糖、胡椒粉。每日清晨以滚汤调食。用于久泄食减，有很好的滋补功效。

糙米

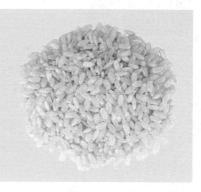

性味归经：性平，味甘，入脾、胃经。

营养成分：糙米中含有丰富的膳食纤维和碳水化合物，脂肪含量特别低，每 100g 糙米中含有脂肪 1.85g。

食疗功效：调和五脏、健脾养胃、镇静安神、补中益气、促进消化吸收。

主治：贫血、便秘、高脂血症、高血压、烦躁、肥胖、肠胃功能障碍、肠癌。

最营养搭配

糙米 + 木瓜 = 促进消化

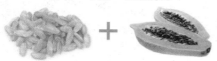

糙米能够调养肠胃，木瓜能消化蛋白质，二者搭配有利于人体对食物进行消化和吸收。

糙米 + 红薯 = 益肺养胃

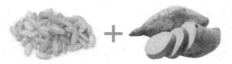

糙米和红薯中都含有大量的粗纤维，能够促进肠胃蠕动，预防肠胃病。

糙米 + 枸杞 = 行气活血

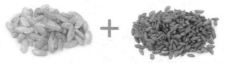

糙米能促进人体新陈代谢，枸杞益气补血。两者搭配，能够补肾滋阴，适合肾虚者食用。

功效

提高免疫力，降低"三高"，预防便秘，安神，抗癌。

注解

糙米含有 B 族维生素和维生素 E，有助于促进血液循环，帮助新陈代谢，从而提高人体的免疫功能。另外，食用糙米还有助于防治贫血。

糙米中的纤维素进入人体后，会迅速与人体内胆汁中的胆固醇相结合，有助于促使胆固醇排出，降低人体中的胆固醇水平，并能帮助高脂血症患者降低血脂。如果经常食用糙米，还有降压的作用。

糙米还富含膳食纤维，可促进肠道有益菌增殖、加速肠道蠕动、软化粪便，促进人体的新陈代谢，将人体废物和毒素排出体外，尤其是非水溶性膳食纤维，还有吸水、吸脂的作用，对于美容瘦身有很好的作用，还有利于预防便秘和肠癌。

糙米可以活跃人体神经，消除抑郁、烦躁等消极情绪，还可以防止有害物质进入人体，起到防癌、抗癌的作用。

最健康烹饪

糙米可以直接蒸熟作为主食食用，也可以与其他一些食材搭配在一起炒制菜肴饭或熬成粥食用，不仅味道鲜美，营养也十分丰富，对人体有很好的滋补效果。

饮食宜忌

一般人皆可食用，对于糖尿病患者和肥胖者特别有益。但不宜吃纯糙米饭，因它口感较粗，质地紧密，煮起来也比较费时。糙米不宜与牛奶同食，如同食会导致维生素 A 大量流失，长期食用易得夜盲症。

选购窍门

选购糙米的时候，最好选择黄褐色、颗粒比较饱满的糙米。需要注意的是，糙米的颗粒有时候会大小不一，这是一种自然现象。

黑米

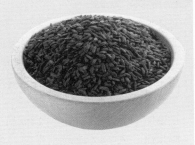

性味归经： 性平，味甘，入脾、胃经。

营养成分： 黑米中微量元素含量丰富，每 100g 黑米中含镁量达 147mg，含锌量达到 3.8mg。其中 B 族维生素和维生素 E 含量也很丰富。

食疗功效： 滋阴润肺、养心、滋补脾胃、补肾健脾、健脑益智。

主治： 脾胃虚弱、体虚乏力、缺铁性贫血、失血、心悸气短、咳嗽喘逆、早泄、滑精、小便频数、高血压。

最营养搭配

黑米 + 赤小豆 = 预防贫血

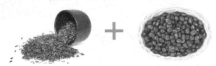

黑米具有健脾暖肝、明目活血的作用，赤小豆也有补血养血的作用。二者同食能预防贫血。

黑米 + 银耳 = 滋阴润肺

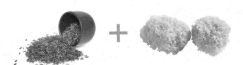

银耳有补肾润肠、补脑强身的功效。两者搭配食用能滋阴润肺、补脾养胃，适合滋补身体用。

黑米 + 黑芝麻 = 乌发美容

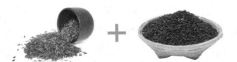

黑米与黑芝麻搭配有补脾养胃、乌发美容、补血的功效，还能使肌肤更加红润光洁。

功效

滋阴补肾，保护血管，健脾暖胃，补血明目。

注解

黑米富含维生素、花青素及胡萝卜素。在米类中，黑米是含有青花素、类色素最多的一种，有助于预防衰老，养护肾脏，还有滋阴的作用，女性和肾虚者可经常食用。

黑米中含有黄酮类化合物，能降低血管的脆性，有助于防止血管破裂，因此，食用黑米有止血的作用。黑米还有降压、抗菌、抑制癌细胞的作用。

黑米富含膳食纤维，有助于促进肠胃蠕动，提高肠胃的消化和吸收功能，养胃健脾。食用黑米还可以增加心肌的养分，降低心肌耗氧量，保护心脏。

黑米中的维生素 C 和无机盐含量都比普通粳米要高，经常食用黑米能补充人体所需养分，增强体质，改善贫血。经期女性和用眼过度者可常食黑米，有活血明目的作用。

最健康烹饪

黑米最家常的做法是熬粥，可单独用黑米进行熬制，也可以与其他主食合理搭配，使口味更加丰富，营养价值更高。黑米可以磨成浆，煮熟之后饮用，在食用时加入适量的糖进行调味，味道鲜美，滋补效果更佳。

饮食宜忌

煮黑米粥时，宜搭配燕麦、赤小豆等食物来丰富营养。未煮烂的黑米营养价值不高，且不易被人体消化，肠胃功能弱者最好不要食用。黑米表面包裹着一层坚韧的种皮，不易煮熟，在烹煮之前要先用水浸泡一夜。黑米不宜多食，每人一次食用量以约 50g 为宜。

选购窍门

黑米富有营养，很受人们的欢迎。市场上存在很多仿制黑米。为了避免买到假黑米，买时可用手轻搓黑米皮，如果手上出现黑色，一般是假黑米。

燕麦

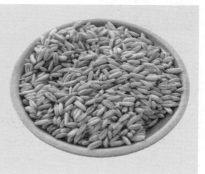

性味归经： 性平，味甘，入肝、脾、胃经。

营养成分： 燕麦中含有丰富的膳食纤维，每100g 燕麦中含膳食纤维约5.1g。燕麦中维生素 E 含量也很丰富，每100g 含维生素 E15mg。此外，燕麦中的硒元素含量也较为丰富。

食疗功效： 益脾和胃、美容养颜、抗衰老、预防心血管疾病。

主治： 高血压、高脂血症、糖尿病、浮肿、粉刺、便秘、脂肪肝、糖尿病、动脉粥样硬化。

最营养搭配

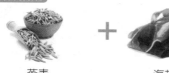

燕麦　　　　　　海带

功效：

延缓衰老、抗氧化

　　燕麦与海带搭配，可以促进维生素 E 的吸收，有很好的抗氧化作用。

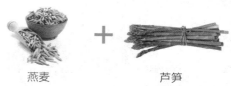

燕麦　　　　　　芦笋

功效：

预防贫血、改善体质

　　燕麦中含有丰富的钙质和铁质，芦笋营养丰富。二者搭配可以预防贫血。

功效

　　调气血，促代谢，预防糖尿病，瘦身美容。

注解

　　燕麦可以降低人体中的胆固醇水平，对心脑血管病能起到一定的预防作用。燕麦能预防和治疗心脑血管疾病，对于因肝肾病变、脂肪肝等引起的继发性高脂血症也有同样明显的疗效。

　　燕麦中的 B 族维生素和锌对糖类和脂肪类的代谢都具有调节作用。另外，它含有多种矿物质，有助于预防骨质疏松，促进伤口愈合，预防贫血，同时也是补钙佳品。

　　长期食用燕麦片，有利于糖尿病和肥胖症的控制。燕麦中的膳食纤维长时间停留在胃里，能延缓淀粉的消化吸收，进而延缓餐后血糖上升的速度，使胰岛素有足够的时间被合理利用，从而起到调节血糖、预防糖尿病的作用。

　　燕麦含有高黏稠度的可溶性纤维，能延缓胃的排空，增加饱腹感，控制食欲，达到瘦身的效果。燕麦富含的维生素 E，能清除人体内多余的自由基，对皮肤有益。其丰富的膳食纤维能滑肠通便，有效地排出毒素，从而起到养颜的作用。

最健康烹饪

　　燕麦的吃法有很多种，最常见的就是直接加水煮成粥食用，燕麦与米饭一起煮粥，味道鲜美并且营养丰富，还具有预防感冒的功效。通过现代技术，燕麦还可被加工成饼干、燕麦片、燕麦面包等糕点来食用。

饮食宜忌

　　一般人群均可食用燕麦，尤其适宜慢性病、脂肪肝、糖尿病、浮肿、习惯性便秘、高血压、高脂血症、动脉硬化患者食用，产妇、婴幼儿、老年人以及空勤、海勤人员也适合食用。燕麦对人体有一定的滋养作用，但是肠道比较敏感的人不宜食用太多，否则会导致胀气、腹泻或者胃痛。

选购窍门

　　燕麦片是燕麦的制成品，选购时不宜选择甜味很浓者，因糖分太多、口感细腻、黏度不足的燕麦片营养价值低，尽量避免购买。添加奶精的燕麦片对人体健康不利，应避免购买。

小麦

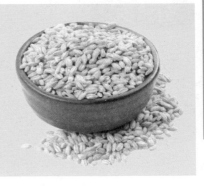

性味归经： 性微寒，味甘，入心、脾、肾经。

营养成分： 小麦中富含蛋白质、钙和铁，每100g小麦含蛋白质11.9g，含钙34mg，含铁5.1mg。

食疗功效： 养心益肾、和血健脾、除烦止渴、强身健体。

主治： 更年期综合征、便秘、泻痢、外伤、烫伤、消渴口干、烦躁、外科感染。

最营养搭配

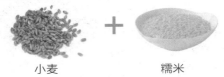

小麦 ＋ 糯米

功效：

补脾益肺、止渴除烦、安神

小麦与糯米搭配有止渴除烦、补脾益肺的功效，很适合心神不宁、失眠多梦者食用。

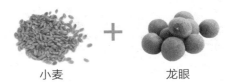

小麦 ＋ 龙眼

功效：

安神宁心、止渴除烦、增强记忆力

小麦有止渴除烦的作用，龙眼有安神宁心的功效，对失眠、健忘等症有很好的疗效。

功效

养心除烦，健肠护肝，补益营养，防癌，美容抗衰。

注解

虽然面粉的主要成分是糖类，但其含有的蛋白质、钙和铁多于米。此外，面粉中的维生素 B_1、维生素 B_2 和维生素 E 具有恢复体力、防止精神恍惚的作用。

经常食用面粉能强健内脏与肠胃，非常适合容易下痢的人食用。对于更年期女性来说，食用未精制的小麦有缓解更年期综合征的效果。

小麦制作成面粉时去除的胚芽和外皮被称为麸皮。麸皮在很久以前被用作饲料，然而最近研究表明麸皮内含有铁、锌、铜、锰等矿物质和丰富的食物纤维，具有消除便秘的作用。

经常食用小麦可以降低人体血液中所蕴含的雌性激素含量，进而达到防治乳腺癌的目的，另外其富含的营养也具有防治大肠癌的功效。

小麦中的不可溶性膳食纤维有助于人体的排毒，起到减肥瘦身的作用。更年期的女性经常食用未精加工过的小麦，可缓解更年期综合征。而小麦面粉也有嫩肤、除皱、祛斑的作用。

最健康烹饪

一般来讲，存放时间适当长一些的小麦磨出的面粉比新小麦磨出的面粉品质好，我国民间很早就有"麦吃陈，米吃新"的说法。小麦与粳米搭配食用能更好地发挥其营养价值，达到优势互补、均衡营养的效果。

饮食宜忌

小麦粉一般人均可食用，尤其适宜心血不足的失眠多梦、心悸不安、多呵欠的人。患有脚气病、末梢神经炎者也宜食小麦粉。体虚、自汗、盗汗、多汗者，也比较适宜食用。小麦营养丰富，但不能食用过多，一般每次进食100g左右为宜。

选购窍门

购买小麦时，要选择籽粒饱满、大小均匀、富有光泽、比较干燥且不含任何杂质和虫蛀的优质小麦。优质小麦面粉呈微黄色或黄白色，有淡淡的麦香味。

荞麦

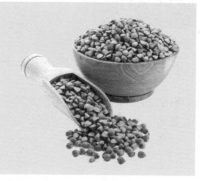

性味归经: 性微寒, 味甘, 入脾、胃、大肠经。

营养成分: 荞麦含有 70% 以上的淀粉, 10.8%~11.5% 的蛋白质, 2.5%~3% 的脂肪, 1.3% 的维生素, 还含有钙、磷、铁、钾等 10 余种矿物质。

食疗功效: 下气利肠、清热解毒、预防贫血、预防肠癌。

主治: 胃积滞、泄泻、痢疾、带下、自汗、盗汗、疱疹、丹毒、恶疮、烫火伤。

最营养搭配

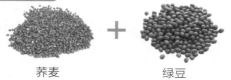

荞麦　　　　　　绿豆

功效:

降压、降脂

荞麦和绿豆都有降低血脂和血清胆固醇的作用, 二者同食有利于防治心脑血管疾病。

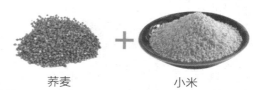

荞麦　　　　　　小米

功效:

健脾养胃、促进肠胃蠕动

荞麦含有大量的粗纤维, 小米是养胃的好食材, 二者搭配对肠胃有调养作用。

功效

排毒降糖, 软化血管, 补血消炎, 清肠。

注解

荞麦含有烟酸, 能促进机体新陈代谢, 增强机体解毒能力, 还能扩张血管和降低血液胆固醇。用荞麦面做成的各种主食, 是糖尿病患者的保健食品。

荞麦富含镁和维生素 P, 能促进膳食纤维溶解、扩张血管, 抑制凝血块的形成, 具有抗栓塞的作用, 也有利于降低血清胆固醇、软化血管、保护视力及预防脑血管出血。

荞麦中含有丰富的铁元素, 能有效地防治缺铁性贫血。此外, 荞麦含有的黄酮, 也具有抗菌、消炎、止咳、平喘、祛痰的作用。

荞麦中所含的蛋白质属于植物蛋白, 食用时不容易在人体内转化成脂肪。同时, 它所含的膳食纤维还有助于清理肠道, 因此, 身体肥胖的人可以经常食用。

最健康烹饪

荞麦可以加工成荞麦面粉, 虽然看起来色泽不佳, 但可以用来煮粥, 还能用来制作糕点或者面条、凉粉食用, 如果再佐以麻酱或羊肉汤一起食用, 口感独特, 让人回味无穷。

将荞麦去壳之后可以直接烧制荞麦米饭, 也可以用作麦片和一些糖果的原料。另外, 荞麦的嫩叶可以泡茶饮用, 还能当作蔬菜炒食或作为其他炒菜、粥汤的配料。荞麦苗则可作为蔬菜搭配肉类炒食, 味道十分鲜美。

饮食宜忌

荞麦性凉, 脾胃虚寒、消化功能弱和经常有腹泻症状的人不适合食用荞麦。荞麦不能一次性食用过多, 否则容易造成消化不良。荞麦含有大量蛋白质及其他一些致敏物质, 易过敏体质的人应慎食, 以免引起或加重过敏反应。

选购窍门

选购荞麦的时候, 可以观察外表。荞麦的形状一般为三角形, 而且其种皮十分坚硬, 表皮的颜色多呈深褐色或者黑色。如果荞麦的颗粒表面色泽光亮、大小匀称, 则是优质的荞麦。

黄豆

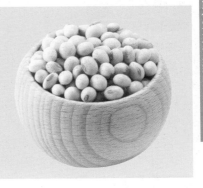

性味归经： 性平，味甘，入脾、大肠经。

营养成分： 蛋白质含量高，高达35%~40%。蛋白质质量优。其中蛋白质的氨基酸组成和人体非常接近，便于人体吸收。此外，黄豆还含不饱和脂肪酸及丰富的钙、磷、镁、钾等。

食疗功效： 健脾益气、宽中补血、滋阴润燥、利水抗癌。

主治： 胃中积热、水胀肿毒、小便不利、消化不良、妊娠中毒、疮痈肿毒、外伤出血、前列腺疾病等症。

最营养搭配

黄豆 + 茄子 = 保护血管

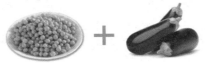

黄豆益气养血，茄子防止出血，二者一起食用可增强毛细血管弹性，保护血管。

黄豆 + 香菜 = 预防感冒

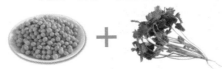

黄豆健脾宽中，香菜发汗、祛风解毒，二者一起食用可增强机体的抗病能力，可预防感冒。

黄豆 + 黑木耳 = 益气养血

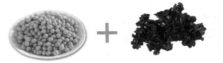

黄豆含优质蛋白，黑木耳含有多种维生素和矿物质，二者搭配能对人体起到很好的滋补作用。

功效

强肝护心，通便降糖，润肺利便，防治骨质疏松症，延缓衰老。

注解

黄豆所含的卵磷脂可除掉附在血管壁上的胆固醇，防止血管硬化，预防心血管疾病，保护心脏。黄豆中的卵磷脂还有防止肝脏内积存过多脂肪的作用，能防治因肥胖而引起的脂肪肝。

黄豆中含有的可溶性纤维既可通便，又能降低胆固醇含量，减少动脉硬化的发生。黄豆还含有对糖尿病有治疗作用的一种抑制胰酶的物质。

黄豆含有丰富的蛋白质和多种人体所必需的氨基酸，可以提高人体免疫力，有助于增强体质，同时具有健脾宽中、润燥消水、益气养血的功效，是身体虚弱者的补益佳品。

黄豆的优质蛋白质在短期内能增加骨密度，从而促进骨骼的健壮。大豆多肽可促进人体消化道内钙等无机盐的吸收，促进儿童骨骼和牙齿的生长发育，能预防和改善中老年人骨质疏松。

黄豆异黄酮是一种结构与雌激素相似，具有雌性激素活性的植物性雌激素，能够延缓女性细胞衰老，使皮肤保持弹性。

最健康烹饪

黄豆可以在其鲜嫩的时候煮食。在其成熟后晒干，可做成豆浆、炖菜。将黄豆粉与小麦粉一起，可防止发酵，为蛋糕、松饼和甜饼提味。黄豆泡水做成黄豆芽可烹食。

饮食宜忌

黄豆是更年期女性、糖尿病和心血管病患者的理想食品；脑力工作者和减肥的朋友也很适合。但黄豆在消化吸收过程中会产生过多的气体，造成腹胀，故消化功能不良的人应尽量少食。

选购窍门

颗粒饱满且整齐均匀，无破瓣，无缺损，无虫害，无霉变，无挂丝的为优质黄豆。用牙咬豆粒，声音清脆且成碎粒，说明黄豆干燥。

豇豆

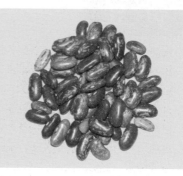

性味归经： 性平，味甘，入脾、胃经。

营养成分： 豇豆中富含优质植物蛋白，易于被人体消化吸收。豇豆中维生素含量丰富，尤其是 B 族维生素含量较多，是豇豆的一大特点。豇豆中含有的微量元素也特别丰富。

食疗功效： 健脾养肾、消肿益胃、利尿除湿、养颜强身。

主治： 胃虚弱、食少便溏、脾虚带下、湿热尿浊、小便不利。

最营养搭配

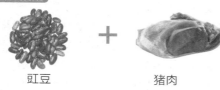

豇豆　　　　　猪肉

功效：

健脾益胃、帮助消化、增进食欲

豇豆与猪肉同食可以为人体补充蛋白质，促进胃肠道蠕动，帮助消化，增进食欲。

 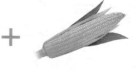

豇豆　　　　　玉米

功效：

降糖降脂、促进代谢、预防心血管疾病

玉米是高纤维食物，豇豆能促进糖代谢，二者同食能够预防心血管疾病。

功效

预防心脏病，加速糖代谢，抗衰老，提高免疫力，整肠利便。

注解

由于豇豆含有易被消化吸收的优质植物蛋白质，所以有人称豇豆是"蔬菜中的肉食品"，因此它是食素者的食用佳品。豇豆所含的锰是抗氧化剂的一种，故经常食用豇豆，能够预防心脏病。

豇豆含有多种维生素和微量元素，可补充人体所需的营养素，其中的磷脂有促进胰岛素分泌、加快糖代谢的作用，是糖尿病患者理想的食品。

豇豆中胱氨酸较多。胱氨酸是一种对人体有用的氨基酸，不仅是一种抗衰老的营养素，还可保护人体免受有害重金属以及有害自由基的不良影响，在医疗上常用于保护人体免受X光和核辐射的伤害。

豇豆所含维生素C能促进抗体的合成，增强机体抗病毒能力，从而提高人体的免疫力。豇豆热量和含糖量都不高，饱腹感强，特别适合冠心病和糖尿病患者食用。

豇豆中富含的B族维生素能维持正常的消化腺分泌，促进胃肠道的蠕动，从而抑制胆碱酶活性，有效帮助消化，增进食欲，此外，还具有防治便秘的功效。

最健康烹饪

豇豆通常炒食，荤素皆宜，或制成豇豆干，与猪肉共煨，味道鲜美。豇豆还可凉拌，将豇豆洗净焯好后摊开晾凉，然后加入醋、蒜、糖、油，爱吃芝麻酱的，可先用凉开水或醋将芝麻酱化开，再和豇豆一起拌匀食用。

饮食宜忌

豇豆适宜任何人食用，尤其是糖尿病、肾虚患者。豇豆多食则性滞，故气滞便结者应慎食。豇豆作为粮食，与粳米一起煮粥最适宜，但一次不要吃太多，以免胀肚。

选购窍门

品质较好的豇豆粗细均匀，色彩鲜艳，富有光泽，籽粒饱满，没有虫蛀和斑点，这样的豇豆比较适合购买。表面有裂口，表皮比较皱，有虫痕的豇豆不宜购买。

黑豆

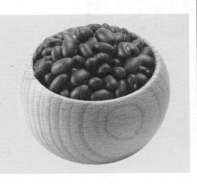

性味归经： 性平，味甘，入脾、肾经。
营养成分： 黑豆的蛋白质含量高达40%，相当于肉类中所含蛋白质的2倍。黑豆还含有钙、镁、磷、铁等丰富的微量元素。
食疗功效： 活血、利水、祛风、清热解毒、滋养健血。
主治： 水肿胀满、风毒脚气、黄疸浮肿、产后风湿疼痛、痈肿疮毒、盗汗、自汗、热病后出虚汗。

最营养搭配

黑豆 + 红枣 = 补肾养血

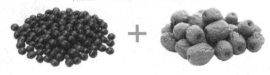

黑豆补肾功效甚佳，与红枣搭配，补肾健脾，益气养血，适合肾气不足者食用。

黑豆 + 羊肉 = 益肾补元

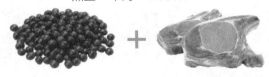

羊肉是滋补的佳品，黑豆与羊肉共煲具有补虚劳、驱寒冷、补气血、助元阳等功效。

黑豆 + 小米 = 益气养血

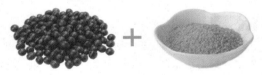

黑豆具有补肾强身、活血利水的功效。二者搭配特别适合肾虚体弱、身面浮肿的人食用。

功效

增强细胞活力，延缓衰老，美容养颜，活血解毒。

注解

黑豆含有人体不能自身合成的多种氨基酸，且不饱和脂肪酸含量也很高，可丰富体内磷脂，增强细胞活力。

黑豆中微量元素如锌、铜、镁、钼、硒、氟等的含量都很高，而这些微量元素对延缓人体衰老、降低血液黏稠度等非常重要。

黑豆皮含有花青素，花青素是很好的抗氧化剂来源，能清除体内自由基，尤其是在酸性环境下，抗氧化效果最好，具有养颜美容、促进肠胃蠕动的作用。

黑豆含有大量的维生素、蛋白质和矿物质，有活血、解毒、利水、祛风的功效。其中粗纤维含量高达4%，因此常吃黑豆有促进消化、防止便秘的功效。

最健康烹饪

黑豆可以直接煮熟或炒食，也可搭配其他食材烹制，适用于多种烹饪手法，同时也是榨油、制作各种酱料的上好材料。黑豆还可以加工成豆粉单独食用，也可以和其他面粉类搭配。日常生活中，黑豆混搭食用比较多，还可制成各种糕点食用。

饮食宜忌

黑豆一般人群均可食用，适用于脾虚水肿、体虚、小儿盗汗、自汗，尤其是热病后出虚汗者食用。此外，黑豆还适宜妊娠腰痛或腰膝酸软、白带频多、产后中风、四肢麻痹者食用。

特别介绍

黑豆又叫作乌豆，具有高蛋白、低热量的特性，是制作豆豉的主要原料。古人认为黑豆是肾之谷，因为它的形状很像肾，还具有补肾强身、活血利水、解毒等功效。

蚕豆

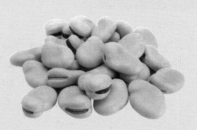

性味归经： 性平，味甘，入肝、脾、胃经。

营养成分： 蚕豆中含有大量蛋白质，在日常食用的豆类中仅次于黄豆，还含有大量钙、钾、镁、维生素 C 等，蚕豆中含有人体必需的 8 种氨基酸，特别是赖氨酸含量丰富。

食疗功效： 健脾养胃、补钙强身、增强记忆力、健脑、抗癌。

主治： 心血管疾病、中气不足、倦怠少食、高血压、带下病。

最营养搭配

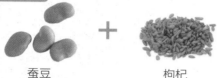

蚕豆 ＋ 枸杞

功效：

补肝明目、降低血糖

蚕豆中的膳食纤维有促进肠胃蠕动的功效，与枸杞同食，具有较好的保健功效。

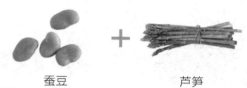

蚕豆 ＋ 芦笋

功效：

健脑益智、增强记忆力

蚕豆中含有丰富的钙、锌、锰、磷脂等，与芦笋搭配有增强记忆力和健脑的作用。

功效

预防心血管疾病，健脑，补钙强骨，益脾健肠，防癌，增强体质。

注解

蚕豆中的蛋白质含量丰富，仅次于黄豆，并且氨基酸种类较为齐全，而且不含胆固醇，因此可以预防心血管疾病。

蚕豆中含有调节大脑和神经组织的重要成分钙、锌、锰、磷脂等，有增强记忆力的作用。

蚕豆中的钙质，可促进人体骨骼对钙的吸收，有助于骨骼的生长发育，处在发育期的青少年尤其适用。蚕豆中的维生素 C 还有助于预防动脉硬化，中老年人也可适量食用。

蚕豆中的维生素 C 可以延缓动脉硬化，而蚕豆皮中含有的膳食纤维，有降低胆固醇、促进肠蠕动的作用，可以防治便秘。中医认为，食用蚕豆还有益气健脾、利湿消肿的作用。

蚕豆中含有的膳食纤维以及微量元素对人体肠胃有利。现代人将蚕豆作为抗癌食物，对预防肠癌有一定的功效。

蚕豆所含营养素种类齐全，其中蛋白质的含量非常高，所含氨基酸种类较为齐全，特别是赖氨酸含量丰富，有助于强身健体，增强体质。

最健康烹饪

蚕豆的食用方法多种多样，可以煮汤、炒食，还可以油炸后配菜食用，也可以浸泡后去皮做汤，味道更鲜美。蚕豆还可以加工成豆沙，然后制成糕点食用。

饮食宜忌

一般人都可食用蚕豆，老年人、考试期间的学生、脑力工作者、高胆固醇血症患者、便秘者可以多食。遗传性血红细胞缺陷症、痔疮出血、消化不良、慢性结肠炎、尿毒症等患者不宜食用。

食用提醒

食用蚕豆容易诱发过敏，因此过敏体质者要慎食。另外，患有蚕豆病的儿童也不能食用。需要注意的是，蚕豆不可生吃，应将生蚕豆多次浸泡且焯水后再进行烹制。

绿豆

性味归经： 性寒，味甘，入心、胃经。

营养成分： 高蛋白、低脂肪、粗脂肪，并含有人体所需的多种氨基酸、维生素和铁、钙、磷等矿物质。

食疗功效： 清热解毒、保肝护肾、退诸热、解百毒、清热除湿、消暑利水。

主治： 丹毒、烦热风疹、呕吐、伤风头痛、酒精中毒、眼疲劳、视物模糊。

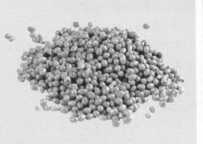

最营养搭配

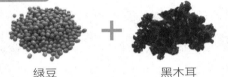

绿豆　＋　黑木耳

功效：

降血糖、降胆固醇、预防"三高"

绿豆与黑木耳均可清热凉血，二者同食可益气除烦，适合热证与"三高"患者食用。

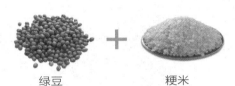

绿豆　＋　粳米

功效：

健脾开胃、增强食欲、清热除烦

绿豆可消暑利水，与粳米熬粥可消暑除烦，增强食欲。

功效

减肥，降脂，抗过敏，解毒，护肝，美容。

注解

绿豆淀粉中含有相当数量的低聚糖，所提供的能量值比其他谷物低，对于肥胖者和糖尿病患者有辅助治疗的作用。

绿豆中的多糖成分能增强血清脂蛋白酶的活性，使脂蛋白中甘油三酯水解达到降血脂的疗效，从而可以防治冠心病、心绞痛。

绿豆中含有的植物甾醇结构与胆固醇相似，二者竞争酯化酶，使之不能酯化，以此减少了肠道对胆固醇的吸收，使人体内血清胆固醇的含量降低，有助于预防"三高"。

绿豆具有清热解毒的功效，如发生有机磷农药中毒、铅中毒、酒精中毒或吃错药等情况，在医院抢救前可先灌下一碗绿豆汤进行紧急处理。

绿豆还含有丰富的胰蛋白酶抑制剂，可以保护肝脏，又可减少蛋白分解，从而保护肾脏。

绿豆特有的保湿成分能为肌肤提供充足的水分，有助于保持肌肤弹性。从绿豆中提取出来的AHA可无刺激祛除死皮，促进肌肤细胞再生。

最健康烹饪

绿豆可熬粥喝，最好用高压锅煮，若用水泡过之后煮7分钟左右，未用水泡过则煮10分钟左右。用普通锅则需要煮45~60分钟。可将绿豆打磨成粉，做成绿豆面或者绿豆糕，也可以将绿豆泡水生成绿豆芽，做成凉拌菜或炒食。

饮食宜忌

绿豆老少皆宜，四季均可食用，尤其适合中毒、高血压、水肿患者食用。但是绿豆性凉，脾胃虚弱的人不宜多吃。绿豆不宜煮得过烂，以免使有机酸和维生素遭到破坏，降低其清热解毒的功效。服药，特别是服温补药时，不要吃绿豆食品，以免降低药效。需要注意的是，未煮烂的绿豆腥味强烈，食后易恶心、呕吐。

选购窍门

绿豆种皮的颜色主要有青绿、黄绿、墨绿三大类，种皮分有光泽（明绿）和无光泽（暗绿）两种，其中以色浓绿而富有光泽、粒大整齐、形圆、煮之易酥者品质最好。

赤小豆

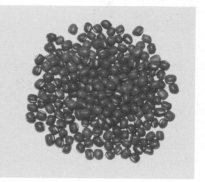

性味归经：性平，味甘，入心、小肠经。

营养成分：赤小豆中含有丰富的铁质，每100g赤小豆中含铁约7.4mg。其膳食纤维含量丰富，还含有较多的皂角苷和叶酸。

食疗功效：消肿利尿、生津止渴、健脾止泻、预防贫血、调节血糖、健美减肥。

主治：心脏病、肾脏性水肿、脚气病、糖尿病、高脂血症、水肿、风湿、腹痛、高血压、酒精中毒。

最营养搭配

赤小豆 + 莲子 = 健脾益胃

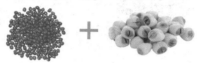

赤小豆化湿补脾，莲子补脾止泻、养心安神。二者搭配适合脾胃虚弱的人食用。

赤小豆 + 红枣 = 补血润肺

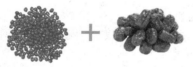

赤小豆补血效果极佳，红枣具有补中益气、润心肺的功效。二者搭配可滋阴、润肺、补血。

赤小豆 + 核桃 = 消除疲劳

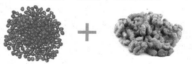

两者搭配食用，能够促进人体的造血功能，补血养颜的同时，还有助于消除人体疲劳。

功效

预防贫血，消除疲劳，润肠通便，催乳解酒。

注解

赤小豆中含铁元素非常丰富。铁是制造血红细胞的重要物质，食用赤小豆能够补充人体所需要的铁质，美容养颜的同时，还有助于预防贫血。

赤小豆中含有的维生素B_1能促进糖类代谢，使脑部得到充分的能量供应，还具有消除疲劳、防治夏日病的功效。若维生素B_1不足时，身体容易疲劳，注意力会减退，也容易浮肿，或引发脚气等疾病。

赤小豆含有丰富的膳食纤维和多种易被人体吸收的营养物质，可促进肠胃的消化和吸收功能，具有良好的润肠通便、调节血糖、解毒抗癌、预防结石、健美减肥的作用。

赤小豆中含有一定的叶酸，适合孕产妇食用，有助于保养身体。产妇多食赤小豆有催乳的作用，它还可以消解产后浮肿，帮助产妇恢复身材。赤小豆有一定的解毒作用，有助于解除宿醉。

最健康烹饪

赤小豆适合熬粥食用，也可以用来做成其他食品。赤小豆适合与其他谷类混合搭配食用，如与小麦粉混合做成赤小豆饼，与粳米混合做成赤小豆饭等，也可以做成豆沙、面条、糕点馅等。在夏季，以赤小豆为原料做成的冰棍、雪糕等，既甜美又解渴。

饮食宜忌

一般人都可以食用，水肿、哺乳期女性尤为适合。赤小豆宜与其他谷类食品混合食用，可制成豆沙包、豆饭或豆粥。但需要注意的是，赤小豆利尿，故尿频的人应少吃。

选购窍门

一看外形，豆粒完整、大小均匀者为佳；二观察颜色，整体呈暗红色，颗粒紧实且皮薄者是比较好的赤小豆。一般赤小豆的颜色越深，含铁量就越高，药用价值就越大。

芸豆

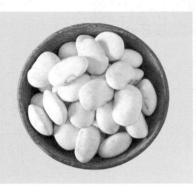

性味归经：性平，味甘，入心、胃经。

营养成分：芸豆的蛋白质含量高于鸡肉，钙含量是鸡肉的7倍，还含有粗纤维、氨基酸、维生素及钙、铁等多种微量元素。

食疗功效：提高人体免疫力，预防"三高"，促进排毒，减肥瘦身。

主治：胃寒呕吐、跌打损伤、喘息咳嗽、腰痛、高脂血症、心脏病、动脉硬化。

最营养搭配

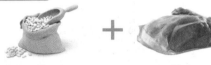

芸豆　　　　　　猪肉

功效：

温中下气、补脾益肺

　　芸豆含有大量粗纤维，猪肉中含有优质蛋白和氨基酸，二者搭配有温中下气的功效。

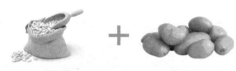

芸豆　　　　　　土豆

功效：

促进消化、通肠利便

　　芸豆和土豆中都含有丰富的膳食纤维，能够帮助消化食物，通利大便。

功效

　　提高人体免疫力，预防"三高"，促进排毒，减肥瘦身。

注解

　　芸豆含有皂苷、尿毒酶和多种球蛋白等独特成分，有提高人体免疫能力、增强抗病能力、激活T淋巴细胞、促进脱氧核糖核酸的合成的功能。

　　芸豆是一种难得的高钾、高镁、低钠食品，尤其适合心脏病、动脉硬化、高脂血症、低钾血症和忌盐患者食用。

　　吃芸豆对皮肤、头发大有好处，可以促进肌肤的新陈代谢，促使机体排毒，令肌肤常葆青春。芸豆中含有大量尿素酶，对肝炎患者很有益处，在防治肝昏迷方面有很好的疗效。

　　芸豆中的皂苷类物质能降低脂肪吸收功能，促进脂肪代谢，所含的膳食纤维还可减短食物通过肠道的时间，使减肥者达到瘦身的目的。

最健康烹饪

　　芸豆适合炒着吃，还可以做炖菜食用，尤其适合搭配土豆和排骨，味道鲜美，口感非常好，还富含营养。芸豆切成丝，搭配肉丝炒熟食用也是一种不错的食用方式；它还可以搭配鸡蛋食用，不仅美味可口，还具有一定的营养。以芸豆为原料，加工成的糕点、豆馅、豆沙等小吃，味道独特，深受人们喜爱，最常见的有芸豆月饼、芸豆卷等。芸豆还是煮粥的好食材。

饮食宜忌

　　生芸豆中含有一种毒蛋白，不宜食用，所以芸豆必须煮透食用。高温下芸豆中的有毒物质被分解，消除其毒性，才能更好地发挥其营养效益，没煮熟的芸豆，其中含有皂素、植物红细凝集素的抗胰蛋白酶因子，吃了可引起中毒，会导致腹泻、呕吐等现象。

选购窍门

　　一要看颜色。优质芸豆色泽鲜艳，若色泽暗淡、无光泽则为劣质豆。二要质地饱满。成熟的芸豆饱满，且比较均匀，表面光滑且划痕较好，没有虫蛀、霉变。三要闻气味。优质的芸豆种子含有豆类的清香味，有酸味或其他异味的芸豆不宜购买。

扁豆

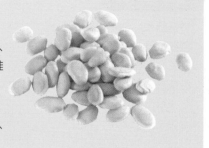

性味归经： 性平，味甘，入胃经。

营养成分： 扁豆营养丰富，含蛋白质、脂肪、糖类、碳水化合物、热量、粗纤维、灰分、钙、磷、铁、锌、烟酸、维生素 B_1、维生素 B_2，还有维生素 A、维生素 C、氨基酸等。

食疗功效： 健脾和中、消暑清热、解毒消肿、抗癌。

主治： 食少久泻、带下过多、暑湿中伤、烦躁、口渴、脾虚呕吐、消化不良。

最营养搭配

扁豆 + 鸡蛋 = 健脾益气

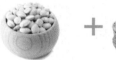 +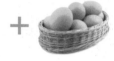

扁豆是健脾化湿的良药，鸡蛋中含有丰富的蛋白质，二者搭配适合体倦乏力者食用。

扁豆 + 大蒜 = 清毒化湿

 +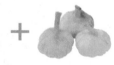

扁豆有健脾化湿的功效，与大蒜搭配有利于解除肠道毒素，清理脾胃湿气。

扁豆 + 猪肉 = 健脾化湿

 +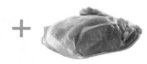

扁豆有消暑、除湿、解毒的功效，和肉类搭配既能补充营养又能健脾化湿。

功效

消暑，保护血管，消除水肿，健脾补虚。

注解

扁豆主要有黑色、白色和红褐色三种，入药的一般为白扁豆。扁豆是甘淡温和的健脾化湿药，能健脾和中、消暑清热，适用于脾胃虚弱、便溏腹泻、体倦乏力、水肿、白带异常以及夏季暑湿引起的呕吐、腹泻、胸闷等症。

扁豆紫色表示富含生物类黄酮，具抗氧化作用，可防突变，抑癌抗癌。扁豆高钾低钠，经常食用有利于保护心脑血管，调节血压。

扁豆衣为扁豆的种皮，性味功用与扁豆类似，唯功效略逊于扁豆，但毫无壅滞之弊，可用于脾虚泄泻、浮肿等病症。扁豆中所含的淀粉酶还有助于平衡血糖。

扁豆中含有大量的碳水化合物和蛋白质以及种皮中的膳食纤维，可防治体倦乏力，有健脾益胃之功。扁豆中的磷、钙、铁等矿物质也比较丰富，可预防暑湿、脾虚带下等症。

最健康烹饪

扁豆可以单独烹饪，如蒜蓉扁豆就是一道不错的开胃小菜；也可以搭配其他食材炒，如扁豆炒肉丝；还可以和土豆、排骨一起炖食。扁豆搭配面条制成扁豆焖面也是一种比较普遍的食用方法，它也可以搭配鸡蛋制成酱爆鸡蛋扁豆食用。

饮食宜忌

扁豆是一味补脾的良药，若搭配适量的人参、白术，其健脾化湿功效更佳；若搭配白术、乌贼骨，则可防治脾虚带下。白扁豆中含有一种凝血物质和溶血性皂素，生吃或者未炒熟食用，会导致头痛、恶心等中毒反应，因此，在烹制前要先焯水再炒。

选购窍门

扁豆分为白、青、紫三种，作为蔬菜食用的是嫩扁豆荚。品质好的扁豆比较肥大，豆荚较长，颜色鲜嫩，没有虫害。市场上的扁豆以白扁豆为佳，豆荚肥厚肉嫩，清香味美。

豌豆

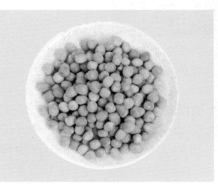

性味归经：性平，味甘，入胃、脾经。

营养成分：豌豆主要含有蛋白质、脂肪、糖类、粗纤维，并含有赤霉素A、植物凝集素、胡萝卜素、维生素等成分。

食疗功效：补中益气、催乳养身、利水利尿、解毒止泻。

主治：脚气、痈肿、乳汁不通、脾胃不适、呃逆呕吐、心腹胀痛、口渴、泄痢。

最营养搭配

 +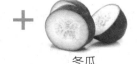

豌豆　　　　　冬瓜

功效：

利水消肿、通利小便

　　豌豆含有丰富的粗纤维，有利水作用，与冬瓜搭配有利于消除水肿，增加排便次数。

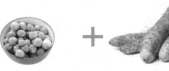

豌豆　　　　　山药

功效：

通畅大便、调中益气

　　豌豆中富含粗纤维，与具有补益作用的山药同食能促进大肠蠕动，健脾补虚。

功效

补虚养身，保护血管，润肤，防癌抗癌。

注解

　　豌豆中的蛋白质含量丰富，且质量好，包括人体所必需的各种氨基酸，经常食用对生长发育大有益处。豌豆中的膳食纤维也比较丰富，常食用有助于清肠，可以有效缓解便秘。

　　豌豆高钾低钠，含有对身体有益的优质蛋白质，可增强免疫力，还可以保护心血管。豌豆所含的止杈酸、赤霉素和植物凝集素等物质，具有抗菌消炎、增强新陈代谢的功效。

　　豌豆含有丰富的维生素A原，可在体内转化为维生素A，而后者具有润泽皮肤的作用，常食用可以淡化色斑，且不会有副作用。

　　豌豆的豆荚和豆苗嫩叶中也含有丰富的维生素C和酶，这种酶可以分解亚硝胺，有利于防癌抗癌。

最健康烹饪

　　豌豆可被当作主食食用，但不能食用过多，否则会引起腹胀，若是搭配一些富含氨基酸的食物烹饪，营养价值会更高。豌豆还可以磨成粉末，然后加工成各种糕点、豆馅、粉丝、凉粉或者面条，比较著名的豌豆黄，其主要原料就是豌豆粉。青豌豆还可制成罐头食品。经过速冻、脱水或其他加工方式做成的豌豆制品在市场上越来越多见。软荚豌豆的豆荚可以作为蔬菜炒食，有些地区特意种植软荚品种。

饮食宜忌

　　一般人均可食用豌豆，它除了比较适合糖尿病患者食用外，有脱肛、慢性腹泻、子宫脱垂等症状的人也适合食用。女性哺乳期内也比较适合食用豌豆，因为它有催乳的作用。炒干的豌豆，不易被人体消化，容易给肠胃造成负担，引起消化不良或者腹胀，因此不宜过多食用。

选购窍门

　　成熟度比较好的豌豆，荚果呈扁圆形，若是正圆形，则表示过老；用手紧握豌豆时，发出咔嚓的声响，则表示新鲜度比较好，这样的豌豆比较适合购买。豌豆上市的早期要买饱满的，后期要买偏嫩的。

眉豆

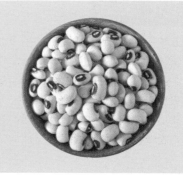

性味归经：性平，味甘，入胃、肾经。

营养成分：眉豆中含有丰富的蛋白质，每100g含蛋白质18.6g，还含有脂肪、碳水化合物、钙、磷、铁、镁、泛酸、锌等。

食疗功效：健脾化湿、调中益气、补五脏、生精髓、补肾。

主治：肾虚、腹泻、小便频繁、男子遗精、女子带下病、烦躁、恶心、暑热头痛、消化不良、急性肠胃炎。

最营养搭配

 眉豆 **+** 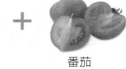 番茄

功效：

消暑化湿

　　眉豆具有解暑的功效，番茄中含有丰富的维生素C，二者搭配适合夏季暑热烦躁者食用。

 眉豆 **+** 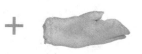 猪蹄

功效：

美容养颜、润滑肌肤

　　眉豆具有利水消肿的功效，猪蹄是美容养颜的佳品，二者同食适合爱美的女士食用。

功效

　　补肾养胃，丰胸护发，健脑益智，补充能量。

注解

　　中医认为，眉豆性平味甘，可补五脏，调中气，助十二经脉。食用眉豆有助于暖肠胃、驱除邪气。将眉豆煮熟食用有助于补肾，肾病患者可以经常食用。

　　眉豆中含有的维生素E，有助于提高雌性激素水平，经常食用有丰胸的作用，而食用眉豆后吸收到的氨基酸，则是构成头发角蛋白的原料，因此，它还有养发护发的作用。

　　眉豆中有丰富的磷元素，在人体内可以合成卵磷脂和脑磷脂，这对大脑的发育极为有益。经常食用眉豆有助于缓解脑功能衰退，提高记忆力，老年人和经常用脑的人适合食用。

　　眉豆中含有碳水化合物、蛋白质及维生素，食用后可以为人体迅速地补充能量，调节低落的情绪和疲劳的身体。维生素还能够清除体内的自由基，延缓衰老，提高机体的抗病能力，从而保护人体的健康。

最健康烹饪

　　嫩眉豆荚适合炒食。夏季暑热，食用时可搭配荷叶、金银花等，对暑热头昏有疗效。眉豆子适合煮汤食用，配上猪蹄、鸡爪、排骨等煲汤，营养更加丰富。眉豆结荚很多，如一时吃不完，可以把眉豆煮熟、晒干，做成干眉豆，存放起来；也可以用盐腌在瓷罐里，慢慢吃。

饮食宜忌

　　眉豆中含有大量的磷脂，而磷脂有促进胰岛素分泌，参加糖代谢的作用，因此，眉豆是糖尿病患者的最佳食疗食物。眉豆虽然有益于身体健康，但不宜多食。因为过食容易引起腹胀，所以气滞便结的人尽量不要吃眉豆。男子遗精、女子带下和肾虚体弱者可以适量食用。

特别介绍

　　眉豆以嫩荚食用为佳。新鲜的眉豆荚颜色青绿，表面光滑，没有斑点和虫痕。鼓粒的眉豆比较老，颜色较白，不宜食用。

黑芝麻

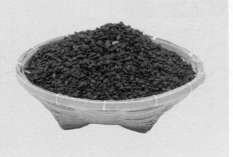

性味归经： 性平，味甘，入肝、脾、肺、肾经。

营养成分： 100g 黑芝麻中含维生素 E50.4mg，脂肪酸 44.1mg，铁22.7mg，还含有丰富的钙、磷、钾等营养素。

食疗功效： 补养五脏、护发抗衰、润泽肌肤、乌发、排毒。

主治： 身体虚弱、头晕耳鸣、头发早白、乳少、尿血、高血压、高脂血症、老年肺喘、肺结核、习惯性便秘、荨麻疹。

最营养搭配

黑芝麻 + 海带 = 预防衰老

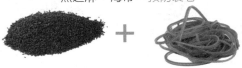

黑芝麻中的维生素 E 非常丰富，可延缓衰老。海带抗氧化强，二者搭配防衰老效果更强。

黑芝麻 + 冰糖 = 滋阴润肺

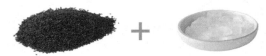

黑芝麻和冰糖都为补阴食物，二者搭配对于阴虚体衰、头发早白等症状有辅助治疗的作用。

黑芝麻 + 核桃仁 = 补肝益肾

黑芝麻有健脑益智、补肾养颜的作用，核桃仁也含有丰富的营养。两者搭配能够补肝肾。

功效

补血养发，强健骨骼，解酒护肝，美肤护肤。

注解

黑芝麻中的植物性脂肪属于亚油酸或亚麻酸等不饱和脂肪酸，具有降低胆固醇的作用；蛋白质则含有人体必需的各种氨基酸，能强健血管、恢复体力、消除脑细胞疲劳。其中所含的丰富矿物质能美化肌肤、预防白发。

黑芝麻中维生素 B_1 的含量最丰富，有助于糖类的新陈代谢。黑芝麻还含有丰富的钙质，人体中的钙质会随着年龄的增长而逐渐流失，因此，食用黑芝麻能强健骨骼。

在配酒菜中搭配拌有黑芝麻的小菜，能防止宿醉，因为黑芝麻所含的成分能促进酒精分解，强化肝脏功能。

黑芝麻中含有大量的维生素 E，能通过抵消或中和细胞内有害物质游离基的积累，有效预防过氧化脂质对皮肤的危害，从而使皮肤白皙有光泽。此外黑芝麻还能防止各种皮肤炎症的出现。

最健康烹饪

黑芝麻可以直接生吃，也可以把它放在炒锅里炒熟后食用。将黑芝麻撒在凉菜或者面包上作配料食用，可以给食物增加不同的口味。

饮食宜忌

黑芝麻一般人群均可食用，比较适宜肝肾不足所致的眩晕、眼花、视物不清、腰酸腿软、耳鸣耳聋、发枯发落、头发早白之人食用；但患有慢性肠炎、便溏腹泻者应忌食。根据前人经验，男子阳痿、遗精者也应忌食黑芝麻。

选购窍门

购买芝麻时，要选择颗粒饱满、富有光泽且不含杂质的。如果是黑芝麻，则要挑选表面呈深灰色、颜色深浅不一且断面呈白色的。若黑芝麻的断切面也呈黑色，有可能染过颜色。最好取一些黑芝麻放在手心，滴入清水揉搓，若有异样颜色，说明是染过色的。

芡实

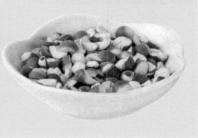

性味归经： 性平，味甘涩，入脾、肾经。

营养成分： 芡实含蛋白质丰富，每 100g 芡实中含有 11.3g 蛋白质，还含有丰富的钙、磷、铁、粗纤维、灰分等。

食疗功效： 养肾固精、健脾祛湿、止泻、止带。

主治： 白带异常、腰膝酸软、淋浊、小便不禁、大便泄泻、遗精早泄、慢性肠炎。

最营养搭配

 +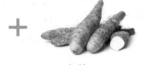

芡实　　　　　山药

功效：

补脾养胃、美容养颜、补气养血

山药是补中益气的佳品，芡实与山药同食，调脾胃、补气血，美容又养颜。

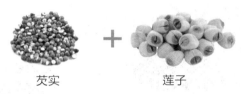

芡实　　　　　莲子

功效：

固肾益精、强筋健骨

芡实与莲子同为健脾益肾的佳品，二者同食，有补脾胃、益精血、强筋骨的功效。

功效

固肾补脾，补中益气，延缓衰老。

注解

芡实味甘、涩，性平，具有固肾涩精、补脾止泄的功效。它含有大量的碳水化合物，而所含的脂肪却很少，因此很容易被人体吸收。经过服用芡实调整之后，消化系统能很快就适应其他补品，有益健康。

芡实可补中益气，为滋养强壮性食物，和莲子有些相似，但芡实的收敛镇静作用比莲子强，适用于慢性泄泻和小便频数、梦遗滑精、女子带多腰酸等症。它不仅能够健脾益胃，还能补充多种营养素，对消化不良、出汗多而且容易腹泻的人来说，多食芡实，可以很好地改善这种症状。

在我国古代，芡实就已经被看作是永葆青春活力、防止未老先衰的食疗佳品。这是因为芡实可以调整炎夏时节脾胃的功能，人的脾胃在夏季常常比较虚弱，食用芡实可以缓解这些症状，在脾胃得到充实之后，再进食其他的补品补药，人体就比较容易适应了。芡实中的粗纤维有助于增加饱腹感，对于减肥瘦身也有很好的作用。

最健康烹饪

芡实与其他杂粮搭配煮粥，营养价值很高，是最佳的食用方法。芡实可以浸泡后，单独用来泡茶饮用。芡实还可以与肉类或者莲子等煮饭、熬汤，常见的菜谱有鸡蛋酒酿芡实羹、水鸭薏米芡实汤、芡实莲子饭等。

饮食宜忌

一般人群均可食用，尤其适宜白带多、肾亏腰背酸的女性，体虚尿多的儿童，小便频数的老年人，遗精早泄者，慢性腹泻者及慢性肠炎患者。芡实有较强的收涩作用，因此便秘、尿赤者及女性产后皆不宜食用。

特别介绍

芡实是一种水生植物的果实，多生长在充满阳光、气候温暖的池沼、湖泊中。芡实有两种，即南芡和北芡。芡实成熟果实干燥后的果仁就是芡实米。芡实米既可食用，又可入药，是一种药食兼用的食材。

高粱

性味归经： 性平，味甘，入脾、胃、肺经。

营养成分： 高粱中糖分的含量占 10%~20%，淀粉的含量占到 60%~70%。高粱还含有蛋白质、脂肪及钙、铁和烟酸等。

食疗功效： 健脾益胃、宁心安神、滋阴润燥、利水抗癌。

主治： 胃中积热、水胀肿毒、消化不良、小便不利、湿热、便溏、腹泻、骨质疏松、腰酸背痛、癞皮病。

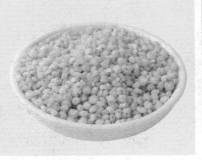

最营养搭配

高粱 + 绿豆 = 去热防暑

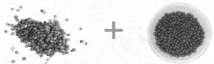

绿豆具有清热解毒、消暑的功效，高粱和绿豆搭配能促进肠胃消化，适用于夏季防暑。

高粱 + 冰糖 = 健脾益胃

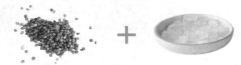

冰糖有润肺止咳、清痰去火的作用。高粱和冰糖熬粥食用，有健脾益胃、生津止渴的功效。

高粱 + 莲子 = 养心安神

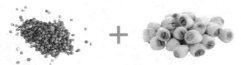

高粱与莲子搭配熬粥食用，对于腹泻、心神烦躁、肾虚等症有很好的食疗作用。

功效

养身补虚，和胃养脾，促进发育，清热排毒。

注解

食用高粱可以有效地改善体虚诸症，对腰背酸痛、低血糖或者更年期女性的痛经、青少年发育期间的神经痛等症状都有一定的缓解作用。

高粱中含有丰富的粗纤维和亚油酸，将其加工成高粱米或者高粱面，经常煮粥或做面食食用，有助于促进大肠蠕动，提高肠胃的消化功能，起到滋养肠胃的作用。患有慢性腹泻的人适量食用高粱米粥，有助于缓解腹泻、腹痛症状，对脾脏也有很好的保护作用。

高粱中含有丰富的钙质，食用后有助于缓解人体内钙的消耗，比较适宜正处在发育期的青少年，有助于促进身体发育。中老年人也可以适量食用，可预防骨质疏松症。

高粱还具有清热、下火的作用，很适合体内虚火旺盛者食用。常食高粱还能有效地清除堆积在肠道内的垃圾，快速排出体内毒素。

最健康烹饪

高粱加工而成的高粱米可以直接做米饭食用，也可以用来煮粥，有清理肠道的作用。高粱米还可以用来酿酒或者酿醋，风味独特。

饮食宜忌

老幼妇孺均可食用高粱，消化不良、脾胃气虚、大便溏薄之人和肺结核患者尤其适宜食用。大便燥结者、便秘者，应少食或尽量不食用高粱。高粱含有丰富的铁质，浓茶中含有单宁酸，两者搭配食用，易使单宁酸和铁质发生反应，生成人体不易消化的物质。

选购窍门

优质的高粱一般表面呈乳白色，富有光泽，颗粒饱满、完整、大小均匀、不含杂质，且没有霉变迹象。选购高粱的时候，可以取几颗高粱放到鼻前闻一闻，如果有高粱特有的米香味就是优质米。

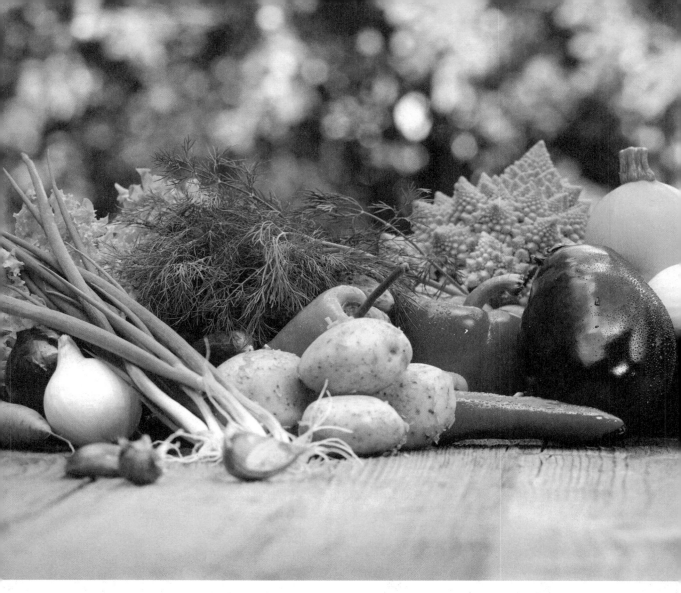

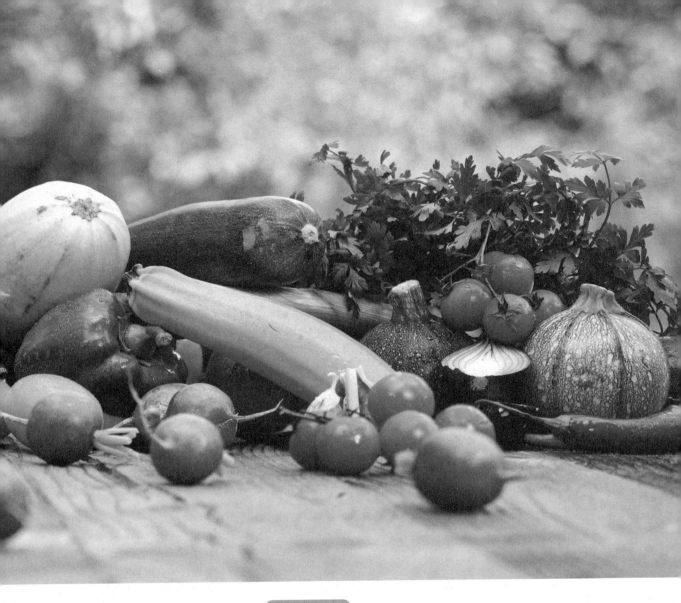

第二章

常见蔬菜的营养吃法

　　蔬菜是健康饮食中不可缺少的一部分，对人体具有特殊的保健功效。蔬菜的营养物质主要包括蛋白质、维生素、纤维素和矿物质。人体所必需的维生素 C 大多来源于蔬菜。蔬菜在为人体提供营养的同时，还具有一定的食疗功效。绿色蔬菜维生素 C 含量丰富，益肝脏；黄色蔬菜维生素 E 含量丰富，能抗衰老；红色蔬菜胡萝卜素含量丰富，能增强免疫力；紫色蔬菜维生素 P 含量丰富，能保护血管；白色蔬菜有利于安定情绪；黑色蔬菜有利于造血。

白菜

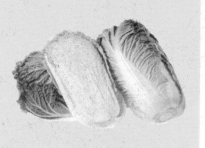

性味归经： 性平，味甘，入胃、肠经。
营养成分： 含钠、钙、钾、铁、磷、胡萝卜素、碳水化合物、膳食纤维、维生素 C、维生素 E、蛋白质。
食疗功效： 健脾益气、宽中补血、滋阴润燥、利水抗癌、降低胆固醇。
主治： 高血压、便秘、肺热、感冒、疲劳、咳嗽、肾病、肠癌、乳腺癌、糖尿病。

最营养搭配

白菜 + 虾仁 = 利于钙质的吸收

虾仁中含有丰富的钙质，与白菜同食更利于人体的吸收和消化，能够预防骨质疏松症。

白菜 + 粉条 = 调理肠胃

白菜与粉条同食不但能起到润肠、促进排毒的作用，又可刺激肠胃蠕动，帮助消化。

白菜 + 豆腐 = 润肠通便

白菜有润肠通便的作用，与豆腐搭配，营养丰富，很适合便秘和肥胖者食用。

功效

增强抵抗力，解渴利尿，通利肠胃，促消化。

注解

白菜营养均衡，主要营养为维生素 C，其含量仅次于菜花，能增强身体抵抗力，具有预防感冒及消除疲劳的功效。

白菜甘甜味较淡，热量也较低，含有 β - 胡萝卜素、铁、镁，能提升钙质的吸收率。另外白菜中的钾能将盐分排出体外，有利尿作用。

白菜还含有丰富的食物纤维。由于经过炖煮后的白菜有助消化，因此它很适合肠胃不佳或患者食用。

白菜中含有大量的粗纤维，有促进肠壁蠕动、帮助消化、防止大便干燥、保持大便通畅的功效，还能预防矽肺（由于长期吸入硅石粉尘而引起肺广泛纤维化的一种疾病，以呼吸短促为主要症状）、乳腺癌、肠癌等疾病。

最健康烹饪

白菜营养丰富，适宜直接炒食，也可作为煮汤的配菜，如白菜豆腐汤，营养又健康。白菜还可以腌制后食用，脆嫩可口。还可以做成醋熘白菜，开胃又降压。

饮食宜忌

白菜适合一般人食用，便秘、伤风感冒、肺热咳嗽、咽喉发炎、腹胀及发热者特别适合食用。腹泻者、滑肠、气虚、胃寒者最好少食或者不食。腐烂的大白菜含有毒素，尽量避免食用。腌渍的大白菜不要食用太多，否则容易致癌。

选购窍门

选购白菜，首先要看根部切口是否新鲜水嫩。如果是小棵就要选择卷叶坚实有重量感的，并从最外面的叶子开始食用。如果是切开的白菜，断层面水平、无隆起的才比较新鲜。白菜含有氧化酶，这种酶会在白菜切开后呈现活性化，一旦发生褐变，它所含的维生素 C 就会被氧化，因此要尽可能购买一整棵。

油菜

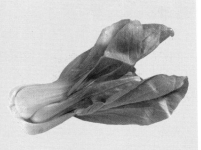

性味归经：性寒，味甘，入心、胃经。

营养成分：油菜维生素 C 含量丰富，每 100g 油菜中含有维生素 C36mg。油菜还含有纤维素、胡萝卜素、钙、钠、铁、锌等。

食疗功效：活血化淤、解毒消肿、宽肠通便、强身健体、清热除湿、消暑利水。

主治：动脉硬化、贫血、消除疲劳、口腔溃疡、牙龈出血、牙齿松动、淤血腹痛、骨质疏松。

最营养搭配

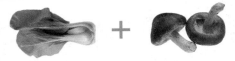

油菜　＋　香菇

功效：

预防癌症、抑制肿瘤

　　油菜能预防肠道肿瘤，香菇中的香菇多糖也能够抑制肿瘤细胞，二者搭配能够预防癌症。

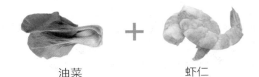

油菜　＋　虾仁

功效：

促进钙吸收、通肠利便

　　油菜中的膳食纤维丰富，虾仁中含有丰富的钙质，二者搭配有利于人体对钙质的吸收。

功效

　　强骨抗压，宽肠通便，降低血脂，美容保健，抑制癌症。

注解

　　油菜是黄绿色蔬菜的代表，其营养特征为含有非常丰富的钙质，100g 油菜中所含钙质，能满足人体一天所需量的 1/2 左右。因此油菜能强健骨骼或牙齿，同时，它还具有缓和压力的作用。

　　油菜含大量的植物纤维素，有促进肠道蠕动、缩短粪便在肠腔内停留的时间的作用。此外，油菜有增强肝脏的排毒机制、缓解便秘及预防肠道肿瘤的功效。

　　油菜是低脂肪蔬菜，它所含的膳食纤维能与胆酸盐和食物中的胆固醇及甘油三酯结合，通过粪便排出，可减少脂类的吸收及降血脂。

　　油菜中含有的维生素 C、胡萝卜素是人体黏膜及上皮组织维持生长的重要营养物质，常食具有美容作用。

　　100g 油菜中所含的 β- 胡萝卜素，可满足人体一天所需量的 75%。β- 胡萝卜素能强健皮肤与黏膜，增强免疫功能，抑制黏膜产生癌变，而且与维生素 E 结合，还能提升抑制癌症的能力。

最健康烹饪

　　油菜的食用方法较多，可炒、烧、炝、扒。油菜心可做配料，如"蘑菇油菜""扒菜心""海米油菜"等。食用油菜时要现做现切，并用大火爆炒，这样既可保持鲜脆，又可使其营养成分不被破坏。

饮食宜忌

　　一般人均可食用，而且特别适宜口腔溃疡、口角湿白、牙龈出血、牙齿松动、淤血腹痛、癌症患者食用。但要注意，痧痘、目疾、小儿麻疹后期、疥疮、狐臭等慢性病患者和孕妇要少食。过夜的熟油菜不要再吃，否则易造成亚硝酸盐沉积，从而引发癌症。

选购窍门

　　挑选新鲜、油亮、无虫、无黄叶的嫩油菜。购买时用两指轻轻一掐即断的油菜比较嫩。此外，还要仔细观察菜叶的背面有无虫迹和药痕，应选择无虫迹、无药痕的油菜。

芹菜

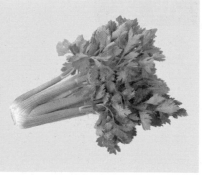

性味归经： 性凉，味甘，入肺、胃、肝经。

营养成分： 芹菜富含蛋白质、膳食纤维、碳水化合物、胡萝卜素、B族维生素、维生素C、钙、磷、铁、钠等。

食疗功效： 平肝清热、降低血压、健脑镇静、祛风利湿、解毒宣肺、健胃利血、清肠利便、润肺止咳、凉血止血。

主治： 高血压、高血糖、头痛、头晕、暴热烦渴、黄疸、水肿、小便热涩不利、月经不调、赤白带下、便秘等。

最营养搭配

芹菜 + 香干 = 降低血压、血脂

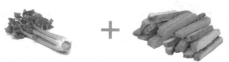

芹菜里富含纤维素和维生素，香干富含植物蛋白，二者搭配既能补充营养又能祛脂降压。

芹菜 + 牛肉 = 美容减肥

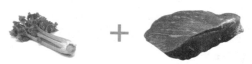

芹菜含有大量的膳食纤维，牛肉营养丰富，两者搭配食用，既营养又瘦身。

芹菜 + 豆腐 = 排毒养颜

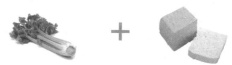

芹菜有润肠通便、美容减肥的作用，与豆腐搭配能起到排毒养颜、美容瘦身的作用。

功效

治疗高血压，补血，利尿，安神，清热解毒，防癌。

注解

芹菜是辅助治疗高血压及其并发症的首选食物，对血管硬化和神经衰弱患者也有辅助治疗的作用。

芹菜中铁含量较高，能补充女性经血的损失，非常适宜缺铁性贫血患者食用。

芹菜还含有利尿的有效成分，能利尿消肿。

芹菜浑身都是宝，叶、茎含有挥发性物质，别具芳香，可以增强人的食欲；芹菜汁具有降血糖的功效；芹菜子含有一种碱性成分，对人有安神的作用。

气候干燥时，人们容易感到口干舌燥、气喘心烦，经常吃芹菜有助于清热解毒、消除烦躁。而肝火过盛、皮肤粗糙、失眠、头痛的人则可适当多吃。

芹菜是高纤维食物，具有抗癌防癌的功效，经常食用还可以预防结肠癌。

最健康烹饪

芹菜适合炒食，搭配香干或者猪肉，有利于营养的全面吸收。将芹菜放沸水中焯水后，放入调料凉拌，也是能经常见到的凉菜。芹菜还可以腌制，吃起来清脆可口。

饮食宜忌

芹菜特别适合高血压、动脉硬化、糖尿病、缺铁性贫血患者食用。但芹菜性凉质滑，脾胃虚寒、大便溏薄者不宜多食。此外，血压偏低者也要慎食。芹菜与鸡肉、兔肉、黄瓜、南瓜、黄豆等相克，不宜同时食用。

选购窍门

选购芹菜时，应选择叶子较嫩、茎干清脆的芹菜，不宜选择颜色发黄、纤维很粗的芹菜，因这样的芹菜，一般吃起来不爽口，咀嚼也很费力。

蕨菜

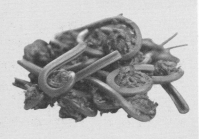

性味归经：性寒，味甘，入大肠、膀胱经。

营养成分：蕨菜中含有人体所需的 8 种氨基酸，并含有大量的粗纤维，胡萝卜素和维生素含量也较为丰富。

食疗功效：润肠通便、宽中下气、清肠排毒、止咳化痰、降压安眠、清热。

主治：高血压、头痛、头晕、失眠、小便不利、腹泻、关节炎、肠风热毒、头昏、流感。

最营养搭配

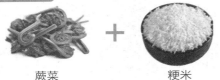

蕨菜 ＋ 粳米

功效：

清热解毒、去火、消炎

蕨菜中的蕨菜素有抗菌杀毒、清热去火、消炎的作用，与粳米搭配熬粥可治发热不退。

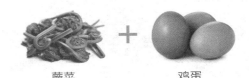

蕨菜 ＋ 鸡蛋

功效：

通肠利便、补脾益气、帮助消化

蕨菜富含粗纤维，有促进肠胃蠕动的作用，与鸡蛋搭配，利于消化、补脾益气。

功效

杀菌消炎，降压，健体，清热解毒，通便。

注解

蕨菜素对细菌有一定的抑制作用，具有良好的清热解毒、杀菌消炎的功效，可用于发热不退、肠风热毒、湿疹等病症。

蕨菜含有的维生素 B_2、维生素 C 和皂苷等物质可以扩张血管，显著降低血压、血脂和胆固醇，改善心血管功能。

蕨菜可制成粉皮等代粮充饥，能补脾益气、强健机体、增强抗病能力，适用于腰膝酸软、瘦弱干咳等症。经常食用蕨菜还可治疗高血压、头昏、子宫出血、关节炎等症，并对麻疹、流感有预防作用。

蕨菜具有清热解毒、杀菌消炎、止泻利尿、安神降压、健胃降气、祛风化痰等作用。蕨菜所含的粗纤维能促进胃肠蠕动，民间常用蕨菜治疗腹泻、痢疾及小便不通、食嗝、肠风热毒等病症。

现代研究认为，蕨菜中的纤维素可促进肠道蠕动，能减少肠胃对脂肪的吸收，具有下气通便、清肠排毒的作用。

最健康烹饪

营养丰富，含有多种维生素，既可当蔬菜又可制饴糖、饼干、代藕粉等，还有很高的药用价值。蕨菜最适合直接炒食，鲜蕨菜适宜搭配鸡蛋、黑木耳、香干等，营养丰富。蕨菜还可以用沸水烫熟然后晒干做成菜干，吃时再用温水泡发即可。

饮食宜忌

一般人群均可食用，尤其适宜高热神昏、筋骨疼痛、肠风热毒、排尿不利、湿热带下、大便秘结或习惯性便秘等患者食用。蕨菜不宜与黄豆、花生、毛豆等同食，也不宜长期大量食用，尤其是脾胃虚寒者不宜多食。

选购窍门

蕨菜以粗细整齐、有光泽、柔软鲜嫩者为最佳。判断蕨菜是否鲜嫩，主要看叶子，如果叶子是卷曲的，说明它比较鲜嫩，因为蕨菜老了之后叶子就会舒展开来。

韭菜

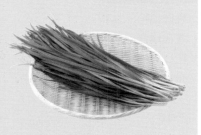

性味归经: 性温,味辛,入肝、胃、肾经。

营养成分: 韭菜中含有丰富的维生素 C,每 100g 韭菜中含维生素 C24mg。韭菜中维生素 A 和钙的含量也较为丰富,还含有较多的膳食纤维和硫化合物。

食疗功效: 行气活血、温中开胃、补肾固阳、乌发黑发、美容护肤、明目、润肺、洗肠、降脂、强健骨骼。

主治: 阳痿、早泄、跌打损伤、肠癌、动脉硬化、冰冷症。

最营养搭配

韭菜 + 鲤鱼 = 润肠止泻

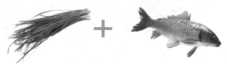

韭菜具有增强脾胃之气,促进肠胃消化的功能,与鲤鱼搭配具有清热解毒、利水消肿的作用。

韭菜 + 鸡蛋 = 补益肾气

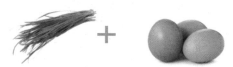

韭菜和鸡蛋搭配食用,有利于维生素和钙质的补充,还有补肾、行气的作用。

韭菜 + 猪肉 = 温阳补肾

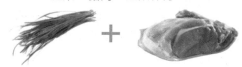

韭菜与猪肉搭配,含有丰富的营养,有温肾助阳、益脾健胃、行气理血的作用。

功效

抗菌护肝,增强体力,消除疾病,促进肠胃蠕动。

注解

韭菜中的蒜素能提升维生素 B_1 在肠内的吸收利用率,而且还具有强烈的抗菌性,对大肠杆菌、金黄色葡萄球菌、痢疾杆菌及伤寒杆菌均有抑制杀灭作用,可以保护内脏,活化身体各种功能。

如果想要增强体力,食用韭菜最有效果。韭菜与含丰富蛋白质的猪肉、动物内脏等搭配食用后,能更好地预防夏热病。

韭菜富含维生素。一束韭菜所含的 β - 胡萝卜素刚好是人体一天所需的摄取量,维生素 C 则为一天所需摄取量的 1/3,维生素 E 含量也是 1/3,因此韭菜堪称极优质的食品。这些营养成分可以改善冰冷症,预防感冒,健胃,整肠,消除眼睛疲劳及身体疲劳。同时,韭菜温补肾阳效果显著,被称为"起阳草"。

韭菜含有较多的膳食纤维,能促进胃肠蠕动,可有效预防习惯性便秘和肠癌。这些膳食纤维还可以把消化道中的毛发、沙砾甚至是金属包裹起来,随大便排出体外,故有"洗肠草"之称。

最健康烹饪

韭菜可做菜,也可做配料、馅料等,可热炒、凉拌,吃法多样。烹调韭菜时需要大火快炒,稍微加热即可,不可烹饪过长时间。

饮食宜忌

韭菜一般人群均能食用,尤其适宜便秘、产后乳汁不足的女性或寒性体质的人。但韭菜易引起上火且不易消化,因此阴虚火旺、患有眼病和胃肠虚弱的人不宜多食。

特别介绍

收割韭菜一般要等到叶长三寸时,且一年中收割次数不能超过五次,如果要收种子就只割一次。八月份韭菜开花成丛,收取后腌藏,叫作长生韭。

菠菜

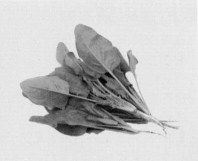

性味归经： 性凉，味甘，入大肠、胃经。

营养成分： 菠菜中含有蛋白质、植物粗纤维、维生素E、钙、镁、铁、磷、硒等。菠菜是低热量食物。菠菜中的铁元素是蔬菜中含量较高的。

食疗功效： 通肠利便、调中益气、补益五脏、止血补血、通经活络、止渴润肠、滋阴平肝。

主治： 动脉硬化、便秘、贫血、感冒、疲劳。

最营养搭配

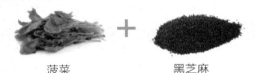

菠菜 ＋ 黑芝麻

功效：

养血补血、防治便秘

　　菠菜含有丰富的铁，而铁是血红细胞的重要组成部分，与黑芝麻搭配能够预防缺铁性贫血。

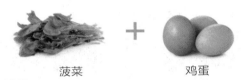

菠菜 ＋ 鸡蛋

功效：

预防便秘、美容护肤

　　菠菜含有丰富的植物粗纤维，与鸡蛋搭配食用，有预防便秘、美容养颜的功效。

功效

　　补充铁质，防癌抗衰，抵抗疾病，美体瘦身。

注解

　　植物中所含的铁质被称为非血红素铁，与动物中所含的铁质（血红素铁）相比较，具有吸收率不高的缺点。因此，要促进铁元素的吸收就必须同时摄取蛋白质、柠檬酸、维生素C。而菠菜中含有能提升铁质吸收的维生素C，只要搭配蛋白质就可提高铁的吸收率。

　　菠菜中 β - 胡萝卜素的含量在所有蔬菜中排第二位。β - 胡萝卜素具防癌效果，这种 β - 胡萝卜素属于脂溶性维生素，因此要有效摄取到养分，就必须与油脂或含油脂的食品一起摄取。此外，它与维生素C和维生素E组合，能击退活性氧，预防癌症和延缓衰老。

　　常吃菠菜可以使人体维持视力的正常和上皮细胞的健康，防止夜盲症，抵抗传染病，预防口角溃疡、口唇炎、舌炎、皮炎、阴囊炎等。

　　菠菜中含有丰富的钙、磷、铁、镁等微量元素，能够促进人体的新陈代谢，将人体内的废物排出体外，达到美体瘦身的效果。另外菠菜中含有丰富的营养成分，减肥人士多吃菠菜可避免发生营养不良。

最健康烹饪

　　菠菜宜与碱性食物搭配着食用，有助于促进草酸钙的排出，防止结石。烹调菠菜时，时间也不宜过久，以免损耗营养。

饮食宜忌

　　菠菜烹熟后软滑易消化，特别适合老、幼、病、弱者食用。菠菜还适宜高血压、糖尿病、便秘、贫血、坏血病患者及皮肤粗糙者、过敏者食用。菠菜不可与韭菜同食，二者同食有滑肠作用，易引起腹泻；不可与蜂蜜同食，否则易引起心痛；不可与牛肉同食，否则易令人发热动火。

食物相忌

　　菠菜中含有丰富的维生素C，黄瓜中含有维生素C分解酶，容易将维生素C分解掉。因此，应避免将菠菜和黄瓜一起搭配食用，否则，容易造成营养物质流失。

茼蒿

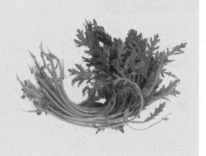

性味归经： 性平，味甘，入脾、胃经。

营养成分： 茼蒿是低热量食物，它还含有丰富的脂肪、纤维素、氨基酸、钠、磷等。

食疗功效： 润肺补肝、养心安神、降压补脑、通利小便、促进代谢、消除水肿。

主治： 动脉硬化、头痛、头晕、失眠、便秘、感冒、湿疹、皮肤瘙痒、冠心病。

最营养搭配

茼蒿 + 杏仁 = 润肺止咳

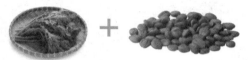

茼蒿具有润肺、清痰的功效，杏仁具有滋养肺肾、止咳平喘的功效，二者同食可润肺止咳。

茼蒿 + 鸡蛋 = 润泽肌肤

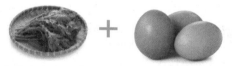

茼蒿中含有丰富的胡萝卜素，和鸡蛋一起搭配食用，有助于提高维生素 A 的吸收率。

茼蒿 + 蜂蜜 = 止咳化痰

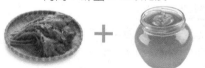

茼蒿有清血养心的功效，蜂蜜能够润肠化痰，两者同食，能治痰热咳嗽、肺燥等症。

功效

减肥瘦身，健脑安神，养心，整肠健胃。

注解

茼蒿中的热量含量很低，并且含有丰富的维生素、胡萝卜素和多种氨基酸，食用时，既能满足人体所需的营养，还有利于美体瘦身。因此，茼蒿被爱美的人士誉为"减肥蔬菜"。

茼蒿气味芳香，并且含有多种氨基酸、蛋白质及多种对身体有益的矿物质，有助于养心安神、稳定情绪、降压补脑、防止记忆力减退。

茼蒿具有四种强化心脏的有效成分。其一就是含有许多可在体内发挥维生素 A 效力的 β - 胡萝卜素；其二就是含有丰富的食物纤维；其三就是含有丰富的维生素 C；最后就是它的香味，这便是茼蒿特有的有效成分。

此外茼蒿的香味可以对自主神经发挥作用，能促进肠胃的运动，尤其是对于因内脏功能降低而引起的肌肤粗糙最为有效。

最健康烹饪

烹调茼蒿时，宜用大火，否则易造成营养物质流失。茼蒿宜与肉、蛋等荤菜共炒，可提高其维生素 A 的利用率。茼蒿凉拌或者蒸制，不易造成营养物质流失，是保存营养最好的食用方法。

饮食宜忌

茼蒿的茎和叶可以同食，鲜香脆嫩，一般营养成分无所不备。它的形状类似菊花，所以又称为菊菜花。一般人均可食用茼蒿，但一次不要食用太多。气胀食滞、脾胃虚弱、口臭痰多、二便不畅者宜食。茼蒿辛香滑利，腹泻者不宜多食。茼蒿气浊、易上火，一次忌食过量。

选购窍门

选购茼蒿的时候，要选择茎叶嫩绿、清脆的茼蒿。如果茼蒿出现失水或者发黄，一般是储存时间过长，最好不要选择。另外，鲜嫩的茼蒿，茎秆一折就断，购买者不妨一试。

苋菜

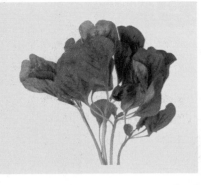

性味归经： 性寒，味甘，入大肠、肺经。

营养成分： 苋菜中含有优质蛋白，比牛奶中含的蛋白质更容易被人体吸收。苋菜还含有维生素、纤维素、胡萝卜素、钙、铁等。

食疗功效： 清热解毒、利尿除湿、通利大便、凉血散淤、提高免疫力、保肝护肾。

主治： 小便短赤、肠炎、白带异常、痔疮、便秘、贫血、肥胖、痢疾、目赤肿痛。

最营养搭配

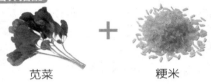

苋菜　　＋　　粳米

功效：

清热解毒、调和肠胃

苋菜具有清热解毒、通利大便的功效，与粳米共煮粥，可调中益胃、祛热除湿。

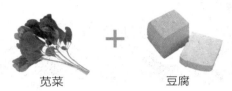

苋菜　　＋　　豆腐

功效：

提高免疫力、补充钙质

苋菜不含草酸，利于营养成分的吸收，和豆腐同食，有利于钙质的吸收，营养又美味。

功效

清热解毒，增强体质，有益生长发育，防止肌肉痉挛。

注解

苋菜性味甘凉，可清利湿热、清肝解毒、凉血散淤，对湿热所致的赤白痢疾及肝火上升所致的目赤目痛、咽喉红肿不利等，均有一定的辅助治疗作用。

苋菜中富含蛋白质、脂肪、糖类及多种维生素和矿物质，其所含的蛋白质比牛奶更能充分被人体吸收。它所含胡萝卜素比茄果类高2倍以上，可为人体提供丰富的营养物质，有利于提高机体的免疫力，强身健体，有"长寿菜"之称。

苋菜中铁的含量是菠菜的1倍，钙的含量则是它的3倍，不含草酸，所含钙、铁进入人体后很容易被吸收利用，能促进小儿的生长发育，对骨折的愈合具有一定的食疗价值。

苋菜含有丰富的铁、钙和维生素K，能维持正常的心肌活动，具有促进凝血、增加血红蛋白含量并提高携氧能力、促进造血等功能。

最健康烹饪

苋菜做法多样，通常烹调方法包括炒、烩、拌、做汤、下面和制馅。苋菜烹调时间不宜过长，以免造成营养成分的流失。在炒苋菜时可能会出很多水，所以在炒制过程中可以不用加水。清炒苋菜时，在出锅之前放入蒜末，炒出来的菜肴就会蒜香扑鼻。

饮食宜忌

苋菜适合老年人、儿童、女性、减肥者食用，肠炎、痢疾、大便秘结、小便赤涩者也适宜食用。由于含铁及钙质较多，又是贫血患者、婴儿、手术后及骨折患者的理想食品。消化不良、腹满、肠鸣、大便溏稀等脾胃虚弱者要少吃或不吃为好。

选购窍门

挑选苋菜，应选叶片新鲜、无斑点、无花叶的。一般来说，叶片厚、皱的苋菜比较老，叶片薄、平的比较嫩。选购时也可以手握苋菜，手感软的较嫩，手感硬的较老。

山药

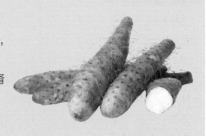

性味归经： 性平，味甘，入脾、肺、肾经。
营养成分： 山药中含有丰富的黏液蛋白、维生素以及微量元素，钙含量也很丰富，还含有皂苷、黏液质等。
食疗功效： 补中益气、益智安神、止渴生津、益肺止咳、滋肾益精、降低血糖、延年益寿。
主治： 脾胃虚弱、食少倦怠、遗精、白带异常、便频、泄泻、糖尿病、咳嗽、腰膝酸软。

最营养搭配

山药 + 莲子 = 养心安神

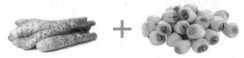

山药含有丰富的维生素和无机盐，和莲子搭配食用，有养心凝神的功效，适合调养身体。

山药 + 核桃仁 = 健脑益智

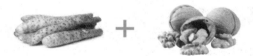

山药和核桃仁都可补肾固精，提高免疫力，促进大脑发育，适合脑力工作者以及孕妇食用。

山药 + 羊肉 = 滋补身体

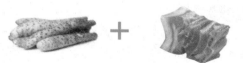

山药有健脾养胃、固精益肾作用，与羊肉搭配，营养更加丰富，很适合产妇滋补身体食用。

功效

健脾养胃，补肾润肺，降低血糖，瘦身美容，涩肠止泻。

注解

山药中含有丰富的淀粉酶、多酚氧化酶，有助于提高脾胃的功能，促进人体的消化和吸收，常食用有健脾益胃、帮助消化的作用，常用来防治脾胃虚弱和泄泻。

山药含有皂苷和黏液质，食用时可起到润滑和滋润的作用，可补气养肺，用于辅助治疗肺虚咳嗽，山药所含的营养素还有滋肾益精的作用。

山药富含黏液蛋白和微量元素，在降血糖方面有一定的疗效，可消除血管壁上的血脂沉淀。

山药中含有淀粉酶消化素，可分解蛋白质和糖，有利于减肥。同时山药中的蛋白质可以补充人体的营养，对于肥胖的人来讲有减肥作用，对体瘦者有增肥作用。

山药可以增加人体 T 淋巴细胞的数量，能够增强人体免疫力，延年益寿。山药对冻疮、消化不良等症也有很好的疗效。

最健康烹饪

可以将山药在沸水中焯熟，凉拌食用；也可以搭配粳米煮粥食用，有养胃的作用，适合术后养身体的人进补；还可以搭配一些肉类炖汤食用，滋补效果更佳。

饮食宜忌

山药老幼皆可食用。腹胀、病后虚弱、慢性肾炎、长期腹泻者可常食山药。山药有收涩的作用，故大便燥结者不宜食用。女性食用山药过量会导致月经紊乱。山药不可与猪肝、黄瓜、南瓜、胡萝卜、西葫芦、海鲜等食物同食。

选购窍门

选购山药，要选择大小相同、拿起来很重的山药，这样的山药一般水分丰富。另外，山药上面的须毛越多越好，须毛越多的山药，含糖量越多，口感和营养也越好。

芋头

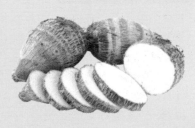

性味归经： 性平，味甘，入肠、胃经。

营养成分： 芋头中富含钙、磷、钾、镁、铁、B 族维生素、维生素 C、胡萝卜素、皂角苷等多种成分。

食疗功效： 消肿止痛、益胃健脾、宽肠、通便、散结、解毒、宽中下气、补肝。

主治： 便秘、疥疮、肿块、胃痛、痢疾、肾炎。

最营养搭配

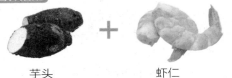

芋头　＋　虾仁

功效：

预防骨质疏松

芋头和虾仁中均含有丰富的蛋白质和钙，同食可预防骨质疏松症。

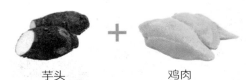

芋头　＋　鸡肉

功效：

补精益髓、护肝、补充营养

芋头中含有 B 族维生素和维生素 C，与鸡肉同食，能为人体补充营养，护肝益肾。

功效

有增强免疫力、洁齿防龋、解毒防癌、补中益气的功效。

注解

芋头中含有蛋白质、钙、磷、铁、钾、镁、钠、胡萝卜素、烟酸、维生素 C、B 族维生素、皂角苷等多种成分，营养价值丰富，能增强人体的免疫功能，对于癌症或术后放射化疗以及康复，有辅助治疗的作用。

芋头含有的矿物质中，氟的含量较高，氟具有洁齿防龋，保护牙齿的作用。芋头是碱性食物，可以中和人体口腔中的酸性物质，从而达到保护牙齿的作用。

芋头还含有一种黏液蛋白，被人体吸收后能产生免疫球蛋白，可以提高身体的抵抗力。芋头可以解毒，对人体的痈毒有抑制消解作用，可用来防治肿瘤等疾病。

芋头为碱性食品，能中和体内过多的酸性物质，协调人体酸碱平衡，达到美容养颜、乌黑头发的效果，还可防治胃酸过多。芋头还能增进食欲，帮助消化，故中医认为其有补中益气的功效。

最健康烹饪

芋头食用方法多样，可蒸，如排骨蒸芋头，味美，营养丰富。芋头还可以烧，如红烧芋头。芋头还可以用来熬粥。将芋头切成块状，搭配粳米、小米或者西米可以熬成酥软美味的粥。

饮食宜忌

芋头的营养价值虽高，但是过敏性体质的人、肠胃功能比较弱的人不能够多食，糖尿病患者更应该慎食，食滞、肠胃湿热的人应忌食。芋头有小毒，不宜生吃，否则其所含的黏液会刺激咽喉，引起咽痛。熟食也不宜食用过度，否则会引起闷气或者肠胃积滞。

选购窍门

选购芋头时，应挑选较坚硬且没有斑点的。芋头需整体形匀称，畸形的芋头一般是不好的。拿在手中感觉较轻的，说明水分少，是上好的芋头。用手指捏一下，若有松软的地方，或是看到外型上有烂点，说明芋头内部已经腐烂，这样的不要挑选。

胡萝卜

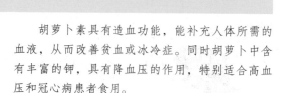

性味归经： 性平，味甘，入脾、肺经。

营养成分： 胡萝卜中含有丰富的维生素 A，维生素 C 和维生素 E 的含量也很丰富。

食疗功效： 养颜护肤、清肝明目、润肠通便、行气化滞、明目、消食。

主治： 动脉硬化、感冒、贫血、冰冷症、眼睛疲劳、食欲不振、腹泻、腹痛、咳喘、皮肤病。

最营养搭配

胡萝卜 + 黑木耳 = 降低血压

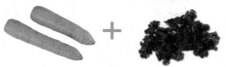

胡萝卜和黑木耳中都含有降压的成分，能够使血管保持弹性，清除血管壁上的胆固醇。

胡萝卜 + 鸡蛋 = 滋补身体

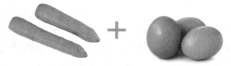

胡萝卜中含有胡萝卜素，鸡蛋中富含蛋白质，二者同食，可使胡萝卜素更易于人体吸收。

胡萝卜 + 牛肉 = 提高营养

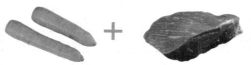

胡萝卜能吸收牛肉中的脂肪，可以避免太过油腻，还能增加营养。

功效

抑制肿瘤，补血降压，益肝明目，利膈宽肠。

注解

胡萝卜素在体内会转化成维生素 A。维生素 A 是一种抗氧化剂，能够提高身体的抵抗力，它还可以抑制氧化及保护机体的正常细胞免受氧化损害，有防癌作用。

胡萝卜素具有造血功能，能补充人体所需的血液，从而改善贫血或冰冷症。同时胡萝卜中含有丰富的钾，具有降血压的作用，特别适合高血压和冠心病患者食用。

胡萝卜有补肝明目的作用，可治疗夜盲症，也可强健黏膜或皮肤，因此在美容方面也具有相当大的功效。

胡萝卜还含有丰富的食物纤维，吸水性强，在肠道中体积容易膨胀，可促进肠道的蠕动，能发挥整肠的功效。胡萝卜根富含营养，可健胃助消化，常食能防治维生素缺乏引起的疾病。胡萝卜种子是驱蛔虫药，也可做肾脏病的利尿剂。

最健康烹饪

胡萝卜可炒食，但不宜炒过长时间；可生吃，甜脆可口，但不可食用过多；可煮汤，如搭配牛肉、羊肉、猪排等；还可打成汁饮用，营养更利于人体吸收。胡萝卜不宜切碎后水洗，或长时间浸泡于水中。

饮食宜忌

高血压、便秘、糖尿病、夜盲症患者宜食胡萝卜。胡萝卜熟食更利于营养的吸收，脾胃虚寒者忌生食。月经不调者忌食太多。胡萝卜和白萝卜同吃会造成维生素 C 流失。

食物相忌

醋中含有大量的酸性物质，胡萝卜中含有丰富的胡萝卜素，醋中的酸性物质会将胡萝卜中的胡萝卜素分解掉，造成营养物质的流失。因此，应尽量避免将两者搭配食用。

白萝卜

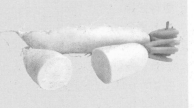

性味归经：性凉，味辛，入脾、胃经。

营养成分：白萝卜中含有丰富的膳食纤维，每100g白萝卜中含膳食纤维约为1g。还含有丰富的B族维生素、维生素C、钾等。

食疗功效：消滞化积、宽中下气、清热化痰、软化血管、凉血止血、清热生津。

主治：痰热咳嗽、咽喉痛、消化不良、小便不利、热淋、失音、腹泻、痢疾、胆石。

最营养搭配

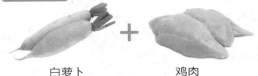

白萝卜　　　　　　鸡肉

功效：

清热解毒、促进消化

　　白萝卜和鸡肉搭配食用，美味不油腻，而且有利于营养的吸收。

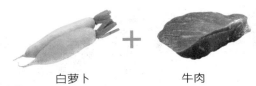

白萝卜　　　　　　牛肉

功效：

消食化积、健脾养胃

　　牛肉富含铁质和钙质，可健脾养胃。白萝卜和牛肉同食，有健脾养胃、消食的作用。

功效

　　促进消化，瘦身减肥，抑制致癌物，保护肠胃，排毒。

注解

　　白萝卜是一种具有促进消化功能的蔬菜，因此又称为"自然消化剂"。它的根茎部位含有淀粉酶及各种消化酶，能分解食物中的淀粉和脂肪，促进食物消化，解除胸闷，抑制胃酸过多，帮助肠胃蠕动，促进新陈代谢，而且还可以解毒。

　　白萝卜可减肥。萝卜含热量较少，膳食纤维较多，吃后易产生饱胀感，不容易在体内堆积脂肪，这些都有助于减肥。白萝卜含有的B族维生素和钾、镁等矿物质可促进胃肠蠕动，有助于体内废物的排出，利于清除宿便，对经常便秘的人来讲，常食用可以缓解症状。

　　白萝卜可以消除某些致癌物质，丰富的维生素C和膳食纤维的木质素等成分能抑制癌细胞的产生，帮助肠胃蠕动。

　　白萝卜中含辛辣味成分的烯丙基芥子油，油中有芥酸等甘油酯、微量挥发油等，都具有促进肠胃液分泌的作用。

　　白萝卜中的粗纤维可促进肠蠕动，减少粪便在肠内的停留时间，可及时把大肠中的有毒物质排出体外。

最健康烹饪

　　白萝卜可以生吃，具有抗癌的功效，生吃白萝卜之后半小时内不宜吃其他食物。白萝卜可以熬汤或者切碎做成馅料。

饮食宜忌

　　白萝卜是寒凉蔬菜，阴盛偏寒体质、脾胃虚寒的人不宜多食。此外，消化性溃疡、慢性胃炎、先兆流产、子宫脱垂等患者要忌食白萝卜。白萝卜不宜与橘子同食。服用人参、西洋参时不要吃白萝卜，因为它们药效相反，相食容易互损。

选购窍门

　　选购白萝卜的时候，最好选择水灵、硬实，叶子清脆的，这样的白萝卜一般比较新鲜。尽量不要选择那些有些萎缩、糠心甚至冻伤的白萝卜。

土豆

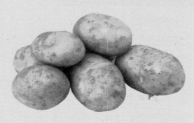

性味归经： 性平，味甘，入脾、胃、大肠经。

营养成分： 土豆含蛋白质、脂肪、膳食纤维、B 族维生素、维生素 C、淀粉、氨基酸、钙、铁等。

食疗功效： 活血消肿、补中益气、利肠养胃、通便排毒。

主治： 习惯性便秘、慢性胃痛、关节疼痛、皮肤湿疹、胃火牙痛、大便干结、高血压、高脂血症、消化不良。

最营养搭配

土豆 + 芹菜 = 缓解疲劳

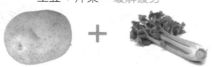

土豆能够促进肠胃蠕动，芹菜有镇静安眠、缓解压力的作用，二者同食有助于缓解疲劳。

土豆 + 牛肉 = 防止消化不良

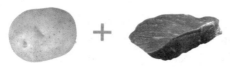

土豆中含有优质淀粉，牛肉中含有优质蛋白质，二者同食能够帮助消化。

土豆 + 豇豆 = 健脾益胃

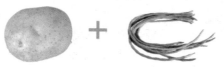

土豆易于消化，豇豆能调理消化系统，二者搭配能起到很好的调理肠胃的作用。

功效

保护血管，宽肠通便，解毒消肿，和胃健中。

注解

土豆含大量有特殊保护作用的黏液蛋白，能使消化道、呼吸道以及关节腔保持润滑，因此可以预防心血管系统的脂肪沉积，保持血管的弹性，从而有利于预防动脉粥样硬化的发生。

土豆的主要成分为淀粉，同时还含有丰富的蛋白质、B 族维生素、维生素 C 等，能很好地促进脾胃的消化。此外，它还含有大量膳食纤维，能帮助机体及时排泄，起到宽肠通便、预防肠道疾病的作用。

土豆富含钾元素，可以将盐分排出体外，降低血压，消除水肿。同时土豆还是一种碱性蔬菜，可以保持体内酸碱平衡，因此具有美容和抗衰老的作用。

土豆对消化不良和排尿不畅有很好疗效，也是治疗胃病、心脏病、糖尿病、习惯性便秘、皮肤湿疹等病症的优质保健食物。

最健康烹饪

土豆有很多种食用方法，适用于炖、炒、烧和炸等方法。土豆中含有丰富的蛋白质、维生素等营养物质，可以作为主食食用；也可以作为蔬菜，搭配其他食物一起食用；还可以将其做成零食，比如薯条、薯片等零食类的食物。

饮食宜忌

一般人群均可食用。土豆在吃的时候要去皮，但只需要削掉薄薄的一层就可以了，因为土豆皮下面的汁液含有丰富的蛋白质。腐烂、发芽的土豆含有毒素，不能食用。土豆不宜放置太久，放置久了表面容易长出蓝色的斑块。

选购窍门

挑选土豆的时候，要挑选表皮光滑圆润、颜色均匀的，不要挑选畸形的。起皮的土豆又面又甜，适合炖着、蒸着吃。表皮光滑圆润的土豆比较紧实、脆，适合炒着吃。

红薯

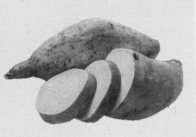

性味归经： 性平，味甘，入脾、肾经。
营养成分： 红薯中富含膳食纤维以及钙、磷、钾等矿物质。红薯脂肪含量很少，每100g红薯中只含0.2g脂肪。
食疗功效： 补虚乏、益气力、健脾养胃、防癌抗癌。
主治： 痢疾、感冒、便秘、疮毒、冻疮、乳疮、脾虚水肿、疮疡肿毒、病毒性肝炎、湿热黄疸。

最营养搭配

红薯 + 银耳 = 养颜排毒

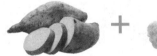 

红薯和银耳搭配，能够抑制脂肪、养颜排毒、滋养身体，是最健康的养颜排毒食品。

红薯 + 鸡蛋 = 护心保肝

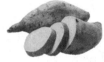

两者搭配，补充人体所需要营养的同时，还可以减少胆固醇的摄入量，强化肝脏功能。

红薯 + 黑芝麻 = 预防疾病

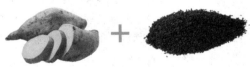

红薯中含有丰富的胡萝卜素，与黑芝麻搭配食用可预防心脏病、癌症等疾病。

功效

减肥瘦身，润肠通便，防癌抗癌，保护血管，养肝强身。

注解

红薯是一种理想的减肥食品。食用之后，不会造成热量在人体的堆积，很适合肥胖者减肥食用。同时，红薯富含膳食纤维，且具有阻止糖分转化为脂肪的特殊功能。

红薯中含有大量不易被破坏的纤维素和果胶，能够促进肠胃的蠕动和刺激消化液的分泌，可起到宽肠通便的作用。

红薯中含有大量脱氢表雄酮，这种物质可起到抗癌的作用。它是一种与肾上腺所分泌的激素相类似的类固醇，被国外学者称为"冒牌荷尔蒙"，能够有效地预防乳腺癌和结肠癌的发生。

红薯还可抑制血管中胆固醇的沉积，保持血管的弹性，防止肝肾中的结缔组织萎缩，有助于预防或缓解心脑血管疾病，对人体器官和黏膜有着特殊的保护作用。

红薯和主食同食有助于提高对主食中营养的利用率，使身体健康，延年益寿。

最健康烹饪

红薯中蛋白质和脂肪的含量不高，是不能单独作为主食食用的。食用红薯时最好搭配馒头或者米饭食用，这样有助于营养的吸收。

饮食宜忌

红薯需在蒸熟的情况下食用。含有的淀粉颗粒，只有在高温下才能被破坏，生食会难以消化。红薯最好在午餐时食用，这样可以保证红薯中含有的钙质能被人体充分吸收。红薯不可过量食用，脾胃虚弱者更该少食。

食物相忌

红薯中含有丰富的淀粉，香蕉中含有大量的鞣酸，两者搭配食用后，会使淀粉和鞣酸发生反应，在体内产生不易消化的物质，影响人体的消化吸收，严重者还会出现腹胀、腹痛等症状。

莲藕

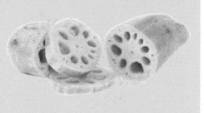

性味归经： 性寒，味甘，入心、脾、胃经。

营养成分： 莲藕中含有黏液蛋白、纤维素、鞣质、单宁酸、铁、钙等，尤其是铁的含量较为丰富。

食疗功效： 生津凉血、补脾益血、开胃健中、增强免疫力、生肌、止泻。

主治： 食欲不振、骨质疏松、肝病、吐血、烦渴、热淋、脾虚、咳嗽、高血压。

最营养搭配

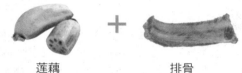

莲藕 ＋ 排骨

功效：

益精补血、强身健体

两者搭配食用，有益精补血、强健骨骼的作用，很适合老年人和儿童补钙食用。

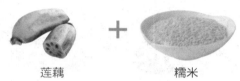

莲藕 ＋ 糯米

功效：

健脾养胃、滋阴养血

莲藕有养胃消食的作用，糯米有补中益气的功效。两者搭配食用，有滋阴养血的作用。

功效

强健黏膜，预防贫血，改善肠胃功能，止血。

注解

莲藕中的维生素C可以与蛋白质一起发挥效用，能结合各种细胞，促进骨胶原的生成，起到强健黏膜的作用。

在根茎类食物中，莲藕含铁量较高，故对缺铁性贫血的患者颇为适宜。莲藕中还含有丰富的维生素 B_{12}，这种维生素能预防贫血。

莲藕切开，过段时间切口处就会产生褐变，这是因为其含有单宁的缘故。单宁具有消炎和收敛的作用，可以调理肠胃。因此如果想要改善肠胃发炎或溃疡的症状，在莲藕不加热的状态下直接榨汁生饮，就能获得很好的效果。莲藕还含有黏蛋白的一种糖类蛋白质，能促进蛋白质或脂肪的消化，因此可以减轻肠胃负担。

莲藕含鞣质，有较好的收敛作用，对血小板减少性紫癜有一定疗效，是著名的止血药，对血热引起的出血也有疗效。另外藕粉可调补脾肾，滋肾养肝，补髓益血，止血。

最健康烹饪

莲藕适合炒、蒸、炸、炖，每种做法都口味不同。莲藕烹调的时候容易糊锅。将去皮、切好的莲藕在清水中清洗一遍，会使莲藕变得更爽脆。

饮食宜忌

一般人群皆可食用，适宜体弱多病、吐血、高血压、肝病、食欲不振、缺铁性贫血、营养不良患者食用。需要注意的是，藕性偏凉，产妇不宜食用。藕生吃有碍脾胃，脾胃消化功能低下、大便溏泄者最好不要生吃。莲藕宜同贝类、鱼虾等水产品搭配食用，具有帮助改善肝脏功能的作用。

特别介绍

选购莲藕时，应选择节短并且粗壮的莲藕。这样的莲藕一般肉多并且面。应尽量避免选择伤烂、变色，上面有锈斑的莲藕，这样的莲藕一般不太新鲜，口感也会较差。

荸荠

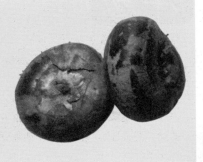

性味归经：性寒，味甘，入脾、胃经。

营养成分：荸荠中含有大量的蛋白质、粗脂肪和粗淀粉，还含有一种叫"荸荠英"的物质。

食疗功效：补虚乏、益气力、润肠通便、健脾养胃、防癌抗癌。

主治：痢疾、感冒、便秘、疮毒、冻疮、乳疮、脾虚水肿、疮疡肿毒、病毒性肝炎、湿热黄疸。

最营养搭配

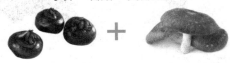

荸荠 + 香菇 = 美容减肥

两者搭配食用，能够促进人体的新陈代谢，有美容减肥、补气强身的作用。

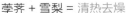

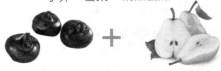

荸荠 + 雪梨 = 清热去燥

荸荠汁多质嫩，可生津止渴、清热解毒，雪梨也有生津止渴、清热除烦的作用。

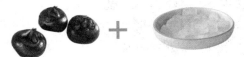

荸荠 + 冰糖 = 止渴解热

荸荠，性寒，有止渴、消食、解热功能。冰糖能补充体液、供给能量、补充血糖。

功效

促进发育，整肠通便，消热解毒，抗菌防癌。

注解

荸荠中含有丰富的磷，其含量是根茎类蔬菜中最高的。磷能促进人体生长发育和维持生理功能，对牙齿骨骼的发育有很大好处。同时它还可促进体内的糖、脂肪、蛋白质三大营养素的代谢，调节身体的酸碱平衡。

荸荠富含黏液质，有润肺化痰、生津的作用。所含的淀粉及粗蛋白，能促进大肠蠕动，所含的粗脂肪加强了滑肠通便的作用。荸荠水煎汤汁能利尿排淋，对于小便不通有一定治疗作用。

荸荠生吃或煮食都可以，饭后生吃开胃下食，除胸中实热，消宿食。制粉食有明耳目、消黄疸、解毒作用。

荸荠含有不耐热的抗菌成分荸荠英，对金黄色葡萄球菌、大肠杆菌、绿脓杆菌等均有抑制作用，对降低血压也有一定效果，而且还可防治癌肿。另外它还含一种抗病毒物质，可抑制流脑、流感病毒。

最健康烹饪

将荸荠洗净后，放入沸水中煮15分钟，去皮就可直接食用，味道甘甜，生津解渴。荸荠还可以作为配料炖汤，也可以搭配玉米和胡萝卜炒食，色香味俱佳，营养也很丰富。荸荠还可以加工成罐头食品或提取淀粉。

饮食宜忌

一般人群均可食用，尤其适宜儿童和发热患者食用，咽喉干痛、咳嗽多痰、消化不良、大小便不利及癌症患者也可多食。小儿消化力弱、脾胃虚寒的人应忌食。

特别介绍

荸荠因其形状像马蹄，人们俗称"马蹄"。又因其生长在土里，形状像栗子，性味、成分和功效也与栗子相似，所以又被称为"地栗"。荸荠原产印度，后来传入我国，主产于江苏、安徽、浙江等水泽地区。

洋葱

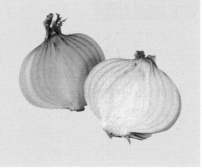

性味归经： 性温，味甘，入肝、脾、肺、胃经。

营养成分： 洋葱中的烟碱素含量很高，维生素 C 和钙的含量也很丰富，还含有大量的硫化合物。

食疗功效： 增强食欲、润肠利尿、提高免疫力、理气和胃、促进代谢、健脾、抗衰老、降低血压。

主治： 高血压、高脂血症、动脉硬化、糖尿病、肠炎、痢疾、消化不良。

最营养搭配

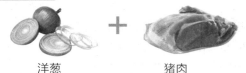

洋葱　　　　＋　　　　猪肉

功效：

健脾开胃、补虚养身

　　洋葱和猪肉搭配食用，有温中健体、辛香开胃的功效，很适合胃阳不足、体虚者食用。

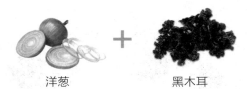

洋葱　　　　＋　　　　黑木耳

功效：

清热降压、防止血栓

　　黑木耳可扩张血管，洋葱中的前列腺素 A 也能扩张血管，降低血液黏度，预防血栓。

功效

祛风散寒，理气和胃，调补气血，补钙。

注解

　　洋葱含有丰富的营养，其气味辛辣，具有祛风散寒的作用。洋葱辛辣的气味来自于洋葱鳞茎和叶子中所含的一种油脂性挥发物质，这种物质具有较强的杀菌能力，可以抗寒，抵御流感病毒。

　　洋葱辛辣的气味还能刺激胃、肠及消化腺分泌，能增进食欲，促进消化。洋葱不含脂肪，还可降低胆固醇，是一种对消化不良、食欲不振有明显效果的蔬菜。

　　洋葱是目前所知唯一含前列腺素 A 的蔬菜。前列腺素 A 具有扩张血管、降低血液黏度的作用，可以降血压、预防血栓的形成，因此高血压、高脂血症和心脑血管疾病患者都适宜吃洋葱。

　　洋葱中含有很多微量元素，它所含的钙质，能提高人体骨密度，有助于防治骨质疏松症，而它所含有的硒元素则具有防癌、抗衰老的作用。

最健康烹饪

　　洋葱是营养丰富的蔬菜，可以做汤、配料、调料和冷菜。洋葱切去根部，剥去老皮，洗净泥沙，生食、熟食均可。以洋葱为原料，可以做成"洋葱炒肉丝""洋葱焖猪排"等。洋葱不宜加热过久，以有些微辣味为佳。

饮食宜忌

　　洋葱特别适合高血压、高脂血症、动脉硬化、糖尿病、急慢性肠炎以及消化不良患者食用。但每次不宜食用过多，否则易引起目视不清和发热的症状。患有皮肤瘙痒以及胃病的人应少吃。洋葱适宜与猪肝、猪肉或鸡蛋搭配食用，具有很好的营养保健功效。

特别介绍

　　洋葱含有多种微量元素，营养丰富，在 20 世纪初传入我国，随后种植范围不断扩大，成为我国南北各地主要蔬菜品种之一。

　　洋葱具有发散风寒的作用，是因为洋葱鳞茎和叶子含有一种名为硫化丙烯的油脂性挥发物，具有辛辣味，这种物质能抗寒，抵御流感病毒，有较强的杀菌作用。

丝瓜

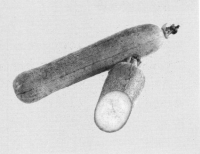

性味归经：性凉，味甘，入肝、胃经。

营养成分：丝瓜含有丰富的营养物质，它所含的蛋白质、淀粉、钙、磷、铁、胡萝卜素、维生素C等在瓜类蔬菜中都是较高的。

食疗功效：凉血解毒、止咳化痰、健脑美容、通经活络。

主治：过敏、病毒感染、烦躁、咳嗽、哮喘、荨麻疹、喉炎、神经性皮炎、慢性咽炎、冻疮、血崩、腰痛。

最营养搭配

丝瓜 + 豆腐 = 美白肌肤

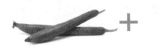 +

豆腐含钙丰富，能为人体补充营养，丝瓜是美容佳品，二者同食能够消除暗疮，滋润皮肤。

丝瓜 + 粳米 = 治疗咳嗽

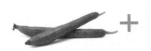 +

丝瓜有清热祛痰、凉血、解毒的功效，与粳米同用，有清热和胃、化痰止咳作用。

丝瓜 + 猪蹄 = 补虚下乳

 +

丝瓜具有通经络、行血脉、下乳的功效，与猪蹄煲汤，适用于产后体质虚弱、乳汁不足者。

功效

润肤美白，健脑，活血通络，抗过敏。

注解

丝瓜含防止皮肤老化的B族维生素和增白皮肤的维生素C，能保护皮肤、消除斑块，使皮肤洁白、细嫩，是不可多得的美容佳品。丝瓜藤和茎的汁液具有保持皮肤弹性的特殊功能，能美容去皱，因此丝瓜汁有"美人水"之称。

丝瓜中的B族维生素还有利于小儿大脑发育及中老年人大脑健康，而且丝瓜提取物对乙型脑炎病毒有明显的预防作用。

丝瓜可用于抗坏血病及预防各种维生素C缺乏症。丝瓜为利尿剂，丝瓜叶味苦性寒，有化痰止咳、凉血解毒作用，外用可止血消炎。另外，女士多吃丝瓜还对调理月经有帮助。

丝瓜含有一种抗过敏的物质，具有很强的抗过敏作用；丝瓜藤味苦性凉，有通筋活络、祛痰镇咳作用；丝瓜络味甘性平，有清热解毒、利尿消肿作用。

最健康烹饪

嫩丝瓜适合炒食，烹制丝瓜时应注意尽量保持清淡，油要少用，可调入稀芡，用味精或胡椒粉提味，这样才能显示丝瓜香嫩爽口的特点。鲜丝瓜中含有丰富的水分，最好能现吃现切，以免营养成分随水分流失。

饮食宜忌

一般人都可吃丝瓜，特别是月经不调、身体疲乏、痰喘咳嗽、产后乳汁不通的女性适宜多吃，但体虚内寒、易腹泻者不宜多食。

特别介绍

丝瓜在唐宋以前没有听说，现在南北各地都有栽种，是日常蔬菜。丝瓜嫩时去皮，可烹饪，可晒干，煮汤、做菜都很好。老丝瓜则大如舂米棒，瓜内筋络缠绕如织，经霜则枯，只能用来洗锅等，故人们称它为洗锅罗瓜。

黄瓜

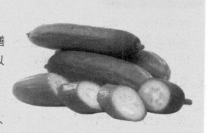

性味归经： 性凉，味甘，入脾、胃、大肠经。

营养成分： 黄瓜中含有大量的膳食纤维，每100g黄瓜中含膳食纤维约0.5g。黄瓜中还含有丰富的维生素C、维生素E以及黄瓜酶。

食疗功效： 清热解毒、减肥、美容养颜、促进新陈代谢。

主治： 宿醉、酒精中毒、慢性肝炎、高血压、高脂血症、肥胖、糖尿病。

最营养搭配

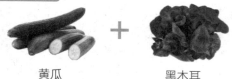

| 黄瓜 | + | 黑木耳 |

功效：

减肥瘦身、排毒养颜

黄瓜有排毒养颜的功效，二者搭配很适合爱美的女士滋补身体和减肥食用。

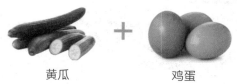

| 黄瓜 | + | 鸡蛋 |

功效：

补中益气、强健骨骼

两者同食，有利于钙质的吸收，对于人体骨骼的强健有很好的作用。

功效

消热降暑，利尿消肿，补充钾元素，延缓衰老。

注解

黄瓜是在完全酷热的环境中栽种而成，因此最符合夏季蔬菜的称号。自古以来黄瓜都被用作降低体温、改善夏季食欲不振的食疗佳蔬。

黄瓜还具有极好的利尿效果，这是因为黄瓜含有丰富的水分及钾，能发挥利尿作用与消解浮肿。钾还能将盐分排出体外，防止血压上升，促进肌肉运动。

夏天容易排出大量的汗水，钾会随汗水一起流失，这是形成夏热病的主要因素。夏天应积极摄取钾，多吃黄瓜就可以及时补充身体所需的钾元素。

黄瓜所含的维生素B_1有增强大脑和神经系统功能、辅助治疗失眠等作用。黄瓜中还含有丰富的维生素E，可起到延年益寿、抗衰老的作用。黄瓜中的黄瓜酶，有很强的生物活性，能有效地促进机体的新陈代谢。

最健康烹饪

黄瓜当作水果生吃，清脆可口，最适合夏季解热祛暑。黄瓜最佳的食用方法是凉拌，如蒜蓉黄瓜、醋拌黄瓜等。黄瓜还可以炒食，微炒即可，以免影响口感。黄瓜还可腌制或打成黄瓜汁食用。

饮食宜忌

黄瓜适宜热病患者、肥胖、高血压、高脂血症、水肿、癌症、嗜酒的人食用，并且还是糖尿病患者首选的食品之一。黄瓜不宜加碱或高热煮后食用；不宜和辣椒、菠菜、芹菜同食，否则维生素C易被破坏；黄瓜不宜与菜花、小白菜、番茄、柑橘同食。此外，黄瓜和花生搭配食用，易引起腹泻。

储存窍门

夏天的黄瓜保存不好会长白毛。防止黄瓜长白毛的方法是不要乱堆乱放，最好放在篮子里，放在背阴凉爽的地方。另外，也可以将黄瓜放在冰箱的冷藏室内保存。

冬瓜

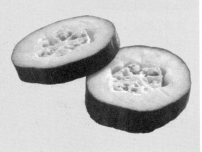

性味归经： 性凉，味甘，入肺、大肠、小肠、膀胱经。

营养成分： 冬瓜中含蛋白质、糖类、粗纤维、灰分、胡萝卜素、钙、磷、铁、维生素 B_1、维生素 B_2、烟酸等。

食疗功效： 清热解暑、利尿通便、美容减肥、润肺止咳、生津止渴、解毒、除烦。

主治： 水胀肿毒、小便不利、消化不良、痰热咳嗽、暑热口渴、脚气、痤疮、面斑、酒毒。

最营养搭配

冬瓜 + 薏米 = 美容减肥

 +

二者搭配可以保持人体皮肤细腻有光泽，能消除粉刺、老年斑、妊娠斑等。

冬瓜 + 海带 = 降压去脂

  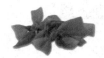

冬瓜能清热解毒，脂肪和热量都很低，与海带同食有降血压、降血脂的功效。

冬瓜 + 鸡肉 = 清热消肿

  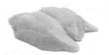

冬瓜和鸡肉搭配，能去掉鸡皮的油腻，美味营养的同时，还有美容减肥、清热消肿的作用。

功效

清热化痰，减肥，防癌，润肤美容。

注解

冬瓜种子含有脂肪油、腺嘌呤、蛋白质、糖类、维生素 B_1、维生素 B_2、烟酸及葫芦巴碱等成分，有清热化痰、消痈利湿作用。

冬瓜中膳食纤维含量高达 0.7%，具有改善血糖水平、降低体内胆固醇含量、降血脂、防止动脉粥样硬化的作用。冬瓜中富含丙醇二酸，能有效控制体内的糖类转化为脂肪，还能把多余的脂肪消耗掉，防止体内脂肪堆积，对防治高血压、减肥有良好的效果。

维生素 B_1 和硒在冬瓜籽中含量相当丰富。冬瓜中的粗纤维，还能刺激肠道蠕动，使肠道里积存的致癌物质尽快排出体外。

冬瓜还有美容的作用，是比较受女性喜爱的蔬菜之一。冬瓜籽中的油酸，可以抑制体内黑色素的沉积，具有良好的润肤美容功效。

最健康烹饪

冬瓜可以清炒，切成薄片，这样容易熟，且不易造成营养流失。冬瓜更多的是用于煲汤，搭配牛肉、鸡肉、排骨等，营养丰富，同时又具有食疗功效。

饮食宜忌

一般人都可食用，尤其适合肾脏病、糖尿病、高血压、冠心病的患者。但冬瓜性寒，脾胃虚寒者要慎用，久病与体寒怕冷者应忌食。冬瓜适宜与鸡肉、甲鱼搭配食用，需注意的是，要避免与鲫鱼同食，否则会导致身体脱水。

特别介绍

冬瓜的叶子、瓜藤、花、叶、粉霜、瓜皮、肉质、瓜子都可以当作药物。又因为瓜形如枕，所以，又叫作枕瓜。冬瓜产于夏季，为什么被人们称作冬瓜呢？这是因为冬瓜的表面上结一层"霜"，所以被人们称作冬瓜。

苦瓜

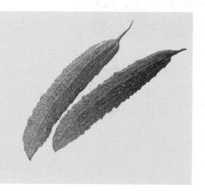

性味归经： 性寒，味苦，入心、肝、脾、肺经。

营养成分： 苦瓜中维生素C和维生素E的含量较为丰富，还含有蛋白质、膳食纤维、苦瓜素、钙、钾、镁等。

食疗功效： 清热解毒、排毒养颜、消除疲劳、防癌抗癌、促进消化、抗菌消炎、降低血糖、利尿凉血、益气壮阳。

主治： 高血压、糖尿病、中暑、眼痛、感冒、伤寒、胃痛、小儿腹泻、呕吐、痱子、烫伤、便血、肠炎、痢疾。

最营养搭配

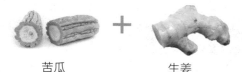

苦瓜　　　＋　　　生姜

功效：

消除疲劳、补血养颜

　　苦瓜有清热解毒、排毒养颜、消除疲劳的作用，与姜同食，有助于消除疲劳、补血养颜。

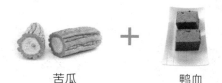

苦瓜　　　＋　　　鸭血

功效：

清热、排毒养颜

　　鸭血有强健机体、清热的功效。两者搭配食用，有补血养颜、强健机体的作用。

功效

　　预防坏血病，补脾和胃，防癌抗癌，降低血糖。

注解

　　苦瓜中含有各种营养物质，每100g苦瓜中含有56mg维生素C，仅次于辣椒，是瓜类蔬菜中含维生素C较高的一种，能有效预防坏血病、动脉粥样硬化等疾病。

　　苦瓜中的苦瓜苷和苦味素能增进食欲，健脾开胃；苦瓜苷所含的生物碱类物质奎宁，可利尿活血、消炎退热、清心明目。

　　苦瓜中大量的蛋白质及维生素C能增强免疫细胞杀灭癌细胞的能力，提高机体的免疫功能。苦瓜籽中含有的胰蛋白酶抑制剂，可以抑制癌细胞所分泌出来的蛋白酶，阻止恶性肿瘤生长，所以苦瓜是一种预防癌症的极佳蔬菜。

　　苦瓜中含有类似胰岛素的物质，具有良好的降血糖作用，适合于糖尿病患者食用；其所含的纤维素和果胶，可加速胆固醇在肠道的代谢与排泄，有降低胆固醇水平、刺激胃肠蠕动、防治便秘的作用。

最健康烹饪

　　苦瓜适合清炒，为了减少苦瓜的苦味，可以将苦瓜切片后，放在盐水中浸泡一段时间，苦味会减少很多。苦瓜瓤一定要去干净，尽量切薄一些，这样可以保证口味的清新。

饮食宜忌

　　苦瓜不宜与虾同时食用，苦瓜中的草酸会与虾皮中丰富的钙结合成"草酸钙"，这是一种不溶性的化合物，人体无法吸收。此外，苦瓜也不宜与豆腐、芝麻酱、胡萝卜、黄瓜、南瓜搭配食用。苦瓜宜与辣椒搭配成菜，它们富含维生素C、铁元素及辣椒素，是理想的健美、抗衰老菜肴。苦瓜性凉，脾胃虚寒者不宜多食。

选购窍门

　　挑选苦瓜时，要观察苦瓜上一粒一粒的果瘤，颗粒越大越饱满，表示瓜肉越厚；颗粒越小，瓜肉则越薄。另外，好的苦瓜一般脆绿漂亮，如果苦瓜发黄，就代表已经过熟，果肉柔软不够脆，已失去应有的口感。

南瓜

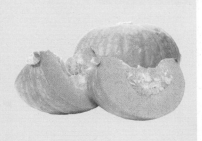

性味归经：性温，味甘，入脾、胃经。

营养成分：南瓜中脂肪含量很少，每100g南瓜中仅含0.1g脂肪。它还含有钾、钙、镁、铁、磷、钠等较多的微量元素。

食疗功效：润肺益气、化痰排脓、驱虫解毒、止咳定喘、健脑益智、促进消化、预防癌症、降低血糖。

主治：高血压、糖尿病、热燥、肾脏病、慢性支气管炎、哮喘、久咳、痢疾、烧伤、浮肿、脾胃虚弱。

最营养搭配

南瓜 + 小米 = 消除水肿

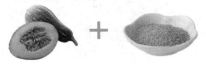

南瓜与小米共同煮粥，能防治妊娠水肿、高血压等孕期并发症，促进血凝及预防产后出血。

南瓜 + 糯米 = 补中益气

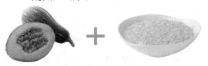

南瓜与糯米搭配食用，能增强其补中益气功效，很适合体质虚弱者食用。

南瓜 + 绿豆 = 清热解毒

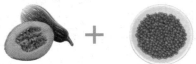

南瓜有驱虫解毒的作用，绿豆有清热解毒的功效，两者搭配食用能清热解毒。

功效

保护眼睛，抵制病菌，驱虫，防癌。

注解

黄色的南瓜果肉含有丰富的β-胡萝卜素，它能强健肌肤与黏膜，提高抵抗力，还具有缓解眼睛疲劳的功效。

南瓜中的维生素C与β-胡萝卜素可在体内合成对感染症有抵抗作用的物质。如果从夏天起就多食南瓜，那么冬天就不怕感冒病毒的侵袭了。

南瓜种子含脂肪、蛋白质、尿酶、维生素A、B族维生素、维生素C等成分，种子含有脂肪油。南瓜种子还是有效的驱虫药，可防治血吸虫病。

南瓜中所含的维生素C，可防止硝酸盐在消化道中转变成致癌物质亚硝胺，可预防食管癌和胃癌。南瓜中含有的甘露醇，具有较好的通大便作用，可以减少粪便中的毒素对人体的危害，对于防治结肠癌有一定功效。

最健康烹饪

煮南瓜不能太软也不能太硬，否则南瓜的味道会大打折扣。最好的办法是用大锅煮。只需将南瓜切成小块，然后在锅中加入能没过南瓜的水就可以了。

饮食宜忌

一般人群皆可食用南瓜，中老年人和肥胖者尤其适宜食用。南瓜宜与绿豆同食，可清热生津；南瓜宜与猪肉同食，可增加营养、降血糖。南瓜存放时间不宜过长，否则食后易引起中毒。吃南瓜前一定要仔细检查，表皮有溃烂或切开后散发出酒精味者不可食用。

选购窍门

选购南瓜时，最好选择新鲜、硬实的南瓜。外表腐烂的南瓜切忌食用。腐烂的南瓜含有大量的亚硝酸盐，人食用之后，很容易引发缺氧性中毒，长期食用，还会引发癌症。因此，一定要选择新鲜的南瓜食用。

银耳

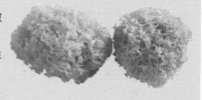

性味归经： 性平，味甘，入肺、胃、肾经。

营养成分： 银耳含有多种维生素、糖类、胶质、膳食纤维、微量元素等。

食疗功效： 滋阴润肺、补中益气、强心安神、美容润肤、延年益寿、生津、提神、润肠、补肾。

主治： 免疫力低下、内火旺盛、肺热咳嗽、肺燥干咳、月经不调、胃炎、虚劳、大便秘结、慢性支气管炎。

最营养搭配

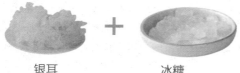

银耳 ＋ 冰糖

功效：

滋阴润肺、止咳化痰

银耳营养丰富，冰糖具有滋阴润肺、止咳的功效，二者搭配能够清肺、润肺。

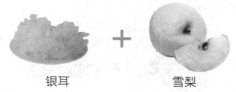

银耳 ＋ 雪梨

功效：

增强免疫力、补虚止咳

银耳中的酸性多糖类物质，能增强人体的免疫力，与雪梨同食，适用于肺虚咳嗽。

功效

促进生长发育，抗癌抗衰老，减肥美肤，造血养血。

注解

银耳富含多种营养物质，其蛋白质中含有17种氨基酸，绝大多数是人体所必需的。银耳含有大量维生素D，能防止钙流失，十分有益于儿童的生长发育。同时它还富含硒等微量元素，可以有效地增强机体抗肿瘤的能力。

银耳也具有很高的医疗保健价值。银耳所含的银耳多糖，对慢性支气管炎、肺源性心脏病有显著疗效，而且还能保护肝脏，促进蛋白质与核酸的合成以及抗癌、抗衰老。

银耳中的纤维性多糖可以滋养皮肤，祛除脸部黄褐斑和雀斑，有消除皱纹、紧致肌肤的功效。银耳中还含有膳食纤维，可促进胃肠蠕动，减少脂肪吸收，达到减肥的效果。

银耳能促进造血功能，可保护肝细胞、抗凝血、抑制血栓、降血脂、降血糖，适用于调治高血压、血管硬化。

最健康烹饪

银耳食用前必须浸泡3小时，要勤换水，这样才能把残留的二氧化硫清除掉。银耳营养丰富，具有滋阴润肺、养胃强身的功效，是一种珍贵的食用和药用真菌。将银耳熬成羹汤，滋补效果最佳。银耳常用于食疗补益的妙方之中，与莲子搭配，强心补心；与雪梨搭配，润燥止咳。

饮食宜忌

银耳一般人群均可食用，尤其适合慢性支气管炎、肺源性心脏病、免疫力低下、体质虚弱、阴虚火旺、月经不调、肺热咳嗽、胃炎、癌症、便秘患者食用，但患有外感风寒、出血症的人需谨慎食用。

选购窍门

银耳以颜色黄白，新鲜有光泽，瓣大，清香，有韧性，涨性好，无斑点杂色，无碎渣的品质最佳。质量较差的银耳色泽不纯或带有灰色，没有韧性，耳基未除尽，有杂质，涨性差。

香菇

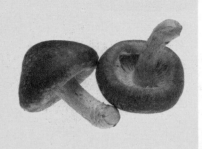

性味归经：性平，味甘，入肝、胃经。

营养成分：香菇含有丰富的维生素D原，是含有高蛋白、低脂肪、多糖、多种氨基酸和多种维生素的菌类食物。

食疗功效：延缓衰老、降低血压、提高免疫力、防止动脉硬化、防癌抗癌、促进新陈代谢。

主治：高血压、糖尿病、肺结核、肺炎、肝炎、神经炎、动脉硬化、肝硬化、消化不良、肿瘤、佝偻病、皮肤病。

最营养搭配

香菇 + 木瓜 = 降压去脂

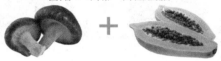

香菇中含有丰富的维生素D原，而木瓜具有降压去脂的作用，二者同食营养丰富。

香菇 + 豆腐 = 促进营养的吸收

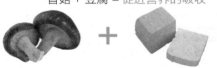

香菇和豆腐中都含有丰富的植物蛋白，二者同食，能够为人体补充营养，并且能够增加食欲。

香菇 + 薏米 = 理气化痰

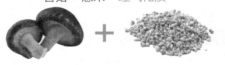

香菇有益气补饥、化痰理气等功效，与薏米一起煮制成粥，有健脾利湿、理气化痰的作用。

功效

预防心血管疾病，增强免疫力，益气健脾，美容养颜。

注解

香菇不但营养丰富，具有低脂肪、高蛋白、多维生素、多氨基酸和多糖的特点，同时还具有很高的药用价值。它富含可以降血压、降胆固醇、降血脂的物质，因此对预防动脉硬化、肝硬化、血管病变等疾病有一定的积极意义。

香菇中所含的多糖可以提高机体的免疫功能，而菌盖部分所含的核糖核酸又具有防癌抗癌的功效。此外，常食香菇还能辅助治疗糖尿病、肺结核、传染性肝炎、神经炎等疾病。

香菇味甘，性平，有补脾胃、益气、提高免疫功能、抗肝炎、抗肿瘤、抗病毒等作用，所含香菇多糖和提取物有抗氧化作用。

对于女性来说，香菇也是一种食疗佳品，因为香菇的提取物具有延缓衰老的功效，是一种不可多得的美容蔬菜。

最健康烹饪

香菇适合炒食。鲜香菇炒软会出汤，因此炒时不要加水。香菇煲汤也是不错的选择，煲出的汤不仅营养会增加，而且还别有风味。

饮食宜忌

香菇一般人群均可食用，尤其适宜贫血、抵抗力低下、高脂血症、高血压、动脉硬化、糖尿病、癌症及肾炎患者食用，但患有皮肤瘙痒症和脾胃寒湿气滞的人应忌食。香菇宜与木瓜、豆腐、鸡腿、薏米等搭配食用，可以发挥很好的保健食疗功效；不宜与鹌鹑肉、鹌鹑蛋、河蟹、番茄等同食，易引起身体不适或阻碍营养吸收。

选购窍门

香菇以菌盖肥厚，边缘曲收，伞盖皱褶明显，内侧为乳白色，菇柄短粗，菇苞未开且菇肉厚实的为佳。有些香菇伞盖呈裂开状，挑选时要仔细观察是否是自然生成的，若是人为的，则最好不要购买。

平菇

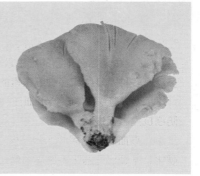

性味归经： 性温，味甘，入肺、胃、肾经。

营养成分： 平菇中蛋白质含量丰富，每100g平菇中含有1.9g蛋白质。它还含有维生素、钙、铁、磷、膳食纤维等多种营养成分。

食疗功效： 清热解毒、保肝护肾、促进新陈代谢、增强体质。

主治： 慢性胃炎、肝炎、软骨病、十二指肠溃疡、高血压、手足麻木、腰酸背痛、经络不通。

最营养搭配

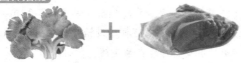

平菇　＋　猪肉

功效：

补脾益气

平菇与猪肉同食，有补脾益气、滋补的作用，对糖尿病也有很好的预防作用。

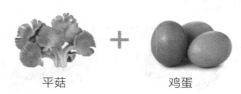

平菇　＋　鸡蛋

功效：

补虚养身、促进人体新陈代谢

平菇与鸡蛋同食，可补充营养，改善人体新陈代谢，增强体质，适合病后体虚者食用。

功效

抗肿瘤，抗病毒，补虚养身，强健骨骼。

注解

平菇含有抗肿瘤细胞的多糖体，对肿瘤细胞有很强的抑制作用，且具有免疫特性。平菇还有祛风散寒、舒筋活络的作用，可治腰腿疼痛、手足麻木、经络不适等症。

平菇还含有丰富的侧耳毒素和蘑菇核糖核酸，经药理证明有抗病毒的作用，能抑制毒素的合成和增殖。

平菇含有多种养分及菌糖、甘露糖醇，可以改善人体新陈代谢，有增强体质、调节自主神经功能等作用，故可作为体弱者的营养品。同时，平菇对肝炎、慢性胃炎、胃和十二指肠溃疡、软骨病等都有较好的疗效，对降低血清胆固醇和防治尿道结石也有一定效果。

平菇中含有丰富的钙、铁等微量元素。钙能够促进人体骨骼的强健，是强身健体的重要物质。铁能够促进人体补血，有助于增强机体活力。平菇是强身健体的上佳蔬菜。

最健康烹饪

平菇可炒，可煮，还可做汤，既可单独做菜，也可当成辅料。食用平菇之前要清洗干净，最好在沸水中焯烫一下，这样炒出来的平菇口感更佳。平菇口感好、营养高、不抢味，但鲜品出水较多，易被炒老，需掌握好火候。烹调平菇时，最好不要放酱油。

饮食宜忌

一般人均可食用，消化系统疾病、心血管疾病患者及癌症患者尤其适宜食用，体弱者、老年人、更年期女性也适宜食用。菜花与平菇同食可增强体质，韭黄与平菇同食可增进食欲、防治消化不良与解毒。

选购窍门

购买平菇时，应选择干燥的，边缘比较整齐，颜色正常，质地脆嫩而肥厚，气味纯正清香，无杂味、无病虫害，八成熟的鲜平菇。八成熟的平菇菌伞不是翻张开的，菌伞的边缘是向内卷曲的。

金针菇

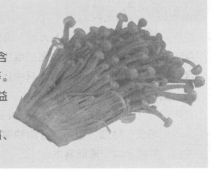

性味归经： 性凉，味甘，入脾、大肠经。

营养成分： 含有多种人体所必需的氨基酸，赖氨酸和精氨酸含量尤为丰富。微量元素锌的含量较为丰富，还含有镁、钾、钙等。

食疗功效： 补肝益胃、通肠利便、降低胆固醇、增强体质、益智健脑。

主治： 消化不良、气血不足、心血管疾病、肠道溃疡、肝脏病、前列腺炎。

最营养搭配

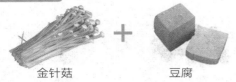

金针菇 ＋ 豆腐

功效：

补充营养、降低血糖

两者搭配食用，有强身健体、降血糖的作用，很适合身体虚弱者和糖尿病患者食用。

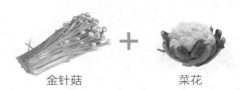

金针菇 ＋ 菜花

功效：

提高免疫力、保肝护脏

两者搭配食用，有增强肝脏解毒能力、提高人体免疫力的作用，是一种很好的保健食谱。

功效

排毒养颜，保护血管，抗癌，促进发育。

注解

金针菇中含有丰富的膳食纤维，能促进肠道蠕动，加快人体的新陈代谢，将人体内的杂质和毒素排出体外。此外，膳食纤维还能降低胆固醇，并对某些重金属有解毒、排毒作用。所以食用金针菇在排毒养颜的同时，还有瘦身美体的作用。

金针菇中含有丰富的钾元素，钠含量却很低，是一种高钾低钠食品。它能加快人体的新陈代谢，将人体多余的水分排出体外，避免水肿型肥胖。金针菇在预防和治疗肝脏病及胃肠道溃疡的同时，还可抑制血脂升高，降低胆固醇水平，防治心脑血管疾病。

金针菇中含有的朴菇素，具有显著的抗癌功能，经常食用可预防高血压和治疗肝脏、胃肠道溃疡病。另外，金针菇所含的金针菇素与糖蛋白，对某些肿瘤也有抑制作用。

金针菇含有人体必需的氨基酸成分较全，其中赖氨酸和精氨酸含量尤其丰富，且含锌量比较高，对儿童的身高和智力发育有良好的作用。

最健康烹饪

未熟透的金针菇中含有秋水仙碱，人食用后易生成有毒的二秋水仙碱。秋水仙碱易溶于水，因此，在食用金针菇之前，首先要在冷水中浸泡2小时，在烹饪的时候要充分加热，把金针菇煮软煮熟，这样便可充分破坏秋水仙碱，放心食用。

饮食宜忌

金针菇一般人群均可食用，尤其适合气血不足、营养不良的老年人、儿童以及癌症、肝脏病及胃肠道溃疡、心脑血管疾病患者食用。但金针菇性凉，脾胃虚寒的人不宜吃得太多。金针菇不宜与牛奶、驴肉搭配食用，容易引发疾病。

选购窍门

购买金针菇时，要选择纯白色、淡黄色或黄褐色，新鲜亮泽的，要有一定的水分，菌盖和茎上没有斑点、无缺损、无褶皱、根部切割整齐、无杂质的。白色金针菇一般的比黄色的贵，但二者其营养价值基本相同。

黑木耳

性味归经：性平，味甘，入大肠、胃经。

营养成分：黑木耳中含有大量的维生素 E，每 100g 黑木耳中含有 11.3mg 维生素 E。黑木耳中还含有丰富的蛋白质、卵磷脂、氨基酸和胡萝卜素。

食疗功效：养肝护肤、强化骨骼、补脑益智、延缓衰老、抗菌。

主治：咯血、吐血、腹泻、牙龈肿痛、缺铁性贫血、冠心病、肿瘤、痔疮出血、抽筋麻木。

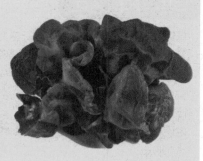

最营养搭配

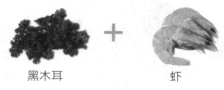

黑木耳 ＋ 虾

功效：
强健骨骼、抗衰老

黑木耳中含有丰富的铁质，与虾同食，能够促进铁质的吸收，有助于补血养颜。

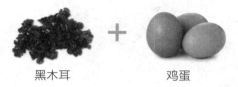

黑木耳 ＋ 鸡蛋

功效：
补血养颜、缓解压力、增强体质

黑木耳和鸡蛋中都含有丰富的钙、磷、铁等物质，同食有助于骨骼、牙齿的强健。

功效

补气血，清肠胃，促消化，温肺止血。

注解

黑木耳中铁的含量极为丰富，因此常吃黑木耳能生血养颜，令人肌肤红润，并可防治缺铁性贫血。黑木耳还含有维生素 K，可以减少血液凝块，预防血栓的发生，起到防治动脉粥样硬化和冠心病的作用。

黑木耳最特别的作用是可以把残留在人体消化系统内的灰尘、杂质等吸附集中起来然后排出体外，从而起到清理肠胃的作用。这是因为黑木耳中含有一种特殊的胶质，这种胶质还能化解胆结石、肾结石等体内异物。

黑木耳可以促进纤维类物质的分解，对无意中吃下的头发、谷壳、木渣、沙子、金属屑等不易消化的物质有吸附和排泄的作用。

黑木耳有滋养益胃、和血营养、润肺养阴、止血等作用，适用于血痢、崩中漏下、痔疮出血、高血压、便秘、眼流冷泪等症。木耳也有抗肿瘤、增强机体免疫力的功效，经常食用可防癌抗癌。

最健康烹饪

黑木耳的做法多种多样，一般以干品泡发后，炒食、做汤或凉拌，也可鲜食。新鲜木耳有小毒，所以烹饪时间要长一些。经过阳光照射后的干黑木耳，毒素会被分解，吃起来比较安全。

饮食宜忌

黑木耳不宜与田螺同食，因为田螺性寒，与滑利的黑木耳搭配食用，不利于消化。黑木耳不宜与野鸭同食，也是同样的道理。痔疮患者不宜同时食用黑木耳与野鸡，因为野鸡有小毒，二者同食易诱发痔疮出血。黑木耳也不宜与萝卜同食，否则可能引起皮炎。

选购窍门

优质的黑木耳乌黑光滑，背面呈灰白色，片大均匀，耳瓣舒展，体轻干燥，半透明，涨性好，无杂质，有清香气味。

海带

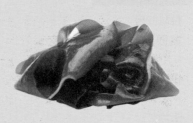

性味归经： 性寒，味咸，入肝、胃、肾、肺经。

营养成分： 海带中含有丰富的蛋白质、维生素、不饱和脂肪酸、钙、铁、硒、碘等。

食疗功效： 补肾壮阳、益精填髓、美容养颜、清热解毒、凉血养阴、抗衰老。

主治： 甲状腺肿大、动脉硬化、高血压、慢性支气管炎、糖尿病、贫血、慢性肝炎、药物中毒、水肿、骨质疏松、营养不良。

最营养搭配

海带 + 鸡蛋 = 强身健体

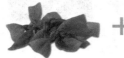

海带中含有大量的钙质，鸡蛋中含有丰富的维生素 K，同食有利于人体骨骼的强健。

海带 + 豆腐 = 延缓衰老

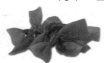

海带与豆腐同食具有增加血管壁弹性，防治血管硬化的功效，能够促进新陈代谢、延缓衰老。

海带 + 黄豆 = 滋补身体

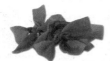

海带含有多种微量元素，黄豆含优质蛋白，二者搭配食用能对人体起到很好的滋补作用。

功效

祛脂降压，护发，排毒养颜，抗衰老。

注解

海带中含有大量的不饱和脂肪酸和食物纤维，能清除附着在血管壁上的胆固醇，调顺肠胃，促进胆固醇的排泄，使血液的黏度降低，减少血管硬化。因此，常吃海带能够预防心血管方面的疾病。

海带中的碘极为丰富。碘是体内合成甲状腺素的主要原料，而头发的光泽就是由于体内甲状腺素发挥作用而形成的，常吃海带能够护发养发，同时有防治缺碘性甲状腺肿的作用。海带中大量的碘可以刺激垂体，使女性体内雌激素水平降低，恢复卵巢的正常功能，纠正内分泌失调，消除乳腺增生的隐患。

海带中含有丰富的粗纤维，能促进人体的新陈代谢，让人体的杂质和有害物质尽快地排出体外，达到排毒养颜的作用。另外，多食海带，还可以避免人体脂肪的堆积，起到美容瘦身的作用。

海带中含有丰富的维生素 E 和硒元素。维生素 E 和硒元素都是很强的抗氧化剂，可以预防细胞提前被氧化而造成的皮肤衰老。长期食用海带，可以使皮肤更加光滑、细腻、富有弹性。

最健康烹饪

海带适合凉调或煮汤。食用海带时要提前将海带泡发，但不宜浸泡过长时间，以免造成营养素的流失。海带带有一点腥味，在烹饪过程中放些醋口感会更好。

饮食宜忌

海带一般人群皆可食用，精力不足、气血不足及肝硬化腹水和神经衰弱的患者特别适合食用。高血压、高脂血症、动脉硬化、癌症患者宜食海带。孕妇和哺乳期女性日摄入量不要太多。海带性寒，脾胃虚寒、痰多便溏者不宜食用。

选购窍门

选购海带时，尽量选择叶片厚实、完整的海带。出现空洞、碎片的海带，一般放置时间较长或者已经生虫，尽量避免购买。

菜花

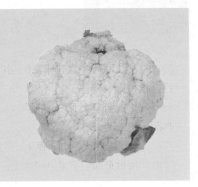

性味归经： 性凉，味甘，入胃、肝、肺经。

营养成分： 菜花含有丰富的维生素 C，100g 菜花中含有 61mg 维生素 C，还含有大量的维生素 K、胡萝卜素、钙、铁等。

食疗功效： 补脾和胃、健脑壮骨、防癌抗癌、净化血管、提高免疫力。

主治： 感冒、小儿发育迟缓、耳鸣、健忘、坏血病。

最营养搭配

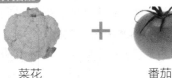

菜花 ＋ 番茄

功效：

健胃消食、美容养颜

菜花和番茄搭配，可促进人体对维生素 C 的吸收，健胃消食的同时，还可美容养颜。

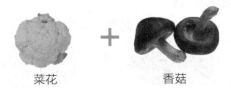

菜花 ＋ 香菇

功效：

补虚强身、促进代谢、增强免疫力

菜花与香菇都是促进人体新陈代谢、增强免疫力的佳品，二者同食可促进人体发育。

功效

美肤健体，防止便秘，防止动脉硬化，健脑壮骨，抗癌。

注解

菜花富含维生素 C。维生素 C 对病毒具有抵抗力，能防癌，美白肌肤，具有强健身体的功效。此外，要注意菜花中的维生素 C 位于根茎部位，只有善加利用，才能确保维生素 C 的摄取量。

菜花还有一个不容忽视的地方就是含有丰富的膳食纤维。膳食纤维具有消除便秘、整肠、防癌的作用。

除此之外，菜花还能分解及排泄胆固醇，促进酶的作用，预防动脉硬化，抑制血液中的过氧化脂肪含量增加。

菜花中含有丰富的维生素 K，能调节骨骼中磷酸钙的合成，提高骨密度，具有强化骨骼、降低发生骨折的危险性的作用。

菜花中还含有蔗糖、果糖等糖类，因此口味甘甜。现代研究发现，菜花中含有具抗癌作用的异硫氰酸酯，因此它越来越受到人们的欢迎。

最健康烹饪

菜花适宜炒食或凉拌，烧煮时间不宜过长，以免营养成分的流失。凉拌时，焯水后要过凉水，不要放酱油，以免影响口味。

饮食宜忌

菜花不宜与猪肝搭配食用，因为菜花纤维中的醛糖酸基与猪肝中的铁、锌等微量元素反应，会降低人体对这些微量元素的吸收；另一方面，猪肝中的微量元素会使菜花中的维生素 C 氧化，而失去原来的功效。菜花与番茄搭配可起到健胃消食、生津的功效；菜花与鸡肉同食，对预防乳腺癌有一定的帮助。

选购窍门

选购菜花时，应选择呈白色或淡乳白色，干净、坚实、紧密，而且叶子部分保留、紧裹花蕾的菜花，同时叶子应新鲜、饱满呈绿色。

番茄

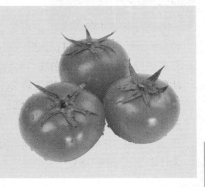

性味归经： 性微寒，味甘，入肝、胃、肺经。

营养成分： 番茄中维生素 A 和维生素 C 含量较为丰富，还含有能清除自由基的番茄红素以及膳食纤维、钾等。

食疗功效： 健胃消食、生津止渴、美容养颜、清热利尿、预防心血管疾病、抗辐射、预防癌症。

主治： 高血压、动脉硬化、肾炎、冠心病、皮肤病、牙龈出血、食欲不振、贫血、头晕、夜盲症、近视。

最营养搭配

番茄 + 茄子 = 延缓衰老

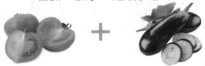

番茄中的番茄红素有清除自由基的作用，茄子含有维生素 E，二者同食能延缓人体衰老。

番茄 + 鸡蛋 = 增强体质

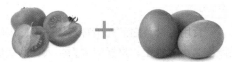

番茄与鸡蛋搭配营养更加均衡，含有丰富的维生素和钙质，常食有强健人体的作用。

番茄 + 茭白 = 利尿降压

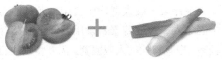

番茄有清热利尿、美容养颜的功效，与茭白同食对高血压、水肿等症有很好的治疗作用。

功效

助消化，补血，降血压，防癌抗癌。

注解

番茄所含的柠檬酸及苹果酸，能促进唾液和胃液分泌，帮助消化蛋白质。

番茄含有丰富的维生素 C，一个番茄就可提供人体一天所需维生素 C 量的 40%。维生素 C 能结合细胞之间的关系，制造出骨胶原，强健血管。此外，番茄还含有能强化毛细血管的芦丁成分。

番茄中的矿物质则以钾的含量最丰富。由于钾元素有助于排出血液中的盐分，因而番茄具有降血压的功能。

值得一提的是，番茄红色部分含有的番茄红素，与 β- 胡萝卜素相同，也具有防癌的效果。常食番茄有利儿童大脑发育，增强智力。老年人常食则能延缓细胞衰老，防癌，对末梢血管脆弱动脉硬化性高血压、高脂血症及冠心病患者均有奇效。

最健康烹饪

番茄适合炒食或做汤，既营养又美味，烹饪时不宜长时间高温加热，以免造成营养流失。番茄可以当作水果生吃，或者加白糖凉拌。

饮食宜忌

番茄不宜空腹食用，因为其含有丰富的果胶及多种可溶性收敛成分，空腹食用容易引起胃肠胀满、疼痛。番茄性寒，脾胃虚寒的人也不宜多食。番茄不宜与黄瓜同食，因为黄瓜中含有一种维生素 C 分解酶，可以破坏番茄中的维生素 C，从而降低番茄的营养价值。番茄也不能与石榴同食。

选购窍门

选购番茄时，中大型蕃茄以形状丰圆、颜色绿，但果肩青色、果顶已变红者为佳，若完全红，反而口感不好；中小型蕃茄以形状丰圆或长圆、颜色鲜红者为佳。但一定不要买没有成熟的蕃茄，否则易引起中毒。

金针菜

性味归经: 性凉,味甘,入肝、肾经。

营养成分: 金针菜含蛋白质、脂肪、碳水化合物、钙、磷、铁、胡萝卜素、维生素 B_1、维生素 B_2、烟酸等。

食疗功效: 清热解毒、凉血止血、健脾利湿、消食化积、明目安神、利水消肿、消炎。

主治: 便血、牙痛、夜盲、眼疾、胸闷、失眠、黄疸、食欲不振、乳汁不下、小便不利。

最营养搭配

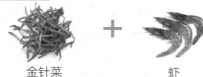

金针菜　　＋　　虾

功效:

延缓衰老、健脑益智

　　金针菜含丰富的卵磷脂,与虾搭配有健脑、抗衰老功效。

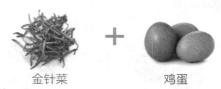

金针菜　　＋　　鸡蛋

功效:

降低胆固醇、降低血压

　　金针菜能降低血清胆固醇,蛋白中的缩氨酸可降血压,二者搭配适合高血压患者食用。

功效

　　利水消肿,健脑,防治高血压,防癌,安神。

注解

　　金针菜营养丰富。据现代科学分析,金针菜含有大量营养物质,其中蛋白质、糖类、钙、铁和维生素 B_1 的含量在蔬菜中名列前茅,维生素 A 含量尤其多,比胡萝卜还多 2 倍,有利水消肿、消炎解毒、止痛的作用。

　　金针菜含有丰富的卵磷脂,有很好的健脑作用和抗衰老功效,对注意力不集中、记忆力减退、脑动脉阻塞等症状有特殊疗效,故人们称之为"健脑菜"。

　　金针菜还能显著降低血清胆固醇的含量,有利于高血压的康复,是高血压患者的保健蔬菜。

　　金针菜还含有能抑制癌细胞生长的有效成分,丰富的粗纤维能促进大便的排泄,因此具有防治肠道癌的功效。

　　金针菜为营养食品,由于含的维生素 B_1 较多,能刺激胃肠蠕动,促使废物排泄,增加食欲,因而具有安神的作用。

最健康烹饪

　　食用金针菜之前先用开水焯一下,再用凉水浸泡 2 小时以上。烹饪时火力要大,彻底加热,因为金针菜中含有秋水仙碱,可造成胃肠道中毒症状,故不能生食。金针菜适用于凉拌、炒、余汤或做配料,不宜单独炒食,应配其他食料。

饮食宜忌

　　金针菜一般人群均可食用,尤其适合孕妇、中老年人、过度劳累者食用。但金针菜含粗纤维较多,患肠胃病的人应慎食。需要特别注意的是,金针菜虽然味美,但不宜鲜食,因为它含有秋水仙碱素,可导致人体中毒甚至危及生命。因此,金针菜必须在蒸煮晒干后存放,再食用。

选购窍门

　　质量好的金针菜颜色呈金黄色或棕黄色,色泽较均匀,新鲜无杂物,外形紧长,粗细均匀。抓一把捏成团,优质金针菜手感柔软而富有弹性,松开手后每根金针菜又能很快恢复原状。

茄子

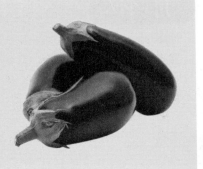

性味归经： 性凉，味甘，入脾、胃、大肠经。
营养成分： 茄子中含有丰富B族维生素、维生素C和维生素P。茄皮中含有色素茄色苷、紫苏苷。
食疗功效： 清热凉血、宽肠通便、消肿止痛、活血、止渴。
主治： 动脉硬化、高血压、脑出血、夏热病、头昏眼花、痔疮出血、皮肤溃疡、口舌生疮。

最营养搭配

茄子 + 豇豆 = 补脾益气

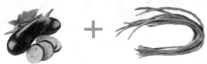

茄子与豇豆同食有解渴健脾、益气生津的功效，能调理消化系统，消除胸膈胀满。

茄子 + 苦瓜 = 美容减肥

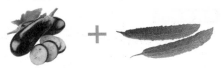

茄子含有丰富的营养物质，与苦瓜搭配，能够增加食物的营养，还有利于美容减肥。

茄子 + 羊肉 = 滋补身体

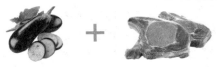

茄子富含维生素P，羊肉富含营养，二者同食，能滋补身体，还有助于预防心血管疾病。

功效

散瘀止疼，防癌，防治高血压，抗衰老，降低胆固醇。

注解

茄子中含有的维生素P能增强人体细胞间的黏着力，增强毛细血管的弹性，防止微血管破裂出血，使心血管保持正常的功能，因此经常吃茄子能预防高血压、冠心病和动脉硬化等疾病的发生。

茄子还有清退癌热的作用。它含有丰富的龙葵素，龙葵素可以抑制消化道肿瘤细胞的增殖，特别是对胃癌、盲肠癌有比较好的抑制作用。

茄子还含有丰富的维生素E，有防止出血和抗衰老的功效。经常食用茄子，可以延缓衰老，能保持血液中胆固醇的平衡，减少老年斑。

茄子纤维中所含的皂苷，可以有效降低胆固醇。经常吃茄子有防治高血压、动脉粥样硬化、紫斑症、坏血病及促进伤口愈合等作用。

最健康烹饪

茄子既可炒、烧、蒸、煮，也可油炸、凉拌、做汤，都能烹调出美味可口的菜肴。吃茄子建议不要去皮，因为茄子皮里面含有丰富的B族维生素。在茄子的所有吃法中，拌茄泥是最健康的。拌茄泥加热时间最短，只需大火蒸熟即可，因此营养损失最少。

饮食宜忌

茄子不宜与螃蟹同食，二者同属寒性，同食会导致腹泻。茄子宜与苦瓜同食，苦瓜有缓解疲劳、清心明目、益气壮阳、延缓衰老的作用，而茄子具有止痛活血、清热消肿及防止血管破裂、平血压、止咳等功效，是心血管疾病患者的理想菜。

选购窍门

买茄子时，应选择果形均匀，老嫩适度，无裂口、腐烂、锈皮、斑点的，而且以皮薄、籽少、肉厚为佳。一般来说，茄子拿在手中，感觉轻的较嫩，感觉重的，大多都太老，且籽多不好吃。

青椒

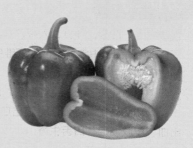

性味归经： 性热，味辛，入心、脾经。

营养成分： 青椒富含维生素C，每100g青椒中含60mg维生素C，还含有丰富的维生素A、维生素E、胡萝卜素等。

食疗功效： 清热镇痛、降脂减肥、预防癌症、增加食欲、帮助消化、美容养颜。

主治： 食欲不振、消化不良、疲劳。

最营养搭配

 +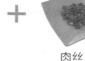

青椒　　　　　　肉丝

功效：

均衡营养、帮助消化、增进食欲

青椒中富含微量元素，并且能够帮助消化，增进食欲，和肉类搭配，营养更均衡。

 +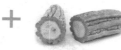

青椒　　　　　　苦瓜

功效：

增强免疫力、缓解压力、清肠解毒

青椒能增强人的体力，缓解疲劳。与苦瓜搭配有延缓衰老、清肠解毒、减肥之功效。

功效

缓解疲劳，补充维生素C，防治疾病，净化血液。

注解

青椒中含有丰富的维生素，其中维生素C的含量为番茄的4倍。维生素C是生成骨胶原的材料，具有消除疲劳的重要功效。青椒中还含有能促进维生素C吸收的维生素P，因此就算加热，维生素C也不易流失，可说是相当有效的成分。

维生素P还能强健毛细血管，预防动脉硬化与胃溃疡等疾病的发生。由于夏天容易出汗，维生素C的消耗量较大，因此我们可以经常吃青椒，以摄取充足的维生素C。青椒含有芬芳辛辣的辣椒素，能增进食欲、帮助消化。

青椒还含有丰富的维生素K，可以防治坏血病，对牙龈出血、贫血、血管脆弱有积极的治疗意义。

青椒的绿色部分来自于叶绿素，叶绿素能防止肠内吸收多余的胆固醇，能积极地将胆固醇排出体外，从而达到净化血液的作用。

最健康烹饪

青椒适合炒、拌、焓做菜，如"辣子素鸡丁""青椒炒素肉丝""糖醋青椒""青椒炒苦瓜"等。在烹饪过程中要急火快炒，这样既能保持原有色味又不至于营养素的过分流失。炒食不宜放酱油，以免影响口感。

饮食宜忌

青椒宜与苦瓜同食，可健美、抗衰老。因为苦瓜有解除疲劳、清心明目、益气壮阳、延缓衰老的功效，青椒含有大量的维生素C。两者搭配炒食，是理想的健美、抗衰老菜肴。青椒宜与鸡肉同食，因为鸡肉中含有大量的易吸收的蛋白质，青椒中含有大量的维生素，同时食用营养更丰富。

特别介绍

青椒属于茄科蔬菜，与辣椒同属一族。越成熟的青椒含有越多的辣椒素，因而会从绿色变成红色。不过因品种改良的关系，现在市面上已经出现了红、橙、黄等多种颜色的青椒。

百合

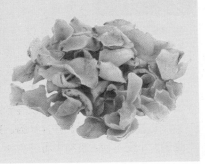

性味归经：性平，味甘，入肺、心、肾经。

营养成分：百合含有蛋白质 21.29%、脂肪 12.43%、淀粉 1.61%，以及钙、磷、铁、B 族维生素、维生素 C 等营养素。

食疗功效：润肺止咳、宁心安神、美容养颜、防癌抗癌、强心补心、养阴清热。

主治：咳嗽、精神恍惚、惊悸、热病、咳嗽、咽痛、抑郁、失眠多梦、神经衰弱。

最营养搭配

百合 + 莲子 = 养心安神

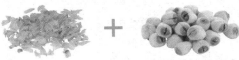

百合能缓解因神经衰弱而引起的头痛、失眠、多梦等症，与莲子搭配有安心养神之功。

百合 + 银耳 = 润肺止咳

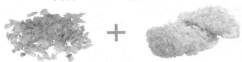

百合和银耳都是滋补佳品，具有滋阴润肺、养气补血的功效，二者同食，功效更是大增。

百合 + 核桃仁 = 补肾润肺

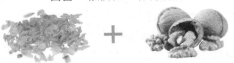

百合和核桃仁搭配，有润肺益肾、止咳平喘的作用，适合神疲乏力、少痰咳嗽者食用。

功效

润肺，安神，强健机体，滋补益气。

注解

鲜百合根茎含黏液质，具有润燥清热的作用，可治疗肺燥或肺热咳嗽等症，常食有润肺、清心、调中之效，可止咳、止血、开胃、安神，适用于体虚肺弱、肺气肿、肺结核、咳嗽、咯血等症。

鲜百合还富含多种维生素，可促进皮肤细胞新陈代谢，所以常食百合，具有宁心安神的功效，能清除烦躁，对失眠多梦、心情抑郁等症有一定的疗效，还有美容的效果。

百合还含多种生物碱，适合化疗及放射性治疗的人食用。百合可以促进和增强细胞系统的吞噬功能，提高机体的免疫力，有防癌抗癌的作用。

百合含有生物素、秋水碱等多种生物碱和营养物质，有良好的营养滋补之功，特别是对病后体弱、神经衰弱等症大有裨益。患支气管炎的人食用百合，有助于病情改善。

最健康烹饪

鲜百合可以像其他蔬菜一样直接炒着食用，也可以搭配其他食材炒着吃，烹制的时间不同，口味也不一样。不论是新鲜的百合还是干百合，都可以用来泡茶或者煮汤饮用，泡茶时搭配枸杞、葡萄干，口感更好。

饮食宜忌

百合是药食皆可的滋补佳品，适合四季进补，尤其是在秋冬季节，将其和冰糖一起煮水饮用，有助于解秋燥，补养效果更佳。百合的食用价值很高，常食有助于滋阴润肺，但是脾胃虚弱者、风寒咳嗽者、虚寒出血者、大便干结者以及腹胀严重者都不可以食用百合。

特别介绍

百合因茎由许多肉质鳞叶，片片紧紧地抱在一起，故得名"百合"。中国是百合最主要的起源地之一。百合既是甜美的食品，也是有益的药物，除了防病治病外，百合还是美容养颜的天然保养品。

芦笋

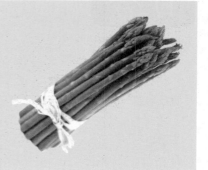

性味归经： 性寒，味甘，入肺、胃经。

营养成分： 芦笋富含抗氧化剂、免疫细胞激活剂以及正常细胞的生长调节剂等微量物质，这些成分分属皂苷、固醇、黄酮苷、异黄酮，含硫氨基酸、维生素类、糖类免疫的激活剂，以及人类健康必需的锰、锌、铜、铁等矿物质。

食疗功效： 清热解毒、养神补脑、养血补血。

主治： 小便不利、食物中毒、水肿、膀胱炎、心脑血管疾病。

最营养搭配

芦笋 + 猪肝 = 补血养颜

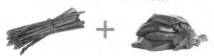

芦笋含有丰富的铁质和叶酸，与猪肝搭配，有利于这两种物质的吸收，有补血养颜的效果。

芦笋 + 草莓 = 美容养颜

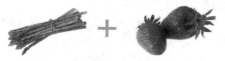

芦笋与草莓搭配有利于维生素的补充，对改善皮肤粗糙的状况有很好的效果。

芦笋 + 虾仁 = 补血健体

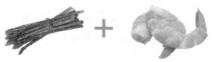

芦笋含有丰富的铁，虾仁中含有丰富的钙，二者搭配能够补血和增强体质。

功效

促进婴儿发育，补充营养，提高免疫力，防癌抗癌。

注解

芦笋中含有丰富的叶酸。叶酸对于大脑的正常发育，起着非常重要的作用。想要孩子或者在妊娠期的女性可以多吃芦笋来补充叶酸，有利于促进婴儿大脑的正常发育。

芦笋中含有丰富的维生素 A、B 族维生素和维生素 C，另外还含有很多蔬菜中没有的胡萝卜素，这些营养物质，对于补充大脑营养有很重要的作用，是大脑发育和完善的重要物质。

芦笋中含有蛋白质，其蛋白质有人体所需要的各种氨基酸，经常食用可消除疲劳、降低血压、改善心血管功能、增进食欲、提高机体代谢能力和免疫力，是一种高营养保健蔬菜。

芦笋不仅含有钙、磷、铁等矿物质，还含有较多的硒、钼、镁、锰等微量元素，并且其含量比一般蔬菜都要高，而且比例适当。这些元素对癌症及心脏病的防治有重要作用。营养学家和素食界人士均认为芦笋是营养和全面的抗癌食品。

最健康烹饪

芦笋可鲜食、炒食、做汤、加工制罐，清香可口。芦笋中的叶酸很容易被破坏，所以应避免高温烹煮。不同国家的人食用芦笋的方法不尽相同。比利时最有代表性的芦笋烹饪方法，是用白芦笋搭配三文鱼或者灰虾。

饮食宜忌

一般人群皆可食用，心血管疾病患者宜食。辅助治疗肿瘤疾患时，宜坚持每天食用才能有效。芦笋不宜生吃，也不宜存放一周以上才吃。

食物相忌

芦笋含有丰富的钙质，莲子含有鞣酸，两者搭配食用，会使鞣酸和钙结合发生反应，生成人体不易消化的鞣酸钙，影响人体的消化吸收。因此，应避免两者放在一起食用。

马齿苋

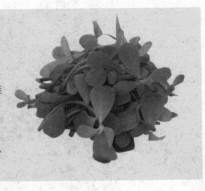

性味归经： 性寒，味酸，入肝、脾、大肠经。

营养成分： 马齿苋含有丰富的二羟乙胺、苹果酸、葡萄糖、钙、磷、铁、钾、镁，以及维生素 E、胡萝卜素、B 族维生素、维生素 C 等营养成分。

食疗功效： 清热解毒、散血消肿、利水润肠。

主治： 丹毒、热毒泻痢、痈肿、目翳、崩漏、便血、赤白带下、热淋、白秃。

最营养搭配

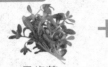 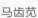 +

马齿苋　　　　　　蜂蜜

功效：
清热解毒、暖脾养胃、润燥

马齿苋有清热解毒、消肿的作用，与蜂蜜搭配对产后血痢、小便不通等症有很好疗效。

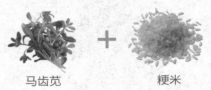

马齿苋　　　　　　粳米

功效：
利尿消肿、解毒

马齿苋和粳米熬制成粥，对脚气浮肿、心腹胀满、小便涩少等症有很好的食疗作用。

功效

防治心脏病，降血压，防治皮肤病，防治病毒性疾病。

注解

马齿苋的脂肪中含有大量的 ω-3 脂肪酸，ω-3 脂肪酸能抑制人体对胆固酸的吸收，可以降低血液的黏稠度、扩张血管，防止血小板聚集，从而预防心脏病的发生，对心脏病患者也有一定的食疗作用。

马齿苋中含有丰富的钾盐，有利水消肿的作用，可以辅助治疗水肿。钾离子还能起到扩张血管壁、阻止动脉管壁变厚的作用，从而达到降血压的目的。

马齿苋不仅含有钾盐，还含有胡萝卜素，除了食用以外，它还是不可多得的治疗皮肤病的外敷药，可辅助治疗白癜风。各种皮肤病患者，如湿疹皮炎、化妆品皮炎、湿疹、特应性皮炎、溢脂性皮炎、激素依赖性皮炎、其他过敏性皮炎见红斑、丘疹、水肿、疼痛、瘙痒等，皆可用马齿苋汁涂抹。

马齿苋中含有乙醇提取物，对大肠杆菌、伤寒杆菌、痢疾杆菌、金黄色葡萄球菌等多种致病细菌，有很强的抑制作用，可以防治很多由于细菌病毒引起的疾病。

最健康烹饪

马齿苋可作为蔬菜炒食或做汤，也可入药。生马齿苋取汁煮沸，调以蜂蜜饮，可用于产后血痢、小便不通、脐腹疼痛等病。马齿苋取汁，与鸡蛋清同煮温饮，可用于赤白带下，一般人均可服用。

饮食宜忌

一般人群皆可食用。马齿苋有堕胎作用，有习惯性流产的孕妇，不宜食用马齿苋。马齿苋性寒，脾胃虚寒、受凉引起腹泻的人不宜食用。马齿苋与胡椒相克，不宜同食。

食物相忌

马齿苋性寒，味酸；甲鱼性寒，味咸。两者搭配食用，会使人出现消化不良、腹胀、腹泻的症状，严重者还会使人中毒。因此，应避免将马齿苋和甲鱼放在一起食用。

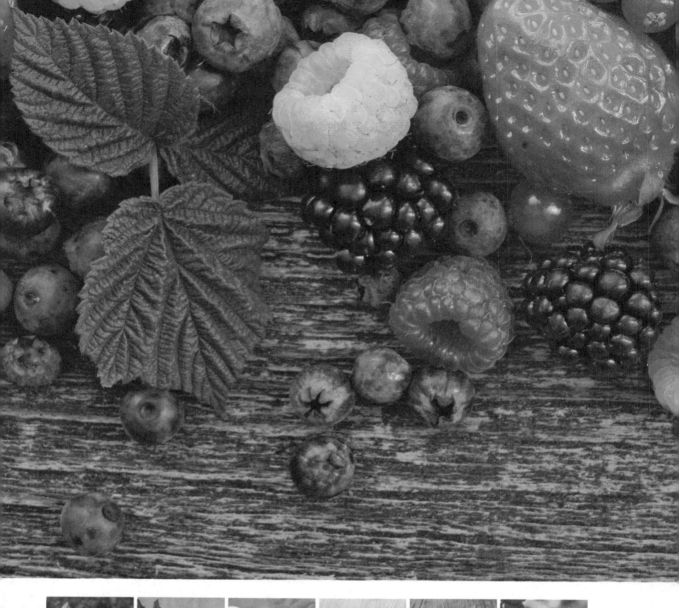

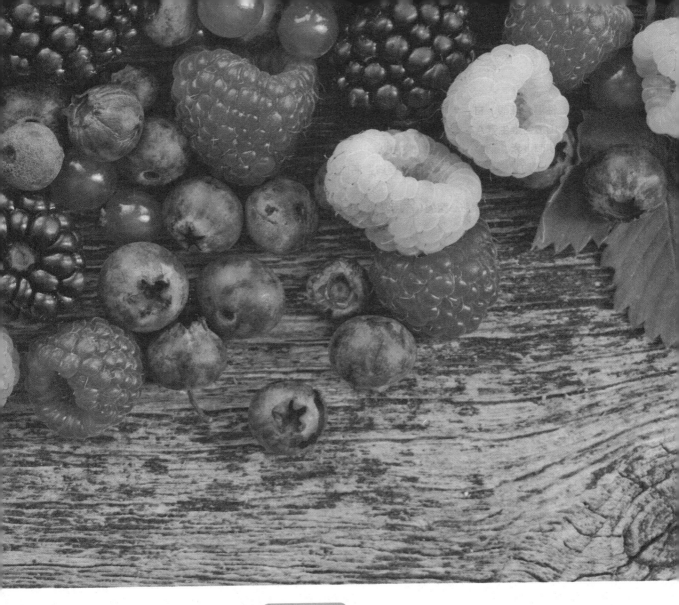

水果干果的营养吃法

自古就有"五果为助"的说法，水果中含有人体必需的多种维生素、矿物质、碳水化合物、粗纤维、蛋白质及脂肪等营养素，能促进身体健康，预防疾病。干果含有丰富的蛋白质、维生素、脂质等，能改善记忆力、调节血脂、延缓机体衰老。要发挥水果、干果的良好作用，还要有正确的吃法。早上宜食用酸性较弱的水果；中午宜食用有机酸含量多的水果。而干果含有一定的油脂，过量食用会增加热量，导致热量最终转化成血脂，因此高血糖、高脂血症患者应谨慎食用。

山楂

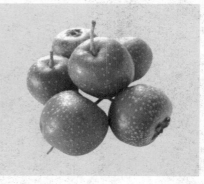

性味归经： 性温，味酸、甘，入脾、肝、胃经。

营养成分： 山楂含维生素Ａ、维生素Ｃ、维生素Ｄ、维生素Ｅ、维生素Ｐ、胡萝卜素、烟酸、泛酸、矿物质。

食疗功效： 防止动脉硬化、抗衰老、消食健胃、活血化淤、消食导滞、理气。

主治： 恶心、呕吐、泄泻、腹胀、腹痛、产后淤堵、老年人腰痛、高血压、高脂血症、心脏病。

最营养搭配

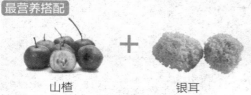

山楂　　　　　　银耳

功效：

健脾开胃、润肺止咳、消食化积

山楂是健脾开胃、消食化滞、活血化淤的良药，与银耳同食能够增进食欲，消食化积。

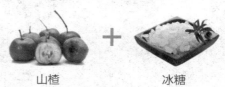

山楂　　　　　　冰糖

功效：

促进消化、减肥瘦身、开胃消食

山楂与冰糖同食有促进消化的功效，同时山楂中的脂肪酶也具有加速脂肪分解的作用。

功效

降低胆固醇，抗菌，消食健胃，降低血压。

注解

山楂含有丰富的营养物质，具有降血脂、降血压、强心和抗心律不齐等作用。其所含的三萜类和黄酮成分，有软化血管、降血脂、减肥、降血压的功能。其含有的解脂酶、鞣质也有轻度降血清胆固醇的作用。

山楂中果胶含量居所有水果之首。果胶具有防辐射的作用，可以带走体内的放射性元素；它还有吸附和抗菌性质，对治疗腹泻有很好的疗效。煎剂在体外使用对痢疾杆菌、大肠杆菌、绿脓杆菌、多枝杆菌均有抑制作用。

由于山楂含山楂酸等多种有机酸，并含解脂酶，食用后，可以促进肉食消化，且有助于胆固醇转化、消油腻肉积、破血散淤、消肿散结、扩张血管、降低血压、降低胆固醇含量和强心的功效尤其显著。

山楂含有解脂酶、鞣质等有利于促进脂肪类食物消化的物质，也能增加冠状动脉血流量，并能降血压，同时还有轻度降血清胆固醇的作用。

最健康烹饪

山楂可直接食用，但不可过多食用。山楂可与红枣、龙眼等搭配做汤，也可与牛肉搭配，还可以做成山楂泥佐饭食用。

饮食宜忌

一般人群均可食用，尤其适宜心血管疾病、癌症、肠炎患者及消化不良者食用。但孕妇、儿童、胃酸分泌过多者、病后体虚及患牙病者不宜食用。食用时需注意，山楂不宜与海鲜、人参、柠檬同食。

特别介绍

山楂又叫作山里红、红果、胭脂果、是一种核果类水果。山楂果为红色，果实较小，味道较酸。山楂药食兼用，含有丰富的维生素以及矿物质，可以有效预防心血管疾病、开胃、助消化、收缩子宫、平喘化痰、增强机体免疫力。

木瓜

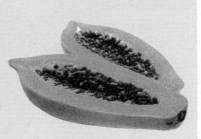

性味归经： 性温，味酸，入脾、肝经。

营养成分： 木瓜含有木瓜蛋白酶、番木瓜碱、膳食纤维以及多种维生素，并含有钙、铁等物质。木瓜中维生素 C 的含量是苹果的 48 倍，半个木瓜足够供成人一天所需的维生素 C。

食疗功效： 消暑解渴、润肺止咳、提高免疫力、净化血液、润肤养颜、促进代谢。

主治： 肾炎、便秘、消化不良、腰膝关节酸痛、脚气、水肿。

第三章 水果干果的营养吃法

最营养搭配

木瓜 + 牛奶 = 丰胸

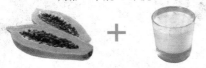

木瓜含有丰富的木瓜酶和维生素 A，与牛奶同食能促进胸部细胞发育。

木瓜 + 银耳 = 美容养颜

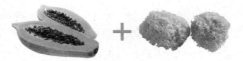

木瓜中的木瓜酶有助消化，与银耳同食能够尽快排出体内毒素，帮助润滑肌肤。

木瓜 + 薏米 = 消除疲劳

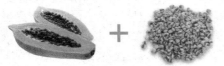

木瓜与富含维生素 E 的薏米搭配食用，有强身健体、消除疲劳的作用。

功效

健脾肺，杀虫抗痨，增强抵抗力，护肤养颜。

注解

木瓜具有很高的食疗价值，它所特有的木瓜酶，能够帮助消化蛋白质，促进人体对食物的消化和吸收，从而起到健脾消食、清心润肺的功效。

木瓜中所蕴含的木瓜碱和木瓜蛋白酶具有抗结核杆菌及寄生虫的作用，对于杀虫抗痨有很好

的作用。除此之外木瓜碱还具有抗淋巴性白血病和缓解痉挛疼痛的功用。

木瓜中含有大量的水分、碳水化合物、蛋白质、脂肪、维生素以及多种人体所必需的氨基酸，能够满足人体所需要的营养成分，增强身体抵抗疾病的能力。

木瓜中还含有凝乳酶，具有通乳的作用。木瓜也可防治肾炎、便秘，能促进人体的新陈代谢和抗衰老，同时还有护肤养颜的功效。番木瓜碱对中枢神经有麻痹作用，对淋巴性白血病具有抗癌活性的作用，同时还有抗氧化的功能。

最健康烹饪

生食木瓜时，可以将木瓜切成块状食用，也可以去皮去籽后，用牙签扎着食用。如果要熬制成粥，一定要把皮、籽去掉。

饮食宜忌

木瓜一般人群均可食用，特别适宜慢性萎缩性胃炎、风湿筋骨痛、跌打损伤、消化不良、肥胖患者及乳汁缺乏的产妇。但孕妇和过敏体质的人应慎食。木瓜不宜和海螺、虾搭配食用，否则会引起腹疼、头晕或食物中毒。

特别介绍

木瓜又名乳瓜、番瓜、文冠果。木瓜果皮光滑美观，果肉厚实细致，果实香气浓郁，汁水丰多，既甜美可口，又营养丰富，有"百益之果""万寿瓜"之雅称，是岭南四大名果之一。木瓜有"万寿瓜"之称，顾名思义，多吃可延年益寿。

甘蔗

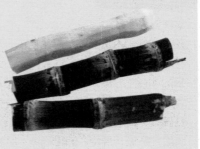

性味归经： 性寒，味甘，入肺、胃经。

营养成分： 甘蔗含糖量高，约为 18%~20%，还含有丰富的碳水化合物、天门冬素、天门冬氨酸、丙氨酸、缬氨酸、丝氨酸、苹果酸、柠檬酸、蛋白质、脂肪等营养成分。

食疗功效： 清热解毒、滋阴润燥、健脾和胃、生津止渴。

主治： 低血糖症、心脏衰弱、津液不足、咽喉肿痛、大便干结、虚热咳嗽。

最营养搭配

 +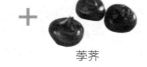

甘蔗　　　　荸荠

功效：

润燥生津、清热化痰

　　甘蔗与荸荠搭配具有开胃消食、生津润燥的功效，适用于阴虚肺燥、咳嗽痰多等症。

 +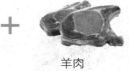

甘蔗　　　　羊肉

功效：

生津止渴、补脾益气

　　甘蔗有除胃热、生津止渴的功效，羊肉是温补之品，但易生燥，二者搭配起中和作用。

功效

　　止渴清热，祛痰平喘，和胃润肺，解毒。

注解

　　甘蔗鲜食为甘寒之品，取浆汁饮效果比较好。甘蔗鲜汁清凉可口，能消渴除烦、泻火热，对风热病患者来说，饮甘蔗汁最好。甘蔗煎炼成糖后则甘温，多食助热。

　　甘蔗茎中的汁液有减轻气喘病的作用，并有祛痰功效，对反胃呕吐、心烦口渴、肺燥引发的咳嗽气喘也有一定的效果。

　　自古以来，众多医学家都将甘蔗列入"补益药"，他们认为，甘蔗入肺、胃二经，具有下气、润燥、清热、生津、补肺益胃的调节功效，对因热病引起的伤津有很好的治疗作用。

　　甘蔗还可以通便解结，饮其汁还可缓解酒精中毒。不仅如此，甘蔗皮对皮肤瘙痒湿烂、小儿口疮、秃疮、坐板疮等疾病也有很好的治疗效果。

最健康烹饪

　　甘蔗去皮直接食用即可，含纤维多，在反复咀嚼时就像用牙刷刷牙一样，把残留在口腔及牙缝中的污垢物一扫而净，从而能提高牙齿的自洁和抗龋能力。同时，咀嚼甘蔗对牙齿和口腔肌肉也是一种很好的锻炼，有美容的作用。

饮食宜忌

　　甘蔗汁尤其适合低血糖、心脏衰弱、津液不足、咽喉肿痛、大便干结、虚热咳嗽者食用。甘蔗富含糖分，食后容易被人体吸收，补充能量，增加营养，是清补而不寒凉的食品。甘蔗茎中的汁液有减轻气喘病的症状、祛痰功效。甘蔗性寒，脾胃虚寒、胃腹寒痛者不宜食用。甘蔗如被真菌污染有酒糟味时不能食用，以防引起呕吐、昏迷等症状。

选购窍门

　　选购甘蔗时要挑选粗细均匀、节头少而均匀、相对中等粗细的甘蔗。良质甘蔗剥开后可见果肉洁白，质地紧密，纤维细小，富含蔗汁。劣质甘蔗纤维粗硬，汁液少，有的木质化严重或结构疏松。霉变甘蔗纵剖后，剖面呈灰黑色。

石榴

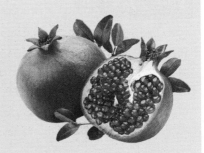

性味归经： 性凉，味甘，入胃、大肠经。

营养成分： 石榴含有多种营养成分，如糖、磷、钙、铁等，维生素 C 的含量比苹果、梨高 1~2 倍，果汁含量占总重量的 36%~61%。

食疗功效： 生津止渴、收敛固涩、提高免疫力、止血、明目。

主治： 冠心病、高血压、糖尿病、高脂血症、尿道炎、口舌干燥、腹泻。

最营养搭配

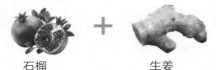

石榴 ＋ 生姜

功效：

治疗虚寒、生津止渴

石榴有生津止渴、收敛固涩作用，和生姜搭配，对于虚寒引起的痢疾有很好的疗效。

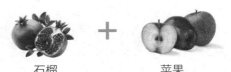

石榴 ＋ 苹果

功效：

增强免疫力

石榴与苹果搭配，维生素含量丰富，可以增强人体免疫力。

功效

抑菌收敛，止血明目，益寿延年，抗菌。

注解

石榴果皮含有苹果酸、鞣质、生物碱等成分，具有显著的抑菌和收敛作用，能使肠黏膜收敛，并使其分泌物减少，所以能有效治疗腹泻、痢疾等病症。水煎剂在体外使用对金黄色葡萄球菌、痢疾杆菌、变形杆菌及白喉杆菌有抑制作用。

石榴花也具有很好的药效，如果晒干研末，可用于止血，且石榴花泡水后洗眼，还有明目的功效。

石榴汁含有多种氨基酸和微量元素，能促进消化，可以抗胃溃疡、软化血管、降血脂和血糖，还可降低胆固醇，同时也可防治冠心病、高血压，具有健胃提神、增强食欲、益寿延年的功效。

石榴的醇浸出物及果皮煎剂，对金黄色葡萄球菌、溶血性链球菌、痢疾杆菌、霍乱弧菌等均有明显的抑制作用，尤其是对志贺痢疾杆菌作用最强。石榴皮煎剂可抑制流感病毒。

最健康烹饪

石榴以生食为主，制成果汁营养更易于人体吸收，在制果汁的时候可以搭配苹果、胡萝卜、梨等。石榴还可以酿酒、制醋以及制作上等清凉饮料等。

饮食宜忌

石榴一般人群均可食用，尤其适宜口干舌燥、腹泻、扁桃体发炎者食用。石榴糖多并有收敛作用，感冒及急性炎症、大便秘结患者要慎食。患有痰湿咳嗽，慢性气管炎和肺气肿等病的患者应忌食石榴。多食石榴会腐蚀牙齿的珐琅质，其汁液色素能使牙质染黑，并容易助火生痰，故不宜过食。需要注意的是，石榴不可与番茄、螃蟹搭配同食。食用石榴时，不要将果汁弄到衣服上，否则很难洗掉。

选购窍门

挑选石榴，首先看是否有光泽，颜色比较亮的石榴比较新鲜；其次掂重量，大小差不多的石榴，比较重的就是熟透了的，水分就会多；三是表皮饱满的比较好，若是松弛的，就表示不新鲜了。

西瓜

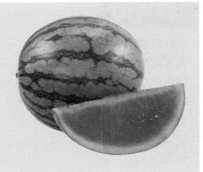

性味归经：性寒，味甘，入心、胃、膀胱经。
营养成分：西瓜含水量极大，占91%~93%，并含有蛋白质、葡萄糖、果糖、苹果酸、谷氨酸、胡萝卜素、维生素A、B族维生素、维生素C以及钙、磷、铁等多种人体所需的营养成分。
食疗功效：生津止渴、美容养颜、消暑利水、降低血压、除烦。
主治：小便不利、暑热烦渴、浮肿、宿醉、口疮、贫血、高血压、动脉硬化。

最营养搭配

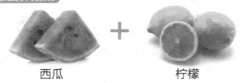

西瓜 ＋ 柠檬

功效：
去热消暑、健脾开胃
　　西瓜与柠檬搭配能够刺激食欲，是夏天去热解暑、去燥除烦的佳品。

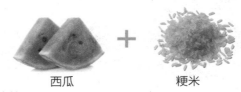

西瓜 ＋ 粳米

功效：
清热去火、利水除烦、生津润燥
　　西瓜含有丰富的维生素，与粳米共煮粥食用，适用于热病烦渴、小便短赤。

功效

利尿，美容养颜，利水消肿，解暑生津。

注解

西瓜汁内含有有利尿作用的钾与瓜氨酸，由于西瓜有较强的利尿作用，因此被用于治疗多种疾病。它除了能改善浮肿之外，还能将多余的盐分与尿一起排出，因此对高血压、动脉硬化、小便不利具有良好的治疗效果，而且西瓜外皮的利尿作用比果瓤更强。

西瓜还具有美容养颜的功效，新鲜的西瓜汁和鲜嫩的瓜皮都可增加皮肤弹性，减少皱纹，为皮肤增加光泽。

西瓜所含的糖和钾盐有利水消肿、防治肾炎的功效；含有的蛋白酶能把不溶性蛋白质转化为可溶性的蛋白，增加养分，并含有能使血压降低的物质，所以对肝硬化腹水或慢性肾炎浮肿均有利水消肿作用。

西瓜皮甘凉，可消暑止渴，常用于暑热烦渴、小便短赤、水肿、肾炎水肿、高血压、糖尿病、口舌生疮等症。

最健康烹饪

西瓜是一种消夏解渴佳品，是大众化的夏令瓜果。在急性热病发作、发热、口渴汗多、烦躁时，吃上一块又甜又沙、充满水分的西瓜，症状会马上改善。西瓜不宜一次吃太多，否则会使大量水分进入胃中，冲淡胃液，造成消化不良。

饮食宜忌

一般人群均可食用，尤其适宜发热患者和美容爱好者。心力衰竭、肾炎、水肿严重的患者不宜多吃。西瓜含糖量高，糖尿病患者要慎食。口腔溃疡和感冒初期患者不宜多吃西瓜。夏至之前和立秋之后，体弱者不宜食用。此外，西瓜不能与羊肉同食。

选购窍门

瓜皮光滑、花纹清晰明显、底面发黄的西瓜已成熟；瓜皮有茸毛、暗淡无光、花斑和纹路不清楚的不熟。用手指弹瓜，发出"嘭嘭"声的则熟；"当当"声则表示没熟；"噗噗"声表示过于成熟。

李子

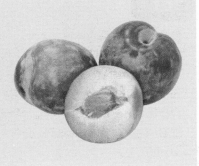

性味归经： 性平，味甘，入肝、肾经。

营养成分： 李子果肉含有较多的碳水化合物、糖、蛋白质、氨基酸、脂肪、胡萝卜素、维生素 B_1、维生素 B_2、维生素 B_{12}、维生素 C 等营养成分，果酸含量高。

食疗功效： 消渴、清肝利水、活血、清热、润泽肌肤。

主治： 阴虚内热、腹水、腹痛、痰多、高血压、便秘、小便不利、消渴、止咳、润喉。

最营养搭配

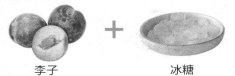

李子 + 冰糖

功效：

润喉开音

　　李子与冰糖一起炖，有润喉开音作用，适宜教师、演员音哑或失音者食用。

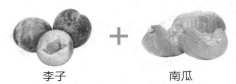

李子 + 南瓜

功效：

促进消化、增加食欲、防治便秘

　　李子与南瓜搭配能促进消化，增加食欲，为胃酸缺乏、食后饱胀的食疗良品。

功效

　　健胃整肠，清热利尿，利湿止咳，美容祛斑，促进发育。

注解

　　李子能促进胃酸和胃消化酶的分泌，促进肠胃的蠕动，适用于胃酸缺乏的人，所以经常吃李子能促进消化，增强食欲，有助于治疗胃酸缺乏、食后饱胀、大便秘结等症。

　　鲜李子中含有多种氨基酸，生食可以起到辅助治疗肝硬化腹水的作用。李子有清热、生津止渴、消食开胃、利水消肿的作用，是适合消化不良、肝炎腹水、虚烦内热、小便不畅者食用的水果。

　　李子营养丰富，有很好的食疗作用，它含有苦杏仁苷和大量的脂肪油，有利水降压的功效，同时李子仁还具有止咳祛痰的作用。

　　根据《本草纲目》记载，李花和于面脂中，有很好的美容作用，可以"去粉滓黑黯""令人面泽"，对汗斑、黑斑等有很好的疗效。

　　李子中的维生素 B_{12} 有促进血红蛋白再生的作用，可以预防恶性贫血。同时李子还具有活化氨基酸的作用和促进核酸的生物合成，可促进蛋白质的合成，对婴幼儿的生长发育有重要作用。

最健康烹饪

　　李子是人们夏季喜食的传统果品之一。它既可鲜食，又可制作成罐头、果脯。李子还可酿酒，李子酒有保持青春活力，改善肤色的功效。

饮食宜忌

　　发热、口渴、肝病腹水、慢性肝炎、肝硬化患者以及教师、演员嗓子哑或失音者，特别适宜食用李子。需要注意的是，李子含有大量果酸，过量食用易引起胃痛、溃疡病及急、慢性胃肠炎，而且又易生痰，损害牙齿，因此不宜多吃。未熟透的李子也不要吃。李子适宜与冰糖炖食，具有润喉开音的功效。

选购窍门

　　选购李子时，用手捏一下，感觉很硬，并且味道生涩，表示太生；感觉略有弹性，味道脆甜，则成熟度刚好；感觉柔软，味道太甜，则过于成熟，不利于久放。

杏

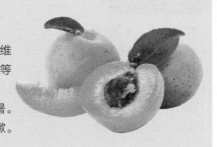

性味归经：性温，味甘，入肺、大肠经。

营养成分：杏的果肉中含胡萝卜素和维生素较多，其中尤以维生素 A 和维生素 C 的含量较高，此外，还含有钙、磷、铁等无机物，不含脂肪，是一种低热量的水果。

食疗功效：解毒、生津润燥、润肠通便、止咳定喘、清热祛暑。

主治：喘急、浮肿、心脏病、肺病、心肌梗死、暗疮、寒热咳嗽。

最营养搭配

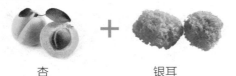

杏 ＋ 银耳

功效：

滋阴润燥、止咳定喘

杏清热止咳功效较好，银耳滋阴润燥功效较好，二者搭配是滋阴润燥、润肺养肺佳品。

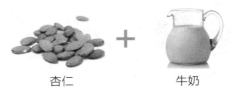

杏仁 ＋ 牛奶

功效：

清肠排毒、润肤养颜

杏仁与牛奶搭配有利于清除肠道内的毒素，并有利于维生素的吸收，美容皮肤。

功效

滋补身体，预防心脏病，抗癌，润肠补肺。

注解

杏中含有多种有机成分和人体所必需的维生素及无机盐类。值得一提的是，杏仁的营养更丰富，其含有丰富的蛋白质、粗脂肪、糖类、多种维生素以及磷、铁、钾等多种微量元素，是一种滋补佳品。

杏也具有很好的食疗作用。未熟的杏中含有很多类黄酮，此类物质可预防心脏病，并能降低心肌梗死的发病率。其含有丰富的维生素 C 和多酚类成分，能显著降低心脏病和很多慢性病的发病概率，还能够降低人体内胆固醇的含量。

杏是苦杏仁苷含量最丰富的果品，而苦杏仁苷又是极有效的抗癌物质，并且只对癌细胞有杀灭作用，对正常的细胞无毒害。

杏仁的药用价值也是不容忽视的。它具有止咳平喘的功效。其所含的苦杏仁苷，在体内慢慢分解，逐渐产生氢氰酸，对呼吸中枢起调节作用，使呼吸活动趋于安静而达到平喘、镇咳的功能。

最健康烹饪

杏的果肉和果仁都可食用，营养丰富。鲜杏除了可以鲜食之外，还可以加工制成杏脯、糖水杏罐头、杏干、杏酱、杏汁、杏酒等。

饮食宜忌

有呼吸系统疾病的人尤其适宜食用，癌症患者以及术后放疗、化疗的人也适宜食用。未成熟的杏不可生吃。产妇、幼儿，特别是糖尿病患者，不宜吃杏或杏制品。杏虽好吃，但不可食之过多，因为其中苦杏仁苷的代谢产物会导致组织细胞窒息，严重者会抑制中枢，导致呼吸困难，甚至死亡。

选购窍门

选购杏时，对于不同品种的杏，要挑选个大，色泽漂亮，味甜汁多，纤维少，核小，有香味，表皮光滑的。而同一品种则主要观察其成熟度，过于生的果实酸而不甜，过熟的果实肉质酥软而缺乏水分。一般认为果皮颜色为黄泛红的杏口感较好。

芒果

性味归经：性凉，味甘，入脾、肺、胃经。
营养成分：芒果含有糖、蛋白质、芒果酮酸、胡萝卜素及多种维生素等营养成分，其中又以维生素A和维生素C的含量最高。同时，芒果还含有钙、磷、铁等人体所必需的无机元素。
食疗功效：抗菌消炎、清热化痰、止咳平喘、防癌抗癌、养颜。
主治：心血管疾病、小便不利、慢性咽喉炎、闭经、咳嗽痰多、消化道疾病。

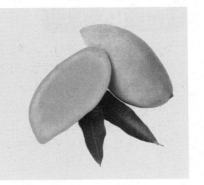

最营养搭配

芒果 + 西米 = 清热化痰

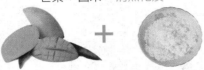

芒果中所含的芒果苷有祛疾止咳的功效，与西米搭配适合肺虚咳嗽、痰多者食用。

芒果 + 黑米 = 减肥瘦身

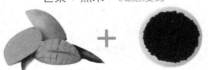

芒果与黑米搭配，能够促进消化、润肠排毒，特别适合美容和减肥的女士食用。

芒果 + 牛奶 = 强身健体

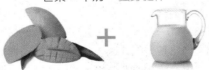

芒果含有丰富的维生素和微量元素，与牛奶搭配食用能够起到强壮体质的作用。

功效

益胃止呕，防癌抗癌，明目美肤，防治心血管疾病。

注解

芒果味甘、酸，性凉，能健脾开胃、防止呕吐，增进食欲，对慢性气管炎有祛痰止咳作用；富含维生素A、维生素C，可用于治慢性胃炎、消化不良、呕吐等症；还具有益胃、解渴、利尿、清肠胃的功效，对于晕车、晕船有一定的止吐作用。

芒果含有大量的维生素A、芒果酮酸、异芒果醇酸等三醋酸和多酚类化合物，具有抗癌的作用。芒果汁也具有增加胃肠蠕动，排除体内垃圾的作用，因此常食芒果对防治结肠癌有很大益处。

由于芒果中含有大量的维生素，因此常食芒果，可以滋润肌肤，美容养颜。其中，芒果维生素A的含量是其他水果所无法比的，有很好的明目作用，适合电脑工作者经常食用。

芒果含有多种营养素及维生素C、矿物质等，对动脉硬化及高血压等症有很好的食疗作用。

最健康烹饪

芒果适宜直接鲜食或者制汁食用。一般人不宜大量进食芒果，否则皮肤会发黄，严重的会对肾脏产生损害。

饮食宜忌

一般人群均能食用。由于芒果含糖量较高，故糖尿病患者应忌食。芒果带湿毒，患有皮肤病或肿瘤者应避免进食。过敏体质者应慎吃芒果。即使食用芒果，吃完后也要及时清洗掉残留在口唇周围皮肤上的芒果汁、芒果肉，以免发生过敏反应。

特别介绍

芒果又名望果，意为"希望之果"。芒果原产于热带地区，这几年在北方市场上也颇为常见。芒果的外形很有趣，有的为鸡蛋形，也有圆形、肾形、心形，集热带水果精华于一身，被誉为"热带水果之王"。

猕猴桃

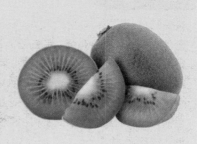

性味归经： 性寒，味甘，入脾、胃经。

营养成分： 猕猴桃中维生素 C 的含量极高，每 100g 新鲜猕猴桃中，维生素 C 含量为 62mg，还含有 B 族维生素、多种氨基酸、肌醇、蛋白酶、拮抗酶、碳水化合物，以及钙、镁、钾等矿物质。

食疗功效： 健脾、滋阴润燥、生津止渴、利尿消肿、美容养颜。

主治： 高血压、冠心病、关节炎、尿道结石。

最营养搭配

猕猴桃 + 酸奶 = 美容润肤

猕猴桃中的维生素 C 含量丰富，与酸奶搭配更易于消化吸收，具有美容、润肤的作用。

猕猴桃 + 牛肉 = 促进铁质吸收

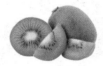

猕猴桃含有丰富的铁质，与牛肉搭配可以促进人体对铁的吸收，很适合贫血患者食用。

猕猴桃 + 红枣 = 益气养血

猕猴桃有补血养颜的作用，红枣也是补血的佳品。两者搭配有益气补血的功效。

功效

强身健体，防癌抗癌，缓解情绪，美容。

注解

猕猴桃中的维生素 C，不仅可以抗菌、抗压力，还能促进构成皮肤、肌腱和软骨组织的主要成分——骨胶原的形成；叶酸能预防胚胎发育的神经管畸型，构筑健康体魄；抗氧化物质能够增强人体的自我免疫功能。

猕猴桃中蕴含抗突变成分谷胱甘肽，这种成分对癌症基因突变有较强的抑制作用，在一定程度上能有效抑制肝癌、肺癌、前列腺癌、皮肤癌等多种癌细胞的病变。

猕猴桃中含有的血清促进素，对稳定情绪、镇静心情有着特殊的作用。除此之外，它所含的天然肌醇，对促进脑部活动有很好的效果，因此忧郁之人多吃猕猴桃有助于改善情绪。

猕猴桃中含有大量的维生素 C、维生素 E、维生素 K 等，是一种营养和膳食纤维都丰富的低脂肪食品，对美白肌肤、减肥、美容有独特的功效，是爱美人士的最佳水果。

最健康烹饪

猕猴桃直接鲜食，去皮时，可以将两头切掉，然后用勺子沿着皮的边缘，轻挖果肉即可。也可以将猕猴桃切成橘子瓣状，然后去皮食用。

饮食宜忌

猕猴桃一般人群均可食用，情绪低落、常吃烧烤或经常便秘的人比较适合食用，而癌症、高血压、冠心病、心血管疾病、食欲不振、消化不良患者，航空、高原、矿井等特种工作人员尤其适合经常食用。脾虚便溏、风寒感冒、寒湿痢、慢性胃炎、痛经、闭经、小儿腹泻者都不宜食用。

选购窍门

选购猕猴桃时，要选择土黄色，头部尖尖如小鸡嘴巴样的猕猴桃，这样的猕猴桃一般都是纯天然成熟的，不是经过催熟剂催熟的，吃起来比较健康。

柿子

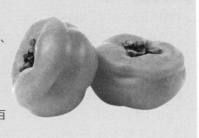

性味归经：性寒，味甘、涩，入肾、脾、肺、大肠经。

营养成分：柿子含糖量较高，还含有碳水化合物、单宁、柿胶粉、蛋白质、脂肪、维生素 C 和胡萝卜素等多种营养成分。另外，柿子的磷、铁、锌、铜、钙、碘等微量元素的含量也很高。

食疗功效：生津止渴、健脾和胃、清热润燥、润肺化痰、止血。

主治：高血压、慢性支气管炎、干咳、便血、尿道感染、小儿百日咳、咽痛、耳聋、耳鸣、倦怠、食少。

最营养搭配

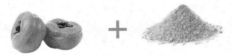

柿子　＋　玉米面

功效：
清肠通便、排毒养颜

柿子和玉米面都含有丰富的纤维素，可以刺激肠蠕动，防止便秘，加速肠内毒素的排出。

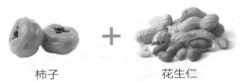

柿子　＋　花生仁

功效：
延缓衰老、增强记忆

柿子通便润肠，花生仁中锌和硒丰富，二者搭配能增强记忆、抗老化、延缓脑功能衰退。

功效

提供能量，醒酒利尿，补充维生素 C，抑制病菌。

注解

柿子的主要成分是糖类，富含葡萄糖、果糖、蔗糖，它们都可立即转化为身体所需要的能量。此外，柿子还富含维生素 C、维生素 B_2、β-胡萝卜素及多种矿物质等营养素。

甜柿所带有的苦涩味来源于矢布脑和醇脱氢酶酵素，这两种物质具有分解酒精的功效，再加上柿子中含有可降血压的单宁和有利尿作用的钾，喝完酒后吃个柿子，能防止宿醉。

柿子叶被称为"天然的维生素 C 剂"，其维生素 C 的含量为柑橘的数十倍，因此使用柿子叶做成油炸食品，可补充因吸烟或喝酒所流失的维生素 C。

新鲜柿子含碘量高，甲状腺患者常吃有益。柿叶含的黄酮苷有降低血压、增加冠脉流量的作用。叶中的成分对金黄色葡萄球菌及卡他球菌均有抑制作用。

最健康烹饪

柿子可鲜食，但不要空腹吃生柿子。在吃过柿子后不要马上饮用白酒、热汤，以防引起胃结石症。柿子可晒制柿饼食用，柿饼上的一层白霜有很好的食疗功效。

饮食宜忌

柿子一般人群均可食用，尤其适宜大便干燥、高血压、甲状腺疾病患者及长期饮酒者食用。外感风寒、糖尿病、便溏患者及脾胃泄泻、体弱多病者、产妇应忌食。需要注意的是患有慢性胃炎、消化不良等胃动力功能低下者、贫血患者以及胃大部切除术后不宜食用柿子。有些食物不宜与柿子搭配食用，如酸菜、黑枣、鹅肉、螃蟹、甘薯、鸡蛋，否则会引起腹痛、呕吐、腹泻等症状。

特别介绍

柿子味美且药用价值很高，日本一直有这样的说法："柿子一旦红了，医生的脸就绿了。"可见，柿子是一种对身体相当有益的健康水果。

橙子

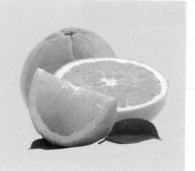

性味归经：性凉，味甘，入肺经。

营养成分：橙子含有丰富的维生素 C、柠檬酸、橙皮苷以及醛、维生素 A、B 族维生素、烯类等物质。橙子还含有镁、锌、钙、铁、磷、钾等矿物质和无机盐，以及纤维与果胶。

食疗功效：生津止渴、健脾开胃、降低血脂、美白肌肤、帮助消化、增进食欲。

主治：食欲不振、宿醉、恶心、腹中雷鸣及便溏或腹泻。

最营养搭配

橙子 + 奶油 = 强健骨骼

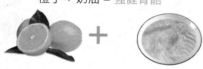

橙子富含类胡萝卜素，与奶油同食，有助于保护视力，促进骨骼发育。

橙子 + 苹果 = 补充体力

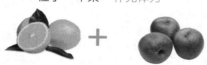

苹果中含有多种维生素、矿物质和糖类，与橙子搭配能迅速补充体力，能解渴提神。

橙子 + 柠檬 = 加速伤口愈合

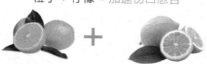

橙子和柠檬搭配能提供丰富的营养成分，增强人体免疫力、促进病体恢复、加速伤口愈合。

功效

强健身体，降血脂，防癌，止咳化痰。

注解

橙子中丰富的维生素C和维生素P，专入肝经，善疏肝理气，不仅能增强机体抵抗力，增加毛细血管的弹性，还能将脂溶性有害物质排出体外，是名副其实的保健抗氧化剂，经常食用有益人体，还有醒酒功能。

橙子中的维生素C还可抑制胆结石的形成，因此常食橙子可降低胆结石的发病率。橙子所含的果胶能帮助尽快排泄脂类及胆固醇，有降低血脂的作用。

橙子中的黄酮类物质具有抗炎症、强化血管和抑制凝血的作用，与较强抗氧化性的类胡萝卜素一样，都可抑制多种癌症的发生。

橙皮中除了含有果肉的成分外，还含有较多的胡萝卜素，有止咳化痰的功效，是治疗感冒咳嗽、食欲不振、胸腹胀痛的良药。橙皮中所含的橙皮油，对慢性支气管炎有治疗的作用。

最健康烹饪

橙子适合鲜食。脑力劳动者常吃橙子，有助于维持大脑活力、提高敏锐度，集中注意力，缓解视力疲劳。儿童吃橙子，可以开胃、增高。女性吃橙子有助于增加皮肤弹性，减少皱纹。

饮食宜忌

橙子一般人群均可食用，特别适合胸满胀闷、恶心欲吐、饮酒过多及宿醉未醒者食用。吃橙子前后 1 小时内不要喝牛奶，因为牛奶中的蛋白质遇到果酸会凝固，影响消化吸收。橙子不宜与萝卜一起吃，以免诱发甲状腺肿大。饭前或空腹时不宜食用，以免其中的有机酸会刺激胃黏膜。

选购窍门

选购橙子时，应留意其颜色是否特别鲜艳，以防买到上了色素的产品。检测方法可用湿纸巾在橙子表面擦一擦，如果上了色素，一般都会在餐巾纸上留下颜色。

柚子

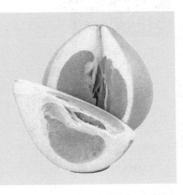

性味归经：性寒，味甘，入肺、胃经。

营养成分：柚子中维生素 C 的含量较为丰富，糖的含量也较多，还含有胡萝卜素、维生素 B$_2$、维生素 P 及钙、铬、磷、铁等多种人体所需的营养成分。

食疗功效：健脾养胃、止咳除烦、美容瘦身、补血养颜、清肠利便。

主治：高血压、糖尿病、血管硬化、咳嗽、胃炎、慢性支气管炎、消化不良、肾病。

最营养搭配

　＋　

柚子　　　　　　蜂蜜

功效：

嫩肤养颜、清肠排毒

柚子有丰富的微量元素，蜂蜜有润肺止咳、排毒的作用，二者搭配美白效果较好。

　＋　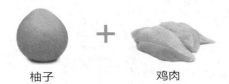

柚子　　　　　　鸡肉

功效：

止咳化痰、益气补肺

柚子与鸡肉搭配，有益气补肺、下痰止咳的功效，适用于肺虚咳嗽发作性哮喘等病症。

功效

降血压、降血脂，增强体质，止血止痛，缓解心血管疾病。

注解

柚子的果肉中含有非常丰富的维生素 C 以及类胰岛素等成分，具有降低血液中胆固醇、降血糖、降血脂、减肥、养颜等功效，经常食用，对高血压、糖尿病、血管硬化等心脑血管疾病都有辅助治疗作用。

柚子还具有增强体质的功效，它能帮助身体吸收更多的钙及铁质。柚子所含的天然叶酸，可以预防贫血症的发生，并促进胎儿发育，因此特别适合孕妇食用。

常食柚子能促进伤口愈合，对败血症等有良好的辅助治疗效果。柚子煎水洗浴可以促进皮肤内的血液循环，对神经痛及风湿均有帮助。

柚皮苷可抑制二磷酸腺苷酸转变三磷酸腺苷酸，从而阻止毛细管前括约肌的松弛。其作用是可降低血小板的凝集，增进血液浮悬的稳定性及增快血液流动等，对心血管病患者有很大的帮助。

最健康烹饪

柚子适合鲜食，有清热化痰、健胃消食的功效；还可以加蜂蜜做成柚子茶，适用于妊娠恶心呕吐，胃脘疼痛诸病症，风味独特且具有良好的保健功效；还可以做菜，如柚子蒸鸡，具有温中益气补肺、下痰止咳的功效，适用于肺虚咳嗽发作性哮喘等病症。

饮食宜忌

柚子一般人群均可食用，尤其适合痰多气喘、慢性支气管炎、咳嗽、胃病以及心脑肾病患者食用，但脾虚便溏者应慎食。在服药期间，需忌食柚子，如服用抗过敏药时吃柚子，患者轻则会出现头昏、心悸、心律失常等症状，严重的还会导致猝死。

食物相忌

柚子中含有丰富的酸性物质，牛奶中含有丰富的钙质和蛋白质，两者放在一起食用，容易形成蛋白质凝结，造成人体腹泻。因此，应避免两者放在一起食用。

香蕉

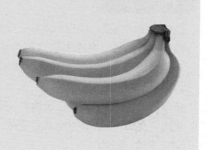

性味归经： 性寒，味甘，入肺、大肠经。

营养成分： 香蕉营养高、热量低，含有蛋白质、糖、碳水化合物、脂肪、维生素、胡萝卜素、膳食纤维、生物碱，以及钙、磷、铁、钾等无机成分。

食疗功效： 清热解毒、生津止渴、润肠通便、瘦身美体、利尿消肿。

主治： 高血压、冠心病、动脉硬化、便秘、感冒、口干烦躁、咽喉肿痛、痔疮。

最营养搭配

香蕉 + 银耳 = 清理肠胃

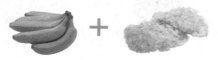

香蕉与银耳搭配，能够刺激肠胃蠕动，具有养阴润肺、生津整肠的功效。

香蕉 + 百合 = 清心安神

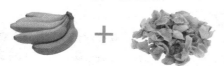

香蕉具有清热、生津止渴、润肺滑肠的功效，与百合搭配具有润肺止咳、清心安神的作用。

香蕉 + 牛奶 = 美容减肥

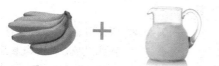

香蕉能通便利肠，与牛奶同食，有利于维生素 B_{12} 的吸收，也是美容减肥的上好搭配。

功效

消除疲劳，治疗浮肿，润肠通便，降压。

注解

香蕉中所含的维生素 B_2 与柠檬酸具有互补的效果，它们能形成分解疲劳因子的乳酸和丙酮酸，从而防止或消除身体疲劳。正是由于香蕉含有以上两种营养成分，它才成为运动员经常食用的补充能量的水果。

据研究，香蕉还含有大量的钾元素，能排除体内多余的盐分，而且具有利尿作用，有助于水分的新陈代谢，因此可以辅助治疗浮肿。

香蕉的水溶性食物纤维中含有果胶质与欧力多寡糖，有润肠通便、整肠的作用，并且欧力多寡糖还能增加肠内乳酸杆菌的数量，促使肠胃蠕动，从而可有效改善便秘的症状。

香蕉有降压作用，适合高血压者食用，而且对大便干结患者、痔疮出血者也很适宜食用。果皮含蕉皮素成分，能抑制细菌、真菌的滋生。

最健康烹饪

香蕉适合鲜食，胃肠不好的人可以将香蕉放热水中烫一下再食用。香蕉可以放入面粉中做成香蕉饼，还可以加糖做成拔丝香蕉，是餐桌上常见的甜点。

饮食宜忌

一般人群均可食用，尤其适合高血压、冠心病、动脉硬化、口干烦躁、咽干喉痛、大便干燥、痔疮、上消化道溃疡患者及醉酒者食用。但糖尿病患者以及脾胃虚寒、便溏腹泻的人不宜多食，急慢性肾炎及肾功能不全者需要忌食。不可空腹吃香蕉，否则会对心血管产生抑制作用。

选购窍门

选购香蕉时，首先要看颜色，如果表皮颜色鲜黄光亮，两端带青，表示成熟度较好；若果皮全青，则比较生；而果皮变黑的，则过于熟。其次，用手轻轻捏一下，富有弹性的比较好。

哈密瓜

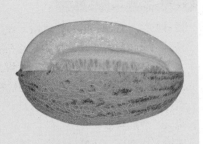

性味归经： 性寒，味甘，入心、胃经。

营养成分： 哈密瓜含糖量高，一般在 15% 左右，并含有丰富的维生素、粗纤维、果胶、苹果酸及钙、磷、铁等矿物质元素。

食疗功效： 清凉消暑、生津止渴、促进新陈代谢、除烦渴、清肺热、止咳。

主治： 便秘、咳嗽、肾病、胃病、高血压、冠心病、眼睛疲劳、体倦。

最营养搭配

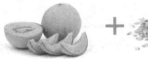

哈密瓜 ＋ 燕麦

功效：

美白保湿、滋润肌肤

哈密瓜中抗氧化剂能减少皮肤黑色素的生成，与燕麦搭配可保持肌肤水嫩，美白肌肤。

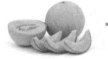 ＋

哈密瓜 ＋ 葡萄干

功效：

消除疲劳、清理肠胃

哈密瓜与葡萄干有清肠、除疲劳的作用，二者搭配适合神经衰弱、过度疲劳者食用。

功效

增强活力，解暑，清热利便，防病健身。

注解

哈密瓜的主要成分是糖，包括果糖、葡萄糖和蔗糖，人体吸收这些糖的速度很快，食用后即可获得能量，活力四射。

哈密瓜性寒，冰冷症患者最好避免在夜晚食用。不过，也正因为如此，哈密瓜可清凉消暑、解除烦热，是夏季解暑的佳品，具有止渴、增进食欲及消除夏日病的功效。

哈密瓜含有钾，能将多余的水分排出体外，可消除浮肿，有清热、消肿、通便、利尿解渴的功效，用于发热、水肿、便秘等症。其种子能清热、清痰平喘、清肠润燥。

哈密瓜不但营养丰富，药用价值也高。每天多吃哈密瓜，有益于人体健康，而且有防病健身的功效。哈密瓜中所含的胡萝卜素是一种较强的抗氧化物，可预防白内障及肺癌、乳癌、子宫颈癌、结肠癌的发生。哈密瓜还能促进人体的造血机能，可以用来作为贫血患者的食疗补品。

最健康烹饪

哈密瓜是夏季消暑佳品，适合夏季鲜食。把哈密瓜切成小块，先用盐水冲一下，去掉涩味，然后放到盘子里，淋上蜂蜜或者是奶昔口味更佳。

饮食宜忌

哈密瓜一般人群均可食用，尤其适宜肾病、贫血、便秘、胃病和咳嗽痰喘患者食用。哈密瓜性凉不宜多吃，以免引起腹泻。而腹胀、脚气病、便溏、黄疸、寒性咳喘患者以及产后、病后的人不应多食，糖尿病患者要慎食。哈密瓜的瓜瓤上含有 β - 胡萝卜素，因此食用时不要将瓜瓤剔除得过分干净。

选购窍门

选购哈密瓜时，首先看颜色，应选择色泽鲜艳的，哈密瓜皮色分绿色带网纹、金黄色、花青色等几种，成熟的瓜色泽比较鲜艳；其次闻瓜香，成熟的瓜有瓜香，未熟的瓜则无香味或香味较小；第三，摸软硬，成熟的瓜坚实而微软，太硬的没熟，太软的则过熟。

火龙果

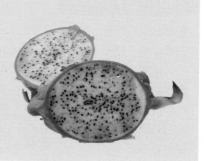

性味归经： 性凉，味甘，入胃、大肠经。
营养成分： 营养丰富，果肉中含有脂肪、蛋白质、纤维、胡萝卜素、B族维生素、维生素C、维生素E、果糖、葡萄糖等营养成分，还含有一般水果少有的植物性白蛋白及花青素。
食疗功效： 润肠解毒、美容保健、清热除烦、减肥瘦身、明目降火、增加食欲。
主治： 高血压、便秘、贫血、暗疮、关节炎、过敏、胃痛。

最营养搭配

火龙果 + 椰汁 = 清凉解渴

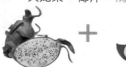

火龙果中富含维生素C，椰汁有生津止渴的功效，二者搭配是夏季清凉解渴的佳品。

火龙果 + 牛肉 = 补血养颜

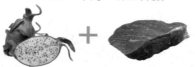

牛肉富含铁，火龙果富含维生素C，二者搭配食用能起到补血养颜的效果。

火龙果 + 蜂蜜 = 润肠通便

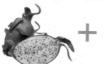

火龙果和蜂蜜搭配食用，既能掩盖火龙果果肉的生涩，还有润肠通便、止咳养胃的功效。

功效

润肠通便，减肥瘦身，美容排毒，抗衰老，预防贫血。

注解

火龙果中含有丰富的水溶性膳食纤维，能够促进人体的胃肠蠕动，加快新陈代谢，有润肠通便、减肥的作用，同时，对于肠癌等疾病还有一定的预防作用。

火龙果是一种低热量、高水分的水果。它在满足人体需要水分的同时，加快人体的新陈代谢，避免热量在人体的堆积，有利于美容瘦身。

火龙果中含有丰富的维生素C，是一种抗氧化剂，能够起到美白肌肤的作用。所含有的钾，能加快新陈代谢，将人体多余的水分和毒素排出体外，避免水肿型肥胖的同时，还有美容的效果。

火龙果含有一种特殊的成分——花青素，它有抗氧化、抗自由基、抗衰老的作用，还能预防脑细胞变性，抑制阿尔茨海默病的发生。

火龙果中的含铁量比一般的水果要高。铁是制造血红蛋白不可缺少的元素，摄入适量的铁质还可以预防贫血。

最健康烹饪

火龙果夜间开花，白天闭合，花芳香美丽，可供欣赏。火龙果适宜鲜食或晒干后煮食，煮肉丝汤或炒肉丝均可。花具有清血、润肺止咳的作用，经常合理地食用有强身健体的功效。果实可清肺降火、降血压、促进大肠及胃的消化。

饮食宜忌

火龙果一般人均可食用，大便燥结、肝火旺盛者宜食。火龙果最好现买现吃，避免存放太长时间，影响其口味。火龙果含糖量丰富，糖尿病患者应慎食，以免加重病情。

特别介绍

火龙果又名红龙果、青龙果，在我国台湾栽培较多，已有十七八年的历史。目前已在海南、广西、广东、福建等省地区栽培。

草莓

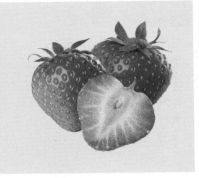

性味归经：性凉，味甘，入脾、肺经。

营养成分：草莓果肉中主要含有果糖、蔗糖、蛋白质、果胶、胡萝卜素，还含有天门冬氨酸、草酸钙、鞣酸、柠檬酸、苹果酸及多种维生素，尤其是维生素 C 含量非常高。

食疗功效：美容养颜、润肠通便、预防心血管疾病、润肺生津、明目养肝、去热消暑。

主治：高血压、高脂血症、痔疮、便秘、食欲不振。

最营养搭配

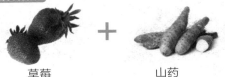

草莓　　　　　　　　山药

功效：

滋补养颜、补虚养身

草莓与山药搭配有一定的滋补调理作用，适合病后虚弱体质、女性产后调养食用。

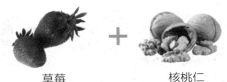

草莓　　　　　　　　核桃仁

功效：

促进铁质吸收、预防贫血

草莓中含有丰富的维生素和铁质，与核桃搭配食用，能够促进铁元素的吸收。

功效

抗菌健体，防癌，养颜美肤，降低胆固醇，滋补身体。

注解

草莓中含有丰富的维生素 C，对人体有非常重要的作用，它不仅可以产生组成皮肤或肌腱组织的骨胶原，而且可以帮助铁质的吸收，可抗菌，抑制致癌物质的产生。此外，它还可以预防感冒。

草莓中鞣酸含量高，在体内可吸附和阻止致癌化学物质的吸收，具有防癌作用。

对于女性来说，草莓的功效就更重要了。它能促进肌肤的新陈代谢，是改善黑斑、雀斑、粉刺等肌肤问题的佳品。而且它还能强健牙床，有预防牙床发炎的作用。

草莓富含水溶性食物纤维与果胶，能降低血液中的胆固醇含量，改善动脉硬化、冠心病、脑出血等症。

草莓对胃肠道和贫血也具有一定的滋补调理作用，其所含的胺类物质，对白血病、再生障碍性贫血等血液病也有辅助治疗作用，同时还可预防坏血病。草莓中所含的天门冬氨酸，可以自然平和地清除体内的重金属离子。

最健康烹饪

草莓的吃法多样。草莓可直接食用，淋上优酪乳、奶油、果糖、巧克力、炼乳口感更佳。草莓还可加工成蜜饯或果酱，或者榨汁后制成浓缩果汁或草莓酒。它还可作为饭菜的煮食材料，蛋糕的装饰，或馅饼、水果蛋挞的配料等。

饮食宜忌

草莓一般人群均可食用，声音嘶哑、风热咳嗽、烦热口干、咽喉肿痛、癌症患者尤其适合食用，但痰湿内盛、肠滑便泻及尿路结石患者不宜多食。草莓表面粗糙，不易洗净。用淡盐水或高锰酸钾水浸泡 10 分钟，既可杀菌又较易洗净。

选购窍门

现在很多草莓都是经过激素培育，所以在选购草莓的时候并不是个头越大、颜色越鲜丽的就是优质草莓。果实结实、上面有绒毛、手感较硬的为优质草莓；过于光滑、水灵的草莓，尽量避免选择。

荔枝

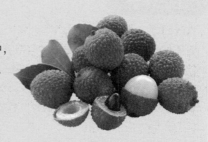

性味归经：性温，味甘，入脾、肝、心经。

营养成分：荔枝果肉中含糖量高达20%，且每100ml果汁中，维生素C含量最高可达70mg，此外还含有蛋白质、脂肪、柠檬酸、果酸、磷、钙、铁等营养成分。

食疗功效：消肿解毒、止血止痛、润滑肌肤、增强免疫力。

主治：呃逆、腹泻、外伤出血、烦渴、心燥、产后水肿。

最营养搭配

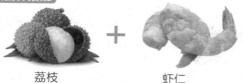

荔枝　＋　虾仁

功效：
调养身体、健脑

荔枝能够促进血液循环，补脑健身。虾仁是身体虚弱及病后调养的极好食物。

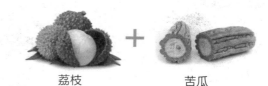

荔枝　＋　苦瓜

功效：
增进食欲

荔枝中含有丰富的维生素，苦瓜中的苦瓜苷和苦味素能增进食欲，健脾开胃。

功效

增强免疫力，美容，补脾益肝，补气养血。

注解

荔枝所含的丰富糖分具有补充能量、增加营养的作用。研究证明，荔枝对大脑有补养的作用，能够改善失眠、健忘、疲劳等症状。荔枝果肉所含的丰富的维生素C和蛋白质，有助于增强机体免疫力，提高抗病能力。

荔枝中含有多种人体所需的维生素，可以有效促进血液循环，防止雀斑的产生，使皮肤光滑细腻，红润有光泽。

中医认为荔枝可止呃逆，治腹泻，是顽固性呃逆及五更泻患者的食疗佳果。不仅如此，长期食用荔枝还有消肿解毒、止血止痛、开胃益脾和促进食欲的功效。

荔枝对乙型肝炎病毒表面抗原有抑制作用。对身体虚弱，病后津液不足者，可作为补品食用。俗语说"吃龙眼会流鼻血，而吃荔枝不会流鼻血。"

最健康烹饪

荔枝可以鲜食，还可制成荔枝干、果汁、糖水罐头、酿酒等。将荔枝壳去掉，放太阳下晒干，等到冬天的时候煲汤，味道鲜美。荔枝还可与蔬菜搭配炒食，也可作蛋糕、甜点的配饰。

饮食宜忌

一般人群均可食用，而产妇、老年人、贫血、胃寒、身体虚弱及病后调养者尤其适宜食用。但咽喉干疼、牙龈肿痛、鼻出血者应忌食。鲜荔枝不宜一次食用过多，如果大量食用，会出现口渴、出汗、头晕、腹泻，甚至出现昏迷和循环衰竭等症状，医学上称为"荔枝病"。

选购窍门

选购荔枝时，以色泽鲜艳、个大均匀、鲜嫩多汁、皮薄肉厚、气味香甜的为佳。挑选时可以先在手里轻捏，质量好的荔枝手感应该发紧而且有弹性。如果荔枝外壳的龟裂片平坦、缝合线明显，味道一定会很甜。

桑葚

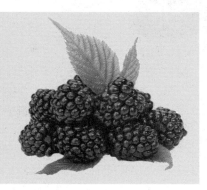

性味归经： 性寒，味甘，入心、肝、肾经。

营养成分： 桑葚含有丰富的活性蛋白、维生素、氨基酸、胡萝卜素、矿物质等成分，营养含量是苹果的5~6倍，葡萄的4倍。

食疗功效： 生津止渴、润燥除烦、滋阴润肺、养血补血、乌发美容、防癌抗癌。

主治： 高血压、高脂血症、冠心病、动脉硬化、神经衰弱、头晕目眩、气血不足、腰膝酸软。

最营养搭配

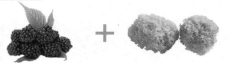

桑葚　＋　银耳

功效：
滋补美容、生津润燥、延缓衰老

桑葚能提高机体免疫力，为滋补强身的佳果，与银耳搭配能延缓衰老，美容养颜。

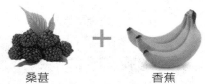

桑葚　＋　香蕉

功效：
防止便秘

桑葚具有生津止渴、促进消化、帮助排便的作用，与香蕉搭配能清肠排便，防止便秘。

功效

防治慢性疾病，延迟衰老，抑制癌症，滋养身体。

注解

桑葚中的脂肪酸具有分解脂肪、降低血脂、防止血管硬化的作用。桑葚中的多种活性成分，具有调整机体免疫功能、促进造血细胞生长、降血压、护肝和抗艾滋病的作用。

桑葚含有丰富的天然抗氧化成分 β-胡萝卜素、维生素C、硒、黄酮等，可有效清除自由基，抗脂质过氧化，改善免疫功能，起到润肤美容的功效，常用于抗衰老、生发方面，常吃可延年益寿。

桑葚中含有一种叫白藜芦醇的物质，能刺激人体内某些基因抑制癌细胞生长，并能阻止血液细胞中栓塞的形成，起到预防癌症和血栓性疾病的作用。

桑葚子能提高机体免疫力，调节免疫平衡，并能生津补液，利水消肿，生津止渴，润燥滑肠。桑葚有滋阴补血、益肝肾、养阴血的作用，常应用于血虚肠燥便秘、阴血不足的眩晕、失眠等症。

最健康烹饪

桑葚有黑、白两种，鲜食以紫黑色为上品。白桑葚汁多、味甜、果形大，但没有黑桑葚药用价值高。桑葚除鲜食外，还可以制成桑葚酒、桑葚糖、桑葚蜜饯、桑葚蜜膏等保健食品。

饮食宜忌

女性、中老年人及过度用眼者适合食用桑葚。桑葚含糖量高，糖尿病患者应忌食。儿童不宜多吃桑葚，因为桑葚含有较多的胰蛋白酶抑制物——鞣酸，会影响人体对铁、钙、锌等元素的吸收。桑葚中含有溶血性过敏元素及透明质酸，过量食用后易发生溶血性肠炎。未成熟的桑葚不能吃，桑葚不能与鸭蛋同食。脾虚便溏者不宜吃桑葚。

特别介绍

桑葚，为桑科落叶乔木桑树的成熟果实，又叫桑果。成熟的鲜果味甜汁多，是人们常食的水果之一。桑葚既可入食，又可入药。中医认为桑葚味甘酸，性微寒，入心、肝、肾经，为滋补强壮、养心益智佳果。

桃

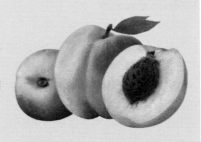

性味归经：性温，味甘，入胃、大肠经。

营养成分：桃中除了含有多种维生素和果酸以及钙、磷等无机盐外，它的含铁量为苹果和梨含铁量的4~6倍。

食疗功效：补益气血、滋阴养肺、生津止渴、润燥活血、健脑益智、帮助消化。

主治：消渴、便秘、痛经、虚劳喘咳、疝气疼痛、自汗、盗汗、水肿、心悸、跌打损伤、遗精。

最营养搭配

桃 + 粳米 = 消除水肿

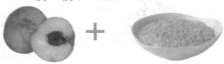

桃具有含钾丰富、含钠较少的特点，粳米易于消化，二者搭配适合水肿患者食用。

桃 + 牛奶 = 补血养颜

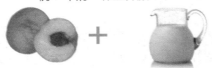

桃与牛奶搭配有补血养颜的作用，很适合小孩和孕妇补血食用。

桃 + 胡萝卜 = 美容健体

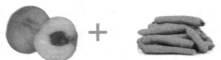

桃与胡萝卜搭配食用，强身健体的同时，还有助于美容养颜，很适合爱美的女士食用。

功效

补益气血，利尿消肿，养阴生津，健脑，有一定的药用价值。

注解

桃不仅营养丰富，而且有很高的食疗作用。桃含有丰富的铁元素，是缺铁性贫血患者的理想食物。

桃含有大量钾元素，而且含钠少，非常适合水肿患者食用。水肿病患者多吃桃，有利尿消肿作用。

桃含有有机酸和纤维素，能促进消化液的分泌，增加胃肠蠕动，增进食欲，利消化。桃子可以滋阴生津，是病后气虚血亏、心悸气短者的营养佳果。

桃富含B族维生素。维生素B_1、维生素B_2等都是改善大脑功能的重要物质，其中维生素B_1对于思维判断能力、记忆力和自知能力起着重要的作用；维生素B_2影响大脑中枢神经的功能发挥，缺乏这些元素，会导致人记忆力的下降。

桃仁可以活血化瘀、润肠通便，能辅助治疗闭经、跌打损伤等症。且桃仁提取物有止咳、抗凝血的功效，同时还能降血压，用于辅助治疗高血压病。桃仁有减少血管通透性，促进炎症渗出物的吸收而改善血行，消除血液浓黏凝聚的作用。

最健康烹饪

桃适合鲜食，多用于病后体虚调养、产后体虚调养、老年人调养等。桃也可以加工制成罐头、桃干、桃果脯、桃酱、果酒、果汁等。

饮食宜忌

一般人群均可食用，老年体虚、肠燥便秘、身体瘦弱、阳虚肾亏者更适合食用。糖尿病患者和内热偏盛、易生疮疖的人不宜多吃，而且婴儿、孕妇应少食桃。需要注意的是，未成熟的桃和已经烂的桃一定不要吃。

选购窍门

选购桃时，以形体较大，形状端正，表皮无疤痕，无虫蛀，颜色鲜亮者为佳。而且质量好的桃大多果肉白净，肉质细嫩，果汁多且甜味浓。

梅子

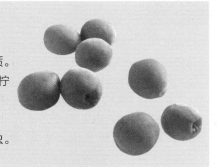

性味归经： 性温，味甘，入肝、脾、肺、大肠经。
营养成分： 梅子含有丰富的钙、镁、钾、钠、磷、铁等矿物质。其中钙、磷、铁的含量尤为丰富。此外梅子还有含量极高的柠檬酸，占其有机酸含量的 85% 以上。
食疗功效： 清肺止咳、除烦静心、生津止渴。
主治： 食欲不振、便秘、宿醉、肺热咳嗽、呕吐、烦渴、蛔虫。

最营养搭配

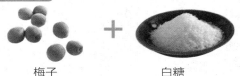

梅子 ＋ 白糖

功效：
生津止渴、调理肠胃

　　梅子可养胃生津，白糖能止渴消烦，两者同食能抑制肠内细菌的繁殖，调整肠胃状况。

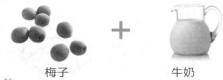

梅子 ＋ 牛奶

功效：
促进营养吸收、强健骨骼

　　梅子中含有的枸橼酸能够和牛奶中的钙相结合，使钙更易于被人体吸收利用。

功效

　　调节肠胃，强筋健骨，保健防病，抗菌，净化血液。

注解

　　梅子含有丰富的柠檬酸，柠檬酸能促进肠胃蠕动，增进食欲，消化蛋白质。由于梅子属酸性，因此不可生食，但加工成咸梅等食品后，却能抑制肠内的不良细菌，具有整肠的作用。

　　柠檬酸与钙结合后，能强化骨骼、促进铁的吸收和血液循环，而且可避免血液中固积乳酸，因而也可防止肩膀酸痛、腰痛、肌肉疲劳等症。

　　由于梅子富含维生素，因此具有预防感冒与改善宿醉的功效，另外柠檬酸能使血液循环顺畅，具有消除疲劳与延缓衰老的功效。

　　乌梅是由青梅加工熏制而成，能使胆囊收缩，促进胆汁分泌，并有抗蛋白过敏的作用。乌梅对大肠杆菌、痢疾杆菌、绿脓杆菌、伤寒杆菌、结核杆菌、霍乱弧菌等均有显著的抗菌作用，对各种皮肤真菌也有抑制作用。

　　梅子属于碱性食品，含有多种有机酸，能够中和体内的酸性物质，使血液保持在碱性状态。

　　另外，梅子中的有机酸还能够促进身体的新陈代谢，及时清除体内代谢的垃圾毒素，并能够净化血液，保持血管弹性。

最健康烹饪

　　梅子可以制成梅子茶、梅子酒等，也可以制作成果脯，还可以用作各种点心或菜肴的配料。

饮食宜忌

　　一般人群均可食用。梅子含钾量较高，而含钠量较少，长期服用利尿药的人，适宜食用梅子。胃酸过多、外感咳嗽、湿热泻痢者应忌食梅子。青梅果核内含有毒素氰，未成熟的青梅果核柔软，毒素会渗透到果肉上，最好不要吃生青梅。

选购窍门

　　梅子的品种及外形会因产地的不同而不同，挑选时只需挑选大小均匀、无伤痕或斑点的即可。如果用于浸泡梅酒，就挑选翠绿的梅子；如果用于浸渍咸梅，则应选择成熟的梅子。

梨

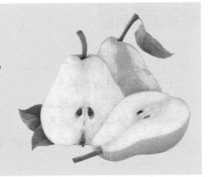

性味归经： 性凉，味甘，入肺、胃经。

营养成分： 梨的果肉含有丰富的果糖、葡萄糖和苹果酸等有机酸，还含有蛋白质、脂肪、钙、磷以及胡萝卜素、维生素 B_1、维生素 B_2、烟酸、抗坏血酸等多种维生素。

食疗功效： 清热生津、除烦止渴、润燥化痰、预防感冒。

主治： 干咳、口渴、便秘、哮喘、多痰、头晕目眩、咽喉肿痛、慢性支气管炎、高血压、心脏病。

最营养搭配

梨 + 冰糖 = 生津止渴

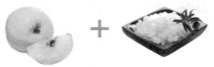

梨与冰糖搭配有润肺止咳、生津止渴、和胃降逆的功效。

梨 + 川贝 = 预防感冒

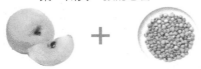

梨具有生津、润肺的功效，与川贝一起食用，对肺部器官有很好的保护作用。

梨 + 蜂蜜 = 润肺止咳

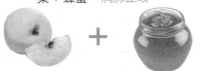

梨性凉，味甘，与蜂蜜搭配食用，口感甘甜美味，还有润肺止咳、祛烦除燥的作用。

功效

促进消化，生津止渴，清热镇静，消痰止咳，减肥瘦身。

注解

梨含有能促进蛋白质消化的酶，因此可以帮助消化肉类，饭后吃梨可促进胃酸分泌，助消化。

梨是一种可以生津止渴、解热的水果。它的甜味来源于所含有的果糖、葡萄糖和蔗糖，并且酸味较少，特别适宜因患感冒或扁桃体炎而喉咙疼痛的人食用。

梨可以有效缓解中毒和宿醉，而且其性凉，能清热镇静，常食可降低血压，改善头晕目眩的症状。梨含有天门冬氨酸，这种物质能提升身体对疲劳的抵抗力，是增强体力的有效成分。

梨含有糖苷、鞣酸等成分，很适合肺结核者食用。梨炖冰糖可滋阴润肺、消热、治咳喘。肺热久咳者可用生梨加蜂蜜熬制成梨膏糖服用。

梨中含有大量的膳食纤维，能促进胃肠蠕动，加快人体的新陈代谢，将人体的杂质和毒素排出体外。此外，膳食纤维还能降低胆固醇含量，因此吃梨能排毒养颜，还有瘦身美体的作用。

最健康烹饪

梨可直接鲜食，清爽止渴；又可蒸熟食用，浓郁香甜；也可切片晒干，独有风味。在我国传统治疗肺部疾病的食疗方子中，经常会看到梨与红枣、银耳、蜂蜜搭配食用。

饮食宜忌

梨一般人群都可食用，特别适合咳嗽、慢性支气管炎、肺结核、高血压、肝炎、肝硬化患者以及宿醉未醒者食用。因梨含糖量高，过食会引起血糖升高，加重胰腺负担，糖尿病患者应少食。

选购窍门

选购梨时，首先要看皮色，皮细薄，没有虫蛀、破皮、疤痕和变色的，质量比较好；其次，应选择形状饱满，大小适中，没有畸形和损伤的梨。

菠萝

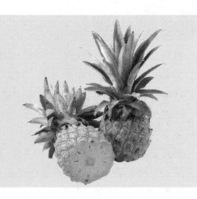

性味归经：性平，味甘，入肾、胃经。

营养成分：菠萝果实中含有蛋白质、果糖、蔗糖、碳水化合物、有机酸、氨基酸、维生素 B_2、胡萝卜素、维生素 B_1、膳食纤维、烟酸、脂肪、维生素 A、维生素 C 等。此外，它还含有铁、镁、钾、钠、钙、磷等无机成分。

食疗功效：养颜美容、止渴解烦、消肿祛湿、醒酒益气。

主治：消化不良、中暑、肠炎腹泻、头晕、肾炎、水肿。

最营养搭配

 +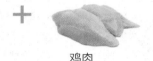

菠萝　　　　　　　鸡肉

功效：

强身健体、促进消化

菠萝含有菠萝酶，与鸡肉搭配能帮助消化蛋白质，还有增强体质、利尿等功效。

 +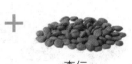

菠萝　　　　　　　杏仁

功效：

消肿祛湿、润肺止咳、养胃生津

菠萝有止渴解烦、消肿去湿的作用，与杏仁搭配，很适合口干烦躁、肠胃不适者食用。

功效

促进消化，消肿利尿，补充钙质，缓解心脏病，清理肠胃。

注解

菠萝中所含的菠萝蛋白酶能软化肉类，菠萝的酸味来源于其所含的丰富的柠檬酸，因此其能促进胃液分泌，帮助消化。但应注意的是，食用不成熟的菠萝反而会引起消化不良。

菠萝蛋白酶能帮助蛋白质消化，具有消炎、消肿和分解肠内腐败物质的作用，因此对止泻、利尿、局部抗炎、消水肿、下痢或癌症等有一定的作用。

菠萝所含的维生素 B_1 能减缓衰老、消除疲劳。而且，菠萝还含有微量的矿物质——锰。锰能促进钙的吸收，预防骨质疏松症，还能治疗口渴及缓和不稳定的情绪。

菠萝所含的凤梨蛋白酶、生物苷能使血凝块消退，抑制血凝块形成，对于冠状动脉血栓引起的心脏病有缓解作用，是心脏病患者的食疗佳品。

菠萝中含有丰富的纤维素，能够促进人体胃肠蠕动，加快人体的新陈代谢，将人体中废物和有毒物质排出体外，有清理肠胃毒素的作用。

最健康烹饪

菠萝既可鲜食，又可加工成糖水菠萝罐头、菠萝果汁等。吃菠萝时先把菠萝去皮切成片，然后放在淡盐水里浸泡半小时，再用凉开水浸洗，去掉咸味后就可以食用。将菠萝用盐水浸泡，也可避免"菠萝病"发生。

饮食宜忌

菠萝一般人群均可食用，尤其消化不良、身热烦躁者及肾炎、高血压、支气管炎患者适宜食用。但患有溃疡病、肾脏病、凝血功能障碍的人应禁食菠萝，而且发热及患有湿疹疥疮的人也不宜多吃。菠萝不宜与萝卜、牛奶、鸡蛋同时食用。此外，服用含铁制剂时也不宜食用菠萝。

特别提醒

有的人食用菠萝后，15~60 分钟内会出现腹痛、呕吐、腹泻、头晕、皮肤潮红、全身发痒、四肢及口舌发麻等症状，严重的还可能出现呼吸困难甚至休克的症状。一旦出现以上症状，应立即到医院治疗。

红枣

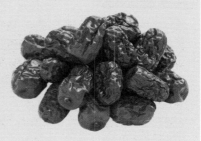

性味归经：性平，味甘，入脾、胃经。

营养成分：枣含较多蛋白质、芦丁、葡萄糖、果糖、抗坏血酸、脂肪、淀粉、有机酸和多种维生素及钙、磷、铁等物质。鲜枣中的维生素 C 含量每 100g 高达 380~600mg，红枣中维生素 E 的含量也是百果之冠。

食疗功效：补虚益气、养血安神、美容养颜、降低胆固醇。

主治：胆结石、贫血、高血压、骨质疏松、失眠多梦。

最营养搭配

红枣 + 牛肉 = 补中益气

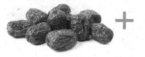 +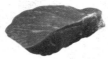

红枣有养血安神、补中益气的作用。与牛肉搭配食用，有助于病后滋补身体。

红枣 + 莲子 = 养心安神

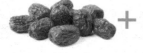 +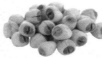

莲子具有防癌抗癌、强心安神、滋养补虚等功效，与红枣同食滋补功效大增。

红枣 + 糯米 = 健脾养胃

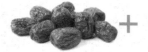 +

红枣有提高人体免疫力、防止骨质疏松的作用，与糯米搭配食用，有养胃补虚的作用。

功效

补血养胃，保肝护肝，抗疲劳，补脾和胃。

注解

红枣中富含钙和铁，对防治中老年人骨质疏松以及青少年和女性贫血都有很重要作用，其效果通常是药物所不能比的。红枣不但能补血，而且与蜂蜜搭配泡红茶又是很好的养肝饮品。

红枣中丰富的糖类和维生素 C 以及环磷酸腺苷等，能减轻各化学药物对肝脏的损害，并有促进蛋白合成，增加血清蛋白含量的功效，具有护肝作用，并可辅助治疗慢性肝炎和早期肝硬化。

红枣所含有的达玛烷型皂苷，有抗疲劳、增加人的耐力及减轻毒性物质对肝脏损害的功能。所含的黄酮类化合物有镇静降血压作用。

红枣可以缓解毒药烈性，减少毒药对胃肠道的刺激。而且维生素 C 可使体内多余的胆固醇转变为胆汁酸，从而使胆结石形成的概率减小，故经常食用红枣可预防胆结石。

最健康烹饪

生食红枣时，枣皮不容易被肠胃消化，会导致消化不良，因此食用时应细嚼慢咽。红枣也可以炖汤。枣皮中也含有丰富的营养，因此在炖汤时，应该把枣皮和果肉一起炖。春秋季乍暖还寒，用红枣煮汤代茶，能安心守神，增进食欲和免除失眠之苦；夏季炎热，红枣与荷叶同煮可利气消暑；冬季严寒，红枣汤加生姜红糖可驱寒暖胃。

饮食宜忌

红枣特别适合心血管疾病、癌症患者、中老年人、青少年、女性及营养不良的人食用。但急性肝炎及牙齿疼痛患者及小儿疳积者应忌食红枣。此外，糖尿病患者、脾胃虚寒者应少食。

选购窍门

好的红枣皮色紫红而有光泽，颗粒大而均匀，果实短壮圆整，皱纹少，痕迹浅。如果红枣蒂端有穿孔或粘有咖啡色或深褐色粉末，说明已被虫蛀。

无花果

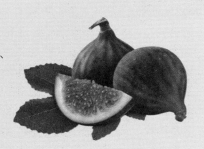

性味归经： 性凉，味甘，入肺、胃、大肠经。
营养成分： 无花果含有人体必需的多种氨基酸、糖类、维生素、矿物质、无机盐，还含有苹果酸、柠檬酸、琥珀酸、奎宁酸、脂肪酶、蛋白酶、水解酶等多种营养成分。
食疗功效： 清热解毒、生津止渴、健脾开胃、利水消肿。
主治： 便秘、痔疮、黄疸、宿醉、食欲不振、消化不良。

最营养搭配

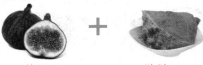

无花果　　　　　　　　　猪肺

功效：
健脾开胃、补肺润燥

　　无花果能够健胃清肠、消肿解毒，与猪肺搭配具有补肺润燥、健脾开胃的功效。

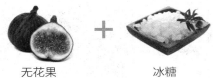

无花果　　　　　　　　　冰糖

功效：
帮助消化、清痰、润肺止咳

　　无花果含有多种酶，与冰糖搭配能帮助人体对食物的消化，润肺止咳。

功效

可入药，消除便秘，分解血脂，防癌抗癌。

注解

　　无花果具有独特的甘甜味，以生吃居多。很久以前人们就发现它具有促进消化、健胃、整肠、治疗痔疮的作用，因此它的枝与叶都被拿来治病，从而成为药用植物中的一种。

　　无花果含有丰富的膳食纤维、维生素 B_1、维生素 B_2、维生素 C、钙、铁等优质的营养素。其中，属水溶性食物纤维的果胶，具有促进肠胃蠕动的功效，能帮助消化，促进食欲，对痔疮、便秘等病症的治疗效果极好，还可治疗腹泻、肠胃炎等疾病。除此之外，无花果还有消炎的作用，可治疗发炎症状。

　　无花果含有脂肪酶、水解酶等物质，具有降低血脂和分解血脂的作用，可减少脂肪在血管内的沉积，从而能够降低血压、预防冠心病，心脑血管疾病患者可以适量食用。

　　未成熟和成熟的果实中分别含有补骨脂素、佛柑内酯等活性成分和一种芳香物质苯甲醛，它们都具有增强人体抗病能力、防癌抗癌的作用，可以预防多种癌症的发生，还可延缓移植性腺癌、淋巴肉瘤的发展，促使其退化，并对正常细胞不会产生毒害。

最健康烹饪

　　无花果成熟后，剥去外面的一层薄皮，里面的果肉均可食用。无花果除了直接鲜食之外，也还可以和冰糖一起蒸食，可治疗由肺热引起的咽干、声音嘶哑。无花果还能够和百合一起炖汤喝，清热润燥、美容养颜。

饮食宜忌

　　无花果一般人群均可食用，尤其适宜高脂血症、冠心病、动脉硬化、癌症及便秘患者食用。但患有脂肪肝、脑卒中、腹泻的人不宜食用。

特别介绍

　　无花果，又称天生子、文仙果，果树的叶子厚大浓绿，而所开的花却很小，经常被枝叶掩盖，不易被人们发现；当果子悄悄地露出时，花已脱落，所以人们认为它是"不花而实"，故命名为"无花果"。

椰子

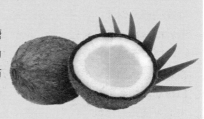

性味归经： 性平，味甘，入胃、脾、大肠经。
营养成分： 椰肉中含有蛋白质、碳水化合物；椰油中含有糖分、维生素 B$_1$、维生素 B$_2$、维生素 C 等。椰肉的含油量约为 35%，油中的主要成分为癸酸、棕榈酸、油酸、月桂酸、脂肪酸、游离脂肪酸等多种物质。
食疗功效： 滋补强壮、滋阴润燥、解暑止渴、益气祛风。
主治： 心脏病水肿、姜片虫病、口干舌燥。

最营养搭配

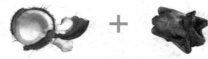

椰子　　＋　　乌鸡

功效：
补血养颜、益精明目、滋补调养
　　椰子与乌鸡搭配适宜体虚血亏、肝肾不足、脾胃不健及产妇、术后恢复的人群食用。

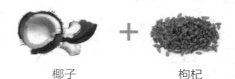

椰子　　＋　　枸杞

功效：
养颜、补气血、清肝明目
　　椰子有滋补的功效，枸杞是滋补和抗衰老的良药，二者同食能补肾益精、养肝明目。

功效

补充营养，杀虫消疳，清热生津，补益脾胃，养颜。

注解

椰子中含有多种对人体有益的营养成分，如蛋白质、维生素 B$_1$、维生素 B$_2$、维生素 C 等。椰汁中的营养成分更多，如含有果糖、葡萄糖、蔗糖、蛋白质、脂肪、B 族维生素、维生素 C 以及钙、磷、铁等微量元素。

中医认为，椰肉味甘，性平，具有益气祛风、杀虫消疳的功效，而且还可以治疗小儿绦虫、姜片虫、癣和杨梅疮等病。

椰汁则有生津、利水等功能，能治疗暑热、津液不足引起的口渴，服用后能清凉透心，除烦渴。若水肿者服用，有利尿消肿作用；吐血者服用，有凉血止血的功效。

椰子果肉善健脾益气，经常食用能令人面部润泽，增强体质及耐受饥饿，对于脾虚乏力、食欲不振、四肢疲倦、小儿疳积等有调治作用。所以说椰子是一种药食兼用的食疗佳品。

椰汁中含糖类、脂肪、蛋白质、生长激素、维生素和大量的人体必需的微量元素。经常饮用椰汁，能补充细胞内液，扩充血容量，滋润皮肤，具有驻颜美容作用。

最健康烹饪

椰汁和椰肉都可以直接食用。椰汁清如水、甜如蜜，饮之甘甜可口；椰肉芳香滑脆，质若奶油。椰肉也可制作菜肴、蜜饯或做成椰丝、椰蓉食用。椰肉炖汤，补益功效更加显著。

饮食宜忌

一般人群均可食用，但脂肪肝、脑血管病、支气管哮喘、高血压、胰腺炎、糖尿病患者应忌食。

选购窍门

青椰子适合榨汁，黄椰子适合吃果肉。挑选椰子主要靠摇晃听其声音，如果水声清晰，则品质较好；还可以看尾部，尾部是白色的是嫩椰子，尾部是棕色的是老椰子。若喜欢吃椰子肉，则应选择手感较重，摇起来较沉的椰子。

葡萄

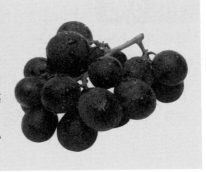

性味归经：性平，味甘、酸，入肺、脾、肾经。
营养成分：葡萄中糖分含量占到 8%~10%，还含有维生素、蛋白质、酒石酸以及矿物质钙、钾、磷、铁等。
食疗功效：舒筋活血、开胃健脾、利尿消肿、美容养颜、防癌抗癌、强筋健骨。
主治：高血压、便秘、贫血、妊娠呕吐、浮肿、肺虚咳嗽、心悸盗汗、气短乏力。

最营养搭配

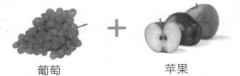

葡萄　　　＋　　　苹果

功效：
补气养血
　　葡萄与苹果中均含有丰富的维生素、烟酸，有强壮身体之功效，并能预防感冒。

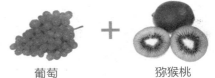

葡萄　　　＋　　　猕猴桃

功效：
健脾开胃、美容养颜
　　两者搭配食用，可以促进人体对维生素 C 的吸收，有助于美容养颜。

功效

消除疲劳，补气养血，健脾胃，防癌。

注解

葡萄的主要成分是糖，而且几乎都是葡萄糖与果糖。葡萄糖特别容易被身体吸收利用，而且可以迅速转化为能量，不需要糖类代谢所需的维生素 B_1，因此对消除大脑或身体疲劳具有立竿见影之效。

虽然葡萄中其他营养素的含量较少，但它含有钙、钾等多种矿物质，因此特别适宜贫血患者经常食用。尤其是葡萄中含有高浓度的铁元素，最适合需要恢复体力的病后、产后患者和发育中的儿童食用。

葡萄中含有较多的酒石酸，适当食用葡萄能健脾和胃，是消化能力较弱者的理想果品。葡萄对身体大有益处，常吃葡萄对神经衰弱和过度劳累者都有帮助。

葡萄中含有的白黎芦醇可以阻止健康的细胞癌变，并能抑制癌细胞扩散，而红葡萄酒中白黎芦醇含量最高。另外，红葡萄皮中的色素是一种类黄酮的色素，有预防心血管疾病的作用。

最健康烹饪

葡萄果实可鲜食，或晒干后作葡萄干食用。葡萄皮也是一种良药，含有一种防癌、抗癌的物质，因此，在吃葡萄的时候可以将葡萄洗净，连皮一同吃下。葡萄还可酿酒、榨汁食用。

饮食宜忌

葡萄营养丰富，一般人群均可食用，但由于其含糖量很高，所以糖尿病患者应慎食。需要注意的是，吃葡萄后不能马上喝水，否则容易引起腹泻。葡萄不宜与水产品同时食用，应至少间隔 2 小时，以免葡萄中的鞣酸与水产品中的钙质形成难以吸收的物质，有害健康。

选购窍门

挑选葡萄时，应选择色泽鲜艳、颗粒均匀且密实的。若葡萄表面上有白粉，则表示其新鲜度很好。

橄榄

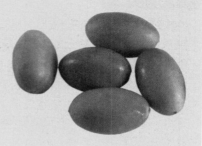

性味归经： 性平，味甘，入脾、胃经。
营养成分： 橄榄含有膳食纤维、维生素A、胡萝卜素、钙、磷、钾、镁、铁等营养成分，尤其是含钙丰富。
食疗功效： 润肺滋阴、生津止渴、解毒利痰、理气止咳。
主治： 咽喉肿痛、烦渴、咳嗽、酒精中毒、腹痛、感冒。

最营养搭配

　+　

橄榄　　　　　　雪梨

功效：

提神醒脑、清肺止咳、生津润燥

　　橄榄与雪梨搭配，有清肺利咽、生津润燥之功效，可治疗咽喉肿痛、痰多咳嗽等症状。

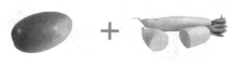

橄榄　　　　　　白萝卜

功效：

清火、解毒、治疗咳嗽

　　橄榄清热解毒、利咽，白萝卜清热泻火，二者同食适用于肺胃热毒攻击，咽喉肿痛。

功效

补充钙质，清热润喉，生津止渴，解毒。

注解

　　橄榄含有多种营养物质，其中维生素C的含量是苹果的10倍，梨、桃的5倍，而且钙含量也很高，易被人体吸收。儿童经常食用橄榄，有益于骨骼的发育。

　　橄榄的食疗价值很高。橄榄中含有大量鞣酸、挥发油、香树脂醇等，具有润喉、消炎、抗肿的作用，对咽喉肿痛、音哑、咳嗽有一定的辅助疗效，并且能预防白喉、流感等。

　　橄榄味道甘酸，含有大量水分及营养物质，能有效地补充人体的体液及所需营养。橄榄富含钙、磷、铁及维生素C等成分，能开胃，生津润喉，除烦热，很适于儿童、孕妇、体弱多病的中老年人食用。

　　橄榄所含有的大量碳水化合物、维生素、鞣酸、挥发油及微量元素等，能帮助解除酒毒，并能安神定志，同时也可以解河豚、毒蕈之毒。此外橄榄还具有一定的防癌作用。

最健康烹饪

　　橄榄不可直接食用，必须浸软后再进行各种加工才可食用。隆冬腊月气候异常干燥，如果常吃点橄榄则有润喉之效。中医素来称橄榄为"肺胃之果"，它对于肺热咳嗽颇有益处。橄榄与肉类炖汤作为保健饮料，有舒筋活络功效。

饮食宜忌

　　一般人群均可食用橄榄，尤其适宜咽喉疼痛、烦热口渴、肺热咳嗽、咯血、流感、白喉、动脉硬化、高胆固醇患者及醉酒、毒蕈中毒、鱼骨鲠喉者食用。

选购窍门

　　不同品种中，檀香以果实圆形，果皮光滑、绿色或深绿色，香味浓郁为佳；惠圆以果实椭圆，果皮平滑、绿色，果肉厚、粗硬者为佳；汕头白榄以果皮光滑、绿中带黄、肉质细、味甜而凉爽者为佳。色泽变黄且有黑点的橄榄已不新鲜，食用前要用水洗净。

龙眼

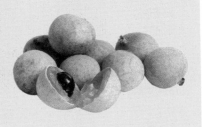

性味归经： 性温，味甘，入心、脾、胃经。

营养成分： 龙眼的果肉含碳水化合物、蛋白质、脂肪、粗纤维、维生素C、烟酸和维生素K等多种营养成分，同时还含有灰分、钙、磷等微量元素。其中，烟酸和维生素K的含量很高，是其他水果少有的。

食疗功效： 护心养脾、补虚防癌、补血安神、生津养胃。

主治： 脾胃虚弱、失眠、心悸、贫血、月经不调、神经衰弱。

最营养搭配

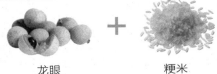

龙眼　＋　粳米

功效：

补脾养胃、健脑安神

龙眼含有多种营养物质，与粳米搭配，有健脑益智、补脾养胃、养血安神的作用。

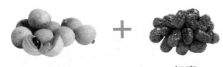

龙眼　＋　红枣

功效：

补血安神

龙眼有养血安神的作用，红枣是补血养血之物。两者搭配食用，特别适合女士食用。

功效

养血安神，健脑，补益心脾，滋补身心。

注解

龙眼富含多种营养，因而有很高的食疗价值。它含有丰富的葡萄糖、蔗糖及蛋白质等，含铁量也较高，在提高热能、补充营养的同时，又能促进血红蛋白再生以补血。它还有镇静作用，对神经性心悸有一定的疗效。

龙眼中含有很多有益于人体的营养成分，能有效地提高人体的抗病能力，还可以补充人体所需的多种养分。正在发育期的孩子食用龙眼，有助于促进大脑的发育。

龙眼中还含有大量烟酸，可用于治疗因烟酸缺乏而引起的腹泻、痴呆、皮炎，甚至精神失常等症。食用龙眼后少喝开水，以免胀肚。常流鼻血者应少吃龙眼。

龙眼自古以来就深受人们喜爱，更被看作是珍贵补品，其滋补功能不言而喻。龙眼肉有抗衰老作用；煎剂对痢疾杆菌有抑制作用；此外龙眼肉还具有降血脂、增加冠状动脉血流量的作用。

最健康烹饪

龙眼可以搭配红枣、蜂蜜等煮汤饮用，也可以搭配其他食材煮粥食用，不仅能使粥汤的味道更加鲜美，还有助于人体对食材中营养成分的吸收，并利于药效的发挥。

龙眼也可直接食用。在每天临睡时吃上几颗龙眼，有助于快速进入梦乡，提高睡眠质量。在食用新鲜龙眼时，最好用煮沸的汤汁淘过之后再食用，这样不容易伤及脾胃。

饮食宜忌

龙眼一般人群均可食用，特别适宜体质弱、记忆力低下、头晕失眠者食用。但有上火发炎的症状时，不宜食用，而且孕妇不宜过多食用。

选购要点

选购龙眼的时候，要先看龙眼的外表。新鲜的龙眼颗粒较大、表层呈黄褐色，且表面光洁而薄脆；干龙眼表皮为黄棕色，壳硬脆。用手轻轻晃动，没有发出响声的是优质龙眼，干龙眼壳可以用手捏碎。

柠檬

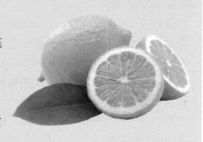

性味归经：性平，味甘、酸，入肝、胃经。

营养成分：柠檬的果皮有种芳香气息，果汁酸而提神，适合压制饮料，营养价值很高。柠檬富含柠檬酸、维生素、钙、铁、钾和钠等多种人体所需的营养元素和矿物质。

食疗功效：祛热化痰、美容减肥、生津、健脾、止咳、抗菌。

主治：肾结石、动脉硬化、心血管疾病、支气管炎、中暑、食欲不振、百日咳。

最营养搭配

 + 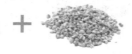 = 排毒养颜

柠檬 + 薏米 = 排毒养颜

柠檬可防止和消除皮肤色素沉着，并有滋润美白肌肤的作用。二者搭配美白功效大增。

  +

柠檬 + 蜂蜜 = 滋养身体

柠檬具有消除便秘、防止衰老的作用，与蜂蜜搭配能起到滋阴润肺和补充营养的作用。

  +

柠檬 + 核桃仁 = 促进发育

柠檬中含有丰富的维生素C，与核桃仁搭配能够加快新陈代谢，促进身体发育。

功效

美肤养颜，补品，防治肾结石，生津止渴。

注解

柠檬的强烈酸味源自于其所含的维生素C与柠檬酸，它们都具有美白肌肤的功效。据研究，100g柠檬中含有22mg的维生素C，食用1个柠檬就可摄取一天所需维生素C的1/2，能有效促进皮肤的新陈代谢，预防黑斑或雀斑的生成。

柠檬中的柠檬酸，不仅可以止血，还具有缓解肌肤疲劳的作用。生食还有安胎止呕的作用，所以柠檬是非常适合女性食用的水果。

柠檬汁中含有大量的柠檬酸盐，可以防止肾结石的形成，甚至可以溶解已形成的结石，所以常食柠檬能防治肾结石。

柠檬味酸，具有开胃健脾、生津止渴的功效，可做夏天清凉饮料，适量的柠檬汁加冷开水及白糖服用，可消暑生津，除烦安神。柠檬对食欲不振、维生素C缺乏症、暑热呕吐等有明显效果。

最健康烹饪

柠檬有很多种用法，既可作为原料又可作为配料，在汤、蔬菜、蛋糕、冰激凌中加入柠檬，可增加色、香味。柠檬可以代替醋，为牛肉、猪肉和鱼等调味。它还可以作为调味品加到茶中。柠檬还可以干化或糖渍食用，也可用于制作果酱。

饮食宜忌

一般人群均可食用柠檬，尤其适宜肾结石、高血压、心肌梗死、消化不良、维生素C缺乏患者及胎动不安的孕妇食用。但胃溃疡、胃酸分泌过多、患有龋齿者应慎食。需要提醒的是，一般柠檬外皮上都会有残留的农药，因此，柠檬最好榨汁饮用，如要切片食用，一定要清洗干净。

选购窍门

选购柠檬时，要选择手感硬实、果皮紧绷、颜色亮丽的柠檬，这样的柠檬一般储存时间不是太长，果汁含量比较丰富，也不会太酸。

苹果

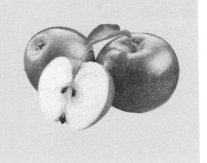

性味归经： 性凉，味甘，入脾、肺经。

营养成分： 苹果含有糖类、有机酸、果胶、蛋白质、钙、铬、磷、铁、钾、锌和维生素 A、B 族维生素、维生素 C 及纤维，另含苹果酸、酒石酸、胡萝卜素等营养素。

食疗功效： 排毒养颜、生津止渴、促进新陈代谢、增强免疫力。

主治： 消化不良、腹泻、烦渴、高血压、饮酒过度、慢性胃炎、神经性结肠炎、贫血、维生素缺乏症。

最营养搭配

苹果

\+

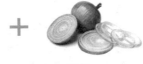
洋葱

功效：

抗氧化、延缓衰老、美容

　　苹果中含有维生素 E 和黄酮类，洋葱中也含有丰富的黄酮类，都是很强的抗氧化剂。

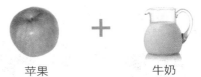
苹果　\+　牛奶

功效：

补充维生素、去热消暑

　　苹果和牛奶搭配，营养丰富，可清凉解渴、祛热消暑，是夏季很好的饮品。

功效

　　整肠通便，消除疲劳，改善呼吸系统，降低胆固醇。

注解

　　苹果富含具有整肠作用的水溶性食物——纤维果胶原，有助于肠胃蠕动，消除有害的肠内菌，也可防治便秘。另外果胶原在苹果果皮中的含量多于果肉部分，因此食用苹果时尽可能连同外皮一起吃。

　　苹果的酸味来源于其所含的苹果酸、柠檬酸、酒石酸等有机酸，它们与为身体提供能量的果糖及葡萄糖互相合作，可消除疲劳，稳定精神。

　　苹果含的钾元素，能促进钠盐的排出，具有利尿作用。据研究，在空气污染的环境中，多吃苹果可改善呼吸系统和肺功能，保护肺部免受污染和烟尘的侵害。

　　苹果中的果酸、纤维素和半纤维素，有吸附胆固醇，并使之随粪便排出体外的功能，从而降低血液中胆固醇含量，不使胆固醇沉淀在胆汁中变成胆结石。

最健康烹饪

　　苹果适合鲜食或者榨汁食用，科学家把苹果称为"全方位的健康水果"或"全科医生"。上班族经常食用苹果，不仅可以缓解压力，还可以增强记忆力。婴儿、老年人和孕妇经常吃苹果也大有益处。

饮食宜忌

　　一般人群均可食用苹果，尤其适宜慢性胃炎、消化不良、便秘、慢性腹泻、高血压、高脂血症、贫血的患者经常食用。但由于苹果富含糖类和钾盐，患有冠心病、心肌梗死、肾病、糖尿病的人不宜多吃。苹果不宜与海鲜同食，因为苹果中含有鞣酸，与海鲜同食易引起腹痛、恶心等症状。

特别介绍

　　苹果天然的怡人香气，具有消除压抑感作用。现在城市生活节奏快，职业人群的压力很大，很多人都有不同程度的紧张、忧郁。这时拿起一个苹果闻上一闻，不良情绪就会有所缓解，同时还有提神醒脑之功效。

樱桃

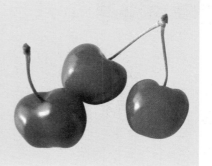

性味归经： 性温，味甘，入脾、肾、胃、心、肝经。

营养成分： 樱桃含铁量居水果之首，是橘子、梨的20倍以上。它还含有维生素、蛋白质、碳水化合物、粗纤维、钙、磷、胡萝卜素、钾、钠、镁等营养物质。

食疗功效： 健脾益气、和胃生津、祛风除湿、美容润肤。

主治： 胃虚弱、食少体倦、风湿腰痛、贫血、冻疮、色斑、肾虚遗精。

最营养搭配

樱桃 + 银耳 = 健身补脑

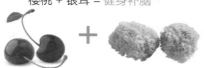

樱桃可大补元气、补充脑力，与银耳搭配有扶正强壮、强心补脑的功效。

樱桃 + 土豆 = 补血养颜

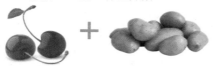

樱桃有补血养颜、安神补脑的作用，与土豆搭配，能够增强细胞的活性，延缓皮肤衰老。

樱桃 + 芹菜 = 降低血压

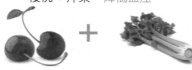

樱桃和芹菜搭配食用，有健胃消食、美容养颜的作用，还有降血压、降血脂的作用。

功效

补益大脑，祛湿止痛，预防贫血，治伤杀虫，美容养颜。

注解

樱桃含有丰富的铁元素，含铁量居各种水果之首。因此常食樱桃可补充铁元素，防治缺铁性贫血，并且还能增强体质、补益大脑。

樱桃具有补中益气、健脾和胃、祛风湿的功效，因此食用樱桃可辅助治疗食欲不振、消化不良，

也可适当抑制痛风引起的疼痛及关节炎，并使炎症消退。

樱桃不仅营养丰富，还具有很高的药用价值。每天吃20粒带有酸味的樱桃果实，可防治贫血。

樱桃还可以用来治疗烧伤、烫伤。此外，樱桃树根有很好的驱虫、杀虫作用，能祛除体内的蛔虫、蛲虫等。

樱桃含有多种营养元素，尤其富含铁质，有促进血红蛋白再生、润肤、美容防皱等作用。经常食用樱桃可美容养颜，使皮肤变得红润、光滑、嫩白。

最健康烹饪

樱桃吃法多样，既可以鲜食，又可以制作果酱、罐头等。樱桃也常用于蛋糕和冰激凌的装饰，甜汤的配料。樱桃还可以酿酒。

饮食宜忌

一般人群均可食用樱桃，尤其适宜体质虚弱、消化不良者及瘫痪、风湿腰腿痛患者食用。但有溃疡症状和上火的人应慎食。樱桃因含铁多，还含有氰苷，若食用过多会引起铁中毒或氰化物中毒。食用樱桃，若有轻度不适，可用甘蔗汁来清热解毒。

食物相忌

樱桃性温，味甘，吃多了容易上火。生葱也是性温、辛辣，易上火食物。两者搭配在一起食用，很容易引起人体肝火旺盛，严重者还会引起人体腹痛。因此，应尽量避免将生葱和樱桃放在一起食用。

白果

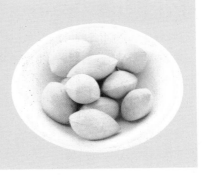

性味归经：性平，味甘、苦，入肺经。

营养成分：白果果仁含有丰富的淀粉、粗蛋白、核蛋白、脂肪、蔗糖、矿物元素、粗纤维，也含有白果酚和银杏酸等毒性物质。

食疗功效：排毒降压、润肺止咳、敛肺定喘、益肾固精、保护肝脏、抗衰老。

主治：哮喘、痰嗽、梦遗、白带、白浊、小儿腹泻、虫积、肠风脏毒、淋病、以及疥癣、白癜风。

最营养搭配

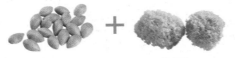

白果　　　　　　　　　银耳

功效：

补血强心、润肺止咳

　　白果敛肺气、定喘咳，银耳滋补，二者搭配有补气养血、润肺止咳、强心健体等功效。

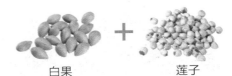

白果　　　　　　　　　莲子

功效：

安神、补虚、清热、降压

　　白果中的黄酮苷、苦内酯，与莲子搭配，具有强心安神、滋养补虚的功效。

功效

　　止咳，美容养颜，杀菌消毒，降低胆固醇。

注解

　　白果具有敛肺气、定喘咳的功效，对防治呼吸道疾病有一定的功效。白果的果皮中含有丰富的果酸及白果酚，可以抗结核杆菌，有助于改善肺结核引起的发热、咳嗽等症。

　　白果中富含蛋白质、维生素C、胡萝卜素等营养成分，有助于扩张微血管，促进血液循环，加速新陈代谢。它还有润泽肌肤，改善肤色，滋阴养颜的作用，是延缓衰老的最佳食品。

　　白果中的白果酸有抑菌、杀菌作用，可防治痤疮。此外，白果还有收缩膀胱括约肌的作用，对小儿遗尿、气虚、尿频、带下白浊、遗精不固等症有辅助疗效。

　　白果中含有的莽草酸、白果双黄酮等物质，能降低人体的胆固醇，促进血液循环，并能辅助治疗高血压、冠心病和心绞痛。

最健康烹饪

　　白果既可以用来煮食、烤食和炒食，也能用作配菜。白果在和肉一起煮的时候，被人们称为"长

生肉"；和枣一起烧的时候，被称为"长生饭"。白果仁还能使糕点更有糯性，提升口感与清香味道，增加其食用价值。

饮食宜忌

　　白果是肺结核、哮喘病患者的食疗佳品，体虚白带多的女性以及遗精白浊、尿频的中老年人也适合食用。白果中含有一定的氢氰酸，具有轻微的毒性，最好不要生食，也不能一次食用过多，否则会有生命危险。孕妇和婴儿也要尽量避免食用白果。婴儿食用白果一次不能超过8颗，否则就有很大可能造成昏厥甚至死亡。

选购窍门

　　优质白果外表光滑、颜色洁白、大小均匀且表面没有霉斑，果仁饱满坚实。购买时，先用手触摸一下白果表皮，感觉干爽的是新鲜白果，手感潮湿的可能掺入了水分。还可以将白果放在耳旁轻轻晃动，没有声音的说明果仁比较饱满，能听到声音的说明果仁已经干瘪。

栗子

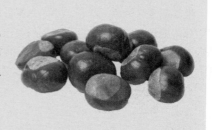

性味归经： 性平，味甘，入脾、胃、肾经。
营养成分： 栗子中含碳水化合物达 40% 之多，含蛋白质 10.7%，脂肪 2.7%。鲜栗子的维生素 B_1、维生素 B_2 含量非常丰富，维生素 C 的含量比番茄还多。栗子还含有膳食纤维、单宁酸、胡萝卜素以及磷、钙、钾、铁等各种矿物质。
食疗功效： 补脾健胃、补肾强筋、活血止血、延缓衰老。
主治： 冠心病、动脉硬化、骨质疏松、反胃、吐血、便血。

最营养搭配

栗子 + 山药 = 补肾壮阳

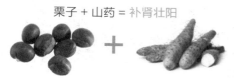

栗子和山药都是进补的好食材，用于脾胃虚弱、肾气不足而引起的腰膝酸软、乏力等。

栗子 + 鸡肉 = 补肾益气

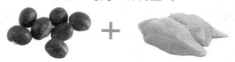

栗子有健脾养胃、强筋补肾的作用，和鸡肉搭配食用，食物会变得更有营养。

栗子 + 红枣 = 补肾养血

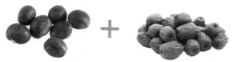

栗子与红枣搭配有补血、安神、养脾安中的作用，对于肾虚、腰酸背痛等症有很好的疗效。

功效

健脾胃，提供营养，强筋健骨，延年益寿。

注解

栗子与其他种子类果实相同，都富含蛋白质与脂肪。此外，它还含有糖类物质，能为人体提供足够的热能，帮助脂肪代谢，保障人体基本营养物质的供应，具有益气健脾、厚补胃肠的功效。

栗子富含维生素 C，100g 就含有 25mg 维生素 C。和芋头相同，栗子中的维生素 C 也是被淀粉包裹起来的，因此即使加热也不易流失。栗子还富含维生素 B_1，能帮助排出体内的钾，因而是相当优良的营养补充源。

维生素 C 能够维持和确保牙齿、骨骼、血管肌肉的各种功效，对骨质疏松症有很好的预防和治疗效果，也可缓解腰腿酸软、筋骨疼痛、乏力等症状，对老年人具有极佳的保健作用。

栗子中所含的丰富的不饱和脂肪酸和维生素、矿物质，可以有效地防治高血压、冠心病、动脉硬化、骨质疏松等疾病，是抗衰老、延年益寿的滋补佳品。

最健康烹饪

可以生吃，也可以炒熟或煮熟食用。北方人喜欢把栗子炒熟之后食用，在炒制的时候还掺入一些粗砂和糖稀，称之为"糖炒栗子"；南方人习惯用栗子做菜或煮汤食用。

饮食宜忌

一般人群均可食用，而且特别适宜中老年人肾虚、腰酸腰痛、腿脚无力、小便频多、气管炎咳喘、内寒泄泻者食用。但糖尿病患者应少食，婴幼儿、脾胃虚弱、消化不良及患有风湿病的人不宜多食。

选购窍门

在选购栗子的时候，要先观察其颜色，表皮呈红褐色且富有光泽的比较好；然后用手触摸，感觉栗子果肉坚实，而且没有潮湿感的比较好。

莲子

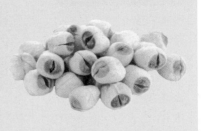

性味归经： 性平，味甘涩，入心、脾、肾、大肠经。

营养成分： 莲子含有丰富的蛋白质、脂肪和碳水化合物，莲子中的钙、磷和钾含量非常丰富。

食疗功效： 益气补肾、健脾止泻、固精安神、美容养颜、润肺止咳、清心解热。

主治： 失眠多梦、健忘、心烦口渴、遗精、腰痛脚弱、耳目不聪、淋浊、久痢、虚泻、崩漏带下、食欲不振。

最营养搭配

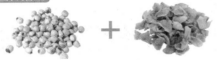

莲子　　　　　　　　　百合

功效：

安神、清肺、补虚

　　莲子与百合搭配具有养阴润肺、清心安神的功效，适宜体虚肺弱者、睡眠不宁者食用。

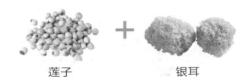

莲子　　　　　　　　　银耳

功效：

健脾益胃、淡化色斑、美容减肥

　　莲子与银耳搭配食用，有减肥祛斑的功效，很适合爱美的女士食用。

功效

　　补虚，防癌，益肾涩精，养心强心，降血压。

注解

　　莲子营养丰富，有很高的食疗价值。中医认为，莲子利于补养五脏，通畅经脉气血，从而有助于健康。莲子中所含的棉子糖，是老少皆宜的营养滋补品，对于久病、产妇或老年体虚者有极好的疗效。

　　据现代医学研究，莲子含有氧化黄心树宁碱，其对鼻咽癌有很好的抑制作用，因此莲子具有防癌抗癌的保健功效。

　　莲子主治肾虚、脾虚泄泻、久痢、淋浊、崩漏、带下等。而且莲子碱可平抑性欲，青年人多梦、遗精频繁或滑精者，食用莲子，可止遗涩精。

　　莲子心所含的生物碱具有显著的强心作用，可以辅助治疗心律不齐、心肾不交所引起的心悸等，同时还有抗癌作用。

　　莲子含有一种生物碱即莲子碱结晶，有短暂降血压作用，若转化为季铵盐则会有持久的降血压作用。

最健康烹饪

　　新鲜的莲子可以生吃，味道清香，但不宜过量，否则会引起腹泻；焙干的莲子冲水代茶饮，可以安神。莲子最常见的做法就是搭配其他食材熬粥或者煲汤食用，滋补效果很好。莲子还可以搭配面粉做成糕点，既营养又美味。

饮食宜忌

　　一般人群均可食用，尤其适宜体质虚弱、脾气虚、心慌、失眠多梦、慢性腹泻、遗精者及癌症患者食用，脾肾亏虚的女性也适宜食用。莲子心味苦性寒，不能空腹食用，否则会引起腹痛腹泻，胃寒畏冷者更不宜食用。大便干结或腹部胀满的人应忌食。

特别介绍

　　莲原产于中国，莲子原指其果实，俗称莲蓬；花、果实都泛称为莲。其地下茎的肥大部分称藕。莲全身是宝，莲藕、荷叶、荷梗、莲蕊、莲房、莲花须、莲花蕊、莲蕊须均能入药。

核桃仁

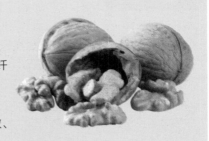

性味归经： 性温，味甘，入肾、肺、大肠经。

营养成分： 核桃仁中 86% 的脂肪是不饱和脂肪酸，其富含铜、镁、钾、维生素 B_1、维生素 B_2、维生素 B_6 和叶酸，也含有纤维、磷、烟酸、铁。

食疗功效： 滋补肝肾、乌发美容、强健筋骨、健脑益智。

主治： 大便燥结、肾虚喘嗽、腰痛脚弱、阳痿遗精、小便频数、神经衰弱、气血不足。

最营养搭配

核桃仁 + 玉米粒 = 延缓衰老

 +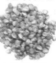

核桃仁中含有丰富的不饱和脂肪酸，与玉米粒搭配有延缓衰老、增强记忆力等功能。

核桃仁 + 粳米 = 促进营养吸收

 +

核桃仁中的 B 族维生素会帮助粳米中的淀粉转化为葡萄糖并完全燃烧，转变为身体所需能量。

核桃仁 + 南瓜 = 美肤养颜

 +

核桃仁中含有丰富的维生素 E，南瓜中含有丰富的 B 族维生素，两者搭配美肌养颜。

功效

延迟衰老，健脑益智，防癌，防辐射，美肤。

注解

核桃仁的主要成分为优质易吸收的脂肪与蛋白质，而且有将近七成的蛋白质都是亚油酸或亚麻酸等良质不饱和脂肪酸，能够去除附着于血管上的胆固醇，可减缓衰老、美颜。

核桃仁中含有丰富的 B 族维生素和磷脂，可防止细胞老化，延缓衰老，提高记忆力，对大脑有很好的滋补作用。学业繁重和工作压力大的人可以适量食用，有助于补充大脑营养。

核桃仁中含丰富的单不饱和脂肪酸与多不饱和脂肪酸，其中多不饱和脂肪酸中的 ω-3 脂肪酸能抑制肿瘤细胞的生长，因此可抗癌。

核桃仁含有多酚和脂多糖成分，有防辐射的功能，因此核桃常被用来制作宇航员的食品。经常使用电脑者更视其为保健护肤的佳品。

核桃仁可消除面部皱纹，防止肌肤衰老，有护肤护发和防治手足皲裂等功效，是可以"吃"的美容护肤品。

最健康烹饪

核桃仁可以直接生吃，也能熬粥煲汤。将核桃仁与红枣、粳米一起煮粥食用，养生效果更佳。核桃仁还可以加工成核桃酪、蜜饯来食用。核桃仁可煮食、炒食、做蜜饯和油炸等。

饮食宜忌

核桃仁一般人群均可食用，尤其适宜肾虚、肺虚、神经衰弱、气血不足、癌症患者以及脑力劳动者与青少年食用。但腹泻、阴虚火旺、痰热咳嗽、便溏腹泻、内热盛及痰湿重者均不宜食用。核桃仁与酒同食易引起咳血。

选购窍门

核桃仁属于脂肪含量多且容易氧化的食品，因此不能购买不新鲜的核桃仁。挑选时，要选择不易接触到空气的带壳核桃，食用时再去壳，而且最好选择没有虫子蛀过的且具重量感的核桃。

松子

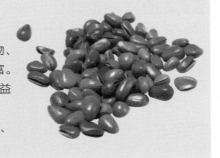

性味归经：性温，味甘，入肝、肺、大肠经。

营养成分：松子含蛋白质、脂肪、不饱和脂肪酸、碳水化合物、挥发油等多种成分，维生素E含量很高，且磷和锰的含量丰富。

食疗功效：养肺祛病、润肤美容、延缓衰老、健脑益智、补益气血、生津润燥。

主治：肺热咳嗽、便秘、心悸、自汗、头昏目眩、大便干结、心血管疾病。

最营养搭配

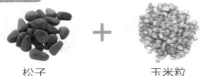

松子　＋　玉米粒

功效：
健脾胃、防治心血管疾病

　　二者搭配食用可降低胆固醇、软化血管，是心血管、冠心病、肥胖症患者的理想食品。

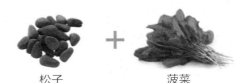

松子　＋　菠菜

功效：
润肠通便、帮助消化

　　松子与菠菜搭配具有滋养机体、润燥止咳、通便等功效，适合肠燥便秘者食用。

功效

　　预防心血管疾病，健脑，润肠通便，美容养颜。

注解

　　松子中含有丰富的不饱和脂肪酸，具有降低血脂、软化血管、预防心血管疾病的作用。松子中还含有大量的矿物质，可以为人体提供丰富的营养元素，能够强筋健骨、消除疲劳，最适合老年人食用。

　　松子中所含的脂肪酸可增强脑细胞代谢；谷氨酸能极大地增强记忆力。此外，松子中所含的磷和锰等元素，有益于大脑和神经，是学生和脑力工作者的健脑佳品。

　　中医上认为松子具有润燥滑肠的功效，非常适合体虚、便秘、咳嗽者食用，而且松子的通便作用缓和，对年老体弱、产后、病后的便秘者来说尤为适用。

　　松子富含维生素E，可以有效地软化血管、延缓衰老，不仅对老年人的健康有很大帮助，还是女士美容养颜的理想食物。

最健康烹饪

　　将松子炒熟之后，可以作为小零食直接食用；也可以与其他一些食材合理搭配进行炒食，不仅味道鲜美，营养也十分丰富，是人们用来滋补身体的重要食物。用松子搭配其他食材或药材可以煮粥或者熬汤食用，还可以把松子加工制作成饼干和糕点等食品，这样吃起来更加方便，口味也变得更加丰富，老少皆宜。

饮食宜忌

　　一般人群均可食用，尤其适宜中老年体质虚弱，患有便秘、慢性支气管炎、心脑血管疾病者食用。但患咳嗽痰多、便溏、精滑、腹泻者应忌食。松子所含的油脂丰富，所以胆功能严重不良者需慎食。

选购窍门

　　在购买松子的时候，要先看它的外壳，优质松子的外壳一般呈浅褐色，富有光泽，并且又硬又脆；然后观察松子的果仁，颗粒比较大、容易脱出且均匀饱满的就为优质的松子。

开心果

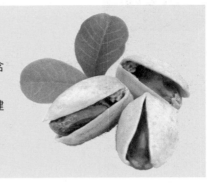

性味归经： 性温，味辛，入脾、肺经。

营养成分： 开心果含蛋白质约 20%，含糖 15%~18%，还含维生素 A、叶酸、铁、含磷、钾、钠、钙、烟酸、泛酸等。

食疗功效： 温阳养肾、暖胃、健脾、补虚益气、润肠通便、健脑益智。

主治： 神经衰弱、浮肿、营养不良、贫血、泄泻、动脉硬化、高脂血症、痢疾。

最营养搭配

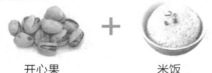

开心果 ＋ 米饭

功效：

降低血脂、预防动脉硬化

开心果富含精氨酸，有降低血脂的作用，与米饭同食能够预防动脉硬化。

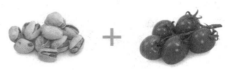

开心果 ＋ 圣女果

功效：

帮助消化、润肠通便

开心果与圣女果搭配，有助于机体排毒，能够帮助消化，有润肠通便的作用。

功效

延缓衰老，润肠通便，调理机体，保护眼睛，保护心脏。

注解

开心果中富含丰富的纤维素、维生素、矿物质和抗氧化元素，具有高纤维、低脂肪、低热量的特点。它含有充足的维生素 E，不仅能增强人的体质，还有抗衰老的功效。

开心果中含有大量的油脂，能够有效地帮助人体排出体内的毒素和杂质，有较强的润肠通便的作用。

开心果还具有很好的食疗作用，它可以温肾暖脾、理气开郁、调中顺气，对于神经衰弱、浮肿、贫血、营养不良、慢性泻痢等病症的患者有很好的辅助治疗作用。

开心果中还含有大量的抗氧化叶黄素，具有保护眼睛健康的作用，对于长期看书的学生和一直对着电脑工作的白领来说，常吃开心果能有效地缓解眼睛的疲劳，有效保护视力。

开心果中含有丰富的精氨酸，如果能经常食用，可以有效地降低血脂、预防动脉硬化，非常适合中老年人食用。它还能够减少人体内的胆固醇含量，降低患心脏病的风险，对心脏有很好的保护作用。

最健康烹饪

开心果可以有效地缓解精神压力，对于心脏病患者来说，它是一种不可多得的食疗佳品。但其含有很高的热量，每天的食用量不宜超过 40g，否则会导致体重上升。

饮食宜忌

开心果一般人群均可食用，但因其热量很高，并且含有较多的脂肪，因此怕胖的人应少吃。

选购窍门

优质的开心果一般表现为开口处比较均匀整齐，果实非常饱满，果肉丰富，而且是自然开口。在选购的时候一定要注意，有些开心果虽然看起来个头儿比较大，但在它的开口处有明显的裂口，这种裂口一般是人工开口时造成的，果肉比较少，最好不要购买。

葵花子

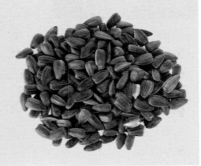

性味归经：性平，味甘，入大肠经。

营养成分：葵花子含有丰富的植物油脂、脂肪、胡萝卜素、麻油酸等，并含有蛋白质、糖、多种维生素，以及铁、锌、钾、镁等微量元素。

食疗功效：保护血管、预防贫血、增强记忆、抗衰老。

主治：高脂血症、高血压、动脉硬化、神经性失眠、记忆力下降、缺铁性贫血。

最营养搭配

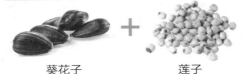

葵花子 + 莲子

功效：

增强记忆力、健脑

葵花子与莲子搭配有养心安神、健脑的功效，能够增强记忆力，适合经常用脑者食用。

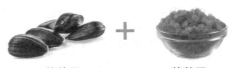

葵花子 + 葡萄干

功效：

补血安神

葵花子和葡萄干中都含有丰富的铁，二者同食有助于预防缺铁性贫血。

功效

补充营养，降低胆固醇，安定情绪，补血。

注解

葵花子营养丰富，既含有常见营养素蛋白质、糖类、多种维生素及锌、铁、钾、镁等，还含有一般食物中不常见的特殊营养素，如植物油脂、胡萝卜素、麻油酸等，脂肪含量尤其丰富，可补充人体对多种营养的需要。

葵花子中的亚油酸含量可达70%，不仅有助于降低人体的血液胆固醇水平，有益于保护心血管的健康，还可以有效地调节人体新陈代谢、保持血压稳定。葵花子中的磷脂和植物固醇能抑制人体中胆固醇的合成，起到控制血液中胆固醇含量的作用，并能防治动脉硬化。

葵花子中维生素E含量特别丰富，可安定情绪，对防止细胞衰老、预防成人疾病都有好处。

葵花子中含有丰富的脂肪、糖类、蛋白质、胡萝卜素、碳水化合物及铁、钾、锌、镁等微量元素，有助于为人体积蓄能量，从而达到增强体质、养生防病的作用。它所含的铁、钾、锌等元素，有助于预防贫血、神经衰弱。

最健康烹饪

葵花子炒熟之后当作零食食用，食用时尽量用手剥壳，或使用剥壳器，以免经常用牙齿嗑瓜子而损伤牙釉质。葵花子还可加工成蛋白粉，用于制作面包、人造肉、香肠、罐头等保健食品。

饮食宜忌

葵花子一般人群均可食用，特别适宜高脂血症、动脉硬化、高血压、神经衰弱、癌症及蛲虫病患者食用。需注意的是，炒后的葵花子，多食易导致口干、口疮、牙痛等症状，切记不能一次吃得太多。大量嗑瓜子会严重耗费唾液，久而久之会影响人的口腔健康和消化功能，造成食欲减退甚至引起胃部痉挛。

选购窍门

选购葵花子时，应挑选黑壳，中心鼓起，仁肉饱满肥厚，色泽白的。优质的葵花子外形比较完整，颗粒饱满且大小均匀，用手捏起来也不会扁，闻起来有一股淡淡的清香味。

西瓜子

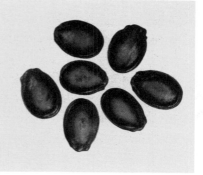

性味归经：性寒，味甘，入大肠经。
营养成分：西瓜子含有丰富蛋白质、脂肪酸、B族维生素、钙、镁、钾、铁、硒等营养元素，尤其是油脂和不饱和脂肪酸含量丰富。
食疗功效：凉血止血、健胃消食、通肠利便、清肺化痰、降低血压、预防动脉硬化。
主治：高血压、咳嗽、痰多、咯血、血痢、便秘、食欲不振、动脉硬化。

最营养搭配

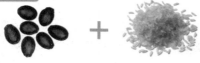 ＋

西瓜子　　　　粳米

功效：
养胃、健脾、助消化

西瓜子有健胃消食的作用，与粳米同食能养胃生津、健脾开胃，食欲不振者适宜食用。

 ＋

西瓜子　　　　绿茶

功效：
养胃生津、促进蛋白质的吸收

西瓜子吃多了会伤津液，如果配上绿茶，既能生津液，还有利于蛋白质的吸收利用。

功效

润肠通便，预防"三高"，润肺化痰，滋补。

注解

西瓜子含有丰富的油脂，它有助于促进肠道的蠕动，维持肠胃的正常功能，有润肠健胃的作用。西瓜子还有开胃的作用。但长时间嗑瓜子，会伤津液而引起口舌干燥，甚至磨破、生疮，且伤胃。

西瓜子的脂肪酸多为不饱和脂肪酸，它有助于清除依附在血液内壁上的胆固醇，降低血液中的胆固醇含量，促进血液循环，平衡血压和血糖，有助于预防动脉硬化和高血压。

西瓜子有清肺化痰的作用，对咳嗽痰多和咯血等症有辅助疗效。它含有丰富的微量元素和矿物质，还有提神醒脑的作用，可以作为上班族的小零食食用。但是西瓜子也不能吃得过量，吃得太多会伤肾。

西瓜子还有止血的功能，黑色的西瓜子含有丰富的蛋白质、脂肪、维生素等对人体有益的多种营养物质，有补充人体营养的作用。

最健康烹饪

西瓜子香甜美味，常被作为小零食食用，还可以做饼、糕点的食材，如一些饼干、蛋糕等很多点心常用西瓜子作为点缀。

饮食宜忌

西瓜子一般人群均可食用。西瓜子含有不饱和脂肪酸，有助于预防人体动脉硬化及降低血压，因此高血压患者可以常食。西瓜子的加工制品多种多样，有不同的口味，不过食用西瓜子以原味为好，其他口味的西瓜子都添加了不同的调味料，不能够多吃，以免影响健康。西瓜子壳较硬，长时间不停地嗑瓜子会伤津液，导致口干舌燥，甚至磨破、生疮，对牙齿、胃部也不利。尽量不要给婴幼儿吃，以免掉进气管发生危险。

选购窍门

选购西瓜子时，要挑个大，籽粒饱满，且大小均匀的。优质的西瓜子还带着浓郁的香味，并且没有腐烂和虫蛀。

花生

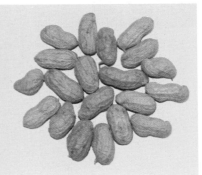

性味归经：性平，味甘，入脾、肺经。

营养成分：花生含有丰富的蛋白质，花生仁中蛋白质含量高达25%~30%，且富含赖氨酸。花生还含有维生素B₂、钙、磷、硒、卵磷脂、胆碱、维生素K、不饱和脂肪酸等物质。

食疗功效：健脾和胃、润肺化痰、滋阴调气、止血凝血、促进发育、增强记忆、延缓衰老。

主治：高血压、高脂血症、动脉硬化、咳嗽、冠心病、脚气病。

最营养搭配

花生 + 莲藕 = 延缓衰老

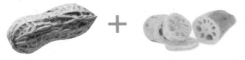

花生含丰富的卵磷脂和脑磷脂，与莲藕搭配能够延缓脑功能衰退，防止过早衰老。

花生 + 猪蹄 = 调气通乳

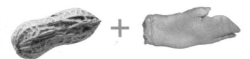

花生有滋阴调气的作用，猪蹄中含有胶原蛋白和钙质，很适合产妇调养身体食用。

花生 + 芹菜 = 排毒养颜

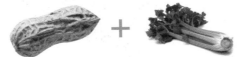

两者搭配，有利于排除身体毒素，有瘦身美腿的作用，很适合爱美的女士食用。

功效

补充营养，促进血液循环，强肝，减缓衰老。

注解

花生的主要成分为脂肪，蛋白质含量低于黄豆，由于富含有助于肝脏运行的蛋氨酸，还含有B族维生素、维生素E，以及能改善湿疹或口角炎的烟碱酸，因此是一种健康食品。

花生的脂肪中含丰富的亚油酸（不饱和脂肪酸），能降低胆固醇、预防高血压和动脉硬化，也可促进血液循环，还能改善手脚冰冷、冻伤等。

花生中含有属于B族维生素的可抗脂肪的胆碱，还含有能防止过氧化脂肪增加的皂草苷及可预防阿尔茨海默病的卵磷脂，因此花生也是一种能强化肝脏功能、预防记忆力减退的优良食品。

花生中含有丰富的维生素E，它能使人延缓衰老，并且可以防止亚油酸发生氧化，让不均衡的激素发挥正常功能。

最健康烹饪

花生可以直接生食，也可以炒熟食用。花生还可以搭配其他食材煮汤食用，这种吃法不仅口感很好，而且不会破坏花生的营养素。花生的红衣有补血、促进血凝的作用，对伤口愈合有好处，但是血液黏稠度高的人要慎食。

饮食宜忌

一般人均可食用，尤其适宜高血压、高脂血症、冠心病、动脉硬化患者及儿童、青少年、老年人、产妇乳汁缺少者食用。需要注意的是，花生含油脂多，消化时会消耗较多的胆汁，因此胆病患者不宜食用。花生能促进血栓形成，所以血黏度高或血栓患者不宜食用。此外，上火、跌打损伤、体寒湿滞及腹泻者也不宜食用。

选购窍门

选购花生时，应选择外壳为土黄或白色的，果仁颜色为白浅红色，大小颗粒饱满均匀，无疤痕，且味道纯正，无任何异味的。

腰果

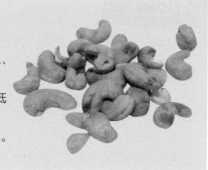

性味归经：性平，味甘，入脾、肾、胃经。

营养成分：腰果含有丰富的脂肪、蛋白质、淀粉、糖、维生素A、维生素B$_1$、维生素B$_2$及少量矿物质和微量元素。

食疗功效：通肠利便、美容养颜、保护血管、延年益寿、降低血压、健脑益智。

主治：高血压、冠心病、神经衰弱、失眠、慢性肠胃炎、水肿。

最营养搭配

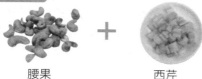

腰果　＋　西芹

功效：

保护血管、降低血压

腰果有很好的软化血管的作用，与西芹搭配适合心脑血管疾病患者食用。

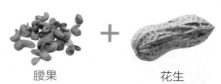

腰果　＋　花生

功效：

健脑益智

腰果中含有丰富的不饱和脂肪酸，花生中含有氨基酸，二者同食能够促进脑细胞发育。

功效

保护血管，健体，消除疲劳，养颜健脾。

注解

腰果中的脂肪成分主要是不饱和脂肪酸，有很好的软化血管的作用，能起到保护血管、防治心血管疾病的作用。腰果中的蛋白酶抑制剂也可以起到控制癌症病情的作用。

经常食用腰果可以强身健体，提高机体抗病能力，增进性欲，使体重增加，有助于补养肾脏。对于产后缺乳的产妇来讲，常食用腰果还有催乳的功效。

腰果中富含蛋白质、钙、镁、钾和维生素B$_1$，食用后可以补充体力，缓解身体疲劳，很适合经常感到困倦的人食用。体虚疲乏的人和经常用脑的人可以经常食用腰果。

腰果还含有丰富的油脂和维生素A，可以润肤美容，延缓衰老。食用腰果还可以促进大肠蠕动，润肠通便，有助于促进老年人顺利排便，滋养脾胃。

最健康烹饪

腰果可以作为零食直接食用，也可以油炸、炒食，还可以搭配其他食材烹制菜肴，既美味又营养。腰果还可以加工成饼干、面包等糕点食用，也可以用来煮汤。煮汤时，最好将新鲜的腰果放入水中浸泡5小时左右。

饮食宜忌

一般人群均可食用，但由于腰果含有丰富的油脂，因此胆功能严重不良者、肠炎、腹泻患者和痰多者应慎食，而且肥胖的人也要少食。此外，腰果含有多种过敏原，过敏体质的人食用时应特别注意。

特别提醒

腰果虽然营养丰富，但并不适合所有人食用，过敏体质的人吃了腰果，常常引起过敏反应，有时会因食一两粒腰果而发生过敏性休克，如不及时抢救，可能导致严重后果。所以过敏体质的人要慎重食用。在以前没有食用过腰果的情况下，可以先吃一两粒，过20分钟如果无事，则说明可以食用。如果出现嘴内刺痒、流口水、打喷嚏等症状，则说明不可食用。

榛子

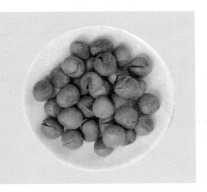

性味归经：性平，味甘，入脾、肺经。

营养成分：榛子营养丰富，果仁中除蛋白质、脂肪、糖类外，还含有胡萝卜素、维生素 B_1、维生素 B_2、维生素 E 和矿物质，钙、磷、铁含量高于其他坚果。榛子还含有人体所需的 8 种氨基酸，且含量远远高过核桃。

食疗功效：健脾益气、开胃消食、滋阴养血、提高记忆力。

主治：头晕眼花、视力下降、气血不足、消化不良、小儿疳积。

最营养搭配

榛子 + 红枣 = 补气养血

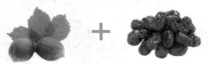

榛子有补益强健的作用，红枣和胃、安神，二者搭配能够补气养血，改善面色。

榛子 + 山药 = 健脾和胃

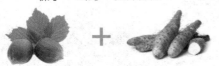

榛子有健脾胃、益气力的功效，山药是温补之品，二者搭配适宜肠胃消化不好的人食用。

榛子 + 枸杞 = 益肝明目

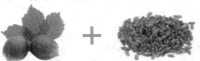

榛子中含有丰富的不饱和脂肪酸，枸杞又是养肝佳品，二者搭配可以养肝益肾，明目丰肌。

功效

降压降脂，养颜抗衰，补虚养身，防癌抗癌。

注解

榛子中含有矿物质和不饱和脂肪酸，尤其是镁、钙和钾的含量比较高，这些物质有助于调整血压，还可以降低人体所含的胆固醇，预防心脑血管疾病。

榛子中富含维生素 E，可以促进皮肤微循环，提亮肤色，润泽肌肤。它还有抗氧化的作用，能

延缓衰老、防治血管硬化。经常使用电脑的人食用榛子有护眼的作用。

榛子富含油脂，它所含的脂溶性维生素更易被人体吸收，对体弱、病后虚弱、易饥饿的人有补养作用。中医认为，榛子对消渴、盗汗、夜尿频多等肺肾不足之症颇有益处。

榛子含有抗癌的化学成分紫杉酚，它是赤小豆杉醇中的活跃成分，可以辅助治疗卵巢癌和乳腺癌以及其他一些癌症，可延长患者的生命。

最健康烹饪

榛子炒熟之后可当日常零食食用，具有明目、健脾等功效。榛子有天然香气，在口中越嚼越香，有开胃之功效。每天在电脑前面工作的人群多吃点榛子，对视力有一定的保健作用。

饮食宜忌

榛子富含营养，具有很高的食用价值，尤其适合食欲下降、体虚乏力、身体消瘦以及糖尿病患者食用。儿童吃榛子则有驱虫的功效。榛子不宜大量食用，每次进食最好不要超过 20 粒。榛子中含有丰富的油脂，胆功能比较弱的人最好不要经常食用。榛子存放较长时间后不宜食用。

选购窍门

优质的榛子皮很薄，表壳有裂缝，个头较大，用手沿着裂缝轻轻就可掰开；榛子仁很大，果仁饱满，表面光滑，没有绒毛，带有香味。选购榛子时，要将其外壳去掉，观察果仁。一般粒饱、色白、新鲜的榛子比较好，干瘪、色黄、油腻的榛子不宜购买。

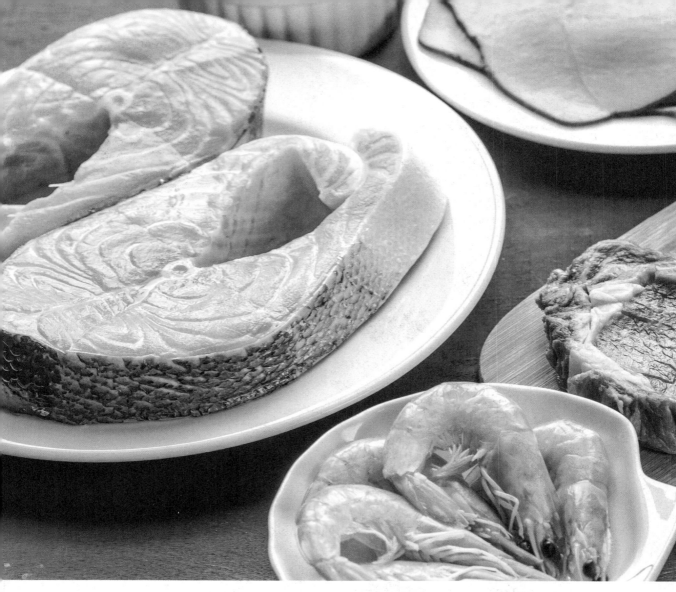

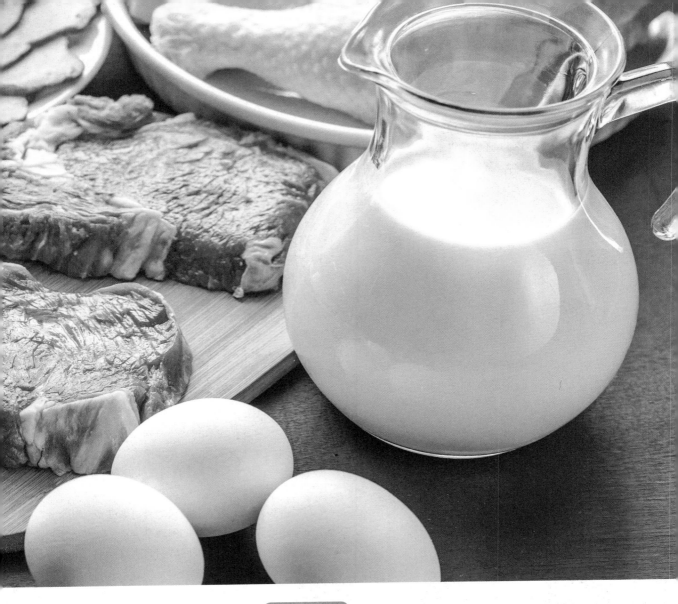

第四章

肉蛋奶的营养吃法

合理膳食原则中一个重要的方面就是"合理搭配，多样化饮食"。肉蛋类食物为人体提供优质蛋白，在促进人体发育、强健骨骼方面发挥着重要的作用。肉类食物主要包括牲畜和家禽，含有丰富的蛋白质，为人体提供所必需的氨基酸。蛋类是人体获取营养的重要来源。奶类营养丰富，含有人体必需的营养成分，且易于消化吸收。

猪肉

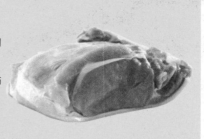

性味归经： 性平，味甘，入脾、胃、肾经。

营养成分： 猪瘦肉含蛋白质较高，每 100g 可含高达 13.2g 的蛋白质，含脂肪 37g，还含有维生素、钙、铁、磷等。

食疗功效： 补肾健脾、养血生津、补肝益气、滋阴润燥、润肺化痰、通乳。

主治： 热病伤津、肾虚体弱、营养不良、贫血、燥咳、便秘、产后血虚、身体羸弱。

最营养搭配

猪肉 + 大蒜 = 消除疲劳

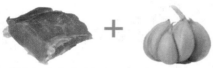

猪肉与大蒜同食能够延长维生素 B₁ 在人体内停留的时间，快速消除身体疲劳。

猪肉 + 茄子 = 消除水肿

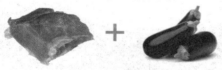

猪肉含有丰富的优质蛋白质和必需的脂肪酸，与茄子搭配既有利于补充营养又能消除水肿。

猪肉 + 柠檬 = 养颜防病

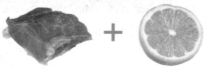

猪肉与柠檬搭配，有助于人体对维生素 C 和蛋白质的吸收，有淡化色斑、美颜肌肤的作用。

功效

消除疲劳，补血养颜，强身健体，促进发育。

注解

猪肉中含有丰富的维生素 B₁，维生素 B₁ 对神经组织和精神状态有积极影响，人食用后能够促进血液循环，快速消除疲劳，使人感到更有力，同时还有利于人体的肌肉美。

猪肉中含有多种人体必需的氨基酸和丰富的铁质，并含有能够促进铁质吸收的半胱氨酸，能够防治缺铁性贫血，病后体弱、产后血虚、面黄羸瘦者皆可将猪肉当作日常生活的主要副食品，既能美容养颜，又能强健人体。

猪肉是最常食用的一种肉类，能为人体提供热量和脂肪，维持蛋白质的正常代谢，具有强身健体的功效，适合阴虚不足和营养不良的人食用。

猪肉中含有丰富的卵磷脂和胆固醇，并且能够促进维生素的吸收。猪肉中的蛋白质质量高，各类氨基酸接近人体的需要，处于成长发育期的青少年经常食用，能够促进发育，增强抵抗力。

最健康烹饪

猪肉适合炒食，一般搭配蔬菜炒食，如豇豆炒肉、茄子炒肉等。带有猪骨的肉适合炖汤，如果是肥肉则适合做红烧肉。猪肉食用前不宜用热水浸泡，在烧煮过程中忌加冷水。

饮食宜忌

一般人群皆可食用。吃猪肉时最好与豆类食物搭配。肥胖和血脂较高者不宜多食。不宜多食煎炸的肉，不宜多食加硝酸盐腌制的猪肉，忌食用猪油渣。食用猪肉后不宜大量饮茶，否则易造成便秘，影响健康。

选购窍门

新鲜猪肉有光泽，呈淡红色，稍湿润，肉汁透明，肉质紧密，富有弹性，还有一种特殊的鲜味，没有酸气和腐臭气。对于没有验盖检疫验章的猪肉，一般不要轻易购买。

羊肉

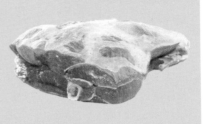

性味归经：性温，味甘，入脾、肾、心、胃经。
营养成分：羊肉富含蛋白质、脂肪，同时还含有维生素 B_1、维生素 B_2 及矿物质钙、磷、铁、钾、碘等，营养十分全面。
食疗功效：温补养阳、补血生津、补肺益气、开胃健脾、养肝明目、强筋健骨。
主治：身虚羸瘦、腰膝酸软、尿频、阳痿、畏寒、产后虚寒、脑热、头眩、腹痛。

最营养搭配

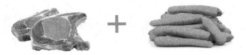

羊肉　＋　胡萝卜

功效：

补肾壮阳

羊肉和胡萝卜炖汤食，有补肾壮阳、开胃健身、养肝明目的作用。

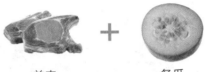

羊肉　＋　冬瓜

功效：

健胃、补肾利尿

羊肉有壮阳益肾、健脾明目的功效，冬瓜有清热利尿的功能，两者合用有助于补肾利尿。

功效

补虚强身，温补脾胃，补肾壮阳，预防疾病，提供能量。

注解

羊肉中含有丰富的蛋白质和钙、磷、铁等微量元素，既能强健骨骼，又能促进人体热量代谢、维持细胞活动，是强身健体的良好食品，也是体虚者的天然补品。

古代医学认为"人参补气，羊肉则善补形"。寒冬常吃羊肉，可促进血液循环，增强御寒能力，用于治疗脾胃虚寒所致的反胃、瘦弱、畏寒等症。

羊肉是进补的佳品，具有补肾壮阳的功效，虚劳怕冷、中气不足者特别适合食用。

羊骨中含有磷酸钙、碳酸钙、骨胶原等成分，可用于治疗再生障碍性贫血、筋骨疼痛、淋痛、久泻、久痢等病症。羊胆性味苦寒，在肺结核的治疗中，长期服用药物无效者，使用羊胆治疗往往能显示出特殊的疗效。

羊肉中含有丰富的B族维生素，它能将蛋白质和脂肪转化为人体的能量，对于减轻肌肉酸痛、减轻疲劳，恢复人体活力有很好的作用。羊肉还可增强消化酶功能，保护胃壁，帮助消化。

最健康烹饪

羊肉有多种吃法。羊肉经过炖制以后，更加熟烂、鲜嫩，易于消化。如果在炖的时候再加上合适的中药，滋补作用会更大。羊肉可烤，烤羊肉味道鲜美，例如烤全羊、烤羊肉串、炭烤羊腿等。羊肉可涮，涮羊肉能够较好地保存羊肉中的活性成分，但应注意要选用新鲜的肉片。

饮食宜忌

体虚胃寒者宜食羊肉，肾虚者、身体羸弱者、脾胃虚寒者、男性尤其适合食用。肝火旺盛、大便干结、急性肠炎者应忌食羊肉。吃羊肉时不宜同时吃醋、南瓜，以防发生黄疸病和脚气病。

选购窍门

选购羊肉的时候，应选择颜色鲜红的羊肉，这样的羊肉比较新鲜。另外羊肉的骨骼越细，肉质会越鲜嫩。

牛肉

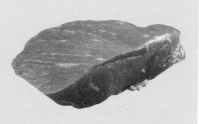

性味归经：性平，味甘，入脾、胃经。

营养成分：牛肉是优良的高蛋白食品，每 100g 牛肉中约含蛋白质 19.9g，脂肪 4.2g，含碳水化合物 2.0g。牛肉中含有多种维生素和少量矿物质，还含有一定的胆固醇。

食疗功效：补脾健胃、补肝强肾、利水消肿、安中益气、强筋健骨、安胎补血。

主治：气短体虚、筋骨酸软、面黄目眩、贫血。

最营养搭配

牛肉 + 土豆 = 健胃养脾

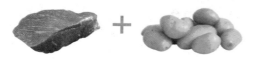

牛肉具有滋养脾胃、强筋健骨的功效，与土豆同食能促进脾胃的消化功能，安中益气。

牛肉 + 芹菜 = 美容瘦身

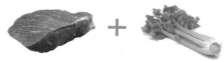

牛肉能滋补身体，芹菜有清热利尿、降压的功效。两者搭配适合肥胖者或高血压患者食用。

牛肉 + 姜 = 排毒养颜

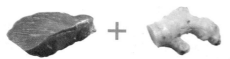

牛肉含有丰富的肉毒碱，姜有促进人体新陈代谢的功能。两者搭配起到排毒养颜的作用。

功效

排毒养颜，促进身体发育，补血，补虚防病，强健肌肉。

注解

牛肉中钾元素的含量很高。钾能加速人体的新陈代谢，使得人体中多余的水分、尿液和有毒物质排除体外，排毒养颜的同时，还可以避免人体出现水肿型肥胖。

牛肉富含蛋白质，氨基酸组成比猪肉更接近人体需要，能够提高人体抵御疾病的能力，促进青少年的生长发育，有利于病后调养的人补充失血、修复组织。

牛肉中含有丰富的铁质，有补血养颜、强健人体的作用。它能使人体皮肤光滑细腻、充满光泽，是美体美肌的上好食物。

牛肉有补中益气、滋养脾胃、强健筋骨的作用，适用于中气下陷、气短体虚、筋骨酸软、贫血久病及面黄目眩之人食用。加红枣炖服，则有助于肌肉生长和促进伤口愈合之功效。

牛肉中富含肌氨酸，肌氨酸是肌肉的能量之源，能够增长肌肉，增加力量，使运动更加持久。

最健康烹饪

烹调牛肉，要使用热水直接加热，不要加冷水。热水可以使牛肉表面蛋白质迅速凝固，防止肉中氨基酸外浸，保持肉味鲜美。大火烧开后，揭开锅盖炖 20 分钟去异味，然后盖上锅盖改用小火，使汤面上浮油保持温度，起到焖的作用。

饮食宜忌

一般人均可食用。身体虚弱、缺乏营养、贫血、面黄无光者尤其适宜食用牛肉。内热盛、皮肤病、肝病、肾病患者应忌食牛肉。

选购窍门

选购牛肉时，要选择颜色为红色、上面有光泽的牛肉。色泽发暗、脂肪无光的牛肉，一般放置时间过长，尽量避免选择。

驴肉

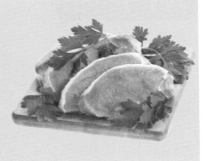

性味归经：性平，味甘，入心、肝经。

营养成分：驴肉蛋白质含量在 20%~25% 之间，脂肪含量小于 1%，是一种理想的高蛋白、低脂肪、低胆固醇的肉类。

食疗功效：补气养血、滋阴壮阳、养肾固精、养身补虚、息风安神、强筋壮骨。

主治：肾虚、腰膝酸软、头痛、健忘、失眠、气短乏力、阳痿、动脉硬化。

最营养搭配

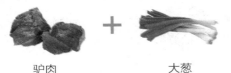

驴肉 ＋ 大葱

功效：

补肾壮阳

驴肉有补肾的功效，大葱能够刺激人体激素的分泌，二者食用能够壮阳补阴。

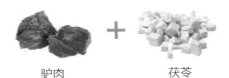

驴肉 ＋ 茯苓

功效：

强筋健骨、清热祛湿

驴肉能强筋健骨，茯苓清热护肝、祛湿护胃，二者搭配还有一定的药理功效。

功效

补气养血，补虚养身，增强免疫力，滋补壮阳。

注解

驴肉含有丰富的铁质，有补气养血、利肺的功效，对体弱劳损、气血不足和心烦者有较好的疗效。驴肉还可以养心安神，用于心虚所致心神不宁的调养。

驴肉富含钙、磷、钾，还含有动物胶、骨胶原、硫等成分，氨基酸的含量及其比例均适合人体的需要，肌肉纤维细，结缔组织发达，消化吸收率高。所以，驴肉能为体弱者及病后调养的人提供良好的营养补充，对人体健康有很好的作用。

驴皮是熬制驴皮胶的原料，成品称阿胶。中医认为，阿胶是血肉有情之物，是以滋阴补血见长的名贵药材。平素体质虚弱、畏寒、易感冒的人，服阿胶可改善体质，增强自身抵抗力。

驴心、驴肝对人体五脏六腑具有很强的滋补作用，有益肾壮阳、强筋健骨的效用，可治疗阳痿不举、腰膝酸软等症。

最健康烹饪

驴肉吃法多样，可直接煲汤，也可做白切驴肉。驴肉有很强的膻味，所以在烹饪驴肉时可放入一些中药材同煮，煮熟后再放入冰箱中冷冻，这样做出来的驴肉不仅膻味尽消，而且味道鲜美，还有一定的药理功效。驴全身是宝，其毛、皮、头、骨、鞭、脂、肉均可入药。

饮食宜忌

一般人群均可食用驴肉。驴肉多作为酱菜、卤菜凉拌食用，身体瘦弱者特别适合食用。不宜与金针菇同食，否则易致心痛，食驴肉后忌饮荆芥茶。平素脾胃虚寒者、有慢性肠炎者、腹泻者忌食驴肉。孕妇应当忌食驴肉。

食物相忌

驴肉性平味甘，而猪肉肥腻，如果二者共食，有碍于消化吸收，易致腹泻，影响身体的健康。因此，应尽量避免将驴肉和猪肉搭配食用。

蜗牛肉

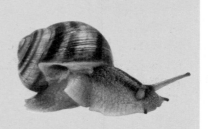

性味归经：性寒，味咸，入脾、胃经。

营养成分：蜗牛肉富含蛋白质及 20 多种氨基酸，并含有一定的维生素和钙、铁、铜、磷等多种矿物质，而脂肪、胆固醇含量却很低。

食疗功效：清热解毒、消肿止痛、平喘理气、促进消化。

主治：疟疾、哮喘、尿频、糖尿病、咳嗽、咽炎、腮腺炎、淋巴结核、痔疮。

最营养搭配

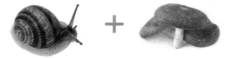

蜗牛肉 ＋ 香菇

功效：

消肿止痛、平喘理气、生津利水

蜗牛肉有消肿止痛、平喘理气的作用，与香菇搭配食用，有补中益气、生津利水的功效。

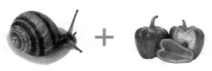

蜗牛肉 ＋ 青椒

功效：

清热解毒、营养美味

蜗牛肉富含蛋白质和微量元素，青椒富含维生素 C。两者搭配食用，营养更丰富。

功效

促进大脑发育，消食化积，清热平喘，滋补防病，美容。

注解

蜗牛肉含有谷氨酸和天门冬氨酸，能够增强人体脑细胞的活力，对于发育期的孩子来讲，食用一些可以起到补脑的作用。对于预防儿童智力发育迟缓以及阿尔茨海默病等有很好的作用。

蜗牛肉含有生物催化剂——酶，能帮助人体消化多种不易消化的食物。经常消化不良、胃肠功能较弱的人以及有积食的人食用蜗牛，不但容易消化，还能化积除滞。

蜗牛肉含有大量氨基酸、维生素以及微量元素等，有清热解毒、消肿利尿、平喘的作用，对于防治痢疾、夜尿、尿频、疥疮等疾病有很好的作用。对于哮喘疾病也有很好的防治作用。

蜗牛肉性寒，味咸，有清热、消肿、利尿、软坚等多种功效，可以防治糖尿病、咳嗽、咽炎、腮腺炎、痔疮、动物咬伤等很多种疾病，也是滋补身体的保健佳品。

蜗牛肉有"软黄金"的美誉，是一种强身健体的高级美味食品。蜗牛肉中含有的营养素能够促进人的毛发的生长，增强皮肤细胞的活性。多吃蜗牛肉有美容作用。

最健康烹饪

蜗牛肉的烹制方法较多，除西式烹法"烙"以外（法国名菜"奶油烙蜗牛"），还可爆炒、清炖、红烧成富有特色的中式菜肴。

饮食宜忌

胃肠消化力弱、体虚、营养不良及久病体弱的人最适宜食用，咽喉肿痛、口干、上火、便秘、痔疮以及痈肿患者宜食。蜗牛肉性大凉，凡脾胃虚寒腹泻及胃寒痛者忌食，一般人也不能过多食用。

食物相忌

蜗牛肉性寒，味咸，是寒性食物。螃蟹也是寒性食品。两者搭配食用，容易引起人体肠胃不适，还容易导致荨麻疹。因此，应尽量避免将螃蟹和蜗牛肉搭配食用。

鸡肉

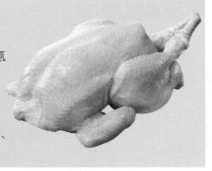

性味归经：性温，味甘，入心、胃经。

营养成分：鸡肉是高蛋白、低脂肪的食物，特别是鸡肉中赖氨酸的含量比猪肉高 13%，还含有钙、磷、铁、镁、钾、钠、维生素 A、B 族维生素、维生素 C、维生素 E 等成分。

食疗功效：温中益气、补肾填精、养血乌发、滋润肌肤。

主治：脾胃虚弱、身体羸弱、头昏心悸、气血不足、产后缺乳、腹泻、食少反胃、月经不调、耳聋耳鸣、肾虚。

最营养搭配

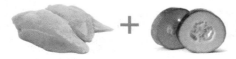

鸡肉 ＋ 冬瓜

功效：

预防肥胖、利尿消肿

鸡肉含有多种营养，冬瓜有利尿消肿的作用。两者搭配可利尿消肿，预防水肿型肥胖。

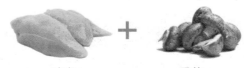

鸡肉 ＋ 香菇

功效：

强健骨骼

鸡肉与香菇搭配能够促进人体对钙质的吸收，对于预防骨质疏松等症有很好的作用。

功效

促进新陈代谢，提供营养，安定情绪，补虚下乳。

注解

鸡肉中含有丰富的钾，它能促进人体的新陈代谢，将人体多余的水分、尿液和杂物排除体外，避免因为水肿造成的肥胖，有利于人体苗条。

鸡肉含有对人体生长发育有重要作用的磷脂类，是中国人膳食结构中脂肪和磷脂的重要来源。鸡肉对营养不良、畏寒怕冷、乏力疲劳、月经不调、贫血、虚弱等症状有很好的食疗作用。

鸡肉中含有丰富的维生素 B_{12}，能够促进红细胞的发育，预防恶性贫血，并有维持神经系统的健康，消除烦躁不安的情绪的作用，适合晚上睡不好、白天总感觉疲惫的人食用。

鸡肉中的蛋白质以及 B 族维生素特别丰富，脂肪少，容易消化，是传统的补虚食物，特别是产妇多食用鸡汤来补虚，有助于产妇的身体恢复，促进乳汁的分泌。

最健康烹饪

鸡肉的食用方法很多，蒸煮、烧汤、腌制、风干均各具风味。鸡肉最有营养的吃法就是熬汤。鸡肉进补时须注意雌雄两性作用有别：雄性鸡肉其性属阳，温补作用较强，比较适合阳虚气弱患者食用；雌性鸡肉属阴，比较适合产妇、年老体弱及久病体虚者食用。传统上讲究男用雄鸡，女用雌鸡，以清炖为宜。

饮食宜忌

一般人群均可食用鸡肉。老年人、病后调养者、体弱者特别适合食用。鸡肉宜与萝卜同食，可保护心血管。鸡肉含有丰富的蛋白质，为了避免加重肾脏负担，尿毒症患者禁食；鸡肉中磷的含量较高，服用铁剂时不要食用鸡肉。

食物相忌

鸡肉性温，味甘，有温补作用；大蒜性温，味辛，有下气消谷、杀菌消毒的作用。两者都是温热助火之物，同食易引起人体肝火旺盛。因此，应避免两者同食。

鸭肉

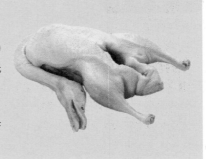

性味归经： 性寒，味甘，入脾、胃、肺、肾经。
营养成分： 鸭肉中的蛋白质含量约为 16%~25%，比畜肉中的蛋白质含量高得多。此外，鸭肉还含有约 0.8%~1.5% 的无机物和较高的铁、铜、锌等微量元素。
食疗功效： 五脏俱补、清热健脾、行气活血、养胃生津。
主治： 身体虚弱、营养不良性水肿、食欲不振、大便干结、产后体虚、盗汗、遗精、咽干口渴。

最营养搭配

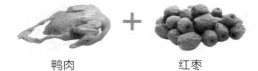

鸭肉 ＋ 红枣

功效：
提高免疫力、补气血、补虚养身
　　鸭肉有养胃滋阴，利水消肿的功效，与红枣搭配能增强免疫力，适合病后体虚的人食用。

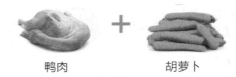

鸭肉 ＋ 胡萝卜

功效：
帮助消化、促进营养吸收
　　鸭肉中的油脂可与胡萝卜中的胡萝卜素结合，有助于帮助消化，促进营养物质的吸收。

功效

降低胆固醇，延缓衰老，抗炎症，清补之品。

注解

鸭肉中的 B 族维生素和维生素 E 含量丰富，脂肪酸多为不饱和脂肪酸，有助于降低体内的胆固醇，适合动脉硬化患者食用。

鸭肉中的维生素 E 能够清除体内的自由基，减少皱纹的产生，延缓衰老，保持青春的面貌。

鸭肉中的 B 族维生素是一种抗脚气病、抗神经炎和抗多种炎症的维生素。处于生长期、妊娠期及哺乳期的人 B 族维生素需求量比一般人更大。孕妇多食鸭肉，不仅能够促进胎儿的发育，还有利于增强妊娠期抵抗各种疾病的能力。

鸭肉中的脂肪类似于橄榄油，各种脂肪酸的比例比较接近，食用后几乎不会增加体内胆固醇的含量，是清补的上佳肉类。鸭肉性寒凉，有清热解毒的功效，夏季食用鸭肉能解暑，秋季食用鸭肉能润燥。

最健康烹饪

鸭肉的做法多样，比较有名的吃法有白切鸭、烧鸭、卤鸭、烤鸭等；鸭肉还可烧干锅和做啤酒鸭，亦可剥皮后切成薄片净炒或涮鸭肉。鸭肉中含氮浸出物比畜肉多，所以鸭肉味美。烹调时，加入少量盐，能有效地溶出含氮浸出物，会获得鲜美的鸭肉汤。

饮食宜忌

鸭肉特别适于虚弱、食少、便秘和有水肿的人食用。心脏病患者、癌症患者和放疗、化疗后的患者也适宜食用。鸭肉多食易滞气、滑肠，凡为阳虚脾弱、外感未清、痞胀脚气、便泻肠风者不宜食用。鸭肉不宜与鳖肉同食，同食会令人阴盛阳虚、水肿泄泻。

食疗佳方

将莲子洗净，鸭斩成块。鸭块入水锅中烧沸、捞出、洗净，放入碗中。加莲子、清水、盐、味精、葱、姜、米酒适量，用保鲜膜封口，上笼蒸酥即可。该菜尤适宜中老年人食用，可改善睡眠、增强心脑血管功能。

鹅肉

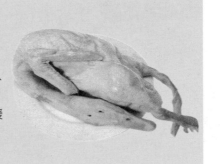

性味归经： 性平，味甘，入脾、肺经。
营养成分： 鹅肉的蛋白质含量为22.3%，比其他肉要高很多，并且所含脂肪较少。它还含有维生素A、B族维生素、烟酸、糖、油脂、卵磷脂、钙、镁、铁等。
食疗功效： 补虚养身、止咳化痰、益气养血、提高免疫力，暖胃生津。
主治： 哮喘、慢性支气管炎、慢性肾炎、气短、乏力、口渴。

最营养搭配

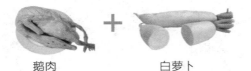

鹅肉　　＋　　白萝卜

功效：
治疗慢性支气管炎、止咳化痰
　　白萝卜有止咳化痰的功效，鹅肉能预防治疗咳嗽，二者同食对老年慢性支气管炎有帮助。

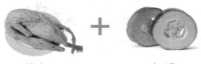

鹅肉　　＋　　冬瓜

功效：
生津止渴、利水消肿
　　冬瓜具有清热生津、利尿消肿的功效，与鹅肉搭配煮汤，能够消除老年性水肿。

功效

预防慢性病，缓解咳嗽，预防冬季病，营养滋补，提高免疫力。

注解

鹅肉具有补虚益气，暖胃生津的功效。凡经常口渴、乏力、气短、食欲不振者，可常喝鹅汤，吃鹅肉，这样既可补充患者营养，又可控制病情发展。

鹅肉可治疗和预防咳嗽病症，尤其对治疗感冒和急慢性气管炎、慢性肾炎、老年浮肿、肺气肿、哮喘痰壅有良效。鹅肉特别适合在冬季进补。

鹅肉有含有的大量不饱和脂肪酸以及各种矿物质，食用可提高免疫力和御寒能力，对于预防感冒等冬季病有非常明显的效果。

鹅肉营养成分多样，其中尤以脂肪最优。鹅肉不仅脂肪含量低，而且品质好，不饱和脂肪酸的含量高，特别是亚麻酸含量均超过其他肉类，对人体健康有利。鹅肉中的脂肪含量较低，仅比鸡肉高一点，比其他肉要低得多。鹅肉脂肪的熔点亦很低，质地柔软，容易被人体消化吸收。

鹅血中含有较高浓度的免疫球蛋白和抗癌因子，能够强化人体免疫系统，促进淋巴细胞的吞噬功能，对抗恶性肿瘤和癌症。

最健康烹饪

鹅肉鲜嫩松软，清香不腻，以煨汤居多，俗话说"喝鹅汤，吃鹅肉，一年四季不咳嗽"。鹅肉也可熏、蒸、烤、烧、酱、糟等。其中鹅肉炖萝卜、鹅肉炖冬瓜等，都是"秋冬养阴"的良菜佳肴。

饮食宜忌

一般人均可食用，尤其适合口渴、乏力、气短、食欲不振者食用。鹅肉特别适合在秋冬季节进补。鹅肉忌与鸭梨同食，否则会损伤肾脏。

食物相忌

选购鹅肉最好选活的大鹅当场宰杀。一般健康鲜活的大鹅羽毛干净有光泽，活泼凶悍，眼睛有神。宰杀后放血干净，血色暗红，拔毛修整后，有微腥味，但没有臭味。肉丝洁白，肉质有弹性，没有硬节等。

兔肉

性味归经：性凉，味甘，入脾、肝、大肠经。
营养成分：兔肉有高蛋白、高磷脂、高消化率的"三高"优势，又有低脂肪、低胆固醇、低脲胺的"三低"优点，还含有多种维生素及钙、磷、铁等矿物质。
食疗功效：补中益气、凉血止血、清热解毒、止渴生津、健脑益智、通利大肠。
主治：大便秘结、脾胃虚弱、形体消瘦等、神疲乏力。

最营养搭配

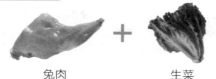

兔肉 ＋ 生菜

功效：
清理肠胃、促进消化
　　兔肉是高蛋白、低脂肪的肉制品，与生菜搭配有助消化、清理肠胃、清肝明目的作用。

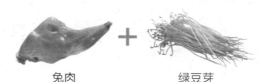

兔肉 ＋ 绿豆芽

功效：
排毒养颜、利水消肿
　　兔肉含有卵磷脂，与绿豆芽搭配能促进人体的新陈代谢，有排毒养颜、利水消肿的作用。

功效

　　健脑益智，祛病强身，美容健美，补脑。

注解

　　兔肉中含有丰富的卵磷脂，是神经组织和脑脊髓的主要成分，是儿童、少年、青年大脑和其他器官发育不可缺少的物质，对于健脑益智有很重要的功效。因此，兔肉是补脑的上好肉制品。

　　兔肉中的脂肪多为不饱和脂肪酸，还含有一些微量元素，能够保持血管弹性，防止血栓的形成，特别适合高血压、糖尿病、冠心病患者食用。常吃兔肉有祛病强身的作用，因此兔肉又被称作"保健肉"。

　　兔肉中的脂肪和胆固醇含量很低，食用后不会增加体重，特别适合减肥人士食用。常吃兔肉还可强身健体。兔肉还有保持细胞活性的作用，女士经常食用，能够使皮肤富有弹性，身体苗条健美，因此兔肉又被称作"美容肉"。

　　兔肉中含有多种维生素和8种人体所必需的氨基酸，其中的酪氨酸和色氨酸是帮助大脑传递信号的重要物质。如果这两种物质缺乏，大脑会失去正常的工作功能。因此，常吃兔肉，有助于安神补脑，很适合儿童和老年人食用。

最健康烹饪

　　兔肉性凉，最适宜在夏季食用，炒、烤、焖等烹调方法均可，还可红烧、粉蒸、炖汤。兔肉肉质细嫩，肉中几乎没有筋络，兔肉必须顺着纤维纹路切，这样加热后，才能保持菜肴形态整齐美观，肉味更加鲜嫩。

饮食宜忌

　　兔肉一般人群均可食用，特别适合心血管疾病患者、老年人、儿童、减肥人士、爱美女士食用。脾胃虚寒、腹泻者应忌食。孕妇及经期女性、有四肢怕冷等明显阳虚症状的女性不宜吃兔肉。兔肉不能与鸭血同食，否则易致腹泻。

选购窍门

　　自古就有"飞禽莫若鸪，走兽莫若兔"之说，我们的祖先在很早以前就发现了兔肉的营养价值。兔肉又被称为"百味肉"，这是因为当兔肉与其他食物相搭配烹饪时，会吸附其他食物的滋味，形成独特的味道。

鸽肉

性味归经：性平，味甘，入肝、肾经。

营养成分：鸽肉的蛋白质含量在 15% 以上，消化吸收率高达 97%，脂肪含量极低。鸽肉还含有丰富的钙、铁、铜等元素及维生素 A、B 族维生素、维生素 E。

食疗功效：补肾壮阳、祛风解毒、补益气血、提高记忆力。

主治：闭经、神经衰弱、贫血、头发早白、动脉硬化、记忆力减退、面黄枯瘦。

最营养搭配

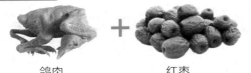

鸽肉　＋　红枣

功效：

益气养血、美容养颜

　　鸽肉含有丰富的优质蛋白，和红枣一起食用，有益气养血、滋润皮肤的作用。

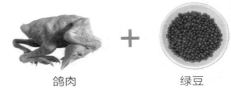

鸽肉　＋　绿豆

功效：

解毒、清热、降压

　　绿豆能清热解毒、消肿。鸽肉配绿豆来煲汤，对于皮肤病、皮肤的排毒等有食疗作用。

功效

　　促进伤口愈合，补益肾气，补气健体，安定免疫。

注解

　　中医认为，鸽肉易于消化，对病后体弱、血虚闭经、头晕神疲、记忆力衰退有很好的补益治疗作用。乳鸽含有较多的支链氨基酸和精氨酸，可促进体内蛋白质的合成，加快创伤愈合。另外，鸽血中富含血红蛋白，能使术后伤口很快愈合。

　　鸽肉中含有丰富的泛酸，对脱发、白发和未老先衰等有很好的疗效。人们把白鸽作为扶助阳气的强身妙品，认为它具有补益肾气、增强性功能的作用。

　　鸽子的骨头当中含有丰富的软骨素，经常食用，有改善皮肤细胞活力，增强皮肤弹性，改善血液循环，面色红润等功效，还能够强健人体的骨骼，改善血液循环，让人变得更加年轻有活力。

　　鸽肉中含有丰富的维生素 A，有利于保护视力，防止病菌和毒素入侵，是维持免疫系统正常健康工作的重要营养素。

最健康烹饪

　　鸽肉适合炒食、清蒸和炖汤，在烹饪之前，放在开水里余一下，可以去除杂质和部分的腥味。鸽肉清蒸和煲汤能够最大程度减少营养的流失，如果煲汤的时候放入一些中药材，能够起到特定的食疗功效。鸽肉适宜和其他肉类搭配炒食，单独炒食则蛋白质含量单一。

饮食宜忌

　　一般人群均可食用，老年人、体虚病弱者、手术后病人、孕妇及儿童特别适合食用。25 岁以下的女性食用鸽肉，可能会影响到子宫收缩，干扰人体正常发育。

特别介绍

　　鸽肉营养丰富，还有一定的食疗作用，故俗语称"一鸽胜九鸡"。我国在汉代时期就已经开始养鸽，世界上著名的食用鸽品种有美国王鸽、丹麦王鸽、法国蒙月鸽、卡奴鸽、鸾鸽和竞翔荷麦鸽等。我国则有石岐鸽、公斤鸽和桃安鸽等。

鹌鹑肉

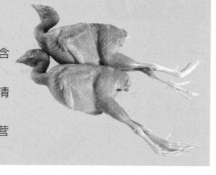

性味归经： 性平，味甘，入心、肝、肺、肾、脾、大肠经。

营养成分： 鹌鹑肉营养丰富，蛋白质含量高达 22.2%，还含多种维生素和矿物质及卵磷脂、激素和人体所必需的氨基酸。

食疗功效： 健脾益气、利水抗癌、降低胆固醇、健脑益智、清热利湿。

主治： 高血压、动脉硬化、贫血头晕、肾炎浮肿、肥胖症、营养不良、身体虚弱、神经衰弱、哮喘咳嗽。

最营养搭配

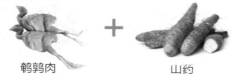

鹌鹑肉　　　　　　　山药

功效：

补益肾气

鹌鹑肉有益精血的功效，与山药搭配食用，对于肾虚、腰膝酸软等症有很好的疗效。

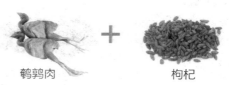

鹌鹑肉　　　　　　　枸杞

功效：

滋阴壮阳、补虚

鹌鹑肉壮阳益肾，枸杞也是滋补的食物。两者搭配有滋阴壮阳、补虚的良好功效。

功效

健脑，保护血管，抗过敏，提高记忆力，补肾壮骨。

注解

鹌鹑肉中富含卵磷脂和脑磷脂，是高级神经活动不可缺少的营养物质，具有健脑的作用，有使大脑反应敏捷、不易疲劳的功效，很适合青少年儿童和大量用脑的人滋补所用。

鹌鹑肉是典型的高蛋白、低脂肪、低胆固醇食物，其中所含的卵磷脂能够抑制血小板的凝聚，阻止血栓的形成，保护血管，特别适合中老年人以及高血压、肥胖症患者食用。

鹌鹑肉中含有丰富的微量元素和矿物质，其中的钙和锌对于脑部的正常发育起着重要的作用。铁则为脑部的正常活动提供充足的血红蛋白，避免出现脑部供血不足而引起的记忆力下降。

中医认为，鹌鹑肉可以补五脏、益精血、止泄痢、消疳积、温肾助阳。男子经常食用鹌鹑，可增强性功能，养肝清肺，增气力、壮筋骨。

最健康烹饪

鹌鹑肉可卤、炒、炸、蒸和煲汤食用。鹌鹑肉与枸杞、益智仁等中药材搭配煲汤，是治疗神经衰弱的食疗佳品。鹌鹑肉和羊肉同炖，适合身体虚弱、病后体虚者调养身体食用。

饮食宜忌

高血压、肥胖症患者适宜食用鹌鹑肉。鹌鹑肉宜同菠菜、苦瓜、辣椒、茄子、柠檬等同食，可以预防和治疗很多种疾病。鹌鹑肉不宜与蘑菇、黑木耳同食。鹌鹑肉忌与猪肉、猪肝同食，否则面生黑斑。

食物相忌

鹌鹑肉和平菇以及其他菌类不可搭配食用，否则很容易脸部生黑斑或者大便干燥而引发痔疮。因此应尽量避免将菌类食物和鹌鹑肉搭配食用。

鸡蛋

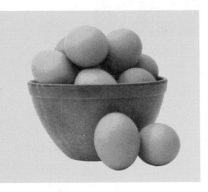

性味归经： 性平，味甘，入肺经。

营养成分： 鸡蛋含蛋白质 10%~15%，还含卵磷脂和胆固醇。蛋黄中胆固醇含量极高，是猪肝含量的 7 倍，猪肥肉的 17 倍，黄鱼的 21 倍，牛奶的 120 倍。

食疗功效： 健脑益智、保护肝脏、延缓衰老、预防癌症。

主治： 肺虚咳嗽、月经不调、虚寒胃痛、慢性支气管炎、水肿、消化不良。

最营养搭配

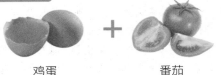

鸡蛋 + 番茄

功效：

强健骨骼、美容养颜

鸡蛋中含有丰富卵磷脂和钙质，与番茄搭配既能强健骨骼又可起到美容养颜的作用。

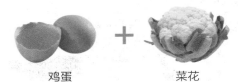

鸡蛋 + 菜花

功效：

延缓衰老、抗氧化、美容养颜

鸡蛋与菜花搭配，有助于促进人体对维生素 E 的吸收，有利于美容养颜。

功效

健脑益智，保护肝脏，防治动脉硬化，预防癌症，延缓衰老。

注解

鸡蛋黄中的卵磷脂、甘油三酯、胆固醇和卵黄素，能够维护神经系统的功能，促进身体发育。卵磷脂进入人体后，能够分解出胆碱，胆碱对增强人的记忆力有帮助。

鸡蛋中的蛋白质对肝脏组织损伤有修复作用。蛋黄中的卵磷脂可促进肝细胞的再生，还可提高人体血浆蛋白量，增强机体的代谢功能和免疫功能。

鸡蛋中的卵磷脂能够降低人体血液中的血清胆固醇含量，可用来防治动脉硬化。鸡蛋中的维生素 B_6 和维生素 B_{12} 也有利于净化血液，降低患心脑血管疾病的风险。

鸡蛋中含有较多的维生素 B_2，可以分解和氧化人体内的致癌物质。鸡蛋中的微量元素，如硒、锌等也都具有防癌作用。

鸡蛋含有人体需要的营养物质，是人类获取营养的理想食物。每天食用一个鸡蛋，是不少长寿老年人的延年益寿经验之一。

最健康烹饪

鸡蛋的吃法多样，煮鸡蛋是最常见的吃法，而且几乎不会造成营养流失。对于婴儿或者消化不好的人来说，蒸蛋羹、蛋花汤更适合他们食用。鸡蛋还可炒食，或者做荷包蛋、茶鸡蛋等。

饮食宜忌

一般人均能食用，但一次食用不要太多，婴幼儿、孕妇、产妇、老年人、患者特别适合食用。老年人、血脂紊乱的人、肝炎患者慎食蛋黄。鸡蛋胆固醇含量高，重度高胆固醇血症、肾脏疾病患者应忌食。生鸡蛋中含有沙门菌，抵抗力差的人，如婴儿、老年人及肠胃较弱的人，进食半生半熟或生鸡蛋后，容易令肠胃产生不适。

储存窍门

鸡蛋储存的时候，最好不要清洗。这是因为如果用水洗鸡蛋，蛋壳上的胶状物质便溶解在水中，蛋壳小孔全部暴露，细菌和微生物便可从小孔乘虚而入。

鸭蛋

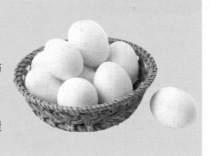

性味归经： 性凉，味甘，入脾、肺经。

营养成分： 鸭蛋中含有蛋白质、脂肪、维生素 A、维生素 B₁、维生素 B₂ 等，脂肪中不饱和脂肪酸含量较高，为 62%，脂肪熔点低，容易被人体消化吸收。

食疗功效： 补虚、滋阴润燥、平肝明目、养血、润肺、美肤。

主治： 病后体虚、燥热咳嗽、干咳少痰、咽干喉痛、牙痛、腹泻、痢疾。

最营养搭配

鸭蛋 + 韭菜 = 温补壮阳

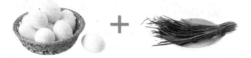

鸭蛋滋阴补肺，除燥，韭菜壮阳补肾，是热燥之物，二者搭配有温补之功。

鸭蛋 + 豆腐 = 滋阴润燥

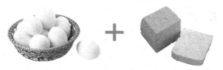

鸭蛋有滋阴清热、生津益胃的作用，与豆腐搭配适合燥热上火者食用。

鸭蛋 + 南瓜 = 增加营养

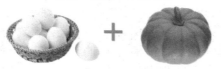

鸭蛋中富含营养物质，南瓜中富含锌，两者搭配食用，有利于身体的发育。

功效

清热，防治骨质疏松，促进生长发育，美容护肤，预防贫血。

注解

中医认为，鸭蛋性凉，有滋阴清热的作用，是阴虚火旺者的食疗佳品，对于上火引起的疾病有很好的治疗作用，可以用来防治肺热、咳嗽等症状。

鸭蛋中含钙量很高，每 100g 鸭蛋中含钙 62mg。咸鸭蛋含量更高，约为鲜鸡蛋的 10 倍，特别适宜于骨质疏松的中老年人食用。

鸭蛋中含有丰富的维生素 B₂，能够促进细胞的生长代谢，提高机体对蛋白质的吸收利用率，促进生长发育，适合青少年食用。

鸭蛋中含有丰富的蛋白质、磷脂、维生素 A、B 族维生素、维生素 D 等，所含矿物质种类多于鸡蛋，具有滋阴养颜、清肺丰肌的作用。

鸭蛋富含丰富的蛋白质和氨基酸，还有一部分不饱和酸类。鸭蛋中的铁含量非常丰富，能为机体补充营养，预防贫血。

最健康烹饪

鸭蛋煎、煮皆可。若煮鸭蛋，须待熟透再吃，因为有些生鸭蛋带有沙门菌，可致病。在制作蛋糕、面包等西点时不能使用鸭蛋，防止致病菌导致食物中毒。

饮食宜忌

一般人均可食用，阴虚火旺者最适合食用。鸭蛋性偏凉，故脾阳不足、寒湿下痢者不宜吃。鸭蛋中脂肪和胆固醇含量较高，老年人不应多食和常食，特别是患心血管疾病者更应该少食，以免加重血管硬化和衰老。

选购窍门

淡蓝色青皮鸭蛋基本上是新鸭子产的，因为鸭子年轻体壮，产蛋有力；外壳白色的鸭蛋是鸭龄较老的鸭子产的，鸭老体衰，下蛋无力，外壳也薄，容易撞坏。

鹌鹑蛋

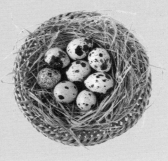

性味归经：性平，味甘，入肝、肾经。

营养成分：鹌鹑蛋的蛋白质、脂肪含量与鸡蛋相当，维生素 B_2 含量是鸡蛋的 2.5 倍，卵磷脂含量比鸡蛋高 3~4 倍，还含有碳水化合物、多种维生素以及钙、磷、铁等矿物质。

食疗功效：补益气血、强筋健骨、美容护肤、健脑益智。

主治：神经衰弱、失眠多梦、月经不调、肺病、哮喘、心脏病、营养不良。

最营养搭配

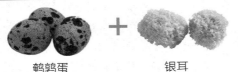

鹌鹑蛋　＋　银耳

功效：

补脾益气、润肺滋阴、强筋壮骨

　　鹌鹑蛋含有丰富的蛋白质和微量元素，和银耳搭配食用，很适合身体虚弱者滋补身体。

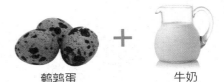

鹌鹑蛋　＋　牛奶

功效：

补充营养、健脑益智、促进发育

　　鹌鹑蛋和牛奶同食，有补脾益胃，健脑益智作用，适于智力、记忆力减退者。

功效

　　改善肤质，补血养颜，抗过敏，强健骨骼，提高抵抗力。

注解

　　鹌鹑蛋的营养价值可与鸡蛋相媲美，它含有大量的蛋白质、维生素等对人体有益的营养成分。除了补充人体所需的营养物质外，鹌鹑蛋还有很好的美容效果，可以改善肤质，使皮肤变得红润有光泽，所以鹌鹑蛋还有"动物中的人参"之称。

　　鹌鹑蛋中含有丰富的铁质，每 100g 鹌鹑蛋含铁质将近 7mg。铁是制造血红蛋白的重要元素。因此，吃鹌鹑蛋有很好的补血养颜的作用。

　　法国医生曾用鹌鹑蛋入药，治疗过敏性哮喘症和不明原因过敏症。吃鹌鹑蛋能预防因吃鱼虾发生的皮肤过敏、风疹块、呕吐以及某些药物性过敏症。

　　鹌鹑蛋中含有丰富的钙、磷等矿物质，每 100g 鹌鹑蛋中含钙 47mg，含磷 180mg。这些物质能够促进人体骨骼的强健、维持心跳和肌肉收缩，对保持神经感应正常，都起着很好的作用。

　　由于鹌鹑蛋中营养分子较小，所以比鸡蛋更容易被吸收利用，充分补充人体的营养，从而提高人体功能的抗病能力。鹌鹑蛋还含有丰富的卵磷脂和脑磷脂，是高级神经活动不可缺少的营养物质，具有健脑的作用。

最健康烹饪

　　鹌鹑蛋适合煮食，煮鹌鹑蛋美味，并且营养不易流失。鹌鹑蛋也可做虎皮蛋，煮熟后与肉放一起炖，使味道渗入蛋内，更加可口。鹌鹑蛋还可做茶蛋，经常在宴席上摆盘上桌。

饮食宜忌

　　老幼病弱、经期女性、贫血、营养不良者宜食鹌鹑蛋。鹌鹑蛋含胆固醇的比例较高，高胆固醇者慎食，脑血管疾病患者少食为好。鹌鹑蛋忌与猪肝及菌类食物同时食用，否则易使人面生黑斑或生痔疮。

选购窍门

　　鹌鹑蛋的外壳为灰白色，还有红褐色的和紫褐色的斑纹，购买时选择色泽鲜艳、壳硬、蛋黄呈黄色的鹌鹑蛋，这样的鹌鹑蛋一般比较新鲜。

牛奶

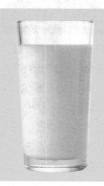

性味归经： 性平，味甘，入心、肺、胃经。

营养成分： 牛奶含有优质的蛋白质和容易被人体消化吸收的脂肪、维生素 A 和维生素 D，包括人体生长发育所需的全部氨基酸，还含有丰富的矿物质、钙、磷、铁、锌、铜等。

食疗功效： 养胃生津、补虚、预防骨质疏松、促进新陈代谢、美容养颜。

主治： 营养不良、气血不足、十二指肠溃疡、便秘、失眠。

最营养搭配

牛奶 + 蜂蜜 = 补血安神

牛奶加蜂蜜是很好的搭配，对女性失眠有很好的帮助，并还有治疗贫血和缓解痛经的作用。

牛奶 + 花生 = 降低血压

牛奶与花生搭配能够降低血液浓度，抑制血小板凝聚，舒张血管，降低血压。

牛奶 + 木瓜 = 益气养颜

 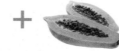

牛奶与木瓜搭配能促进肌肤新陈代谢，有调经益气、滋补身体、美容养颜的功效。

功效

促进智力发育，强健骨骼，养胃，美容养颜。

注解

牛奶中有构成脑与脑神经组织的重要营养成份，对婴幼儿及青少年智力发育有重要的作用，是健脑的首选佳品。

牛奶中的钙、磷不仅数量多，而且比例比较适当，人体最易吸收，是构成人体和促进生长发育的最好钙源，能促进青少年健康成长。

牛奶对消化系统起保护作用，能促进溃疡病灶的愈合，能中和胃酸，能加强胃功能，有利于胃炎的恢复和治疗。因此，萎缩性胃炎及十二指肠溃疡患者，应经常喝奶。

牛奶中的纯蛋白含量很高，能补充皮肤中流失的蛋白质和水分，对防止衰老有不可低估的作用，是物美价廉的美容品。更为令人惊喜的是牛奶还有防癌的作用，常喝牛奶能显著降低胃癌的发生概率。

最健康烹饪

牛奶一般要温热饮用。饮用牛奶的最佳时间是晚上入睡前，此时饮用牛奶既可以促进睡眠，又会使其防病功效得到更好发挥。鲜奶要煮沸饮用，最好现煮现喝，剩下的要放在冰箱中保存，否则营养成分便会被破坏。

饮食宜忌

低脂奶适合老年人、血压偏高人群。高钙奶适合中等及严重缺钙的人，还适用于少儿、老年人以及易怒者、失眠者以及工作压力大的女性。不要空腹喝牛奶。喝牛奶的同时还应吃些面包、糕点等，以延长牛奶在消化道中的停留时间，使其得到充分消化吸收。儿童不要一次喝下大量牛奶，适量即可。

选购窍门

颜色呈乳白色的牛奶为鲜奶，而色泽淡黄，且牛奶上有水状物析出的是陈牛奶。鲜奶的口感纯正，而不太好的牛奶香味小，入口时会有苦味或异味出现。

酸奶

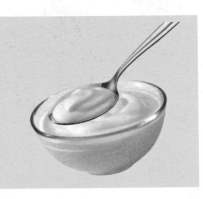

性味归经： 性平，味甘，入心、肺、胃经。

营养成分： 酸奶除了含有牛奶所含有的营养成分外，在发酵的过程中又产生了多种维生素。酸奶的一部分蛋白质被水解成小分子，更利于人体吸收。

食疗功效： 抗菌杀菌、促进消化、提高免疫力、减肥瘦身、美容养颜、抗癌。

主治： 便秘、肠炎、营养不良、动脉硬化、冠心病、贫血。

最营养搭配

 酸奶 ＋ 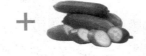 黄瓜

功效：

减肥瘦身

　　酸奶和黄瓜都是低热量食物，减肥瘦身效果比较好，并且酸奶还能为人体提供营养。

 酸奶 ＋ 苹果

功效：

排毒养颜

　　酸奶和苹果同食可润肠通便，调整肠内环境，排除身体毒素，适合爱美女士食用。

功效

　　抑制病菌，帮助消化，滋润肌肤，防病养生，女士美容。

注解

　　酸奶有维持肠道菌群平衡的作用，不但可使肠道内的有益细菌增加，对腐败菌等有害细菌也能起到抑制作用，阻止机体对有害物质的吸收，减少疾病，促进健康，助人长寿。

　　酸奶能促进消化液的分泌，增加胃酸，因而能增强人的消化能力，促进食欲。老年人每天喝酸奶，可矫正由于偏食引起的营养缺乏。

　　酸奶中所含的胡萝卜素、维生素A、B族维生素和维生素E等，能阻止人体细胞内不饱和脂肪酸的氧化和分解，防止皮肤角化和干燥，使皮肤保持滋润细腻。

　　酸奶具有降低血液中胆固醇的作用。制作酸奶时，某些乳酸能合成维生素C。经常喝酸奶，可以预防癌症和贫血，并可改善牛皮癣，缓解儿童营养不良。

　　在女性怀孕期间，酸奶除提供必要的能量外，还提供维生素、叶酸和磷酸。在女性更年期时，酸奶可以抑制由于缺钙引起的骨质疏松症。

最健康烹饪

　　酸奶可直接饮用，睡前喝一杯酸奶，能补充钙质，改善睡眠质量。空腹不宜喝酸奶，空腹饮用酸奶，乳酸菌易被杀死，保健作用减弱；而饭后2小时内饮用酸牛奶，乳酸菌则不易被杀死。

饮食宜忌

　　酸奶是幼儿较好的乳品，尤其适用于消化能力差的幼儿。酸牛奶在制作过程中会添加蔗糖作为发酵促进剂，有时还会用各种糖浆调味，所以糖尿病患者要谨慎饮用。胃肠道手术后的患者、腹泻或其他肠道疾病的患者不适合喝酸奶。

特别介绍

　　酸奶是牛奶经过发酵制成的，口味酸甜细滑，营养丰富，深受人们喜爱。酸奶能调节机体内微生物的平衡。专家将酸牛奶称为"21世纪的食品功能独特的营养品"。

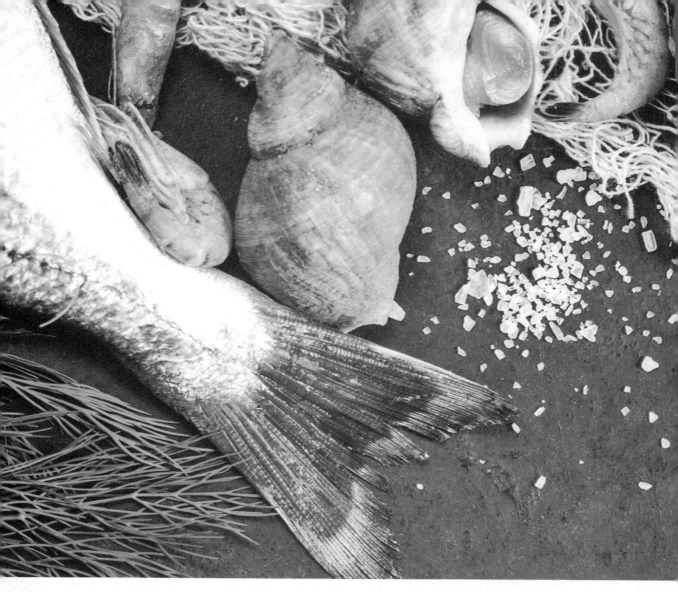

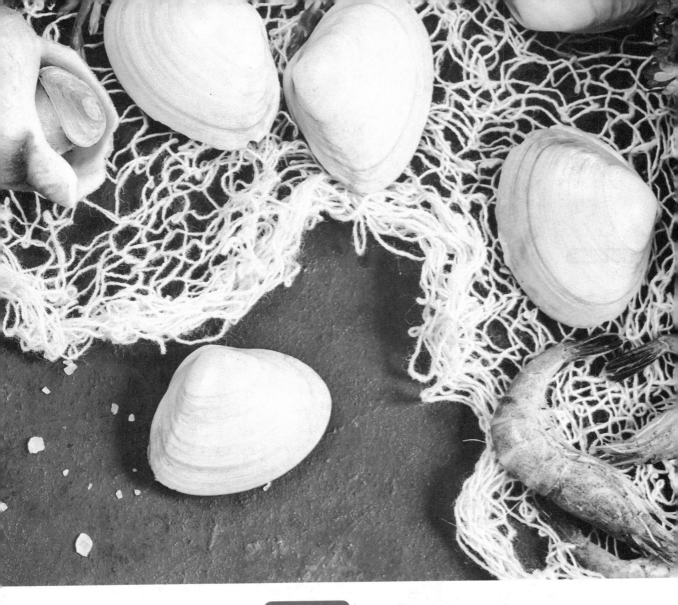

第五章

水产品的营养吃法

　　水产品包括鱼类、甲壳类、藻类等水生动植物，如鱼、虾、蟹、蛤蜊、海参、海蜇等。它们是蛋白质、脂肪、矿物质和维生素的良好来源，是营养价值较高的优质食品，是人类日常生活中最常见的副食品之一。鱼类味道鲜美、营养丰富，而且还有特殊的医疗保健功效。古人有"鱼之味，乃百味之先"之说，研究表明，经常吃鱼不仅能使人变得聪明，还有延年益寿的功效。

草鱼

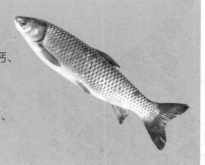

性味归经： 性温，味甘，入肝、胃经。
营养成分： 草鱼每 100g 含蛋白质 16.6g，含脂肪 5.2g，还含有钙、磷、铁、B 族维生素等。
食疗功效： 健脾益气、温补和胃、利水消肿、祛风通乳。
主治： 发育不良、水肿、肺结核、冠心病、高脂血症、高血压、风虚头痛。

最营养搭配

草鱼 + 茄子 = 保护血管

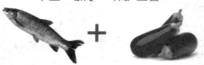

草鱼中含有丰富的不饱和脂肪酸，与茄子搭配能够促进血液循环，是心血管疾病患者的佳品。

草鱼 + 番茄 = 滋补开胃

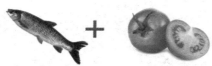

草鱼与番茄搭配有助于胃液对脂肪及蛋白质的消化，身体瘦弱、食欲不振者适合食用。

草鱼 + 酸菜 = 延缓衰老

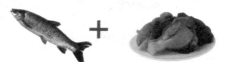

草鱼含有丰富的硒元素，与酸菜搭配味道鲜美，经常食用有抗衰老、养颜的功效。

功效

预防心血管疾病，增强免疫力，防癌，滋补调养，减少老年斑。

注解

草鱼中含有丰富的不饱和脂肪酸，能降低血液中对人体有害的胆固醇和甘油三酯含量，能有效地控制人体血脂的浓度，预防心血管疾病。

草鱼中含有丰富的硒元素，硒元素是很好的抗氧化剂，能够延缓衰老。硒元素还能够促进蛋白质的合成，增强人体的免疫力，预防多种疾病。

草鱼除含有丰富的蛋白质、脂肪外，还含有核酸和锌，有增强体质、延缓衰老的作用。研究表明，多吃草鱼对肿瘤有一定的抑制作用，还可以预防乳腺癌。

草鱼肉质鲜嫩，吃起来不腻，具有开胃、消食的作用，适合食欲不振、身体虚弱的人食用。老年人、孕妇、病后体虚者应该多食，有调养滋补的作用。

草鱼中含有丰富的维生素 E，能够防止细胞膜上的脂肪被氧化，避免细胞膜受自由基的伤害，还能够预防动脉硬化，防止色素沉淀，从而避免色斑或者老年斑的形成。

最健康烹饪

草鱼适合煲汤食用，煲汤的时候不宜大火，应小火慢炖，如果把鱼肉煮散，味道就不新鲜了。草鱼去鳞、鳃，清洗干净后，用盐将鱼身抹一遍，可以去除鱼的腥味，使鱼更美味。

饮食宜忌

一般人群皆可食用，产后乳少、虚劳、风虚头痛、肝阳上亢、头痛、高血压、心血管疾病等患者宜食。草鱼不宜大量食用，若吃得太多，有可能诱发各种疥疮。

选购窍门

选购草鱼的时候，最好选择体形较大、鱼鳃新鲜完整、鱼眼透亮的草鱼，这种草鱼肉质比较紧密，口味也比较鲜美。

鲤鱼

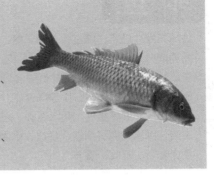

性味归经：性平，味甘，入脾、肾、胆、胃经。
营养成分：每100g鲤鱼肉中，含蛋白质17.6g、脂肪4.1g、碳水化合物0.5g，并含有多种维生素、蛋白酶、谷氨酸、甘氨酸、组氨酸、钙、磷、铁等。
食疗功效：补脾益胃、利水消肿、安胎、通乳、清热解毒。
主治：胃痛、泄泻、咳嗽、胎动不安、小便不利、黄疸、脚气、妊娠水肿、水湿肿满、产后乳汁稀少。

最营养搭配

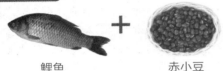

鲤鱼　＋　赤小豆

功效：

利水消肿、健脾养胃

鲤鱼富含多种营养，赤小豆利尿消肿。两者搭配有健脾养胃、利尿消肿的作用。

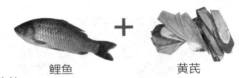

鲤鱼　＋　黄芪

功效：

补气、通乳、滋阴补虚

鲤鱼有生乳作用，黄芪有补血益气功效。两者搭配食用，能够起到通乳、生乳的作用。

功效

减轻近视，防治动脉硬化、冠心病，防治水肿型疾病，预防发育迟缓。

注解

鲤鱼含有大量的维生素A，有助于提高人的视力，对于保护视力正常功能有重要的作用。因此，鲤鱼眼睛明目的效果特别好，近视眼的人多食用，有助于缓解症状。

鲤鱼的脂肪中富含不饱和脂肪酸，有助于降低胆固醇，防治动脉硬化、冠心病，对于人体健康起着很重要的作用，尤其适合老年人食用。

鲤鱼味甘、性平，有消除黄疸、镇惊、利水消肿的作用，适用于水肿、咳嗽、气喘、胎动不安、小儿惊风、癫痫等病症。

鲤鱼中含有丰富的维生素A和钙质。维生素A是儿童生长发育的重要物质。钙有助于儿童骨骼的发育和强健，预防儿童出现骨质疏松、佝偻病等病。

最健康烹饪

鲤鱼适合煲汤和红烧，如果嫌腥味太重可以将鱼处理干净后，用黄酒或者牛奶浸泡一会，既

保鲜又去腥味。鲤鱼与少许川贝末煮汤服用，有治咳嗽气喘的功效。

饮食宜忌

一般人群均可食用。食欲低下、身体疲惫、情绪低落者宜食。男性食用雄性鲤鱼有助于补肾。鲤鱼忌与狗肉、鸡肉、绿豆、赤小豆、牛羊油、猪肝、咸菜、麦冬、紫苏、龙骨、朱砂同食。鲤鱼是发物，有慢性病者不宜食用，身体过于虚弱者少食。鲤鱼用于通乳时应少放盐。鲤鱼脊上两筋及黑血不可食用。反复加热或者烹调的鲤鱼不宜食用。

食物相忌

鲤鱼性平，味甘，是下气利水之物；鸡肉性温，味甘，是补中壮阳之物。两者功能相反，搭配食用，对人体健康不利。因此，应避免将鲤鱼和鸡肉搭配食用。

鲫鱼

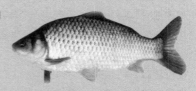

性味归经： 性平，味甘，入脾、胃、大肠经。
营养成分： 鲫鱼的蛋白质含量为 17.1%，脂肪仅为 2.7%。鲫鱼的糖分、谷氨酸、天门冬氨酸含量都很高，还含有维生素 A、B 族维生素和钙、磷、铁等成分。
食疗功效： 健脾益气、利水消肿、通脉下乳、降低胆固醇。
主治： 脾胃虚弱、痢疾、便血、水肿、小便不利、乳汁不下、食少无力、呕吐、腹泻。

最营养搭配

鲫鱼 + 番茄 = 健脾补虚

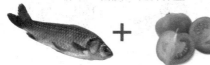

鲫鱼含有丰富的蛋白质、维生素以及微量元素，与番茄搭配有健脾补虚的作用。

鲫鱼 + 豆腐 = 滋阴补虚

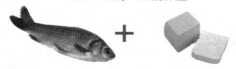

鲫鱼有滋阴补虚的作用，和豆腐搭配食用，能补充营养，适合产后少乳的女性食用。

鲫鱼 + 萝卜 = 通气下乳

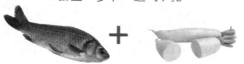

鲫鱼有通乳、通气的功效，与白萝卜搭配还有利于消除水肿，适合产妇食用。

功效

增强抗病能力，保护血管，通乳，健脑益智，养肝明目。

注解

鲫鱼含有易于消化吸收的优质蛋白，易被人体消化和吸收，是病后初愈的人调补身体的良好蛋白质来源。常食可增强抗病能力，比较适用于肝肾疾病、心脑血管疾病患者食用。

鲫鱼含有丰富的维生素 A 以及镁、锌，尤其是锌的含量丰富。锌被誉为"生命的火花"，缺锌会导致食欲减退、性功能障碍等。常吃鲤鱼有利于增强心血管功能，降低血液黏度，促进血液循环，对防止高脂血症有一定的作用。

鲫鱼有益气健脾、通脉下乳之功效，主治浮肿、乳汁不通等症。自古以来鲫鱼就是产妇的催乳补品，吃鲫鱼可以让产妇乳汁充盈。食欲低下、工作太累和情绪低落的人都适合吃鲫鱼。

鲫鱼胆有健脑益智的作用，正在发育期的儿童，可以适量食用，有助于大脑的发育。

鲫鱼子能补肝养目，多吃鲫鱼有一定养护肝脏的作用。鲫鱼最适合做汤，鲫鱼汤补虚，对水肿、气管炎、哮喘、糖尿病有较好的治疗效果。

最健康烹饪

鲫鱼清蒸或煮汤营养效果最佳，红烧亦可。若经煎炸，功效会大打折扣。平素用鲫鱼与豆腐搭配炖汤，营养最佳。鲫鱼与猪肉、竹笋、香菇等同烧，鲜上加鲜，是一道美味可口的家常菜肴。

饮食宜忌

鲫鱼一般人群皆可食用，营养不足、手术或病后体虚、肝炎、高血压、心脏病、支气管炎患者宜食。鲫鱼忌与芥菜、冬瓜、芋头、猪肝、野鸡、鹿肉同食。

选购窍门

鲫鱼一次吃不完时，可以将鱼宰杀干净，用清水多冲洗几遍，放在盘子或者保鲜袋中，然后放入冰箱的冷冻室内冷冻。

鳝鱼

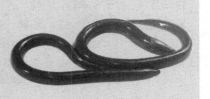

性味归经：性温，味甘，入肝、脾、肾经。
营养成分：每100g 鳝鱼含蛋白质18g，脂肪1.4g，钙42mg，铁2.5mg，维生素 B_1 0.02mg。
食疗功效：促进代谢、滋补肝肾、养血止血、温阳益脾。
主治：内痔出血、气虚脱肛、产后瘦弱、子宫脱垂、肾虚腰痛、四肢无力、风湿麻痹、口眼歪斜。

最营养搭配

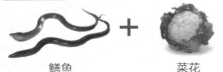

鳝鱼 ＋ 菜花

功效：
补血养颜、强筋健骨

鳝鱼含有丰富的铁质，与菜花搭配有补血养颜、强健筋骨的作用，适合贫血患者食用。

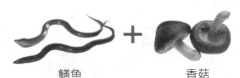

鳝鱼 ＋ 香菇

功效：
清肝明目、促进吸收

鳝鱼有明目清肝的作用，与香菇搭配有助于提高视力。

功效

增强记忆，调节血糖，保护视力，维护神经系统，防病。

注解

鳝鱼中含有丰富的卵磷脂，是构成人体各器官组织细胞膜的主要成分，而且是脑细胞不可缺少的营养。卵磷脂还有补脑作用，经常摄取卵磷脂，记忆力可以提高20%。

鳝鱼所含的特种物质"鳝鱼素"，能调节血糖，对糖尿病有较好的治疗作用，加之所含脂肪极少，因而是糖尿病患者的理想食品。

鳝鱼中含有丰富的维生素 A。维生素 A 可以增进视力，促进皮膜的新陈代谢。有人说"鳝鱼是眼药"，患眼疾的人吃鳝鱼对眼睛有好处。

鳝鱼中含有丰富的 B 族维生素，供应脑部和脑神经正常工作。维生素 B_{12} 则可以维护神经系统正常健康、消除人体烦躁情绪，增强记忆力。

鳝鱼的头骨内服可止痢，鳝鱼的皮可用于治疗乳房肿痛，鳝鱼血能祛风、通络、壮阳，可用以治疗口眼歪斜、耳痛等。

最健康烹饪

鳝鱼一定要现吃现杀，将鳝鱼杀死之后放出血，最适合切段红烧。鳝鱼身上有滑腻的物质，一定要用开水烫去鳝鱼身上的滑腻物，这样烧出来的鳝鱼才更美味。需要注意的是，鳝鱼体内有寄生虫，烹制的时候，一定要熟透方可食用。

饮食宜忌

一般人群皆可食用。特别适合糖尿病患者、老年人、营养不良者、身体虚弱者、病后及产后之人食用。最好是食用鲜活的鳝鱼，已死半天以上的鳝鱼不宜食用。鳝鱼虽好，也不宜食之过量，否则不仅不易消化，而且还可能引发旧症。鳝鱼不宜与菠菜同食，易引发腹泻。

选购窍门

选购鳝鱼时，最好选择颜色灰黄、摸起来比较柔软的鳝鱼。这样的鳝鱼一般肉质比较细腻。需要注意的是，如果鳝鱼闻起来有些臭味，一般不要选择，这样的鳝鱼一般生活在污染严重的水域或者将近死去。

鲈鱼

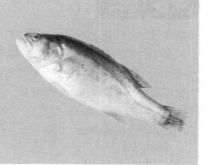

性味归经： 性平，味甘，入脾、肝、肾经。
营养成分： 鲈鱼含蛋白质、脂肪、碳水化合物等营养成分，还含有维生素 B_1、维生素 B_2、烟酸和微量元素磷、铁等物质。
食疗功效： 健脾益胃、补肝益肾、化痰止咳、通乳、安胎。
主治： 百日咳、水肿、疳积、消化不良、脾虚泄泻、胎动不安、筋骨萎缩。

最营养搭配

鲈鱼 + 茄子 = 强健骨骼

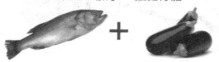

鲈鱼具有补五脏、益筋骨的功效，与茄子搭配有利于强健骨骼，预防骨质疏松症。

鲈鱼 + 豆腐 = 促进钙质吸收

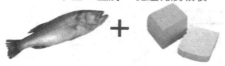

鲈鱼含有丰富的维生素 D 和钙质，与豆腐搭配食用，可帮助人体对钙质的吸收。

鲈鱼 + 白萝卜 = 滋补身体

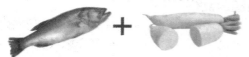

鲈鱼补脾，白萝卜清热解毒、利水消肿。两者搭配食用，很适合身体虚弱者滋补身体。

功效

促进大脑发育，保护神经系统，补血安胎，延缓衰老。

注解

鲈鱼中含有的 DHA 在肌肉脂肪中位于首位。DHA 能活化大脑细胞，促使脑神经不断增长，让脑容量变大，对大脑的发育起着很重要的作用。因此，DHA 也是目前最重要的补脑营养素，对于增进孩子智力、提高记忆力有很重要的促进作用。

鲈鱼血中还有较多的铜元素，铜是机体内蛋白质和酶的重要组分，能维持神经系统的正常的功能并参与数种物质代谢的关键酶的功能发挥，铜元素缺乏的人可食用鲈鱼来补充。

鲈鱼还可缓解胎动不安、妊娠期浮肿、产后乳汁缺乏等症，对准妈妈、产妇来说是健身补血、健脾益气、益体安康的佳品。

鲈鱼中含有丰富的维生素 E 和硒元素，这两种物质是很强的氧化剂，可以预防脑部提前出现老化，对于提高记忆力、预防阿尔茨海默病有很好的作用。

最健康烹饪

鲈鱼有多种烹饪方法，常见的有红烧、清蒸或做羹、汤。鲈鱼亦可腌制食用，最有名的是"鲈鱼脍"。为了保证鲈鱼的肉质洁白，宰杀时应把鲈鱼的鳃夹骨斩断，倒吊放尽血污。

饮食宜忌

一般人群皆可食用。贫血头晕、妊娠水肿、胎动不安者最适宜食用。秋末冬初是吃鲈鱼的大好时节，以松江鲈鱼最为有名。鲈鱼不可一次食用过多，以免引发痔疮。鲈鱼不可与牛羊油、奶酪和中药荆芥同食。鲈鱼是肉食性鱼类，鱼肝不宜食用，否则容易中毒。

选购窍门

购买鲈鱼时要挑选鱼眼清澈透明不混浊，无损伤痕迹，表皮及鱼鳞无脱落的活鱼。不要买尾巴呈红色的鲈鱼，因为这表明鱼身体有损伤，买回家后很快就会死掉。

鱿鱼

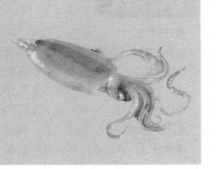

性味归经： 性平，味甘、咸，入肝、肾经。
营养成分： 鱿鱼肉的蛋白质含量极高，达 16%~20%，脂肪含量极低，只有不到 1%，此外，鱿鱼肉中还含有铁、碘、锰、铜及维生素 E 等。
食疗功效： 滋阴养胃、补虚润肤、预防贫血和心血管疾病。
主治： 脾胃虚寒、肝病、湿疹、荨麻疹。

最营养搭配

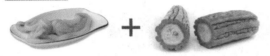

鱿鱼 ＋ 苦瓜

功效：
补益肝肾、助消化、清热解毒

鱿鱼含有大量牛磺酸，与苦瓜搭配，能够清除毒素，缓解疲劳，改善肝脏功能。

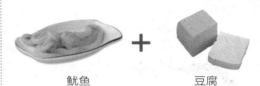

鱿鱼 ＋ 豆腐

功效：
助消化、维护神经系统

两者搭配食用，有健脑益智的作用，有助于维持消化、皮肤和神经系统的健康。

功效

延缓衰老，美容养颜，健脑益智，防癌抗癌，补血。

注解

鱿鱼中含有丰富的维生素 E 和硒元素，这些物质是很好的抗氧化剂，有调节血压、保护神经纤维、活化细胞的作用，能延缓衰老。

鱿鱼中含有丰富的铁质，铁质是制造血红细胞的重要元素，能让人体皮肤更加红润有光泽。鱿鱼还含有丰富的维生素 E，可以起到软化皮肤角质的作用，是一种很好美容食品，有补虚润肤的疗效。

鱿鱼含有丰富的蛋白质以及氨基酸、维生素、微量元素等，这些物质有助大脑营养的补充，有健脑益智的作用，可补充脑力、预防阿尔茨海默病。对老年人来说，鱿鱼是有益健康的食物。

鱿鱼含有维生素 E、硒元素、蛋白质等很多免疫成分，这些物质可以让人体提高免疫力，有效地预防正常细胞发生癌变，及早地识别癌细胞并加以摧毁，从而起到对抗癌症的作用。

鱿鱼含有丰富的钙、磷、铁元素，钙对骨骼生长发育有很重要的作用，可以预防人体骨质疏松。铁是制造红细胞的重要元素，对造血十分有益，可预防贫血。

最健康烹饪

鲜鱿鱼适合炒食。如果是干鱿鱼则必须要经过涨发，使其重新吸收水分，最大限度恢复鱿鱼原有的鲜嫩、松软状态，干鱿鱼是不能直接烹饪成菜的。

饮食宜忌

一般人群皆可食用。鱿鱼适宜和黑木耳、香菇同食。皮肤过敏、消化不良者避免食用。脾胃虚寒、高胆固醇血症、高脂血症、动脉硬化者忌食。鱿鱼必须煮熟方可食用，否则不利于身体健康。

选购窍门

选购鱿鱼时要选择新鲜充满活力的鱿鱼。如果选择干鱿鱼，要选择颜色正常、闻起来没有酸碱味的鱿鱼。市场上很多的泡发鱿鱼，是用强度烧碱泡发过的，食用后对人体健康不利，应避免选择。

泥鳅

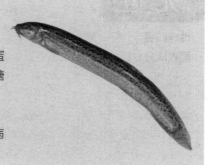

性味归经： 性平，味甘，入脾、肝、肾经。

营养成分： 泥鳅的蛋白质含量较高，在每100g泥鳅中，含蛋白质17.9g，尤其人体必需氨基酸的含量更为丰富，还含有糖类、碳水化合物、钙、磷、铁等微量元素和大量的维生素。

食疗功效： 补中益气、补中壮阳、暖胃、祛湿、止泻。

主治： 脾虚泻痢、热病口渴、消渴、小便不利、阳事不举、病毒性肝炎、痔疮、疔疮、皮肤瘙痒。

最营养搭配

泥鳅 + 豆腐 = 提高免疫力

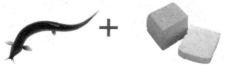

泥鳅含有丰富的维生素和微量元素，和豆腐搭配，有滋补身体、防癌治癌的作用。

泥鳅 + 冬瓜 = 美容瘦身

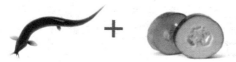

泥鳅是高蛋白低脂肪食品，冬瓜有利水的作用，二者搭配有滋补养颜、美容瘦身的功效。

泥鳅 + 海带 = 补肾固精

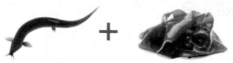

泥鳅有养肾生精的功效，对调节性功能有较好的作用，与海带搭配可滋补强身。

功效

健体防癌，保护血管，抗病毒，提高免疫力。

注解

泥鳅中含有丰富的钙、铁、锌，能起到强健骨骼、预防癌症的作用，因此，人们常将泥鳅归属于强身健体、营养防癌的水产珍品。

泥鳅中含有丰富的不饱和脂肪酸，其中类似二十二碳五烯酸的不饱和酸，能够起到强健人体、预防衰老的作用，对血管也有很好的保护作用，是一种珍贵的滋补佳品，很适合老年人食用。

泥鳅中含有丰富的核苷，核苷是疫苗的主要成分，能够提高人体防病毒的能力，有杀菌、消毒的作用，可治小便不通、热淋便血、痈肿、中耳炎等疾病。

泥鳅中含有丰富的维生素，每100g泥鳅中含维生素A14μg，含维生素E0.79mg。维生素A有清肝明目的作用，维生素E是很好的抗氧化剂，有提高人体免疫力的作用。

最健康烹饪

泥鳅的吃法多样，可煮可烧，可炖可炒。将泥鳅炸熟之后，烘干，然后放入辣椒，做成辣子泥鳅干，是一种不错的吃法。泥鳅也可煲汤食用，味道鲜美。烹饪泥鳅之前最好先将泥鳅静养几天，等泥鳅吐净泥水之后，在水中放些盐，去除腥味，这样做出来的泥鳅味道更好。

饮食宜忌

一般人群均可食用，黄疸和小儿营养不良、自汗患者特别适合食用。身体虚弱者适宜食用泥鳅。肾虚者可以用泥鳅滋补身体。泥鳅和螃蟹不可搭配食用，否则易引起腹泻。泥鳅和狗肉、狗血搭配食用，容易上火，尽量避免搭配食用。

食物相忌

泥鳅性平，味甘，螃蟹性寒，是寒利食物。两者都是富含营养的食物，搭配食用易引起人体腹胀、腹泻，对身体健康不利。因此，尽量避免将泥鳅和螃蟹搭配食用。

带鱼

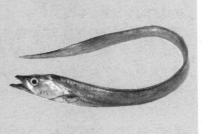

性味归经： 性温，味甘，入肝、脾经。

营养成分： 带鱼营养丰富，每100g鱼肉中含脂肪4.9g，蛋白质17.7g，磷191mg，另外，还含有钙、铁、碘、镁、维生素A等多种营养成分。

食疗功效： 补脾暖胃、益气养肝、润泽肌肤、补气养血、健美。

主治： 久病体虚、气短乏力、营养不良、血虚头晕、皮肤干燥、急性肠炎。

最营养搭配

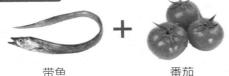

带鱼 ＋ 番茄

功效：

保护血管、预防高血压

带鱼中含有丰富的不饱和脂肪酸，与番茄搭配能够很好地保护心血管系统。

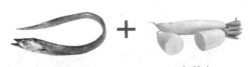

带鱼 ＋ 白萝卜

功效：

提高免疫力、预防癌症

带鱼和白萝卜中都含有抗癌的成分，二者同食能够提高机体免疫力，预防癌症。

功效

强身健体，促进代谢，抗癌，保护血管。

注解

带鱼中所含有的优质蛋白质，其质地细腻、柔嫩，较家畜、禽动物肉的蛋白更利于机体消化、吸收和利用。孕妇多吃带鱼有利于胎儿脑组织发育；小儿多吃带鱼有益于提高智力；老年人多吃带鱼则可以延缓大脑萎缩，预防阿尔茨海默病；女性多吃带鱼，能促进肌肤光滑润泽，长发乌黑，面容更加靓丽。

带鱼中所含的碘，除具有维持甲状腺功能外，还具有促进机体新陈代谢的作用。带鱼中含有的脂肪，多为不饱和脂肪酸，这种脂肪酸的碳量较多，具有降低胆固醇的作用。

带鱼鳞中的提取物质对抗癌有奇效。临床用于辅助治疗急性白血病、胃癌、淋巴腺癌等症，都取得了较理想的效果，并有提高机体免疫力、增强体质、抗疲劳的作用。

带鱼含有丰富的镁元素，对心血管系统有很好的保护作用，有利于预防高血压、心肌梗死等心血管疾病。

最健康烹饪

带鱼腥气较重，不适合清蒸，以红烧、糖醋为佳，油煎亦可。带鱼中没有小刺，只有一根主骨，吃时可以将骨刺剔除。如果嫌带鱼腥味太重，在烹饪时可以放入高度米酒，或者二锅头酒，有去除腥味的作用。

饮食宜忌

一般人群均可食用，尤其适合孕妇、老年人、儿童、心血管疾病患者食用。慢性肝炎患者多吃带鱼，可以改善肝炎带来的不适症状。带鱼一次不宜多食，患有疥疮、湿疹、荨麻疹等过敏性皮肤病者要慎食，身体肥胖者不宜多食。

选购窍门

选购带鱼时以体宽厚，眼亮，体洁白有亮点呈银粉色薄膜为优；如果体颜色发黄，无光泽，有黏液，或肉色发红，鳃黑，破肚者为劣质带鱼，不宜食用。

沙丁鱼

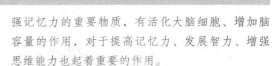

性味归经： 性平，味咸，入脾、肾经。

营养成分： 沙丁鱼含有丰富的蛋白质、核酸、EPA、不饱和脂肪酸、DHA、维生素 A、维生素 B_6、维生素 D 和钙、铁等。沙丁鱼中 ω-3 脂肪酸的含量是最高的。

食疗功效： 健脾养胃、补虚健脑、抗老防癌、预防心血管疾病、改善贫血。

主治： 高血压、动脉硬化、小便不利、消化不良。

最营养搭配

沙丁鱼 + 土豆 = 促进消化

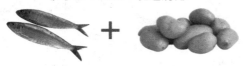

沙丁鱼含有丰富的钙，土豆中有大量纤维素，二者搭配能够促进消化，强健骨骼。

沙丁鱼 + 胡萝卜 = 清肝明目

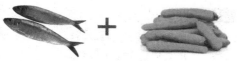

沙丁鱼中含有丰富的不饱和脂肪酸，与胡萝卜搭配食用有清肝明目、防癌抗老的作用。

沙丁鱼 + 香菇 = 消除疲劳

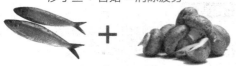

沙丁鱼中含有丰富的维生素 E，与香菇搭配食用有美肌健体、消除疲劳的作用。

功效

健脑，提高记忆力，辅助治疗心脏病。

注解

沙丁鱼含有丰富的酪氨酸，能帮助生产大脑的神经递质，使人注意力集中，思维活跃。沙丁鱼还含 DHA，该物质具有促进儿童大脑发育、延缓老年人记忆衰退的作用。

沙丁鱼中含有丰富的不饱和脂肪酸，以及丰富的 DHA。DHA 是提高智力，提升心理承受力，增强记忆力的重要物质，有活化大脑细胞、增加脑容量的作用，对于提高记忆力、发展智力、增强思维能力也起着重要的作用。

沙丁鱼的鱼肉中含有一种具有 5 个双键的长链脂肪酸，可防止血栓形成，对辅助治疗心脏病有特效。

沙丁鱼能补虚壮阳、除风湿、强筋骨、调节血糖，对中耳炎、牙痛、心脏病、癌症、心血管疾病等症均有防治之效。沙丁鱼的肉属高钙食物，经常食用有助于牙齿和骨骼的健康。

最健康烹饪

沙丁鱼适合清蒸、红烧、油煎及腌干蒸食，也可加工制成罐头食用。宰杀沙丁鱼时，一定将其肚子中的黑膜去掉，可以减少其腥味。为了去除沙丁鱼的腥味，可以用料酒或者盐腌渍。

饮食宜忌

一般人群皆可食用。体质虚弱、心脏病、动脉硬化、贫血者宜食。女性美容减肥，可常食沙丁鱼。心脑血管疾病患者、正发育的儿童，也要常食沙丁鱼。肝硬化患者忌食沙丁鱼，会使肝硬化患者病情恶化。孕妇、哺乳期女性、婴幼儿不宜食用。

选购窍门

选购沙丁鱼，应当选择颜色鲜红，摸起来有弹性，这样的沙丁鱼一般比较新鲜。对于一些颜色暗灰、摸下去有手印的沙丁鱼，最好不要选择。

海参

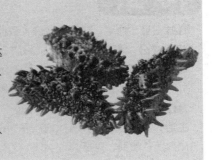

性味归经： 性平，味甘，入肾、肺经。

营养成分： 海参营养丰富，每100g鲜海参中，蛋白质含量达16.5g，碳水化合物2.5g。海参中钙、维生素E、碘、磷、铁、钒的含量也十分丰富。

食疗功效： 补肾壮阳、益精填髓、美容养颜、抗衰老。

主治： 血虚头晕、肾虚阳痿、梦遗、肠燥便秘、肺虚咳嗽咯血、肠风便血、外伤出血。

最营养搭配

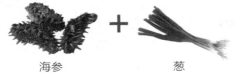

海参 ＋ 葱

功效：

益肾补血、提高免疫力

　　海参含有丰富的铁质和精氨酸，和葱搭配食用能够补肾壮阳、补血益精。

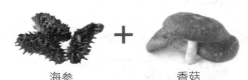

海参 ＋ 香菇

功效：

促进代谢、消除疲劳

　　海参中的糖类和香菇中的多糖都有促进身体新陈代谢、消除疲劳的功效。

功效

　　滋阴养血，提高免疫力，抗衰老，抗疲劳。

注解

　　海参中含有丰富的精氨酸，而精氨酸是构成男性精子细胞的主要成分，常吃海参能够刺激性激素分泌，提高性欲，对治疗肾虚有特殊功效。另外，海参中的很多元素对改善和调理女性内分泌，促进体内良性循环都有很大的帮助。

　　海参中含有丰富的蛋白质，能有助于维护人体免疫系统的正常功能，还能预防疾病感染，调整机体的免疫力，对流行性感冒等传染性疾病有很好的预防功能。

　　海参中含有丰富的维生素E和硒元素。维生素E能够预防细胞膜上的脂肪被氧化，避免细胞膜受自由基的伤害。硒元素也是一种很强的抗氧化剂，能够扫除自由基，避免人体细胞膜受氧化的伤害，从而避免皮肤老化。

　　海参中含有丰富的酸性黏多糖和精氨酸，有明显的机体调节功能和抗疲劳作用。另外，海参中的烟酸、牛磺酸、钾、镍等营养素都具有快速消除疲劳，调节神经系统的功能。

最健康烹饪

　　干海参买回来之后，要提前放清水中泡涨，等充分泡涨之后，再反复清洗几遍，以免残留的化学成分有害健康。海参非常怕油，稍微有一点油很快就会变质，所以海参吃不完要装进保鲜袋中放进冰箱冷藏室内储存。

饮食宜忌

　　一般人群皆可食用。精力不足、气血不足及肝硬化腹水、神经衰弱患者适合食用。高血压病、高脂血症、冠心病患者亦可常食。海参性滑利，脾胃虚弱、痰多便稀薄者勿食。急性肠炎、菌痢、感冒、咳痰、气喘、大便溏薄者忌食。海参不宜与甘草同食。

特别介绍

　　海参又叫刺参，全身布满长刺，形状像人参。海参生活在海底，以食用藻类和浮游生物为生，不仅是珍贵的食品，也是名贵的药材。海参同人参、燕窝、鱼翅等齐名，是世界八大珍品之一。

海蜇

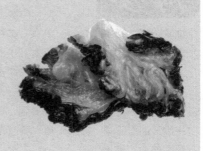

性味归经：性平，味咸，入肝、肾经。

营养成分：海蜇含蛋白质、脂肪、糖类、钙、硒、钾、磷、维生素 B$_1$ 和维生素 B$_2$、维生素 E、烟酸、碘、胆碱等。每 100g 海蜇含蛋白质 3.7g、碳水化合物 3.8g、钙 150mg。

食疗功效：化痰热，散结，降压。

主治：肺热咳嗽痰多、热病痰多神昏、中风痰涎壅盛、原发性高血压、瘰疬、丹毒。

最营养搭配

海蜇 + 白菜 = 减肥瘦身

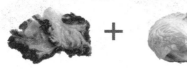

海蜇是低脂肪、低热量食物，白菜也是减肥的佳品，二者搭配适合减肥人士食用。

海蜇 + 黄瓜 = 美容瘦身

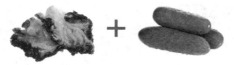

海蜇营养丰富，但热量低，黄瓜中含有丰富的维生素 C，二者搭配既美容又减肥。

海蜇 + 黑木耳 = 延缓衰老

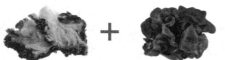

海蜇中含有维生素 E 和硒元素，黑木耳中的多糖有延缓衰老的作用，二者适宜搭配。

功效

减肥，抗衰老，降压，防癌抗癌。

注解

海蜇中的热量和脂肪含量都很低，可以有效地避免热量和脂肪在人体内堆积，从而有效地预防了人体肥胖。想减肥的女性，可以选择吃些海蜇丝。

海蜇中含有丰富的维生素 E 和硒元素，这两种物质是很强的抗氧化剂，能够保护血管细胞不被氧化，有预防人体衰老的作用。这些抗氧化剂能够加快人体的新陈代谢，将人体的废物和毒素排除体外，同时还能提高人体的免疫力。

海蜇含有类似于乙酰胆碱的物质，能扩张血管，降低血压，对于血压偏高的人来讲，食用一些海蜇丝有助于缓解症状。海蜇中还含有丰富的钾，有利于身体内钠的排出，具有降压的作用，可以预防中风。

海蜇的一些成分可以预防肿瘤的发生，抑制癌细胞的生长，在防癌抗癌方面有一定的作用。

最健康烹饪

海蜇的适合做法有很多，可煮，可清炒，可水氽，可油氽，一般常用来凉拌。凉拌时，先将海蜇洗净切好入盘，再放入其他调料拌均。

饮食宜忌

从事与尘埃接触较多工作的人，如理发师、纺织工人等宜常吃海蜇，可起到去尘积、清肠胃的功效。鲜海蜇含有大量的水分，还含有五羟色胺、组织胺等各种毒胺及毒物肽蛋白。人食后易引起腹痛、呕吐等中毒症状。因此，鲜海蜇不宜食用。鲜海蜇必须经盐、白矾反复浸渍处理，使之脱去水和毒性黏蛋白后再食用。

避免被海蜇蜇伤

去海里游泳时应小心保护皮肤，不要被海蜇蜇伤。人被蜇后数小时后便会出现线状排列的血疹、痒、灼痛，伴有烦躁不安、发冷、腹痛、腹泻、精神不振及胸闷气短，未及时抢救可能会死亡。

螃蟹

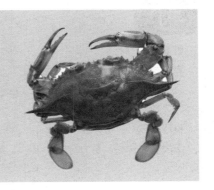

性味归经： 性寒，味咸，入肝、胃经。

营养成分： 每 100 克蟹肉，含有蛋白质 14g，脂肪 2.6g，钙 126mg，磷 182mg，还有维生素 A、维生素 B_1、维生素 B_2 及少量碳水化合物等。

食疗功效： 清热解毒、补骨添髓、养筋活血。

主治： 治筋骨损伤、疥癣、漆疮、烫伤。

最营养搭配

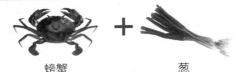

螃蟹 ＋ 葱

功效：

温补暖胃、降低寒性

螃蟹是寒利之物，葱是温热之物，两者搭配食用，葱能够起到暖胃、温补的作用。

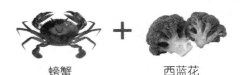

螃蟹 ＋ 西蓝花

功效：

滋阴、美容

螃蟹有滋阴清热的功效，西蓝花有美白作用，二者搭配味道鲜美，具养颜滋补之功效。

功效

抗结核，解毒去肿，保护视力，促进发育，抗氧化。

注解

螃蟹中含有抗结核物质，食后对结核病的康复大有补益。

螃蟹壳含碳酸钙、甲壳素、蟹黄素、蟹红素以及蛋白质等，这些物质有解毒去肿的作用，对于女性产后腹痛、胸中邪气郁结、淤血肿痛等病症有很好治疗作用。蟹壳煅灰，调以蜂蜜，外敷可治黄蜂蜇伤或无名肿毒。

螃蟹中含有丰富的维生素 A，能够维持人体的正常视觉功能，对于视力下降、青光眼、夜盲等症有很好的预防作用。视力不佳者，可以多食用一些螃蟹。

螃蟹中含有多种可以促进儿童成长发育的营养物质，是儿童天然滋补品，经常食用可以补充儿童身体必需的各种微量元素。

螃蟹中含有的锌和硒元素有抗脂质过氧化作用，它们能清除体内的自由基，使皮肤免受脂质过氧化损伤，从而使皮肤柔软、滑润、消除皱纹。

最健康烹饪

螃蟹有两种不错的食用方法。一是干焗，直接放入锅里中小火煨焗，直至蟹变红，这种食法最能保持蟹的原味。二是清蒸，活蟹拴好，放在锅里隔水清蒸，这种食法味道较淡，可蘸调味汁。

饮食宜忌

螃蟹宜与荷叶同食。荷叶能湿热寒凉，蟹能清热解毒。两者搭配食用，不仅营养更丰富，而且有助于排毒；也可与西芹同食，亦可清热解毒。注意不要吃死蟹。螃蟹喜欢吃动物尸体等腐烂食物，其胃肠里常有致病菌和有毒物质，螃蟹死后这些病菌会大量繁殖，人食后易中毒。

茶水洗手可除蟹腥味

螃蟹肉很鲜美，但食蟹肉后，双手会留下令人不快的腥味。这时用喝剩的茶渣或茶水洗手便可除去腥味。或在手掌心中滴少许白酒，两手摩擦几下，再用清水冲洗，也可除去腥味。

虾

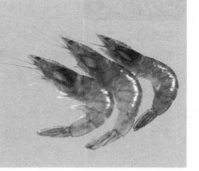

性味归经： 性温，味甘，入肝，肾经。
营养成分： 虾含有大量的蛋白质，还富含脂肪、碳水化合物、谷氨酸、糖类、维生素 B_1、维生素 B_2、烟酸，含钙量居众食品之首。
食疗功效： 补肾壮阳、通乳、托毒。
主治： 治阳痿、乳汁不下、丹毒、痈疽、臁疮。

最营养搭配

虾 + 豆腐 = 理气通乳

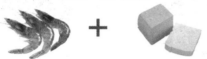

虾是调养身体的好食物，与豆腐搭配能为人体补充钙质，易于消化，适合产后少乳者食用。

虾 + 韭菜 = 补肾壮阳

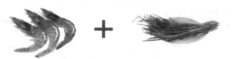

虾含有丰富的维生素和蛋白质，和韭菜搭配有壮阳补肾的作用，适合肾虚患者食用。

虾 + 葱 = 补肾强身

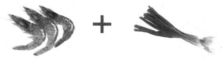

虾和葱搭配，既能去掉虾的腥味，让虾更美味，还有补虚益肾、强健骨骼的作用。

功效

强健骨骼，保护血管，滋补调虚，镇静安眠。

注解

虾的含钙量居众食品之首，每100g虾中含钙约325mg。虾皮中含钙量也很高，孕妇常吃虾皮，可预防缺钙抽搐症及胎儿缺钙症；老年人常食虾皮，可预防因缺钙所致的骨质疏松症。

虾中含有丰富的镁，经常食用可以补充镁的不足。镁对心脏活动具有重要的调节作用，能很好地保护心血管系统，它可降低血液中胆固醇含量，防止动脉硬化，同时还能扩张冠状动脉，有利于预防高血压及心肌梗死。

虾中含有丰富的蛋白质和氨基酸，对人体有很好的补益功能，久病体虚、气短乏力、不思饮食者，可将其作为滋补食品。虾的肉质和鱼一样松软，易消化，不失为老年人食用的营养佳品，对身体虚弱以及病后需要调养的人也是极好的食物。

虾皮有镇静作用，常用来治疗神经衰弱、自主神经功能紊乱诸症。虾体内的虾青素有助于消除因时差反应而产生的"时差症"。

最健康烹饪

虾的做法有很多，可直接爆炒，炒之前可先用浸泡桂皮的沸水冲烫一下，这样炒出来的虾，味道更鲜美；也可入水煮熟蘸酱食；还可将虾仁裹上蛋液和面粉后油炸。

饮食宜忌

一般人群均可食用，尤其适合中老年人食用。某些过敏性疾病的患者忌食，如过敏性鼻炎、支气管炎、哮喘、过敏性皮肤病患者。南瓜不宜与虾同食，因为两者性味功效相反，混合配食会产生一些生化反应。

虾皮可提高记忆力

虾皮中含钙量极为丰富，每100g虾皮中含钙991mg。钙能保证大脑处于最佳工作状态，适量吃些虾皮，对提高记忆力有一定作用。因此，儿童、青少年、脑力工作者可多食虾皮。

田螺

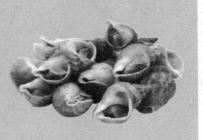

性味归经：性寒，味甘、咸，入膀胱、肠、胃经。
营养成分：田螺含有人体必需的 8 种氨基酸，碳水化合物，矿物质，维生素 A、维生素 B$_1$、维生素 B$_2$、维生素 D 和多种微量元素，营养成分的含量和组合优于鸡、鸭、鹅肉等。
食疗功效：清热、利水、止渴。
主治：小便赤涩、痔疮、脚气、便血、目赤肿痛、慢性肝炎、浮肿等症。

最营养搭配

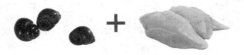

田螺　　　　　　　　鸡肉

功效：
清热明目、强健骨骼
　　田螺含有丰富的维生素、蛋白质和钙质，与鸡肉搭配有清热明目、利水通淋、强健骨骼的作用。

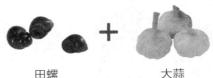

田螺　　　　　　　　大蒜

功效：
消肿、清热、降低寒性
　　田螺是寒利之物，大蒜是温热之物。二者搭配食用，可以中和寒性，营养健康。

功效

　　减肥，强健骨骼，补血，预防心血管疾病，消肿。

注解

　　田螺是高蛋白、低热量、低脂肪的食物，食用田螺，既可以满足人体蛋白质的需要，又可以避免热量和脂肪在人体堆积，从而有效地预防了肥胖，所以减肥人士可以适量食用。

　　田螺中钙的含量尤其丰富，每 100g 田螺含钙量约 1030mg。食用田螺可以为人体补充大量的钙质，有助于调节骨骼的新陈代谢，可以预防骨质疏松以及佝偻病，保持人体的形体美。

　　田螺中铁的含量也很丰富。铁是血红蛋白的重要部分，也是酶的构成部分，能够维护免疫系统的正常功能，帮助细胞造血，能够预防和改善贫血。

　　田螺中含有的钾、锌含量丰富，可以促进人体的新陈代谢，有利于身体内钠的及时排除，促进血液循环，预防心血管疾病。

　　田螺含有丰富的维生素 B$_1$，具有较强的消肿、增强肌肉收缩的功能，可以预防水肿型肥胖症。

最健康烹饪

　　田螺常见吃法是炒田螺，炒田螺时多放一些配料，辣椒、花椒、葱、蒜、豆豉、盐等都可放入，口感香、辣、鲜。

饮食宜忌

　　田螺不宜与香瓜、甜瓜同食，三者都是凉性食物，同食容易伤害人体肠胃功能，影响消化。此外，田螺也不宜与含鞣酸多的水果同食，如葡萄、柿子、山楂、石榴、橄榄等，因田螺中的蛋白质会与鞣酸生成不易消化的鞣酸蛋白，不利于消化吸收，不利肠胃健康。

少吃水塘里的田螺

　　水塘里的田螺因水质不好，易污染，尤其是烹调的时候田螺内的代谢物尚未排泄干净，里面可能会有很多寄生虫。因此最好购买河螺或者海螺，买回来之后放桶里养几天，每天换水，让田螺排净代谢物。

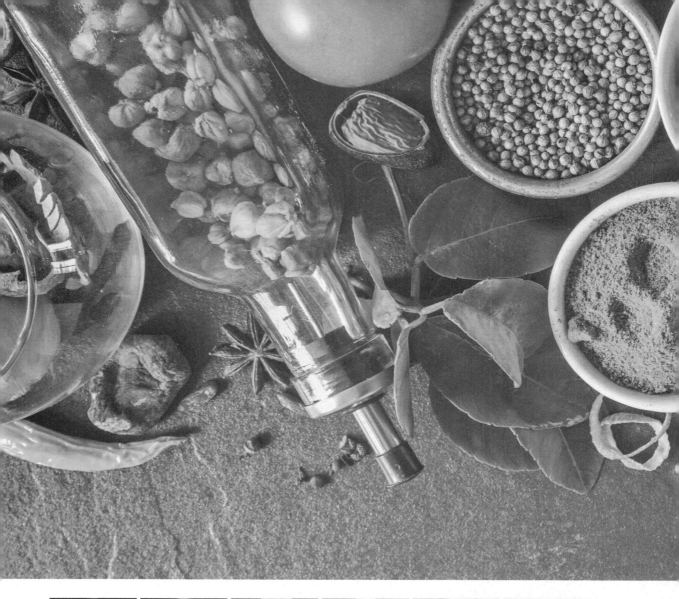

 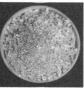 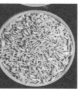

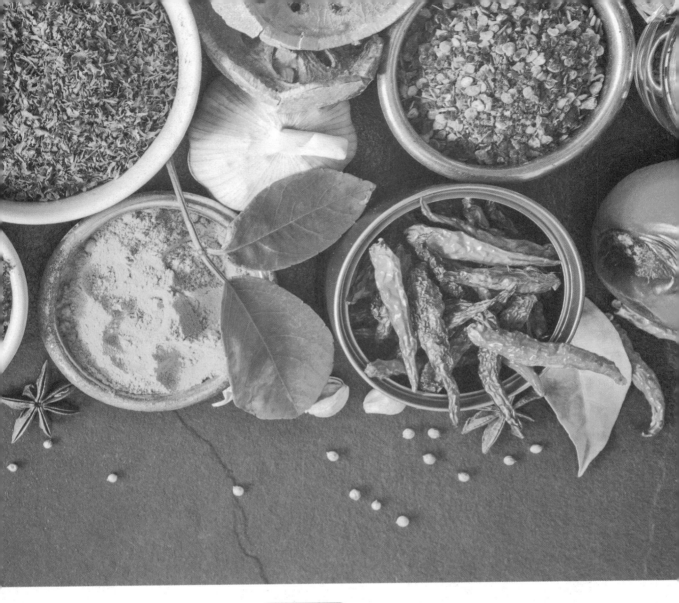

第六章

作料的营养吃法

　　油盐酱醋是人们饮食烹饪中不可缺少的作料，这些作料不仅能为食物"上色"，而且还有其他特殊的作用。食物本身有"五味"，作料却能调出"百味"。从作料的味道上分，有甜、酸、苦、咸、辣。甜味能补虚缓急，酸味能敛肺涩肠，苦味能降泄燥湿，咸味能软坚散结，辣味能发表行散。每种作料都有调理体质的功效，当然，在饮食中我们还要根据不同体质去选择不同的作料。

葱

性味归经：性温，味辛，入肺、肾经。
营养成分：葱含有蛋白质、碳水化合物、多种维生素及矿物质，葱所含挥发油成分主要为硫化合物、不饱和脂肪酸等。
食疗功效：帮助消化、健脾开胃、增进食欲、解表发汗、抗菌杀毒、抗癌。
主治：风寒感冒、虫积、痢疾、阴寒腹痛、小便不利。

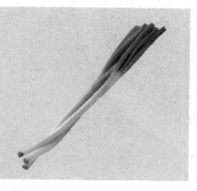

最营养搭配

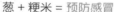

葱 + 粳米 = 预防感冒

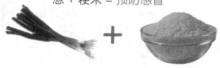

葱具有发汗解表的作用，粳米能益气养胃，二者搭配适用于感冒初起。

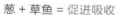

葱 + 草鱼 = 促进吸收

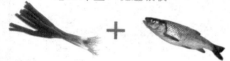

葱具有刺激食欲、开胃的功效，鱼中含有丰富的蛋白质，二者搭配有利于营养的吸收。

葱 + 蘑菇 = 促进血液循环

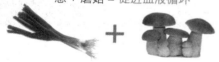

葱具有扩张血管的功效，蘑菇能够降低体内胆固醇含量，二者搭配有利于保护血管。

功效

消除疲劳，预防心血管疾病，杀菌，增进食欲。

注解

生葱中含有烯丙基硫醚，能够刺激胃液的分泌，且有助于食欲的增进。同时与维生素 B_1 含量较多的食物一起摄取时，维生素 B_1 所含的淀粉及糖质会变为热量，有消除身体疲劳，恢复体力的作用。

葱还含有"前列腺素 A"，有舒张血管、促进血液循环的功效，还可改善神经系统功能，有助于防止血压升高所致的头晕，对预防心血管疾病和阿尔茨海默病均有一定的作用。

葱含有的挥发性辣素有较强的杀菌能力。当辣素通过汗腺、呼吸道、泌尿系统排出时，能刺激相关腺体的分泌，起到发汗、祛痰、利尿的作用，从而提高人体的抵抗力，预防呼吸道传染病。

葱含有具刺激性气味的挥发油，用于烹饪时，能除去油腻菜肴中的腥膻等异味，产生特殊香气。葱可以分泌消化液，增进食欲。

最健康烹饪

葱可生吃，也可凉拌当小菜食用。葱作为调味料，多用于荤、腥、膻等油腻厚味以及其他有异味的菜肴、汤羹中，对没有异味的菜肴、汤羹也起增味增香作用。葱适宜与猪肉、羊肉等搭配食用，有利于去除菜肴腥味，且有利于维生素 B_1 的吸收利用。

饮食宜忌

脑力劳动者特别适合食用葱，表虚多汗、狐臭、眼病、胃肠道疾病特别是溃疡病患者忌食。葱对汗腺刺激作用较强，有腋臭的人在夏季慎食，多汗的人忌食。葱不要过量食用，否则会引起头昏、视物不清，损伤视力。

选购窍门

购买葱时，要挑选葱白部分比较白且肥厚的优质葱，这样的葱往往味道清甜。葱叶部分如有发黄、腐烂，或者有冻伤的葱，建议不要购买。

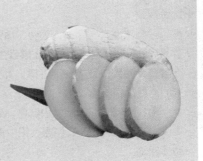

姜

性味归经： 性温，味辛，入脾、肺、胃经。

营养成分： 姜中含有姜酮、姜醇、姜酚、姜油萜、姜烯、枸橼醛、水芹烯、柠檬醛、芳香油等油性的挥发物，还含有姜辣素、维生素、树脂、淀粉、膳食纤维及少量的矿物质。

食疗功效： 解表发汗、温中止呕、温肺止咳、促进食欲、消肿止痛、解毒。

主治： 风寒咳嗽、胃寒呕吐、腹痛腹泻、风湿、痛风、晕车。

最营养搭配

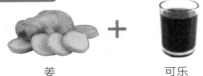

姜 ＋ 可乐

功效：
发汗解表、预防感冒、提高免疫力

姜与可乐同熬取汁饮用，可以祛风散寒，适用于冬季感冒、畏寒怕冷者。

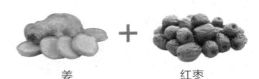

姜 ＋ 红枣

功效：
促进血液循环、暖胃

姜能解表散寒，红枣能补中益气，二者搭配可促进气血流通，改善手脚冰凉的症状。

功效

促进食欲，帮助睡眠，抗菌消炎，止呕，抗衰老。

注解

生姜可刺激唾液、胃液和消化液分泌，增加胃肠蠕动，增进食欲。饭前吃几片生姜，有促进食欲的作用。

生姜的气味具有镇静安眠的特殊功效，将生姜切碎，用纱布包起来放在枕边，能够帮助快速入眠，从而改善失眠的症状。

姜还有杀灭口腔致病菌和肠道致病菌的作用，用姜汤含漱能治疗口臭和牙周炎，疗效显著。用干姜泡茶，能防治由食物污染引起的急性肠胃炎。日常我们吃松花蛋或鱼、蟹等水产时，通常会放上一些姜末、姜汁。

姜有"呕家圣药"之称，可治疗恶心、呕吐。姜汁可用于缓解妊娠期恶心、呕吐、胃不适等症状，既安全又有效。姜可预防晕车晕船，若将一片姜贴于肚脐，外贴一张伤湿止痛膏，则在乘车、乘船时就不用怕晕了。

姜能够抗衰老。人体在新陈代谢时会产生氧自由基，促使人体衰老。而姜中的姜辣素进入人体内，能产生一种抗氧化酶，这种酶对付氧自由基的能力比维生素E要强得多。

最健康烹饪

姜的吃法很多，如喝姜汤，吃姜粥，烧菜油热时放点儿姜丝，炖肉或煎鱼时加姜片，制水饺馅时加点儿碎姜等。鲜嫩的姜芽可用于腌、渍、泡、酱等。有些人吃姜喜欢削皮，但是这样做不能发挥姜的整体功效。

饮食宜忌

一次吃姜不宜过多，食用过多，大量的姜辣素在排泄过程中会刺激肾脏，并产生口干、咽痛、便秘等"上火"症状。有内热者忌食姜。不要吃烂姜、冻姜。因为姜变质后，会使肝细胞变性、坏死，从而诱发肝癌、食道癌等疾病。

特别介绍

姜有独特的辛辣芳香，是一种极为重要的调料，同时也可作为蔬菜单独食用，而且还是一味重要的中药材。俗话说"饭不香，吃生姜"，可见姜有促进食欲的作用。

蒜

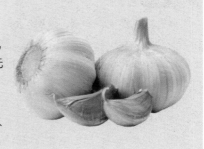

性味归经： 性温，味辛，入脾、胃、肺、大肠经。
营养成分： 蒜中含蛋白质、B族维生素、维生素C等营养成分，还含有大蒜素以及多种活性酶。此外，大蒜中钙、磷、铁等元素的含量也很丰富。
食疗功效： 调节血糖、杀虫解毒、延缓衰老、防癌抗癌。
主治： 胃痢疾、肠炎、伤寒、铅中毒、虫病、肺结核、高血压、动脉硬化。

最营养搭配

蒜 + 猪肉 = 消除疲劳

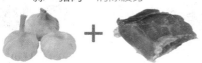

蒜中的大蒜素与猪肉中的维生素 B_1 相结合，能够快速消除身体疲劳。

蒜 + 青鱼 = 降胆固醇

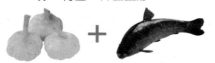

蒜有利于鱼中蛋白质的吸收，还能促进血液循环，降低胆固醇，防止血栓的形成。

蒜 + 粳米 = 抗菌消毒

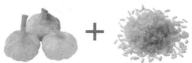

蒜与粳米同食能够养胃顺气，具有很好的抗菌、消毒的效果，能够解毒止痢。

功效

抗肿瘤，抗氧化，消除疲劳，杀菌。

注解

经过研究发现，蒜含有的硫化合物进入人体肠道后，能够刺激肠道分泌出一种酶，这种酶能够增强人体免疫力，阻止脂质过氧化或发生突变，消除肠道肿瘤的危险。

蒜中含有丰富的维生素E，还含有稀有的硒元素，这些物质都是很好的抗氧化剂，能够预防大脑老化。对预防记忆力下降和阿尔茨海默病等症有很好的作用。

蒜中富含蒜素，蒜素在和富含维生素 B_1 的食物搭配食用时，会促进维生素 B_1 的吸收，增强维生素 B_1 的作用。而维生素 B_1 则是葡萄糖转化为脑能量的重要物质，有消除疲劳、恢复体力的作用。

蒜中约含2%的蒜素，蒜素也有很强的杀菌作用，进入人体后能与细菌的胱氨酸反应生成结晶状沉淀，破坏细菌所必需的硫氨基生物中的巯基，使细菌的代谢出现紊乱，从而无法繁殖与生长。

最健康烹饪

蒜应该生食，熟食会破坏其营养价值。吃肉的时候，适合吃几瓣蒜。

饮食宜忌

蒜有较强的刺激性，会使胃酸分泌过盛。所以有胃肠道疾病特别是胃炎、胃溃疡、十二指肠溃疡的患者忌食，否则会引起腹痛。一般人不能过量食用蒜，过量食用会使口、舌、胃受灼，导致贫血。肝病患者更不宜过多食用，若过量食用，可造成肝功能障碍，使肝病加重。眼疾患者不宜过多食用。

特别介绍

蒜有强烈的刺激性气味，它与洋葱、生姜、辣椒共称"四辣"。南北风味的菜肴都离不开蒜，是人们常用的调料之一。蒜除了调味还能防病健身。

花椒

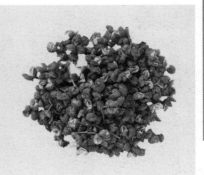

性味归经： 性温、味辛，入脾、胃经。

营养成分： 花椒含柠檬烯、花椒素，并含有不饱和有机酸及挥发油成分。花椒还含有蛋白质、脂肪、碳水化合物、钙、磷、铁等营养物质。

食疗功效： 健脾开胃、温中散寒、除湿止痛、杀虫解毒。

主治： 脘腹冷痛、呕吐、泄泻、虫积腹痛、蛔虫症、湿疹。

最营养搭配

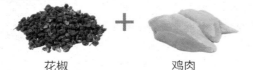

花椒 ＋ 鸡肉

功效：

促进食欲、帮助消化

花椒能够让鸡肉更加美味，还能刺激胃液和肠液分泌，帮助消化。

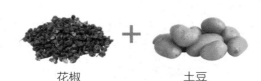

花椒 ＋ 土豆

功效：

防治便秘、健胃消食

花椒具有促进消化的作用，土豆含有大量的淀粉能够促进肠胃蠕动，防止便秘。

功效

抑制血栓，抗菌，杀虫，保健强身，开胃。

注解

花椒中含有的某些物质具有抗凝和止血的作用，能够抑制血栓的形成，对预防心血管疾病有一定的功效。

花椒中的抗菌成分能够进入皮肤中的真菌细胞，加速真菌细胞的死亡，对炭疽、溶血性链球菌、白喉、肺炎双球菌、金黄色葡萄球菌、柠檬色及白色葡萄球菌等有一定的抑制和杀灭作用。

花椒中所含的挥发油成分具有杀虫的作用，少量食用花椒能够驱除肠内的蛔虫。

用花椒煎汤泡脚能起到内病外治的作用，因为在人的足部存在着与人体各脏腑器官相对应的反射区，用药汤浸泡或按摩这些反射区，就可以使全身经络疏通、血脉流畅，能够调节人体各部分的功能，取得防病治病自我保健的效果。

花椒具有除腥解寒、开胃的作用，能够刺激味蕾，促进唾液分泌，加快肠道蠕动，菜肴中放入几粒花椒，麻麻的味道不但能增加菜肴的美味，还能够促进食欲。

最健康烹饪

炒菜时，油热之后，放入几颗花椒，炸至发黑之后捞出，然后再放入食材。花椒配合其他调料在锅中炸出味之后，浇在凉菜上即可。花椒还可制成花椒油，炸花椒油时油温不宜过高。腌制菜品时放入几颗花椒，方便入味。

饮食宜忌

一般人群均能食用。适宜胃部及腹部冷痛、食欲不振、呕吐清水、肠鸣便溏之人食用。哮喘、糖尿病、痛风、癌症患者、孕妇、阴虚火旺者忌食。花椒不可多食，因为花椒是热性香料，多食容易消耗肠道水分，造成便秘。

花椒妙用

由于冰箱中储存的食物较多，所以不免会有异味和串味的出现，也是很多家庭的烦恼。鲜花椒气味强烈，可以用于冰箱的去味，尤其是能有效压制鱼肉等腥味。采摘一些鲜花椒放冰箱里，每一两个星期换一次即可。

盐

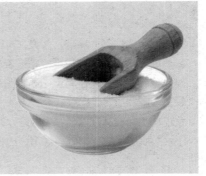

性味归经： 性寒，味咸，入胃、肾、大肠、小肠经。

营养成分： 盐主要成分是氯化钠，此外还含有氟、钠、碘、硼、氯、硫酸钠、磷酸盐等成分。

食疗功效： 补心润燥、滋阴凉血、泻热通便、消肿止痛、解毒、止痒。

主治： 咽喉肿痛、牙龈出血、心腹胀痛、疮疡、毒虫螫伤。

最营养搭配

盐 + 白开水 = 清热解毒

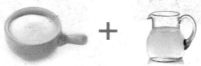

盐具有清热解毒的作用，每天早餐喝一杯淡盐水可防治大便不通、咽喉痛和腹痛。

盐 + 花生 = 开胃消食

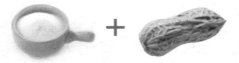

盐具有开胃的功效，与花生同食可改善血液循环、增强记忆、延缓衰老。

盐 + 白萝卜 = 清肠理气

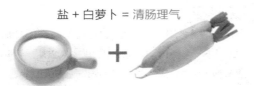

盐具有杀菌，清理肠胃的作用，白萝卜有理气的功效，二者搭配能够清理肠胃。

功效

消毒，杀菌，清理肠胃，助消化。

注解

当手粘附有毒物质（如硫黄、水银）时用盐搓擦手部，即可清污消毒。若遭受蜈蚣、蝎子螫伤，可立即用细盐一汤匙用热水调敷患处，能起到减痛消毒的效果。吃各种水果时，可用盐少许加开水冲调成盐汤，洗刷水果表皮后，再用清水冲洗干净，可除去水果表皮上隐藏的各种病菌，起到清洁消毒的作用。

盐水具有消炎杀菌的作用，常用盐水漱口能够缓解咽喉肿痛，对因气候干燥而引发的急、慢性咽喉炎及扁桃体炎等，用盐水漱口有较好疗效。

清晨起床之后，空腹喝一杯温盐水，不仅可清理胃火、清除口臭和口中苦淡无味的现象，还能增强消化功能、增进食欲、清理肠部内热。

盐含有氯化钠，因此在调味时能解腻提鲜，除去腥膻之味，使食物保持原料的本味。盐还能活化唾液淀粉酶，帮助口腔消化淀粉类食物，维持体液酸碱度的平衡。

最健康烹饪

在运用炒、烧、煮、焖、煨、滑等技法烹调时，都要在烹调中加盐，最佳的放盐时机是是在菜肴快要成熟时，这样可保持菜肴嫩松，养分不流失。

饮食宜忌

不要过多食用食盐，每天不超过 6g。盐食用过多，必然会导致大量饮水，而大量饮水会大大加重心脏和肾脏的负担，长期下去，就会造成心、肾疾患。

加碘食盐

碘是人类健康必需的微量元素，能促进人体的生长发育，特别对大脑和神经系统起着非常重要的作用。儿童、青少年缺碘可造成智力低下，生长发育迟缓，学习成绩下降等。为避免碘缺乏，目前国人最常见的补碘措施就是食用加碘盐。

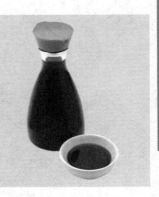

酱油

性味归经： 性寒，味甘，入心、胃经。

营养成分： 高蛋白，低脂肪、粗脂肪，并含有人体所需的多种氨基酸、维生素和铁、钙、磷等矿物质。

食疗功效： 清热解毒、保肝护肾、退诸热、解百毒、清热除湿、消暑利水。

主治： 丹毒、烦热风疹、呕吐、伤风头痛、酒精中毒、眼疲劳、夏季视物模糊。

最营养搭配

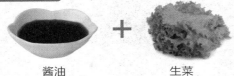

酱油　　　＋　　　生菜

功效：
开胃消食、美容减肥

　　酱油具有开胃的作用，能增加食物的美味，与生菜搭配具有减肥瘦身的作用。

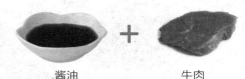

酱油　　　＋　　　牛肉

功效：
补中益气、开胃消食

　　酱油营养丰富，能增加食物的美味，与牛肉搭配，有利于营养的吸收利用。

功效

　　防癌，提供能量，增进食欲，降低胆固醇，抗氧化。

注解

　　酱油是以黄豆、小麦或麸皮等为原料，经微生物发酵等程序酿制而成的，具有特殊色、香、味的液体调味品。酱油的主要原料是黄豆，所以酱油中富含硒等矿物质，对恶性肿瘤细胞有一定的抑制作用，能够降低胃癌的发病概率。

　　酱油中含有丰富的还原糖，它是人体热能的重要来源，人体活动的热能60%~70%由它供给，它是构成机体的一种重要物质，参与细胞的合成与生长，具有重要的生理功能。

　　酱油特有的芳香来源于香兰素，它具有使咸味变得柔和而圆润的效果。在烹调菜肴时加入一定量的酱油，可增加食物的香味，并使其色泽更加好看，从而增进食欲。

　　酱油含有异黄醇，这种特殊物质可降低人体中的胆固醇含量，降低心血管疾病的发病率。

　　酱油能产生一种天然的抗氧化成分，它有助于减少自由基对人体的损害，其功效比常见的维生素C、维生素E等抗氧化剂大十几倍。用少量酱油所达到的抑制自由基的效果，与一杯红葡萄酒的作用相当。

最健康烹饪

　　酱油不宜过早倒入锅内长时间蒸煮。加热时间过长、温度过高，会使酱油内的氨基酸受到破坏，糖分焦化变酸，营养价值降低。酱油应在菜肴将要出锅时加入。

饮食宜忌

　　一般人群均可食用。服用治疗血管疾病及胃肠道疾病的药物时，应禁止食用酱油烹制的菜肴，以免引起恶心、呕吐等症状。在烹饪绿色蔬菜时不必放酱油，因为酱油会使这些蔬菜的色泽变得黑褐暗淡，并失去原有的清香。

特别介绍

　　酱油分为老抽和生抽，老抽呈棕褐色，酱味重，有一种微甜的口感，适合给菜肴上色，如做红烧肉；生抽颜色浅，咸味重，适合烹调，一般炒菜和凉菜中较多使用。

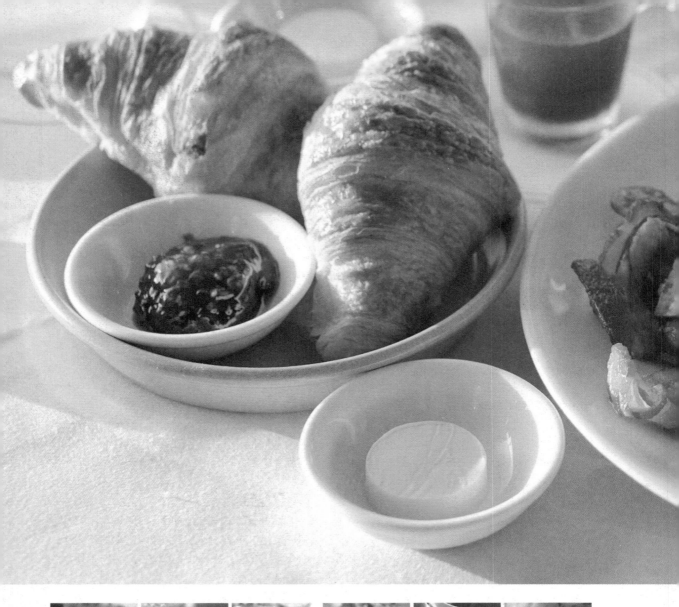

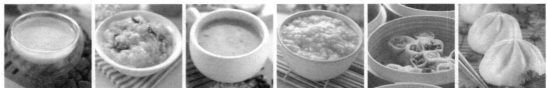

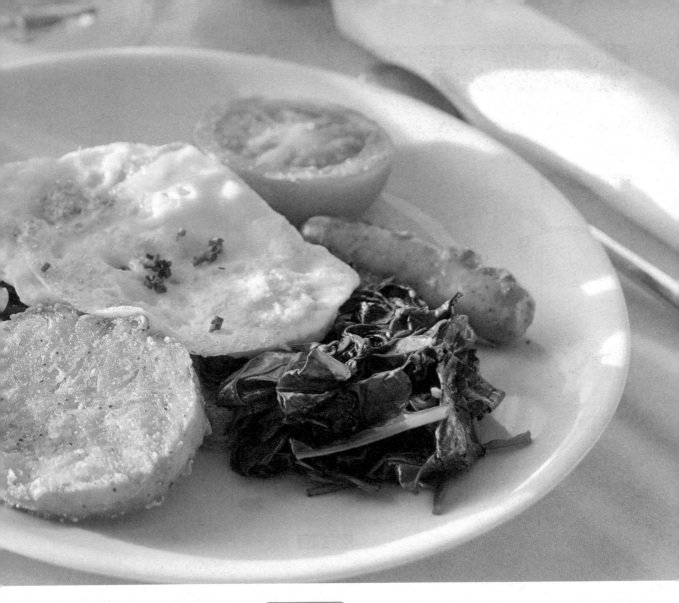

第七章

别把早餐不当回事

俗话说："早餐要吃好"，就是说要注意早餐的搭配和质量，千万不能随便应付。人们进食之后，大约经过 4 小时，食物就会消化吸收完毕，将胃部全部排空。因此人们早上起来的时候，肚子早已经空空如也。起床后，人们就会展开各种活动，体内的血糖消耗会变快。因此，必须吃好早餐，为身体补充能量。如果此时没有及时补充能量，很容易造成低血糖。所以，很多人在不吃早饭的情况下，都会感到疲倦、烦躁、反应迟钝等。

早餐要吃丰盛

俗话说：早上吃好，中午吃饱，晚上吃少。可见早餐的丰盛与否对一天的健康是非常重要的，绝不可以不吃，也不可以匆匆忙忙随便吃点，否则久而久之就会出现头晕乏力、疲惫、营养不良、贫血等症状，身体免疫力也会下降。

常用药材、食材

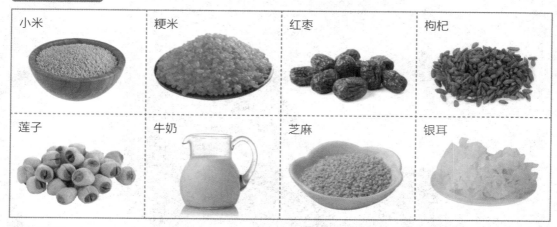

| 小米 | 粳米 | 红枣 | 枸杞 |
| 莲子 | 牛奶 | 芝麻 | 银耳 |

饮食须知

在安排早餐时注意不要进食寒、凉性食物，多吃稀饭、牛奶、豆浆及其他热食。夜晚属阴，寒气重，早上阳气仍然不足，体内血管、神经等呈现收缩状态，如果吃寒、凉性食物，会加剧五脏器官的收缩，导致血流不畅，容易伤胃气，导致气虚，久而久之身体便出现亚健康症状。此外，早晨人的肠胃消化功能较弱，所以不宜吃太干的食物，要多吃流质、半流质食物。

日常养生

早起最好空腹饮杯温开水。夜晚睡觉时，身体消耗了大量的水分，所以醒来后第一件事就是空腹喝些温水以滋润五脏。这样水分就能迅速进入肠道，通过肠黏膜的吸收进入血液循环，有稀释血液、促进新陈代谢、提高免疫力的作用。每天早上空腹饮用温水还可增强肝脏解毒排毒的作用，爱美女士养成此习惯还可有效防止口臭、便秘、色斑，有助于快速醒脑、改善气色。

注意事项

寒性体质人群要注意改善不良的生活习惯，按时吃早餐，早睡早起。另外，不可因盲目减肥而不吃早餐。吃早餐时，应避免偏食，注意摄取不同种类的食物养分，保持人体的营养均衡。

养生食疗方

木瓜粥

材料 粳米 200g，木瓜 100g，枸杞 10g，冰糖 20g。

做法 ①粳米浸泡半小时；木瓜洗净切块；枸杞洗净备用。②粳米入锅大火煮沸，然后放入木瓜、枸杞继续煮。等粥将煮熟时，调入冰糖，搅拌溶化即可食用。

功效 养胃健脾，降"三高"。

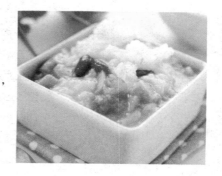

豆豉鲫鱼粥

材料 豆豉 20g，鲫鱼 500g，粳米 95g，盐、味精、葱花、姜丝、料酒、香油各适量。

做法 ①粳米淘洗干净，用清水浸泡；鲫鱼洗净后，去骨，取肉切片，用料酒腌渍去腥。②锅置于火上，放入粳米，加适量清水煮至五成熟。③再放入鱼肉、豆豉、姜丝，煮至米粒开花，加盐、味精、香油调匀，撒上葱花即可。

功效 散寒解表、健脾暖胃、通脉下乳。

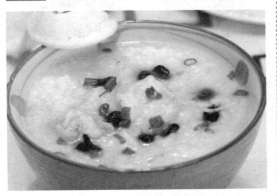

莲蓉卷

材料 面粉、泡打粉、酵母、胡萝卜、莲蓉各适量，糖 100g。

做法 ①面粉、泡打粉混合过筛开窝，倒入糖、酵母。②清水与胡萝卜打成泥状加入，拌至糖溶化。③将面团揉好发酵半小时，然后将面团分切约 30g 一个，莲蓉分切为 15g 一个。④面团压薄将馅包入，成型后将两头搓尖，然后入蒸笼内稍松弛，用大火蒸约 8 分钟至熟即可。

功效 营养滋补，增强体质。

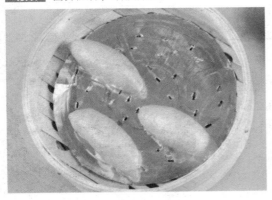

上素鸳鸯饺

材料 面粉 250g，鲜肉馅 300g，芦笋、樱桃各 30g。

做法 ①芦笋洗净，去皮切成丁；樱桃洗净，切成丁。②面粉倒入盆中，加入适量清水，揉匀揉透，直至面团没有折痕，然后搓成长条形，然后揪成面剂，包上肉馅，做成鸳鸯装，中间分别放上樱桃丁和芦笋丁。③将饺子放入笼屉蒸熟。

功效 排毒瘦身，营养开胃，有助于增强体质。

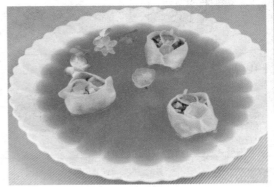

牛肉煎包

材料 面粉 500g，牛肉 350g，粉条 100g，葱 1 棵，姜 20g，酱油 10ml，盐 5g，食用油适量。

做法 ①面粉加水揉成面团，发酵后揉成长条，切成小块，擀成略厚的包子皮。②牛肉、粉条、葱、姜剁碎，放在一起搅拌均匀，加入酱油、盐等调料拌馅。③包子皮包入馅料，做成生煎包坯；锅中倒少量的油，放入生煎包坯，煎至金黄色即可。

功效 养心和胃，润肤美容。

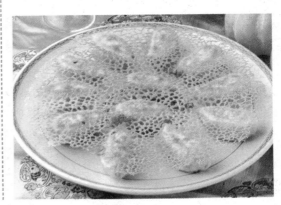

不可缺少三类食物

早餐的重要性众所周知，但早餐的意义又不仅在于饱腹。因为上午是一天工作和学习中最繁重的时段，早餐的营养与否直接关系着一天工作和学习的效率。因此，早餐不仅要吃，还要吃得丰盛，不仅要丰盛，还要"顶饿"，因此，淀粉类食物、坚果、蔬果这三大营养食物不可少。

常用药材、食材

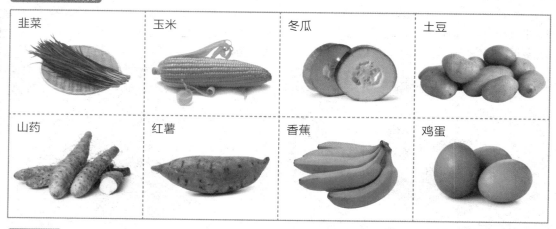

| 韭菜 | 玉米 | 冬瓜 | 土豆 |
| 山药 | 红薯 | 香蕉 | 鸡蛋 |

饮食须知

早餐是一天能量的开始，必须补充碳水化合物，进食一些淀粉类食物。同时，还要增加一些没有精加工的粗杂粮及坚果，这类食物释放能量比较迟缓，可以延长补充能量的时间。另外，还要适当补充蔬果，如凉拌小菜、蔬菜沙拉，它们有助于体内酸碱平衡。

日常养生

早餐要细嚼慢咽： 健康的进食方式应该细嚼慢咽，一口饭至少嚼 5 下，不宜狼吞虎咽，这样做有利于唾液腺分泌，可有效保护口腔黏膜，防止牙龈炎及口腔溃疡，还有助于增加口腔唾液分泌量，可促消化，增强营养物质的吸收。反复咀嚼还可促进大脑皮层运动，有助于减缓大脑老化。

补充微量元素： 微量元素虽然机体需要很少，但缺乏也会致病。如缺铁导致贫血；缺锌使免疫力下降并影响发育和智力。因此早餐要多吃一些补充微量元素的食物，如黑木耳、瘦肉、牛奶、豆制品等。

注意事项

牛奶和豆浆不宜同煮。豆浆要经过 100℃ 的加热才能完全释放有害蛋白酶，牛奶只需低温加热就可以了，持续高温加热会使牛奶中的优质蛋白和维生素会受热分解，降低营养价值。二者所需要的温度完全不同，勉强同煮会降低一方营养。

养生食疗方

葱油饼

材料 大麦面粉300g，葱2棵，盐5g，胡椒粉、植物油各适量。

做法 ①面粉加水揉成擀成薄饼。②葱洗净切末后放入碗中，加盐、胡椒粉调匀。③在薄饼上涂上油，将腌好的葱末放上去，再盖上另一张饼，再次擀成薄饼。④将薄饼放入烤箱的电饼铛，烙至金黄色即可。

功效 养肝益脾，润肠排毒。

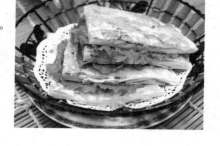

芝麻燕麦豆浆

材料 燕麦50g，黄豆50g，熟芝麻30g。

做法 ①将黄豆放入清水中浸泡8小时，捞出沥干。②燕麦放入水中浸泡半小时，取出沥干，再与熟芝麻一起打成面粉。③把黄豆加水打成豆浆。④锅中放水煮沸，倒入豆浆、燕麦和芝麻粉末，换小火继续煮熟即可。

功效 降糖控脂，美容养颜。

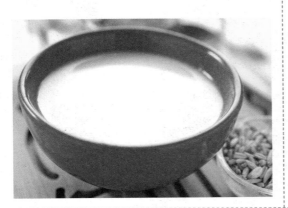

薏米瘦肉冬瓜粥

材料 薏米80g，猪瘦肉、冬瓜各适量，盐2g，料酒5ml，葱8g。

做法 ①薏米泡发洗净；冬瓜去皮洗净，切丁；猪瘦肉洗净，切丝；葱洗净，切末。②锅置火上，倒入清水，放入薏米，以大火煮至开花。③再加入冬瓜煮至粥呈浓稠状，下入猪肉丝煮至熟后，调入盐、料酒拌匀，撒上葱末即可。

功效 健脾祛湿，清热解毒，利水消痰。

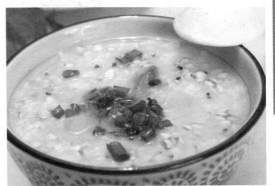

农家菜烙馍

材料 小麦面粉450g，青椒2个，鸡蛋3个，韭菜200g，盐5g，香油5ml。

做法 ①将面粉加水、酵母搅匀发酵半小时。②将发酵好的面粉揉成面团，搓成长条，将长条切成小段，擀成薄薄的饼状。将青椒、韭菜洗净剁碎，打入一个鸡蛋，加入调料搅匀。③用擀好的薄饼包馅捏成饺子状，入锅烤熟即可。

功效 滋阴补肾，养胃防癌。

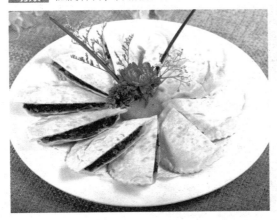

皇家龙珠饺

材料 面粉300g，玉米粒、胡萝卜、猪肉各100g，盐、味精各3g。

做法 ①面粉和水揉成面团；胡萝卜洗净切长条；猪肉洗净剁碎；玉米粒洗净。②将猪肉、玉米粒加入盐、味精调味，搅拌均匀，和成馅；面粉团擀成薄片。③用面皮包裹馅，捏成锥状，胡萝卜条从顶口露出，边缘雕成花瓣状，蒸熟。

功效 营养滋补，增强食欲。

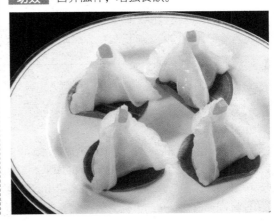

必须补充的营养素

早餐在一日三餐中是特殊的，机体一天所需要能量补充、脏器组织自我修复和调节，都要在早餐中得到营养。因此，早餐中必须包括维持人体健康以及提供生长、发育和劳动所需要的蛋白质、脂肪、糖、无机盐、维生素、水和纤维素等营养素。

常用药材、食材

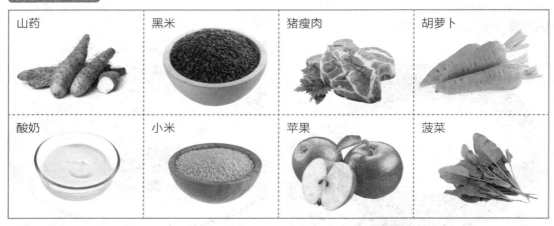

山药	黑米	猪瘦肉	胡萝卜
酸奶	小米	苹果	菠菜

饮食须知

理想的营养早餐应包括谷类、动物性食物、奶或奶制品、蔬菜和水果等 4 类食物，营养充足的早餐至少应包括其中的 3 类。这几类食物中，含有人体活动所必需的碳水化合物、蛋白质、矿物质、维生素、粗纤维。

日常养生

早餐不宜吃太晚：睡懒觉的人在该吃早餐时还在床上，而胃已开始分泌消化液，准备接纳和消化新的食物。由于不按时进餐，胃肠经常发生饥饿性蠕动，久之易得胃炎、溃疡病。

早餐不宜吃得过少：早餐如果吃得过少，血液就不能保证足够的葡萄糖供应，时间一长会使人疲倦无力、头昏脑涨、情绪不稳定，甚至出现恶心、呕吐、晕倒等现象，使人无法精力充沛地学习和工作。

晨练：在进行锻炼之前，可适当饮一些水。这样运动时肢体的动作、腹肌的收缩，都将使水分在胃肠内来回晃动冲刷，这等于对胃肠来一次有力的冲洗，有利于排毒和对食物营养素的吸收。

注意事项

早餐损失的营养不能从午餐或晚餐中得到补充。因为早餐提供全天营养摄入量的 1/3，如果早餐营养不足，长期下去，会出现营养缺乏症、缺铁性贫血，影响健康。

养生食疗方

象生南瓜

材料 南瓜 100g，澄面、糯米粉、吉士粉各 50g，黄油 100g，面粉适量。

做法 ①南瓜蒸熟后打泥。②南瓜泥加入澄面、糯米粉、黄油、吉士粉搅匀上锅蒸 20 分钟。③蒸好的南瓜泥放在案板撒少许面粉和成面团，揉匀后分成若干个剂子制成南瓜形，再蒸 5 分钟即可。

功效 润肺益气，帮助食物消化。

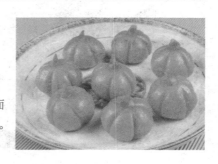

山药黑米粥

材料 黑米 100g，山药 50g，红枣 15 枚，莲子 30g。

做法 ①将黑米用水洗净；莲子洗净，入水浸泡半小时左右。②把山药冲洗干净，削去外皮，切成小块；红枣洗净，去核。③锅中加入适量的水，将黑米、莲子倒入，先用大火煮沸，再换小火煮粥至黏稠，加入山药和红枣，中火煮 15 分钟。

功效 健脾益肺，暖肝明目，增强身体抵抗力。

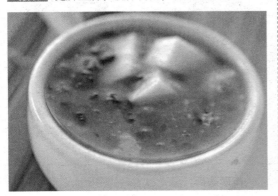

小米酥饼

材料 小米面 100g，面粉 250g，黄油 150g，红糖 50g，盐、苏打粉各 2 小匙。

做法 ①将黄油软化、搅拌，加入红糖和盐，用打蛋器打匀。②将小米粉、面粉、苏打粉掺在一起，搅拌均匀，倒进黄油，同时用手搓成面团。③将面团切成小块，再用手掌压成圆饼，放入烤箱烤 20 分钟左右即可。

功效 安神健脾，润肤养颜。

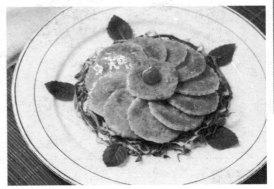

荞麦菜饼

材料 荞麦面粉 150g，普通面粉 100g，鸡蛋 2 个，虾皮 10g，粉条 50g，包菜 50g，盐 5g，香油 5ml，胡椒粉 2g。

做法 ①两种面粉用温水搅匀，揉成面团，切块，擀成包子皮。②将粉条、包菜、虾皮整理干净切碎；鸡蛋炒熟切碎，加调料放在一起做成馅料。③用包子皮裹馅做饼，入锅煎至金黄色。

功效 通便利肠，排毒养颜。

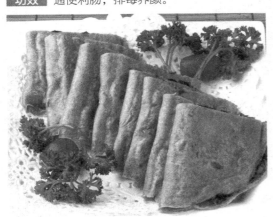

菠菜玉米枸杞粥

材料 枸杞 20g，菠菜、玉米粒各 50g，粳米 80g，盐 3g，味精 1g。

做法 ①粳米泡发洗净；枸杞、玉米粒洗净；菠菜择去根，洗净，切成碎末。②锅置火上，注入清水后放入粳米、玉米、枸杞用大火煮至米粒开花。③再放入菠菜，用小火煮至粥成，调入盐、味精拌匀即可。

功效 此粥具有滋阴养血、降压、润燥的效果。

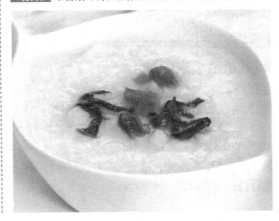

早餐搭配三大原则

鉴于早餐在一天饮食中的重要性，早餐搭配要遵循三个原则。一是要尽量清淡，过于油腻的早餐会加重肠胃负担。二是要多花些心思，每天吃不同的早餐更易达到营养均衡。三是要补充蛋白质和钙，维持机体一天的物质和能量需求。

常用药材、食材

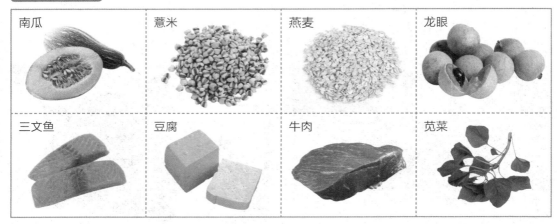

| 南瓜 | 薏米 | 燕麦 | 龙眼 |
| 三文鱼 | 豆腐 | 牛肉 | 苋菜 |

饮食须知

很少有人能忍受每天吃同样的早餐或每天早餐只吃一种食物。早餐要多花些心思，做一些不同的食物搭配，如面包＋牛奶，油条＋豆浆，营养麦片＋蔬菜，牛奶＋包子，鸡蛋＋牛奶＋包子，等等。这样既有助于营养全面，又有助于增进人的食欲。

日常养生

舒缓运动： 早餐之后可做一些舒缓运动，如散步、慢走等。早餐进食的一些动物蛋白如鸡蛋，不太容易消化，饭后进行一些舒缓运动有助于提高营养物质的吸收率，保护肠胃。

按摩头部： 早上起床后，需要大量的消耗氧气与营养物质。当这些供应不能满足需求，易产生疲劳。按摩头部，一方面使大脑得以短时间地休息；另外，可以调节血液循环，带走滞留的废物，消除精神紧张和疲劳的效果。

注意事项

油条不宜多吃。油条在制作时需要加入明矾，一般来讲吃 2 根油条就会使你摄取 3g 左右的明矾。这样明矾就会在身体里蓄积，天长日久体内会积累高浓度的铝。这些铝通过孕妇的胎盘，易造成新生儿大脑发育障碍。若侵入老年人脑中，容易诱发阿尔茨海默病。

养生食疗方

南瓜龙眼小米粥

材料 小米 100g，糯米 30g，南瓜 200g，龙眼干 8 枚。

做法 ①将小米、糯米分别清洗干净，放到水中浸泡 20 分钟左右；将龙眼干放到温水中泡软。②将南瓜皮削掉，放到碗中隔水蒸熟，和成南瓜泥。③锅中倒水，放入小米、糯米，煮至黏稠，放入南瓜泥、龙眼干，用小火焖煮 20 分钟即可。

材料 补脾益胃，滋阴养血。

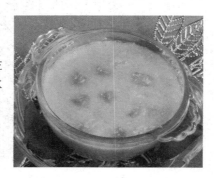

韭菜牛肉粥

材料 韭菜35g，牛肉80g，红椒20g，粳米100g，味精、盐、胡椒粉、姜末各适量。

做法 ①韭菜洗净，切段；粳米淘净，泡发；牛肉洗净，切片；红椒洗净，切圈。②粳米放入锅中，加适量清水，大火烧开，下入牛肉和姜末，转中火熬煮至粥将成。③放入韭菜、红椒圈，待粥熬至浓稠，加盐、味精、胡椒粉调味即可。

功效 可补肾温阳、益肝健胃、提高免疫力。

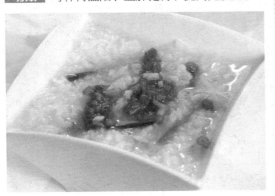

银鱼苋菜粥

材料 枸杞15g，小银鱼50g，苋菜100g，稠粥1碗，盐3g，味精2g，料酒、香油、胡椒粉各适量。

做法 ①小银鱼洗净，用料酒腌渍去腥；苋菜洗净；枸杞洗净。②锅置火上，放入小银鱼，加适量清水煮熟。③倒入稠粥，放入枸杞、苋菜稍煮，加盐、味精、香油、胡椒粉调匀便可。

功效 除湿健脾、利水消肿、强化骨骼。

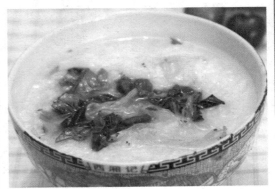

豆腐脑

材料 黄豆200g，盐、内酯各3g，虾皮8g，酱油5ml，香油5ml。

做法 ①黄豆在清水中浸泡8小时，然后磨成浓豆浆。②用少量水将内酯稀释后倒入豆浆内（500ml豆浆加入内酯1.25~1.3g），搅拌均匀，10分钟后就成豆腐脑了。③根据个人口味放入酱油、香油、盐和虾皮，也可放入糖做成甜豆腐脑。

功效 补虚润燥，清热化痰。

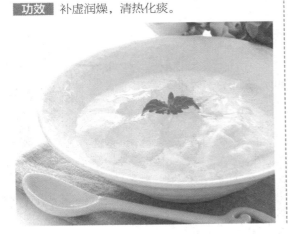

胡萝卜丝酥饼

材料 青稞面粉200g，胡萝卜1根，鸡蛋2个，芝麻15g，葱半棵，姜3片，香油5ml。

做法 ①胡萝卜洗净切丝；葱、姜洗净切末；将胡萝卜丝、葱末、姜末放入碗中，打入鸡蛋，调成馅料。②青稞面粉加水和成面团，按压后擀成薄皮。③用面皮包馅，压成饼状，上面刷香油，撒上芝麻，放入烤箱烤制20分钟即可。

功效 润肺祛痰，养胃降脂。

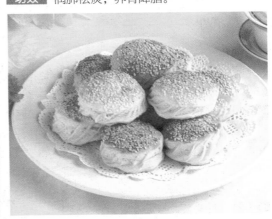

早餐三个注意事项

我们所吃的食物都要首先经过胃的加工，将食物一点点磨碎，然后将营养物质分门别类送到各个器官和组织，为全身功能提供动力。因此，早餐要注意养胃，一不要吃得太少；二不要吃得太凉；三不要吃得太干，以免伤胃。

常用药材、食材

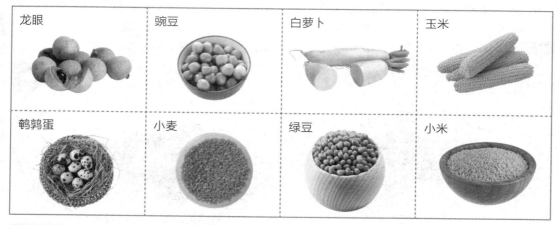

龙眼	豌豆	白萝卜	玉米
鹌鹑蛋	小麦	绿豆	小米

药食注解

人体能量物质包括蛋白质、脂肪和碳水化合物，其中碳水化合物是热量的主要来源。如果碳水化合物供应不足，脂肪和蛋白质就会被作为主要热源物质。如果早餐完全不摄入碳水化合物，而只摄入鸡蛋、牛奶等高蛋白食物，它们就会被作为热量物质分解。

日常养生

不宜先吃冷食：随着年龄渐长，先吃冷食会出现大便稀湿、喉咙痰多、时常感冒等症状。

不宜全吃干食：清晨，人的胃肠道功能弱，食欲也不好，此时若只吃一些缺乏水分的干燥食物，肯定吃不多，也不容易消化。

不宜将牛奶＋鸡蛋搭配当早餐：这是一种营养素的浪费，又使得体内氮平衡受到破坏，从而使机体遭受损失。因此，早餐不宜只吃鸡蛋加牛奶。

注意事项

隔夜剩青菜不宜吃。烧熟后的青菜放置太久会产生有毒的亚硝酸盐，易导致腹泻、腹痛、呕吐等症。况且新鲜的青菜维生素 C 含量较高，隔夜的蔬菜存放时间越久，维生素 C 流失也越多。

养生食疗方

手抓饼

材料 小麦面粉 200g，食用油 15ml，色拉油 10ml，盐 5g，葱末适量。

做法 ①面粉加水、盐揉成光滑面团。②将面团拉长、擀薄，涂上色拉油，对折，再拉长，卷成螺旋状，涂色拉油。③放置半小时后，压扁，擀成薄饼。④取平底锅，刷少量油，油热时放入面饼，其两面焙黄后取出，轻轻拍打面饼，使其松散，撒上葱末即可。

功效 清肠通便，养胃排毒。

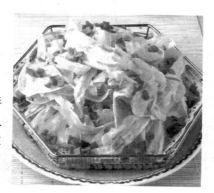

瘦肉豌豆粥

材料 蜂蜜适量，豌豆 30g，猪瘦肉 100g，粳米 80g，葱末、姜末各少许。

做法 ①豌豆洗净；猪瘦肉洗净，剁成末；粳米用清水淘净，用水浸泡半小时。②粳米入锅，加清水烧开，改中火，放姜末、豌豆煮至米粒开花。③再放入猪瘦肉，改小火熬至粥浓稠，调入蜂蜜，撒上葱末即可。

功效 益气补中、调和阴阳、通利二便。

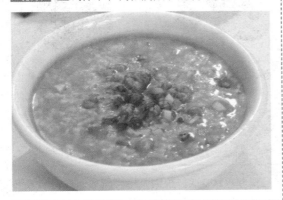

香芋火腩卷

材料 面粉、泡打粉、干酵母、改良剂、火腩块、香芋块等适量，香芋色香油 5ml，白糖适量。

做法 ①将面粉、泡打粉过筛开窝，加白糖、酵母、改良剂、清水、香芋色香油，拌至白糖溶化。②搓至面团纯滑，用保鲜膜包起，稍作松弛。③将面团分切成 30g 每个的小面团，然后擀成长方形。④将火腩块、香芋切块包入面皮中。⑤排入蒸笼内，静置松弛，用大火蒸约 8 分钟。

功效 补充人体所需多种营养素。

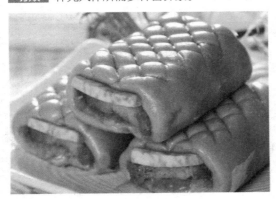

龙眼羊肉粥

材料 龙眼 70g，羊肉 100g，粳米 80g，盐 3g，鸡精 1g，葱花少许。

做法 ①龙眼去壳，取肉洗净；羊肉洗净，切片；粳米淘净，泡好。②锅中注入适量清水，下入粳米，大火烧开，下入羊肉、龙眼，改中火熬煮 10 分钟后转小火，熬煮成粥，加盐、鸡精调味，撒入葱花即可。

功效 补心脾、益气血、养肾藏精、温中散寒。

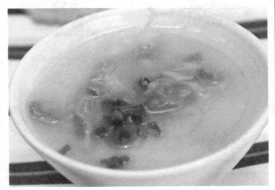

玉米饼

材料 玉米面 100g，小麦面粉 50g，玉米粒 50g，胡萝卜 30g，鸡蛋 1 个，盐 2 小匙，食用油适量。

做法 ①将玉米面、小麦面粉倒入盆中，加水搅拌成稀面糊。②胡萝卜洗净后切成丁，和玉米粒一起倒入盆中。③将鸡蛋打散后放入盆中，再加入盐搅匀。④把面糊倒入，将所有食材搅匀。油锅烧热，将拌好的面糊倒入，煎饼即可。

功效 益脾和胃，润肤养颜。

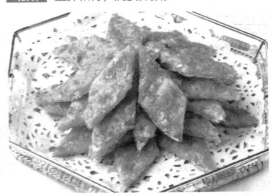

早餐宜忌食物

吃早餐既为了抗饿，也为机体提供能量。因此，早餐宜吃馒头、包子、馄饨、面包、粥、鸡蛋、牛奶、豆制品、瘦肉、水果等营养丰富的食物。不宜吃太多油炸食物如油条、油饼、炸糕等，否则易使血液过度集中于消化系统，脑部血流量减少，精神不济。

常用药材、食材

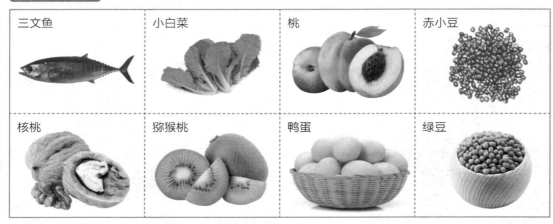

| 三文鱼 | 小白菜 | 桃 | 赤小豆 |
| 核桃 | 猕猴桃 | 鸭蛋 | 绿豆 |

药食注解

油炸食品口味佳，深受人们欢迎，但它含有的热量较高，不可避免地造成体内能量堆积，肥胖者最好不要在早餐时摄入油炸品。另外，油炸品一般缺少儿童生长发育所需要的蛋白质和维生素，不利于膳食平衡。

日常养生

揉腹：晨起时平躺在床上，腹部放松，调匀呼吸，然后分别把双手放于两肋下方，手指指向肚脐方向，以适量的力量相向运动，借此按摩腹部，每次按摩 50~100 次。接着一只手放在上腹部，另一只手叠压其上，共同施力按顺时针方向轻揉 50~100 次。长期坚持可疏通气血，增强胃肠蠕动功能，能有效预防胃肠疾患。

晨起一杯凉开水：早晨空腹饮下凉开水后，由于水在胃中停留很短时间，便可迅速进入肠道，被肠黏膜吸收而进入血液循环，将血液稀释，从而对体内各器官组织产生一种绝妙的"内洗涤"作用，增强肝脏解毒能力和肾脏的排泄能力。

注意事项

早餐的最佳时间在 7~8 点，很多年轻人由于早上匆忙或者睡懒觉忽略吃早餐，等 10 点左右饿的时候才吃早餐，这时候胃已经消磨了许久，人的精神也难以集中，长期下去容易得胃病。

养生食疗方

黄桥烧饼

材料 面粉 500g，芝麻 35g，酵母 10g，盐、饴糖、食用碱各少许，猪板油 125g。

做法 ①面粉加酵母、水、食用碱揉面团发酵；其余面粉加油和成干油酥，猪板油去膜切丁与盐拌匀，干油酥加盐拌匀。②发酵面搓成长条，摘成剂子，包入干油酥，擀面皮，再由前向后卷起，铺上猪板油，擀成小圆饼，涂饴糖，撒上芝麻装入烤盘，烤熟即可。

功效 营养饱腹，抗饿，增强活力。

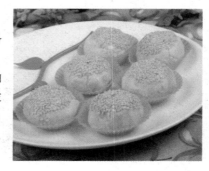

柏仁粳米羹

材料 柏子仁适量，粳米 80g，盐 1g，葱丝、枸杞各适量。

做法 ①粳米先浸泡半小时，洗净；枸杞洗净；柏子仁洗净。②锅置火上，倒入适量清水，放入淘洗干净的粳米，先大火烧开，再转中火煮至米粒开花。③加入柏子仁，以小火煮至浓稠状，调入盐拌匀，撒上葱丝、枸杞即可。

功效 有健脾开胃、润肠通便的功效。

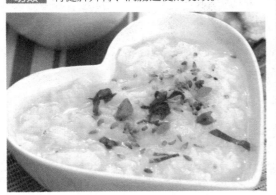

青稞面饼

材料 青稞面粉 300g，干酵母 5g，白糖 20g，盐 2g，食用油适量。

做法 ①干酵母放入温水浸泡 10 分钟。②将青稞面粉、酵母水倒入盆中，加适量清水搅拌，再放入白糖、盐和匀，然后揉成光滑无褶皱的面团。③最后将面团揉成长条，切作小块，按压后擀成面饼，再次发酵 20 分钟。锅中倒油，放入面饼烙至两面金黄色即可。

功效 降糖降脂，养胃健脾。

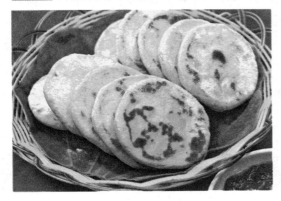

银耳海鲜汤

材料 银耳 15g，三文鱼 200g，虾仁 10 只，蚌肉 100g，银鱼 100g，葱 20g，盐、淀粉各适量。

做法 ①银耳洗净泡发，撕小朵。②三文鱼洗净切丁；虾仁去泥肠，洗净；葱洗净切末。③锅中加入适量清水，先下入银耳煮沸后，再加入三文鱼、蚌肉、虾仁、银鱼，煮熟后加盐调味，再用淀粉勾芡，撒上葱花即可。

功效 有清热滋阴、生津止渴、润燥的功效。

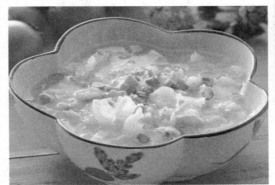

绿豆面糊塌子

材料 绿豆 150g，胡萝卜 50g，猪肉 30g，葱 20g，红椒 15g，盐 2g，胡椒面 1g，食用油 20ml。

做法 ①提前将绿豆泡发，然后去皮磨碎。②胡萝卜和红椒切成细丝；葱切末。③猪肉煮熟后切成薄片。④绿豆沙中放入猪肉片、红椒、胡萝卜、葱、胡椒面、盐，做成煎饼浆。⑤煎锅入油，放入煎饼浆煎饼即可。

功效 养肝益肾，健脾开胃。

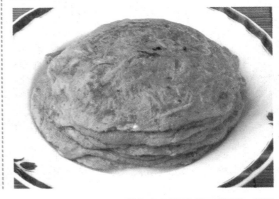

儿童早餐安排

饮食须知： 儿童正值生长发育的旺盛期，肌肉、骨骼一起长，早餐除了要能提供足够的能量，还要能提供足够的钙、维生素 A、维生素 C 以及矿物质等营养素。

饮食原则： 补充优质蛋白、钙、维生素。

常用药材、食材

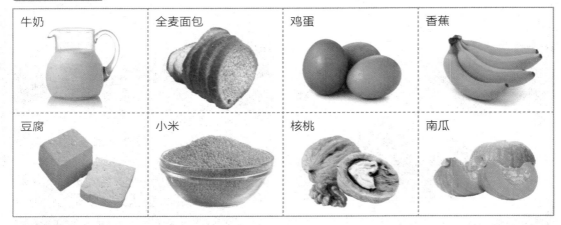

| 牛奶 | 全麦面包 | 鸡蛋 | 香蕉 |
| 豆腐 | 小米 | 核桃 | 南瓜 |

药食注解

全麦面包： 全麦面包是以去掉麸皮的麦类磨成面粉制成的面包，口感虽然粗糙，但保留了麸皮中的大量维生素、矿物质、纤维素，营养价值更高，尤其适合学龄期的儿童。

鸡蛋： 鸡蛋对人体有多种补益作用。它所含有的大量卵磷脂有健脑作用，有助于促进孩子大脑发育，增强孩子的注意力。

小米： 儿童的阳气比较充足，小米既是典型的滋阴食物，也是健脾开胃的灵丹妙药，民间常以小米粥来喂食婴儿。

核桃： 核桃有大核桃小核桃之分。大核桃卵磷脂、膳食纤维、硒、钾含量高，小核桃蛋白质、

维生素 E、铁、磷等含量较多。它们均能为人体提供丰富的营养素，很适合儿童吃。

饮食宜忌

儿童早餐宜吃主食、豆制品、肉、蛋、奶、水果、干果，在主食之外，家长要为儿童提供猪瘦肉、排骨、牛肉、鸡肉、鸭肉、猪肝、鲫鱼、菠菜、青椒、南瓜、苹果、香蕉、橘子、桃、火龙果等食物。忌让儿童吃剩菜剩饭，更不能给儿童吃变质的食物，不宜让儿童吃过甜过凉的食物，如巧克力、冰激凌、碳酸饮料。一定要让儿童吃早餐，但不能暴饮暴食，吃饭的时候不宜看书、说笑。

儿童早餐小贴士

有的家庭会以盐渍、生醉食品当作早餐小菜，儿童应远离盐渍、生醉食品。盐渍就是将食物原料浸在盐水里或用盐搓入食物原料内腌制。且腌制好的食品采用的都是生料。还有一些水产品，本身就存在大量细菌。此外，在制作这些食品的过程中，制作者双手、用具、容器、存放的时间、温度等，都是细菌繁殖的重要因素。因此，盐渍、生醉食品是很不安全的。由于儿童肠胃功能还没有完善，承受能力差，不宜食用盐渍、生醉食品。

养生小档案

儿童还没有真正长大，对成年人来说营养足够的食物，对儿童来讲却可能意味着不足。专家建议，可每日供给儿童一瓶牛奶和定期供给一些动物内脏。如果长期不能获得足够营养素，儿童生长发育必定受到影响。

象形南瓜饼

材料 胡萝卜、豌豆、澄面、面粉、吉士粉适量，黄油 100g。

做法 ①胡萝卜蒸熟用搅拌器打成泥；豌豆煮熟打成泥备用；胡萝卜泥中加澄面、黄油、吉士粉搅拌均匀，上锅蒸 20 分钟。②将蒸好的胡萝卜泥取出，放在案板上撒少许面粉和成面团，揉匀后分成若干个剂子，逐个包入豌豆泥，制成南瓜形的生坯，再蒸 5 分钟即可。

功效 开胃消食，补虚扶正，改善体质。

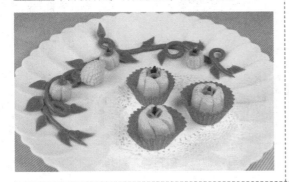

香芋卷

材料 低筋面粉、泡打粉、干酵母、火腿块、香芋块各适量，砂糖 100g。

做法 ①低筋面粉、泡打粉过筛开窝，中间加入糖、酵母、清水，拌至糖溶化。②搓至面团纯滑，用保鲜膜包起，稍作松弛。③将面团分切成 30g 每个的小面团，然后擀成长方字形。④将火腿块、香芋块包入成型。排入蒸笼内，静置松弛，用大火蒸 8 分钟。

功效 开胃消食，增强活力。

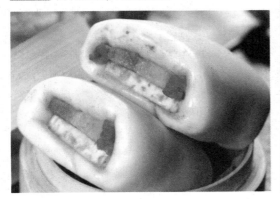

小米南瓜饼

材料 小米面 100g，面粉 50g，糯米粉 50g，南瓜 150g，食用油适量。

做法 ①南瓜先洗净去皮，然后切成小块，再放到锅中蒸熟，取出备用。②将蒸熟的南瓜捣成泥，加入小米粉、面粉、糯米粉搅拌均匀，然后反复揉至无折痕，和成面团。③将面团切作小块，压成圆饼。④锅中放少量的油，把饼煎至金黄色即可食用。

功效 降糖养血，滋阴益胃。

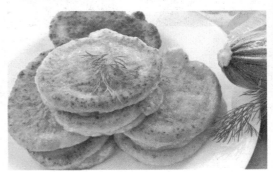

小米蛋奶粥

材料 小米 150g，牛奶 300ml，鸡蛋 1 个，白糖 15g。

做法 ①将小米用清水冲洗干净，放入冷水中浸泡半小时左右，捞出并沥干水分备用。②把鸡蛋磕入碗中，用打蛋器打散，放在一旁。锅中加入 1L 左右的冷水，将小米倒入，用大火煮沸。③倒入牛奶，搅拌均匀，再将鸡蛋淋入奶粥中，迅速搅散，放入白糖即可。

功效 润肠清肺，滋阴养胃。

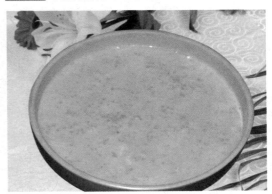

青少年早餐安排

饮食须知： 青少年身体发育快，对维生素、钙、锌、铁等营养素需求较多。同时，青少年正是学知识的时候，眼睛和大脑使用比较多，所以还需要摄食具有健脑明目作用的食物。

饮食原则： 补充维生素 A、微量元素、脂类（主要是卵磷脂）。

常用药材、食材

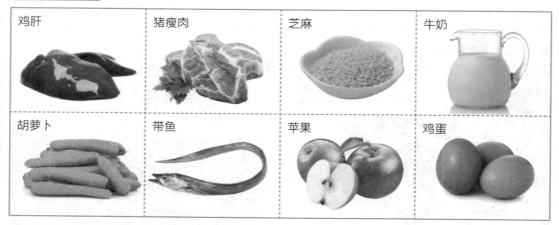

鸡肝	猪瘦肉	芝麻	牛奶
胡萝卜	带鱼	苹果	鸡蛋

药食注解

鸡肝： 肝有贮藏血液和调节血量的功能，肝血不足容易造成贫血，不利于孩子生长发育。肝开窍于目，肝血不足会导致视物模糊、两目干涩、视力减退，不利于孩子学习。常吃鸡肝、猪肝等动物肝脏可起到养肝明目的作用。

猪瘦肉： 猪瘦肉性味都较为平和，有一定滋阴润燥作用。家长可让孩子早上喝一碗瘦肉粥，满足一上午的学习精力的消耗。

胡萝卜： 胡萝卜中含有丰富的胡萝卜素、维生素 B_1、维生素 B_2、维生素 C、维生素 D、维生素 E、维生素 K、叶酸、钙质及食物纤维等，几乎可以与多种维生素药丸媲美。胡萝卜中还含有大量构成脑细胞和骨髓细胞的磷质。

养生小档案

青少年脊柱发育尚未成熟，具有很大的可塑性，白天一般都处于直立姿势，脊柱始终处于受压迫的状态，形成颈、胸、腰部的三个弯曲。硬床能够消除白天韧带、肌肉受牵拉的疲劳。

海鱼： 带鱼、鲅鱼、黄姑鱼、沙丁鱼、小黄花鱼、鱿鱼等都属于海鱼，家长可在早餐时适当安排些海鱼食品。因为海鱼不仅味香鲜咸，而且矿物质和维生素含量更高，且含有一般食物不多见的 DHA(俗称脑黄金)，有助于提高孩子记忆力和思考能力。

饮食宜忌

青少年时期是身体发育和智力发育的高速期，营养丰富的食物都宜食用，一般没有饮食禁忌。但家长要注意，早餐一定要有动物性食品，不要因为担心消化问题而给孩子吃素食。素食虽然在一定程度上对人体有益，但长期素食会降低人体免疫力，容易导致一些营养素缺乏，影响生长发育。

青少年早餐小贴士

青少年课业繁重，家长除了要为孩子提供营养丰富的早餐，还要给孩子准备一些小零食，如巧克力、核桃、话梅、苹果等，让孩子在课余需要的时候及时补充营养。但是要注意，凡事过犹不及，不能让孩子无节制地吃零食。

香椿鸡蛋饼

材料 大麦面粉 300g，香椿 100g，鸡蛋 4 个，葱 1 棵，盐、五香粉各 1 小匙，食用油适量。

做法 ①面粉加水揉成面团，擀成薄饼。②鸡蛋打散，加调味料调匀。③香椿入沸水焯后捞出、切末；葱切末。④将香椿末、葱末放入蛋液中搅匀，然后铺在薄饼上，盖上另一张饼。⑤锅中油热，放入饼，轻按饼转动，呈金黄色翻面稍加热即可。

功效 润肠益脑，养胃抗衰。

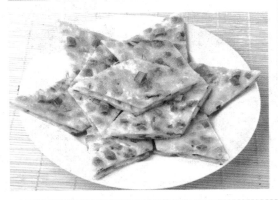

蟹粉小笼包

材料 面粉、猪肉各 500g，大闸蟹肉、蟹黄各 50g，姜末 25g，盐、味精各 2g，白糖 3g。

做法 ①猪肉洗净剁碎，和蟹肉、蟹黄、姜末、盐、味精、白糖搅拌成馅。②面粉加冷水拌匀后和成面，擀成长条形，再擀成圆形面皮，包入馅捏成小笼包形。③上笼用大火蒸 7 分钟即可食用。

功效 口味鲜香，营养开胃，饱腹抗饿，补充半天所需的能量。

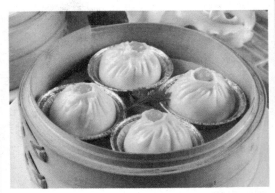

鳗鱼寿司

材料 烤鳗鱼、寿司米、紫菜条各适量，寿司醋、芥末酱各适量。

做法 ①先将寿司米蒸熟，加入寿司醋，拌匀置凉，即成寿司饭。②将烤鳗鱼切成条状，然后取适量寿司饭握成与鳗鱼条大小相近的团。③将寿司饭团摆好，一面抹上芥末酱，并将鳗鱼置于其上，最后用紫菜条围住饭团中部即可。

功效 营养开胃，提神健脑，可满足一上午的能量需求。

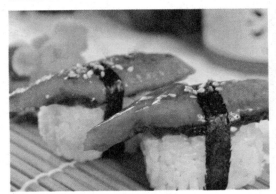

芝麻菜心

材料 菜心 300g，熟芝麻 50g，香油 5ml，盐 3g，味精 2g，姜 10g，红椒丝、葱丝、酱油、醋各适量。

做法 ①将菜心择洗干净。②将菜心放入沸水锅内烫一下捞出，用凉开水过凉，沥干水，放入盘中。③姜洗净切末，放入碗中，加入盐、味精、酱油、醋、香油拌匀，浇在菜心上，撒上熟芝麻、红椒丝、葱丝即可。

功效 养肝护眼，保护视力。

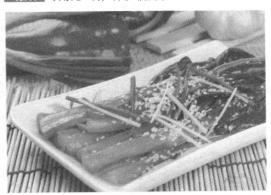

中青年早餐安排

饮食须知：中青年虽然不像学生群那样需要过多营养素维持身体生长发育，但这个群体要参与大量的体力劳动和脑力劳动，工作压力大，是消耗能量最大的人群。因此中青年的早餐也要给予特别重视。

饮食原则：补充碳水化合物、优质蛋白、维生素。

常用药材、食材

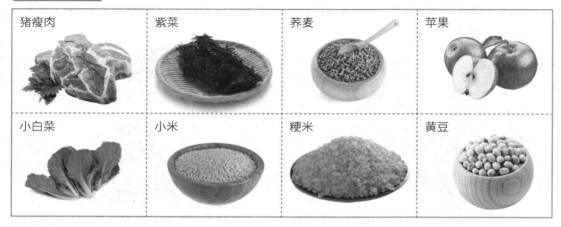

猪瘦肉	紫菜	荞麦	苹果
小白菜	小米	粳米	黄豆

药食注解

苹果： 中青年人每天早上吃一个苹果，不但有助于促进食欲，还能为身体提供多种维生素，辅助降血压、减肥瘦身，预防慢性疲劳症。

黄豆： 黄豆可打成黄豆豆浆饮用，既可滋阴润燥，又可消热防暑，常饮有"长肌肤，益颜色，填骨髓，加气力，补虚能食"。早餐喝一杯黄豆豆浆，有助于改善各种体虚不适症。

粳米： 粳米是人体摄取碳水化合物的主要来源。早餐通常将粳米熬制成粥或制成烧卖，有助于滋阴和补中益气。爱美的女士早上喝点粳米粥还可美白肌肤。

养生小档案

现代人工作忙，应酬多，易忽略正常休息，长期下去必有损身体健康。所以工作之余要注意休息，在休息时间与家人多多相处。同时，要改变不良生活习惯，戒烟酒，戒熬夜，常看书、看报，多用脑以提高大脑活力。

紫菜： 紫菜在早餐通常用来熬瘦肉粥，这种食物微量元素含量丰富，素有"微量元素的宝库"之称。

饮食宜忌

中青年人早餐宜补充蛋白质、维生素、钙、磷等，为了保持低热量、低脂肪，早餐可以以脱脂奶和豆浆作主要饮料，通过馒头、包子、鸡蛋、烧卖、米粉等食物补充能量，尽量不要吃油炸物。

中青年早餐小贴士

良好的记忆力是提高工作效率的重要保障，苹果汁就特别适合中青年食用。苹果中所含的锌，可促进大脑发育，增强记忆力。柑橘、草莓、猕猴桃汁中均含有大量的维生素C，特别适合免疫力低下，常感冒的人群食用。对于整日与电脑为伴的办公族，视网膜感光所依靠的维生素A会被大量消耗掉，这时便会感到眼睛干燥、疼痛、怕光，甚至视力下降，经常喝点木瓜汁和胡萝卜汁则是不错的选择。

荞麦蒸饺

材料 荞麦面粉300g，猪肉300g，葱1棵，盐5g，香油5ml，白糖5g，胡椒粉5g，酱油10ml，植物油10ml。

做法 ①用荞麦面粉和成面团，然后切成小块，擀成饺子皮备用。②将猪肉清洗干净，剁成肉末；葱洗净，切末，撒在猪肉上，调入油、调料，搅拌均匀。③用饺子皮包裹适量的饺子馅，捏成饺子，入锅蒸熟即可食用。

功效 健脾开胃，补血降糖。

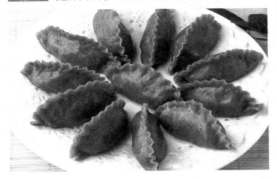

黑木耳黑米粥

材料 黑米150g，黑木耳50g，红枣20枚，冰糖10g。

做法 ①将黑米用清水冲洗干净，放入水中浸泡半小时后，捞出并沥干水分。②将黑木耳放到水中泡发，冲洗干净，撕成小块；红枣洗净，用沸水浸泡之后，取出枣核。③锅中倒入适量的清水，放入黑米、黑木耳和红枣，熬煮至黏稠时，换小火继续煮20分钟左右，调入冰糖即可。

功效 补血益气，滋阴补肾。

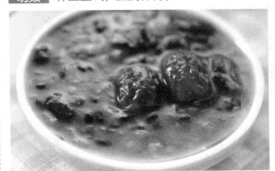

家乡葱油饼

材料 葱花20g，饼皮面团500g，盐5g，食用油50ml。

做法 ①面团揉匀，擀成薄片，用油刷刷上一层油，撒上盐，抹匀，再撒上葱花，抹平。②面片从边缘开始折起，叠起来成长条，捏住两头盘起，将剂头叠压在饼下，用手轻轻按扁，擀成圆形。③放入油锅中烙至两面金黄色，切开，装盘。

功效 营养饱腹，有助于增强活力，尤适合上班族早餐吃。

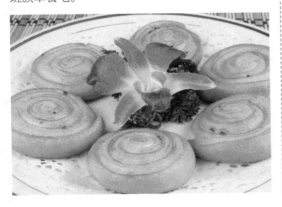

白术猪肚粥

材料 白术20g，升麻10g，猪肚100g，粳米80g，盐3g，葱花5g。

做法 ①粳米淘净，浸泡半小时后，捞起沥干水分；猪肚洗净，切成细条；白术、升麻洗净。②粳米入锅，加入适量清水，以大火烧沸，下入猪肚、白术、升麻，转中火熬煮。③待米粒开花，改小火熬煮至粥浓稠，拣出白术、升麻，加盐调味，撒上葱花即可。

功效 此品可补脾益气，渗湿止痛。

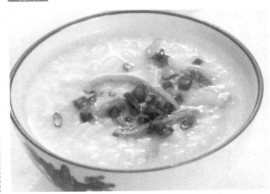

老年人早餐安排

饮食须知： 老年人脏器功能衰退，更需要营养丰富的早餐，早餐吃得好坏直接影响健康。老年人肠胃功能衰弱，对食物的吸收消化能力有限，早餐安排要符合其生理需要。

饮食原则： 易消化的食物；流质或半流质食物；滋阴食物。

常用药材、食材

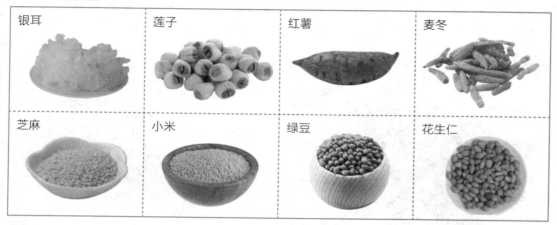

银耳	莲子	红薯	麦冬
芝麻	小米	绿豆	花生仁

药食注解

银耳： 银耳多糖是银耳的最主要活性成分，对老年慢性支气管炎、肺源性心脏病有显著疗效。

莲子： 莲子具有益心固精、补脾止泻、益肾固精，养心安神等功效。体虚、失眠、食欲不振及癌症患者更宜食用。

花生仁： 花生仁能预防和治疗心脑血管疾病。有降低胆固醇的作用，有助于防治动脉硬化、高血压和冠心病。

麦冬： 老年人容易遇到皮肤干燥瘙痒、大便燥结、口腔上火等阴虚症状。在膳食中加入麦冬可预防肺燥干咳、喉痹咽痛、心烦失眠、肠燥便秘等症。

养生小档案

肾主藏精，开窍于耳，耳部有很多与肾脏相关的穴位，经常拉拉耳朵具有健肾壮腰、养身延年的作用。老年人每天早上醒来之后，将双手食指放耳屏内侧后，用食指、拇指提拉耳屏、耳垂，自内向外提拉即可。

饮食宜忌

老年人的早餐宜营养、易消化，要多吃柔软的食物，如粥、汤、馒头、包子、馄饨、面条、米粉、红薯等，不宜吃高热量食物、含糖多的食物、胆固醇高的食物。

老年人早餐小贴士

老年人进食早餐要遵循"五不贪"原则：

一不贪肉。肉类脂肪过多，会引起老年人营养平衡失调，新陈代谢紊乱，易患高胆固醇血症和高脂血症。

二不贪精。精白的米面会减弱肠蠕动，易患便秘。

三不贪硬。硬或煮不烂的食物老年人不易消化，容易引起胃病。

四不贪快。老年人吃饭过快会造成咀嚼不烂，增加胃的负担。有时还会发生鱼刺或肉骨头鲠喉的意外事故。

五不贪多。老年人的肠胃功能虚弱，消化吸收食物速度慢，早餐进食太多会加重肠胃负担，且过多的食物残渣滞留在肠道内还容易引起血管疾病，催人衰老。

绿豆粥

材料 绿豆 100g，薏米 100g，粳米 100g，冰糖 10g。

做法 ①提前将薏米在清水中浸泡 8 小时（薏米比较硬，需要泡时间长一些）；绿豆浸泡 3 小时。②粳米淘洗干净。③锅中加入适量清水，放入薏米和粳米烧开，然后放入绿豆，煮开后转用小火熬煮 20 分钟。④放入冰糖，煮至黏糊状盛出即可食用。

功效 清热祛湿，降低血脂。

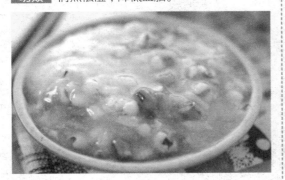

红薯燕麦粥

材料 燕麦片 150g，牛奶 300ml，红薯 50g，南瓜 50g，花生仁 30g。

做法 ①将南瓜、红薯入锅蒸熟，取出去皮，搅拌成泥备用。②把花生仁放入温水浸泡半小时，捞出并沥干水分。③锅中倒入少量清水，放入花生仁和燕麦片，煮沸后，加入红薯泥、南瓜泥，换小火继续煮至黏稠。将熟时加入牛奶进行调味即可。

功效 润肠通便，健胃消食。

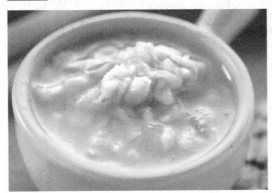

芸豆包

材料 面粉 500g，芸豆 800g，猪肉馅 500g，葱、姜各 10g。

做法 ①芸豆洗净后稍晾，然后放入蒸笼中，大火蒸 10 分钟，取出放凉备用。②将蒸熟的芸豆切成丁，加入到调好的鲜肉馅里拌匀。③将面粉倒入盆中，加入适量清水，和成面团，按压后擀成包子皮。④将芸豆猪肉馅放入包子皮，包成包子。放入蒸锅大火蒸 15 分钟，然后小火蒸熟。

功效 利肠胃，防止动脉硬化。

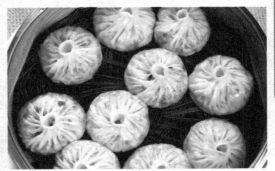

芝麻烧饼

材料 大麦面粉 300g，干酵母 1 茶匙，苏打粉 2 茶匙，芝麻 50g，酱油 10ml，酥油 10ml，食用油少许。

做法 ①酵母入温水搅匀，泡 10 分钟；面粉入盆，分次淋入酵母水，揉成面团，发酵 1 小时。②稀释小苏打，蘸苏打水将面团揉成长条，切块，擀薄，涂酥油后包起来，擀成圆饼，涂酱油，撒上芝麻；锅中涂油，烧热，将面饼贴在锅底烙熟。

功效 养胃健脾，消食通便。

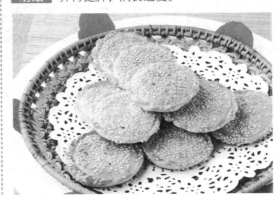

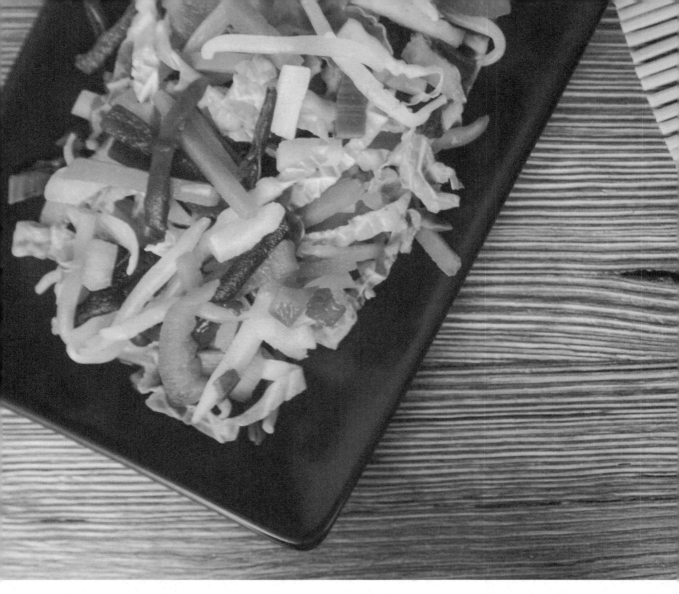

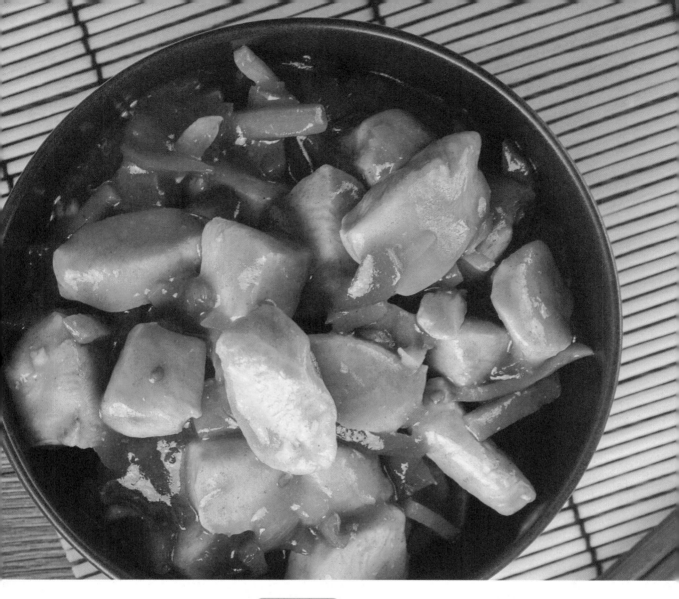

第八章

午餐的学问

午餐要吃饱，也就是说午饭不仅要吃得舒服，更要有一定的份量。这是因为，午餐是一天中最重要的一餐，是补充能量的主要时刻，午饭摄入热量应当为全天的百分之四十。人体经过一上午的工作和学习后，到了中午已经基本将早餐摄入的热量消耗殆尽。如果想要下午保持一定的体力和精神，就一定要吃好午餐。

午餐要吃饱

午餐补充的能量要更多一些，应当占全天能量的40%。这是因为，午餐位于一天的中间，人体经过一上午的消耗，早餐补充的能量已经消耗的差不多了，下午还要保持一定的体力和精神从事工作和学习。午餐就像"加油站"一样，补充能量要充足。

常用药材、食材

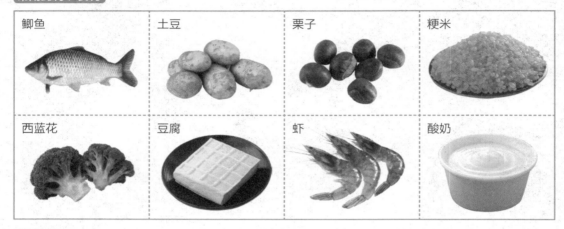

鲫鱼	土豆	栗子	粳米
西蓝花	豆腐	虾	酸奶

饮食须知

午餐之后记得喝酸奶。酸奶富含乳酸、醋酸等有机酸，既有助于增强口感，又可抑制有害微生物的繁殖，降低肠道的碱性，促进消化吸收。这对于学生、上班族等容易消化不良或脂肪积累的人群尤其有好处。一般人到下午容易精神疲惫，酸奶中的酪氨酸可以有效缓解人们高度紧张和焦虑症。

日常养生

午餐肉不宜多：午餐肉中会少量的硝酸钠、亚硝酸钠等化学物质，对人体有害，该物质可使血液中的低铁血红蛋白氧化成高铁血红蛋白，失去运输氧的能力而引起组织缺氧性损害。尤其是在患有胃肠功能障碍时，出现肠内硝酸盐还原菌过度繁殖的情况，这时食入过量的午餐肉，可引起轻重不等的亚硝酸盐中毒症状，故食午餐肉不宜过多。

注意事项

午餐注意"八分饱"。如果吃得太多，消化系统就非常繁忙，原本脑部的血液和氧就不得不转移到消化系统，大脑就会因为缺氧而头昏脑胀。衡量八分饱的准则是，慢慢吃，有了满足感就立即停止进食。不宜吃得太快，否则感觉吃饱时，实际上已经吃过量了。

养生食疗方

金针百合鸡丝

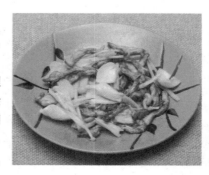

材料 鸡胸脯肉20g，金针菇200g，新鲜百合1瓣，盐1小匙，黑胡椒粉少许，食用油适量。

做法 ①将鸡胸脯肉洗净去血水，切丝备用；百合剥瓣，处理干净；金针菇去蒂，洗净备用。②热锅入油，陆续放入鸡丝、金针菇、百合、盐、黑胡椒、清水一起翻炒。③百合炒至呈半透明状即可。

功效 温中健脾，养血补肝，清火润肺，可调理肝脾，降火清热。

栗子红烧肉

材料 栗子 200g，牛肉 500g，老抽 8ml，香菜段 10g，盐 4g，食用油适量。

做法 ①牛肉切小块，焯水；栗子去壳去皮。锅加入油置于火上，然后放入牛肉煸炒，加入老抽上色。②牛肉变色时，加入水，小火炖半小时。③然后放入栗子，小火焖炖 10 分钟。大火收汁。④加入盐，盛入盘中，放上一点香菜段即可。

功效 健脾益胃，活血补血。

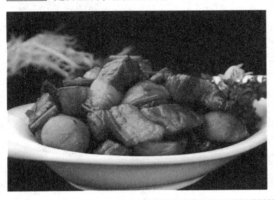

肉丝炒四季豆

材料 四季豆 200g，鲜猪肉 150g，干辣椒 2 个，盐、鸡精各 3g，花椒 5g，食用油适量。

做法 ①四季豆、猪肉洗净切丝；干辣椒切丝。②锅中加入适量清水，先烧开，再分别将四季豆、肉丝放入焯至八分熟，捞出沥水。③锅中倒油烧热，放辣椒、花椒炒香，倒入焯过的肉丝和四季豆丝，大火翻炒至熟，加盐、鸡精调味即可。

功效 养肾补元，排毒养肝。

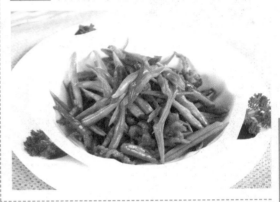

西蓝花炒腊肠

材料 豌豆 100g，腊肠 2 根，西蓝花 200g，红椒 1 个，玉米粒 50g，蒜 2 瓣，盐 3g。

做法 ①豌豆洗净，去除两端的筋；西蓝花洗净。②将腊肠切小段，红椒切丝，蒜切末。③锅中加油烧热，将蒜和红椒放入爆香，然后放入腊肠、豌豆翻炒。④炒至豌豆稍微变色再放入西蓝花和玉米继续翻炒。⑤加入水，等水炒干之后放入盐调味即可。

功效 补虚养身，防癌抗癌。

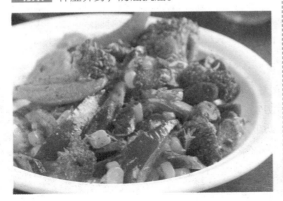

酸辣土豆丝

材料 土豆 1 个，红尖椒 2 个，色拉油 20ml，盐 3g，花椒 3g，白醋 8ml，香菜、蒜各适量。

做法 ①红尖椒洗净切丝；香菜切段；蒜切片；土豆洗净去皮切成丝，泡在水中，除去淀粉以免炒时黏锅。②油热后放入花椒、蒜片炸出香味，放入土豆丝翻炒，放入白醋、盐、红尖椒丝，快速翻炒至熟即可。

功效 防治贫血，美容养颜，常食可改善脾胃功能，预防胃病。

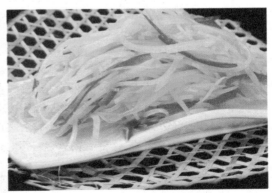

不可缺少三类食物

营养专家介绍，70%以上的上班族午餐很应付，或者吃块面包了事，或者在茶餐厅和快餐店吃一些高脂食物，如排骨、牛腩及鸡翅等。这很不利于健康。健康的午餐不可缺少三类食物：以五谷杂粮制作而成的主食，辅以大量蔬菜和水果，然后是少量的动物性食品，如肉、蛋、鱼等。

常用药材、食材

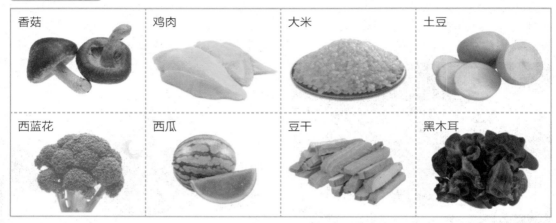

香菇	鸡肉	大米	土豆
西蓝花	西瓜	豆干	黑木耳

饮食须知

午餐要多、要丰盛，与早餐同样重要，人们不能因为忙碌忽略午餐。但要注意把握丰盛的度，不可摄食太多难以消化的高脂食物，遵循"三低一高"的饮食原则，即低油、低盐、低糖、高纤维。

日常养生

不要马上运动： 午饭后，胃里装满了食物，马上运动会引起胃肠震荡，易造成腹痛。运动时骨骼肌的血液供应量相对增加，导致内脏血液供应不足，胃肠道平滑肌发生痉挛收缩而引起腹痛。若摄入以含有大量蛋白质及脂肪为主的食物时，应饭后2小时再运动。如果用餐量较少且以糖类为主，运动时间可缩短为饭后半小时至1小时。

饭后不要发火： 民谚说"饭后宜制怒，五脏六腑舒"，即饭后动怒容易引起消化不良、积食、便秘。所以午餐后，无论工作或生活中遇到什么不顺心事，都应该保持愉悦的心情。

注意事项

饮食要遵循"宁吃半餐，不吃断餐"的原则，即宁愿每餐少吃一点东西，却不能不吃。很多年轻人工作忙碌，忙起来容易忽略吃饭，这样不利于身体健康。一日只吃一餐或者两餐，会增加血液中的胆固醇量，导致血压、血糖升高，对于肠胃也是一个摧残，很容易导致肠胃疾病。

养生食疗方

香干炒芹菜

材料 香干200g，芹菜300g，红椒1个，葱、盐、食用油各适量。

做法 ①芹菜去根、叶、筋，洗净切段；香干洗净切丝；葱洗净切段；红椒去籽切丝。②芹菜入沸水焯片刻，捞起沥干。③锅中加油烧热，放入红椒炒香。④将芹菜放入炒，再把香干倒入翻炒，加入盐调味后出锅装盘。

功效 降低血压，健脑镇静。

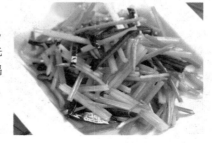

番茄土豆排骨汤

材料 土豆1个，猪排骨200g，番茄2个，姜1块，葱1棵，盐、胡椒粉、食用油各适量。

做法 ①土豆洗净切块；排骨洗净剁块；番茄洗净切块。②葱姜爆炒至香，放入土豆、番茄翻炒，盛出备用。③锅加入水，放入排骨煮开后转小火炖，加入土豆、番茄，小火炖半小时。④放入盐和胡椒粉调味即可。

功效 润肺养胃，美容祛斑。

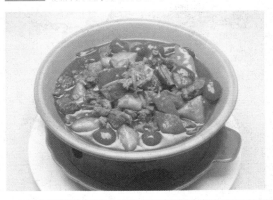

什锦蛋炒饭

材料 米饭200g，青豆100g，胡萝卜200g，鸡蛋2个，香肠丁10g，葱、姜、蒜各5g，盐3g，食用油适量。

做法 ①熟米饭打散；胡萝卜切丁；葱、姜、蒜切末；青豆洗净；鸡蛋在碗中打散，放入盐。②油锅烧热，倒入鸡蛋炒至嫩黄盛出。③油锅烧热，爆香葱花、姜、蒜，放香肠丁、胡萝卜、青豆炒熟，最后倒入鸡蛋稍炒，放入米饭炒熟，加盐调味即可。

功效 促进肠胃蠕动，延缓衰老。

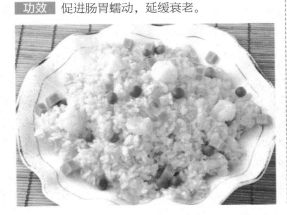

韭菜花炖猪血

材料 韭菜花100g，猪血150g，红甜椒1个，蒜片10g，豆瓣酱20g，盐3g，味精2g，上汤200ml，食用油适量。

做法 ①猪血切块，韭菜花洗净切段，红甜椒洗净切块。②锅中水烧开，放入猪血焯烫，捞出沥水。③油烧热，蒜片、红甜椒爆香，加入猪血、上汤及豆瓣酱、盐、味精煮入味，再加入韭菜花。

功效 补肾温阳，健脾和胃，养肝补血。

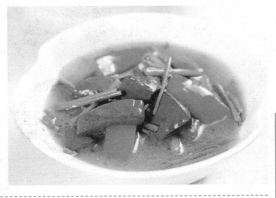

清炒蚕豆

材料 蚕豆200g，胡萝卜、香菇各100g，料酒10ml，盐3g，白糖5g，食用油适量。

做法 ①胡萝卜洗净，切成菱形；香菇洗净，切块。②油锅烧热，放入蚕豆、胡萝卜和香菇迅速翻炒数下。③加水，放入料酒，盖锅盖，小火焖5分钟，等蚕豆酥烂后，加入白糖，调入盐即可食用。

功效 此菜含有多种对人体有益的氨基酸，能有效预防癌症，缓解疲劳。

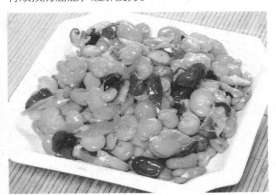

必须补充的营养素

午餐在一天的正中间，担负着补充能量和提供丰富营养的作用，所以，午餐既要吃饱，又要吃好，就必须要补充三大营养素：蛋白质、维生素、矿物质。午餐适宜用谷类食物（主食）、动物性食品、豆类及其制品、蔬菜水果合理搭配。

常用药材、食材

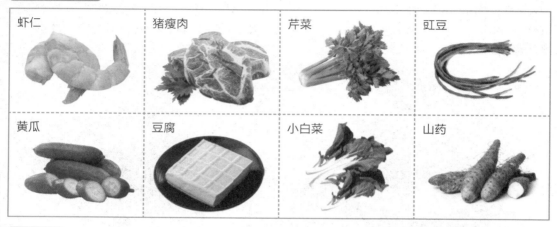

虾仁	猪瘦肉	芹菜	豇豆
黄瓜	豆腐	小白菜	山药

饮食须知

午餐一般吃得较多，肠胃消化较慢，大脑容易缺血而引起下午精神不振。所以午餐之前要喝汤。"饭前先喝汤，胜过良药方"，汤对胃肠来说相当于润滑剂，起着润肠的作用，还有助于消化和吸收，可以防治老年人食欲不振或者消化不良，也有助于稀释食物，减少肠胃疾病，防止肿瘤。

日常养生

办公室运动：长时间坐着工作，特别是操作电脑久了，很容易产生疲劳感。午饭之后，人在休息之余，也可做一做办公室保健操，帮助消化。

喝杯下午茶：午饭1小时左右，大脑工作量加大，人容易精神萎靡，这时可喝一杯下午茶来提神。为了确保最好的喝茶效果，可遵循"春天喝花茶，夏天喝绿茶，秋天喝青茶，冬天喝红茶"的原则。

注意事项

三餐要做到定时定量，如果比较繁忙，不妨准备一些储备食物，如用牛奶、麦片、饼干等食物在吃饭前先吃一点充饥，肠胃到了吃饭的时间得到了食物的补充，就不必忍受饥饿的折磨了。而且，身体在得到了更好的营养补充后，才有精力更好地工作和学习。

养生食疗方

鸡蛋青豆炒虾仁

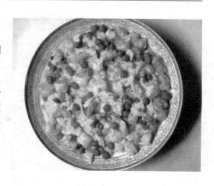

材料 青豆100g，虾仁200g，鸡蛋4个，盐、淀粉、食用油各适量。

做法 ①锅中加水烧开，青豆放入开水中焯烫一下，捞出放入冷水中。②鸡蛋留出一个蛋清，其余在碗中打散，加入盐。③蛋清加盐、淀粉做成浆糊，搅匀倒在虾仁上。④油锅置于火上，放入虾仁翻炒，变色后加入青豆和蛋液，略炒出锅即可。

功效 滋阴润燥，补肾壮阳，补虚抗乏，有助于增强人体免疫力。

凉拌黄瓜魔芋

材料 魔芋200g，黄瓜1根，红辣椒1个，盐、醋、沙拉汁各适量。

做法 ①魔芋洗净，切片，入沸水焯熟，捞出沥干；黄瓜洗净，切块；辣椒洗净，切段。②把黄瓜、魔芋片放入盘中，加入盐、醋、沙拉汁，用力调拌均匀，然后撒上辣椒即可食用。

功效 有清热去火、降血糖、降血脂、降压、散毒、养颜、通脉、减肥、开胃、软化血管等功效。

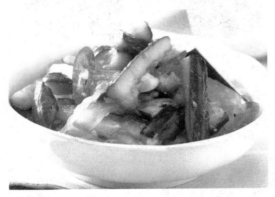

木瓜炖猪肚

材料 木瓜、猪肚各1个，姜10g，盐、胡椒粉各3g，淀粉5g，清汤、食用油各适量。

做法 ①木瓜去皮、籽，洗净切条块；猪肚用盐、淀粉稍腌，洗净切条块；姜去皮洗净切片。②锅上火，姜片爆香，加适量水烧开，放入猪肚、木瓜，焯烫片刻，捞出沥干水。③猪肚转入锅中，倒入清汤、姜片，大火炖约半小时，再下木瓜炖20分钟，入盐、胡椒粉调味即可。

功效 生津止渴，滋阴益胃，补气健脾。

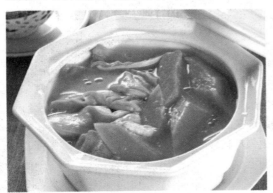

冬瓜莲子炖肥肠

材料 猪肥肠1根，莲子100g，冬瓜100g，胡萝卜1根，盐3g，鸡精2g，料酒适量。

做法 ①莲子洗净；冬瓜洗净，切成片；胡萝卜洗净，切块。②肥肠洗净，放入沸水锅中，加入料酒，将肥肠余几分钟。③锅中换上新的清水，将肥肠、莲子放进去，大火煮沸，加入冬瓜、胡萝卜、盐。④出锅前，加入鸡精调味，盛入碗中。

功效 补虚健脾，补血宁神。

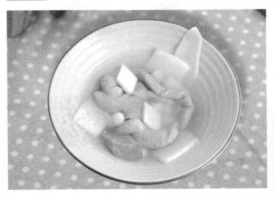

山药扁豆蒸南瓜

材料 山药250g，南瓜200g，鲜百合200g，扁豆100g，冰糖20g。

做法 ①将新鲜百合瓣开洗净，放入开水中焯烫一下。②将扁豆洗净切条，放入开水中焯烫一下。③将山药洗净去皮，切成丁；将南瓜去籽去皮，切片，与百合、扁豆、山药一起码在盘子里。④将冰糖放在南瓜上。锅中烧开水，把盘子放入锅内大火蒸熟即可。

功效 消脂减肥，补脾益肾。

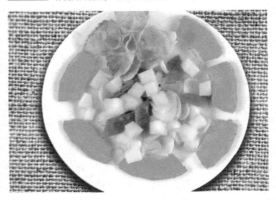

午餐搭配原则

俗话说："中午饱，一天饱"，这说明午餐在一日三餐中很重要，因此要注重午餐的搭配。营养午餐应大体遵守"1：2：3比例"，即1/6为肉、蛋、鱼等肉食性食物，2/6是蔬菜，剩余3/6为主食，可选择米饭或面食。

常用药材、食材

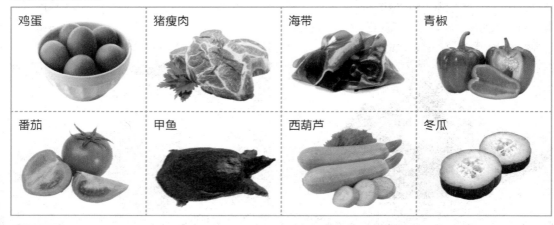

鸡蛋	猪瘦肉	海带	青椒
番茄	甲鱼	西葫芦	冬瓜

饮食须知

一般来说，主食可吃馒头、面条、大饼、玉米面发糕等，且控制在150~300g左右。蔬菜控制在100~200g，可根据喜好自行选择种类。动物性食品控制在50~100g，可在肉、蛋、奶、禽类、海产品等之间选择。

日常养生

勤动脑：人的衰老是随着大脑的衰老开始的。经常使用大脑，会让脑子变得更加灵活、敏捷。近年来，阿尔茨海默病的患者有逐渐增多的趋势，更警示我们要注重对大脑的保养。这就需要我们多使用大脑，坚持学习，常读书读报。

坚持午休：人除了晚上睡觉外，中午的睡眠也是不可缺少的。午休给人们带来身体和精神两方面的放松，不仅可以消除白天的紧张，还可以弥补夜间失眠造成的影响，有利于提高下午的工作效率。

注意事项

午休何时入睡比较好？对孩子来说，午餐之后应该马上午休。因为在刚吃饱的时候，他们相对比较安静；对于成人，理想的午休时间是在下午1点到3点之间，因为这个时间段处于身体最放松状态，即所谓"昏睡状态"，这时候最容易入眠。

养生食疗方

肉末炒饭

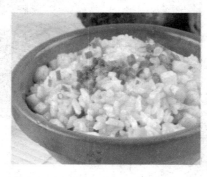

材料 粳米200g，胡萝卜半根，土豆1个，猪瘦肉40g，盐5g，香葱末5g，生姜末5g，食用油适量。

做法 ①粳米洗净，高压锅中加入适量清水，放入粳米蒸熟。②胡萝卜洗净，切粒；土豆去皮洗净，切小粒；猪瘦肉洗净切成肉末。③油烧热后，倒入猪瘦肉、胡萝卜、土豆丁、生姜末、盐翻炒。④半熟时倒入米饭，炒至米粒分开撒上香葱末即可。

功效 健脾开胃，明目安神，增强体质。

老鸭猪肚汤

材料 猪肚 100g，姜片 15g，老鸭 1 只，盐 4g，味精 2g，鸡精 1g，胡椒粉 5g，高汤适量。

做法 ①老鸭去毛、内脏，斩件，入沸水中余熟，捞出备用。②猪肚洗净，入沸水中余烫，捞出切条状备用。③锅中入高汤，放入老鸭、猪肚、姜片煨 4 小时，调入盐、味精、鸡精、胡椒粉调匀盛碗即可。

功效 健脾补虚，利水消肿，益气补血。

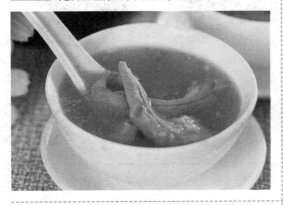

山药菊芋排骨汤

材料 菊芋 30g，山药 100g，排骨 200g，枸杞 50g。

做法 ①菊芋洗净去皮，切成片；山药洗净，切成片。②锅中加水置火上，放入排骨余烫，抹去浮沫，捞出沥干备用。③锅中加水烧开，放入枸杞、排骨，大火焖炖 1 小时。④然后放入山药、菊芋，转至小火焖炖半小时即可食用。

功效 补气益肾，清热去火，利水消肿。

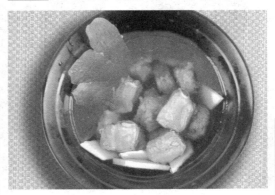

炒豇豆

材料 豇豆 200g，香葱 1 棵，生姜 1 块，盐、食用油、香油、酱油、淀粉各适量。

做法 ①豇豆洗净，切成小段备用；葱、姜洗净，切末。②锅中加油烧热，将豇豆放入锅中炸熟，捞出控油。③淀粉放入碗内，放入盐、酱油兑成芡汁。④锅内留底油，烹入芡汁，倒入豇豆，大火炒匀，淋香油即可出锅。

功效 温中下气，解渴健脾，益气生津，调节肺腑，能补充 B 族维生素和植物蛋白。

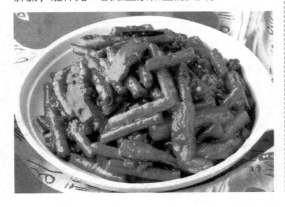

茯苓甲鱼鸡汤

材料 甲鱼 1 只，茯苓 50g，鸡肉 150g，姜 5g，盐、葱、食用油各适量。

做法 ①鸡肉洗净，剁成块；甲鱼去掉膜衣，洗净；葱切圈。②锅中加入油烧热，放入鸡块煸炒至鸡块变成嫩黄色。③往锅中加入水，放入甲鱼、茯苓、姜片，先大火煮沸，再转至小火炖半小时左右。④出锅前加入盐调味。

功效 滋阴补肾，清热解毒，利水消肿，有助于增强体质。

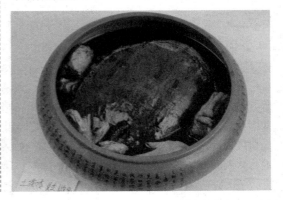

午餐四个注意事项

午餐要特别注意四点：一不能太简单，不能以面包、泡面、饼干、牛奶取代午餐；二不能太"垃圾"，不能以汉堡、炸鸡、可乐取代午餐，以免缺乏维生素；三不能太油腻，不能常下饭馆吃饭；四不能"两不误"，不可一边看电脑一边吃饭，既不卫生又影响消化。

常用药材、食材

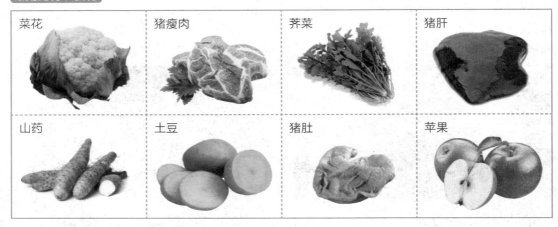

| 菜花 | 猪瘦肉 | 荠菜 | 猪肝 |
| 山药 | 土豆 | 猪肚 | 苹果 |

饮食须知

很多上班族为了省事，中午吃得很随意，随便吃点包子、面包打发，或者为了减肥只吃一点水果了事，结果不到下班就饿得头昏，既影响工作，又不利于健康。在一日三餐中，早中晚三餐的分派应按照30%、40%、30%的比例分配，午餐要为体力和脑力补充足够多的能量和营养素。

日常养生

以爬楼梯锻炼身体：研究表明，如果一个人体重60kg，住在五层楼，每天上下楼5次，要消耗的热量比散步多4倍。上班族活动量少，可以用爬楼梯来锻炼身体。爬楼梯时，由于腰背部和腿部不停地活动，这些部位的肌肉和韧带力量便可以得到增强，关节功能也可以得到改善。随着登楼梯时呼吸的加快，肌肉有节奏地收缩和放松，能加速血液循环，促进人体能量代谢，增加心肌的供氧量，有利于增强心肺功能。

注意事项

中餐不饱不宜用晚餐补，这样会使营养分配不均衡，危害身体健康。因为晚餐如果摄入过于丰盛，不仅会促发心血管疾病，还会诱发肠癌、易做噩梦、容易肥胖，甚至还会出现猝死的现象。由此可见，什么时候吃比吃什么更为重要。

养生食疗方

荠菜豆腐羹

材料 内酯豆腐1盒，猪肉50g，荠菜150g，清鸡汤1袋，盐4g，鸡精3g，香油10ml，胡椒粉3g，淀粉10g。

做法 ①豆腐洗净，切小粒；猪肉洗净，切丝；荠菜洗净，切碎。②把豆腐、猪肉过沸水后捞出备用。③将清鸡汤和盐、鸡精、胡椒粉放入锅煮开，再把豆腐、猪肉丝、荠菜碎放入锅内煮10分钟后淋入香油，加淀粉勾芡即可。

功效 营养滋补，降低血脂，排毒养颜，补脾益肾。

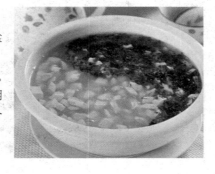

猪肚炖莲子

材料 莲子 40 粒，猪肚 1 个，香油、盐、葱段、姜末、蒜末各适量。

做法 ①猪肚洗净。②莲子用清水泡发，去除苦心，装入猪肚内，用线将猪肚的口缝合。③将猪肚放入沸水中余烫一下，再清炖至猪肚完全熟烂，捞出，洗净，将猪肚切成丝，与莲子一起装入盘中，加调料拌匀，即可食用。

功效 益气补虚，健脾和胃，镇静安神。

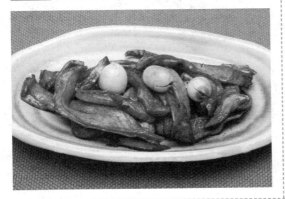

腐竹拌肚丝

材料 腐竹 200g，猪肚 200g，香菜、姜、葱各 5g，香油 5ml，盐、味精各适量。

做法 ①将腐竹泡发，然后切成丝；猪肚洗净切丝备用；香菜切段；葱切丝；姜切末。②锅中加水烧开，将腐竹、猪肚放入锅内焯熟沥干水分，连同葱、姜、香菜一起放在盆中。④加入盐、鸡精，最后再淋上少许香油拌匀即可。

功效 健脾开胃，强健骨骼。

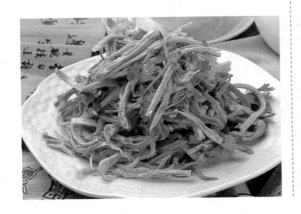

腐竹猪肝汤

材料 新鲜猪肝 100g，腐竹 100g，平菇 50g，辣椒 1 个，葱段、姜丝各 10g，盐 3g，食用油适量。

做法 ①将猪肝洗净，挑去白筋，切成薄片，放入沸水中余烫捞起；腐竹切小段；平菇撕小朵。②油锅烧热，放葱段、姜丝，大火爆香。放入辣椒、平菇和腐竹，炒均。③加入半锅水烧开，将猪肝放入锅中，再用小火煮一会，放入盐调味。

功效 补充钙质，促进骨骼发育。

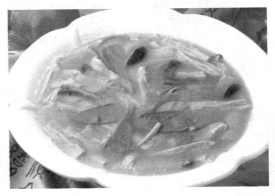

黄豆扣山药

材料 黄豆 150g，山药 200g，木瓜 1 个，白糖 50g。

做法 ①山药洗净去皮，切段；木瓜洗净切成瓣；黄豆浸泡在温水中。②将山药放在盘底，撒白糖。然后把木瓜扣在山药上。③最后将黄豆放在最上面，撒上白糖。将摆放好的盘子放在蒸笼上，大火焖蒸。④将蒸好的拼盘取出，再撒上一层白糖，即可食用。

功效 润肺平喘，健脾补肾。

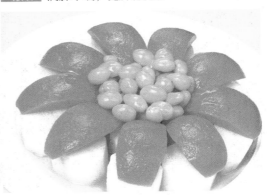

午餐宜忌食物

午餐宜补充蛋白质，所以需吃鱼肉、禽蛋和豆制品等食物，这些食物中的优质蛋白可增加血液中的酪氨酸含量，有助于保持头脑清醒；还要吃脂肪含量低的食物，如瘦肉、水果、果汁等，可助人思维灵活，反应灵敏；忌只吃碳水化合物食物，如面包和甜点心等。

常用药材、食材

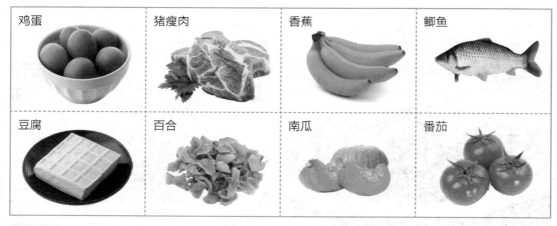

| 鸡蛋 | 猪瘦肉 | 香蕉 | 鲫鱼 |
| 豆腐 | 百合 | 南瓜 | 番茄 |

饮食须知

吃一碗面是很多人的午餐习惯，但却不健康。因为面含糖和淀粉较多，属于碳水化合物类食物。人进食之后，需要调用较多的能量来消化，血液都集中在肠胃，相对而言大脑血流量减少，容易导致疲倦，使人难以集中精神上班。

日常养生

预防气候变化：夏秋季节，要适当注意保暖。如果着凉，很容易患上胃肠感冒，这种感冒一般不会先发热，只会出现肚子不舒服、疼痛、拉肚子等症状。而冬春季节流行的风寒感冒最大的特点就是怕冷、浑身酸疼。

运动手指健脑：用指尖从事一些比较精密的工作，如练书法、绘画等，可锻炼手指的敏感性。活动一只手只能刺激对侧大脑半球，因此，平时可交替进行练习双手。

注意事项

边看电视边吃饭是一种不良习惯。吃饭时，胃肠道在大脑的统一指挥下，蠕动加快，消化液分泌增加，造成胃肠道血管扩张，循环血量比平时增加数倍。这时候如果再看电视，必然使大脑工作量增大，因而需要增加脑部血液供应量，这就势必造成脑和胃"争血"的局面，致使肠供血不充分，消化液分泌减少，会造成消化不良。

养生食疗方

南瓜百合甜品

材料 南瓜、百合各 250g，白糖 10g，蜂蜜 15ml。

做法 ①南瓜洗净，先切成两半，然后用刀在瓜面切锯齿形状的刀纹。②百合洗净，逐片削去黄尖，用白糖拌匀，放入南瓜中，盛盘，放进锅中蒸煮，大火煮开后，转为小火蒸熟。③取出，淋上蜂蜜即可。

功效 补中益气，益心敛肺，调和肝脏，气顺血畅。

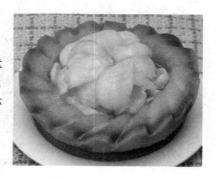

红薯炖牛肉

材料 红薯 1 个，牛肉 500g，蒜 2 瓣，料酒 8ml，老抽 8ml，生姜 1 块，香葱 1 根，盐适量。

做法 ①红薯洗净切块；生姜切丝，香葱切段；牛肉切块后在沸水中焯一下。②葱、姜、蒜爆香，放入牛肉、料酒、老抽，给牛肉上色，然后加水炖。③待牛肉八成熟时加入盐，然后放入红薯，炖到红薯软烂，关火闷 20 分钟。

功效 补血益气，防癌抗癌。

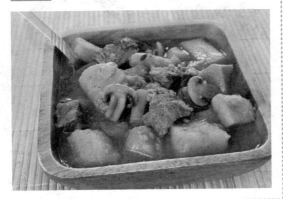

时蔬拌面

材料 青稞面条 300g，蒜黄 50g，青菜 2 棵，盐 3g，鸡精 2g，辣椒油、食用油各适量。

做法 ①锅中放入适量清水烧开，然后下青稞面条入锅煮熟，捞出过凉水。②蒜黄、青菜洗净，切成小段。③锅中倒油，将蒜黄、青菜倒入锅中翻炒至熟，加盐和鸡精调味备用。④面条与蔬菜一起拌匀，加入辣椒油调味即可。

功效 清肠润肺，排毒美容。

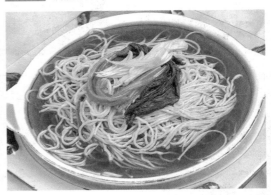

豇豆番茄汤

材料 豇豆 100g，番茄 150g，胡萝卜 100g，黄豆 100g，鸡蛋 1 个，罗勒叶、葱花、盐、味精、食用油、香油各适量。

做法 ①豇豆洗净，切成段；番茄洗净切好；鸡蛋打散；胡萝卜切块。②油锅烧热，放入番茄，放入豇豆翻炒片刻。③加入水，放入胡萝卜和黄豆，大火炖 10 分钟。④最后将鸡蛋淋入，放入葱花、罗勒叶，加盐、味精调味，淋上香油即可。

功效 调养肠胃，滋润肌肤，增强体质。

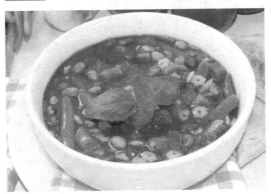

黄豆炖猪蹄

材料 猪蹄 2 个，黄豆 200g，香菜段 10g，葱、姜各 5g，料酒 10ml，白糖、盐各 3g，八角 3g，食用油、酱油各适量。

做法 ①黄豆泡发；猪蹄切块；葱切段；姜切丝。②油锅烧热，放入葱、姜丝、八角爆香，然后放入猪蹄爆炒，再加入适量酱油、料酒。③加水没过猪蹄，大火烧开后小火熬。④加入黄豆，放入糖和盐，大火熬煮至黄豆和猪蹄熟烂，撒上香菜段。

功效 美白护肤，利尿消肿。

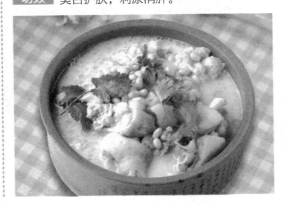

儿童午餐安排

饮食须知： 经过一上午的消耗，孩子就会觉得饿，需要补充能量。因此对孩子来说，午餐就是补充一上午活动所消耗以及生长发育所消耗的能量。在儿童的成长期，饮食营养一直是很重要的，所以除了早餐要营养，午餐同样要很营养。

饮食原则： 补充动物性食品；补充豆制品。

常用药材、食材

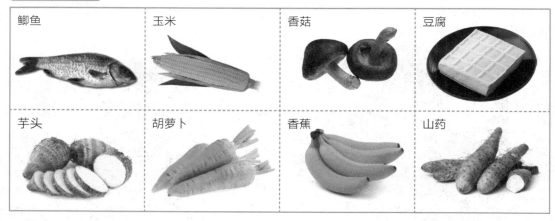

鲫鱼	玉米	香菇	豆腐
芋头	胡萝卜	香蕉	山药

药食注解

鲫鱼： 鲫鱼中锌的含量很高。孩子生长较快，缺锌会引起挑食、偏食，智力发育缓慢，口腔溃疡，免疫低下。

玉米： 玉米含有脂肪、卵磷脂、谷物醇、维生素E、胡萝卜素、B族维生素等营养保健物质。孩子常食玉米，不但有助于增强食欲，还能促进大脑发育。

胡萝卜： 胡萝卜富含B族维生素和胡萝卜素，有助于增强孩子免疫力，对于促进儿童生长发育、增强机体抗病能力有显著作用。

山药： 山药含有丰富的维生素和矿物质，孩子食后可补充多种营养素。

养生小档案

糕点香、甜、酥、脆，许多人都喜欢吃，许多家常喜欢拿来给孩子当零食吃。可是，糕点的制作，是以油、糖、面为主料，糖在糕点中所占的比例比一般的食品高得多，常食这种糕点会影响孩子的食欲。

饮食宜忌

儿童的消化能力比成年人旺盛，为了满足其身体发育的需要，家长可为孩子多提供一些牛奶、鸡蛋、瘦肉、鱼、猪蹄、鸡爪、赤小豆、绿豆、面筋等。这类食物富含优质蛋白，蛋白质是人体健康的基础，更是孩子生长发育必不可少的物质，能为儿童生长发育提供能源。

不宜为孩子提供太多肥肉，肥肉热量高，过多的热量在体内变成脂肪积蓄，易发胖。儿童时期的肥胖常常导致成年后的肥胖，而肥胖又常常是高血压、动脉硬化、糖尿病等的潜在危险因素。

儿童午餐小贴士

午饭后，可以让孩子适当吃一些水果。水果中含有人体必需的一些营养，生食方便，孩子爱吃。但家长不宜有这样的想法：有的孩子挑食，不爱吃蔬菜，家长便以水果取代蔬菜，认为孩子只要吃水果就行了。这是错误的观点。我们平素吃的水果多是经过长时间贮存的，这种水果维生素损失得很多，特别是维生素C损失最多。况且任何一种食物都不能满足人体多方面的需要，只有同时吃多种食物，才能摄取到各种营养素。

南瓜炒山药

材料 山药2根，南瓜400g，姜片2片，食用油10ml，盐、鸡精各3g。

做法 ①山药去皮洗净切条；南瓜去皮切成薄菱形。②将适量的水倒入锅中烧开，倒入山药焯1分钟左右，立刻捞出过凉，沥干备用。③油锅烧热，放入姜片爆香，加入山药、南瓜翻炒，快熟时，加入盐、鸡精调味即可。

功效 健脾益肾，润肺益气。

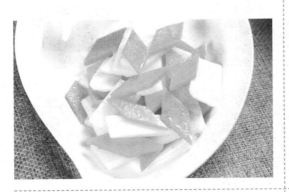

鱼头豆腐汤

材料 鱼头1个，豆腐300g，姜5g，蒜2瓣，食用油适量。

做法 ①豆腐洗净，切成方块；鱼头洗净，沥干水分备用。②锅中加油烧至八成热，先放入姜丝和蒜瓣爆香，再放入鱼头煎至两面金黄。③把豆腐倒入锅中，加入少量清水，盖上盖子小火煮20分钟。

功效 营养高，口味好，有助于开胃消食，健脑益智。

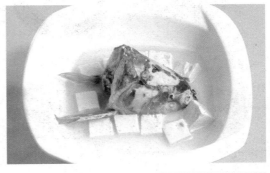

红烧芋头

材料 芋头100g，五花肉50g，蒜5瓣，盐3g，老抽5ml，葱、姜、食用油、鸡精各适量。

做法 ①芋头切成块状；五花肉切片；葱、蒜洗净切碎。②锅中放油置于火上，放入五花肉煸炒，至肉变色，盛出备用。③锅中加油，油热后放入蒜、姜，爆炒出香味。④然后放入芋头、五花肉，加入老抽，翻炒。加入盐、鸡精调味，撒上葱圈，即可食用。

功效 益气补血，增强免疫力。

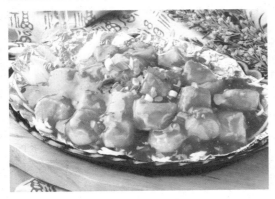

腰果炒鸡肉

材料 腰果200g，鸡脯肉200g，黄瓜1根，胡萝卜1根，淀粉、胡椒粉各5g，蚝油10ml，盐、料酒、食用油各适量。

做法 ①鸡脯肉切丁，加入盐、淀粉、料酒和蚝油腌制；黄瓜洗净切块，胡萝卜切丁。②胡萝卜丁入油锅煸炒片刻，下入鸡丁一起翻炒至变色，倒入黄瓜和腰果翻炒。待汤汁收浓，加盐、胡椒粉调味即可。

功效 温中益气，滋补健胃。

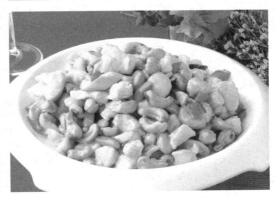

青少年午餐安排

饮食须知： 青少年课业繁重，用眼、用脑较多，中午若不吃得丰盛一些，难以满足身体发育和学习需求，但若吃得太丰盛，下午容易瞌睡或犯困，注意力难以集中。因此青少年的午餐要合理规划并掌握吃的度。

饮食原则： 补锌；补优质蛋白；饮食清淡。

常用药材、食材

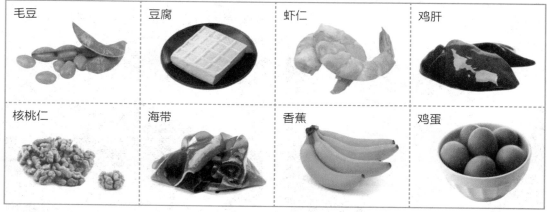

毛豆　　豆腐　　虾仁　　鸡肝

核桃仁　　海带　　香蕉　　鸡蛋

药食注解

香蕉： 香蕉中的维生素 A 有助于促进生长发育，保持视力，还能增强青少年免疫力，其中的维生素 B_2 能保护神经系统。

虾仁： 虾仁含蛋白质非常丰富，还含有钾、碘、镁、磷等矿物质及维生素 A 等营养素，且味美易消化，对学生族来说是极好的午餐食材。

海带： 海带含有较高的锌元素，青少年食用后不但有助于提高记忆力和注意力，而且其中的锌参与皮肤代谢，有助于预防青春痘。

豆制品： 豆制品的种类有很多，如豆粉、豆腐、豆腐皮、豆腐干、腐竹、素鸡、豆芽、豆油，等等。因它们均来源于黄豆，所以与黄豆一样含有可与

鸡蛋、牛奶媲美的优质蛋白，还含有较多的卵磷脂，是非常理想的补脑食品。

饮食宜忌

青少年的午餐安排应多吃鱼肉、胡萝卜、豆制品、牛奶、粗粮、蔬菜、水果、瘦肉等营养素含量较高的食物，不宜吃"垃圾"食品，如汉堡、碳酸饮料等，尤其要避免洋快餐，因为洋快餐都是高热量、高脂肪、高胆固醇的"三高食品"，孩子食后易发胖。

青少年午餐小贴士

青少年一天都待在学校，为了避免午饭没吃饱，家长可为孩子准备一些小零食，但要注意不要让孩子摄食过多膨化食品。很多膨化食品，如虾条、薯片、雪饼，凉果蜜饯类的话梅、果脯等，都添加了很多食品添加剂，如防腐剂、香精、味精、色素等，这些添加剂大多都是由化学物质合成的。如果过多食入这些含有添加剂的小食品，会对青少年健康造成一定的危害。这是因为他们的肝、肾脏比较娇弱，其肝脏的解毒功能及肾脏的排泄功能都较弱、较差。经常摄食膨化食品还会导致消化不良，容易引起肥胖。

养生小档案

中医有"少不服参"之说，意思是说处于生长发育期的儿童、青少年不宜服人参。因为人参具有促进人体性腺激素分泌的效能，可导致孩子性早熟和引起性骚乱，严重地影响孩子身心健康。

百合西芹虾肉

材料 虾仁 200g，百合 100g，西芹 200g，盐 5g，葱 1 棵，胡萝卜碎、食用油各适量。

做法 ①百合洗净；西芹洗净，切成长条；虾仁去壳去虾线后洗净；葱洗净切葱花。②西芹焯熟后捞出沥干。③锅中加油，油热后放入葱爆炒，放入西芹翻炒。④再把虾仁、百合放入锅中，加入盐翻炒熟，放上胡萝卜碎即可。

功效 清热去火，安神补脑，营养价值非常高。

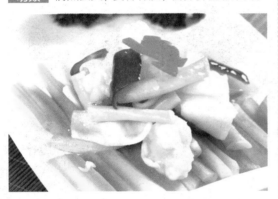

黑木耳核桃仁

材料 核桃 200g，黑木耳 150g，青椒 1 个，红椒 1 个，香油 10ml，醋 2 小匙，盐 3g。

做法 ①把青椒、红椒洗净，切丝备用。②黑木耳洗净，锅中放入适量清水烧热，放入黑木耳焯熟，捞出沥干备用。③核桃去壳去皮，用温水洗净，再放入锅煮熟。④将香油、醋、盐调成汁，与核桃仁、黑木耳和青椒丝、红椒丝一起搅匀。

功效 补血排毒，养心健脑。

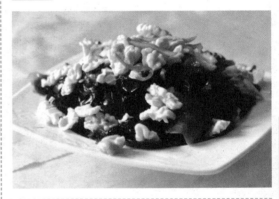

豆腐皮卷肉

材料 豆腐皮 200g，豇豆、猪肉各 100g，葱 50g，蛋黄 1 个，酱油、香油、盐、白糖、淀粉各适量。

做法 ①猪肉剁碎；豇豆切丁；葱切末；三者搅在一起，加上蛋黄，酱油、香油、盐、糖、淀粉拌匀。②把豆腐皮铺在菜板上切成一个正方形。③将肉馅均匀地铺在上面卷起来。④放在锅上蒸 10 分钟之后关火闷 5 分钟，切成块，摆好即可。

功效 清热解毒，滋阴润燥。

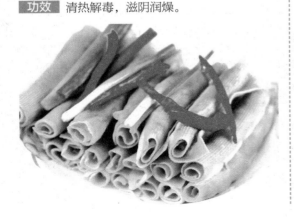

豆豉香干炒毛豆

材料 香干 2 块，豆豉 1 袋，红辣椒 4 个，毛豆 100g，蒜苗 3 棵，姜 5g，盐、食用油各适量。

做法 ①毛豆洗净，锅中放清水烧热，放入毛豆焯熟，捞出沥干备用。②香干、红椒洗净切成丁；蒜苗洗净切成粒；姜洗净切成末。③油锅烧热，放入姜、豆豉，先放入香干丁翻炒数下，再倒进红椒丁、蒜苗，放入毛豆，大火翻炒，放盐调味。

功效 含有人体所需的各种氨基酸，调和脏腑，补充营养。

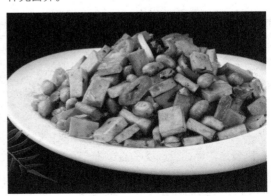

中青年午餐安排

常用药材、食材

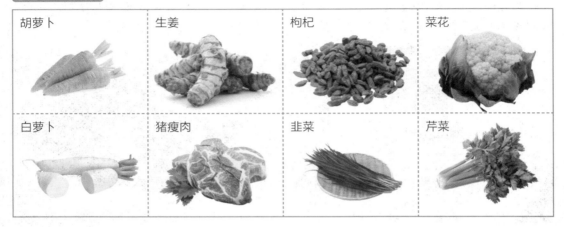

胡萝卜	生姜	枸杞	菜花
白萝卜	猪瘦肉	韭菜	芹菜

药食注解

生姜：对男人来说，"不可百日无姜"，常食可助阳；对女性来说，生姜有暖宫散寒的作用，有助于促进血液循环，预防痛经及宫寒不孕。

白萝卜：白萝卜富含维生素C，能抑制黑色素合成，阻止脂肪氧化，防止脂肪沉积。其中的B族维生素和钾、镁等矿物质可促进胃肠蠕动，有助于体内废物的排出，尤适合长时间待在办公室的上班族。

菜花：菜花能提高人体免疫功能，促进肝脏解毒，增强人体抗病能力。长期食用可以防止感染，还能阻止胆固醇氧化，防止血小板凝结成块，预防"三高"。

养生小档案

夫妻感情的好坏，在很大程度上决定于男女双方对性生活的态度。在行房之前，丈夫绝对不能鲁莽，要跟妻子说些温柔的、充满爱意的话，爱抚妻子的身体，待唤起妻子的性兴奋，才能进行性活动。

芹菜：芹菜含有丰富的纤维，有较强的清肠作用，是减肥排毒的圣品。

饮食宜忌

中青年在午餐饮食安排上只要营养丰富、均衡即可。但要注意的是午餐时不要喝酒，否则会影响到下午的工作效率和工作质量。因为酒的主要成分是酒精，它对人的大脑有一定的麻痹作用，会使人的意识处于混乱状态。

中青年午餐小贴士

现在在一些年轻白领中，"上班带饭"已成为普遍现象。一些公司甚至还专门配备了微波炉和冰箱，以帮助员工解决午餐问题。

如果要带饭，最好早晨起来做，饭菜存放的时间不要超过12小时，最好控制在8小时以内。如果是头天晚上的菜，可将想带的饭菜密封冷藏，第二天到单位后将饭菜放进冰箱，吃之前一定要将饭菜热透。注意，自备午餐不要带鱼类、海鲜类，因为鱼和海鲜隔夜后易产生蛋白质降解物，对健康不利。

豇豆炒里脊

材料 豇豆300g，猪里脊肉200g，葱、姜各5g，盐3g，鸡精2g，食用油适量。

做法 ①豇豆洗净，掰成小段；猪里脊肉切成片，加少许盐拌均；葱切段；姜切末。②锅中加水烧开，豇豆放入水中煮至7分熟，捞出放入冷水中。③油锅烧热，放入葱和姜爆香，脊肉放进炒一下，然后将豇豆放进去翻炒片刻，放入鸡精。

功效 增强免疫力，促进代谢。

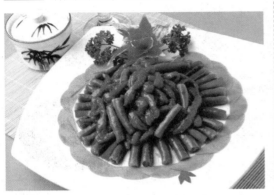

韭菜炒香干

材料 香干300g，韭菜100g，干辣椒1个，盐、鸡精各3g，花椒油、生抽各5ml，食用油适量。

做法 ①将香干切成条丝状；红辣椒切丝；韭菜切段。②锅中加油烧热，红辣椒炒香，再倒入香干煸炒，放入花椒油，翻炒。③韭菜放入锅中炒至断生，放入生抽，再翻炒几下，调入盐、鸡精即可。

功效 温中下气，补肾固精。

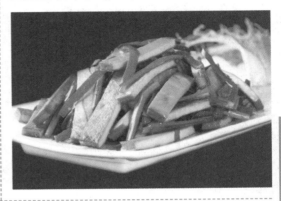

扬州炒饭

材料 粳米200g，胡萝卜30g，青豆30g，火腿1根，盐3g，鸡精2g，食用油5ml。

做法 ①粳米用清水洗净，放入锅内，蒸熟。②胡萝卜用清水洗净，切成细丝状，备用。③火腿切碎，放入碗中。④胡萝卜、火腿、青豆放入油锅炒熟，再放入米饭和盐、鸡精炒香后起锅。

功效 健脾开胃，补阴益血，有助于增强体质，预防感冒。

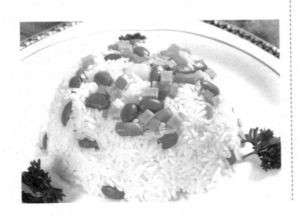

口蘑鲜蚕豆

材料 蚕豆100g，口蘑200g，胡萝卜100g，葱、姜各5g，盐3g，醋5ml，食用油适量。

做法 ①口蘑洗净，在清水中泡5分钟，捞出沥干切块；胡萝卜洗净，切成菱形段；姜洗净切丝，葱洗净切末。②油锅烧热，放入姜和葱爆香，然后放入蚕豆、口蘑和胡萝卜翻炒至熟，加入盐、醋调味即可。

功效 降糖降脂，排毒清热，促进肠胃蠕动，预防便秘、痔疮。

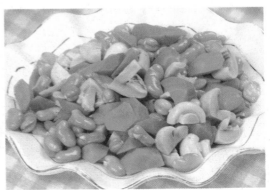

老年人午餐安排

饮食须知： 老年人各个脏腑器官功能相对于其他年龄段的人均有明显衰退，肠胃功能下降。所以老年人的午餐安排应宜素少荤、宜软忌硬、宜酸忌甜辣。午后还要常饮茶，在改善肠胃的同时提高精神气儿。

饮食原则： 多吃新鲜蔬果；食物烹调以蒸、煮、炖、烩为主；少吃生冷、辛辣食物。

常用药材、食材

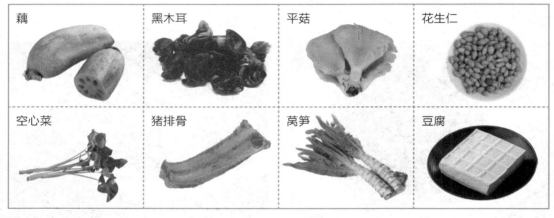

| 藕 | 黑木耳 | 平菇 | 花生仁 |
| 空心菜 | 猪排骨 | 莴笋 | 豆腐 |

药食注解

藕： 藕能消食止泻，开胃清热，滋补养性，老年人常吃藕会轻身耐老除百病。

黑木耳： 黑木耳所含的维生素K能减少血液凝结成块，预防脑血栓、阿尔茨海默病和冠心病。

空心菜： 空心菜所含的烟酸、维生素C能降低胆固醇、甘油三酯，具有降脂减肥的功效。所含的粗纤维素较丰富，具有促进肠蠕动、通便解毒的作用。老年人常吃空心菜可防癌、防"三高"。

平菇： 平菇肉质肥嫩，味道鲜美，有助于促进老年人食欲，同时还具有营养高、热量低的特点，常食有降低血压、降低胆固醇含量的功能，是老

年人、心血管疾病患者和肥胖症患者的理想食品，有助于预防"三高"。

饮食宜忌

老年人宜常喝茶，茶中含有维生素、叶酸、烟酸等人体必需的营养物质，还能提神醒脑，改善老年人的肠胃功能，预防高血压、冠心病、龋齿、癌症等。老年人不宜吃生冷、辛辣及过甜的食物，否则容易刺激肠胃和食道，易诱发食管癌和胃癌的危险；不吃太多甜食是为了预防糖尿病。

老年人午餐小贴士

老年人的午餐通常比早餐丰盛，摄食相对较多。为了不增加肠胃负担，老年人在用餐时每吃一口饭菜都要细嚼缓咽，品尝滋味，在20分钟的膳食过程中，使大脑能有充裕的时间接受来自胃的刺激，产生饱感。为了保持良好的胃肠功能，应该养成定时进餐的好习惯；在进餐时，除所有流质物质外，其他食物都应该细嚼慢咽。

在进食的过程中，老年人还可适当喝一些开水，多吃蔬菜，以增强消化。若感觉胃难以承受，可先暂停午餐，过1~2小时再吃，相当于"少食多餐"，多给肠胃留下休息的时间。

> ### 养生小档案
>
> 老年人易孤独，儿女要注意观察老年人的生活习惯，尽可能给以满足和照顾他们的精神需要，若暂时不能满足也不可拒绝，可耐心疏导。善于发现老年人能力并及时表扬老年人，鼓励老年人养成自己的爱好、寻找精神寄托。

蜜汁花生

材料 花生仁 500g，蜂蜜 30ml，盐 3g，白糖 5g，食用油适量。

做法 ①花生仁洗净，先将一部分入锅焯熟，捞出过凉水，使其脆嫩，沥干。②锅中油热后放入剩下的花生仁，炸至金黄色。③锅中倒少量油，加入盐、白糖化开，再倒入蜂蜜搅匀。④将煮花生和炸花生一起倒入，搅拌均匀后稍加热即可。

功效 降压安神，养胃消食。

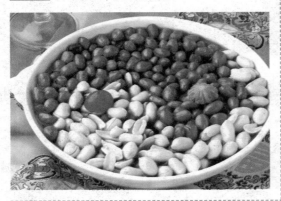

白菜炖豆腐

材料 豆腐 300g，小白菜 100g，葱、姜各 10g，香油 5ml，盐、鸡精各 3g。

做法 ①小白菜洗净，切成小段备用；豆腐洗净，切小块备用；姜切片；葱切段。②锅中加适量清水烧开，把切好的豆腐块放进锅中，放入姜片和葱段煮 3 分钟。③放入小白菜再煮 3 分钟后，加入盐、鸡精和香油，出锅即可食用。

功效 暖胃健脾，降低血脂。

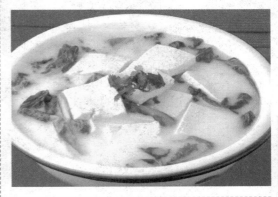

小炒香干

材料 香干 200g，芹菜 300g，猪肉 100g，红椒 1 个，葱、盐、鸡精、食用油各适量。

做法 ①猪肉切丝；芹菜洗净切小段；香干洗净，切成干丝；葱洗净切成葱末；红椒去籽，切丝。②锅中加水烧沸，将芹菜放入焯片刻，捞起沥干。③锅中加油烧热，放入红椒炒香，然后放入猪肉丝翻炒，将芹菜放入炒，再把香干倒入翻炒，加入盐、鸡精调味后，撒上葱末出锅装盘。

功效 降低血压，健脑镇静。

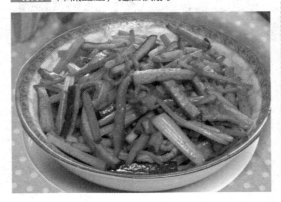

莲藕排骨红枣汤

材料 猪大排 300g，莲藕 1 节，红枣 50g，盐、鸡精各 3g。

做法 ①莲藕用清水洗干净，切成片；红枣放在水中浸泡 10 分钟。②排骨剁块，放入沸水中余烫 5 分钟。③锅中加入适量清水，放入排骨、莲藕，大火煮沸，然后把红枣放进去，转至小火炖 2 小时。④放入盐、鸡精调味，再炖 3 分钟，即可出锅。

功效 补脾益胃，养血宁神。

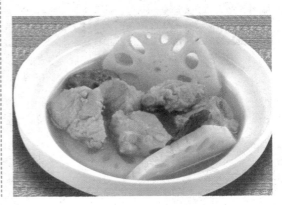

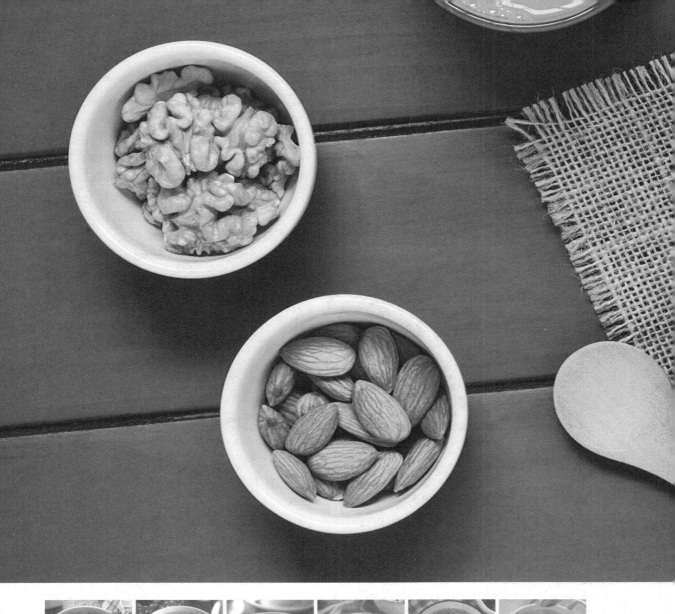
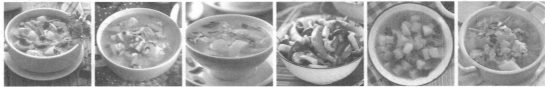

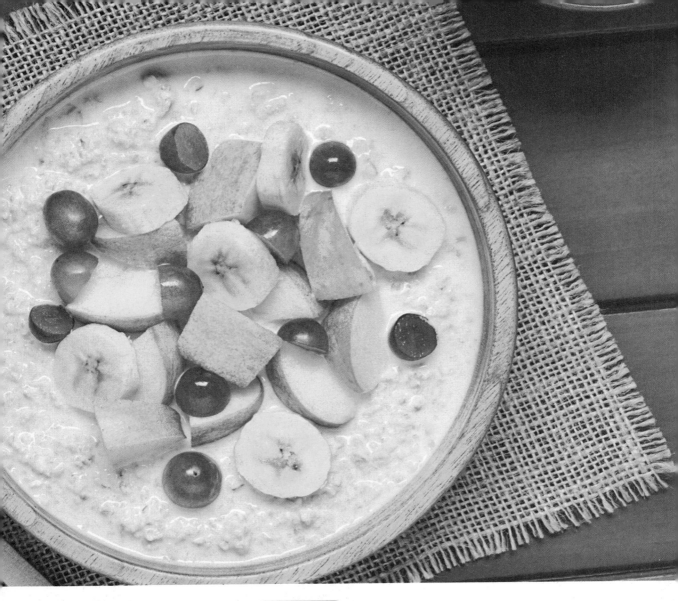

第九章

晚餐就要这样吃

晚上要吃巧，一方面要吃得清淡一点，另一方面不要吃得过多。
晚餐的数量应当在全天中最少，最好不要超过一天食物热量的三分之一。
在晚上，人们的活动相对于白天会减少很多，热量的消耗也随之减少，
如果此时进食过多的食物，只会让热量积累在体内，然后转化成脂肪。
长此下去，自然会增加人体的脂肪含量。

晚餐要吃少

晚餐要吃少，是因为夜晚进餐太多容易导致各种消化系统的疾病，比如胃痛、胃溃疡等。由于人夜晚活动量少，对能量需求少，进食太多容易造成营养过剩，易肥胖，埋下糖尿病、心脑血管疾病、便秘、内分泌失调等隐患，而身体为了消化更多的食物还要调用能量，影响睡眠。

常用药材、食材

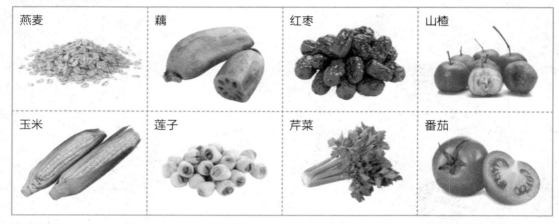

燕麦	藕	红枣	山楂
玉米	莲子	芹菜	番茄

饮食须知

晚餐要清淡，要量少，且不宜吃得太晚。晚餐过于丰盛、油腻，会延长消化时间，导致睡眠不好。有研究表明，晚餐经常进食大量高脂肪、高蛋白质的食物，会增加动脉粥样硬化的机会，从而导致患冠心病、高血压等疾病的危险性。

日常养生

温水泡脚： 不论什么季节，人们都应坚持用温水或热水泡脚，这样能促进血液循环，保持皮肤滋润，防止冻脚和皮肤裂口。另外，洗脚还可以给大脑以良好的刺激，并有促进睡眠和消除疲劳的功效。

避免熬夜： 晚上11时到凌晨3时是睡眠的最佳时间，也是人体的经脉运行到肝、胆的时间。这两个器官如果没有得到充分的休息，容易出现皮肤粗糙、脸色偏黄、黑斑、青春痘等问题。同时经常熬夜也会出现失眠、健忘、易怒、焦虑不安等症状。

注意事项

晚上回家以后的补水是一天中的关键，进家后宜先来一瓶矿泉水。晚餐要有汤有粥，且注意晚餐的热量应当在全天中最少，最好不要超过一天食物热量的1/3。餐后吃些水果，看电视时喝点茶，如有精力可炖些补品汤来喝。

养生食疗方

菱角粥

材料 老菱角20个，粳米50g，白糖20g，葱花少许。

做法 ①将菱角洗净煮熟，去壳取肉，切成米粒大小。②将粳米淘净，放入砂锅中，加入清水，煮成稀粥。③把菱角肉放入砂锅中，搅拌均匀，放入白糖撒上葱花即可。

功效 利尿通乳，安神养胃，补虚健脾，强身健体。其中的菱角含有淀粉、蛋白质、葡萄糖、不饱和脂肪酸及多种维生素等，多吃有助于补五脏，除百病。

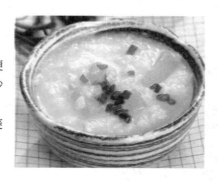

猕猴桃山药

材料 猕猴桃 1 个，山药 1 根，葡萄 10 枚，圣女果 5 个，红腰豆 10g，酸奶 100ml。

做法 ①山药去皮后放在冷水中，洗去上面的黏液，切成段；红腰豆洗净；葡萄、圣女果洗净，猕猴桃去皮切片备用。②锅中加水，大火烧开后，放山药焯至八成熟；捞出山药，放入红腰豆煮熟捞出备用。③将上述材料装入盘中，倒入酸奶拌匀。

功效 益肾强阴，消渴生津。

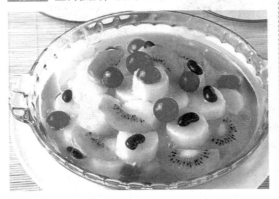

菊芋莲子汤

材料 菊芋 300g，莲子 50g，枸杞 10g，盐 3g，鸡汤适量。

做法 ①菊芋洗净去皮切成块；莲子洗净。②锅中加水，将菊芋、莲子放入锅中；大火煮沸。③倒入鸡汤，加入枸杞，盖上锅盖，焖炖 10 分钟。出锅前放入些食盐即可。

功效 清心醒脾，补脾止泻，养心安神，益肝明目，补中养神，美容养颜。

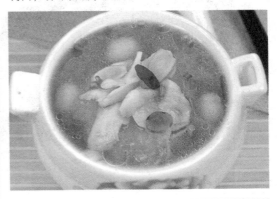

螺肉煲西葫芦

材料 螺肉 200g，西葫芦 250g，高汤适量，盐少许，香附、丹参各 5g，枸杞 10g。

做法 ①将螺肉用盐反复搓洗干净；西葫芦洗净切方块备用；香附、丹参洗净，煎取药汁，去渣备用。②净锅上火倒入高汤，下入西葫芦、螺肉，放入枸杞，大火煮开，转小火煲至熟，最后倒入药汁，煮沸后调入盐即可。

功效 田螺肉具有利尿消肿等功效，西葫芦可清热利水，二者搭配有助于通络活血，增强体质。

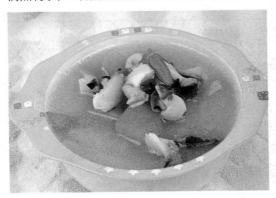

栗子炖白菜

材料 栗子 100g，白菜 300g，胡萝卜 1 根，葱、姜、食用油各少许，盐 5g。

做法 ①白菜去帮切成条；胡萝卜洗净切块；栗子去壳去皮。②锅中放入少许油，油热后放入葱、姜爆炒香，然后放入白菜煎炒，加入清水。③将栗子、白菜、胡萝卜放入锅中煮沸，转小火焖炖 10 分钟。加入食盐调味即可。

功效 健脾补肾，滋阴补虚，延缓衰老。

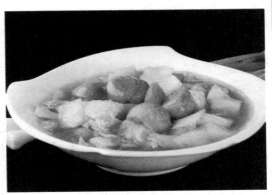

晚餐饮食宜忌

晚上是人体休息和修复的时间，不需要进食太多，否则不利于健康。晚餐要吃两类食物：一种是易消化的食物；另一种是低脂肪的食物。这样就可让肠胃无负担地进入睡眠的调整期，如果进食太多，就会增加肠胃的消化时间，不利于脏腑器官的自我修复。

常用药材、食材

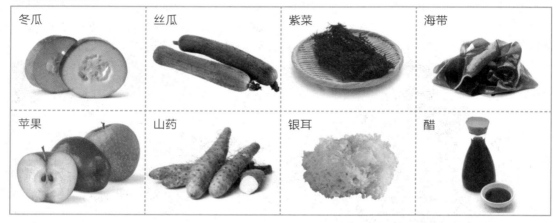

| 冬瓜 | 丝瓜 | 紫菜 | 海带 |
| 苹果 | 山药 | 银耳 | 醋 |

饮食须知

在晚餐的选择上，最好选择一些易于消化、清淡的食物，比如粥、蔬菜等。晚餐提倡"多果蔬，少肉"，机体只需补充维生素、矿物质、膳食纤维就可以了，且不需要太多热量，像甜品、油腻的肉食等，最好不要吃，油炸食品尽量少吃。

日常养生

吃饭后隔一段时间再睡：睡眠与肥胖之间存在一种必然联系。人体在睡眠期间，热量的消耗量会降到最低，没有被消耗掉的热量，容易堆积成脂肪，让人在不知不觉中变成了胖子。此外，如果饭后就上床睡觉，不仅使食物停滞在胃内，膨闷胀饱，引起消化不良，而且胃内的食物会不断刺激大脑神经，使大脑得不到休息，导致睡觉不实，产生磨牙、梦语、做噩梦等。

注意事项

晚餐宜少盐多醋。高血压是引起中风、心脏病、肾病死亡的最大危险因素，而吃盐过多是导致高血压的最大"元凶"。晚上很多脏腑器官都处于休眠阶段，需要的盐分有限，晚餐吃太咸容易加重心脏和肾脏的负担，而醋可促进食欲，可软化血管、预防感冒，可改善高血压、糖尿病、高脂血症等疾病，因此晚餐要适当加些醋。

养生食疗方

芋头猪胰汤

材料 猪胰1只，芋头40g，红枣5枚，盐3g，鸡精2g。

做法 ①芋头洗净去皮切成块。②锅中加水置于火上，将猪胰放入锅中炒一下，捞出沥干水；锅中加入新的清水，放入猪胰，大火焖炖1小时。③待猪胰炖至八成熟，放入芋头、红枣，一起炖15分钟；最后放入食盐和鸡精调味，盛入碗中即可。

功效 健脾胃，助消化，养肺润燥。

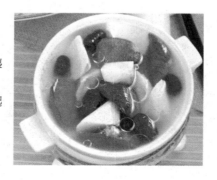

榛子草莓粥

材料 榛子 100g，草莓 2 个，玉米面 50g，蜂蜜 20ml。

做法 ①把草莓冲洗干净，去蒂切块；将榛子去壳、去皮煮熟，倒入玉米面搅拌均匀，换小火将粥煮至黏稠。②加入草莓、蜂蜜煮熟即可。

功效 清肠通便，补虚养颜。其中榛子含有人体必需的 8 种氨基酸及多种微量元素和矿物质，常吃能促进胆固醇代谢，软化血管，防治"三高"。

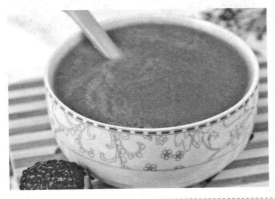

茯苓炖虾

材料 茯苓 100g，鲜虾 200g，山药 100g，葱 1 根，姜 1 块，盐、料酒、酱油各适量。

做法 ①葱洗净切成葱圈；姜洗净切成丝；虾洗净去头去壳；山药去皮切块。②锅中放入油，放入葱、姜爆炒出香味。③将虾放入锅中，加入食盐、料酒、酱油等一起翻炒，至虾肉变色。④然后往锅中加入水，放入茯苓、山药，大火煮沸，转至文火炖 1 小时即可。

功效 健脾补肾，防癌抗癌。

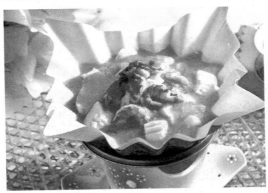

花生萝卜丸子

材料 花生仁 50g，萝卜 50g，海带 50g，面粉 200g，糯米粉 100g，鸡蛋 2 个。

做法 ①花生仁放水中浸泡去皮，剁成碎粒；萝卜、海带洗净切丝；鸡蛋打散。②将所有食材一起用手抓匀，做小丸子；放油锅中炸至金黄色。

功效 花生富含人体必需的多种营养素，营养价值极高；萝卜可清热生津、凉血止血、化痰止咳，二者搭配可补益五脏，增强体质。

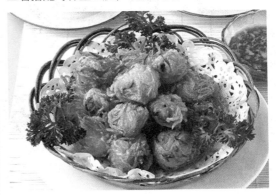

枸杞龙眼银耳汤

材料 枸杞梗 500g，银耳 50g，枸杞 20g，龙眼 10g，姜适量，盐 5g

做法 ①龙眼、枸杞洗净。②银耳泡发，洗净，煮 5 分钟，捞起沥干水。③下油爆香姜，银耳略炒后盛起；另加适量水煲滚，放入枸杞梗、龙眼、枸杞、银耳、姜再煲滚，小火煲 1 小时，下盐调味即成。

功效 枸杞滋阴补肾；银耳益气补虚；龙眼补血养心。三者同食可治肝肾亏虚。

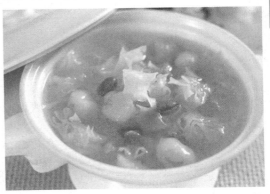

必须补充的营养素

晚上机体处于休眠状态，各脏腑器官的活动强度相对降低，需要的能量也相应减少，因此饮食以低脂食物为佳。脏腑器官需要通过排毒进行自我修复，而维生素和矿物质是参与、调节机体代谢所需要的物质，因此晚餐宜多补充维生素和矿物质。

常用药材、食材

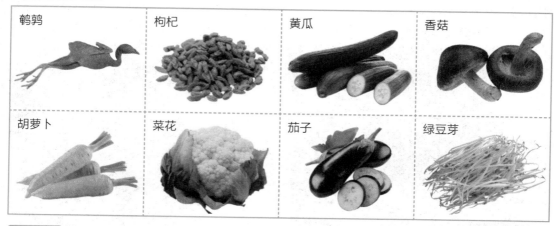

| 鹌鹑 | 枸杞 | 黄瓜 | 香菇 |
| 胡萝卜 | 菜花 | 茄子 | 绿豆芽 |

饮食须知

低脂类食物包括蜂蜜、玉米、水果、绿叶蔬菜、鲤鱼、蛤肉、蟹肉、虾、牡蛎、牛肉、鸡肉等；钙丰富的食物包括杏仁、南瓜子等；镁丰富的食物包括腰果、葡萄干、花生等；钾丰富的食物包括芹菜、小黄瓜、萝卜、白色菜花、南瓜、蜂蜜等；铁丰富的食物包括红枣、核桃、腰果等；锌丰富的食物包括羊肉、核桃、全麦谷物、燕麦、花生等；各类维生素则多来源于动物肝脏或新鲜蔬果。

日常养生

临睡前做仰卧起坐： 临睡前，做几分钟仰卧起坐运动有助于舒缓压力，帮助睡眠。首先双腿并拢、伸直，运用腰腹部力量，尽可能使双腿上举，使腰背和臀部离开床板向上挺直，然后慢落，反复进行。接着双手抱于脑后，身体伸直或屈膝，连续做起、躺动作，反复进行。然后运用腰腹部力量向上举腿，同时双臂向前平伸屈体，使双臂和两腿在屈体过程中相碰，连续进行。

注意事项

晚上若需要熬夜，需要的能量就比较多，晚餐就应当适当补充一些高蛋白的食物，如瘦肉、鱼、蛋类、豆类等，以免产生饥饿感。若熬夜比较久，一定要中途加夜宵，此时应补充易消化的流质食物和碳水化合物，如豆浆、菜汤、水果、糕点等。

养生食疗方

银耳花豆炖梨

材料 花豆50g，梨1个，银耳10g，冰糖5g。

做法 ①花豆用水浸泡；银耳在清水中泡发；将梨去皮、去核，切成块。②锅中加入水，放入花豆和梨煮沸，然后再放入银耳煮沸后，转小火煮10分钟，放入冰糖即可。

功效 滋补生津，润肺养胃。其中的银耳既可补脾开胃，又可益气清肠、滋阴润肺，同时与花豆、梨搭配有助于增强免疫力。

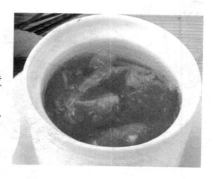

核桃鱼头汤

材料 鱼头 1 个，核桃仁 30g，龙眼肉 25g，豆腐 250g，米酒 15ml，姜 10g，葱 15g，胡椒粉 3g，鸡油 3ml，味精 3g，盐 3g。

做法 ①鱼头洗净；龙眼肉、核桃仁洗净；豆腐切块。②将所有材料放入锅中，用大火煮沸后改小火炖半小时，加入调料即可。

功效 此汤对由贫血、高血压而致的头晕目眩有很好的食疗作用。

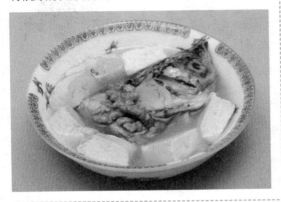

山药莲子粥

材料 粳米 60g，薏米 30g，山药、麦冬、莲子各适量，冰糖、葱各 8g。

做法 ①粳米、薏米、莲子均洗净；山药去皮，切成小块；葱洗净，切花。②锅置于火上，倒入清水，放入粳米、薏米煮开，再入山药、麦冬、莲子同煮。③加入冰糖煮至浓稠状，撒上葱花即可。

功效 莲子清热、固精、安神、强心；山药补肺、脾、肾三脏，二者同食对血压具有双向调节作用。

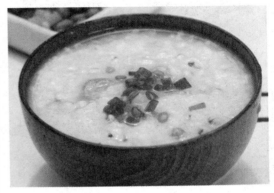

百合虾仁汤

材料 百合 100g，虾仁 150g，葱适量，盐 5g。

做法 ①将百合瓣开洗净；葱洗净切成末。②锅中加入水，置于火上，烧开；放入虾仁，焯一遍，捞出，沥干水。③锅中加油置于火上，放入葱、虾仁翻炒，炒至虾仁断生，然后加入水；将百合放进去，大火煮沸，转至小火炖 1 小时，加入盐，即可出锅。

功效 清热去火，软化血管。

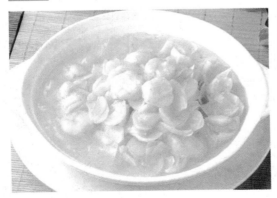

猪蹄凤爪冬瓜汤

材料 猪蹄 250g，鸡爪 150g，冬瓜、花生仁各适量，木香 10g，盐、鸡精、姜片各适量。

做法 ①猪蹄洗净，斩块；鸡爪洗净；冬瓜去瓤，洗净切块；花生仁洗净。②净锅入水烧沸，下入猪蹄、鸡爪氽透，捞出洗净；木香洗净，煎汁备用。③将猪蹄、鸡爪、姜片、花生米放入炖盅，注入清水，大火烧开，放入冬瓜，加药汁改小火炖煮 2 小时，加盐、鸡精调味即可。

功效 行气散结，补益气血。

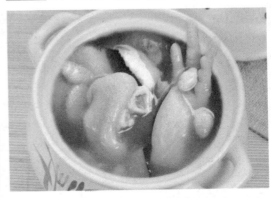

晚餐的搭配原则

营养晚餐应遵循"1：2：1比例"，即 1/4 为肉、蛋、鱼等蛋白质丰富的食物，2/4 是绿叶蔬菜、水果、玉米等低脂肪食物，1/4 是米饭、面食等碳水化合物。这个比例搭配既能满足夜晚身体对低能量的需求，又能补充营养。

常用药材、食材

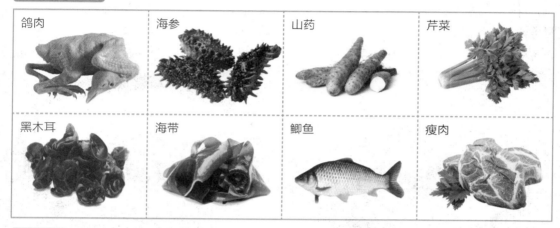

| 鸽肉 | 海参 | 山药 | 芹菜 |
| 黑木耳 | 海带 | 鲫鱼 | 瘦肉 |

饮食须知

晚餐注重"巧"，一方面要吃得清淡一点，另一方面不要吃得过多。晚餐的数量应当在全天中最少，最好不要超过一天食物热量的 1/3，可适当增加新鲜蔬果的分量，新鲜蔬果极易产生饱腹感，又易于消化，且各种维生素含量丰富。

日常养生

居室宜定时通风换气：如果通风不好，呼出的污秽气体、排泄物的臭味都会聚积起来，可使人出现头晕、疲倦、食欲减退等不适症状，但应避免对流风，以防受凉，同时室内应禁止吸烟，以免污染空气。

临睡前摩胸擦背：脊柱是督脉所在，脊柱两旁的足太阳膀胱经与五脏六腑联系密切，对脊背部进行摩擦，能舒展经络，促进气血流通，调和脏腑功能，有助于增强机体的免疫力。胸部为胸腺之所在，施以按摩也可收到"异曲同工"之效。

注意事项

晚餐将蛋、鱼、海产品、骨髓、奶和奶制品作为"爱情菜单"。不少蔬菜也有增强性欲的功能，如果每天能在晚餐中吃一些韭菜、莴苣、菠菜、甜菜、芹菜、胡萝卜、葱、洋葱和绿豆等，并浇上少许植物油，也不失为一顿关爱"性福"的美味晚餐。

养生食疗方

栗子枸杞粳米粥

材料 栗子 100g，粳米 100g，枸杞 20g。

做法 ①栗子放入热水中浸泡，然后去壳去皮；粳米淘净泡在水中；枸杞洗净。②锅中加水，置于火上，放入粳米、枸杞，大火煮沸，转至小火熬煮。③然后放入栗子，熬成粥。

功效 该粥维生素 B_1、维生素 B_2 含量丰富，矿物质含量也较丰富，常食能软化血管，益脾养胃。

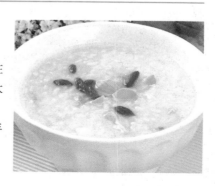

菊薯鱼片汤

材料 菊薯1个，鱼片100g，胡萝卜1根，盐5g。

做法 ①菊薯、胡萝卜洗净，切成块。②锅中放油，油热放入鱼片，翻炒至断生；往锅中加水，大火炖煮，直至汤呈白沫状。③将菊薯和胡萝卜放入锅中，加入盐炖熟即可。

功效 明目养颜，护肝防癌，消脂减肥，其中胡萝卜还可降低胆固醇。

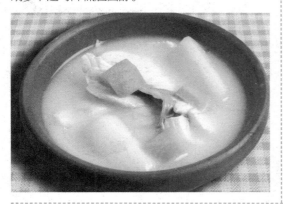

茯苓豆干汤

材料 茯苓50g，豆干50g，山药50g，盐5g，葱、淀粉各适量。

做法 ①山药洗净去皮切成块；葱洗净切成葱圈。②锅中加入水，置于火上，放入茯苓、盐，大火煮沸，然后滤去杂质，取汁备用；将茯苓汁倒入锅中，再放入豆干、山药、葱、盐、清水，开大火煮沸，再转至小火炖半小时。③然后用淀粉勾芡，倒入锅中，搅拌均匀，即可。

功效 安神养心，防癌抗癌。

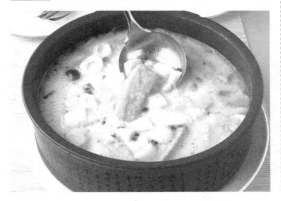

山药白果瘦肉粥

材料 瘦肉30g，白果10g，粳米80g，红枣4枚，山药500g，姜8g，盐1g，味精2g。

做法 ①山药去皮切片，红枣泡发切碎，瘦肉剁碎，白果、粳米淘洗净，姜切丝。②粳米煮成粥，放入白果、山药煮5分钟后，加入红枣、瘦肉、姜丝煮烂，最后放适量盐和味精拌匀即可。

功效 补肺气，止虚咳，益气补虚。

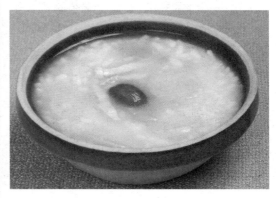

赤小豆玉米葡萄干

材料 赤小豆、青豆各200g，玉米粒、葡萄干各100g。

做法 ①锅中加入清水，将赤小豆、青豆和玉米粒放入锅中煮熟。②等锅中基本无水的时候放入葡萄干，再添加少量清水，小火煮至水分被食材吸收即可。

功效 开胃健脾，除湿利尿。其中玉米还含有抗癌引子谷胱甘肽以及有益心脏健康的维生素，因此常食该菜可预防癌症、心脏病。

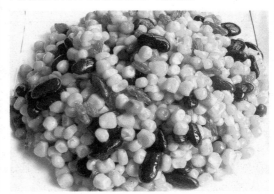

晚餐三个注意事项

晚餐的安排主要是为肠胃健康考虑，因此要注意三大事项：一不要吃太多，二不要吃太荤，三不要吃太晚。若有以上任一行为，就容易加重肠胃负担，易患肠胃病、尿路结石等症，还会引起胆固醇升高，加大患糖尿病的概率。

常用药材、食材

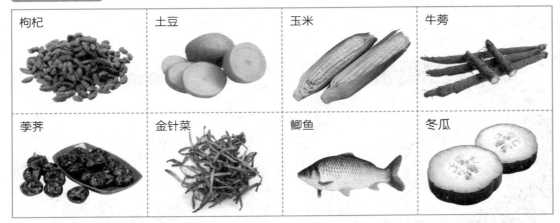

| 枸杞 | 土豆 | 玉米 | 牛蒡 |
| 荸荠 | 金针菜 | 鲫鱼 | 冬瓜 |

饮食须知

晚餐不宜吃得太晚，以晚上6~7点为宜。因为人体排钙常在餐后4~5小时，如果吃得太晚，排钙高峰来临的时候人已经睡了，尿液就留在输尿管、膀胱、尿道等尿路中，钙难以得到及时排出，尿钙含量不断增高，容易引起尿路结石。

日常养生

留心电脑键盘里的污垢：晚饭后，有的人习惯打开电脑看看，但要注意定期清理电脑键盘。电脑键盘表面覆盖着大量肉眼无法看到的致病细菌，这些细菌多通过使用者的汗液、唾沫等介质来传播，易引发疾病。

谨防电视综合征：一边吃晚饭一边看电视是很多家庭的习惯，要避免过度迷恋电视形成"电视综合征"，否则容易使眼部肌肉长时间受电视光线的刺激，引起眼部肌肉的疲劳，或者直接影响睡眠，致使自主神经功能紊乱。

注意事项

身体经过一天的活动，各器官都开始由兴奋转入相对的抑制状态，胃肠功能也显著下降，所以临睡前不要吃东西，否则食物就得不到充分消化，易使大脑兴奋度提高，入睡困难。即便是入睡了，还会产生咬牙、梦语、遗尿和噩梦等现象，从而进一步引起消化不良和功能紊乱。

养生食疗方

雪莲果黄豆粥

材料 雪莲果1个，山药1根，黄豆50g，粳米50g，白糖10g。

做法 ①黄豆洗净泡发；雪莲果、山药去皮切成块状；粳米淘净。②锅中加水，将粳米、黄豆放入锅中，大火煮沸；待煮成稀粥时，加入雪莲果块、山药块。③熬成粥，粥内加入白糖即可。

功效 帮助消化，调理和改善消化系统，润肠通便。雪莲果中的增殖因子还有助于舒缓及克服紧张情绪。

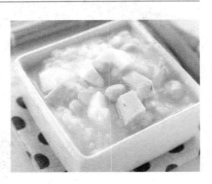

木瓜煲猪蹄

材料 猪蹄 350g，木瓜 1 个，生姜 10g，盐 3g，味精 2g。

做法 ①木瓜剖开去子去皮，切成小块，生姜洗净切成片。②猪蹄去残毛，洗净，砍成小块，再放入沸水中余去血水。③将猪蹄、木瓜、姜片装入煲内，加适量清水煲至熟烂，加入调味料即可。

功效 猪蹄含有丰富的胶原蛋白和弹性蛋白，再加上木瓜，有和血、润肤、丰胸、美容的功效。

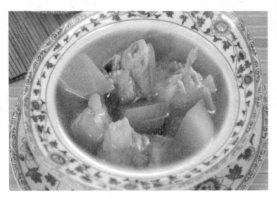

茯苓乌鸡汤

材料 乌鸡 1 只，茯苓 15g，陈皮 10g，山药 15g，姜 10g。

做法 ①乌鸡洗净剁成小块，放热水中焯去血污；姜洗净，切成片。②锅中放油烧热，然后放入乌鸡块，煸炒 2 分钟，加水烧沸。③将茯苓、陈皮、山药、姜片放入锅中，小火炖至乌鸡熟即可。

功效 气血双补，其中乌鸡含有丰富的蛋白质、维生素 B_2、烟酸、维生素 E 等，有助于补虚。

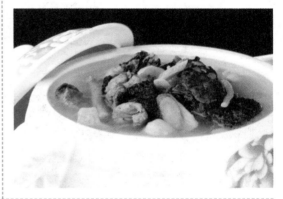

眉豆皮冻汤

材料 眉豆 100g，高汤 100ml，番茄、鸡蛋各 2 个，猪皮 300g，盐酥花生仁 20g，盐 5g，胡椒粉 3g。

做法 ①猪皮切丁，入锅熬化，加调料放入冰箱冷冻。②锅中加高汤，放入眉豆、花生仁、番茄、鸡蛋、调料，将皮冻取出切成条，放入汤内煮至眉豆熟即可。

功效 眉豆中含有蛋白质、磷、钙、锌等多种有益成分，主治脾虚有湿、体倦乏力、食少便溏。

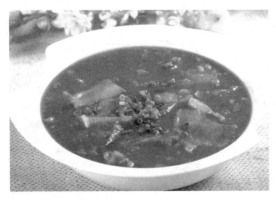

糙米红枣粥

材料 糙米 200g，红枣 8 枚，花生 18 粒，玉米仁 50g。

做法 ①糙米用清水冲洗干净，浸泡 3~5 小时；红枣洗净并放入水中浸泡半小时，取出沥干，去掉枣核；把花生、玉米仁清洗干净后，入水浸泡。②在锅中加入适量的清水，倒入糙米，用大火煮沸。③加入红枣、花生、玉米仁，换小火焖煮；继续煮 20 分钟左右即可食用。

功效 滋阴补血，润肺化痰。

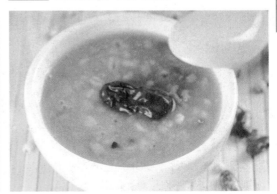

晚餐宜忌食物

晚餐宜吃易消化又易促进睡眠的食物，如粥、汤、牛奶、核桃等；不宜吃太咸、太辣的食物，如酒、青椒、大蒜；不宜吃易胀气的食物，如豆类、绿椰菜、茄子、芋头等；不宜吃咸味重和太粗的食物，如韭菜、蒜苗、芥菜等；也不宜吃过于油腻的食物。

常用药材、食材

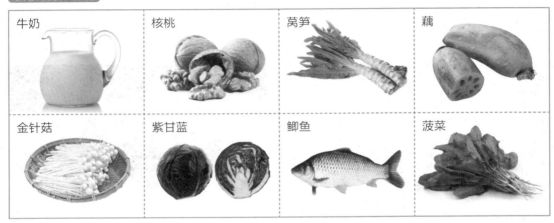

| 牛奶 | 核桃 | 莴笋 | 藕 |
| 金针菇 | 紫甘蓝 | 鲫鱼 | 菠菜 |

饮食须知

《黄帝内经》中有"胃不合则卧不安"的说法，产生气体较多的食物也会损伤胃，如豆类、绿椰菜、茄子、芋头、红薯等。这些食物在消化的过程中易产生气体，使人感到腹胀，难以入眠，即使勉强睡着，也会排气不断，肚子不舒服。

日常养生

晚饭后出去散散步： 晚饭之后到附近的公园或者其他环境不错的地方散散步，有助于促进消化系统的血液循环，提高胃肠蠕动速率，提升消化能力，还可加速全身血液循环，增强代谢能力，预防动脉硬化等疾病。另外，饭后走路还可以消耗大量热量，促使体内脂肪分解，从而达到减肥的目的。

临睡前抓抓头皮： 临睡前用手抓头按摩，对于消除一天的疲劳、改善头皮的营养状况、促进新陈代谢等都有较好的效果。还可预防神经衰弱、高血压、动脉硬化、神经性头痛、脱发等。

注意事项

很多人在吃饱后松解腰带，以消除腹部不适之感，这对身体的健康是很不利的。因为饭后松解腰带会使腹部内压下降，消化道的支持作用减弱，导致消化器官的负荷增加，使胃肠蠕动加剧，易发生肠扭转，引起肠梗阻，还容易引起胃下垂。

养生食疗方

燕麦枸杞粥

材料 粳米200g，燕麦片100g，枸杞20g，白糖10g。

做法 ①将粳米用清水冲洗一下，沥水备用；枸杞清洗干净。②取出汤锅，将粳米、枸杞倒入锅中，加入适量的清水，用大火煮开。③煮沸后，换成小火熬煮至七分熟时倒入燕麦片；熟后加入白糖调味。

功效 滋脾养胃，促进消化，燕麦中的膳食纤维还可让人产生饱腹感，促进减肥和通便。

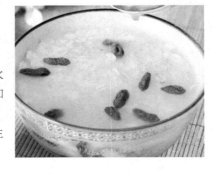

枸杞党参鱼头汤

材料 鱼头1个，山药片、党参、红枣各适量，枸杞15g，盐、胡椒粉各少许。

做法 ①鱼头洗净，剖成两半，下入热油锅稍煎；山药片、党参、红枣均洗净备用；枸杞泡发洗净。②汤锅加入适量清水，用大火烧沸，放入鱼头煲至汤汁呈乳白色。③加入山药片、党参、红枣、枸杞，用中火继续炖1小时，加入盐、胡椒粉调味。

功效 滋阴补气，清肝明目。

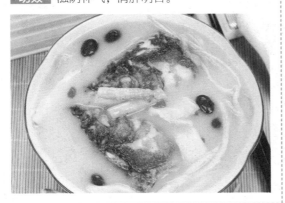

眉豆煲猪蹄

材料 猪蹄500g，眉豆100g，豌豆100g，花生50g，红枣20g，陈皮5g，生姜3g，盐3g，鸡精2g。

做法 ①眉豆、花生、豌豆洗净；陈皮浸软。②猪蹄放入滚水中煮10分钟，捞出洗净。③陈皮、花生放入锅内，加入水煲滚，放入猪蹄、红枣、眉豆、豌豆、姜煲滚，慢火煲3小时，下盐调味。

功效 补血通乳，健脾润肺。

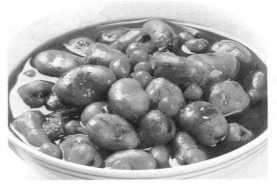

枸杞龙眼炖羊肉

材料 羊肉300g，龙眼100g，枸杞50g，盐5g，香菜适量。

做法 ①羊肉洗净切成块，浸泡在水中；龙眼、枸杞洗净浸泡在水中。②锅中放入油，油热后放入羊肉，煸炒，炒至羊肉断生，往锅中加入水，再放入龙眼、枸杞，大火煮沸，然后转至小火炖煮1小时。③出锅前加入食盐，撒上点香菜。盛入盘中，即可食用。

功效 气血双补，增强体质。

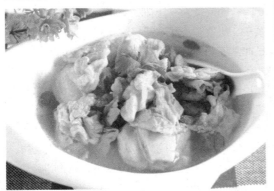

绿豆苋菜枸杞粥

材料 粳米、绿豆各40g，苋菜100g，枸杞5g，冰糖10g。

做法 ①粳米、绿豆均泡发洗净；苋菜洗净，切碎；枸杞洗净，备用。②锅置于火上，倒入清水，放入粳米、绿豆、枸杞煮沸。③待煮至浓稠状时，加入苋菜、冰糖稍煮即可。

功效 清热解毒，利尿通淋，清热利湿，凉血止血，对湿热下注引起的带下过多、小便不畅等症均有较好的食疗作用。

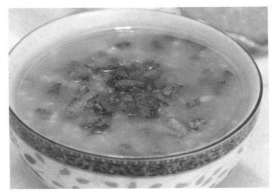

儿童晚餐安排

饮食须知："晚餐吃少"只针对于成年人，儿童无需遵循此饮食原则。儿童期是人生长发育的旺盛时期，无论身体发育还是智力发育均需要大量营养物质，且晚餐距下一餐间隔 12 小时左右，因此儿童的晚餐宜吃饱吃好。

饮食原则：补优质蛋白；补脂肪（主要指卵磷脂）；补主食。

常用药材、食材

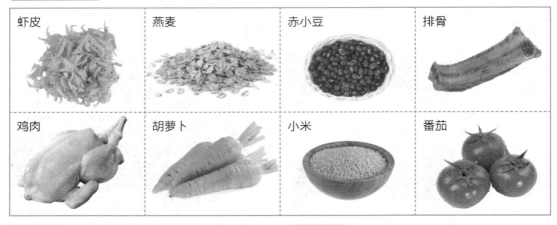

| 虾皮 | 燕麦 | 赤小豆 | 排骨 |
| 鸡肉 | 胡萝卜 | 小米 | 番茄 |

药食注解

燕麦：燕麦营养丰富，家长晚餐给孩子煮燕麦牛奶粥，可促进对六大营养素的吸收。

虾皮：孩子身体生长需要大量的钙，虾皮的含钙量非常丰富，让孩子晚餐时吃点虾皮有助于促进智力发育，还能预防因缺钙引起的儿科疾病。

鸡肉：禽肉是人体摄取蛋白质的最佳来源，是孩子补充优质蛋白的上佳食品。给孩子喝鸡汤能增强身体免疫力，预防流感。

番茄：番茄可以促进钙、铁元素的吸收，帮助胃液消化脂肪和蛋白质，有助于孩子身体发育。番茄中还含有丰富的维生素 A 与维生素 C，是孩子补充维生素的不错选择。

养生小档案

有些妈妈认为，孩子多看电视可以长知识，因此对孩子看电视的时间不加限制，这种做法容易引起孩子的眼睛疲劳。据专家研究，1~2 岁的幼儿每天看电视不宜超过半小时；3~6 岁的儿童每天看电视不宜超过 1 小时。

饮食宜忌

晚餐及晚饭后不宜让孩子吃甜食，因为甜食中的含糖量比较高，孩子吃多了易产生蛀牙，况且糖的代谢需要消耗很多维生素和矿物质，晚饭常给孩子吃甜食还会造成维生素缺乏以及缺钙、缺钾等营养问题，不利于发育。

有的家长担心孩子晚上喝水多了上厕所的次数也会增多而控制饮水，这不好。晚上也要给孩子喝水。孩子体内缺水不仅会影响新陈代谢，而且易上火。

儿童晚餐小贴士

有的家长为了让孩子快吃饭，就在吃饭时与孩子"比赛"，殊不知，这样对儿童的身体健康是非常不利的。孩子正处在生长发育的时期，机体各部分，尤其是各组织器官的发育及功能还不完善，各种消化液如唾液、胃液等都比成年人少，胃肠的消化能力也不如成年人。

如果吃饭时搞"比赛"催促孩子快吃，比谁吃得快，食物在口腔内还没有嚼碎就进入肠胃，这样会引起消化不良，也容易使食物呛入呼吸道，引起咳嗽、呕吐，甚至造成窒息。

赤小豆山芋菠萝蜜

材料 赤小豆 100g，山芋 300g，菠萝 200g，糯米 100g，冰糖 100g。

做法 ①赤小豆提前在清水中浸泡；山芋洗净切块；菠萝切丁放在淡盐水中浸泡。②锅中放入糯米、赤小豆、山芋和清水煮开，将冰糖放入锅中融化，小火煮至山芋熟烂。③将煮好的赤小豆、糯米和山芋盛在玻璃盘中，然后放上菠萝丁。

功效 健脾益胃，补益大脑，常吃可增强机体抵抗力。

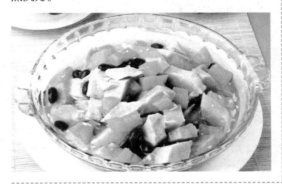

红枣小米绿豆粥

材料 小米 80g，绿豆 50g，红枣 12 枚，枸杞 10g。

做法 ①将小米、绿豆用清水冲洗干净，放到水中浸泡；红枣洗净，去核备用。②锅中加水，倒入绿豆，先用大火煮沸，再加入小米、枸杞、红枣，换小火焖煮 20 分钟左右；等小米粥煮至黏稠时即可食用。

功效 小米熬成粥后黄香柔滑、回味悠长，食之满口泛香，是老、幼、孕妇最适宜的补品。

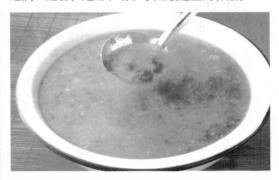

红枣排骨汤

材料 猪大排 500g，红枣 50g，姜适量，枸杞 20g，盐 3g。

做法 ①红枣、枸杞放入水中浸泡；姜洗净切片；排骨剁块，放入沸水中焯一遍。②锅中加入新的清水，放入排骨、红枣、枸杞、姜，大火煮沸，然后转至小火炖 2 小时，炖的时间越长，汤汁的味道更浓。③出锅前，加入盐，再炖 3 分钟即可。

功效 补充多种营养素，有助于促进孩子的身体发育。

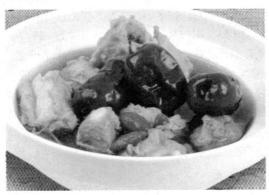

上汤金针菜

材料 金针菜 300g，上汤 200ml，胡萝卜 50g，盐适量。

做法 ①将金针菜洗净，沥水；胡萝卜洗净去皮，切丝。②锅置火上，倒入上汤煮沸，下入金针菜、胡萝卜丝稍煮，调入盐即可。

功效 金针菜含有丰富的卵磷脂，对增强和改善大脑功能有重要作用。这道菜有较好的健脑功效，对儿童的大脑发育十分有益。

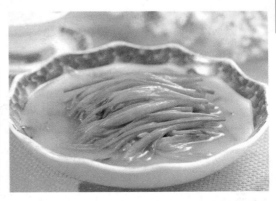

青少年晚餐安排

饮食须知： 青少年用脑较多，很多学生或上晚自习，或者做家庭作业到深夜，所以晚餐同样需要丰富的营养。只是考虑到肠胃消化的负担，不宜吃太多碳水化合物食物。

饮食原则： 补养心安神食物；补优质蛋白；补维生素、矿物质。

常用药材、食材

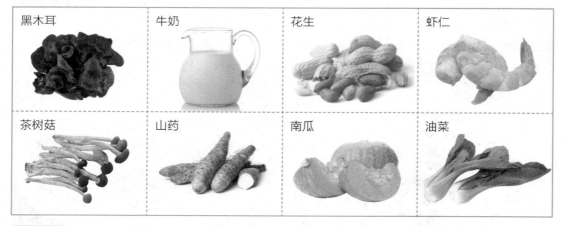

黑木耳	牛奶	花生	虾仁
茶树菇	山药	南瓜	油菜

药食注解

牛奶： 青少年喝牛奶可以促进睡眠，提高睡眠质量，为第二天的学习提供保障。牛奶中的碘、锌和卵磷脂能大大提高大脑的工作效率，牛奶中的镁元素还有助于促进心脏和神经系统的耐疲劳性。

茶树菇： 茶树菇含有人体需要的 18 种氨基酸，还含有丰富的 B 族维生素和铁、钾、锌、硒等营养物质，可满足青少年对各种营养素的需求。

南瓜： 南瓜含有较丰富的维生素 A、B 族维生素、维生素 C 以及丰富的矿物质、可溶性纤维、叶黄素和磷、钾、钙、镁、锌、硅等元素，可满足青少年对各种营养素的需求。

养生小档案

青少年进入了变声期，会出现喉腔增大，声带组织也在增长、增宽，易产生声带黏膜充血、肿胀。家长要让孩子多喝水，帮孩子保护嗓子，并积极开导孩子，预防孩子因进入变声期而产生心理烦恼。

油菜： 油菜含有能促进眼睛视紫质合成的物质，能起到明目的作用。

饮食宜忌

青少年晚餐只要营养丰富，热量不太高即可。孩子晚上若做家庭作业较晚，切忌让孩子吃巧克力充饥。一方面因为巧克力中所含脂肪较多，在胃中停留的时间较长，夜间不易被消化吸收。另一方面，巧克力属于甜食，晚上吃易形成蛀牙。同理，也不宜让孩子吃含糖量较高的水果，如荔枝、龙眼、鲜枣、椰子、水蜜桃、石榴、蜜橘等。

青少年晚餐小贴士

青少年晚餐若饮用牛奶的话，家长要记得给热一下，不宜让孩子喝凉牛奶，哪怕是夏季。因为凉牛奶会引起血管收缩、胃黏膜缺血、胃酸和消化酶分泌减少，使胃液的杀菌和消化功能减弱。冷牛奶刺激消化道平滑肌，会增强其蠕动，孩子轻则感到隐隐腹痛，重则会腹泻。牛奶在收集和运输过程中，难免会遭受污染，即使在乳品厂经过高温消毒，仍会有少数病菌未被杀死，喝了受到污染的冷牛奶，会导致身体不适。

什锦素炒

材料 熟籼米 250g，豆腐 50g，粉条 30g，葱 20g，鸡蛋 2 个，盐 3g。

做法 ①豆腐洗净，切成丁；粉条用温水泡软剁碎；葱洗净，切成末；鸡蛋打入碗中，加少许盐打散拌匀，备用。②锅中加油烧热，放入葱花爆香，倒入籼米、粉条。③放入豆腐快速翻炒 2 分钟，倒入蛋液炒熟，加盐调味即可食用。

功效 养胃健脾，营养滋补。

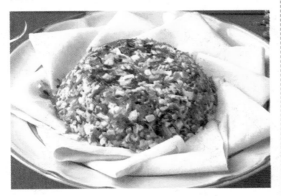

山药炒黑木耳

材料 黑木耳 200g，山药 300g，盐 3g，鸡精 2g，葱 5g，淀粉 10g，食用油适量。

做法 ①黑木耳泡发洗净；山药洗净切成滚刀状；葱洗净切段；淀粉勾兑成汁淋在山药块上。②将锅放入油，油热后放入山药块煎炸成金黄色，捞出控油备用。③油锅放入葱段爆香，加入黑木耳，加入炸好的山药翻炒 2 分钟，然后放入调料，搅拌均匀即可。

功效 养胃健脾，增强体质。

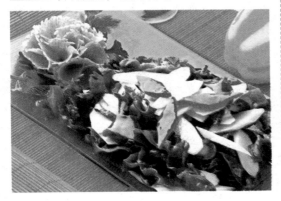

虾仁炖千张

材料 千张 200g，虾仁 100g，豆腐 100g，盐、鸡精各适量。

做法 ①虾仁去除沙线，洗净；千张洗净，切成丝；豆腐洗净，切成小丁备用。②锅中加入适量清水烧开，放入豆腐煮 5 分钟，捞出沥干备用。③锅中加水煮沸，先放入豆腐丁和千张丝，大火煮沸后，再加虾仁煮熟，出锅前加入调料拌匀。

功效 营养开胃，益气养血，健脑滋补。

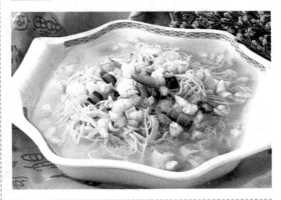

水煮花生

材料 花生仁 100g，甜杏仁 50g，核桃仁 50g，青椒 1 个，红椒 1 个，食用油、盐各适量。

做法 ①锅中加适量清水烧开，放入花生仁、核桃仁煮熟；甜杏仁用温水浸泡。②将食用油、盐、甜杏仁搅匀，盛出，放入烤箱加热至熟。③将花生仁、核桃仁、甜杏仁倒在一起，加调料和切好的青椒、红椒搅匀即可食用。

功效 养胃益肾，增强食欲。花生仁和核桃仁中的不饱和脂肪酸还可起到健脑的作用。

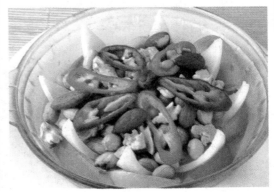

中青年晚餐安排

饮食须知：中青年人晚餐主要遵循"晚吃少"的原则，不要进食过多，只需注重营养即可。中青年人由于生活节奏快，早餐、午餐一般吃得简单，晚餐应为辛劳了一天的机体补充尽可能多的营养素。

饮食原则：少吃巧吃；补充各种营养素；补充低脂、低胆固醇食物。

常用药材、食材

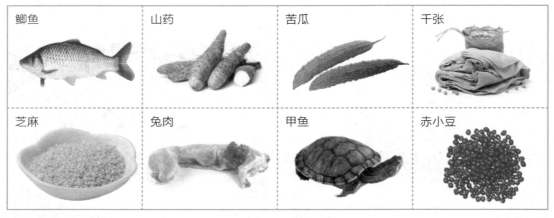

| 鲫鱼 | 山药 | 苦瓜 | 干张 |
| 芝麻 | 兔肉 | 甲鱼 | 赤小豆 |

药食注解

芝麻：芝麻几乎能满足人体对各种营养素的需要。同时，芝麻也是高膳食纤维的食物，有润肠通便作用，可帮助排毒。

赤小豆：赤小豆有"行津液、利小便、消胀、除肿、止吐"等多重功效，可预防心脏病、肾病、水肿等疾病。

甲鱼：甲鱼富含蛋白质，并含有维生素 A、维生素 B_1、维生素 B_2、脂肪酸、肌醇、钾、钠等大量人体所需的营养成分，常食可增强人体免疫力，使人长寿。

兔肉：兔肉属于高蛋白质、低脂肪、少胆醇的肉类，此外还含有丰富的钙、锌等矿物质，

养生小档案

食物太精细，纤维素必然很少，食后不容易产生饱腹感，会造成进食过量而发生肥胖，从而使血管硬化，高血压的发病率增高。因此，中年人不宜长期吃精食，要做到粗细粮搭配食用。

磷脂、烟酸等含量也比较多，具有较高的医疗保健作用，可预防中青年人慢性疲劳症。

饮食宜忌

中青年晚餐宜营养丰富，不宜饮食过量、过于油腻，不宜食用脂肪高、胆固醇高的食物，否则容易造成中老年人发福，加重心脏和肾脏负担，容易引起代谢病。

中青年晚餐小贴士

中青年人晚餐不宜过食高蛋白食物。蛋白质是构成生命细胞的基本物质，在血液中循环，并存在于其他体液之中。所有蛋白质均由许多较小的氨基酸分子联结而成，构成蛋白质的多数氨基酸，可由机体通过其他途径获得，但其中8种必须由食物供给，因此称之为必需氨基酸。

人体过量食用蛋白质后，多余的氨基酸便被转变为其他代谢产物，继而经肾脏排出体外。要排泄的氨基酸代谢产物越多，肾脏的负担越重。很明显，滥食高蛋白可损害肾脏。

实践证明，肾脏功能减退与过量进食高蛋白也有一定的关系。因此，中青年人为了健康，不宜过多食用高蛋白食物。

苦瓜拌百合

材料 苦瓜 1 根，百合 100g，干贝 50g，葱适量，盐 3g，醋、鸡精各适量。

做法 ①苦瓜洗净切成片；百合洗净掰成片；干贝洗净；葱洗净切成葱圈。②将苦瓜、百合、干贝放入盆中，加入盐、葱圈、醋、鸡精等配料，搅拌均匀。③将拌好的百合、苦瓜倒入盘中，可以将苦瓜按顺序摆在盘底，然后放上百合，拼成自己喜欢的菜样。

功效 滋阴润燥，降血脂，降胆固醇。

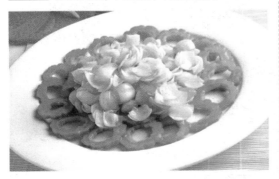

山药黄芪鲫鱼汤

材料 黄芪 15g，山药 30g，鲫鱼 1 条，姜、葱、盐各适量，米酒 10ml。

做法 ①将鲫鱼去除鳞、内脏，清理干净，然后在鱼的两面各划一刀备用；姜洗净、切片；葱洗净，切丝。②将黄芪、山药、姜放入锅中，加水煮沸，然后再转为小火熬煮大约 15 分钟，再转中火，放入调味料和鲫鱼煮约 8~10 分钟。③鱼熟后加入盐、米酒，并撒上葱丝即可。

功效 益气健脾，利水消肿。

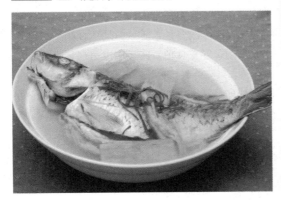

手工面

材料 小麦面粉 200g，香油 3ml，菠菜、葱各 10g，盐适量。

做法 ①面粉加水揉成面团，放置 20 分钟后，按压成片状，用擀面杖擀成薄薄的面皮，将面皮一层层折叠起来，切成面条。②葱洗净切好，用油、盐腌制；菠菜择好洗净备用。③锅中加入适量清水，大火煮沸，倒入面条，面快熟时，加入葱、菠菜搅拌均匀即可。

功效 滋养脾胃，宁心安神。

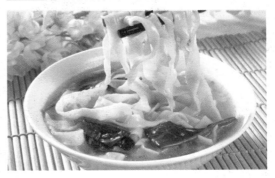

卤水千张

材料 千张 200g，花椒、麻椒各 5g，盐 3g，红辣椒、香菜各适量。

做法 ①制作卤水。汤锅里放花椒、麻椒、盐，加水及汤。先大火烧开，然后再小火煮 10 分钟，熬出味道。②放入千张，盖上锅，小火煮熟，关火再焖 10 分钟，捞出，晾干，切成丝，摆放盘中，撒上适量的红辣椒和香菜。

功效 健脾开胃，强筋健骨，补充多种人体必需的氨基酸，有助于预防感冒、骨质疏松。

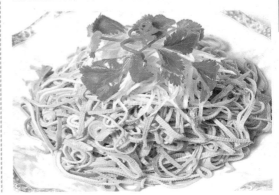

老年人晚餐安排

饮食须知： 老年人要晚餐尽可能少吃，饮食上只要能满足夜间所需的能量就可以了，不必补充太多能量，以免加重肠胃负担。饮食上宜以粥、汤等易消化的食物为主，若仅进食粥、汤会饿，晚餐可提前吃两小时，八点之后再稍微补充些其他食物。

饮食原则： 食松软易消化的食物；补滋阴食物。

常用药材、食材

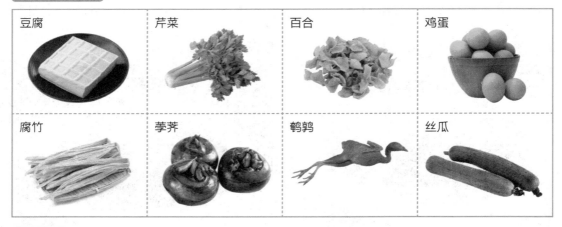

| 豆腐 | 芹菜 | 百合 | 鸡蛋 |
| 腐竹 | 荸荠 | 鹌鹑 | 丝瓜 |

药食注解

鹌鹑： 鹌鹑有"动物人参"的美誉，是典型的高蛋白、低脂肪、低胆固醇的食物，尤其适合老年人以及高血压、胆固醇高者食用。

百合： 百合性微寒，具有清火、润肺、安神等功效，常被中医用作润肺止咳、宁心安神等辅助药材，一般老年人都有阴虚燥证，因此晚餐做粥时放点百合有助于睡眠。

丝瓜： 丝瓜中维生素C含量较高。维生素C有助于合成胶原蛋白，促进细胞之间的连接，进而提升骨骼、血管、韧带等弹性，保护大脑和动脉，有助于增强体质，预防各种虚证。老年人晚餐进食丝瓜既清爽滋阴，又增强体质。

养生小档案

菠菜和草莓都是富含维生素C、维生素E的食物。这两种维生素可预防机体细胞膜被氧化破坏，并可清除体内氧自由基等代谢"垃圾废物"，预防或减少由于内脏沉积"脂褐素"而导致脏器的退行性老化。

荸荠： 荸荠口感好，有助于增强食欲，促进消化。它含有蛋白质、脂肪、粗纤维、胡萝卜素、B族维生素、维生素C、铁、钙、磷和碳水化合物等，老年人经常食用可止渴、消食、解热。

饮食宜忌

老年人胃肠功能较差，消化吸收能力弱，晚餐之后宜喝一杯蜂蜜水，可促进食物吸收。服用蜂蜜还可提高消化功能、增进食欲。

老年人晚餐小贴士

老年人晚餐饮食六宜：一宜吃素。食素可防止肥胖、心血管疾病和癌症等发生。二宜食粥。老人消化力差，宜常吃粥，便于消化吸收。三宜吃糯米。糯米的各种营养成分均比较高，适合老年人食用。四宜食鱼。肉类中以鱼最易消化，营养亦高，其味鲜美，能增进食欲，最宜老人食用。五宜补钙。老人骨头缺钙，且对食品中的钙的吸收率比年轻人低许多，所以须注意补钙。六宜用醋。醋是能开胃消食，防止不洁食物引起的泄泻，能降低胆固醇，降血糖，还能增加铁质和钙质的吸收，增强体力，消除疲劳。

豆腐泥鳅汤

材料 泥鳅 300g，豆腐 200g，红枣 15g，盐少许，味精 2g，高汤适量。

做法 ①将泥鳅处理干净，备用；豆腐切小块；红枣洗净。②锅上火倒入高汤，加入泥鳅、豆腐、红枣煲至熟，调入盐、味精即可。

功效 清热解毒，疏肝解郁，活血化淤，理气止痛，增强体质，尤其是对肝郁气滞、胸胁胀痛或刺痛等症效果显著。

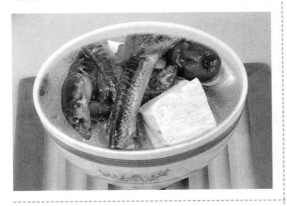

玉米鸡蛋羹

材料 玉米粒 100g，鸡蛋 2 个，冰糖 15g。

做法 ①先将玉米粒放入清水洗干净，捞出沥干备用；再将鸡蛋打入碗中，用打蛋器打散。②锅中加入适量清水，倒入玉米碎粒，先大火煮沸，然后打入鸡蛋，换小火继续煮熟。③加入冰糖调味即可。

功效 养胃安神，健脾益气，和血养血，有助于增强体质、预防动脉硬化，可延年益寿。

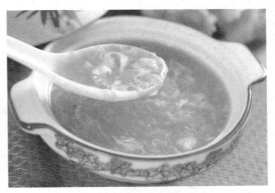

西芹炒百合

材料 西芹 300g，百合 100g，红辣椒 1 个，葱、盐、老抽适量。

做法 ①百合洗净，用水浸泡；西芹洗净，切成菱形；红辣椒洗净切成条，葱洗净切成段。②锅中加入水，置于火上，烧开，将西芹、百合分别放入水中焯一遍。③锅中放入油，油热后放入葱爆炒，然后放入红辣椒、西芹翻炒，炒至五成熟时，放入百合、盐、老抽，炒熟即可。

功效 清热去火，洁肠消肿。

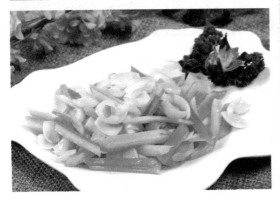

腐竹拌芹菜

材料 腐竹 200g，芹菜 200g，香醋、生抽各 5ml，花椒油 3ml，白糖、盐各 3g。

做法 ①将芹菜斜切成段，放入沸水中焯一下。②将腐竹用沸水焯一下，沥干水分，切段。③取出一个碗，放入香醋、生抽、盐、白糖在碗中溶解，然后将调好的汁浇在芹菜和腐竹上，倒一勺花椒油拌均匀即可。

功效 益气，提高免疫力，并可预防动脉硬化，防治"三高"。

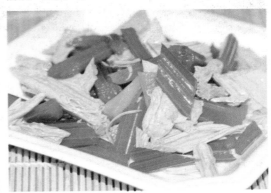

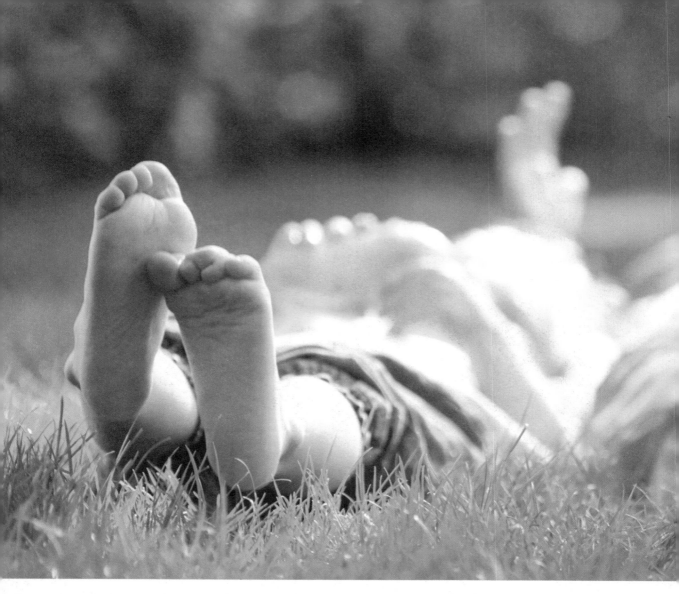

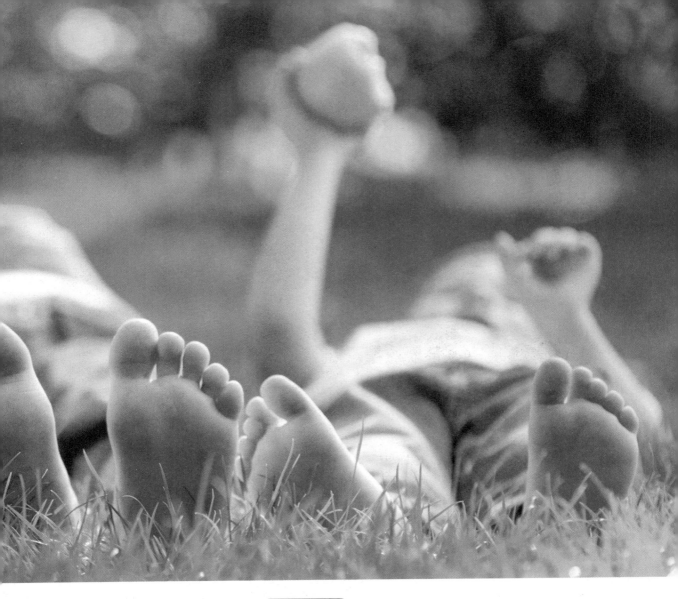

第十章

春季养生食疗巧安排

春天从冬天过渡而来。冬天属阴，春天属阳，也可以说春天是从阴到阳的过程，同时也是阳气开始生发的时候。到了春天，万物复苏，百花齐放，这就是"发陈"，即"天地俱生"，天地之气一起生发，因此，春天最大的一个特征就是"生"。人们要根据春季的特点保护阳气，顺应春天的生发之气。

春季宜养肝

春气通于肝，此时肝胆经脉的经气越发旺盛和活跃，故春日宜养肝。肝属木，主升发，喜条达疏泄而恶抑郁。一些肝病患者，往往在春季有不适感，引起肝病的复发或恶化，这是季节对机体影响的一种特殊反应。

常用药材、食材

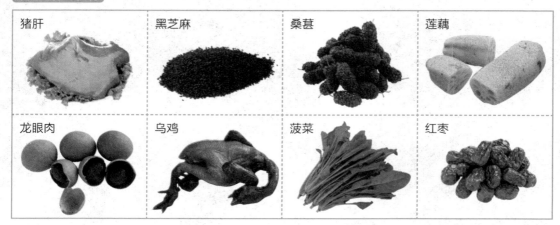

| 猪肝 | 黑芝麻 | 桑葚 | 莲藕 |
| 龙眼肉 | 乌鸡 | 菠菜 | 红枣 |

饮食须知

中医五行学说认为，木能克土，即脾（土）易受肝（木）的制约。春季肝旺而脾弱，土被木困，易致脾胃输送、消化功能受影响，出现腹胀腹痛等。因此，春季的养脾健脾很重要。

中医认为，脾胃为"后天之本，气血生化之源"。脾胃健旺，化源充足，脏腑功能才能强盛。因此，脾胃的强弱是决定人之寿夭的重要因素。

日常养生

精神调节： 首先要重视精神调养，应戒暴怒，更忌心情忧郁，要做到心胸开阔、乐观向上，保持恬静、愉悦的心态，以顺应肝的调达之性。

饮食： 宜适当吃些辛温升散的食品，如葱、香菜等。这类食物温而发散，与春季气候相适应，对人体有益。而生冷黏杂之物则应当少食，以免伤害脾胃。

运动： 平时应积极参与户外活动，活动时动作宜舒展、畅达、缓慢，还可以进行郊游、踏青，听鸟鸣于茂林，观春色于秀水，可畅达胸怀、陶冶性情、活动筋骨。

注意事项

孕早期不宜多食动物肝脏，因为动物肝脏中含有极为丰富的维生素 A。营养学家证明，引起胎儿畸形的重要原因是摄入过量的维生素 A。

养生食疗方

党参枸杞猪肝汤

材料 党参、枸杞各 15g，猪肝 200g，盐、鸡精各适量。

做法 ①将猪肝洗净切片，余水后备用。②将党参、枸杞用温水洗净后备用。③净锅上火倒入水，将猪肝、党参、枸杞一同放进锅里煲至熟，加盐、鸡精调味即可。

功效 本品具有滋补肝肾、补中益气、明目养血等功效。

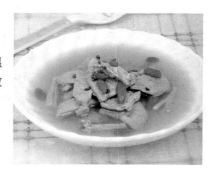

山药白芍排骨汤

材料 白芍、蒺藜各 10g，红枣 10 枚，排骨 250g，新鲜山药 300g，盐适量。

做法 ①白芍、蒺藜装入棉布袋系紧；红枣洗净。②排骨冲洗后入沸水中余烫捞起，将山药去皮，洗净切块。③将除盐外的所有材料一起放入锅中，加适量水，大火烧开后转小火炖 40 分钟，取出药袋，加盐调味即可。

功效 本汤可养肝健脾、解毒防疹、行气解郁。

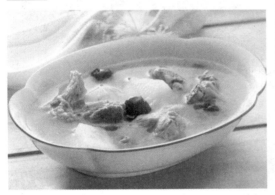

莲子猪肝粥

材料 粳米 50g，猪肝 30g，莲子 20g。

做法 ①将莲子用水泡半小时；猪肝洗净，切成丁炒熟；粳米洗净。②将粳米、猪肝和莲子放入锅中，加适量水熬成粥。③早、晚各服一次。

功效 本粥具有补血养肝、益气健脾、养心安神等功效。

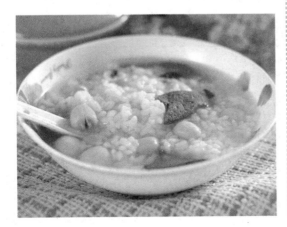

红枣带鱼粥

材料 陈皮 10g，红枣 5 枚，糯米、带鱼各 50g，香油 15ml，盐 3g。

做法 ①糯米洗净，泡水半小时；带鱼洗净切块，沥干；红枣泡发洗净；陈皮洗净。②陈皮、红枣、糯米加适量水大火煮开，转小火煮至成粥。③加入带鱼煮熟，再拌入香油和盐调味即可。

功效 此粥具有养肝补血、行气健脾、增强食欲等功效。

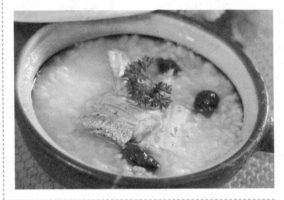

女贞子鸭汤

材料 女贞子 30g，枸杞、熟地黄各 15g，牡丹皮、泽泻各 10g，鸭肉 500g，盐适量。

做法 ①将鸭宰杀，去毛及内脏，洗净斩块。②将药材洗净，与鸭一同放入锅中，加适量清水，炖至鸭肉熟烂。③以盐调味即可。

功效 此汤具有养肝补虚、滋阴补肾、补血养胃的功效。

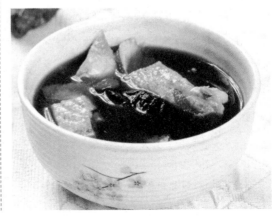

春季宜甜忌酸

春为肝气当令，肝的功能偏亢。肝属木，脾属土，木能克土，即肝气过旺时会影响脾胃的消化吸收功能。酸味入肝，其性收敛，多吃酸味会使本来就偏旺的肝气更旺，对脾胃造成更大伤害，而甘味食物则能滋补脾胃，因此春天应少吃酸味食物，适当摄入甜味食品。

常用药材、食材

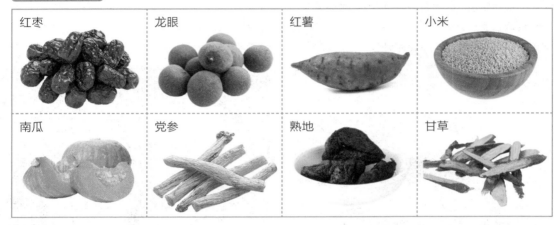

红枣	龙眼	红薯	小米
南瓜	党参	熟地	甘草

饮食须知

《千金要方》中说："当春之时，食宜省酸增甘，以养脾气。"这里说的甘味食物，不仅指食物的口感有点甜，更重要的是要有补益脾胃的作用。甘味食物除了红枣、南瓜之外，还包括山药、粳米、小米、糯米、高粱、薏米、豇豆、扁豆、黄豆、甘蓝、菠菜、胡萝卜、芋头等。将这些食材煮粥喝，不但可增强体质，还可预防胃炎、胃溃疡的复发，同时还能降低患流感等的概率。

日常养生

保持良好的情绪：情绪的变化对脾胃影响很大，好情绪有助于食物的消化和吸收，有助于肠胃系统的正常循环；坏情绪可引起食欲下降、腹部胀满、嗳气、消化不良等不良反应。

注意保暖：温度的高低会影响脾胃功能。春季气候复杂多变，要注意保暖，有胃病者可在脐中贴暖脐膏药，在胃部感到冷时及时服用生姜茶。

加强体育锻炼：体育锻炼能增强脾胃功能，促进食物的消化和吸收，改善脾胃功能。

注意事项

春季肝气比较旺盛，饮食上不能补肝过火，否则，肝气过旺，会乘脾犯胃，导致脾胃虚弱。脾胃是后天之本，人体气血化生之源，脾胃之气健壮，则可延年益寿。

养生食疗方

红枣核桃仁乌鸡汤

材料 红枣 8 枚，核桃仁 20g，乌鸡 250g，盐 3g，姜片 5g。

做法 ①将乌鸡洗净，斩块氽水；红枣、核桃仁洗净备用。②净锅上火倒入水，调入盐、姜片，下入乌鸡、红枣、核桃仁。③煲至乌鸡熟烂即可。

功效 本品具有补血滋肾、安神益智、润肠通便等功效。

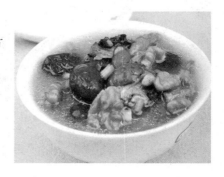

山药五宝甜汤

材料 山药 200g，莲子 150g，百合 10g，龙眼肉 15g，红枣 8 枚，银耳 15g，冰糖适量。

做法 ①山药削皮，洗净，切段；银耳泡发，去蒂，切小朵。②莲子泡发洗净；百合用清水泡发洗净；龙眼肉、红枣洗净。③将除冰糖外的所有材料放入煲中，加清水适量，中火煲 45 分钟，放入冰糖，以小火煮至冰糖溶化即可。

功效 补气健脾，养心安神，生津止渴。

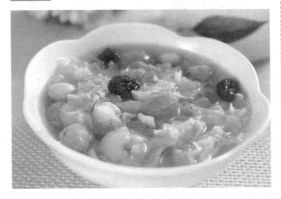

玉米党参羹

材料 党参 15g，红枣 20g，玉米糁 120g，冰糖 8g。

做法 ①红枣去核洗净；党参洗净、润透，切成小段。②锅置于火上，注入清水，放入玉米糁煮沸后，下入红枣和党参。③煮至浓稠闻到香味时，放入冰糖调味即可食用。

功效 本品能益气补虚、健脾和胃，可辅助治疗脾肺虚弱、气短心悸、食少便溏等症。

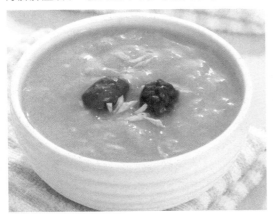

阿胶龙眼人参粥

材料 阿胶 15g，龙眼肉 10 颗，人参 3g，赤小豆适量，粳米 100g，白糖 8g，葱少许。

做法 ①粳米、龙眼肉、赤小豆洗净泡发；人参洗净；阿胶打碎，以小火烊化备用。②粳米、赤小豆入锅用大火煮至米粒开花。③放入人参、龙眼肉，再加入阿胶，搅匀，用小火煮至粥成可闻见香味时，放入白糖调味即成，撒上少许葱花。

功效 补益气血，养阴健脾，安神助眠。

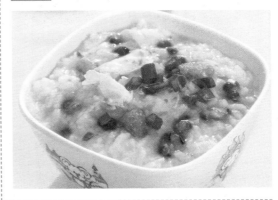

南瓜菠菜粥

材料 南瓜、菠菜、毛豆各 50g，粳米 90g，盐 3g，味精少许。

做法 ①南瓜去皮洗净，切丁；毛豆洗净；菠菜洗净，切成段；粳米泡发洗净。②锅置于火上，注入适量清水，放入粳米用大火煮至米粒绽开。③再放入南瓜、毛豆，用小火煮至粥浓稠下入菠菜再煮 3 分钟，调入盐、味精，搅匀即可。

功效 健脾宽中，疏肝除烦，清热解毒。

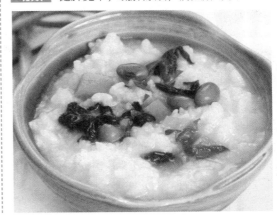

春季防春燥

春季人体新陈代谢旺盛，容易出现急躁、上火等内燥反应，同时又是多风干燥的季节，风燥易侵袭人体，入里化热，使人表现出咽干、口渴、咳嗽、便秘等春燥症状。鉴于春燥的内燥性和外燥性，预防春燥既要内调，又要预防外部环境的干燥。

常用药材、食材

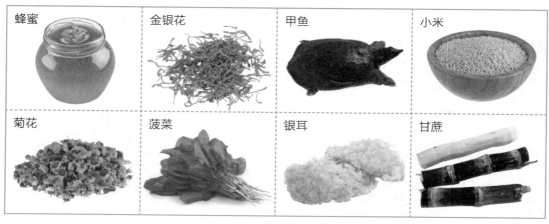

| 蜂蜜 | 金银花 | 甲鱼 | 小米 |
| 菊花 | 菠菜 | 银耳 | 甘蔗 |

饮食须知

预防春燥要多吃滋阴润燥的食物，如蜂蜜、绿叶蔬菜、银耳等，少吃辣椒、花椒等辛热之物。容易口干、喉咙干、口腔溃疡或者大便干结的人，每天早上喝一杯淡盐水，或喝一杯蜂蜜水，润肠去火。皮肤干燥无光泽、头发干枯的人，可适当吃一些松子、核桃等有补阴作用的食物。

日常养生

起居规律：作息规律，不要熬夜。昼属阳，夜属阴，熬夜会损耗人体大量属于阴性物质的津液，导致阴阳失调，热证、燥证也会随之而来，表现为皮肤干燥、头发干枯、口干咽燥等症状。

心情愉悦：燥证是因为体内缺乏水分，水分就好像人体的"润滑油"。"润滑油"充足，人体这台"机器"就能正常运转。心情不好，情志不畅，会损耗人体水分和津液，引起阴阳失调，热燥之证就会出现。

减少性生活：春季一片欣欣向荣，万物"思春"，人的性生活较冬季有所增多，但要注意身体健康，不可纵欲，也不要过度手淫。

注意事项

引起人体燥邪的因素比较复杂，既有温燥，又有凉燥。温燥主要表现为干咳、口干、鼻塞等，要吃相对温补的食物。凉燥主要表现为少痰或无痰、鼻咽干燥、喉痒等，要多吃滋阴的食物。

养生食疗方

红枣柏子小米粥

材料 红枣6枚，柏子仁15g，小米100g，白糖少许。

做法 ①红枣、柏子仁洗净；小米洗净；红枣、小米泡发待用。②将红枣、柏子仁放入砂锅内，加清水煮沸后转小火慢煮。③最后加入小米，共煮成粥，至黏稠时，加入白糖，搅拌均匀即可。

功效 此品可补血益气、安神助眠。

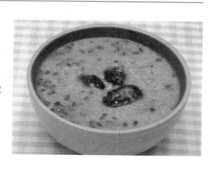

灵芝黄芪猪蹄汤

材料 灵芝8g，黄芪、天麻各15g，猪蹄300g，葱适量，盐少许。

做法 ①将天麻、灵芝、黄芪放入棉布袋内扎紧；葱洗净，切好。②猪蹄洗净，用沸水余烫，并将血块挤出。③中药材置于锅中煮汤，待沸，下猪蹄入锅中熬煮至熟烂，取出药袋，再下葱、盐调味即成。

功效 安神滋阴，补气健脾。

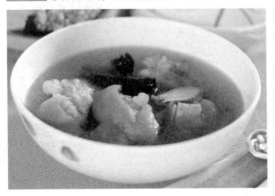

墨鱼粥

材料 干墨鱼200g，粳米500g，猪肉30g，白胡椒粉8g，姜汁20ml，葱段、盐、味精各适量。

做法 ①将干墨鱼用清水泡软，去皮、骨，洗净，切成丁，猪肉洗净切丁，粳米淘洗干净。②锅内注水，下入干墨鱼、猪肉、白胡椒粉、姜汁烧开，炖至五成熟。③下入粳米熬成粥，调入盐、味精，加入葱段即成。

功效 补益精气，养血滋阴，生津止渴。

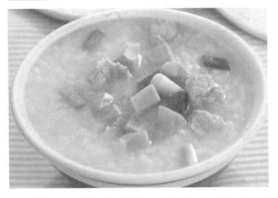

赤芍银耳饮

材料 赤芍、柴胡、黄芩、知母、夏枯草、麦冬各5g，牡丹皮3g，玄参6g，梨1个，白糖20g，罐头银耳300g。

做法 ①将所有的药材洗净；梨洗净、切块，备用。②锅中加入所有药材，加上适量的清水煎煮成药汁。③去渣取汁后加入梨、罐头银耳、白糖，煮沸后即可。

功效 滋阴泻火，消肿止痛，用于腮腺肿痛有烧灼感、口干咽燥、小便短赤、大便秘结者。

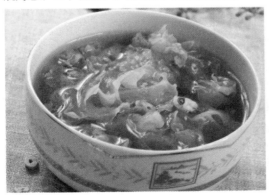

牡蛎豆腐羹

材料 天麻15g，僵蚕5g，牡蛎肉150g，豆腐100g，鸡蛋1个，韭菜50g，盐、葱段、香油、高汤各适量。

做法 ①牡蛎肉洗净泥沙；豆腐切成细丝；韭菜洗净切末；鸡蛋打入碗中；天麻、僵蚕洗净。②起油锅，入葱段炝香，倒入高汤，下入天麻、僵蚕、牡蛎肉、豆腐丝，调入盐煲至入味。③最后下入韭菜末、鸡蛋，淋入香油即可。

功效 此品可滋阴潜阳、息风定惊。

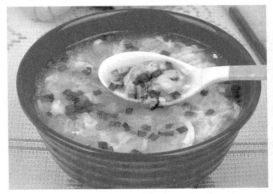

春季解春困

春季，气温回升，体表血管处于舒张状态，血流量相对较多，皮肤血液循环较为旺盛，相对来说，流向脏腑器官的血流量减少。脑组织血液供应不足，大脑便进行自我保护性调整，降低兴奋性，导致自我抑制，从而产生困倦。

常用药材、食材

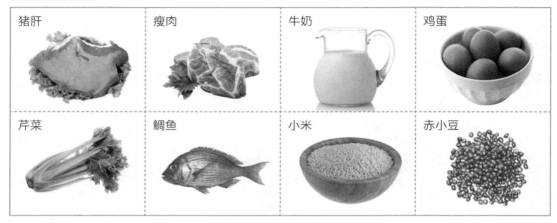

| 猪肝 | 瘦肉 | 牛奶 | 鸡蛋 |
| 芹菜 | 鲷鱼 | 小米 | 赤小豆 |

饮食须知

春困与机体缺少 B 族维生素有关。B 族维生素能帮助糖类、脂肪、蛋白质代谢，释放能量，同时可为制造血液提供营养素，并帮助身体利用氧气，有助于缓解压力、消除疲劳，使人保持精神充沛。

日常养生

起居：防春困首先要注意睡眠，即晚上不要太迟入睡，早晨不要贪睡不起。一味的增加睡眠时间，不一定能解决问题。因为睡懒觉并不能增加大脑的血液供应，反而会引起惰性。晨起最好用冷水洗脸，以刺激皮肤和大脑，使之尽快适应这种冬春季节人体的血液循环变化。此外，春天还不宜过多"开夜车"，以免诱发或加重春困。

增加体育锻炼：积极参加体育锻炼以增强心脏功能，改善血液循环和呼吸功能，进而刺激中枢神经系统以及内分泌系统，消除春困。

放松心情：感到疲劳时，听听悦耳的音乐、喜剧、相声等，或闻闻香水、花露水、风油精等，以起到兴奋神经的作用。

注意事项

午饭不要吃太饱，因为春季流向脑组织的血液量不足，吃饭过饱，血液将会流向胃以助消化，脑组织的血液供应量更少，人更容易疲乏。

养生食疗方

薏米小米羹

材料 薏米 20g，小米 90g，干玉米碎粒 40g，糯米 30g，白糖少许。

做法 ①将所有材料洗净。②将洗后的原材料放入电饭煲内，加入适量清水，煲至黏稠时倒出盛入碗内。③加白糖调味即可。

功效 本品具有健脾和胃、助消化的功效，可用于食欲不振、食少便稀者。

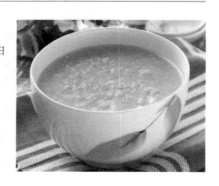

美味八宝羹

材料 山药200g，红枣6枚，龙眼肉、枸杞、芡实、百合、赤小豆、糯米、白糖各适量。

做法 ①山药洗净去皮，切块；龙眼肉洗净；红枣洗净，切开去核；赤小豆、枸杞分别洗净、泡发；芡实、百合洗净。②糯米淘净，浸泡1小时，倒入锅中，加水适量，待开后，倒入其他所有材料，转小火煮半小时，定时搅拌，直到变黏稠为止。

功效 益气养血，养胃生津，清心安神。

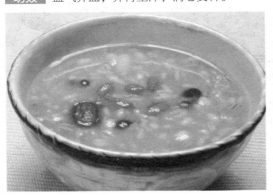

木瓜雪蛤羹

材料 枸杞15g，白芍8g，木瓜150g，雪蛤50g，冰糖适量。

做法 ①木瓜洗净，去皮，切小块待用。②雪蛤泡发；枸杞、白芍洗净待用。③锅中倒入清水，放雪蛤、白芍，大火烧开，转小火将雪蛤炖烂，放入木瓜、冰糖、枸杞，木瓜炖熟即可。

功效 滋阴养心，解郁除烦。用于辅助治疗心神不宁、心悸虚烦、失眠多梦、郁郁寡欢。

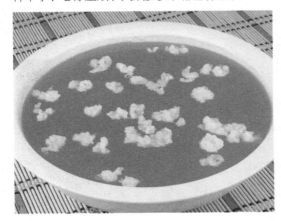

黄连冬瓜鱼片汤

材料 黄连10g，知母12g，酸枣仁15g，鲷鱼100g，冬瓜150g，嫩姜丝10g，盐适量。

做法 ①鲷鱼洗净，切片；冬瓜去皮洗净，切片；全部药材放入棉布袋。②将除盐外的所有食材和棉布袋放入锅中，加入清水，以中火煮沸至熟。③取出棉布袋，加入盐调味后即可食用。

功效 清热解毒，消肿散结。

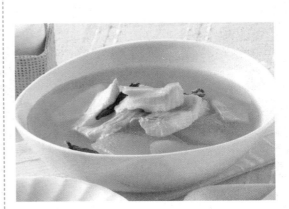

小米瘦肉粥

材料 小米80g，瘦肉150g，料酒6ml，姜丝10g，盐3g，葱花少许。

做法 ①瘦肉洗净，切小块，用料酒腌渍；小米淘净。②油锅烧热，爆香姜丝，放入腌好的瘦肉过油，捞出；锅中加适量清水烧开，下入小米，大火煮沸，转中火熬煮。③慢火将粥熬出香味，再下入瘦肉煲5分钟，加盐调味，撒上葱花即可。

功效 养心养神，解乏除困。

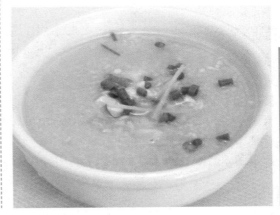

早春防流感

俗话说："早春早春，慎防'春瘟'"。这是由于春季气温回升，细菌、病毒开始活跃，加之天气复杂多变，人体对外界环境的适应力有所下降，流感病毒容易侵入呼吸道，出现发热、全身酸痛、咽喉痛、咳嗽等症状。

常用药材、食材

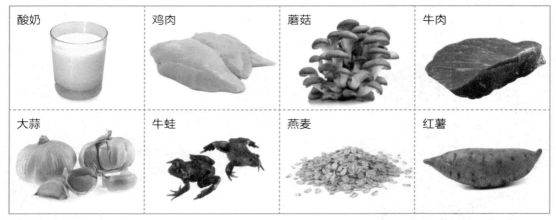

| 酸奶 | 鸡肉 | 蘑菇 | 牛肉 |
| 大蒜 | 牛蛙 | 燕麦 | 红薯 |

饮食须知

春季宜多喝水，多吃容易消化的流质菜品食物如菜汤、稀粥、蛋汤、蛋羹、牛奶等。日常饮食中宜吃清淡的食物，早餐可吃白米粥、小米粥、小豆粥，配合甜酱菜、大头菜等小菜，多吃富含维生素C、维生素E及红色的食物，预防流感。

日常养生

起居卫生：如衣物和被褥等必须勤洗勤晒；保持室内空气流畅、新鲜；不带孩子到流感患者家去玩，尽量不带孩子到公共场所游玩。在流感流行时，每天早晨最好用醋在室内熏蒸杀菌。

注意保暖：虽然天气渐暖，但还要注意保暖，这就是民谚"春捂秋冻"中的"春捂"，目的是预防感冒。由于感冒后人体抵抗力下降，容易受到脑膜炎双球菌的袭击而发病，所以早春保暖显得尤其重要。

注意事项

日常进餐时要注意杀菌，如可以每天喝点食醋，菜肴中常拌些蒜泥或姜汁，饭后用盐水漱口等等，有利于预防流感的发生。由于流感病毒在阳光下、空气中长时间暴露，会失去致病能力，因此居室要经常开窗通风，勤晒衣被，尽量不去人口密集、通风条件差的地方。

养生食疗方

罗汉果胖大海茶

材料 罗汉果1个，胖大海5个，冰糖适量。

做法 ①将罗汉果洗净后拍碎；胖大海洗净。②将罗汉果与胖大海放入锅中，加水1500ml。③大火煮开后转小火再煮20分钟，滤渣，加冰糖调味即可饮用。

功效 本品具有清热润肺、润喉利咽、化痰止咳等功效。

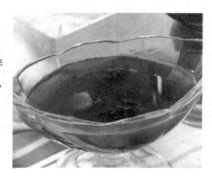

西洋参瘦肉汤

材料 海底椰 150g，西洋参、川贝各 10g，瘦肉 400g，蜜枣 2 颗，盐 3g。

做法 ①海底椰、西洋参、川贝洗净。②瘦肉洗净切块，汆水。③将海底椰、西洋参、川贝、瘦肉、蜜枣放入煲内，注入沸水 700ml，加盖煲 4 小时，加盐调味即可。

功效 本品具有清热化痰、润喉止咳、滋阴补虚等功效。

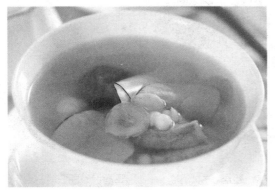

白果玉竹猪肝汤

材料 白果 100g，玉竹 10g，猪肝 200g，盐、香油、高汤各适量，红辣椒、青辣椒各少许。

做法 ①猪肝洗净切片；白果、玉竹分别洗净备用；红辣椒、青辣椒洗净切碎备用。②净锅上火倒入高汤，下入猪肝、白果、玉竹烧沸。③加盐调味，淋入香油，撒上辣椒碎，即可装盘食用。

功效 此汤具有滋阴清热、敛肺止咳、固精止带、缩尿止遗的功效。

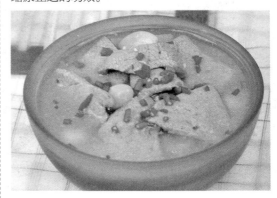

川贝杏仁粥

材料 川贝、杏仁各 10g，百合 20g，粳米 100g，梨 1 个，蜂蜜 30ml。

做法 ①将川贝、杏仁、百合分别洗净备用，梨洗净后，捣烂挤汁。②洗净的粳米、药材、梨汁一起加水煮粥，粥将熟时，加入蜂蜜，再煮片刻即可。③空腹服食。每天一次，10 天为一疗程。

功效 本品具有化痰止咳、滋阴润肺、清热通便的作用。

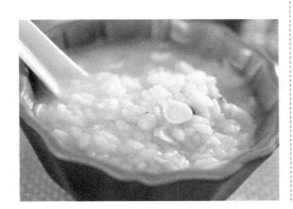

莲子牛蛙汤

材料 莲子 150g，茯苓、麦冬各 10g，黄芩、参片、地骨皮各 5g，车前子 8g，甘草 3g，牛蛙 3 只，盐适量。

做法 ①将莲子除外的中药材略冲洗，装入棉布袋，扎紧。②莲子洗净，与棉布袋一同放入锅中，加水 1200g，以大火煮开，再用小火煮半小时。③牛蛙宰杀，洗净，剁块，放入汤内煮沸，捞弃棉布袋，加盐调味即可。

功效 此品发散风热，解毒消肿。

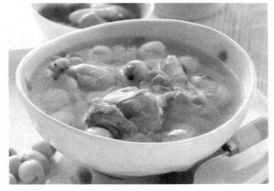

春季防过敏

春季风沙大，天气转暖后，空气中的浮尘、细菌容易随风到处飘扬，易导致皮肤过敏。加之春天百花盛开，花粉四处飞舞，这些微小物质容易引起皮肤的红肿、发痒、脱皮及过敏性皮炎等季节性过敏症。

常用药材、食材

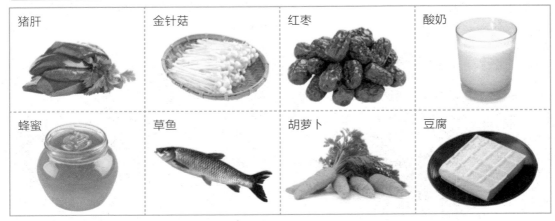

| 猪肝 | 金针菇 | 红枣 | 酸奶 |
| 蜂蜜 | 草鱼 | 胡萝卜 | 豆腐 |

饮食须知

春季防过敏宜多吃富含维生素 A 的食物，因为维生素 A 能增强上呼吸道黏膜细胞的功能，帮助机体抵抗过敏原；多吃含维生素 D、维生素 E 的食物，其中维生素 D 有抗病毒作用，维生素 E 可增强机体免疫力；忌食生葱、辣椒、生蒜等刺激性食物。

日常养生

护肤：注意面部清洁，外出回家后要立即洗脸，清除皮肤上的有害物质。外出活动应尽量避免日晒，最好用遮阳伞或戴草帽，保护皮肤免受阳光中紫外线的损伤。干性皮肤者，面部等暴露在外的皮肤处多涂些护肤品。

起居：洗脸时，不要用碱性强的肥皂，以免刺激皮肤。洗脸用水不可过热，忌用粗糙毛巾使劲擦脸。每天洗脸后可进行 5 分钟的穴位按摩，为增强血液循环，也可用蒸气浴面，从而起到改善皮肤环境、利于皮肤保温的作用。

注意事项

通常，花粉、粉尘、海鲜、气温变化等因素容易引起过敏，过敏体质者由于机体内缺乏制造抗体的条件，容易诱发旧疾。所以在春暖花开易过敏的时节，过敏体质者要减少外出机会，需要外出时注意掩好口、鼻。

养生食疗方

益气养血茶

材料 绞股蓝 15g，枸杞适量，红糖适量。

做法 ①将绞股蓝、枸杞、红糖放入杯中，冲入沸水后加盖。②茶水稍温后即可饮用。③可反复冲泡至茶味渐淡。

功效 本品具有益气养血、养肝明目等功效，适用于眼睛干涩、贫血等症患者饮用。

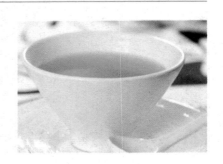

佛手瓜瘦肉汤

材料 鲜佛手瓜 200g，猪瘦肉 400g，蜜枣 5 枚，盐 3g。

做法 ①佛手瓜洗净，切片，焯水。②蜜枣洗净；瘦猪肉洗净，切片，氽水。③将清水适量放入瓦煲内，煮沸后加入佛手瓜、猪瘦肉、蜜枣，以大火烧沸，改用小火煲 2 小时，加盐调味。

功效 本品可行气解郁、疏肝除烦，可用于产后抑郁、腹胀气滞、纳食欠佳等症的辅助治疗。

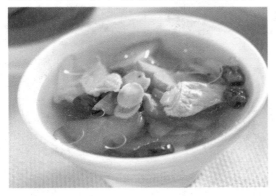

茯苓豆腐

材料 茯苓 30g，枸杞 10g，豆腐 500g，香菇、盐、料酒、淀粉各适量。

做法 ①豆腐挤压出水，切成小方块，撒上盐；香菇、茯苓均切片。②将豆腐块下入高温油中炸至金黄色，香菇、茯苓炸熟。③清水倒入锅内加盐和料酒烧开，加淀粉勾成白汁芡，下入炸好的豆腐、茯苓、香菇片、枸杞炒匀即成。

功效 本品可健脾化湿、降脂减肥、降低血糖。

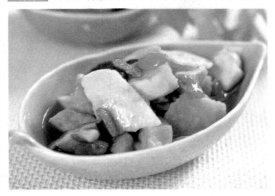

草果草鱼汤

材料 草果 10g，草鱼 300g，龙眼 50g，花生油 30ml，盐少许，味精、葱段、姜末、胡椒粉各 3g，高汤适量。

做法 ①草鱼洗净切块；草果洗净；龙眼洗净备用。②净锅上火倒入花生油，将葱、姜爆香，下入草鱼微煎，倒入高汤，调入盐、味精、胡椒粉。③再下入草果、龙眼煲至熟即可。

功效 健脾养血，祛湿利尿，降压降糖。

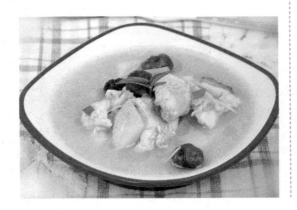

当归郁金猪蹄汤

材料 当归 10g，郁金 15g，猪蹄 250g，蜜枣 5 枚，生姜 15g，盐适量。

做法 ①将猪蹄刮去毛，处理干净后洗净，在沸水中煮 2 分钟，捞出，过冷水后斩块备用。②当归、郁金、生姜洗净，将生姜拍裂。将除盐外的全部材料放入锅内，加清水没过所有材料，大火浇沸后转成小火煮 2~3 小时。③待猪蹄熟烂后加入适量盐调味即可。

功效 此品理气活血、疏肝解郁。

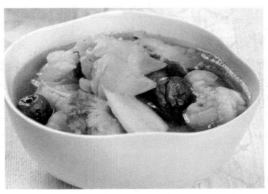

春季防倒春寒

早春时节气温回升快，人们容易减衣服，但到了晚春，有些年份会出现气温较正常年份偏低的现象，气温猛降至10℃以下，甚至出现雨雪天气，称之为"倒春寒"。"倒春寒"前后温度相差很大，若不注意随天气的变化增减衣物，容易引发疾病。

常用药材、食材

生姜 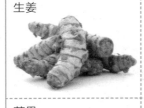	大蒜 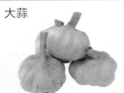	芹菜 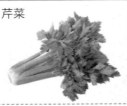	洋葱 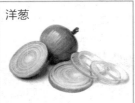
苹果 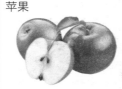	紫甘蓝 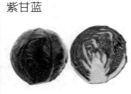	菜花 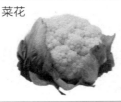	牛奶 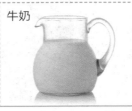

饮食须知

多吃味儿冲的食物，如芹菜、洋葱等，这些食物有助于杀菌、除螨，有助于预防伤寒感冒以及呼吸道感染。另外还要多吃一些健脾胃的食物，如鸡、鸭、瘦肉、蛋类、蔬菜、水果等，有助于消化、增强机体抗寒能力。

日常养生

不宜过早穿单鞋、裙子：气温回升后，爱美的女士早早就将单鞋和裙子穿在身上。"寒从脚下起"，脚、小腿、膝关节容易遭受冷空气的侵袭，寒邪由下侵入人体，容易伤及胆、胃、膀胱三阳经，还会导致关节局部麻木，易引发关节炎。

老人注意保暖：倒春寒前后温差大，时而热时而冷，体质弱者，如老年人，心脑血管时而扩张，时而急剧收缩，容易诱发心脑血管疾病。

儿童注意保暖 气温突降时，儿童易出现发热、鼻塞、流涕等感冒症状。家长要尽量避免带孩子到人多的地方，让孩子多喝水、多吃新鲜蔬果，增强抗寒能力。

注意事项

"春捂秋冻"是人们预防倒春寒的最好方式，但注意不要过度"捂"。出汗就是过度"捂"的症状，身体已经出汗了就不要再里三层外三层地捂着。

养生食疗方

陈皮姜茶

材料 陈皮20g，甘草5g，生姜片8g，茶叶5g。

做法 ①将陈皮、甘草、生姜片、茶叶洗净，将所有材料放入杯中，冲入沸水后加盖闷10分钟。②去渣，等茶水稍温后即可饮用。③可反复冲泡至茶味渐淡。

功效 本茶水有行气健脾、消食积、疏肝解郁等功效。

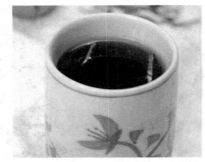

山药炖鸡

材料 山药 250g，胡萝卜 1 根，乌鸡腿 1 只，盐适量。

做法 ①山药削皮，冲净，切块；胡萝卜削皮，洗净，切块；乌鸡腿剁块，放入沸水中余烫，捞起，冲洗。②鸡腿肉、胡萝卜先下锅，加水盖过材料，以大火煮开后转小火炖 15 分钟。③再下山药以大火煮沸，改用小火煮 10 分钟，加盐调味即可。

功效 平补脾胃，益肾涩精，益气补虚。

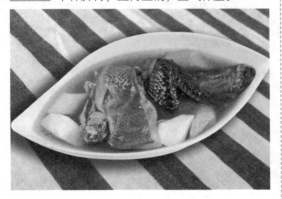

阿胶黄芪红枣汤

材料 阿胶 10g，黄芪 18g，红枣 10 枚，盐适量。

做法 ①将黄芪、红枣分别洗净备用。②将阿胶洗净，切成小块。③锅内注入适量清水，大火煮沸后，放入黄芪、红枣，小火煮 1 分钟，再放入阿胶，煮至阿胶溶化后，加盐调味即可。

功效 本品有滋阴补血，补气健脾，安胎的作用，可改善贫血症状。

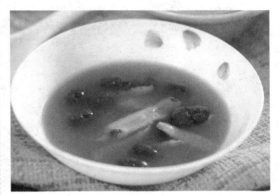

山药黑豆粥

材料 山药 30g，薏米 30g，粳米 60g，黑豆、玉米粒各适量，盐 2g，葱 8g。

做法 ①粳米、薏米、黑豆均泡发洗净；山药、玉米粒均洗净，再将山药切成小丁；葱洗净，切碎。②锅置于火上，倒入清水，放入粳米、薏米、黑豆、玉米粒，以大火煮至开花。③加入山药丁煮至浓稠状，调入盐拌匀，撒上葱花即可。

功效 此粥可健脾益胃、消食化积。

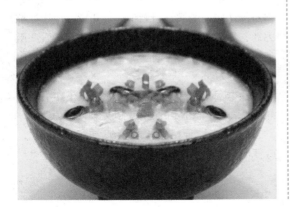

山药鸡内金鳝鱼汤

材料 山药 90g，生姜 3 片，鳝鱼 100g，鸡内金 10g，枸杞、葱花、姜、盐各适量。

做法 ①将鸡内金、山药、枸杞分别洗净；生姜洗净，备用。②将鳝鱼剖开洗净，去除内脏，放进开水锅内稍煮，捞起，过冷水，刮去黏液，切成长段。③将除盐外的所有材料放入砂煲内，加清水适量，煮至沸腾后，改用小火煲 1~2 小时，加盐调味即可。

功效 补脾健胃，滋补肝肾，和中益气。

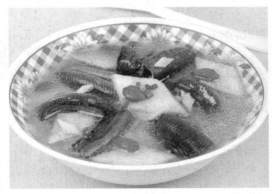

流行性感冒的调理

病因： 流行性感冒是由流感病毒引起的一种急性呼吸道传染病，主要通过含有病毒的飞沫进行传播。

症状： 急起高热，显著乏力，全身肌肉酸痛，但鼻塞、流涕和喷嚏等上呼吸道症状相对较轻。

预防原则： 增强体质；少去公园、超市、电影院等人群密集的地方；日常注意开窗通风，衣物勤洗勤晒。

常用药材、食材

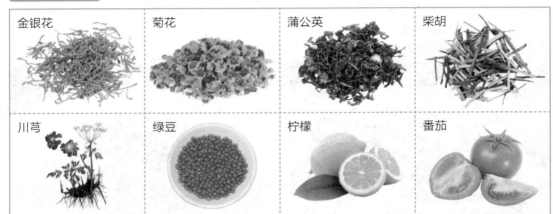

| 金银花 | 菊花 | 蒲公英 | 柴胡 |
| 川芎 | 绿豆 | 柠檬 | 番茄 |

预防措施

保持周围环境的清洁，定期对室内进行消毒。生活要有规律，不要过于劳累，应保证每天睡眠在 10 小时左右。饮食应该多样化，注意保证摄入的营养均衡，不要偏食，多食新鲜的蔬菜水果，补充足量的蛋白质，多喝白开水。

医理探究

流感病毒随着气温的回升而活跃，人一旦感染，传染性强，发病率高，容易暴发流行或大流行，人与人之间接触或与被污染物品接触后，要及时洗手消毒。

流行性感冒小贴士

流行性感冒宜食用清淡食物，如绿叶蔬菜、含维生素 C 的水果、豆类、瘦肉、牛奶等。忌用温补药如党参、当归、熟地、阿胶等，忌食用狗肉、鸡肉、羊肉等燥热性食物。

接种流感疫苗是春季预防流感的最好措施。现在，在大部分生活水平比较高的城市，大部分健康人群都接种了流感疫苗，只有一些中小城市和交通不便地区，由于人们卫生知识的缺乏，未能及时接种流感疫苗。

若当地已经出现流感症状，但又未及时进行疫苗接种，用药物预防也是一个好办法。在我国，最常见的预防药物有板蓝根，既经济又实用，每日早中晚各冲服 1 包即可。

身体健壮的人患流感一般 7~10 天可恢复，但身体比较差的孕妇、老年人、儿童，由于抵抗力差，很容易发生呼吸道并发症，从而导致严重后果，所以，春季应适当加强体育锻炼，提高自身抗病能力。

春季容易感觉疲劳，要注意调整工作节奏，减小压力，保证充足的睡眠，以提高自身免疫力。同时注意保暖，保持呼吸道通畅，注意个人卫生，降低流感病毒的传染性。

菊花小档案

性味归经： 性微寒，味甘、苦，入肺、肝经。

功效主治： 疏风、清热、明目、解毒。

选购保存： 均以身干、色白（黄）、花朵完整而不散瓣、香气浓郁、无杂质者为佳。

食用禁忌： 气虚胃寒、食少泄泻患者少食。

柴胡秋梨汤

材料 柴胡 20g，秋梨 1 个，冰糖适量。

做法 ①分别将柴胡、秋梨洗净，把秋梨切成块，备用。②把柴胡、秋梨放入锅内，加入 1200ml 水，先用大火煮沸，再改小火煎 15 分钟。③滤去渣，以冰糖调味即可。

功效 发散风热，滋阴润燥。用于流感属风热证型较轻者，症状有发热不恶寒、微恶风、出汗、干咳、小便黄等。

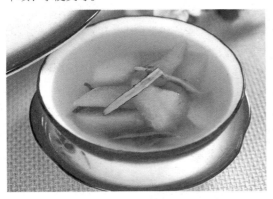

蒲公英金银花饮

材料 鱼腥草 10g，蒲公英 20g，金银花 15g。

做法 ①将鱼腥草、蒲公英、金银花洗净，备用。②把材料放进壶里，用 1000ml 沸水冲泡。②待凉后分次当茶饮用。

功效 解表散热，清热解毒。用于流感属风热证型较重者，症状有发热、汗出、口干咽燥、喜冷饮、咳吐黏稠黄痰、小便黄等。

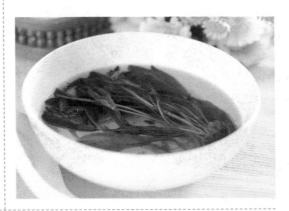

川芎白芷鱼头汤

材料 川芎、白芷各 10g，枸杞、生姜各适量，鳙鱼头 1 个，盐适量。

做法 ①将鱼头洗净，去鳃，起油锅，下鱼头煎至微黄，取出备用；川芎、白芷、生姜、枸杞洗净。②把川芎、白芷、生姜、枸杞、鱼头一起放入炖锅内，加适量开水，炖锅加盖，小火隔水炖 2 小时。③以盐调味即可。

功效 散寒解表，舒筋止痛。用于辅助治疗流感属风寒证型者。

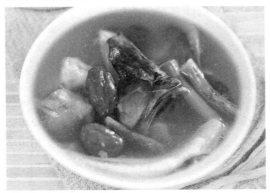

胡萝卜牛蒡粥

材料 牛蒡子 15g，板蓝根 10g，粳米 50g，胡萝卜丁 100g。

做法 ①将洗净的牛蒡子和板蓝根放入锅中，加入适量的清水，至盖过食材为止。②用大火煮沸后，再用小火煎煮半小时左右。③加入洗净的粳米和胡萝卜丁煮成粥即可，食用时将板蓝根取出勿食。

功效 清热解表，解毒利咽。用于辅助治疗发热、汗出、喜冷饮、咽喉干燥等症者。

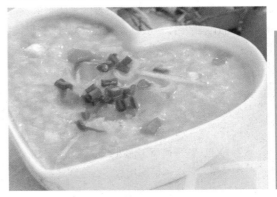

脑膜炎的调理

病因： 由脑膜炎奈瑟菌引起的急性化脓性脑膜炎。

症状： 突发高热、剧烈头痛、频繁呕吐、皮肤黏膜淤点、淤斑及脑膜刺激症，严重者可有败血症、休克和脑实质损害，常可危及生命。

预防原则： 本病具有传染性，要远离患者，少到人群密集的地方；日常注意锻炼以增强体质。

常用药材、食材

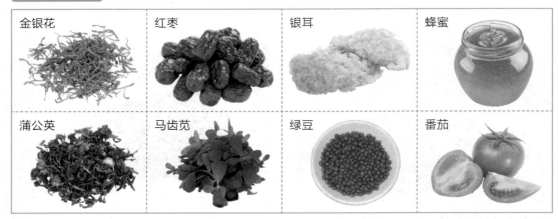

| 金银花 | 红枣 | 银耳 | 蜂蜜 |
| 蒲公英 | 马齿苋 | 绿豆 | 番茄 |

预防措施

由于春天是传染病多发的季节，气候冷暖不定，要注意增减衣服；尽量少带孩子到人群密集、通风效果差的公共场所去；要保持居住环境的空气清洁和流通；注意室内卫生，经常打开门窗通风，在室内用 0.1% 过氧乙酸、5% 醋酸喷雾；还要坚持锻炼身体，多喝水，多吃新鲜的水果和蔬菜；按时接种脑膜炎疫苗。

医理探究

脑膜炎奈瑟菌是一种革兰阴性菌，因其导致的脑膜炎而闻名。这种细菌常成对排列，或 4 个相连，聚集在鼻咽部，随着患者或带菌者的飞沫传染。细菌裂解后，释放毒素，致人体患上脑膜炎。

蒲公英小档案

性味归经： 性寒，味苦、甘，入肝、胃经。

功效主治： 清热解毒，利尿散结。

选购保存： 以叶多、色灰绿、根完整、无杂质者为佳。置于通风干燥处，注意防潮防蛀。

食用禁忌： 一次不可服用过多，否则易腹泻。

流行性脑膜炎小贴士

脑膜炎是一种急性传染病，当带菌者在说话、咳嗽、打喷嚏时，唾液会飞出，人们一旦吸入含病菌的飞沫就可能会感染发病。春季是脑膜炎的多发季节，尽量少外出，外出时一定要做好隔离措施。

日常宜食用绿叶蔬菜、豆制品、牛奶、新鲜水果、瘦肉、粳米、蜂蜜、米醋等。忌食用茄子、虾蟹等食物和辣椒、狗肉、羊肉等热性食物以及油炸、肥肉等肥腻食物。

早期发现的患者应就地隔离治疗，隔离至症状消失后 3 天，一般不少于病后 7 天。

脑膜炎是可以预防和治疗的一种疾病，家长们应该及时给孩子接种"流脑"疫苗，以增加他们的抵抗力，平时宜多锻炼身体，以非剧烈运动为佳。此外，应多吃新鲜蔬菜和水果。

人们应增强卫生意识，注意自我清洁，注意室内的环境卫生，保持空气畅通。春季气候比较潮湿，容易滋生细菌，所以要经常晒衣服和被子等贴身用品。

蒲公英清凉茶

材料 蒲公英 30g。

做法 ①将蒲公英用清水洗净，放入锅中备用。②往锅里加入适量水，用大火煮沸后，转小火再煮约 1 小时。③趁热去除茶渣，静置待凉后即可饮用。

功效 解毒排脓，利尿通淋。可用于预防脑膜炎、急性乳腺炎、感冒发热、急性支气管炎等病症。

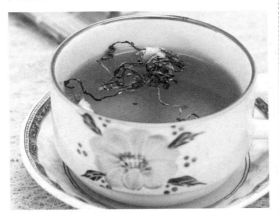

金银花绿豆粥

材料 金银花 30g，绿豆 50g，粳米 100g。

做法 ①先将绿豆洗净，用清水浸泡半天；金银花加水，放入砂锅中大火烧开，再转小火熬成药汁。②取金银花汁与淘洗干净的粳米、绿豆一同煮粥。③一日三餐饭后可食用一碗。

功效 清热解毒，消肿止痛。用于预防脑膜炎、流感、急性腮腺炎、咽喉炎、疔疮疖肿等热证。

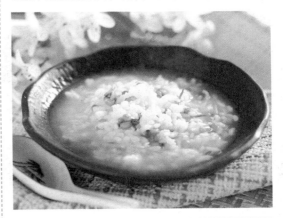

马齿苋杏仁瘦肉汤

材料 鲜马齿苋 100g，板蓝根 10g，猪瘦肉 150g，甜杏仁 50g，盐适量。

做法 ①马齿苋摘嫩枝洗净；猪瘦肉洗净，切块；杏仁、板蓝根洗净。②将马齿苋、甜杏仁、板蓝根放入锅内，加适量清水。③大火煮沸后，加猪瘦肉改小火煲 2 小时，板蓝根取出丢弃，用盐调味即可食用。

功效 清热解毒，利尿散结。

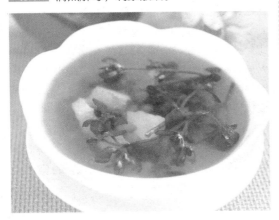

菊花枸杞绿豆汤

材料 枸杞 10g，干菊花 8g，绿豆 120g，高汤适量，冰糖 8g。

做法 ①将绿豆淘洗干净；枸杞、干菊花用温水洗净备用。②净锅上火倒入高汤烧开，下入绿豆煮至快熟时，再下入枸杞、干菊花煲至熟透。③最后调入冰糖搅匀即可。

功效 清热解毒，养肝明目。适用于预防脑膜炎、急性结膜炎，症见头痛、眩晕、目赤等。

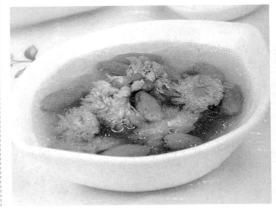

哮喘的调理

病因：哮喘病多因患者接触香水、油漆、灰尘、宠物、花粉等过敏原之后发作。

症状：发作前有鼻咽痒、打喷嚏、咳嗽、胸闷等先兆症状。发作时患者突感胸闷窒息，迅即呼吸困难，呼气延长，伴有哮鸣。为减轻气喘，患者被迫坐位，双手前撑，张口抬肩，烦躁汗出，甚则面青肢冷。发作可持续数分钟甚至几小时或更长。

预防原则：远离病毒感染、污染物、烟草烟雾、过敏药物，积极配合医生寻找过敏原。

常用药材、食材

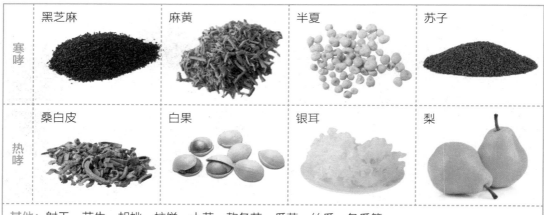

	黑芝麻	麻黄	半夏	苏子
寒哮				
	桑白皮	白果	银耳	梨
热哮				

其他：射干、花生、胡桃、柿饼、大蒜、款冬花、瓜蒌、丝瓜、冬瓜等。

预防措施

平时要注意一些生活细节，比如衣服、床上用品最好不要用羽绒或蚕丝，因为一些哮喘患者对于动物羽毛、蚕丝过敏。

注意哮喘发作有时也与食物有关，如虾、蟹、牛奶、桃子等；慎用或忌用易引发哮喘的药物，如阿司匹林、消炎痛等。

减少花粉吸入，日间或午后少外出，不用地毯，室内湿度保持在50%左右。

医理探究

中医认为哮喘患者多由先天不足、后天失调、机体虚弱、卫气不固、不能适应外界气候变化所致，易为外邪侵袭，外邪侵袭首先伤肺，若反复发作，气阴俱伤，可波及脾肾。

脾虚则运化失调，积液成痰，痰阻气则呼吸不利；肾为先天之本，主纳气，摄纳失司，则气不归根，从而三脏功能失调，病情加重，因此"正虚"是本病的主要矛盾，也是辨证的主要依据。

哮喘小贴士

哮喘患者应保证营养丰富且清淡的饮食，多饮水，多吃蔬菜水果，忌食肥甘厚味。避免接触刺激气体、烟雾、灰尘，避免精神紧张和剧烈运动，避免受凉及上呼吸道感染。

情绪激动或者剧烈运动都可能引起发作；内源性哮喘的患者以成年人和女性居多，病发初期症状与感冒等普通疾病类似。

由于高碳水化合物食能够提高呼吸率，从而使呼吸系统的负担有所增加，因此建议哮喘患者每日碳水化合物的供给量不超过食物的50%为宜。碳酸饮料少喝为宜。

苏子小档案

性味归经：性温，味辛，入肺经、脾经。

功效主治：降气消痰、止咳平喘、润肠通便。

选购保存：置通风干燥处，防蛀。

食用禁忌：阴虚咳喘、脾虚滑泄者禁服。

灵芝银耳茶

材料 灵芝 10g，银耳 40g，冰糖 15g。

做法 ①将灵芝用清水漂洗干净；银耳泡发洗净。②将二者切成碎片，置于热水瓶中，冲入适量沸水。③加盖闷一夜，次日加入冰糖，溶化后即可。

功效 补肺气，滋肺阴。适用于哮喘日久，肺脏气阴两虚者。见于平常疲乏力气、口干咽燥、喘息气促等症者。

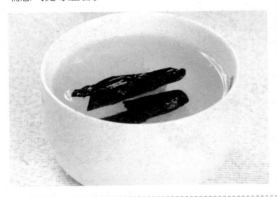

果仁粥

材料 白果、浙贝母各 10g，莱菔子 15g，苏子 8g，白芥子 8g，粳米 100g，盐、香油各适量。

做法 ①白果、粳米洗净，与洗净的浙贝母、莱菔子、苏子、白芥子一起装入瓦煲内。②加入 2000ml 清水，烧开后，改为小火慢煮成粥。③下盐，淋入香油，调匀即可。

功效 下气平喘，止咳化痰。适用于热哮及痰多黏稠者。

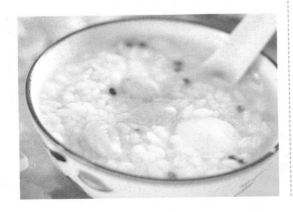

太子参炖瘦肉

材料 太子参、桑白皮各 10g，无花果 60g，猪瘦肉 25g，盐适量。

做法 ①将太子参、桑白皮略洗；无花果洗净备用。②猪瘦肉洗干净，切片。③把太子参、桑白皮、无花果、猪瘦肉放入炖盅内，加入适量开水，盖好，炖约 2 小时，加入盐调味即可食用。

功效 补肺气，清肺热，定喘息。适用于素体肺气虚弱、咳嗽气短、喘息无力者。

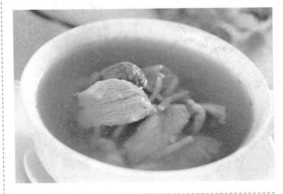

款冬花猪肺汤

材料 桑白皮 15g，款冬花、茯苓、杏仁、甜杏各 10g，红枣 3 颗，猪肺 750g，瘦肉 300g，盐 5g，姜 2 片。

做法 ①款冬花、桑白皮、茯苓、红枣、甜杏仁洗净，备用。②猪肺、瘦肉洗净切片，烧热油锅放姜片，将猪肺干爆 5 分钟左右，加入适量清水。③煮沸后加入除盐外的所有原材料，大火煲滚后，改用小火煲 3 小时，加盐调味即可。

功效 本品具有润肺下气，化痰止喘的功效。

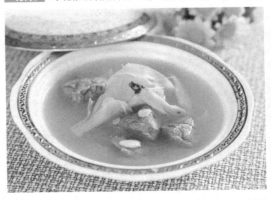

腮腺炎的调理

病因：腮腺炎病毒侵犯腮腺引起。

症状：一侧或两侧耳垂下肿大，肿大的腮腺常呈半球形，边缘不清，表面发热有触痛，张口或咀嚼时局部感到疼痛。有发热、乏力、不愿吃东西等症状。

预防原则：勤通风；增强免疫。

常用药材、食材

夏枯草 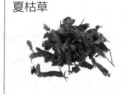	蒲公英 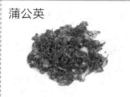	金银花 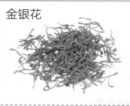	鱼腥草 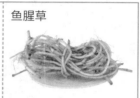
黄瓜 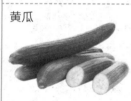	梨 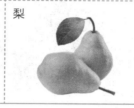	冬瓜 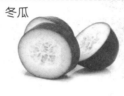	绿豆 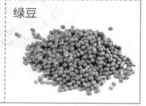

预防措施

预防腮腺炎，主要应做到平时注意自我保健，加强体育锻炼，多做户外活动，使自己有较强的抗病能力。在腮腺炎流行时，尽量少去人多拥挤的场所。在冬春季节要保持室内通风，经常消毒。要保证餐饮具的清洁，注意经常消毒。并鼓励小孩加强体育锻炼，根据天气冷暖及时添减衣服。

医理探究

腮腺炎又称痄腮，是由细菌或腮腺炎病毒侵犯腮腺引起的急性道呼吸传染病，主要在儿童和青少年中发生，春季发病较为集中。细菌性腮腺炎由细菌感染引起，主要特征为化脓、发热，挤压可见脓液。病毒性腮腺炎是最常见的流行性腮腺炎，主要表现为非化脓性肿胀，但会侵犯各种腺组织或神经系统以及肝、肾、心、关节等几乎所有器官，比较严重。

腮腺炎小贴士

腮腺炎患者宜吃凉性水果、绿叶蔬菜、豆浆、豆腐、牛奶、瘦肉、鲫鱼等。忌食易上火、热性的食物，以免病情加重。忌吃茄子、虾蟹等发物，辣椒、狗肉、羊肉等热性食物，忌烟酒，忌坚硬食物。忌食酸辣、甜味以及干硬的食品，这些食品会刺激腮腺分泌增多，加重疼痛感和肿胀。

患者日常要多注意口腔卫生，可每天用淡盐水漱口3～4次，要多饮开水，保证充足的水分，以促进腮腺管管口炎症的消退。宜吃清淡易于消化的食物，多吃流食如粥、软饭、软面条、水果泥或水果汁等。

腮腺炎会出现张口疼痛，容易造成食欲差，可用热毛巾在患处热敷，以减轻疼痛。腮腺炎病毒对紫外线敏感，照射半小时可以杀死，故患者的衣物、被褥就应经常日晒消毒。

鱼腥草小档案

性味归经： 性微寒，味辛，入肺经。

功效主治： 清热解毒、利尿消肿。

选购保存： 以叶多、色绿、有花穗、鱼腥气浓的为佳。置干燥处保存。

食用禁忌： 虚寒证患者及阴性外疡者忌服。

柴胡莲子牛蛙汤

材料 莲子 150g，茯苓、柴胡、麦冬各 10g，黄芩、参片、地骨皮各 5g，车前子 8g，甘草 3g，牛蛙 3 只，盐适量。

做法 ①药材洗净装入棉布袋，扎紧。②莲子洗净，与棉布袋一同入锅，加水煮半小时。③牛蛙治净剁块入锅煮沸，捞弃棉布袋，加盐调味。

功效 此品具有发散风热、解毒消肿的功效。

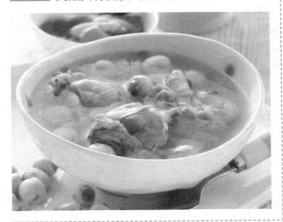

大蒜金银花饮

材料 金银花 10g，大蒜 15g，甘草 3g，白糖适量。

做法 ①将大蒜去皮、捣烂。②与金银花、甘草一起加水煮沸。③最后加入白糖即可饮用。

功效 清热泻火，杀菌消炎。适用于腮腺炎被传染者，症见平日抵抗力差、腮腺肿痛、发热、头痛等。

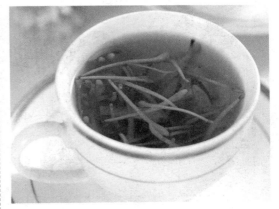

夏枯草茶

材料 夏枯草、麦冬、甜杏仁各 30g。

做法 ①先将夏枯草、麦冬、甜杏仁放冷水中浸泡 5 分钟，然后冲洗干净。②将夏枯草、麦冬、南杏放入砂锅中，加入适量水，大火烧开转小火熬 20 分钟，滤出药汁。③在药渣中再加适量水，以同样方式再煎药汁。将两次药汁兑在一起饮用即可。

功效 本品具有清热解毒、消肿散结的功效。

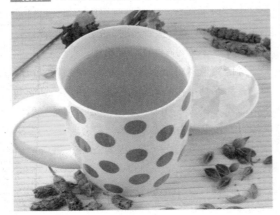

清炒蒲公英

材料 蒲公英 300g，盐 5g。

做法 ①蒲公英洗去泥沙，去黄叶。②将锅中水烧沸，下入蒲公英焯透，捞出。③锅中放少许油烧热，下入蒲公英、调味料炒匀即可。

功效 本品具有清热解毒、滋阴泻火、消肿止痛的功效。适用于腮腺肿痛有烧灼感、口干咽燥、小便短赤、大便秘结者。

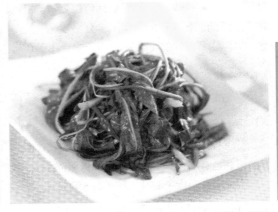

抑郁症的调理

病因：与遗传、心理、社会环境等因素有关。
症状：情绪低落、思维迟缓、意志活动减退，严重者可能会出现自杀的念头和行为。多数病例有反复发作的倾向。
预防原则：心理治疗；创造良好社会环境。

常用药材、食材

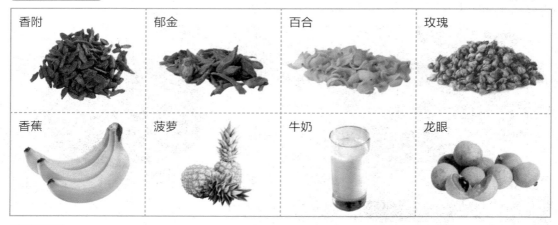

香附	郁金	百合	玫瑰
香蕉	菠萝	牛奶	龙眼

预防措施

对正常人来说，出现情绪波动是正常的，但要懂得调节。当发现自己情绪低落时，应注意转移不良情绪，郁闷时不妨听听音乐或参加体育活动。同时，可在风和日丽的天气里多去郊外走走，呼吸新鲜空气。如果这样都排解不了不良情绪，可以找专业心理咨询医生，帮助心理疏导。

医理探究

春季气候多变，气温不稳定，很容易使人的情绪随之变化。特别是有精神分裂症等病史的人，对这种天气特别敏感，易导致抑郁症复发。同时春季气压低，容易导致人脑激素分泌紊乱，也是导致抑郁症高发的重要原因。"一年之计在于春"，

郁金小档案

性味归经：性凉，味辛，入肝、心、肺经。
功效主治：行气活血，疏肝解郁。
选购保存：以个大、肥满、外皮皱纹细、断面橙黄色者为佳。置于通风干燥处保存。
食用禁忌：阴虚失血及无气滞血淤者忌服。

如果患者怀着美好的愿望生活，却发现几个月下来生活根本没有转机，就容易导致精神紧张，出现焦虑、食欲不振等症状。

抑郁症小贴士

有家族病史、环境不好、长期服用药物、有慢性疾病、个性自卑悲观都是诱发抑郁症的重要因素。治疗抑郁症主要以药物为主，以心理治疗为辅。采用合理的药膳调理也是很好的辅助治疗手段。此外，家属、亲友对患者的支持鼓励，多理解安慰，切勿刺激、中伤患者，及时与医生沟通，会使治疗更加有效。需要特别指出的是：抑郁症患者一经确诊，最好接受及时、充分彻底的治疗，否则会导致疾病的慢性化、难治化。

抑郁症患者应该学会倾诉或自我倾诉以宣泄情绪。当遇到不顺心的事，应尽量将这些烦恼向值得信赖、头脑冷静的人倾诉，或自言自语倾诉。而倾听的人也应热情诚恳，循循善诱。

抑郁症患者在治疗期间应该放松，进行适当的运动，戒疲劳、恼怒、忧郁。饮食宜以清淡为主。

菖蒲猪心汤

材料 石菖蒲8g，丹参、远志各10g，当归5片，红枣6枚，猪心1个，盐、葱花各适量。

做法 ①猪心洗净，余水，去除血水，煮熟，捞出切片。②将药材和红枣置入锅中加水熬煮。③将切好的猪心放入已熬好的汤中煮沸，加盐、葱花即可。

功效 宁神益志，开窍醒神，化湿和胃，可辅助治疗心烦失眠、热病神昏、痰厥、健忘等症。

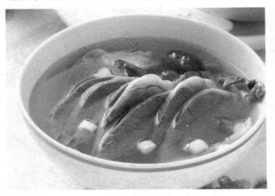

山楂郁李仁粥

材料 山楂、郁李仁各20g，粳米100g，盐2g。

做法 ①粳米泡发洗净；郁李仁洗净；山楂洗净，切成薄片。②锅置于火上，倒入清水，放入粳米，大火烧开后转小火煮，煮至大火米粒开花。③加入郁李仁、山楂同煮，煮至粥呈浓稠状时，调入盐拌匀即可。

功效 本品具有行气宽中、解郁安神的作用。

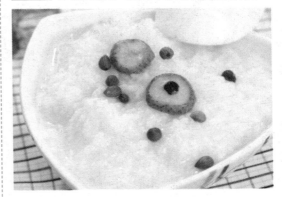

莲子芡实猪心粥

材料 莲子10g，芡实15g，龙眼肉10g，红枣15g，猪心50g，粳米150g，姜丝、盐、香油、葱花各适量。

做法 ①粳米洗净，泡好；猪心洗净，切成薄片；龙眼肉洗净；红枣洗净；莲子浸泡半小时；芡实淘净。②锅中注水，下入粳米煮沸，放入剩下材料，转中火熬煮。③慢火熬煮成粥，调入盐，淋香油，撒上葱花、姜丝即可。

功效 补肾益智，补益心脾，安心助眠。

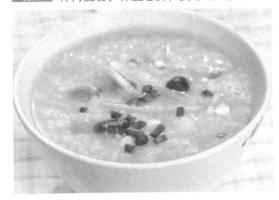

百合汁

材料 鲜百合100g，椰奶30ml，姜片15g，冰糖、冰块各适量。

做法 ①将百合洗净。锅置于火上，放适量清水，加入洗净的百合煮熟后，然后捞出以冷水浸泡片刻，沥干备用。②将百合、姜片、椰奶与冰糖倒入搅拌机中，加350ml冷开水搅打成汁。③将果菜汁倒入杯中，加入适量冰块即可。

功效 本品具有润肺止咳、宁心安眠的作用，有缓解神经衰弱的功效，能改善睡眠状况。

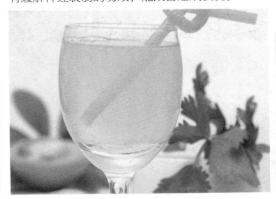

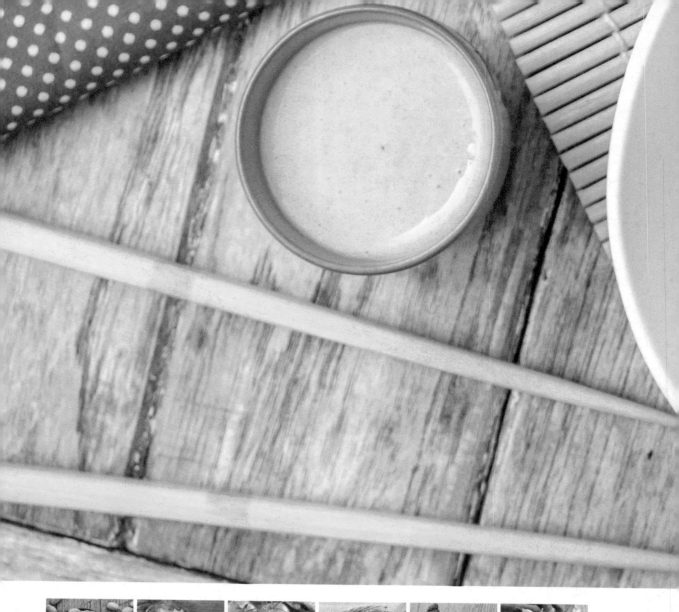
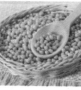

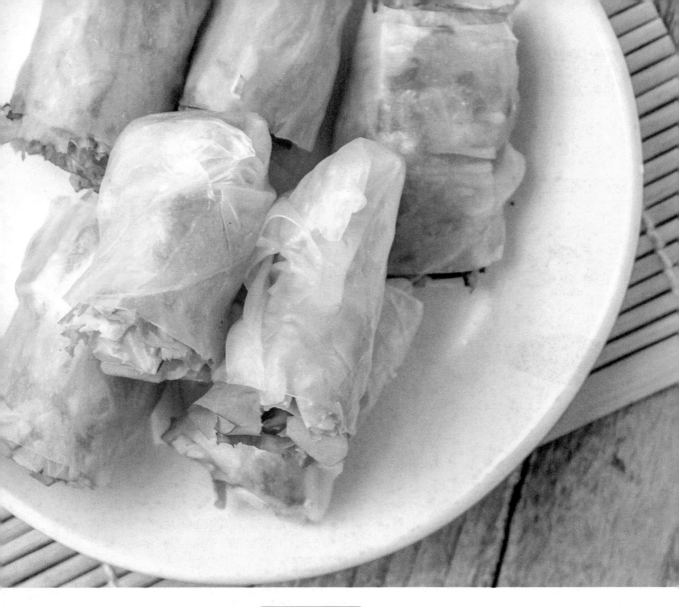

第十一章
夏季养生食疗巧安排

　　夏天的三个月为"蕃秀"。"蕃秀"是指万物繁茂秀丽，也就是说阳气更加旺盛了，是一年之中阳气最盛的季节。为了顺利度过炎热的夏天，人们应该根据夏季的特点进行合理有效的养生保健。"春夏养阳，秋冬养阴"是传统中医的养生之道。所谓养阳，是指春夏之际，自然界阳气升发，内阳偏少，人体易得病，养生就应该顺时补阳，护养体内阳气。凡有耗损阳气及阻碍阳气畅达的情况皆应避免。

夏季宜养心

夏天出汗多，伤心阴、耗心阳，累及心脏。夏天属火，火气通于心，人的心神容易受扰动，引起心神不宁和心烦，心烦则心跳加速，加重心脏负担。夏天属阳，阳气主泄，所以出汗多。汗为心之液，血汗同源，汗多易伤心之阴阳。

常用药材、食材

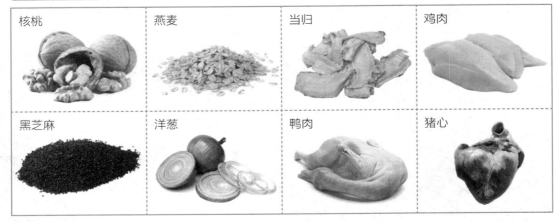

| 核桃 | 燕麦 | 当归 | 鸡肉 |
| 黑芝麻 | 洋葱 | 鸭肉 | 猪心 |

饮食须知

要多食养心安神食物，如茯苓、麦冬、红枣、莲子、百合、竹叶、柏子仁等。要多吃有助于降低胆固醇的食物，减轻心脏负担。要多吃能预防血管硬化的食物，不要过多摄入脂肪。要多吃补血补气的食物，有助于增强心肌的功能，保护心脏。

日常养生

心平静气：要清心寡欲。中医认为，"过喜伤心"，所以少一分贪念，就会少一分心烦，人们要善于调节自己的心情，尤其不能大喜大悲。要多闭目养神，闭目养神可帮助人们排除杂念，从而减轻悲喜对人体的伤害。要多静坐，静则神安，坚持每天静坐至少5分钟，有助于颐养心情。

多乘凉，少出汗：汗为心之液，汗多易伤心之阴阳，还容易导致血液黏稠度增高，所以夏天要降低活动强度，避免过度出汗。

不要做剧烈运动：夏季高温引起血液循环加快，心脏容易负担过重，所以养生时要注意减慢生活节奏，使心跳减慢、生命活动减慢。

注意事项

养心要控制体重。研究表明，体重每增加10%，胆固醇就平均增加18.5%，患冠心病的概率就增加38%。若体重增加20%，那么患冠心病的概率就增加86%。

养生食疗方

雪梨银耳枸杞汤

材料 银耳30g，雪梨1个，枸杞10g，冰糖、葱碎各适量。

做法 ①雪梨洗净，去皮、去核，切小块待用。②银耳泡半小时后，洗净，撕成小朵；枸杞洗净待用。③锅中倒入清水，放银耳，大火烧开，转小火将银耳炖烂，放入枸杞、雪梨、冰糖，炖至梨熟撒上葱碎即可。

功效 滋阴养心，安神助眠，养肝明目。

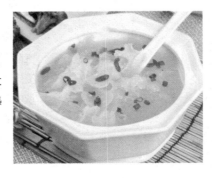

生地乌鸡汤

材料 生地 10g，红枣 10 枚，乌鸡 1 只，午餐肉 100g，姜、葱、盐、料酒各适量，骨头汤 2500ml。

做法 ①将生地浸泡 5 小时，取出切成薄片；红枣泡发；午餐肉切片。②乌鸡去内脏及爪尖，切成块，入开水余去血水。③将骨头汤倒入净锅中，放所有材料，煮熟后加调味料调味即可。

功效 滋阴补肾，养血添精，凉血补血。

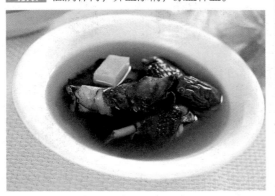

莲子茯神猪心汤

材料 茯神 25g，猪心 1 个，莲子 200g，葱段少许，盐适量。

做法 ①猪心入开水中余烫去血水，捞出，再放入清水中清洗干净。②莲子、茯神洗净后入锅，加 4 碗水熬汤，以大火煮开后转小火煮半小时。③猪心切片，放入锅中，煮至熟，加葱段、盐即可。

功效 此汤能养心安神、镇静助眠，适用于失眠多梦的人群。

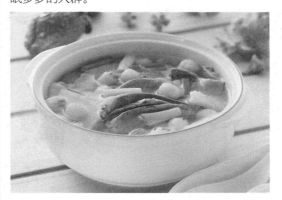

萝卜洋葱菠菜粥

材料 薄荷 3g，胡萝卜、洋葱、菠菜各 20g，粳米 100g，盐 3g。

做法 ①胡萝卜洗净，切丁；洋葱洗净，切条；薄荷、菠菜洗净，切成小段；粳米洗净，泡发 1 小时后捞出沥干水分。②锅置于火上，注入适量清水后，放入粳米用大火煮至米粒开花，放入胡萝卜、洋葱。③用小火煮至粥成，再下入薄荷、菠菜稍煮，放入盐调味，即可食用。

功效 发汗解表，增进食欲，促进消化。

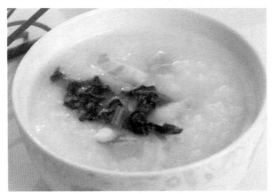

冬瓜炖鸭

材料 薏米 20g，枸杞 10g，鸭肉 500g，冬瓜 200g，盐、蒜、米酒、高汤、食用油各适量。

做法 ①将鸭肉、冬瓜洗净，切块；蒜洗净；薏米、枸杞洗净、泡发。②在锅中倒入食用油烧热，加入蒜和鸭肉一起翻炒，加适量盐，再加入米酒和高汤。③待煮开后放入薏米、枸杞，用旺火煮 1 小时，再放入冬瓜，煮开后转入小火续煮至熟后食用。

功效 运脾化湿，清热止渴，利尿消肿。

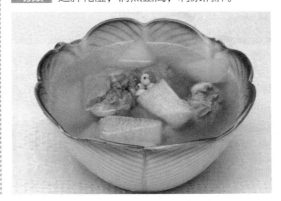

夏季宜酸苦忌甘凉

夏季气候炎热，出汗多，易消耗津液，耗伤气阴，导致神疲乏力、食欲不振，严重者可发生中暑。此时宜多食酸味以固表。酸味食物不但可增进食欲，而且又能生津解渴，对于敛汗止泻祛湿、预防因流汗多而耗气伤阴都有良好的效果。同时也可多吃苦味食物以降泄燥湿，消暑养心。

常用药材、食材

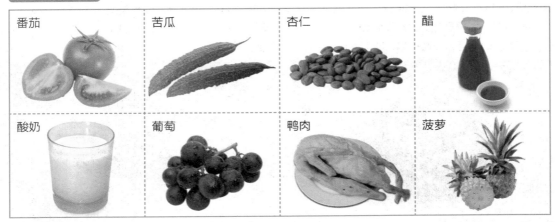

番茄	苦瓜	杏仁	醋
酸奶	葡萄	鸭肉	菠萝

饮食须知

食醋有很强的抑菌、杀菌能力。夏季高温，人体因出汗多而流失津液，若在饮食中加点醋，增加胃液酸度，不但健脾开胃，还能起到杀菌消毒、防治痢疾、食物中毒等作用。此外，夏季吃酸还有助于营养素的吸收。

日常养生

饮食宜卫生： 夏季气温高，细菌繁殖快，食物、餐具极易受污染，因此必须要注意饮食卫生和个人卫生。膳食最好现做现吃，不留剩饭剩菜；生吃瓜果要清洗消毒；鱼、蛋、肉等食品要注意保鲜防腐；饮食用具、炊具要注意消毒。

居室环境： 早晚应将门窗打开，通风换气，保持室内空气清新。中午室外气温高于室内，宜将门窗紧闭，拉好窗帘，保持室内清凉舒适。不可长时间待在空调房内。夏天苍蝇、蚊子多，居室要经常用适量的消毒液进行消毒。

注意事项

夏天少喝冰镇冷饮。冰属于阴，阴盛则伤害阳。夏季本是升发的季节，在正常情况下，人体的阳气也顺应万物趋势呈升发状态。常喝冰镇冷饮会使胃肠道遇冷而收缩，发生可能还会腹痛，引起胃肠炎。体质不佳者甚至可能会因喝冰镇冷饮而收缩血管，心肌供血不足，易突发心肌梗死，甚至突然发病而死。

养生食疗方

豆腐芹菜羹

材料 豆腐、芹菜各20g，粳米100g，盐2g，味精1g，香油5ml。

做法 ①芹菜洗净切丝；豆腐洗净切块；粳米放水中浸泡半小时。②粳米用大火煮至米粒开花。③放入芹菜、豆腐，用小火煮至粥成，加入盐、味精，滴入香油即可食用。

功效 养心安神，清热滋润，健脾消食。

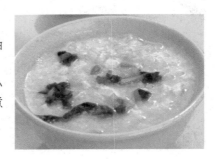

梅肉山楂青菜粥

材料 乌梅、山楂各20g，青菜100g，粳米100g，冰糖5g。

做法 ①粳米洗净，清水浸泡；山楂洗净；青菜洗净后切丝；乌梅洗净。②锅置于火上，注入清水，放入粳米煮至七成熟。③放入山楂、乌梅煮至粥将成，放入冰糖、青菜稍煮调匀便可。

功效 此粥具有生津止渴、敛汗固表、健脾养胃的功效。

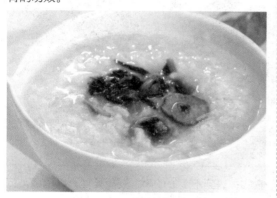

苦瓜黄豆排骨汤

材料 猪排骨50g，生地5g，苦瓜200g，黄豆60g，盐4g，料酒8ml，生抽4ml，葱5g，高汤500ml，姜片适量。

做法 ①将排骨洗净，改刀成段；苦瓜洗净，去瓤切块；黄豆洗净；葱洗净，切段；生地洗净。②锅中注油烧至五成热，倒入排骨段、姜片翻炒，调入调味料及剩下材料。③煮开后转入砂锅中，炖至肉离骨即可。

功效 清热解暑，凉血滋阴，泻火除烦。

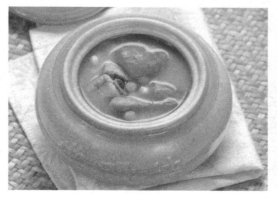

酸味娃娃菜

材料 娃娃菜400g，粉丝200g，酸菜80g，红辣椒20g，蚝油、生抽各5ml，盐3g，葱15g，红油20ml。

做法 ①娃娃菜洗净装盘；粉丝泡发洗净置于娃娃菜上；酸菜切末置于粉丝上；红辣椒、葱洗净切末撒在酸菜上。②调料调成味汁，淋在娃娃菜上。③将盘子置于蒸锅中，蒸8分钟即可。

功效 健脾开胃，促进食欲。

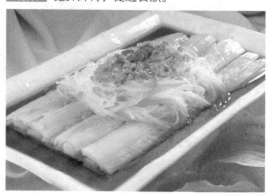

莲子百合排骨汤

材料 排骨500g，莲子、百合各50g，枸杞15g，米酒、盐各适量。

做法 ①将排骨洗净，斩块，放入沸水中氽去血水，捞出；枸杞泡发，洗净备用。②将莲子和百合分别洗净，莲子去心，百合掰成瓣，备用。③将莲子、百合、排骨一同放入锅中，炖煮至排骨完全熟时放入米酒，起锅前放入枸杞及盐、味精即可。

功效 滋养心阴，安神定志，舒缓神经。

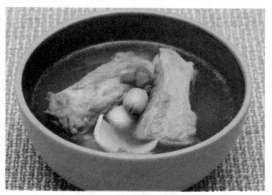

夏季饮食宜消暑

夏季温度高，人体的体温调节功能减弱，若不注意消暑降温，就容易使体内热量聚集，出现大汗淋漓、神志恍惚甚至突然昏迷的症状，还容易引发各种神经器官受损的疾病，或导致水、电解质失去平衡，引发中暑。因此，夏季要注意消暑，尤其是遇到持续高温的天气。

常用药材、食材

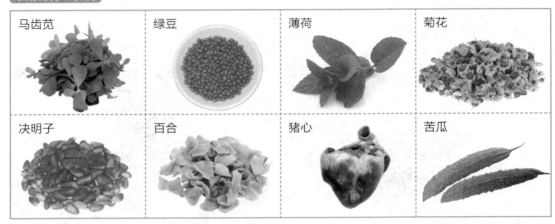

马齿苋	绿豆	薄荷	菊花
决明子	百合	猪心	苦瓜

饮食须知

在夏季日常生活中，除了要多吃清热消暑的食物之外，还要时常在膳食中加入一些药材，熬制成药膳。此外，还要适当补含有盐饮料，多喝水，以不断补充水和电解质的流失。

日常养生

远离高温环境：不要在高温、通风不良处进行强体力劳动或运动，同时避免穿不透气的衣服。若不得已在要高温下工作，则要做好防护措施，多喝水，避免水分和盐分的过度流失。

预防情绪中暑：要注意静心，越是天热，越要静心安神、戒躁息怒；饮食宜清淡，少吃油腻食物；遇到不顺心的事，要冷处理，以消除苦闷的情绪，保持良好的情绪。

以热养热：可洗热水澡，喝热茶，用热毛巾擦脸、身体。热水洗澡虽然易使人出汗，但有利于毛细血管扩张、机体排热，从而降低体表温度，预防中暑，同时还可加强机体的耐热锻炼。

注意事项

夏季是阳气最盛的季节，气候炎热，生机旺盛。气温增高导致人体大量出汗易造成脱水，使血液浓度提高，这样容易使老年人脆弱的血管发生阻塞，引发各种心脑血管疾病，因此家中有老人者，要在饮食和日常起居方面给予特别照顾。

养生食疗方

养阴百合茶

材料 干百合 15g，冰糖少许。

做法 ①将百合洗净，放入杯中备用。②倒入热水冲泡，加入冰糖。③闷泡 3~5 分钟，待冰糖溶化、百合完全泡开即可饮用。

功效 本品具有滋阴养心、润肺止咳、美白护肤的功效。

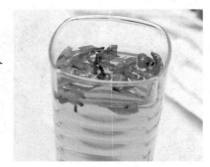

天门冬粥

材料 天门冬 25g，粳米 100g，白糖 3g，葱 5g。

做法 ①粳米泡发洗净；天门冬洗净；葱洗净，切圈。②锅置于火上，倒入清水，放入粳米，以大火煮开。③加入天门冬煮至粥呈浓稠状，撒上葱花，调入白糖拌匀即可。

功效 此粥具有养阴清热、生津止渴、润肺滋肾的功效。

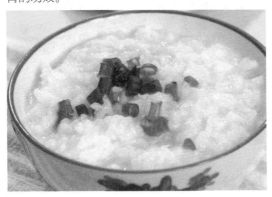

解暑西瓜汤

材料 葛根粉 10g，西瓜 250g，苹果 100g，白糖 20g，香菜少许。

做法 ①先将西瓜、苹果洗净，削去苹果皮后切小丁，备用。②净锅上火倒入适量清水，调入白糖烧沸。③加入西瓜、苹果，用葛根粉勾芡，撒上香菜即可食用。

功效 本品具有清热解暑、生津止渴、泻火除烦等功效。

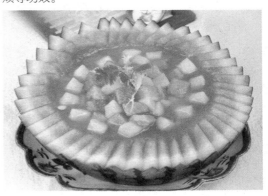

酸梅银耳鲤鱼汤

材料 乌梅 6 枚，银耳 100g，姜适量，鲤鱼 300g，盐适量，香菜少许。

做法 ①香菜洗净；鲤鱼去内脏洗净；起煎锅，放油少许，放入姜片，煎至香味出来后，再放入鲤鱼，煎至金黄。②银耳泡发洗净，切成小朵，同鲤鱼一起放入炖锅，加适量水。③加入乌梅，以中火煲 1 小时，等汤色转奶色，再加盐调味，最后撒点香菜提味即可。

功效 敛汗固表，通乳利尿，消肿祛湿。

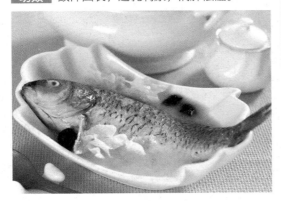

牛奶银耳水果汤

材料 银耳 100g，猕猴桃 100g，圣女果 20g，牛奶 300ml。

做法 ①银耳用清水泡软，去蒂，切成细丁，备用。②银耳加入牛奶中，开中小火，一边煮一边搅拌，煮至银耳熟软，熄火待凉装碗。③圣女果洗净，对切成两半；猕猴桃削皮切丁，一起加入碗中即可。

功效 本品具有滋养心阴、清热生津、通利肠道的功效。

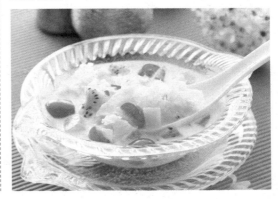

夏季饮食宜祛湿

进入雷雨季节，湿热的天气弄得人们烦躁不安，午后易肢体沉重，根据中医学的原理，这就是"湿"在作祟。湿为长夏之主气，尤其是在南方，夏季炎热又多雨，空气中湿度较大，加之因汗出而沾衣，或涉水淋雨，或居处潮湿，容易因湿邪而发病。

常用药材、食材

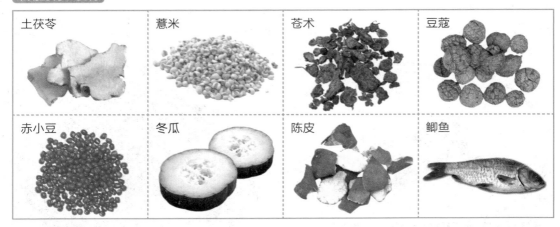

土茯苓	薏米	苍术	豆蔻
赤小豆	冬瓜	陈皮	鲫鱼

饮食须知

多吃具有芳香气味的食物或药材，如香菜、大茴香、茶叶、桂皮、艾叶、藿香、豆蔻等。中医认为，芳香行气。逼出体内的湿气，最简单可行的方法，就是让湿气顺着毛孔散发出来。因此调理湿热，首先要先打通气孔，加强气的推动作用，多吃芳香食物或药材可以帮助人体打通气孔。

日常养生

防潮防湿：切忌夜晚在室外露宿或在阴寒潮湿之地休息和消暑纳凉，因为夜间的雾气可能会引起湿热之证。淋雨、涉水、游泳或运动出汗之后，记得及时擦干身体，更衣保暖。切忌大汗之后用冷水浇头冲身。晴朗的天气要注意通风除湿。平常穿吸湿透气性能好、宽松肥大的衣服。因淋雨等引起的衣服受潮，要及时更换。被褥潮湿则用熨斗、电热毯等将其熨干、烘干，以免肌肉、关节因潮湿引起病变。

保护下体：夏季空气湿度大，湿邪的形成与地之湿气上蒸有关，故其伤人也多从下部开始，如常见的脚气、下肢溃疡、妇女带下等。

注意事项

祛湿先健脾。中医认为，湿为阴邪，湿邪好伤脾阳。因为脾性喜燥而恶湿，一旦脾阳为湿邪所遏，易致脘腹胀满、食欲不振、四肢不温等症状。

养生食疗方

清香安神茶

材料 枸杞 10g，生酸枣仁、熟酸枣仁各 6g，茉莉 5g，热水约 500ml。

做法 ①先将生酸枣仁、熟酸枣仁压碎，装入纱布袋中，茉莉洗净，备用。②将纱布袋、茉莉、枸杞放入杯中，用热水冲泡。③约 10 分钟后过滤茶水，即可饮用。

功效 本品具有养心安神、舒肝除烦、滋阴生津等功效。

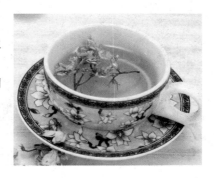

茯苓粥

材料 茯苓 30g，红枣 15 枚，粳米 100g。

做法 ①茯苓打成粉备用；粳米洗净，加水熬煮成粥。②红枣洗净，另入锅，加水小火煮烂。③将煮好的红枣汤加入到煮好的粳米粥内，加入茯苓粉，煮沸即成。

功效 本品能健脾补中、利水渗湿、安神养心，适用于慢性肝炎、脾胃虚弱、腹泻、烦躁失眠等症。

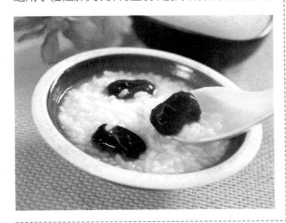

半夏薏米汤

材料 半夏 15g，薏米 100g，百合 10g，盐 2g，冰糖适量。

做法 ①半夏、薏米洗净；百合洗净备用。②锅中加水烧开，倒入薏米煮至沸腾，再倒入半夏、百合煮至熟。③最后加入盐、冰糖，拌匀即可。

功效 本品具有健脾化湿、滋阴润肺、止咳化痰等功效。

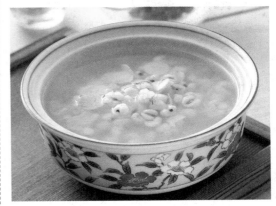

薏米黄芪粥

材料 薏米 30g，黄芪 8g，粳米 70g，盐 2g，葱 8g。

做法 ①粳米、薏米均泡发洗净；黄芪洗净，切片；葱洗净，切花。②锅置于火上，倒入清水，放入粳米、薏米、黄芪，以大火煮至米开花。③再转小火煮至粥呈浓稠状，调入盐拌匀，撒上葱花即可。

功效 此粥有补气固表、止汗脱毒、生肌敛疮、利尿消肿之功效。

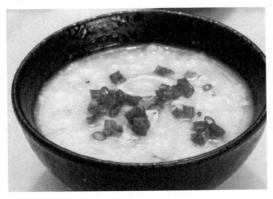

远志菖蒲鸡心汤

材料 远志、石菖蒲各 15g，鸡心 300g，胡萝卜 50g，葱 10g，盐少许。

做法 ①将石菖蒲、远志放入棉布袋内，扎紧。②鸡心洗净，用沸水汆烫，并将血块挤出；胡萝卜洗净去皮，切片；葱洗净，切段。③药材包、胡萝卜入锅中煮汤，待沸，下鸡心入锅熬煮，再下葱段、盐调味即成。

功效 本品具有养心安眠、重镇安神的功效，适用于因夏季燥热而导致的失眠。

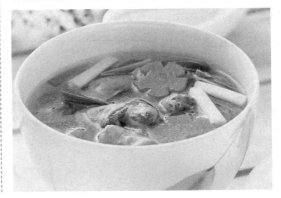

夏季宜防困解乏

夏季阳气旺盛，人体消耗大，机体内阳气不足，人体机能下降，大脑供血量不足，人容易出现疲劳、困乏等精神不适感。有的人还表现为早晨起床的时候总是睡不醒，下午、傍晚嗜睡，严重影响工作和生活。防困解乏是夏季必做的功课。

常用药材、食材

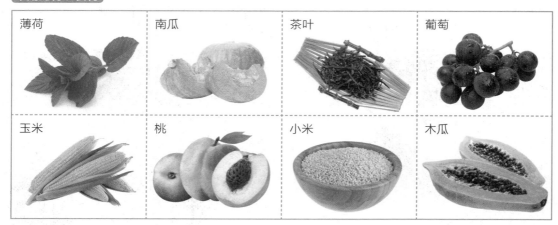

| 薄荷 | 南瓜 | 茶叶 | 葡萄 |
| 玉米 | 桃 | 小米 | 木瓜 |

饮食须知

夏季要常喝薄荷茶。薄荷性味辛凉，有疏风散热、辟秽解毒的作用。夏季常喝薄荷茶有助于提神，该茶被美国《健身》杂志推荐为健康饮品。除此之外，则推荐喝绿茶，它不但可提神，还可清热降火，有助于预防中暑。

日常养生

按摩头部： 找准自己的风池穴、太阳穴、百会穴，在困乏的时候按摩 1 分钟。按摩这三个穴位有助于促进大脑血液循环，缓解疲劳。

健身锻炼： 健身锻炼是保持精神饱满的良方。夏季早晨，宜进行适当的体育锻炼，如打太极拳、舞剑、慢跑、散步等。对老年人来说，还应积极参与社交活动，促进身心健康。

创造清雅环境： 撑竿垂钓、弈棋等娱乐活动，不但增添了生活的乐趣，而且对于宁神静气、健脑强身都有好处。所谓垂钓之意不在鱼，而在于清凉也；弈棋之乐不在于对弈，而在于相拼忘记尘烦哉。

注意事项

夏季要多喝茶。茶除了能给人提供丰富的营养物质外，还具有去痰热、解心渴、利小便等功效，对于提神醒脑、除烦解渴、去腻消食和清热解毒等也有良好的疗效。茶更是陶冶情操、安身静气的催化剂，正如诗中所说："识得此中滋味，觅来无限清凉。"

养生食疗方

山楂五味子茶

材料 山楂 50g，五味子 30g，白糖少许。

做法 ①将山楂、五味子洗净，放入锅里。②加入适量清水，煎煮 10 分钟。煎两次，取汁混匀。③调入白糖搅拌溶化即可饮用。

功效 本品具有健脾开胃、养心安神、解郁除烦等功效。

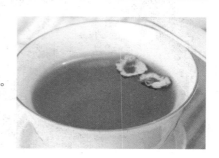

荷叶甘草茶

材料 鲜荷叶 100g，甘草 5g，白糖少许。

做法 ①将荷叶洗净、切碎；甘草洗净，备用。②然后将荷叶、甘草放入水中大火煮沸，再转小火煮 10 余分钟。③滤去荷叶渣，加适量白糖即可食用。

功效 本品具有消暑解渴、清心安神、排毒瘦身等功效。

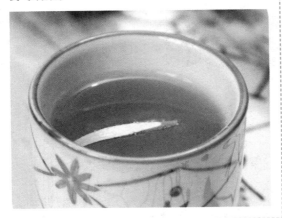

薄荷鲜果茶

材料 薄荷 3g，茶叶 10g，冰糖适量。

做法 ①将茶叶、薄荷分别清洗干净，放在杯内。②以适量热开水冲泡，加盖闷 10 分钟。③将冰糖放入，调匀即可饮用。

功效 本品具有清热利咽、发汗泻火、解表散热的功效。

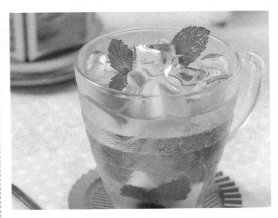

藿香粳米粥

材料 藿香叶 10g，粳米 100g，盐 2g。

做法 ①将粳米淘洗干净，再置于清水中浸泡半小时后捞出沥干水分备用；藿香叶洗净，切碎。②锅置于火上，倒入清水，放入粳米，以大火煮开。③再以小火煮至呈浓稠状，加藿香叶同煮片刻，调入盐拌匀即可。

功效 此粥具有开胃止呕、发表解暑、健脾化湿的功效。

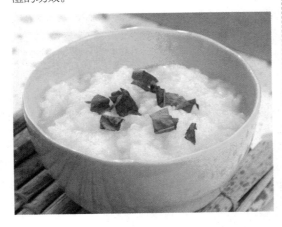

沙葛薏米猪骨汤

材料 薏米、沙葛、枸杞、香菜各适量，猪排骨 300g，盐 5g，葱花 3g，高汤适量。

做法 ①猪排骨洗净、切块、余水；薏米浸泡，洗净；沙葛洗净，去皮，切滚刀块；枸杞洗净；香菜洗净切碎。②炒锅上火倒油，将葱炝香，倒入高汤，调入盐。③下入猪排骨、薏米、沙葛、枸杞煲至熟，撒上香菜即可。

功效 本品可清热祛暑、滋阴止渴、健脾清肝。

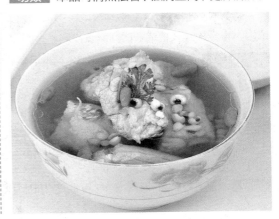

夏季饮食宜补钾

高温条件下，人体的生理功能会发生变化，特别是大量出汗与机体过热，可使钾大量丧失，体内蛋白质分解加速，人体容易出现低血钾现象，导致倦怠无力、心跳过快且心律不齐、头昏头痛、食欲不振等。长期缺钾者，在高温条件下最易中暑，故应适当摄入含钾丰富的食物。

常用药材、食材

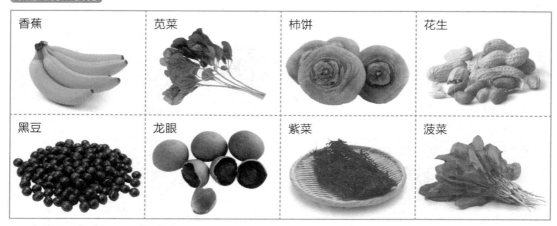

| 香蕉 | 苋菜 | 柿饼 | 花生 |
| 黑豆 | 龙眼 | 紫菜 | 菠菜 |

饮食须知

钾占人体无机盐的5％，它的作用是保持神经系统的健康和调节心脏节律。因此，补钾对人体来说至关重要，在饮食上要多吃有助于健脑、养心的食物。

日常养生

避免大汗淋漓：夏季温度高，人体易出汗。若参加了剧烈的运动，如打篮球，或者在高温下连续不间断地作业，钾离子就会随着汗液被排出体外。因此要尽量避免大强度的机体活动，不要长时间出汗。

避免不必要用脑：不要熬夜看电影、打游戏，或为小事斤斤计较，或长时间盯着电脑等，因为这些行为都会累及神经系统，造成不必要的损耗。因此，有这些不良习惯的人，在夏季要及时予以纠正。

坚持午休：睡眠是人类最基本的需要，充足的睡眠可以让脑组织获得休息。睡眠时，中枢神经系统的活动减弱，尤其是骨骼肌的活动几乎全部停止，心脏的跳动次数减少，血压下降，这样可使身体各个器官，尤其是大脑得到充分的休息。

注意事项

人体所需的钾是很少的，补钾不宜过量，只要日常饮食及起居生活有意识地改善，就足以满足机体的需要。一般不必吃专门制剂。补钾过量会抑制心肌功能，使心跳在舒张期停止。

养生食疗方

龙眼莲子羹

材料 龙眼肉20g，枸杞10g，莲子50g，白糖10g。

做法 ①将莲子洗净，泡发；枸杞、龙眼肉均洗净备用。②锅置于火上，注入清水后，放入莲子煮沸后，下入枸杞、龙眼肉。③煮熟后放入白糖调味即可。

功效 本品具有补血养心、安神除烦、涩精固泻等功效。

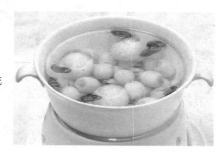

太子参红枣茶

材料 红枣 5 枚，太子参 6g，茶叶 3g。

做法 ①将太子参、红枣、茶叶分别洗干净，沥干后备用。②先将太子参、红枣放入锅中，加适量水，大火煮沸后，转小火煮 15 分钟。③再放入茶叶泡开即可。

功效 本品具有益气补血、敛汗固表的功效，适宜气虚型自汗、盗汗患者饮用，夏季体虚的人常饮还可预防苦夏。

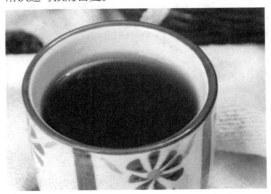

百合生地粥

材料 百合 15g，生地 5g，粳米 100g，盐 2g，葱 5g。

做法 ①粳米洗净；百合洗净；生地入锅，倒入一碗水熬至半碗，去渣待用；葱洗净，切圈。②锅置于火上，注入清水，放入粳米，用大火煮至米粒绽开。③放入百合，倒入生地汁，用小火煮至粥成，加入盐调味，撒上葱花即可。

功效 清热凉血，滋阴养心，润燥通便。

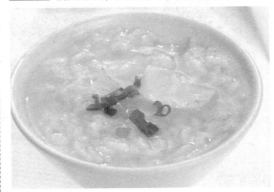

人参糯米鸡汤

材料 人参 8g，红枣 15g，糯米 20g，鸡腿 1 只，盐适量。

做法 ①糯米淘洗干净，用清水泡 1 小时，沥干；人参洗净，切片；红枣洗净。②鸡腿剁块，洗净，余烫后捞起，再冲净。③将糯米、鸡块和参片、红枣盛入炖锅，加水适量，以大火煮开后转小火炖至肉熟米烂，加盐调味即可。

功效 补气养血，敛汗固表，安神助眠。

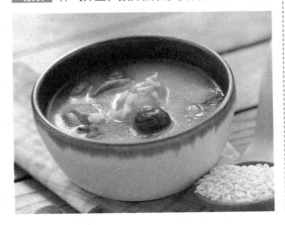

西瓜绿豆鹌鹑汤

材料 绿豆 50g，西瓜 500g，鹌鹑 450g，盐 5g，生姜适量。

做法 ①鹌鹑洗净；生姜洗净，切片；西瓜连皮洗净，切成块状；绿豆洗净，浸泡 1 小时。②将 1800ml 清水放入瓦煲内，煮沸后加入以上材料，大火煲 10 分钟。③改用小火煲 2 小时，加盐即可。

功效 本品可清热祛暑、利尿消肿。

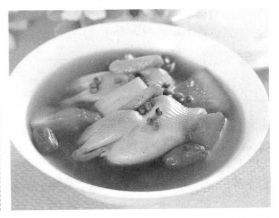

宜补盐分、维生素

夏季人体排汗量大，新陈代谢快，失盐过多易引起氯化钠的流失，所以每天补充水分的同时，还要注意补充盐分，饮用一些盐开水以保持体内酸碱平衡。另外，高温季节补充维生素可减少体内糖类和组织蛋白的消耗，有利于人体健康。

常用药材、食材

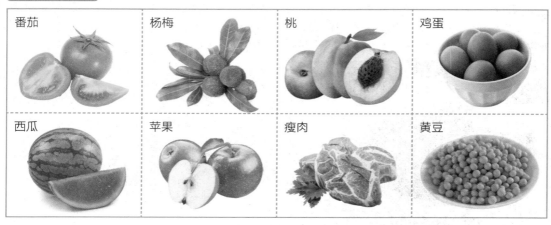

| 番茄 | 杨梅 | 桃 | 鸡蛋 |
| 西瓜 | 苹果 | 瘦肉 | 黄豆 |

饮食须知

大汗淋漓时，如果仅仅补充水分，而不注意补充适量的盐分，极易引起电解质紊乱，诱发中暑。因此，夏季应适量饮些淡盐水，以补充体内盐分，日常也要注意多吃新鲜蔬果，以补充各种维生素。

日常养生

不可过劳： 夏季人体的能量消耗较大，营养素流失快，因此不可过于疲劳。清晨，曙光初露，空气清新，到溪流或草木繁茂的园林中散步，或做气功、跳保健操、跳交谊舞、打太极拳等有氧运动，以便吐故纳新。傍晚，漫步在江滨湖畔，习习的凉风会使人心静如水，精神清爽。但要注意一般不要长途跋涉，若有需要，最好就近寻幽。

科学锻炼： 运动量不宜过大。因为，春夏宜养阳，而剧烈的运动可致大汗淋漓，不但损伤阴阳，也会加剧盐分和维生素的流失。因此，锻炼的项目以散步、慢跑、太极拳、广播操为好。注意！停止运动后，不可用冷水给身体降温，以免出现发热、伤风感冒等。做完剧烈的运动后，不可马上卧床休息，也不能立刻用餐。

注意事项

老人夏季最好不要做太多运动。老年人抗热能力不及年轻人，在高温天气下发生中暑的概率较高。此外，老年人的血液浓度本来就比较高，在炎热的天气下进行体育锻炼，不仅会加剧盐分和维生素的丢失，而且还容易诱发心脑血管疾病。

养生食疗方

莲子红米羹

材料 莲子40g，红米80g，粳米50g，冰糖10g。

做法 ①红米、粳米泡发洗净；莲子去心，洗净。②锅置于火上，倒入清水，放入红米、薏米、莲子煮至开花。③加入冰糖同煮至浓稠状即可。

功效 此粥有养心安神、固精止带、补脾止泻等功效。

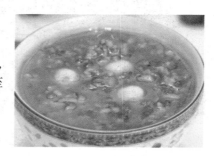

草果猪肉汤

材料 草果4枚，薏米、猪肉各200g，盐5g。

做法 ①将薏米用开水淘净，放入锅中，加适量水，先用大火烧沸，再用小火煮熟。②将猪肉、草果洗净，一同放入锅内，加适量水熬煮，然后将猪肉、草果捞起，将汤与薏米合并，再用小火炖熬熟透。③将猪肉切成小块，与草果一起放入薏米汤内，加盐调匀，即可食用。

功效 本品可温中散寒、健脾祛湿。

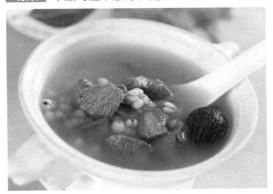

双瓜萝卜粥

材料 知母8g，黄瓜、苦瓜、胡萝卜各适量，粳米100g，冰糖8g。

做法 ①粳米洗净，泡发半小时；黄瓜、苦瓜洗净，切小块；胡萝卜洗净，切丁；知母洗净。②锅置于火上，注入清水后，放入粳米煮至米粒绽开。③再放入黄瓜、苦瓜、胡萝卜、知母，用小火煮至粥成，再下入冰糖，煮至溶化即可食用。

功效 清热祛暑，泻火解毒，止渴利尿。

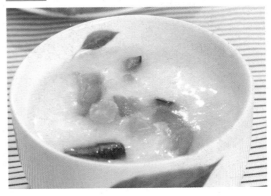

西瓜玉米粥

材料 百合20g，西瓜、玉米粒、苹果各20g，牛奶100ml，糯米100g，白糖3g，葱少许。

做法 ①糯米洗净，用清水浸泡半小时；西瓜切开取果肉；苹果洗净切小块；玉米粒洗净；葱洗净，切成葱圈。②锅置于火上，放入糯米，注入清水煮至八成熟。③放入西瓜、百合、苹果、玉米粒煮至粥将成，倒入牛奶稍煮，加白糖调匀撒上葱圈。

功效 有补心润肺、生津解毒、排毒养颜的作用。

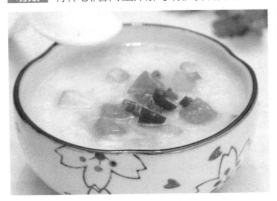

牛蒡肉汤

材料 牛蒡根300g，里脊肉150g，紫菜50g，香菜25g，盐、料酒、淀粉、香油各适量。

做法 ①将牛蒡根洗净去皮，切成细丝。②里脊洗净切成肉丝，加入盐、料酒和淀粉拌匀；紫菜用清水泡开；香菜洗净，切成末。③锅置于火上，放入适量的清水和牛蒡丝烧沸，加入盐和肉丝再烧沸，撇去浮沫，改用小火继续煮至熟，加入紫菜煮沸，撒入香菜，淋入香油即可。

功效 本品可清热解毒、泻火发汗。

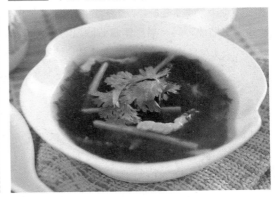

中暑的调理

病因：在烈日下或高温环境中连续工作。

症状：患者先有头痛、眩晕、心悸、恶心等，随即出汗停止、体温上升、脉搏加快、皮肤干热、肌肉松软甚至虚脱等，如不及时抢救可致昏迷而死亡。

预防原则：多喝水；多吃清热食物；少在高温环境下持续作业。

常用药材、食材

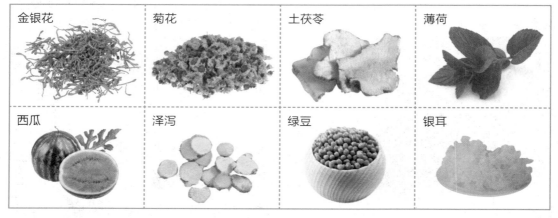

| 金银花 | 菊花 | 土茯苓 | 薄荷 |
| 西瓜 | 泽泻 | 绿豆 | 银耳 |

饮食须知

夏季外出，一定要做好防护工作，如打遮阳伞、戴遮阳帽等，避免在烈日下暴晒。准备充足的水和饮料，不要等口渴了才喝水，出汗较多时可适当补充一些盐水。随身带好防暑降温药品，如十滴水、龙虎人丹、风油精等，以备应急之用。外出穿衣服尽量选用棉、麻、丝类的织物，应少穿化纤品类服装，以免大量出汗时不能及时散热，引起中暑。

医理探究

人体在高温环境中连续工作，会使人体的热量增加，若因为肥胖或者穿着透气性不良的衣服，就会产生散热障碍。当身体调节体温的能力不能适应外界时，体内产生的热量不能适当向外散发，热量的积聚会产生高热，进而引发中暑。

中暑小贴士

中暑发生前多有一些前兆，如全身软弱无力、眩晕、头痛、恶心、注意力不集中等，此时应立即离开高温环境，到阴凉安静的地方休息，并及时补充水分和盐分。

若有因中暑而昏倒的人，应立即将其抬到环境凉爽的地方，解开衣扣和裤带，让患者吹风。采用背部刮痧疗法，效果也不错，同时按摩患者四肢，以防止血液循环停滞。

中暑者应注意营养均衡，饮食宜清淡，少吃油腻性的食物。多补充水分，可用西瓜汁、银花露、绿豆汤等代茶饮用。高热时可适当用物理降温，常洗温水浴，可帮助发汗降温。

中暑患者应选择具有清热解暑、生津止渴作用的食物，如绿色蔬菜、豆制品、凉茶、水果、牛奶、瓜类菜等。也可选择清淡多汁的凉性水果蔬菜。忌食燥热性食物如羊肉、狗肉、辣椒、胡椒等，忌喝烈性酒等。勿食辛辣刺激性食品、性温助热食物、煎炸爆炒及过咸的食物等。

泽泻小档案

性味归经：性寒，味甘，入肾、膀胱经。

功效主治：利水、渗湿、泄热。

选购保存：以个大、质坚、色黄白、粉性足者为佳。置于干燥处保存，防潮、防蛀。

食用禁忌：肾虚精滑者忌服。

藿香鲫鱼

材料 藿香 15g，鲫鱼 500g，盐适量。

做法 ①将鲫鱼宰杀剖好，洗净；藿香洗净。②将鲫鱼和藿香放于碗中，加入盐调味，再放入蒸锅内。③清蒸至熟便可食用。

功效 本品能和中祛暑、利水渗湿，对受暑湿邪气而头痛、恶心呕吐、口味酸臭等有食疗作用。

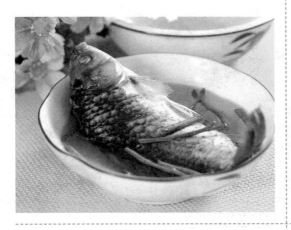

莲花蜜茶

材料 莲花 3 朵，蜂蜜适量。

做法 ①莲花用开水冲洗一遍，沥干备用。②将莲花、500ml 水放入锅中，大火煮至沸即可。③饮用时加入蜂蜜拌匀。

功效 本品能清火解毒、镇心安神。适宜燥热天气，心神不宁、烦躁易怒等症患者饮用。体虚乏力者食之也可增强食欲，振奋精神。

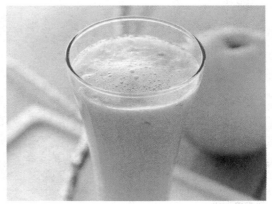

薄荷西米粥

材料 嫩薄荷叶 15g，西米 100g，枸杞适量，盐 3g。

做法 ①西米洗净，用温水泡至透亮；薄荷叶洗净，切碎；枸杞洗净。②锅置于火上，注入清水后，放入西米用大火煮至米粒开花。③放入薄荷叶、枸杞，改用小火煮至粥成，调入盐入味即可。

功效 本品能解暑发汗、清热利咽，适用于夏季暑热、汗出不畅、头痛头晕、咽干口燥者。

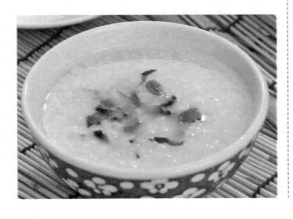

莲藕解暑汤

材料 甜杏仁 30g，莲藕 150g，绿豆 35g，盐 2g。

做法 ①将莲藕洗净去皮，切块；绿豆淘洗净备用；杏仁洗净，备用。②净锅上火倒入水，下入莲藕、绿豆、杏仁，先大火烧开，然后转小火煲至熟。③出锅前，最后调入盐搅匀即可食用（或者根据喜好调入白糖）。

功效 本品能清热解暑、滋阴凉血，夏季多食可预防中暑。

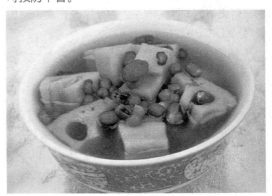

小儿夏热的调理

病因：持续高温天气。

症状：持续发热（体温 39~40℃）、口渴、尿多、汗少等。起病缓慢，有夜热早凉的，也有早热暮凉的。

预防原则：多给孩子喝水；带孩子到阴凉地方避暑；避免着凉。

常用药材、食材

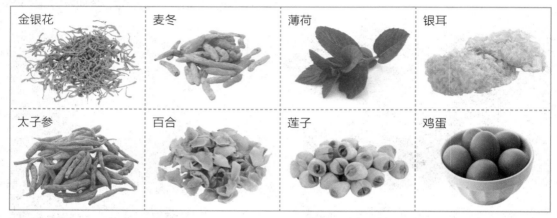

金银花	麦冬	薄荷	银耳
太子参	百合	莲子	鸡蛋

饮食须知

父母要密切关注孩子，注意营养均衡，饮食宜清淡，少给孩子吃油腻性的食物。多补充水分，可饮用西瓜汁、金银花露、绿豆汤等。高热时可适当用物理方法降温，可通过空调设备或打开门窗通风、打开风扇等方式让室内的空气流通，降低室内温度。常洗温水浴，可帮助小儿发汗降温。避免着凉、中暑，防止并发症。

医理探究

小儿夏热常发生于夏季温度高时，此病在秋凉后多能自愈，有的到了第二年夏季可能再度发病，可见该病与季节有关，因此家长在夏季要加强对小儿的照顾。

太子参小档案

性味归经：性平，味甘，入脾、肺经。

功效主治：补肺健脾，主治心悸、疲乏。

选购保存：以肥润、黄白色、无须根者为佳。置通风干燥处保存。

食用禁忌：一般不与藜芦同服。

小儿夏热小贴士

小儿宜吃蛋类、青菜、丝瓜、苦瓜、金银花、菊花、薄荷、瘦肉、鸭子、西瓜、梨、奇异果、柿子、荸荠等。忌狗肉、牛肉、羊肉、芒果、榴莲、荔枝、龙眼及辛辣刺激性食物等。

小儿夏热宜多补充水分，可用西瓜汁、银花露、绿豆汤等代茶饮用。注意营养均衡，饮食宜清淡，忌油腻辛辣食物。常洗温水浴，避免着凉、中暑，防止并发症。

夏季小儿暑热容易引发热痉挛，要经常给室内通风降温；让孩子多吃瓜果，多饮绿豆汤；出汗后及时给孩子喝淡盐开水。一旦发生热痉挛，要及时让孩子脱离高温环境，并喂服含盐液体。

夏季有些小孩会出现不明原因的哭闹、烦躁，这种症状为小儿夏季脱水热，一旦出现这种情况，要及时给孩子补充足量的水分，使患儿的体温迅速下降。

小儿夏热容易引发黄水疮，又称脓包疮，是一种皮肤病，极具传染性。对患该症的小儿应及时进行隔离，并将所用物品用酒精消毒，注意皮肤的清洁卫生。

沙参豆腐冬瓜汤

材料 北沙参 10g，葛根 10g，豆腐 250g，冬瓜 200g，盐适量。

做法 ①豆腐洗净，切小块；冬瓜洗净去皮后，切薄片；北沙参、葛根洗净备用。②锅中加水，放入豆腐、冬瓜、北沙参、葛根同煮。③煮沸后加少量盐调味即可食用。

功效 本品能滋阴清热、生津止渴，对阴虚热盛、发热、口渴、汗少、尿多等症有食疗作用。

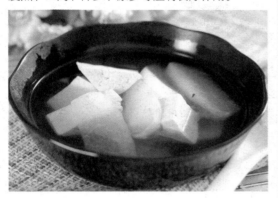

石斛清热甜粥

材料 麦冬 10g，石斛 15g，西洋参 5g，枸杞 5g，粳米 70g，冰糖 50g。

做法 ①西洋参洗净，磨成粉末状；麦冬、石斛分别洗净，放入棉布袋中包起；枸杞洗净后用水泡软备用。②粳米洗净，和 800ml 水、枸杞、药材包一起放入锅中，熬煮成粥，加入西洋参粉、冰糖。③煮至冰糖溶化后即可。

功效 本品可滋阴补虚、益气生津。

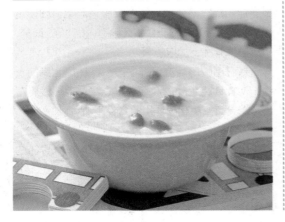

雪梨银耳百合汤

材料 百合 30g，雪梨 1 个，银耳 40g，蜂蜜 10ml，葱少许。

做法 ①将雪梨洗净，去核切块；百合、银耳洗净泡发；将葱洗净切碎。②往锅内加入适量水，将雪梨、百合、银耳放入锅中，先大火煮开后转小火煮至熟透。③调入蜂蜜搅拌撒上葱花即可食用。

功效 本品能养阴清热、润肺生津，用于小儿夏热、肺热燥咳、虚烦哭闹等症的治疗。

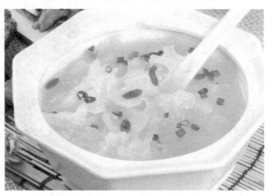

苦瓜汁

材料 葛根粉 30g，牛蒡 10g，苦瓜 1 个，冰糖适量。

做法 ①苦瓜洗净，去皮和籽，切块；牛蒡洗净，去皮切段；将葛根粉用一小勺凉开水搅拌匀待用。②将搅拌好的葛根和牛蒡、苦瓜一同倒入榨汁机内打碎为汁。③倒入碗里放入冰糖搅拌即可食用。

功效 本品能清心泻火、解毒透疹，对小儿夏热、痱子、痤疮等症有食疗作用。

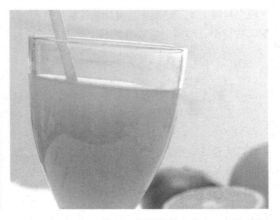

腹泻的调理

常用药材、食材

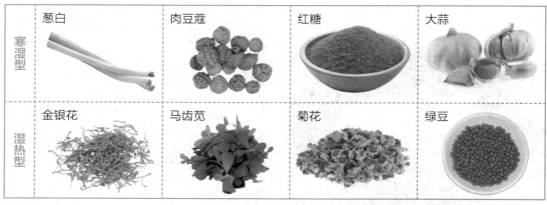

	葱白	肉豆蔻	红糖	大蒜
寒湿型				
	金银花	马齿苋	菊花	绿豆
湿热型				

饮食须知

平时注意锻炼身体，增强体质，提高机体的抵抗力，避免感染各种疾病。营养不良、佝偻病及病后体弱小儿应加强护理，注意饮食卫生，避免各种感染。另外，还要避免长期滥用广谱抗生素，以免造成肠道菌群失调，招致耐药菌繁殖引起肠炎。

医理探究

腹泻分急性和慢性两类。急性腹泻发病急剧，病程在2~3周之内，多由细菌、病毒感染及食物中毒、食生冷食物或着凉引起。慢性腹泻指病程在两个月以上或间歇期在2~4周内的复发性腹泻，病因较复杂，与肠道感染性疾病、肠道非感染性炎症、肿瘤、小肠吸收不良等因素有关。

腹泻小贴士

寒湿宜金樱子、山药、丁香、大蒜等，湿热宜绿豆、丝瓜、马齿苋、薏米等。忌冷饮、冰冻食物、忌肥肉、辣椒、酒及油脂含量高的食物，如花生、芝麻、豆类等。

腹泻时应适当控制饮食，减轻胃肠负担，吐泻严重及伤食泄泻患者可暂时禁食6~8小时，以后随着病情好转逐渐增加食量。忌食油腻、生冷及不易消化的食物。

当宝宝发生腹泻时，妈妈最好带宝宝到医院做对症治疗，不要擅自给宝宝服用药物。如果抗生药物使用不当，反而会杀死肠道内的"好"细菌，引起菌群紊乱，加重腹泻。

寒湿型腹泻当选择温中散寒、祛风止泻的食物，勿食性凉生冷、荤腥油腻食物；温热性腹泻当选择具有温热化湿作用的食物，勿食性热滋腻、辛辣燥性的食物。

伤食型腹泻应当选择消食化积、行气导滞的食物，勿食荤腥油腻、辛热温燥、黏滞酸涩之物；脾虚型腹泻当选择具有益气健脾、收敛止泻作用的食物，勿食生冷性凉、耗气破气的食物。

肉豆蔻小档案

性味归经： 性温，味辛，入胃、大肠经。

功效主治： 温中下气、消食固肠。

选购保存： 以个大、体重、坚实、光滑、油足、破开后香气强烈者为佳。置通风处。

食用禁忌： 体内火盛、中暑热泄、肠风下血、齿痛及湿热积滞者，皆不宜服用。

补骨脂芡实鸭汤

材料 补骨脂 15g，芡实 50g，鸭肉 300g，盐 1 小匙。

做法 ①将鸭肉洗净，放入沸水中汆去血水，捞出备用。②芡实、补骨脂分别洗净，与鸭肉一起盛入锅中，加入适量的水，大约盖过所有材料。③用大火将汤煮开，再转用小火续炖约半小时，快煮熟时加盐调味即可。

功效 本品具有补肾健脾、涩肠止泻的功效。

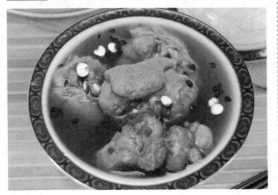

双花饮

材料 金银花、白菊花各 20g，冰糖适量。

做法 ①将金银花、白菊花洗净，沥干备用。②将金银花、白菊花放入净锅内，加入适量清水，先大火煮开后，转小火煎煮成浓汁。③最后调入冰糖，煮至溶化即可。

功效 本品能清热解毒、涩肠止泻，适用于细菌性肠炎引起的泄泻、流感、痢疾等，夏季午后来一杯，有助于振奋精神，改善疲乏。

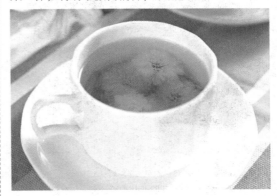

蒜肚汤

材料 芡实、山药各 50g，猪肚 1000g，大蒜、生姜、盐各适量。

做法 ①将猪肚去脂膜，洗净，切块。②芡实洗净备用；山药去皮，洗净切片；大蒜去皮洗净。③将所有材料放入锅内，加水煮 2 小时，至大蒜被煮烂、猪肚熟即可。

功效 本品能健脾止泻、涩肠抗菌，对饮食不洁引起的细菌性腹泻、大便次数增多、黏腻不爽等症有食疗作用。

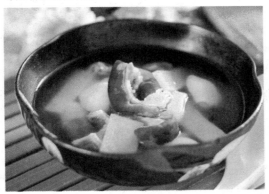

山药薏米白菜粥

材料 山药、薏米各 20g，白菜 30g，粳米 70g，枸杞 10g，盐 2g。

做法 ①粳米、薏米在清水中浸泡 2 小时，淘洗干净捞出；山药用清水洗净切块；白菜用清水洗净，切丝；枸杞洗净。②锅置火上，倒入适量清水，放入粳米、薏米、枸杞，用大火煮开后，放入山药块接着煮开。③最后加入白菜煮至浓稠状，调入盐拌匀即可。

功效 本品可养心益肾、补脾止泻。

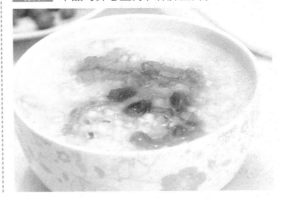

心律失常的调理

病因：由冠心病、心肌病、心肌炎、风湿性心脏病及电解质、内分泌失调引起。
症状：心脏的跳动速度或节律发生改变。正常心律起源于窦房结，频率60~100 次 / 分钟（成人）。
预防原则：预防"三高"；及时治疗心脏病；避免连续高温作业。

常用药材、食材

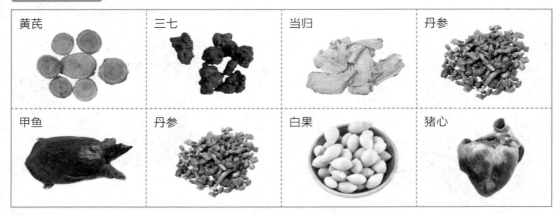

| 黄芪 | 三七 | 当归 | 丹参 |
| 甲鱼 | 丹参 | 白果 | 猪心 |

预防措施

　　按时休息，保证睡眠时间；运动要适量，量力而行；洗澡水不要太热，时间不宜过长；养成按时排便习惯，保持大便通畅；饮食定时定量；节制性生活，不饮浓茶不吸烟；避免着凉，预防感冒；不从事紧张工作，不从事驾驶员工作。

医理探究

　　心律失常多表现为心率起源部位、心搏频率与节律或冲动传导等发生异常，生理性因素、病理性因素是造成该症的重要原因。生理性因素包括运动、情绪激动、吸烟、饮酒（咖啡）、冷热刺激等。病理性因素包括心血管病、内分泌疾病、毒物或药物中毒、电解质紊乱等。

丹参小档案

性味归经：性微温，味苦，入心、肝经。
功效主治：活血祛瘀，安神宁心。
选购保存：以条粗、内紫黑色、有菊花状白点者为佳。置于干燥处保存。
食用禁忌：出血不停的人慎用，服用后有不良反应者，减少用量。

心律失常小贴

　　心律失常患者的饮食原则是少食多餐，要避免过饥过饱，如果饮食过饱，会加重心脏负担，加重原有的心律失常。

　　宜吃绿色蔬菜、鱼类、瘦肉类、鸡肉、豆类、奶类、水果类等。伴有血压血脂高者忌肥肉、狗肉等肥腻热性食物，忌辣椒、咖啡、浓茶、烟酒等。

　　心律失常发作会引起心悸、胸闷、头晕等症状时，应保证患者充足的休息和睡眠时间；休息时避免左侧卧位，以防左侧卧位时感觉到心脏搏动而加重不适；宜食用富含纤维素的食物，以防便秘；避免摄入刺激性食物，如咖啡、浓茶等；生活中随时准备一个氧气瓶，急性发作时利于急救；要戒烟戒酒。

　　心律失常患者应保持平和稳定的情绪，精神放松，以平和的心态去对待人和事，避免过喜、过悲、过怒，少看或不看紧张刺激的电视，球赛等。

　　生活中可引发心律失常的药物有：红霉素、克拉霉素、螺旋霉素、特非那定、阿司咪唑、氯丙嗪、奋乃静、硫利哒嗪、三氟拉嗪、阿米替林、多塞平、氯米帕明、丙米嗪、地昔帕明等，应注意避免误用。

黄芪麦仁粥

材料 黄芪 10g，麦仁 50g，冰糖适量。

做法 ①将麦仁洗净，浸泡；黄芪洗净切成小段备用。②将黄芪与麦仁一同放进锅内，加水煮成粥。③加冰糖，拌匀后早晚服食即可。

功效 本品能养心安神、补中益气，对心律不齐、急促喘息、食欲不振等症有食疗作用。

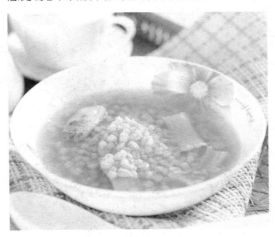

绞股蓝茶

材料 绞股蓝 15g，沸水适量。

做法 ①将绞股蓝洗净放入壶中。②往壶中注入沸水。③待凉后可饮，可反复冲泡至茶味渐淡。

功效 本品能养血补心、安神助眠，对血虚所致的心神不宁、疲乏气短、心悸失眠等症有食疗作用。

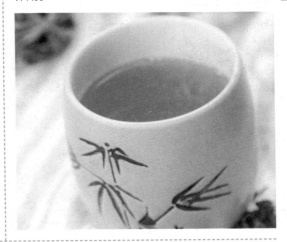

灵芝猪心汤

材料 灵芝 20g，猪心 1 个，姜片适量，盐、香油各少许。

做法 ①将猪心剖开，洗净，切片；灵芝去柄，洗净切碎，一同放于大瓷碗中。②加入姜片、盐和清水。③将瓷碗放入锅内盖好，隔水蒸至熟烂，下盐调味，淋入香油即可。

功效 本品能益气养心、健脾安神，对心律失常、气短乏力、心悸等症有食疗作用。

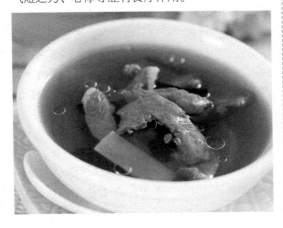

百合粳米粥

材料 干百合 20g，粳米 150g，冰糖适量。

做法 ①将百合洗净，用温水泡发；粳米洗净待用。②锅中加水烧开，先下入粳米煮至八成熟后，加入百合。③一起煮 10 分钟，再下冰糖煮至溶化即可。

功效 本品能滋阴养心、补气健脾，对心律失常、肺热咳嗽、胃痛腹胀等症有食疗作用。

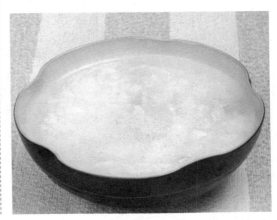

痢疾的调理

病因：由感染湿热之邪，内伤脾胃，导致脾失健运，使湿热蕴积肠道而成。

症状：以发热、腹痛、里急后重、大便脓血相兼以及有秽臭为主要症状。若感染疫毒，发病急剧，伴有突然高热、神昏、惊厥者，为疫毒痢。

预防原则：注意饮食卫生；增强体质。

常用药材、食材

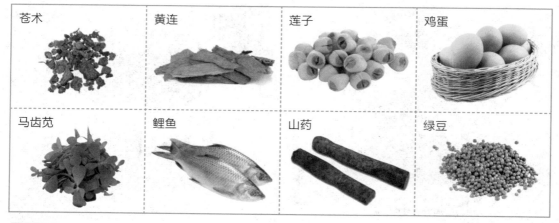

| 苍术 | 黄连 | 莲子 | 鸡蛋 |
| 马齿苋 | 鲤鱼 | 山药 | 绿豆 |

预防措施

搞好环境卫生，加强厕所及粪便管理，消灭苍蝇滋生地；做到饭前便后洗手，不饮生水，不吃变质和腐烂食物，不吃被苍蝇沾过的食物；不要暴饮暴食，以免胃肠道抵抗力降低；加强锻炼，增强体质。

医理探究

痢疾为急性肠道传染病之一，多发于夏季。疲劳、受寒、饮食不当、营养缺乏、肠菌群失调等因素都可以使人体降低对痢疾的抵抗力，且人体感染痢疾后，免疫力不持久，容易再发。

痢疾小贴士

痢疾高发季节不要吃生冷食物及不洁瓜果，因为痢疾杆菌在蔬菜、瓜果、腌菜中能生存 1 ~ 2 周，并可在葡萄、黄瓜、凉粉、番茄、布丁等食品上繁殖。

痢疾患者宜吃蔬菜、水果、大蒜、猪瘦肉、鸭肉、荷叶、薏米、茶叶、菊花等。忌吃肥肉、羊肉、狗肉、酒、辣椒等辛辣刺激性食物以及冰镇饮料等。在治疗期间，应禁食生冷、坚硬、寒凉、油腻的食物，如凉拌菜、冷饮、酒类、瓜果等。食用这些食物，会加重病情，难以康复。

急性期宜卧床休息，慢性期宜情绪稳定，寒温适宜，生活规律。腹痛时可用热水袋敷在肚脐周围；遵医嘱按时服药，急性痢疾患者应坚持服药 7 ~ 10 天，不要症状刚好一点就自动停药，这样容易转成慢性痢疾，给治疗带来困难。急性痢疾患者千万不要随意服用止泻药，便后要清洗肛门。注意消毒隔离痢疾患者使用的餐具，便器应与健康人分开，患者穿过的衣裤用开水浸泡半小时后再洗，并放在阳光下暴晒。

苍术小档案

性味归经：性温，味辛、苦，入胃、肝经。

功效主治：燥湿健胃、祛风湿。

选购保存：以个大、坚实、无毛须、内有朱砂点者佳。置阴凉干燥处保存，防虫蛀。

食用禁忌：阴虚内热、气虚多汗者忌服。

金针菜马齿苋汤

材料 白术 10g，黄柏、黄连各 8g，金针菜、马齿苋各 50g。

做法 ①将金针菜、马齿苋洗净，备用。②白术、黄柏、黄连洗净，备用。③将所有材料放入锅中，加适量水煮成汤即可。

功效 本品能清热解毒、祛湿止痢，对湿热型痢疾等症有食疗作用，症状见腹痛、泻下脓便。

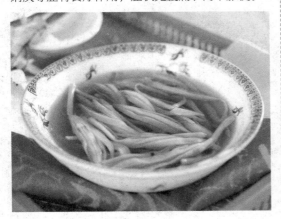

大蒜白及煮鲤鱼

材料 白及 15g，鲜马齿苋 100g，鲤鱼 1 条，大蒜 10g。

做法 ①将鲤鱼去鳞、鳃及内脏，洗净切成段。②大蒜去皮洗净，切片；鲜马齿苋洗净，备用。③鲤鱼与大蒜、白及、鲜马齿苋一同煮汤，鱼肉熟后即可食用。

功效 本品能解毒消肿、排脓止血。

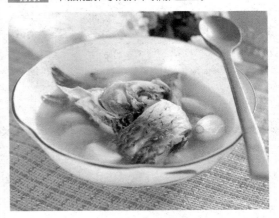

黄柏黄连生地饮

材料 黄柏、黄连、生地各 8g，蜂蜜适量。

做法 ①将黄柏、黄连、生地放清水中浸泡半小时，洗净捞出，备用。②砂锅洗净置火上，加适量的清水，将洗好的药材放入锅中，用大火煮沸后，加盖焖 10 分钟。③将煮好的茶饮倒入杯中，加入蜂蜜调味即可。

功效 本品具有清热利湿、养阴润燥的功效。

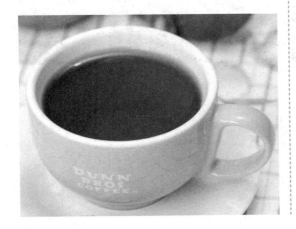

赤芍菊花茶

材料 赤芍 12g，黄菊花 15g，秦皮 10g，冬瓜皮 20g，蜂蜜适量。

做法 ①将所有的药材和冬瓜皮清洗干净后备用。②将赤芍、黄菊花、秦皮、冬瓜皮一起放入锅中煎煮成药汁。③去除药渣后，调入蜂蜜即可。

功效 本品能清热解毒、活血凉血，对痢疾、荨麻疹、带状疱疹、急性肠炎等均有食疗作用。

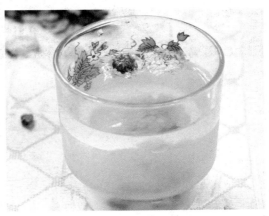

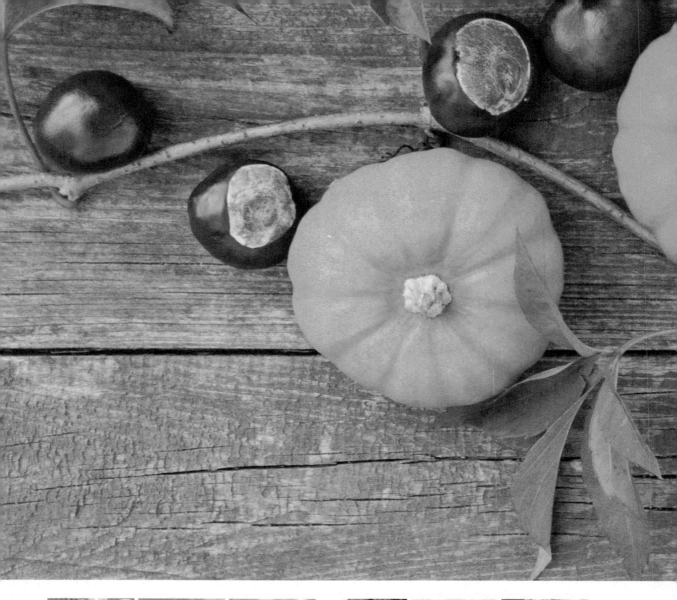

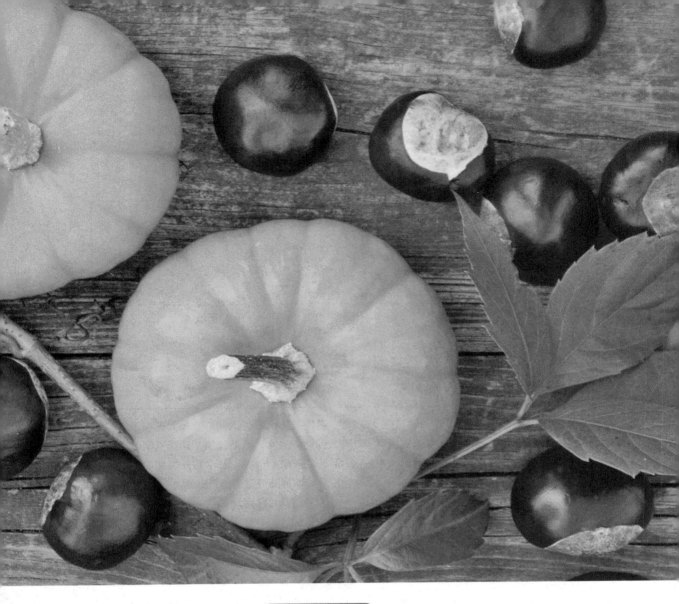

第十二章
秋季养生食疗巧安排

进入秋季，天气由热转凉，逐渐进入了"阳消阴长"的时期，人体如不顺应，机体就容易出毛病，引起伤风感冒或旧病复发，因此秋季养生也要顺应自然界的"阳消阴长"规律，遵循"养收"的原则以保养内守之阴气。从秋季的气候特点来看，由热转寒，即在"阳消阴长"的过渡阶段，人体的生理活动也随"夏长"到"秋收"而发生相应的改变。因此，秋季养生不能离开"养收"这一原则。

秋季宜养肺

秋季，其气清肃，其性干燥。肺为娇脏，主呼吸，性喜润而恶燥，故当空气中湿度下降时，肺首当其冲。燥邪犯肺，最易伤其阴液，轻则干咳少痰、痰黏难咯，重则肺络受伤而出血，见痰中带血。体质虚弱者易感冒、咳嗽。因此，秋季养生重点在肺。

常用药材、食材

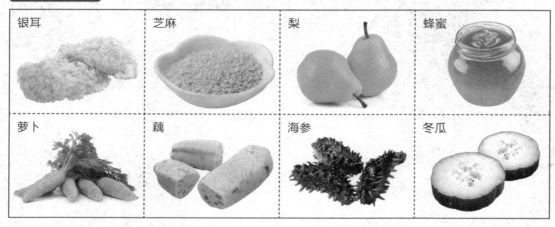

| 银耳 | 芝麻 | 梨 | 蜂蜜 |
| 萝卜 | 藕 | 海参 | 冬瓜 |

饮食须知

水为生命之本，秋天干燥的气候，使人体大量丢失水分，所以补水是秋季养肺的重要措施之一。每天至少需饮水 2000ml，才能保证呼吸道润滑，减少损伤。此外，还要多吃贝梨膏、八仙膏等有助于养肺的食物。

日常养生

常笑宣肺： 笑能宣发肺气，调节人体气机的升降，清除疲劳，驱除抑郁，解除胸闷，还可使机体的血液循环加快，心肺的气血调和对身心健康是极为有益的。步行于山峦田野之中开怀大笑，或经常听听相声或与同伴说说笑笑，都能给自己带来快乐。

通便宣肺： 中医认为"肺与大肠相表里"，若大肠功能失常，大便秘结，则肺气壅闭，气逆不降，使咳嗽、气喘、胸中憋闷等症加重，故防止便秘、保持肺气宣通十分重要。

沐浴益肺： 中医理论认为"肺外合皮毛"。金秋季节勤沐浴有利于血液循环，使肺与皮毛气血相通，起到润肤、润肺的作用。浴水温度最好在 25℃左右，不宜过分揉搓，以浸浴为主。

注意事项

秋高气爽，正是出游的好时节，很多人选择外出旅游。注意少去人多、脏乱的地方，尽量避免交叉感染。尽量少烟酒，远离二手烟。深秋时节若有雾霾天气，外出记得戴口罩。

养生食疗方

灵芝蜂蜜茶

材料 灵芝 5g，蜂蜜少许。

做法 ①将灵芝清洗干净，加 600ml 水，煮至沸腾。②待沸腾后转小火再煮 10 分钟。③待茶稍温，加入蜂蜜调匀即可饮用。

功效 本品具有调和阴阳、益气补虚、养心安神等功效。

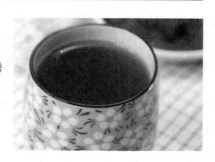

百合南瓜粳米粥

材料 新鲜百合 20g，南瓜 20g，粳米 100g，盐 2g。

做法 ①粳米洗净，泡发半小时后捞起沥干；南瓜去皮洗净，切成小块；百合洗净，削去边缘黑色部分备用。②锅置于火上，注入清水，放入粳米、南瓜，用大火煮至米粒开花。③再放入百合，改用小火煮至粥浓稠时，调入盐入味即可。

功效 清火润肺，养心安神，润肠通便。

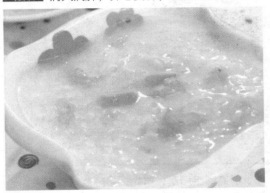

银耳雪梨煲鸭

材料 银耳 30g，老鸭 300g，雪梨 1 个，盐 5g，味精 3g，鸡精 2g，姜片适量。

做法 ①鸭斩件，洗净；雪梨洗净去皮，切块；银耳泡发后切小朵；生姜洗净去皮，切片。②锅中加水烧沸后，下入鸭块稍氽去血水，捞出。③将鸭块、雪梨块、银耳、姜片一同装入碗内，加入适量清水，放入锅中炖 40 分钟后，调入盐、味精、鸡精即可。

功效 清肺润燥，生津止渴，降低血压。

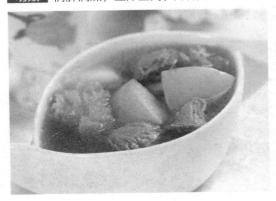

红枣核桃仁枸杞汤

材料 枸杞 50g，红枣 125g，核桃仁 150g，白糖适量。

做法 ①将红枣洗净去核；核桃仁洗净用热水泡开，捞出沥干水；枸杞用水冲洗干净备用。②锅中加水烧热，将红枣、核桃仁、枸杞放入，煲 20 分钟。③再加入白糖即可。

功效 本品具有滋阴补肾、调补阴阳、润肠通便等功效。

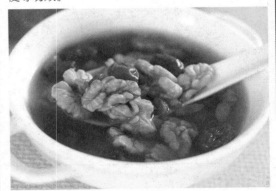

沙参百合甜枣汤

材料 沙参 20g，新鲜百合 30g，红枣适量，冰糖适量。

做法 ①百合剥瓣，洗净；沙参、红枣分别洗净，红枣泡发 1 小时。②沙参、红枣盛入煮锅，加适量的水，煮约 20 分钟，至汤汁变稠，加入剥瓣的百合续煮 5 分钟。③汤味醇香时，加冰糖煮至溶化即可。

功效 本品具有滋阴润肺、生津止渴、养心安神等功效。

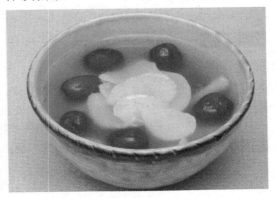

秋季宜酸忌辛

《素问·脏气法时论》说："肺主秋……肺收敛，急食酸以收之，用酸补之，辛泻之。"秋时肺金当令，肺主辛味，肝主酸味，肺金太旺则克肝木，即肺气太盛，易损伤肝的功能。所以，秋季要减辛以平肺气，增酸以助肝气，以防肺气太过胜肝，使肝气郁结。

常用药材、食材

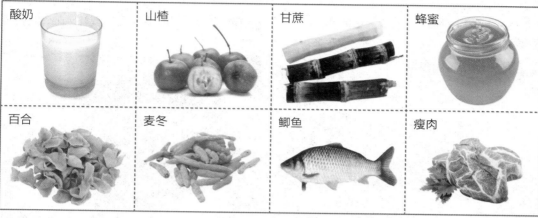

| 酸奶 | 山楂 | 甘蔗 | 蜂蜜 |
| 百合 | 麦冬 | 鲫鱼 | 瘦肉 |

饮食须知

秋季日常饮食的搭配上，应尽量少食蒜、葱、生姜、八角、茴香等辛辣的食物和调味品，以免助燥伤阴，加重内热，应适当摄入酸味的水果和蔬菜。"燥者濡之"，故秋季应选择甘润养肺之品。

日常养生

早睡早起：《素问·四气调神大论》说："秋三月……早卧早起，与鸡俱兴……此秋气之应，养收之道也。"早睡以敛肺气，顺应阳气之收，符合秋季养收之道。并且，此时天气凉爽，舒心爽身，具有安睡的条件，正好借此以补偿夏日睡眠的不足。早起使肺气得以舒展，以防收之太过，可适当早起做一些晨练以呼吸清新的空气。

提高睡眠质量：首先应将卧室整理得较为温馨舒适；床头可放些散发着清香味的水果，如香蕉等，这样有利于安然入睡。睡觉时，最理想的睡姿是侧身屈膝，即卧如弓。入睡时被不掩面，手不搭胸，想怎么睡就怎么睡。

注意事项

秋季饮食要分时节。初秋草木零落，气清风寒，应节制生冷，以防疾病；欲食之味宜减辛增酸，以养肝气；宜进补养之物，以生气护气。中秋气候干燥，应多吃新鲜少油食品，多吃含维生素和蛋白质较多的食物。晚秋容易出现冠状动脉循环障碍，应多摄入含蛋白质、镁、钙丰富的食物，预防心脑血管疾病的发生。

养生食疗方

灵芝麦冬茶

材料 灵芝、玉竹、麦冬各适量，蜂蜜少许。

做法 ①将灵芝、玉竹、麦冬洗净，加600ml水，煮沸。②待沸腾后小火再煮10分钟。③加入蜂蜜调匀即可饮用。

功效 本品具有平衡阴阳、滋阴润肺、补气健脾、美白护肤等功效。

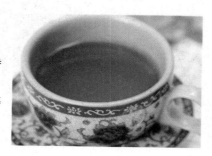

奶香杏仁露

材料 杏仁粉1大匙，鲜奶200ml，红糖适量。

做法 ①将鲜奶以微波炉加热1分钟。②杏仁粉加入奶中，酌加糖拌匀。③待温度适中，即可饮用。

功效 本品具有敛肺止咳、滋阴润燥，安神助眠的功效，秋季常食，有助于预防干咳、嗓子发痒有痰。

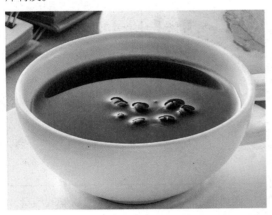

银耳木瓜羹

材料 红枣8枚，银耳50g，木瓜50g，西米100g，白糖20g。

做法 ①西米泡发，入电子锅中，加入适量水。将银耳泡发，洗净摘成小朵，放入锅中。②加进白糖和红枣，拌匀；木瓜去皮、籽，洗净，切块，放入锅中。③设定开始键，煮至开关跳起即可。

功效 本品具有补血养阴、润肺止咳、美颜润肤的功效。

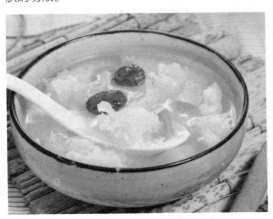

山楂冰糖羹

材料 山楂30g，粳米100g，冰糖5g。

做法 ①粳米洗净，放入清水中浸泡半小时；山楂洗净。②锅置于火上，放入粳米，加适量清水煮至七成熟。③放入山楂煮至米粒开花，放入冰糖煮溶后调匀即可食用。

功效 此汤具有消食开胃、疏肝理气、养阴生津的功效。

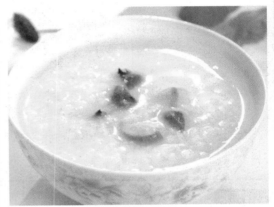

百合葡萄干粥

材料 百合30g，葡萄干20g，粳米100g，白糖6g，香菜少许。

做法 ①粳米泡发洗净；葡萄干、百合分别洗净；香菜洗净，切碎。②锅置于火上，注水后，放入粳米，用大火煮至米粒绽开。③放入葡萄干、百合，改用小火煮至粥浓稠时，加入白糖入味撒上香菜。

功效 此粥具有补肝肾、益气血、润肺燥、生津液、利小便的功效。

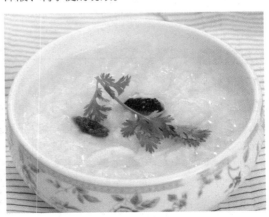

秋季养阴润燥

秋季，机体的阳气随之内收，阴气渐长。因此，秋季养生必须注意保养阴气，也就是中医所说的"秋养阴"。中医认为："燥为秋季之主气。"秋燥邪气最容易伤害津液，产生咽、鼻、唇干燥及干咳、声嘶、皮肤干裂、大便燥结等燥证，所以秋季养生还要注意预防燥邪。

常用药材、食材

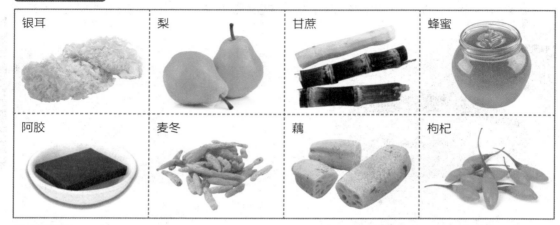

| 银耳 | 梨 | 甘蔗 | 蜂蜜 |
| 阿胶 | 麦冬 | 藕 | 枸杞 |

饮食须知

秋季饮食以清淡为主，少吃煎炒、辛辣刺激性食物，多吃西红柿、黄瓜、绿叶蔬菜、葡萄、柿子、梨子等清凉滋润蔬果。根据五行五色的理论，秋季还可多吃白色食物，如冬瓜、莲藕、白萝卜、大白菜、白梨、银耳、香蕉、苹果、哈密瓜等，起到生津润燥、滋阴养肺的作用。

日常养生

运动养生：锻炼时常调减衣服；适时补充水分以防止锻炼多汗而带来的燥气；再就是根据自己体质，循序渐进地选择合适的运动方式，增强体质，增强机体抗"燥"能力。

调适情绪：经常生气，会加重秋燥的症状，所以，预防秋燥，要重视精神调养，保持乐观的情绪，以平和的心态对待一切，以顺应秋季收敛的特性，减轻秋燥的干燥不适感。

多补水：多喝开水、淡茶、果汁饮料、豆浆、牛奶等滋润之物，以养阴润燥，弥补损失的阴津。尤其应定时、主动的摄入水分，即使不渴也要喝。喝水要少量频饮，不宜一次喝得太多。

注意事项

秋季天干物燥，气温逐渐减冷，是鼻炎、咽炎等病症的高发期。因此入秋以来要注意预防感冒及上火。早上起来之后可喝一杯淡盐水，然后用凉水洗鼻子，增强机体的御寒能力。

养生食疗方

红枣菊花羹

材料 菊花瓣少许，粳米 100g，红枣 30g，冰糖 5g。

做法 ①粳米淘洗干净，用清水浸泡；菊花瓣洗净备用；红枣洗净，去核备用。②锅置于火上，加适量清水，放入粳米、红枣，煮至九成熟。③最后放入菊花瓣煮至米粒开花，羹浓稠时，加冰糖调匀便可。

功效 此羹有清肝明目、养血健脾、养血和胃等功效。

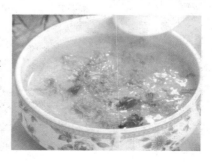

人参蜂蜜粥

材料 人参3g，蜂蜜50ml，生姜片5g，韭菜末5g，粳米100g。

做法 ①将人参洗净置清水中浸泡一夜。②将泡好的人参连同泡参水与洗净的粳米一起放入砂锅中，小火煨粥。③待粥将熟时放入蜂蜜、生姜片、韭菜末调匀，再煮片刻即成。

功效 本品具有调中补气，润肠通便，丰肌泽肤的功效。

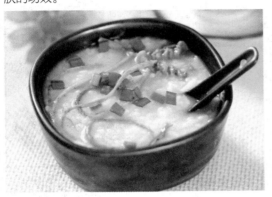

天门冬龙眼参鲍汤

材料 天门冬50g，太子参50g，鲍鱼100g，猪瘦肉250g，龙眼肉25g，盐4g。

做法 ①鲍鱼用开水烫4分钟，洗净；猪瘦肉洗净，切块。②天门冬、太子参、龙眼肉洗净。③把天门冬、太子参、龙眼肉、鲍鱼、猪瘦肉放入炖盅内，加开水适量，盖好，用隔水小火炖3小时，放入盐调味即可。

功效 补气养阴，生津止渴，补血养心。

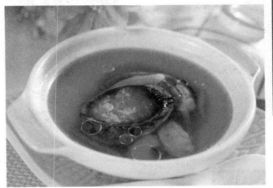

莲子百合汤

材料 百合20g，莲子50g，黑豆300g，鲜椰汁适量，冰糖30g。

做法 ①莲子洗净用开水浸半小时，再煲煮15分钟，倒出冲洗；百合泡浸，洗净；黑豆洗净，用开水泡浸1小时以上。②水烧开，下黑豆，用大火煲半小时，下莲子、百合，中火煲45分钟，改小火煲1小时。③下冰糖，待溶，入椰汁即成。

功效 滋阴润肺，养心安神，美白养颜。

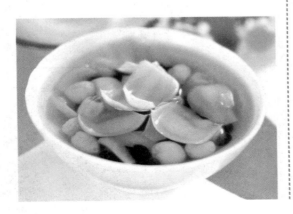

猪肚银耳花旗参汤

材料 花旗参（即西洋参）25g，乌梅3枚，猪肚250g，银耳10g，盐适量。

做法 ①银耳以冷水泡发，去蒂；乌梅、花旗参洗净备用。②猪肚刷洗干净，汆水，切片。③将猪肚、银耳、花旗参加乌梅和水以小火煲2小时，再加盐调味即可。

功效 此汤有补气养阴、清火生津的作用，秋季食用可治疗阴虚火旺、内热消渴等症。

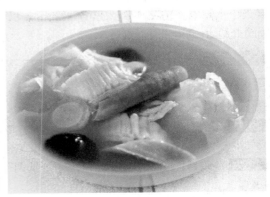

秋季饮食宜去火

燥为秋季之主气，秋燥邪气易伤害津液，产生咽、鼻、唇干燥及干咳、皮肤干裂甚至皲裂、口角干裂、大便燥结等上火症状，有的人还出现干咳不止、咯痰不爽，并伴有口干咽痛、喉痒、声音嘶哑、舌红少津等症状。因此秋季养生要注意燥邪对人体的侵害，预防上火。

常用药材、食材

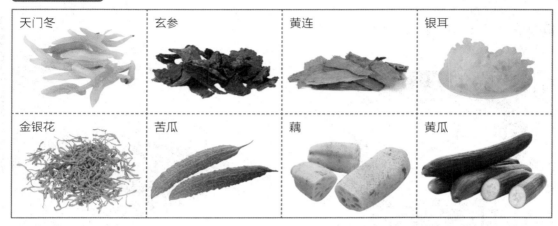

| 天门冬 | 玄参 | 黄连 | 银耳 |
| 金银花 | 苦瓜 | 藕 | 黄瓜 |

饮食须知

饮食以清淡甘润的食物为主，多食新鲜蔬菜和水果，因为这些食物有生津润燥、清热通便之功效。忌食辛辣油腻之物，以免助燥伤阴，加重上火症状。

日常养生

保证睡眠： 入秋后，应该顺应自然规律，按时睡觉、起床，不熬夜，以确保充足的睡眠及提高睡眠质量。睡眠可消除疲劳，使大脑及肢体得到充分的休息，并能增强机体的抵抗力。

加强锻炼： 防止秋燥上火，应坚持锻炼，增强体质，提高抗病能力，但应避免剧烈运动，以免大汗淋漓，耗津伤液。另外，还可做益肺润燥功，如练吐纳功、叩齿咽津润燥功等。

忌食温热食物： 一般寒凉性食物具有清热、泻火、解毒等作用，常常用来调理热性病症，而温热性食物具有散寒、温里、助阳等作用，常用来调理寒性病症。上火属于热证，宜吃清热泻火食物，不宜吃温里助阳食物。

注意事项

有的人喜欢吃瓜子打发时间，但要注意秋季不要经常吃瓜子，一次只吃50~100g即可。瓜子本身很干燥，又属于热性食物，一次吃太多或者经常吃会引起阴虚火旺，口舌生疮，因此建议吃瓜子的时候多喝水，多吃新鲜水果。

养生食疗方

莲心香附茶

材料 莲心3g，香附5g。

做法 ①将莲心、香附洗净倒入锅中。②加350ml水煮，水开后转小火慢煮。③小火煮至约剩250ml代茶饮，此茶不必久煮久熬。

功效 此茶具有疏肝解郁、强心降压、止痛调经、清心除烦的功效。

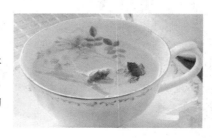

参片莲子汤

材料 人参片 10g，红枣 10g，莲子 40g，冰糖 10g。

做法 ①红枣泡发洗净；莲子泡发洗净；人参片洗净备用。②莲子、红枣、人参片放入炖盅，加水至没过材料，移入蒸笼，转中火蒸煮 1 小时。③随后，加入冰糖续蒸 20 分钟，取出即可食用。

功效 本品具有益气补虚、养心安神、健脾益肺等功效。

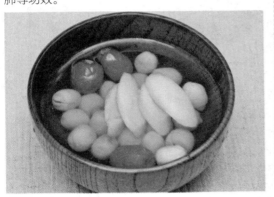

核桃冰糖炖梨

材料 核桃仁 30g，梨 150g，冰糖 30g。

做法 ①梨洗净，去皮去核，切块备用；核桃仁洗净备用。②将梨块、核桃仁放入煲中，加入适量的清水，用小火煲半小时。③下入冰糖调味即可食用。

功效 本品具有平衡阴阳、滋补肺肾、定喘止咳的功效，有肺燥咳嗽、秋冬鼻炎发作或者大便干结易上火者宜多食。

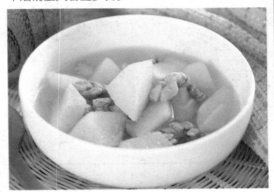

鸭蛋银耳粥

材料 银耳 20g，鸭蛋 1 个，粳米 80g，白糖 5g，香油、米醋、葱花各适量。

做法 ①粳米淘洗干净，放入清水中浸泡；鸭蛋煮熟后切碎；银耳泡发后撕成小朵。②锅置于火上，注入清水，放入粳米煮至五成熟。③放入银耳，煮至粥将成时，放入鸭蛋，加白糖、香油、醋煮至粥稠，撒上葱花即可。

功效 此品可润肺生津、和中益气。

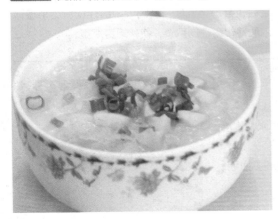

玉竹苦瓜

材料 玉竹 10g，桔梗 6g，苦瓜 200g，花生粉适量，山葵少许，酱油适量。

做法 ①苦瓜洗净，对切，去籽，切成薄片，泡冰水，冷藏 10 分钟。②将玉竹、桔梗洗净打成粉末。③将玉竹粉、桔梗粉、花生粉、山葵、酱油拌匀，淋在苦瓜上即可。

功效 本品具有清肺润燥、止咳化痰、生津止渴的功效。

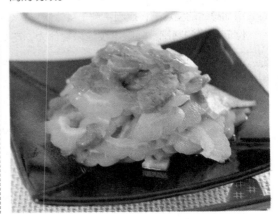

秋季防秋乏

秋季，有些人会出现四肢无力、昏昏欲睡的秋乏表现。这是因为夏季机体消耗能量过多，能量亏损严重，气温下降之后，人体生理功能逐渐恢复，开始"偿还"夏季所欠下的"能量债"，秋乏就是对夏季能量超常消耗的补偿反应，是人体平衡过度期的表现。

常用药材、食材

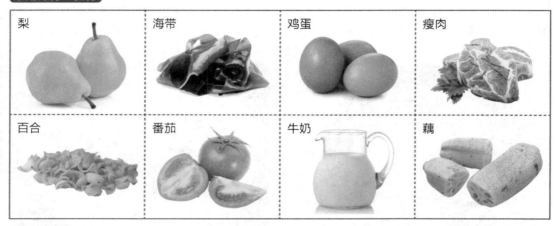

| 梨 | 海带 | 鸡蛋 | 瘦肉 |
| 百合 | 番茄 | 牛奶 | 藕 |

饮食须知

秋乏是因为体内体液偏酸，因此要多吃碱性食物，如番茄、土豆等，这样就可以中和肌肉中的酸性物质，消除疲劳，同时要少吃辛辣油腻食物，如烧烤、辣椒、生姜等。此外，饮食宜清淡，以免加重肠胃负担，使人产生疲惫感；多吃新鲜蔬菜和水果，以补充体内维生素，促使体内存积的代谢物尽快排除。

日常养生

适当的体育锻炼：最初的锻炼强度不宜太大，应视身体状况逐渐增强，切不可过度运动，否则将会增加身体的疲惫感，反而不利于身体恢复。

保证充足的睡眠：睡眠不仅能恢复体力，还是提高身体免疫功能的重要手段，所以要遵照人体生物钟的运行规律，养成良好的睡眠习惯，做到起居有常，并且坚持午休，保证每天 7~8 小时的睡眠。

常伸懒腰：伸懒腰可放松肌肉，缓解身体的困乏与疲倦，是伸展腰部、放松脊柱的一种自我锻炼方法。同时，由于上肢的活动，能给大脑供给更多的含氧血液，使人顿时感到清醒。

注意事项

运动之后，不要喝太多酸性饮料。秋乏本身就是因为体内有太多酸性物质积累的缘故，运动之后也会产生乳酸，若喝太多酸性饮料会加重体内酸性代谢产物积聚，使秋乏更严重。

养生食疗方

菊花山楂饮

材料 菊花 10g，山楂 15g，红茶包 1 袋。

做法 ①将菊花、山楂洗净，与红茶包一起加 600ml 水，煮沸。②待沸腾后小火再煮 10 分钟。③滤渣喝汤。

功效 本品具有清肝明目、消食健胃的作用，能改善高脂血症、肥胖等症。

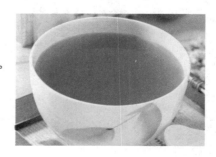

熟地百合鸡蛋

材料 百合、熟地各50g，鸡蛋2个，蜂蜜适量。

做法 ①将熟地、百合洗净，备用；鸡蛋洗净，用碗装。②置锅于火上，将熟地、百合、鸡蛋一起放入锅内，加适量的水煮15分钟。③再调入蜂蜜即可。

功效 此汤具有养阴润肺、清心安神的作用，秋季食用可治疗阴虚久咳、虚烦惊悸、失眠多梦等症。

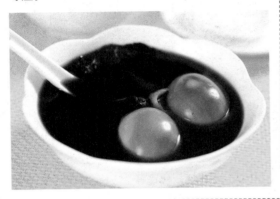

蜜橘银耳汤

材料 银耳20g，蜜橘200g，白糖150g，淀粉适量。

做法 ①将银耳水发后洗净放入碗内，上笼蒸1小时取出。②蜜橘剥皮去筋，只剩净蜜橘肉；将汤锅置旺火上，加入适量清水，将蒸好的银耳放入汤锅内，再放蜜橘肉、白糖煮沸。③用水淀粉勾芡，待汤见开时，盛入汤碗内即成。

功效 本品可清热润肺、生津止渴。

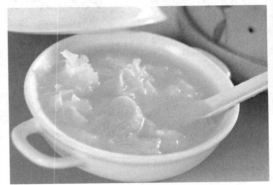

莲子菠萝羹

材料 莲子100g，菠萝1个，白糖25g，葱圈少许。

做法 ①锅置于火上，加清水150ml，放入白糖烧开。②莲子泡发洗净，入糖水锅内煮5分钟，捞出莲子，糖水入冰箱冰镇。③菠萝去皮洗净切成小丁，与莲子一同装入小碗内，浇上冰镇糖水，最后撒上葱圈即可。

功效 本品具有涩精止遗、养心安神等功效，能治疗滑精早泄、失眠等症。

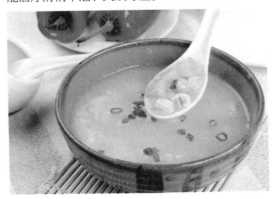

山楂二皮汤

材料 陈皮20g，山楂片20g，冬瓜皮30g，白糖20g。

做法 ①将山楂片洗净。②陈皮、冬瓜皮洗净，切块备用。③锅内加水适量，放入山楂片、陈皮、冬瓜皮，先大火煮开，再转小火煮15~20分钟，去渣取汁，调入白糖即成。

功效 本品具有疏肝理气、开胃健脾、利尿通淋等功效，秋季常食，有助于刺激脑神经，改善秋乏无力症状。

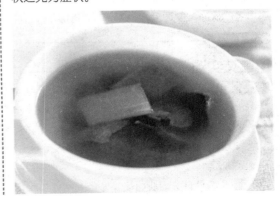

秋季宜进补

俗话说："夏天过后无病三分虚"。气温降低之后，人的食欲会有所增加，夏日里的各种不适也会随之消失，正是进补的好时节。秋季进补不仅是要恢复和调节人体脏器机能，还要为即将到来的严冬准备充足的能量。

常用药材、食材

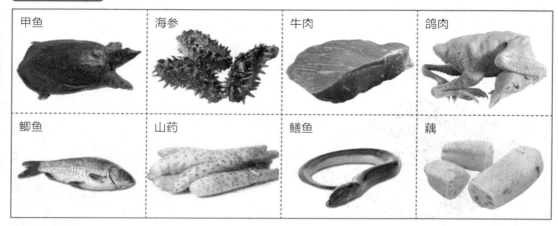

甲鱼	海参	牛肉	鸽肉
鲫鱼	山药	鳝鱼	藕

饮食须知

秋季养生要遵照"养阴润燥，防燥伤阴"的原则。首先是对脾胃的调理，可常吃些鱼、动物瘦肉、禽蛋以及山药、莲子等。奶制品、豆类及新鲜蔬菜、水果等又有营养又易消化的食物也应多吃，使人体充分吸收营养物质。再就是滋阴润肺，多吃些具有滋阴润燥的食物，如藕、胡桃、红枣、莲子等，防止秋燥给人带来身体上的不适。

日常养生

注意胃部保暖： 秋季天气转凉后，要特别注意胃部保暖，适时增添衣服，夜晚睡觉盖好被褥，以防腹部着凉而引发胃痛或加重旧病。另外，胃病患者"秋冻"要适度，千万不要冻出病来。

减少性生活： 秋季养生应修心养性，以适应秋季寒凉肃杀的气候。此时，性欲不能像春天生发之性那样冲动，也不能像夏天阳亢之性那样兴奋，因此要有所收敛，适当减少房事。

调整情绪： 秋应于肺，在志为忧，这个时期人容易情志不悦，是抑郁症的高发期。要讲究心理卫生，保持精神愉快和情绪稳定，避免紧张、焦虑、恼怒等不良情绪。

注意事项

切忌过量进补增加脾胃负担。进补时要根据个人体质，只有虚证患者宜用补药，且虚病又分为阴虚、阳虚、气虚、血虚。人们一定要根据自己的情况，不可看见补品就食用。

养生食疗方

甲鱼芡实汤

材料 甲鱼 300g，芡实 30g，枸杞 10g，红枣 5 枚，盐 4g，姜片 2g。

做法 ①将甲鱼洗净斩块，余水。②芡实、枸杞、红枣洗净备用。③净锅上火倒入水，调入盐、姜片，下入甲鱼、芡实、枸杞、红枣煲至熟即可。

功效 此汤具有滋阴清虚热、补肾固精、缩尿止遗等功效。

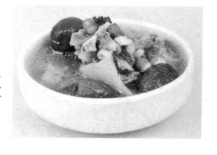

参麦五味乌鸡汤

材料 人参片8g，麦冬25g，五味子10g，乌鸡腿1只，盐3g。

做法 ①将乌鸡腿洗净，剁块，放入沸水中余烫，去掉血水；人参片、麦冬、五味子洗净备用。②将乌鸡腿及人参片、麦冬、五味子盛入煮锅中，加适量水直至盖过所有的材料。③以大火煮沸，然后转小火续煮半小时左右，快熟前加盐调味。

功效 养阴生津，益气补虚，润肺清心。

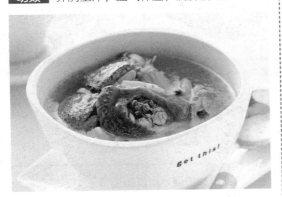

四宝炖乳鸽

材料 山药、白果各50g，枸杞15g，乳鸽1只，香菇40g，清汤700ml，葱段、姜片、料酒、盐各适量。

做法 ①乳鸽洗净，剁块。②山药洗净切滚刀块，与乳鸽块一起飞水；香菇泡发洗净；白果、枸杞、葱段洗净。③清汤置锅中，放入所有材料及调味料，入笼中蒸约2小时，去葱、姜即成。

功效 补气健脾，滋阴固肾，平衡阴阳

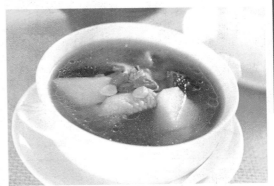

佛手瓜炖猪蹄

材料 佛手瓜100g，老鸡200g，猪蹄200g，鸡爪6只，鸡汤500ml，火腿10g，姜片5g，盐、味精、胡椒、糖各适量。

做法 ①将老鸡洗净切块；猪蹄洗净，斩件；鸡爪洗净；佛手瓜及火腿洗净，切片。②锅中水烧开，放入老鸡、猪蹄余烫，捞出沥水后放入炖盅。③加入鸡爪、鸡汤、火腿、姜片、佛手瓜，用大火炖3小时至熟，加调味料调味即可。

功效 理气疏肝，活血化淤，温中健脾。

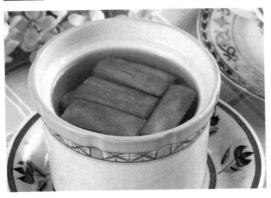

黄芪山药鱼汤

材料 新鲜山药60g，黄芪15g，石斑鱼一条，姜、葱、盐、米酒各适量。

做法 ①石斑鱼洗净，在双面鱼背各斜划一刀；姜洗净，切片；葱洗净，切丝；黄芪洗净；山药去皮洗净。②黄芪、山药放入锅内，加适量的水以大火煮开，转小火熬高汤；熬约15分钟后，转中火，放入姜片和石斑鱼，煮8~10分钟。③待鱼熟，加盐、米酒调味，撒上葱丝即可。

功效 补脾益气，固表止汗，调畅情绪。

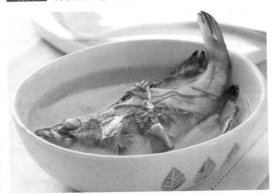

秋季宜养肝护眼

《黄帝内经》中说："肝开窍于目。"即肝经从足底下开始，沿着下肢内侧上行至腹部后，经由内在脉络上行至眼睛，因此，眼睛的功能依赖于肝脏，肝部有问题的时候，眼睛通常也有问题，如眼干、刺痛、有眼屎等，还有的人会出现眼睛痒、红、肿、见风流泪等症。

常用药材、食材

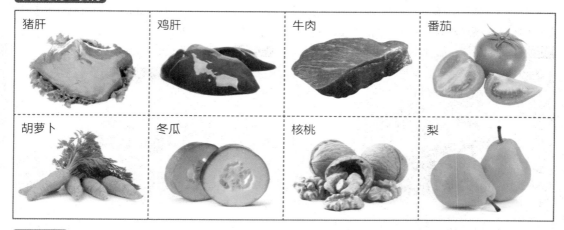

| 猪肝 | 鸡肝 | 牛肉 | 番茄 |
| 胡萝卜 | 冬瓜 | 核桃 | 梨 |

饮食须知

多吃新鲜的蔬菜和水果。长期从事电脑操作及经常看电视的人，应该多吃豆制品、鱼、牛奶、核桃、青菜、大白菜、空心菜、番茄及新鲜水果等富含维生素的食物，对于预防角膜干燥、眼干涩、视力下降、夜盲等效果显著。

日常养生

多眨眼睛： 长时间盯着一个方向看，会造成眼睛疲劳。眨眼睛的目的就是使眼睛充分湿润，尽量避免干涩，功效类似于点眼药水。一般人每分钟眨眼少于5次就会引起眼睛干燥。经常操作电脑的人更应该多眨眼，还要每隔一小时让眼睛休息一次，如望望远处的花草绿荫等。

加强眼部护理： 可以用适当的眼部护理减少眼睛的干燥，如眼保健操、好视力眼贴等，对于减少视力疲劳、增加眼窝内血液循环等有良好的效果。

注意事项

经常对着电脑或电视的人泪腺功能下降，眼内水分不足，出现眼干、眼酸、眼痒、眼发热、看东西不清楚等干眼症症状，严重时还会出现头痛、烦燥、身体疲劳、注意力难以集中等，给生活带来极大的不便。为了有效地防止秋季干眼病人们生活的危害，上班族最好不要长时间对着电脑，每隔一小时就要远处眺望或外出走走，转移一下注意力。

养生食疗方

桂枝莲子粥

材料 桂枝 20g，莲子 30g，粳米 100g，白糖 5g，葱少许。

做法 ①粳米淘洗干净，用清水浸泡；桂枝洗净切小段；莲子洗净备用；葱洗净，切圈。②锅置于火上，注入清水，放入粳米、莲子、桂枝熬煮至米烂。③放入白糖稍煮，调匀最后撒上葱圈便可。

功效 此粥具有助阳解表、温经通络的作用。

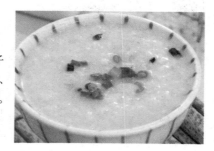

猪肝汤

材料 猪肝300克，盐3克，米酒10毫升，淀粉30克，香油3毫升，小白菜、姜丝各适量。

做法 ①猪肝洗净，切成薄片，蘸淀粉，入水氽烫，捞出。②锅上火，加入适量清水，大火煮沸，放入小白菜、盐、姜丝，再放入猪肝片，煮沸熄火。③淋上米酒、香油即可。

功效 此此汤可补血、养肝、明目，适宜气血虚弱者、目赤肿痛者食用。

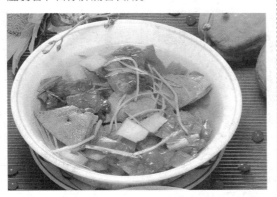

龙眼莲子芡实粥

材料 龙眼肉、莲子、芡实各适量，粳米100g，盐2g，葱少许。

做法 ①粳米洗净泡发；芡实、龙眼肉洗净；莲子洗净，挑去莲心；葱洗净，切圈。②锅置于火上，注水后，放入粳米、芡实、莲子，用大火煮至米粒开花。③再放入龙眼肉，改用小火煮至粥成闻见香味时，放入盐调味，撒上葱花即可。

功效 养心安神，补肾健脾，缩尿止遗。

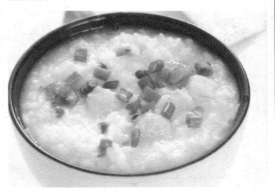

萝卜大蒜鸡蛋汤

材料 白萝卜250g，鸡蛋2个，蒜15g，香油、葱末、味精、淀粉及盐适量。

做法 ①白萝卜洗净切丝；鸡蛋打入碗内，搅匀；蒜洗净拍碎，剁成蓉。②植物油烧热，爆香蒜蓉，加入萝卜丝略炒，加水煮沸5分钟，倒入蛋液。③然后加盐、味精，勾薄芡，淋入香油，撒上葱末即可食用。

功效 本品有疏风解表、解毒消炎的功效，可治食积胀满、痰咳失音、吐血、痢疾等病症。

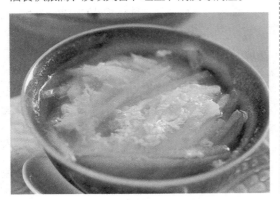

杏仁萝卜肉汤

材料 白萝卜200g，罗汉果1个，甜杏仁25g，猪腱肉200g，姜2片，盐适量。

做法 ①猪腱肉切块，放入开水锅中氽一下，捞出冲洗干净；罗汉果、杏仁洗净备用。②白萝卜洗净去皮，切块。③锅内烧开适量水，加入猪腱肉、白萝卜、罗汉果、甜杏仁、姜片，待水开后改小火煲约2小时，加盐调味即成。

功效 宣肺止咳，健脾消食，利水消肿。

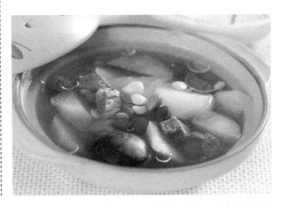

肺炎的调理

病因： 入秋时节，雨水天气开始减少，空气变得干燥，易引发肺炎病症。

症状： 寒战，高热，呼吸急促，严重者伴随有呼吸困难，持久干咳，可能有单侧胸痛，深呼吸和咳嗽时胸痛剧烈，痰或多或少，可能含有血丝。

预防原则： 滋阴润肺；敛肺止咳。

常用药材、食材

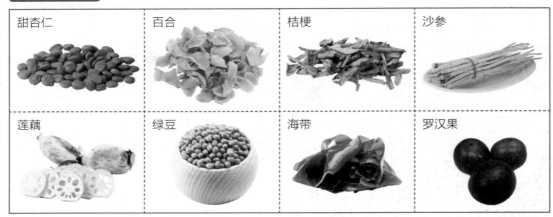

| 甜杏仁 | 百合 | 桔梗 | 沙参 |
| 莲藕 | 绿豆 | 海带 | 罗汉果 |

预防措施

秋季要注意多吃新鲜蔬菜和水果，但不宜吃温热性的水果如榴莲、荔枝、桃子、杏等，以免助热生痰。注意每天保持适当的运动量，比如跑步、爬山、打球等，锻炼可以增强体质，增强肺功能，有助于预防肺炎的发生。

医理探究

秋季干燥，燥邪入肺经，容易滋生细菌、病毒、真菌、寄生虫等致病微生物，当吸入空气中的尘埃时，容易诱发咳嗽、咳痰，若不及时调理治疗，病情会逐渐加重，表现为发热、胸痛或呼吸困难等症。

罗汉果小档案

性味归经： 性凉、味甘，入肺、大肠经。

功效主治： 清肺润肠，治百日咳、痰火咳嗽、血燥便秘。

选购保存： 以形圆、个大、摇之不响、色黄褐者为佳。置干燥处，防霉、防蛀。

食用禁忌： 便溏者忌服。

秋燥肺炎小贴士

宜吃荷叶、山药、沙参、玉竹、麦冬、梨、冰糖、丝瓜、苦瓜等。忌吃狗肉、羊肉、荔枝、龙眼、杏、生姜、辣椒、芥末、胡椒、茴香等。

肺炎患者应食高营养的食物，多喝水。高热者可食清淡易消化的半流质食物，同时注意保暖，尽可能卧床休息，避免过度劳累，发生流行性感冒时应少去公共场所，尽早防治上呼吸道感染。

肺炎患者应选择具有清热化痰、宣肺理气、祛邪解毒作用的食物。勿食辛辣温热、炒爆煎炸、肥腻温补、助热上火的食物。

秋季小儿最容易患肺炎，一般的症状有发热、咳嗽、气喘。孩子一旦患上肺炎，要注意热退后还要用药3天，以彻底治愈，防止转变为慢性肺炎。

缺氧、呼吸困难、口唇发紫的肺炎患者，可用枕头等物将背垫高呈半躺半坐位，经常变换体位，可增加肺通气，减少肺淤血，减轻呼吸困难。经常做户外活动，进行冷水擦浴或冷水浴等锻炼，增强机体的耐寒性。室内宜通风换气，保持空气新鲜。打喷嚏、咳嗽时用卫生纸掩住口鼻，注意个人卫生，勤洗手。

贡梨酸奶

材料 贡梨 1 个，柠檬半个，酸奶 200ml。

做法 ①将贡梨用清水冲洗干净，去掉外皮，切开，然后把籽挖去，切成适当大小的块状，备用。②柠檬用清水洗净，去皮切片备用。③将洗切好的贡梨和柠檬及酸奶放入搅拌机内，搅打成汁即可。

功效 降低血压，润肺止咳。可以辅助治疗秋燥、咽喉干痛等症。

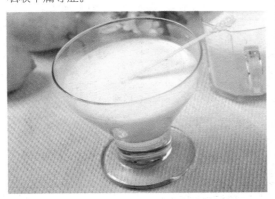

桑白杏仁茶

材料 桑白皮 10g，甜杏仁 10g，绿茶 12g，冰糖 20g。

做法 ①将杏仁洗净打碎。②桑白皮、绿茶洗净加水与甜杏仁煎汁，去渣。③加入冰糖溶化，即可饮服。

功效 泻肺平喘，止咳化痰，可用于秋燥肺炎、咳嗽咳痰、喘息气促者的辅助治疗。秋季肺炎易发作人群要常食。

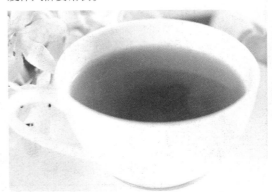

白果蒸鸡蛋

材料 白果 10 枚，鸡蛋 2 个，盐 3g。

做法 ①白果洗净剥皮；鸡蛋磕破盛入碗内，加盐打匀，加温水调匀成蛋汁，滤去浮沫，加入白果。②锅中加水，待水滚后转中小火隔水蒸蛋，每隔 3 分钟左右掀一次锅盖，让蒸气溢出，保持蛋面不起气泡，约蒸 15 分钟即可。

功效 补气养肺，润燥止咳，祛痰利便。

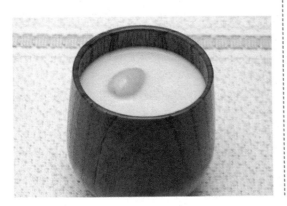

沙参玉竹煲猪肺

材料 沙参 15g，玉竹 10g，蜜枣 2 枚，猪肺 1 个，猪腱肉 180g，姜、盐各适量。

做法 ①用清水略冲洗沙参、玉竹，沥干切段；猪腱肉洗净切成小块；蜜枣洗净备用。②猪腱肉、猪肺飞水，将猪肺洗净后切成块。③把沙参、玉竹、蜜枣、猪肺、猪腱肉、姜片放入锅中，加入适量清水煲沸，改用中小火煲至汤浓，以适量盐调味，即可趁热饮用。

功效 此品可润燥止咳、补肺养阴。

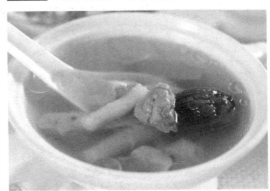

口腔溃疡的调理

病因： 秋季较干燥，易上火，其他诱因有局部创伤、精神紧张及维生素或微量元素缺乏等。
症状： 发生在口腔黏膜上的表浅性溃疡，大小有米粒至黄豆大小，溃疡面周围充血、灼痛明显，好发于唇、颊、舌缘等。
预防原则： 清热泻火；排除宿便；不要熬夜。

常用药材、食材

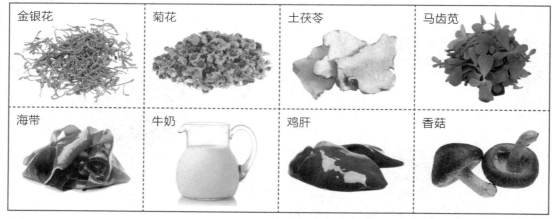

| 金银花 | 菊花 | 土茯苓 | 马齿苋 |
| 海带 | 牛奶 | 鸡肝 | 香菇 |

预防措施

多食含锌食物，比如牡蛎、动物肝脏、蛋类等，多吃富含维生素 B_1、维生素 B_2、维生素 C 的食物，有利于溃疡愈合。忌烟、酒、咖啡及刺激性饮料，还有酸、碱、辣或烤炸的食物等；多喝水，多吃纤维素丰富的食物，保持大便通畅，有助于减少口疮发作。

医理探究

口腔溃疡是口腔黏膜疾病中发病率最高的一种疾病，一般感冒、肠胃功能欠佳、精神紧张、情志不畅时，容易引发此病，且女性患者多于男性患者，常发生于 10~30 周岁。

土茯苓小档案

性味归经： 性平，味甘、淡，入肝、胃经。
功效主治： 除湿、通利关节。用于湿热淋浊、痈肿、疥癣及汞中毒所致的筋骨疼痛。
选购保存： 以淡棕色、粉性足、纤维少者为佳。置于阴凉通风处保存。
食用禁忌： 不宜长期食用土茯苓。

口腔溃疡小贴士

宜吃凉性水果，如西瓜、梨、柚等；宜吃含锌及 B 族维生素、维生素 C 的食物，如蛋类、蔬菜、奶类。忌热性食物，如羊肉、狗肉、辣椒、胡椒、榴莲等；忌发物如虾、蟹、酒、烟等。

需要注意的是，口腔内经久不愈的溃疡，由于经常受到咀嚼、说话的刺激，时间久了可能会发生癌变，如果你经常患口腔溃疡的话，就需要注意这个问题了。治疗口腔溃疡的方法有：用甲硝唑口颊片，一日 3 次，一般 4~5 天痊愈；将少许白糖涂于溃疡面，每天 2~3 次。

平常应注意口腔的清洁，经常用淡盐水漱口；戒除烟酒；生活起居有规律，保证充足的睡眠；坚持体育锻炼；饮食清淡，多吃蔬菜水果和小麦胚芽，多喝水。

口腔溃疡患者应当经常食用清淡的食物，选择具有清热祛火、清心利尿、生津养阴作用的食物；勿食辛辣温燥，性热助阳、爆炒上火的食物。

口腔溃疡很容易复发，平常宜多食用动物的肝、心、腰、蛋类、黄豆、花生等，以适当补充 B 族维生素。

麦冬竹叶茶

材料 麦冬 15g，淡竹叶 10g，绿茶 3g。

做法 ①将麦冬、淡竹叶洗净，和绿茶一起混合放进杯内。②往杯内加入沸水。③盖上杯盖闷20 分钟，滤去渣后即可饮用。

功效 滋阴润肺，生津止渴。用于辅助治疗口腔溃疡伴有口干咽燥或尿黄便秘等症。

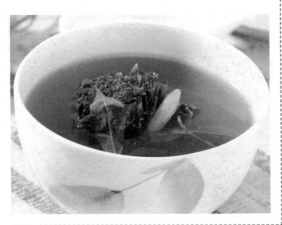

糯米莲子羹

材料 莲子 30g，糯米 80g，枸杞、蜂蜜各少许。

做法 ①糯米、莲子、枸杞洗净，用清水浸泡1 小时。②糯米、莲子、枸杞放入锅内，加适量水，置火上煮粥。③煮至莲子熟后，放入蜂蜜调匀便可。

功效 此品可滋阴清热、健脾止泻。可用于治疗口腔溃疡及食欲不振、湿热泄泻等症者，秋季易上火的人群要常食。

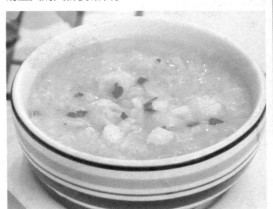

石斛炖鲜鲍

材料 鲜鲍鱼 3 只，石斛 10g，生地 10g，龙骨 40g，盐 5g，生姜适量，高汤 200ml。

做法 ①鲍鱼去内脏，洗净，龙骨与鲍鱼入沸水中余烫，捞出洗净，放入炖盅内。②注入高汤，放入洗净的石斛、生地、生姜片炖 3 小时。③用勺将汤表面的油渍捞出，加入盐即可。

功效 此品可清热解毒、凉血生津。

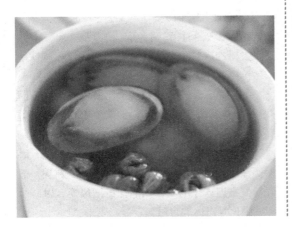

土茯苓绿豆老鸭汤

材料 土茯苓 20g，陈皮 3g，老鸭 500g，绿豆 200g，盐少许。

做法 ①先将老鸭洗净、剁块，备用。②土茯苓、绿豆和陈皮用清水浸透，洗干净备用。③瓦煲内加入适量清水，先用大火烧开，然后放入土茯苓、绿豆、陈皮和老鸭，待水再开，改用小火继续煲3 小时左右，以少许盐调味即可。

功效 此品可清热解毒、利尿祛湿。

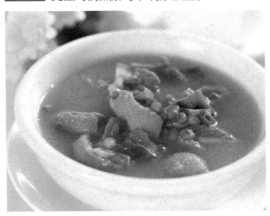

咽炎的调理

病因： 病原微生物引起的一种疾病。

症状： 急性咽炎初起，咽部干燥、灼热，继而疼痛，吞咽唾液时咽喉疼痛往往比进食时更为明显，可伴有发热、头痛、食欲不振和四肢酸痛，侵及喉部时，还伴有声嘶和咳嗽。慢性咽炎的主要症状有：咽喉不适，干、痒、胀、痛，分泌物多，易干恶，感觉喉部有异物感，咯之不出，吞之不下。

预防原则： 多喝水；少烟酒。

常用药材、食材

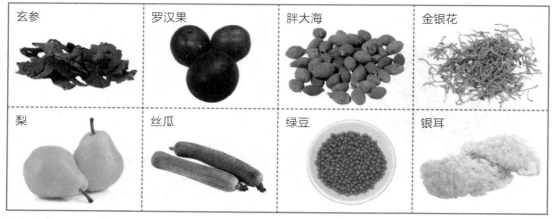

玄参	罗汉果	胖大海	金银花
梨	丝瓜	绿豆	银耳

预防措施

及时治疗鼻、口腔、下呼吸道疾病；勿饮酒和吸烟；减少粉尘等有害气体对身体的刺激；生活起居有规律，劳逸结合；及时通便；清晨用淡盐水漱口或饮用少量淡盐水；适当控制用声，用声不当、用声过度对咽喉炎治疗不利。

医理探究

咽炎多由病毒和细菌感染而成，常常因为飞沫或直接接触而传染。一旦人的体质虚弱，身体抵抗力下降，或者当疲劳、受凉、烟酒过度时，就容易诱发此病，若不及时救治，易引发感冒或急性扁桃体炎。另外，急性咽炎若治疗不彻底，容易引起临近器官的炎症，如鼻窦炎、扁桃体炎、鼻咽炎、气管炎等。

咽炎小贴士

宜吃绿叶蔬菜、菌类食物、蛋类、瘦肉类、鱼类、凉性水果等。忌吃辣椒、狗肉、羊肉等辛辣热性食物，忌虾、蟹等发物，忌烟酒。

注意劳逸结合，防止受冷，急性发作期应卧床休息。若经常接触粉尘或化学气体者，应戴口罩。注意口腔卫生，平时多饮淡盐开水，吃易消化的食物，保持大便通畅。避免烟、酒以及辛辣、过冷、过烫、带有腥味的刺激性食物。用罗汉果冲饮能有效治疗咽喉炎。

咽炎患者除了保持口腔清洁外，还可口含薄荷片或碘喉片，每天数次，每次1~2片。咽炎急性发作期，不宜服用补品，以免延长病程。

慢性咽炎患者切忌长时间待在空调房里，卧室要保持通风透气。如果是装饰不久的新居，最好尽量推迟入住时间，同时保持通风换气以减少新居中化学气体的含量。

玄参小档案

性味归经： 性微寒，味甜、微苦，入肺，胃，肾经。

功效主治： 滋阴降火、除烦解毒。

选购保存： 以支条肥大、皮细、质坚、芦头修净、肉色乌黑者为佳。置于干燥处。

食用禁忌： 脾胃有湿及脾虚便溏者忌服。

乌梅竹叶绿茶

材料 淡竹叶 10g，玄参 8g，乌梅 5 枚，绿茶 1 包。

做法 ①将玄参、淡竹叶和绿茶、乌梅洗净一起放进杯内。②往杯内加入沸水。③盖上杯盖闷 20 分钟，滤去渣后即可饮用。

功效 滋阴润燥，生津止渴，利尿通淋。用于咽喉干燥、灼痛，以及口渴喜饮、小便短赤等症的辅助治疗。

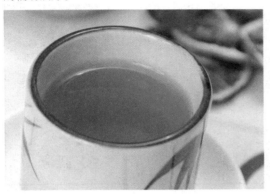

梨皮沙参粳米粥

材料 北沙参 20g，梨皮 20g，粳米 100g，白糖适量。

做法 ①粳米洗净泡发；梨皮洗净；北沙参洗净。②锅置于火上，加水后，放入粳米，用大火煮至米粒开花。③放入梨皮、北沙参，改用小火煮至粥能闻见香味时，放入白糖调味即可。

功效 此品具有解毒利咽、补肺健脾、润燥止渴的功效。

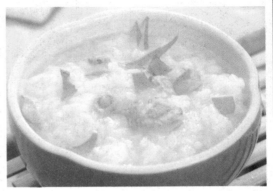

厚朴蔬果汁

材料 厚朴 15g，陈皮 10g，西芹 30g，苜蓿芽 10g，菠萝 35g，苹果 35g，水梨 35g。八宝粉 1 小匙，梅子酱 1 小匙，蓝莓 1 小匙。

做法 ①厚朴、陈皮洗净与清水置入锅中。②以小火煮沸约 2 分钟，滤取药汁降温备用。③西芹、苜蓿芽、菠萝、苹果、水梨洗净，切成小丁状，放入果汁机内搅打均匀，倒入杯中，加入八宝粉、梅子酱、蓝莓混合即可饮用。

功效 本品可降气化痰、健脾祛湿。

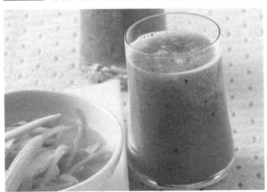

罗汉果瘦肉汤

材料 罗汉果 1 个，瘦肉 500g，枇杷叶 15g，盐 3g。

做法 ①罗汉果洗净，打成碎块。②枇杷叶洗净，浸泡半小时，瘦肉洗净，切块。③将适量清水放入瓦煲内，煮沸后加入以上罗汉果、枇杷叶、猪瘦肉，大火煲开后，改用小火煲 3 小时，加盐调味。

功效 清热利咽，止渴润燥。对治疗急性气管炎、扁桃体炎、咽喉炎都有很好的疗效。

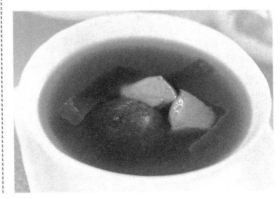

便秘的调理

病因：秋季较干燥，若饮食生活不注意，容易发生便秘。

症状：排便次数减少，每次排便的量减少，粪便干结，排便费力等。一般每2~3天或更长时间排便一次（或每周排便少于3次）即为便秘。

预防原则：多喝水；常喝蜂蜜水；多吃新鲜蔬果；适当运动。

常用药材、食材

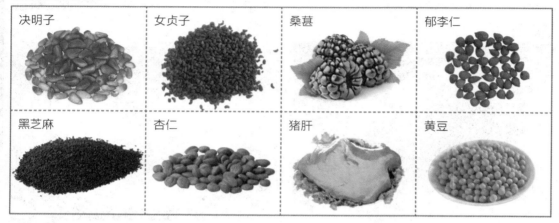

| 决明子 | 女贞子 | 桑葚 | 郁李仁 |
| 黑芝麻 | 杏仁 | 猪肝 | 黄豆 |

预防措施

首先要注意饮食中含有足够的膳食纤维，才能刺激肠蠕动，使粪便正常通行和排出体外。其次要注意饮食的质，主食不要太过精细，要注意吃些粗粮和杂粮。还有就是要多喝水，养成良好的排便习惯，每日定时排便，多运动等。

医理探究

便秘分为功能性便秘和器质性便秘两类。器质性便秘多由其他疾病引起，需要治疗相关疾病。功能性便秘严格来说不是一种病，病因尚不明确，一般认为与体内缺乏纤维素、生活压力大、活动少、腹肌张力不足等有关。

便秘小贴士

宜吃坚果类、豆制品、纤维素多的食物如青菜、芹菜以及水果如香蕉、梨、西瓜等。忌吃肥肉、羊肉、狗肉、辣椒、生姜、大葱、蒜头、茴香、烟、酒等。

饮食习惯不良的便秘患者，应调整饮食，增加含纤维素较多的蔬菜和水果，适当摄取粗糙而多渣的杂粮，如标准粉、薯类、大麦等。油脂类的食物、蜂蜜均有助于便秘的治疗，同时要注意多饮水及饮料。便秘较严重者可采用开塞露润滑泻剂或泡饮番泻叶等药物，但不宜久用，久用则易产生耐药性。

便秘患者要多吃蔬菜水果，以补充足够的纤维素，如香油拌菠菜等；做腹部顺时针按摩，每天2次，每次5~10分钟；暂停补钙；锻炼身体，如散步、慢跑、勤翻身等。

便秘患者应选择具有润肠通便作用的食物，常吃含纤维素丰富的各种蔬菜水果，多吃含B族维生素的食物，勿食辛辣温燥的食物，勿食性涩收敛的食物，勿食爆炒煎炸、伤阴助火的食物。

郁李仁小档案

性味归经： 性平，味辛、苦、甘，入脾，大肠，小肠经。

功效主治： 润燥、滑肠、下气、利水。治大肠气滞、燥涩不通、小便不利、大腹水肿。

选购保存： 以颗粒饱满、淡黄白色、整齐不碎、不出油、无核壳者为佳。

食用禁忌： 阴虚液亏及孕妇慎服。

黑芝麻核桃仁蜜

材料 核桃仁 50g，蜂蜜 200g，黑芝麻 100g。

做法 ①将黑芝麻、核桃仁洗净，用小火炒黄。②待其凉后一同研碎。③碎块放于器皿内，加入蜂蜜调制，即可分次服用。

功效 具有润肠通便、下气散结的功效。可治疗肠蠕动功能较弱所致的便秘、头发早白等症。

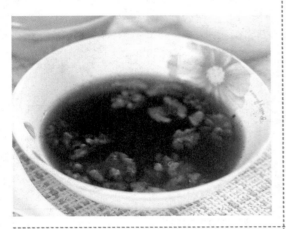

大黄绿茶

材料 大黄 5g，淡竹叶 10g，绿茶 3g。

做法 ①将大黄、淡竹叶和绿茶三者洗净混合放进杯内。②往杯内加入沸水。③盖上杯盖闷 20 分钟，滤去渣后即可饮用。

功效 清热泻火，峻下热结。可用来治疗体内热甚、便秘燥结、腹胀腹痛不能按者。

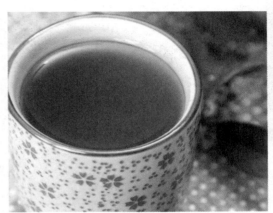

大肠枸杞核桃汤

材料 核桃仁 35g，枸杞 10g，猪大肠 175g，盐 4g，葱末、姜末各 2g。

做法 ①将猪大肠洗净切块余水。②核桃仁、枸杞用温水洗干净备用。③净锅上火倒入油，将葱、姜爆香，下入猪大肠煸炒，倒入水，调入盐烧沸，下入核桃仁、枸杞，小火煲至熟即可。

功效 补脾固肾，润肠通便。可用于脾肾气虚所致的习惯性便秘。

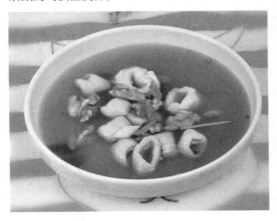

五仁粥

材料 花生仁、核桃仁、黑芝麻各 20g，杏仁、决明子各 8g，绿豆 30g，小米 70g，白糖 4g。

做法 ①小米、绿豆均泡发洗净；花生仁、核桃仁、杏仁、决明子、黑芝麻均洗净。②锅置于火上，加入适量清水，放入小米、绿豆、花生仁、核桃仁、杏仁、决明子、黑芝麻，开大火煮开。③再转中火煮至粥呈浓稠状，调入白糖拌匀即可。

功效 清热泻火，润肠通便，清肝明目。

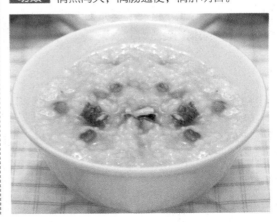

消化性溃疡的调理

病因：胃酸分泌过多。

症状：常见的并发症主要有出血、穿孔，严重者可因消化道大量出血（呕血或便血）导致休克，或因消化道穿孔引起弥漫性腹膜炎。

预防原则：少食多餐；不吃生冷食物；注意胃部保暖。

常用药材、食材

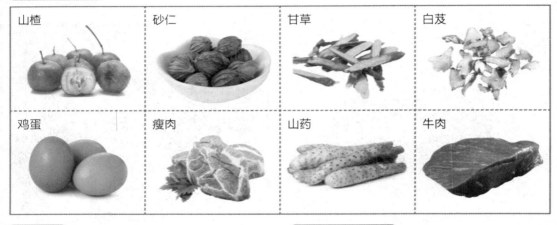

| 山楂 | 砂仁 | 甘草 | 白芨 |
| 鸡蛋 | 瘦肉 | 山药 | 牛肉 |

预防措施

经常胃部不适者要上医院检查，预防疾病在隐匿中恶化。要注意生活及饮食规律，防止疲劳，注意休息。要保持良好的精神状态，因为精神因素对胃黏膜的修复有很大的影响。饮食一定要注意定时定量，多吃易消化的食品。尽量避免抽烟、喝烈性酒、长期熬夜。

医理探究

消化性溃疡的发生与胃酸分泌过多有关，患者胃酸分泌比正常人高1~2倍。造成胃酸过多的原因有三方面：壁细胞多；迷走神经亢进；胃排空过速，都容易诱发此病。

白芨小档案

性味归经：性凉，味苦、甜，入肺、胃经。

功效主治：补肺、止血、消肿、生肌。

选购保存：以根茎肥厚、色白明亮、个大坚实、无须根者为佳。置于通风干燥处。

食用禁忌：外感咯血，肺痈初起及肺胃有实热者忌服。本品忌与附子、乌头配伍。

消化性溃疡小贴士

宜吃绿色蔬菜、豆浆、豆腐、蛋类、瘦肉、牛肉、软饭、水果等。忌吃玉米、高粱、荞麦、芹菜、花生、火腿、腊肉、咖啡、浓茶、辣椒等。

消化性溃疡的一个重要特点是发病与心理精神因素密切相关。某些患者经治疗，病灶根除，经过内镜检查证实溃疡已愈合，但消化不良症状却得不到改善，其主要原因是患者精神负担较重，睡眠不佳，长此以往，消化不良的症状只会越来越严重，因此，治疗期间要积极配合，调整好心态，保持乐观的情绪。

消化性溃疡患者应尽量避免吃油炸食物及各种粗粮，以免加重肠胃负担；禁吃刺激性大的食物，刺激胃酸过多分泌。

消化性溃疡患者应选择理气和胃、有止痛作用的食物，维持正常的饮食习惯，吃七分饱，忌暴饮暴食。

消化性溃疡患者应避免进食刺激胃酸分泌的食物，如浓肉汤、香料、浓茶、浓咖啡及过甜、过咸、过酸、过辣的食物，以及坚硬的、油炸的或多渣的食物等。

山楂麦芽猪腱汤

材料 猪腱、山楂、麦芽各适量，盐 2g。

做法 ①山楂洗净去核；麦芽洗净；猪腱洗净，斩块。②锅上水烧开，将猪腱汆去血水，取出洗净。③瓦煲内注水用大火烧开，下入猪腱、麦芽、山楂，改小火煲 2.5 小时，加盐调味即可。

功效 疏肝和胃，消食化积，改善脾虚腹胀、饮食积滞等症状，预防消化性溃疡。

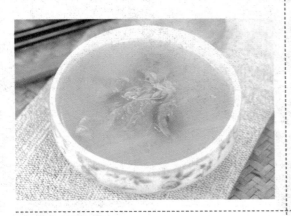

玉竹银耳枸杞汤

材料 玉竹 10g，枸杞 20g，银耳 30g，水适量、白糖适量。

做法 ①将玉竹、枸杞分别洗净备用；银耳洗净、泡发，撕成小片。②将玉竹、银耳、枸杞一起放入沸水锅中。③煮 10 分钟，调入白糖即可。

功效 补脾开胃，益气清肠，渗湿止痛，适合胃热炽盛型的糖尿病患者食用，症见口干咽燥、口渴多饮、舌红苔少等。

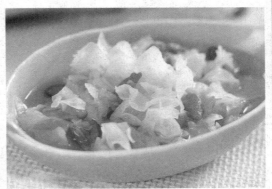

生姜米醋炖冬瓜

材料 生姜 5g，白芍 5g，冬瓜 100g，米醋少许。

做法 ①冬瓜洗净，切块；生姜洗净，切片；白芍洗净，备用。②砂锅置于火上，加入适量清水，放入冬瓜、生姜、白芍，大火烧开。③加米醋和水，用小火炖至冬瓜熟即可。

功效 补气益血，解郁调中，消积止痛，有助于促进食欲、健胃养胃，可辅助治疗上消化道溃疡、抑郁症、厌食等症。

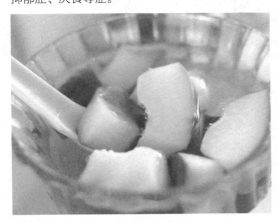

山药大蒜蒸鲫鱼

材料 鲫鱼 350g，山药 100g，大蒜、葱、姜、盐、味精、料酒各适量。

做法 ①鲫鱼洗净，用料酒、盐腌 15 分钟；大蒜、葱洗净，切小段；姜洗净，切小片。② 山药去皮洗净切片，铺于碗底，放入鲫鱼。③加调味料上笼蒸半小时即可。

功效 益气健脾，消炎止泻，适合上消化道溃疡、胃肠胀气、慢性肠炎患者食用。

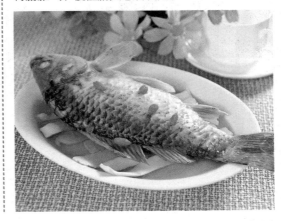

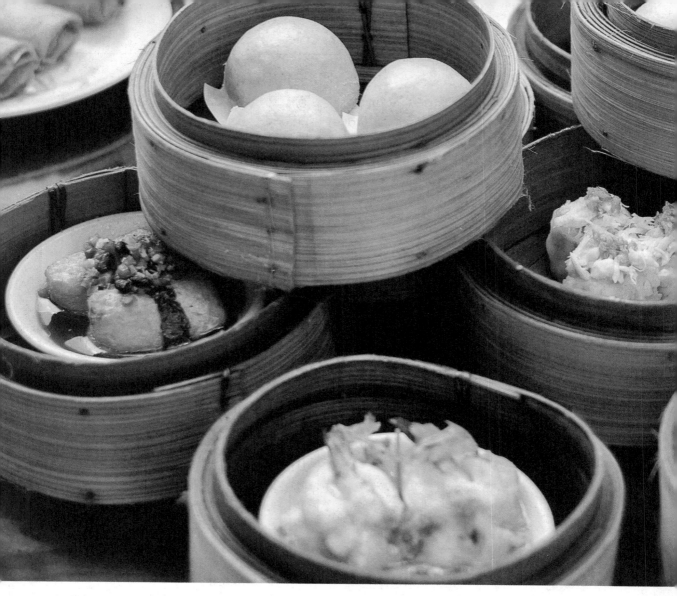

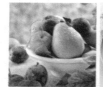

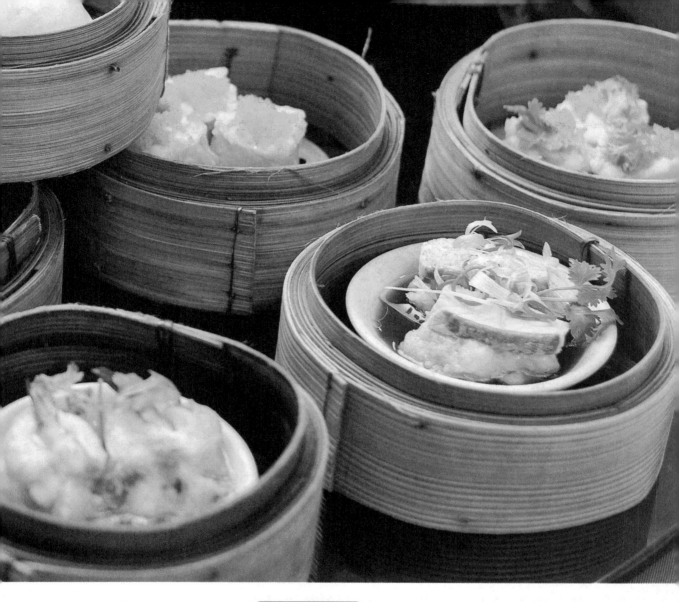

第十三章
冬季养生食疗巧安排

　　冬天是生机潜伏、万物蛰藏的季节，这段时间天气寒冷，寒邪易伤肾阳。中医养生学认为，冬季适宜温补。在冬天，根据体质和疾病的特点，有选择性地食用温性药材和食物，可以提高人体的免疫功能，改善畏寒的现象，还能有效地调节体内的物质代谢，最大限度地把能量贮存于体内。

冬季宜养肾

肾藏精，主骨生髓，为肝之母、肺之子，开窍于耳，在味属咸，在液为唾，与膀胱相表里，并荣养毛发。肾又主管着人体水液的调度，是掌管着生命的脏腑。立冬属于水相，冬至水旺。肾在五行中属水，故肾旺于冬季，冬季宜养肾。

常用药材、食材

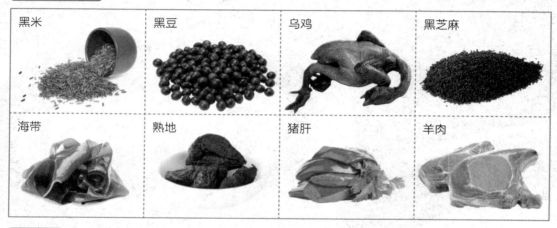

黑米　黑豆　乌鸡　黑芝麻

海带　熟地　猪肝　羊肉

饮食须知

冬季要多吃黑色食物，因为黑色食品补肝益肾、促进新陈代谢、抗御寒冷等多种功效，主要包括黑米、黑豆、黑芝麻、黑枣、黑木耳、黑菇、桑葚、海带、紫菜、乌鸡、乌贼鱼、甲鱼等。

日常养生

六气治肾法：治疗肾脏疾病，可用发"吹"字音吐纳法来治疗，即用鼻子缓慢地深吸气，用口发"吹"字音呼出，先大吹30遍，再细吹10遍，能除去肾病所致的腰膝冷痛、耳鸣、烦热等。

传统健身：健身可以达到强肾保精、延年益寿的目的。意念之根在丹田，即命门真火，丹田发热，即培植元阳，舌下津液下咽丹田，即培滋肾阴。

生活调理：早睡早起，到公园里呼吸新鲜空气，做一些柔软体操，注意保温，避免感冒。

注意事项

"肾者主蛰，封藏之本"。冬季养肾，必须慎房事、保精血，切忌房事过度，以免伤害肾气，影响来年的健康状况，正如《内经》所说："冬不藏精，春必病瘟。"

养生食疗方

巴戟黑豆鸡汤

材料 巴戟天、胡椒粒各15g，黑豆100g，鸡腿150g，盐3g。

做法 ①将鸡腿剁块，放入沸水中余烫，捞出洗净。②将黑豆淘净，和鸡腿、巴戟天、胡椒粒一起放入锅中，加水至盖过材料。③以大火煮开，再转小火续炖40分钟，加盐调味即可食用。

功效 补肾阳，强筋骨，可辅助治疗阳痿遗精、子宫虚冷、月经失调等病症。

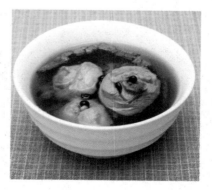

韭菜黑豆汁

材料 韭菜70g，黑豆100g，蜂蜜少许。

做法 ①韭菜洗净，切段；黑豆洗净，去杂质泡发。②将韭菜和黑豆交错放入豆浆机里榨成汁。③将榨好的汁调入蜂蜜即可。

功效 本品具有补肾壮阳、乌发防脱、降低血脂的功效。

黑豆芝麻汁

材料 黑芝麻、黑豆各适量，香蕉1根。

做法 ①黑豆洗净，入锅煮熟，捞出备用；香蕉去皮，切段。②将黑豆、香蕉加入冷开水放入搅拌机中搅打成泥。③加黑芝麻拌匀即可。

功效 本品具有滋阴补肾、润肠通便、乌发及防脱发等功效。

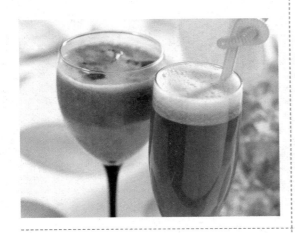

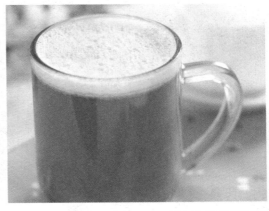

菟杞红枣炖鹌鹑

材料 菟丝子、枸杞各10g，红枣5枚，鹌鹑1只，料酒、盐、油各适量。

做法 ①鹌鹑洗净，剁成块，入沸水锅中氽烫去血水。②菟丝子、枸杞、红枣均洗净，用温水浸透，并将红枣去核。③将以上用料连同适量沸水倒进炖盅，加入料酒，盖上盅盖，隔水先用大火炖半小时，后用小火炖1小时，用油、盐调味即可。

功效 滋补肝肾，益气补血，藏精。

何首乌盐水猪肝

材料 何首乌15g，鲜猪肝300g，花椒、大料、盐各适量。

做法 ①猪肝洗净，切成片。②将猪肝放入开水中烫3分钟，捞出洗净。③将何首乌、花椒、大料、盐与猪肝同煮至熟，离火后将猪肝在汤里泡2~3小时，即可食用。

功效 本品具有滋阴补虚、益肾藏精、养肝补血等功效。冬季常食，可以补益五脏，增强体质，抗寒抗感冒。

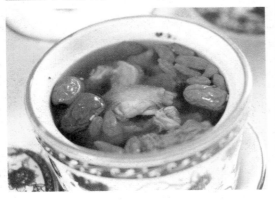

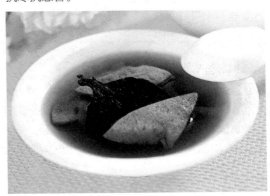

冬季宜苦忌咸

《寿亲养老新书》说："冬肾气旺，肾属水，味属咸；水克火，火属心，心主苦。当冬之时，其饮食之味，宜减咸而增苦，以养心气。"这就是说，冬季吃太多咸味食物的话，会使偏亢的肾水更亢，心阳力量相对就减弱了。苦味食物有助于补益心脏，所以要适当吃一些苦味食物。

常用药材、食材

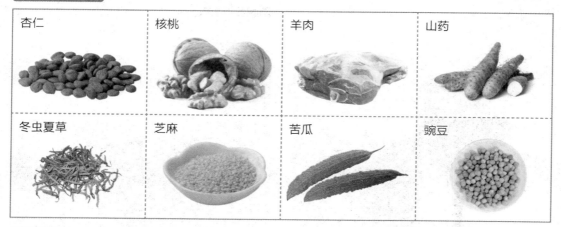

杏仁	核桃	羊肉	山药
冬虫夏草	芝麻	苦瓜	豌豆

饮食须知

冬季是蔬菜的淡季，饮食较为单一，易造成某些维生素的摄入不足，导致维生素缺乏症，引起齿龈发炎、口腔溃疡、牙龈出血、皮肤干燥等症。为此，冬季应利用有限的蔬菜品种进行合理搭配，经常调换口味，有利于避免维生素的缺乏。水果也含有丰富的维生素，而且不用烹调就可直接食用，维生素被破坏较少，是冬季补充维生素的理想食品，也应适当地摄取。

日常养生

保暖：首先要做好防寒保暖工作，气温骤降时避免室外活动；要保证充足的睡眠，注意节制性生活。

锻炼：平时要坚持适当地体育锻炼，逐步提高身体素质；注意劳逸结合，避免过度劳累；保持良好的心境，避免过度紧张和激动，因为过度疲劳和情绪波动，易诱发冠心病。

热敷：将热水袋贴于背部，可防止风寒之邪通过背部侵入人体，损伤阳气而致病，或使旧病复发，如过敏性鼻炎、慢性支气管炎、哮喘、胃溃疡等，对心血管疾病的患者尤为有益。

注意事项

在日常烹饪中，要适当减少食盐用量。否则一旦血液中的盐分过多，血浆的渗透压将会增强，导致血容量增多，心脏和肾脏的负担同时加大，不利于身体健康。

养生食疗方

麦芽山楂饮

材料 炒麦芽10g，炒山楂片3g，红糖适量。

做法 ①取炒麦芽、炒山楂片放入锅中，加适量水。②煎煮15分钟后加入红糖稍煮。③滤去渣，取汁饮用。

功效 本品具有消食化滞、健脾开胃的功效，可用于厌食、腹胀等症。

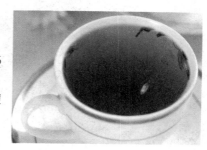

椰子杏仁鸭汤

材料 杏仁20g，椰子1个，鸭肉45g，生姜3片，盐适量。

做法 ①将椰子汁倒出；杏仁洗净；鸭肉洗净斩块备用。②净锅上火倒入水，下入鸭块余水洗净。③净锅上火倒入椰子汁，下入鸭块、杏仁、生姜烧沸煲至熟，调入盐即可。

功效 有宣肺止咳、利尿通淋、补中益气等功效。

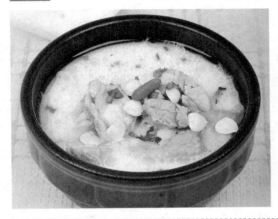

鸡内金山药炒甜椒

材料 鲜山药150g，鸡内金、天花粉各10g，红甜椒、鲜香菇各60g，玉米粒、毛豆仁各35g，色拉油半匙，盐适量。

做法 ①鸡内金、天花粉放入棉布袋中，下锅煎煮，滤取药汁。②鲜山药去皮洗净，切片；红甜椒洗净，去蒂和籽，切片；鲜香菇洗净，切片；炒锅倒入色拉油加热，放入所有材料翻炒2分钟。③倒入药汁，大火焖煮约2分钟，加盐调味即可。

功效 本品有开胃健脾、消食化积的功效。

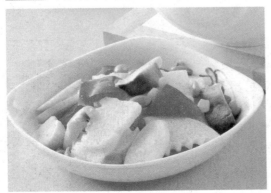

补骨脂虫草羊肉汤

材料 补骨脂、冬虫夏草各2g，枸杞15g，山药30g，羊肉750g，生姜4片，蜜枣4枚。

做法 ①羊肉洗净，切块，用开水余烫去除膻味。②冬虫夏草、山药、枸杞、蜜枣均洗净。③所有材料放入锅内，加适量清水，用大火煮沸后，改小火煲3小时，调味食用。

功效 本品有温补肝肾、益精壮阳的功效。

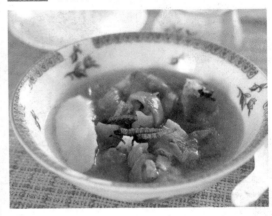

芝麻豌豆羹

材料 决明子10g，豌豆200g，黑芝麻30g，白糖适量。

做法 ①豌豆洗净，泡2小时，磨成浆。黑芝麻炒香，稍研碎备用。②决明子洗净，装入纱布袋中扎紧，备用。③豌豆浆、决明子药袋入锅中熬煮，加入黑芝麻，煮至浓稠，去药袋，加入白糖拌匀即可。

功效 此羹具有补肾、养肝、明目、补血、生津、乌发、通便的功效。

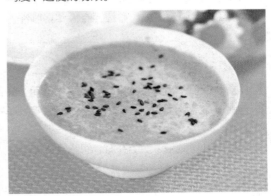

冬季宜败火

冬季天冷，人们喜欢待在有暖气或空调的房间，生活环境太干燥，容易使鼻腔、咽喉部发干发痒，产生上火症状。加之人们为了御寒，喜欢进食牛肉、羊肉、辣椒等温性或热性食物，使机体"热上加热"，积热不散，就易上火。

常用药材、食材

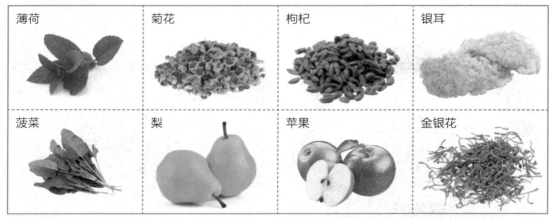

| 薄荷 | 菊花 | 枸杞 | 银耳 |
| 菠菜 | 梨 | 苹果 | 金银花 |

饮食须知

多喝水，或者常用薄荷、苦茶、菊花、金银花等花草泡茶喝。经常食用清凉的水果，如梨、苹果、香蕉、甘蔗等，这些水果有生津止渴的功效，有助于改善鼻干、眼干、喉咙痒的症状。

日常养生

增强免疫功能： 春季免疫功能最强，以后渐低，以冬季为最低，故冬季发病率与病死率是一年中最高的。因此，体质虚弱的人群和老人需慎重过冬，健康人群要避免肾气太盛，产生虚火。

室温适当： 室内一般保持 16~20℃较为适合，以 18℃最为理想。室内还要常用加湿器加湿。若室温太高，会导致闷热、心烦，令人头昏脑涨，精神萎靡不振。时间长了，还会引起口干舌燥，眼睛干涩，久而久之会打破人体的生理平衡，引起相应的生理变化，产生疾病。

不要熬夜： 熬夜会使身体过度劳累，休息时间不充分，易导致体质下降，免疫系统功能减弱，在干燥等诱因下，很容易上火。

注意事项

我国北方地区气候干燥，室内又普遍使用暖气，人们经常在燥热的环境中生活，气管黏膜净化作用变差，容易引起呼吸道疾病。所以北方人要多喝水，多吃流质食物和新鲜蔬果，保持体内阴阳平衡。

养生食疗方

菠菜黑芝麻牛奶汁

材料 黑芝麻 10g，菠菜 1 棵，牛奶 100ml，蜂蜜少许。

做法 ①将菠菜洗净，去根。②将菠菜、黑芝麻放入榨汁机中榨成汁。③加入牛奶、蜂蜜即可饮用。

功效 有补肾藏精、滋阴补血、润肠通便等功效。

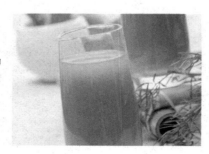

银耳山楂粳米粥

材料 山楂片少许,银耳15g,粳米100g,冰糖5g。

做法 ①粳米洗净,用清水浸泡;银耳泡发后洗净,撕小块。②锅置于火上,放入粳米,加适量清水煮至七成熟。③放入银耳、山楂煮至米粒开花,加冰糖熬稠后即可。

功效 有滋阴濡胃、行气健脾、消食化积等功效。

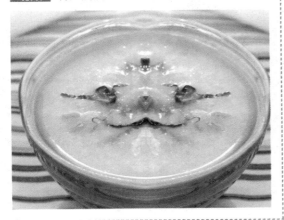

龙眼山药红枣汤

材料 龙眼肉100g,新鲜山药150g,红枣6枚,冰糖适量。

做法 ①山药削皮洗净,切小块;红枣洗净。②锅中加3碗水煮开,加入山药煮沸,再下入红枣;待山药熟透、红枣松软,将龙眼肉剥开加入。③待龙眼之香甜味渗入汤中即可关火,再加入适量冰糖调味即可。

功效 本品具有补益心脾、养血护心、减缓焦虑紧张等功效。

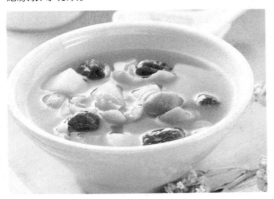

海马汤

材料 海马2只,枸杞15g,红枣5枚,生姜2片。

做法 ①将枸杞、红枣均洗净,备用。②海马泡发洗净,备用。③所有材料加水,先大火煮沸,再转小火煎煮半小时即可。

功效 本品具有温阳益气、补肾滋阴等功效,可改善阳痿遗精、腰膝酸软等症状。

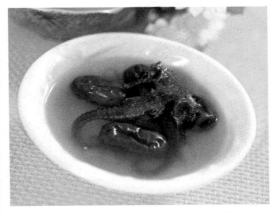

五胡鸭

材料 五灵脂10g,延胡索9g,鸭肉500g,盐、醋各适量。

做法 ①将鸭肉洗净,用少许盐腌渍入味。②五灵脂、延胡索洗净,放入碗内,加适量水,隔水蒸半小时左右,去渣存汁。③将鸭肉放入大盆内,倒上药汁,隔水蒸至鸭肉熟软,食前滴少许醋调味即可。

功效 本品具有疏肝理气、活血散淤、护心止痛的功效。

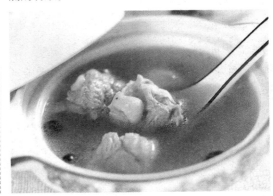

冬季宜温补

寒为冬季主气。寒邪属阴邪，易伤阳气，可导致机体新陈代谢减弱，出现手足不温、畏寒喜暖等阳虚的表现，还易引发许多疾病，或使旧病复发加重。寒冷尤其对呼吸系统影响最明显，它能降低呼吸道的防御能力，引发呼吸系统疾病。因此，冬季要温补，并防止严寒气候的侵袭。

常用药材、食材

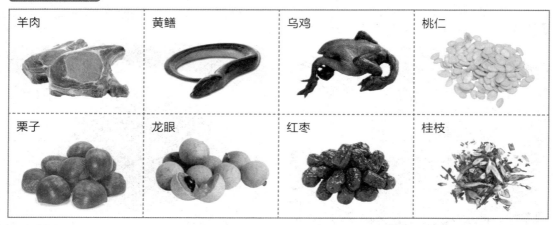

| 羊肉 | 黄鳝 | 乌鸡 | 桃仁 |
| 栗子 | 龙眼 | 红枣 | 桂枝 |

饮食须知

饮食上，宜选用羊肉等温肾壮阳之物，有助于抵抗寒邪的入侵；饮食不可过咸，因咸味入肾，致肾水更寒，不利于振奋心阳；切忌寒凉食品，以免耗伤元阳。

日常养生

热水泡脚： 睡前宜用热水泡脚，并按揉脚心，有助阳散寒之效；常进行日光浴，以助阳气升发；膀胱经脉行于背部，寒邪入侵，首当其冲，故应注意背部保暖，以防寒邪入侵。

防寒保健： 应进行适当的体育锻炼，以增强机体的抗寒能力和抗病力；工作和运动时，不宜过于剧烈，以免出汗过多，导致体内阴精亏损、阳气耗散。

穿着： 穿衣要讲"衣服气候"，衣服里层与皮肤间的温度保持在 32~33℃，在皮肤周围创造一个良好的小气候区，以缓冲外界寒冷气候的侵袭，使人体维持恒定的温度。

注意事项

寒冷能引起周围血管收缩，循环阻力增高，并可使血液黏稠度和毛细血管脆性增加，从而诱发心脑血管疾病。尤其是老年人，体温调节功能降低，对寒冷刺激尤为敏感。家有老人者，要给予特别保暖。

养生食疗方

栗子龙眼粥

材料 龙眼肉、玉竹各 20g，粳米 90g，栗子 20g，白糖适量。

做法 ①栗子去壳、去皮洗净，切碎；龙眼肉、玉竹洗净；粳米泡发洗净。②锅置于火上，注入清水，放入粳米，大火煮至米粒开花。③放入栗子、龙眼肉、玉竹，用中火煮至熟后，放入白糖调味即可。

功效 此粥具有壮阳补肾、补益心脾、养血安神、润肤美容等功效。

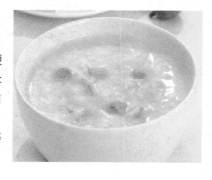

炮姜桃仁粥

材料 炮姜 3g，桃仁 5g，艾叶 3g，粳米 80g。

做法 ①将艾叶、炮姜均洗净，加水煎成药汁；桃仁、粳米洗净备用。②将桃仁、粳米加水煮至八成熟。③药汁滤渣后倒入桃仁米粥中同煮至熟。

功效 本品具有温经、化淤、散寒、除湿及润肤的作用。可用于寒湿凝滞型痛经。

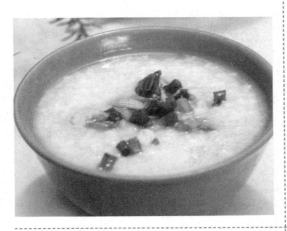

灵芝丹参粥

材料 灵芝 30g，丹参 5g，三七 3g，粳米 50g，白糖适量。

做法 ①将粳米淘洗干净；丹参、灵芝、三七均洗净。②水煮沸后，将三味药材放入水中先煎 15 分钟。③煎好后将药汤去渣，取清液，加入粳米，用小火煮成稀粥，调入白糖调味即可。

功效 有补益气血、活血化淤、养心安神的功效。

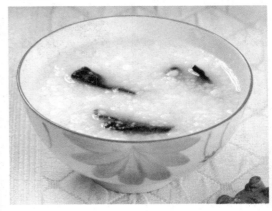

丹参红枣乌鸡汤

材料 丹参 15g，红枣 10 枚，红花 2g，杏仁 5g，乌鸡腿 1 只，盐 4g。

做法 ①将丹参洗净，打碎；红花洗净润透；乌鸡腿洗净，切块；红枣、杏仁洗净。②乌鸡块放入蒸盆内，加入所有材料，再加入 300g 清水。③把蒸盆置蒸笼内，用大火蒸 50 分钟即可。

功效 有活血通脉、祛淤止痛、安神宁心的功效。

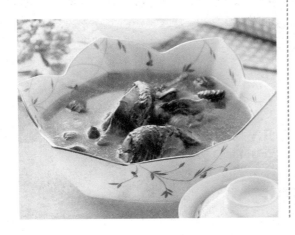

川芎当归黄鳝汤

材料 川芎 10g，当归 12g，桂枝 5g，红枣 5 枚，黄鳝 200g，盐适量。

做法 ①将川芎、当归、桂枝洗净；红枣洗净，浸软，去核。②将黄鳝剖开，去除内脏，洗净，入开水锅内稍煮，捞起过冷水，刮去黏液，切长段。③将全部材料放入砂煲内，加适量清水，大火煮沸后，改小火煲 2 小时，加盐调味即可。

功效 此汤有行气开郁、祛风通络的功效。

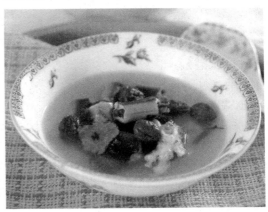

冬季宜润肺

肺喜"湿"不喜欢"干"，冬季天冷干燥，易损肺气。加上冬天雾霾天气相对较多，空气中很多粉尘、二氧化硫、氮氧化物及其他可吸入颗粒物，容易被吸入到肺部，引发感冒、咳嗽等呼吸系统疾病。所以人们要根据冬季天气状况，适时保护肺气。

常用药材、食材

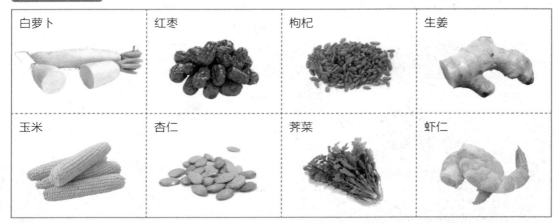

| 白萝卜 | 红枣 | 枸杞 | 生姜 |
| 玉米 | 杏仁 | 荠菜 | 虾仁 |

饮食须知

养肺要多喝水，每天至少喝 2000ml，为肺和呼吸道提供足够的润滑作用，以避免太过干燥而损伤肺气。多补充含有 β-胡萝卜素的食物，可保护黏膜细胞，避免支气管黏膜受损。

日常养生

吐故纳新：选一个空气清新的环境，张开嘴，用力把体内浊气全部吐出，可一连做3次或更多，每次过后自然呼吸一会儿，再做下一次。然后用腹式呼吸补充大量氧气，吸气时腹部鼓起，把新鲜空气全部吸入体内。注意做此运动时，呼气要呼尽，吸气要吸满。

搓鼻：将两手拇指外侧相互磨擦，待拇指有热感后，用拇指外侧沿鼻梁、鼻翼两侧上下按摩30次，然后按摩鼻翼两侧的迎香穴（位于鼻唇沟内，横平鼻翼外缘中点）15~20次。每天摩鼻1~2遍，可增强鼻子的耐寒能力，对于治伤风、鼻塞不通等也有很好疗效。

注意事项

一些疾病可能早期没有任何症状，等到症状出现后才想起来检查，可能病情已经比较严重了。长期吸烟者、慢性咳嗽和咳痰者、呼吸困难者、在粉尘环境工作者、呼吸道疾病患者要定期检查肺部健康。

养生食疗方

熟地双味肠粉

材料 红枣、枸杞、熟地、虾仁、韭菜、猪肉丝、河粉、淀粉、米酒、甜辣酱、无盐酱油各适量。

做法 ①药材洗净煎汁；虾仁洗净去肠泥，由背部切开；韭菜洗净，切段；淀粉加20g水拌匀。②猪肉丝、虾仁加入调味料腌渍15分钟；将猪肉丝，韭菜，虾仁包入河粉皮内。③河粉卷成直筒状排盘蒸熟；药汁上锅加入水淀粉勾芡，淋在粉肠上。

功效 本品可滋阴养血、补肾藏精。

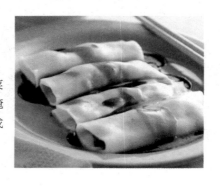

生姜红枣汤

材料 生姜 30g，红枣 8 枚，冰糖 10g。

做法 ①将生姜去皮，洗净，切丝；红枣洗净，浸泡，去核，备用。②净锅上火倒入水，下入姜丝、红枣，煲至熟。③最后调入冰糖即可食用。

功效 本品具有温经散寒、补血益气等功效。

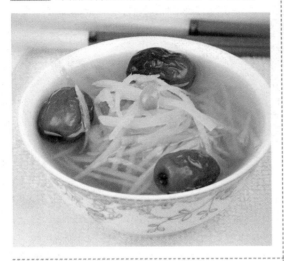

何首乌芝麻茶

材料 何首乌 5g，芝麻粉 20g，蜂蜜少许。

做法 ①何首乌加水 750ml，煮开后小火再煮 20 分钟。②滤渣后加入芝麻粉调匀。③再加入蜂蜜调匀即可饮用。

功效 有补肝益精的功效，可预防白发、脱发。

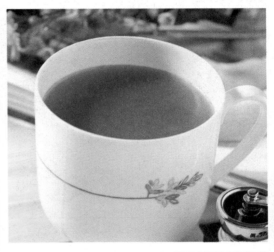

莱菔子萝卜汤

材料 莱菔子 15g，猪尾骨半根，萝卜 1 个，玉米 1 根，盐适量。

做法 ①猪尾骨洗净后以开水余烫；莱菔子、萝卜、玉米均洗净。②锅中加清水煮开，放入莱菔子煮沸，加入猪尾骨同煮 15 分钟。③将萝卜、玉米切块，加入猪尾骨锅中续煮至熟，加盐调味。

功效 本品具有增进食欲、消食化痰的功效。适用于消化不良、胃胀、痰多、失眠者。

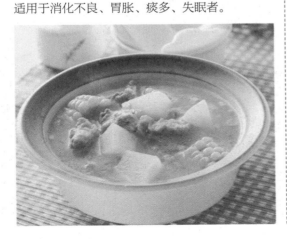

荠菜四鲜宝

材料 杏仁 30g，白芍 15g，荠菜 50g，虾仁 100g，盐、料酒、淀粉各适量。

做法 ①将杏仁、白芍、荠菜、虾仁均洗净，切丁。②将虾仁用盐、料酒、淀粉上浆后，放入四成热油中滑炒备用。③锅中加入清水，将杏仁、白芍、荠菜、虾仁放入锅中煮熟后，再调味即可。

功效 本品具有宣肺止咳、敛阴止痛、疏肝健脾的功效。

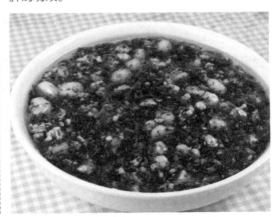

冬季要护足

俗话说："寒从脚下起。"双足与内脏有经络联系，除了支持人体的重量外，还像水泵一样，能把远端的血液推向心脏，使全身血液流畅，促进机体健康，所以脚又被称作是第二心脏。但脚离心脏最远，血液循环较差，保暖性差，一旦受寒，易导致上呼吸道感染。

常用药材、食材

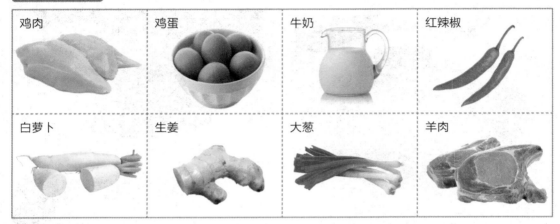

| 鸡肉 | 鸡蛋 | 牛奶 | 红辣椒 |
| 白萝卜 | 生姜 | 大葱 | 羊肉 |

饮食须知

多吃热量高的食物，如动物脂肪、肉类、蛋黄、植物油、奶油、肥肉等。食物的热量越高，人进食后获得能量越足，有助于抗寒。

日常养生

加强脚部的运动： 加强脚部的保健，是拥有良好体魄的重要一环，尤其是在冬季，对脚部的呵护尤为重要。日常多活动活动双脚，以促进下肢血液循环。

足浴：《千金要方》中说："冬月洗足而卧，则无冷病。"睡前用热水洗脚，可刺激神经，调节内分泌，消除疲劳，改善睡眠，对高血压、心脑血管病等有防治作用。若在足浴水中加入适量的生姜或辣椒水，更能扩张血管，促进血液循环，祛病强体。足浴时，最好进行揉搓，以刺激足部穴位，可滋补元气、壮腰强筋、延缓衰老。

穿着合适的鞋： 穿造型合脚、保温性能好、透气性强、富有弹性的鞋，有利于双脚的健康。若湿气长期留在鞋内，会导致热量的不断流失，容易引起伤风感冒和冻伤。

注意事项

冬季勤用热水泡脚，不仅能保持脚部清洁，还能促进脚部血液循环，加速人体新陈代谢，增强机体御寒能力。泡完脚之后，还可用各种手法按摩脚部神经或穴位，促进经络畅通。

养生食疗方

双藤红枣茶

材料 鸡血藤、夜交藤、麦冬各 15g，红枣 5 枚，水适量。

做法 ①将红枣洗净，切几个刀口。②将鸡血藤、夜交藤、麦冬洗净备用。③把鸡血藤、夜交藤、麦冬、红枣放入锅中加水煮开后，续以小火煮约 10 分钟即可。

功效 有行血活络、祛淤护心、安神助眠的功效。

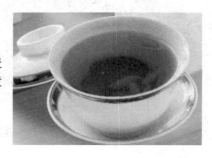

桃仁猪蹄汤

材料 桃仁 15g，猪蹄 300g，花生仁 50g，盐、高汤各适量，味精 3g。

做法 ①将猪蹄洗净，切块。②桃仁、花生仁洗净备用。③锅上火，倒入高汤，下入猪蹄、桃仁、花生仁，调入盐、味精，煲至熟即可。

功效 有化淤、宁心安神、美容养颜的功效。

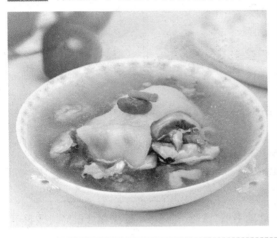

丹参糖水

材料 丹参 10g，白糖 50g。

做法 ①将丹参洗净。②加水适量，放入丹参，煎煮 20 分钟。③滤去渣，加适量白糖即可。

功效 本品具有活血通经、祛淤护心的功效，对长期失眠患者有安神作用，对冠心病患者尤其有效。

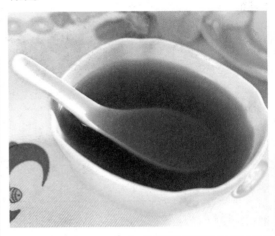

豆豉葱姜粥

材料 淡豆豉 15g，葱、红辣椒、姜各适量，糙米 100g，盐 3g，香油少许。

做法 ①糙米洗净，泡发半小时；红辣椒洗净切圈；葱洗净切花；姜洗净去皮，切丝。②锅置于火上，注入清水，放入糙米煮至米粒绽开，再放入淡豆豉、红椒圈、姜丝。③用小火煮至粥成，调入盐，滴入香油，撒上葱花即可。

功效 有散寒暖胃、润肠通便、发汗解表的功效。

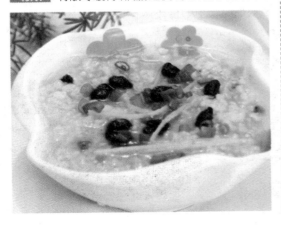

羊肉枸杞姜粥

材料 羊肉 100g，枸杞、生姜各 30g，粳米 80g，盐 3g，味精 1g，葱花少许。

做法 ①粳米淘净，泡半小时；羊肉洗净，切片；生姜洗净，去皮，切丝；枸杞洗净。②粳米入锅，加水大火煮沸，下入羊肉、枸杞、姜丝，转中火熬煮至米粒软散。③小火熬煮成粥，加入调味料，撒上葱花即可。

功效 有祛风止痛、温中暖胃、补肾助阳的作用。

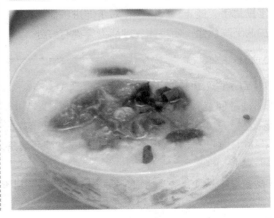

冬季节制性生活

古代养生学家提出"春二夏三秋一冬无"的房事理论，即春天每 7 天可行房 2 次，夏天可增为 3 次，秋天应减为 1 次，冬天就该尽量避免房事。这是因为，冬季阳气渐衰，人的性欲减少，有利于藏精而不泄精。人体只有精充气足才能保障全身脏器的畅通运作。

常用药材、食材

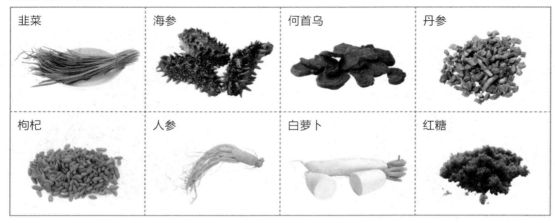

| 韭菜 | 海参 | 何首乌 | 丹参 |
| 枸杞 | 人参 | 白萝卜 | 红糖 |

饮食须知

冬季要多补"虚"，且要有针对性地进补。血虚不足常有头昏眼花者，可选服有补益气血作用的动物血、禽蛋、禽肉等进行食补。气虚不足常体倦无力者，可选用有健脾益肺、静心安神作用的人参、红参、生晒参等。阳虚怕冷者，可选择具有补肾阳作用的羊肉、牛骨髓等。阴虚发热者可选用六味地黄丸等中成药，或补肾精的海参。

日常养生

勤运动： 不仅仅是每天早上的锻炼，平常时时处处都可以锻炼以摆脱手脚冰冷的状况，如平常勤甩手、健走、爬楼梯，对于促进气血运行，加速新陈代谢，使身体充满活力等都有好处。多动动手指、脚趾头，也可促进血液循环，改善手脚冰冷状况。

常按摩： 每天洗脚时按摩位于脚部小拇趾趾甲角旁外侧的至阴穴和足底的涌泉穴，可缓解手脚冰冷症。

注意事项

性生活之后不要洗冷水澡，不要喝冷水，不吃生冷食品，避免一切与冷、凉有关的活动；忌再交。每晚两次性交就属于纵欲了，会引起房劳，甚至出现早泄或勃起障碍。忌吸烟。房事后吸烟，无异于加速了人体对烟中有害物质的吸收，比平常吸烟的危害大几百倍。

养生食疗方

何首乌续断饮

材料 何首乌、续断各 5g，蜂蜜少许。

做法 ①将何首乌、续断洗净备用。②何首乌、续断加水 750ml，煮开后小火再煮 20 分钟。③滤渣后再加入蜂蜜调匀即可饮用。

功效 本品具有补肾壮阳、强筋壮骨、乌发明目等功效。

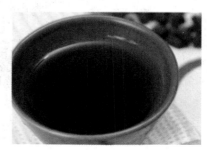

丹参牛膝茶

材料 丹参 5g，牛膝 3g，枸杞 5g，红糖少许。

做法 ①丹参、牛膝、枸杞分别清洗干净，放入锅中，加适量的水煎煮。②煎煮 15 分钟后加入红糖稍煮。③滤去渣，取汁饮用。

功效 本品具有行气通络、活血化淤、强筋壮骨等作用。

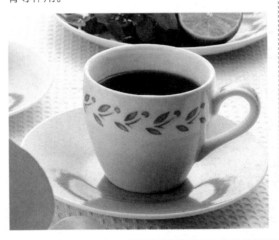

川芎茶

材料 川芎 5g，山楂 3g，枸杞 5g，红糖少许。

做法 ①川芎、山楂、枸杞分别清洗干净，放入锅中，加适量的水煎煮。②煎煮 15 分钟后加入红糖稍煮。③滤去渣，取汁饮用。

功效 本品具有行气活血、温经通络、疏肝解郁等功效。

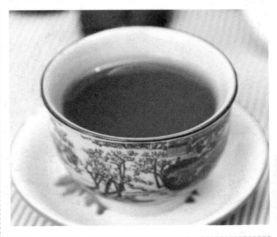

韭子粥

材料 韭菜籽、枸杞各 10g，粳米 50g，盐 3g。

做法 ①将粳米淘洗干净，放入砂锅中；枸杞洗净。②将韭菜籽洗净用小火炒熟，和枸杞一并放入砂锅内。③加入清水和少量盐，用小火煮至米开粥稠即可。

功效 有温补肝肾、助阳固精的作用。可用于阳痿、遗精、精冷、夜尿增多、腰膝酸软等症。

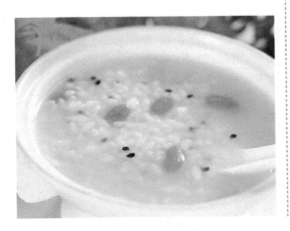

萝卜姜糖粥

材料 生姜 20g，红糖 7g，白萝卜、粳米各 100g。

做法 ①生姜洗净，切丝；白萝卜洗净，切块；粳米洗净泡发。②锅置于火上，注水后，放入粳米、白萝卜，用大火煮至米粒绽开。③再放入生姜，改用小火煮至粥成，调入红糖煮至入味即可。

功效 此粥具有下气消谷、温暖脾胃、散寒解表等功效。

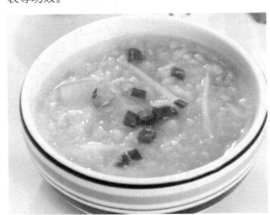

冻疮的调理

病因： 人体受寒邪侵袭引起的皮肤损伤。

症状： 多发生在手脚的末端、鼻尖、面颊和耳部等处。患处皮肤苍白、发红、发痒热痛、有肿胀感。严重的可出现紫血疱引起患处坏死，溃烂流脓疼痛。

预防原则： 温经散寒；行气活血；注意保暖。

常用药材、食材

当归	艾叶	生姜	胡椒
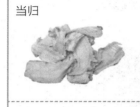	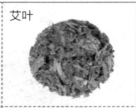	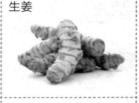	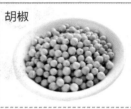
鸡蛋	牛肉	羊肉	鹌鹑
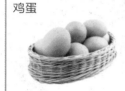	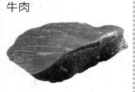	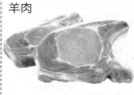	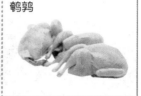

预防措施

在寒冷环境下工作时宜注意肢体保暖；对手、足、耳、鼻等暴露部位应予以保护，鞋袜不宜过紧，过紧会引起下肢血液循环不畅，导致冻疮的发生；冬季怕冷者可多吃些热性驱寒食品，如羊肉、鹌鹑、韭菜、洋葱、胡椒、生姜、肉桂等。冻疮患者可采取冬病夏治的疗法，在夏天就开始进行几次外擦药物的辅助治疗。

医理探究

冻疮多发于冬季、初春以及早春料峭时节，妇女、儿童以及末梢血液循环不良者更易发病。

艾叶小档案

性味归经： 性温，味苦，入肝、脾、肾经。

功能主治： 理气血、逐寒湿、温经、止血、安胎。治心腹冷痛、泄泻转筋、久痢、吐衄、下血、月经不调。

选购保存： 以叶面灰白色、绒毛多、香气浓郁者为佳。置于通风干燥处保存。

食用禁忌： 阴虚血热者慎用。

一旦患者的皮肤遇到寒冷（0~10℃）、潮湿或冷暖急变时，局部小血管遇冷收缩，时间久了导致动脉血管麻痹而扩张，进而致使静脉淤血，局部血液循环不良而发病。

冻疮小贴士

宜吃肉桂、山楂、羊肉、牛肉、姜茶等热性食物。忌冷饮、生冷食物、寒性水果及蔬菜等。

冻疮患者在饮食上应选择具有温中散寒、活血散结、消肿止痛作用的食物，勿食生冷的食物。

冻疮患者可用生姜或辣椒涂擦易患冻疮的部位，每日2次，可减小冻疮发生的概率。但皮肤起水疱或溃烂者不宜。也可用红外线仪进行照射治疗，并经常按摩，以促进血液循环，约一周后，症状即可消失，表皮逐渐脱落，不留疤痕。

对于已经溃破的创面，可先消毒周围正常皮肤，再用无菌温盐水清洗创面后，涂以抗生药物并加以包扎。

当归山楂汤

材料 当归 10g，山楂 15g，红枣 10g。

做法 ①将红枣泡发，洗净；山楂、当归洗净。②红枣、当归、山楂一起放入砂锅中。③加水煮沸，改小火煮 1 小时即可。

功效 行气活血，温里散寒。可用于冻疮、月经不调、腹部冷痛、痛经等症。

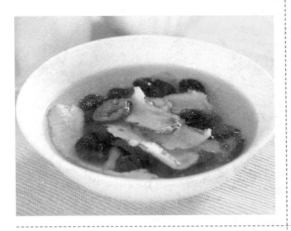

生姜肉桂炖虾仁

材料 虾仁 150g，猪瘦肉 50g，肉桂 5g，薏米 30g，生姜 15g，盐、熟油各适量。

做法 ①虾仁洗净对半切开；猪瘦肉洗净后切成小块；生姜去皮洗净，拍烂。②肉桂洗净；薏米淘净。③将以上用料放入炖煲中，待水开后，先用中火炖 1 小时，然后再用小火炖 1 小时，放入少许熟油、盐即可。

功效 温里散寒，活血化瘀。用于恶寒怕冷、四肢冰凉、冬季易生冻疮者。

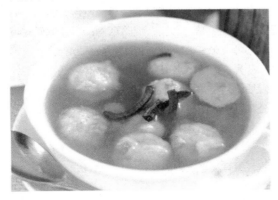

花椒羊肉汤

材料 当归 20g，生姜 15g，羊肉 500g，花椒 3g，盐、胡椒各适量。

做法 ①羊肉洗净，切块。②花椒、生姜、当归洗净，和羊肉块一起置入砂锅中。③加水煮沸，再用小火炖 1 小时，用盐、胡椒调味即成。

功效 暖中补虚，益肾壮阳。用于阳气虚、怕冷、脾胃虚寒患者。

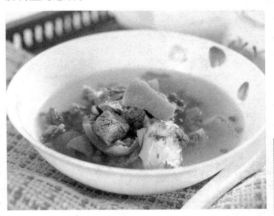

艾叶煮鸡蛋

材料 艾叶 20g，新鲜鸡蛋 2 个。

做法 ①将生鸡蛋用清水冲洗干净，擦干备用。②将艾叶洗净，放入锅中，先大火烧开之后转小火熬，直至加水熬煮至变色。③再将洗净的鸡蛋放入艾水中一起炖煮，约 5 分钟，待煮至鸡蛋壳变色，将其捞出，即可食用。

功效 理气血，逐寒湿，安胎。可治心腹冷痛、冻疮、痛经、月经不调、胎动不安等症。冻疮患者常食还可预防冻疮复发。

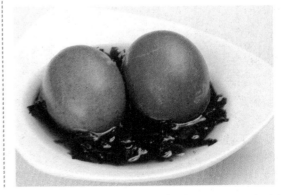

鼻炎的调理

病因：病毒、细菌以及某些全身性疾病引起。

症状：表现为鼻腔充血或者水肿，患者经常会出现鼻塞的症状。由于鼻塞，会产生嗅觉减退、头痛、头昏、说话呈闭塞性鼻音等症状，还伴有流清水涕、鼻痒、喉部不适、咳嗽等症状等症状。

预防原则：保暖；预防上火；预防感冒。

常用药材、食材

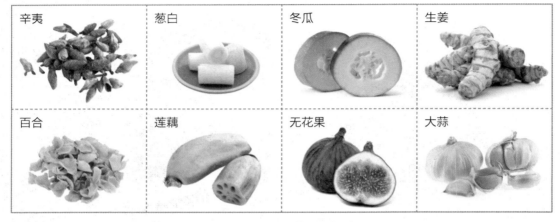

辛夷	葱白	冬瓜	生姜
百合	莲藕	无花果	大蒜

预防措施

预防鼻炎，要进行体育锻炼，增强体质及免疫力；饮食要清淡，不吃辛辣食物，少吃鱼虾等腥味食物；多用手按摩鼻两侧，促进血液循环；常用盐水洗鼻，可有效清洁鼻腔，调节鼻腔的湿度和促进血液循环；要预防感冒，以防引发鼻炎。

医理探究

细菌、病毒等侵入鼻腔，易损伤鼻腔黏膜，引起鼻腔炎症。其中病毒感染是鼻炎发作的重要原因，流感病毒、腺病毒、冠状病毒、柯萨奇病毒及黏液和副黏液病毒等是引起本病的罪魁祸首。

辛夷小档案

性味归经：性温，味辛，入肺、胃经。

功能主治：头痛、鼻渊、鼻塞不通、齿痛、风寒感冒。

选购保存：以花蕾未开、色绿、无枝梗者为佳。置于阴凉通风处保存。

食用禁忌：阴虚火旺者忌服。

鼻炎小贴士

鼻炎患者饮食上应多吃新鲜的食物，或含蛋白质多的食物，应选用具有清热通窍、扶正祛邪的食物，勿食辛辣、性热助火的食物。宜选冬瓜、胖大海、百合、无花果、莲藕、蛋类、葱白、大蒜等。忌梨、西瓜、白萝卜、冷饮以及油腻、辛辣、助热生火的食物，如肥肉、香肠、辣椒、胡椒、芥末、葱、蒜、韭菜等。

要控制室内霉变的发生，不要使用地毯、羽毛被褥，保持室内清洁、卫生，减少室内尘土，并且保持室内通风，经常晾晒衣物，远离宠物；避免食用一切能引起过敏性鼻炎发作的食物，慎食鱼、虾、蟹类食物，戒除烟酒；增强体质对过敏性鼻炎患者很重要，平时要注意锻炼身体。

鼻炎患者可常用冷水洗脸、洗鼻或洗冷水浴，以增强对寒冷的适应能力。同时在流感期间，去公共场所应戴好口罩。

鼻炎患者用盐水洗鼻，可先加热盐水，一来可以减少刺激性；二来盐水加热后盐分子运动活跃，更有利于杀菌消炎。

葱白红枣鸡肉粥

材料 红枣 10 枚，葱白 10g，鸡肉、粳米各 100g，香菜、生姜各 10g。

做法 ①将粳米、生姜、红枣洗净；鸡肉洗净切丁备用。②将以上四种材料放入锅中煮半小时左右。③粥成，再加入葱白、香菜，调味即可。

功效 补中益气，宣通鼻窍。用于鼻炎伴中气不足及食欲不振者。

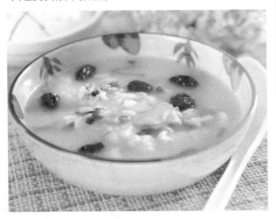

薄荷茶

材料 薄荷 15g，茶叶 10g，冰糖适量。

做法 ①将薄荷洗净，和茶叶一起放入杯内，加热水冲泡。②加入适量冰糖，待冰糖溶化后搅拌均匀即可饮用。

功效 清凉润燥，清利通窍。适用于鼻燥咽喉不适、鼻塞干痒等症者。每年入秋之后，鼻炎患者常食有助于预防鼻炎复发。

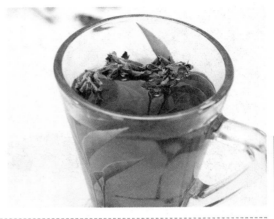

辛夷花乳鸽汤

材料 辛夷花 25g，蜜枣 3 枚，乳鸽 1 只，盐适量。

做法 ①将辛夷花、蜜枣洗净。②将乳鸽宰杀，去毛和内脏，洗净，剁块，余水。③将辛夷花、蜜枣、乳鸽放入炖盅内，加适量清水，大火煮沸后改小火煲 2 小时，加盐调味即可。

功效 此汤有散风寒、通鼻窍的作用，可辅助治疗鼻炎属寒证者。

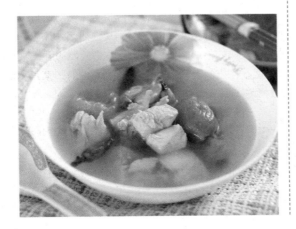

丝瓜络煲猪瘦肉

材料 丝瓜络 100g，猪瘦肉 60g，盐 4g。

做法 ①将丝瓜络洗净，猪瘦肉洗净切块。②丝瓜络、猪瘦肉同放锅内煮汤，先用大火炖半小时，再改小火熬煮汤，至熟加少许盐调味。③饮汤吃肉，此为 1 日量，分 2 次食用。5 天为 1 个疗程，连用 1~3 个疗程。

功效 清热消肿，解毒通窍。用于肺热鼻燥引起的鼻炎、干咳等症。

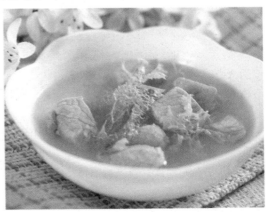

小儿遗尿的调理

病因: 多因肾气不足、膀胱寒冷、下元虚寒,或病后体质虚弱、脾肺气虚,或不良习惯所致。

症状: 多数患儿易兴奋、性格活泼、活动量大、夜间睡眠过深、不易醒,遗尿在睡眠过程中一夜发生 1~2 次或更多。

预防原则: 补肾气;夜晚少喝水。

常用药材、食材

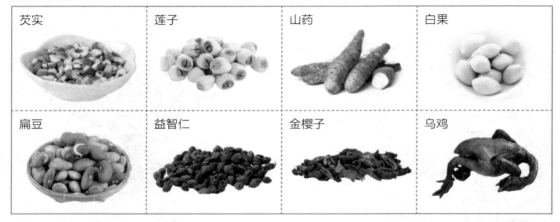

芡实	莲子	山药	白果
扁豆	益智仁	金樱子	乌鸡

预防措施

养成良好的作息制度和卫生习惯,掌握尿床规律,夜间用闹钟唤醒患儿起床排尿 1~2 次。为了让孩子能在夜间熟睡后容易醒来,应注意白天不要让其过度疲劳,最好可以在中午让其睡一小时。避免过度兴奋或剧烈运动,以防夜间睡眠过深。晚饭后避免饮水,可减少尿床的次数。

医理探究

男孩比女孩患此病的比率高,目前对该病确切病因尚不清楚。一般认为与这几个因素有关:

金樱子小档案

性味归经: 性平,味酸、涩,入脾、肾、大肠、膀胱经。

功能主治: 固精涩肠、缩尿止泻、遗尿、脾虚泻痢、肺虚喘咳、自汗盗汗、崩漏带下。

选购保存: 以个大、色红黄、去净毛刺者为佳。置于干燥通风处保存,防潮,防蛀。

食用禁忌: 有实火、邪热者忌服。多服、久服会有便秘和轻度腹痛等反应。

遗传;疾病(如尿路感染、肾脏疾患);睡眠深;膀胱发育迟缓;环境变化。

小儿遗尿小贴士

宜食山药、莲子、芡实、金樱子、桑螵蛸、猪腰、韭菜、龙眼等。忌食可使大脑皮质功能失调、导致遗尿的辛辣及刺激性食物,如辣椒、咖喱、生姜、肉桂等;忌食味甘淡、利尿作用明显的食物,如玉米、赤小豆、鲤鱼、西瓜等。如是虚证,应选择具有温肾固涩、健脾补肺作用的食物为主;如是实证,应选择泻肝、清热利湿的食物为主。

对于遗尿患儿要耐心教育引导,切不可打骂责怪,要鼓励患儿消除怕羞、紧张情绪,建立起战胜疾病的信心。每日晚饭后注意控制患儿的饮水量。在夜间经常发生遗尿的时间之前,家长及时唤醒排尿,坚持训练 1~2 周。

对于遗尿患儿,家长要制止他在睡觉前过度兴奋,同时要排空小便再上床睡觉,并要养成这种好习惯。

可训练遗尿患儿在白天憋尿,即当他出现尿意时,让他主动控制暂不排尿,开始可先推迟几分钟,慢慢再延长时间,有助于遗尿的治疗。

芡实山药莲子汤

材料 芡实、山药、莲子各 50g，冰糖 30g。

做法 ①芡实淘净；莲子洗净；放入锅中加 6 碗水以大火煮开，转小火续煮 20 分钟。②山药削皮，洗净切块，加入锅中续煮 10 分钟。③起锅前加冰糖煮溶即可食用。

功效 补中益气，固肾止遗。用于遗尿、食欲不振、精神倦怠、大便溏稀等症。

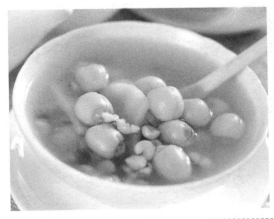

白果莲子乌鸡汤

材料 白果 30g，莲子 50g，乌鸡腿 1 只，盐 5g。

做法 ①鸡腿洗净、剁块，余烫后捞出冲净；白果、莲子洗净。②将乌鸡腿放入锅中，加水至盖过材料，以大火煮开，转小火煮 20 分钟。③加入莲子，续煮 15 分钟，再加入白果煮开，最后加盐调味即成。

功效 滋阴补肾，缩尿固精，健脾养胃。

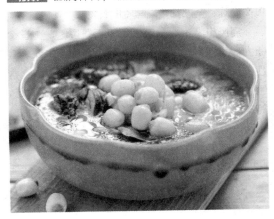

四味猪肚汤

材料 益智仁 10g，芡实 30g，山药、莲子（去心）各 20g，猪肚 1 具，盐适量。

做法 ①猪肚洗净，切块；益智仁、芡实、山药、莲子冲洗干净。②锅中加水，放入猪肚、益智仁、芡实、山药、莲子，文火炖熟。③下盐调味即可。

功效 补益脾肾，缩尿止遗。可用于因脾肾虚弱引起的遗尿、泄泻、盗汗、自汗等症。

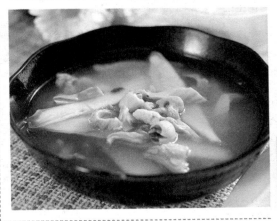

扁豆芡实粥

材料 金樱子 20g，芡实、山药各 30g，扁豆 30g，糯米 100g，白糖适量。

做法 ①扁豆洗净；山药去皮洗净，切块；芡实、金樱子洗净泡发；糯米洗净，浸泡 1 小时后捞起沥干。②糯米、芡实、扁豆、金樱子入锅，大火煮至米粒开花。③再放入山药，改用小火熬至粥成闻见香味时，放入白糖调味即可。

功效 益肾固精，缩尿止遗，涩肠止泻。

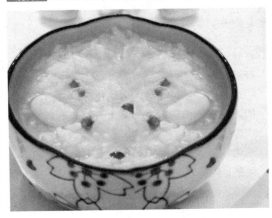

痛风的调理

病因：人体嘌呤代谢异常。

症状：一般发作部位为大拇指关节、踝关节、膝关节等。急性痛风发作部位会出现红、肿、热及剧烈疼痛。

预防原则：减少嘌呤的摄入；注意保暖。

常用药材、食材

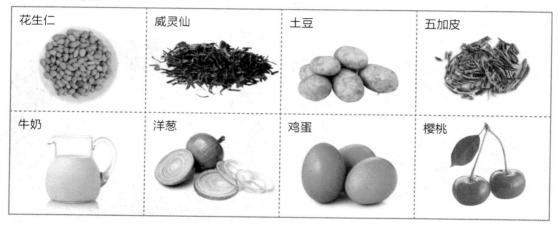

| 花生仁 | 威灵仙 | 土豆 | 五加皮 |
| 牛奶 | 洋葱 | 鸡蛋 | 樱桃 |

预防措施

痛风病的发病常与饮食不节制、着凉、过度劳累有关，因此预防发作首先要戒酒戒烟，避免过度劳累、着凉。虾、蟹、动物内脏、菠菜、豆类及含嘌呤高的食物应少食。大量饮水，促进尿酸排泄。牛奶、蛋类及大部分蔬菜、水果可多食。

医理探究

痛风是人体嘌呤代谢异常所致的一组综合征，高尿酸血症是病变发展的重要阶段。由于尿酸在人体血液中浓度过高，在软组织如关节膜或肌腱里形成针状结晶，导致身体免疫系统过度反应而造成痛苦的炎症。

痛风小贴士

宜食绿叶蔬菜、水果、牛奶、土豆、洋葱等。忌食诱发疾病的发物，如螃蟹、虾、杏、龙眼等。痛风患者应尽量少吃辣椒、咖喱、胡椒、花椒、芥末、生姜等调料，因为它们均能兴奋自主神经，诱使痛风发作。冬天人们喜欢吃火锅，但是痛风患者切忌食用。这是因为火锅原料主要是动物内脏、虾、贝类海鲜，全部都是高嘌呤的食物。

痛风患者不要酗酒，荤腥不要过量。一旦诊断为痛风病，肉、海鲜都在限食之列。辛辣刺激性的食物也不宜多吃，还要下决心戒酒。多食含嘌呤低的碱性食物，如瓜果、蔬菜，少食肉、鱼等酸性食物，做到饮食清淡，低脂低糖，多饮水，以利体内尿酸排泄。

痛风患者在第一次痛风后一般会有间歇期，此期间也不能中断治疗，否则可致痛风石的形成。

威灵仙小档案

性味归经： 性温，味辛、咸、微苦，入膀胱、肝经。

功能主治： 祛风除湿、通络止痛。主治风湿痹痛、筋脉拘挛、肢体麻木、屈伸不利、疟疾等症。

选购保存： 以表面棕褐色或黑褐色，有细小纹路，质脆者为佳。置干燥容器内保存。

食用禁忌： 气血亏虚者及孕妇慎用。

牛奶炖花生

材料 枸杞 20g，银耳 20g，花生仁 100g，红枣 15g，牛奶 1000ml，冰糖适量。

做法 ①将银耳、花生仁、枸杞、红枣洗净。②银耳用水泡发半小时；枸杞泡发备用。③砂锅上火，加适量水，加入银耳、花生仁、红枣，煮至花生八成熟时，倒入牛奶，加枸杞、冰糖。

功效 此品可滋阴养血、排泄尿酸。

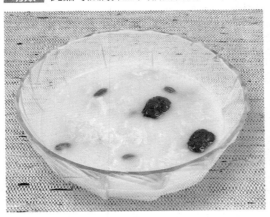

仙灵脾药酒

材料 仙灵脾 60g，白酒 500ml。

做法 ①仙灵脾洗净，控干水分。②将仙灵脾浸泡在酒瓶内，封口。③3周后即可饮用。

功效 此品具有补肾助阳、活血通络的功效。痛风患者每晚饮用一杯，有助于缓解痛风发作时期的脚趾、手臂、手指关节处疼痛和肿胀。另外，可辅助治疗腰酸骨痛、四肢痿软等症。

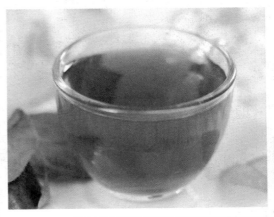

五加皮炒牛肉

材料 五加皮、杜仲各 10g，牛肉 250g，胡萝卜片 50g，糖、米酒、葱花、水淀粉、酱油、姜末、香油各适量。

做法 ①五加皮、杜仲均洗净，熬煮成半碗药汁。②牛肉洗净切片，拌入调味料、水淀粉等搅拌均匀腌渍 20 分钟。③葱花爆香，与牛肉一同拌炒，至快熟时倒入药汁、胡萝卜片炒匀，淋上香油。

功效 祛风湿，壮筋骨，活血去淤。

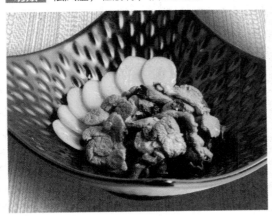

苹果雪梨煲牛腱

材料 甜杏、苦杏、红枣各 25g，苹果、雪梨各 1 个，牛腱 600g，生姜 3 片，盐 1 小匙。

做法 ①苹果、雪梨洗净，去皮，切薄片；牛腱洗净，切块，余烫后捞起备用。②甜杏、苦杏、红枣（去核）和姜洗净，备用。③将上述材料加水，以大火煮沸后，再以小火煮两小时，最后加盐调味即可。

功效 此品可清热解毒、利尿通淋。

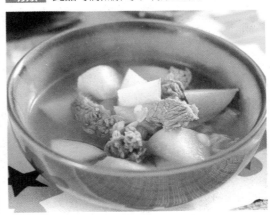

耳鸣耳聋的调理

病因： 因听觉功能紊乱而引起。

症状： 患者自觉耳内鸣响，如闻蝉声或潮声。耳聋是指不同程度的听觉减退，甚至消失。耳鸣可伴有耳聋，耳聋亦可由耳鸣发展而来。

预防原则： 养肾；增强体质。

常用药材、食材

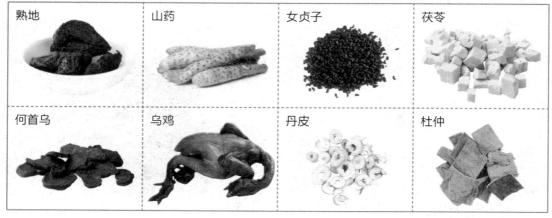

熟地	山药	女贞子	茯苓
何首乌	乌鸡	丹皮	杜仲

预防措施

预防耳鸣耳聋，要做到生活规律，睡眠充足；节制脂肪类食品的摄入，如肥肉、油炸品等；忌烟酒；避免过度劳累和情绪波动；加强体育锻炼，防止感冒；慎用耳聋性药物；避免嘈杂环境，防止巨大噪音刺激，减少噪声对听神经的损伤，定期进行听力检测等等。

医理探究

耳鸣是指人们在没有任何外界刺激条件下所产生的异常声音感觉，常常是耳聋的先兆，因听觉功能紊乱而引起。耳聋是听觉上的一种障碍，不能听到外界的声音。此病多发于中老年人，与肾有密切关系。

耳鸣耳聋小贴士

日常饮食中，宜豆类、坚果类、瘦肉类、牛奶、鱼类、乌鸡、老鸭、水果等。忌吃富含脂肪的食物，如动物内脏、奶油、肥肉、鱼子等；忌烟酒、茶叶、咖啡、辣椒等辛辣刺激食物，忌煎炸类食物以及冷饮等。

因肾亏虚而致耳聋耳鸣者，在饮食上应当选择具有补肾填精作用的食物，勿食生冷损肾的食物，勿食辛辣刺激性食物。因肝炎上火、肝阳亢盛而致耳聋耳鸣者，在饮食上应当选择具有清肝胆之火作用的凉性食物，勿食辛辣助火、温热上火之物。因中气不足而致耳鸣耳聋者，在饮食上应当选择具有补中益气作用的食物，勿食破气耗气、辛辣香燥的食物。

培养其他业余爱好以分散对耳鸣的注意力；避免过多地接触噪声，避免使用耳毒性药物，戒烟戒酒；生活作息规律，睡眠不宜过长，中青年7~8小时，老年人6小时睡眠即可。

女贞子小档案

性味归经： 性平，味苦、甘，入肝、肾经。

功效主治： 补肝肾、强腰膝。治阴虚内热、头晕目花、耳鸣、腰膝酸软、须发早白、滋补肝肾、明目乌发。用于眩晕耳鸣、腰膝酸软、目暗不明。

选购保存： 以粒大、饱满、色蓝黑、质坚实者为佳。置干燥处防潮湿、防蛀、防霉。

食用禁忌： 脾胃虚寒泄泻及阳虚者忌服。

河车鹿角胶粥

材料 鹿角胶 15g，鲜紫河车 1/4 具，粳米 100g，生姜 3 片，葱白、食盐各适量。

做法 ①粳米洗净煮成粥，待煮沸后放入鹿角胶、紫河车块、生姜、葱白同煮为稀粥。②煮好后加入食盐调味。③每日 1 剂，分 2 次温服。

功效 此品可补肾阳、益精髓。适用于肾气不足所致的耳鸣失聪、精力不济、遗精滑泄等。

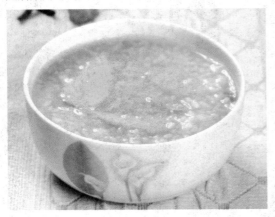

肾气乌鸡汤

材料 熟地、山药各 15g，山茱萸、丹皮、茯苓、泽泻各 10g，牛膝 8g，乌鸡腿 1 只，盐 1 小匙。

做法 ①将乌鸡腿洗净，剁块，放入沸水中氽烫，去掉血水。②将乌鸡腿及所有的药材放入煮锅中，加水至盖过所有的材料。③以大火煮沸，然后转小火续煮 40 分钟左右，调入盐即可。

功效 此品可滋阴补肾、温中健脾。

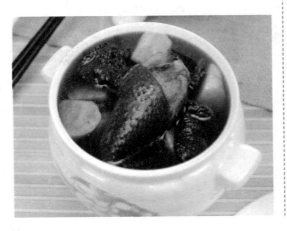

何首乌黄精茶

材料 何首乌 10g，黄精 8g，蜂蜜适量。

做法 ①将何首乌、黄精洗净。②锅置于火上，加入 1000ml 水，将何首乌、黄精放入，煮 2 小时。③调入蜂蜜，温服。

功效 此品可滋阴养肝、补肾聪耳、养血降脂。适用肾虚、早醒、耳鸣耳聋、腰膝酸软、高脂血症、冠心病、老人体虚失眠、便秘者。

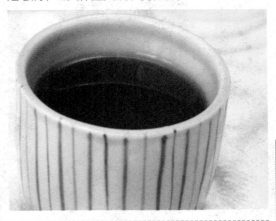

杜仲牛肉

材料 杜仲 20g，枸杞 15g，牛肉 500g，姜片、葱段各少许，料酒、鸡汤、盐适量。

做法 ①将牛肉洗净，氽烫，去血水。②将杜仲和枸杞用水冲洗一下，然后和牛肉、姜片、葱段、鸡汤一起放入锅中，加适量水和料酒，用大火煮沸后，转小火将牛肉煮至熟烂。③起锅前拣去杜仲、姜片和葱段，加盐调味即可。

功效 补肝肾，强筋骨，聪耳明目。

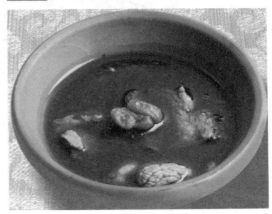

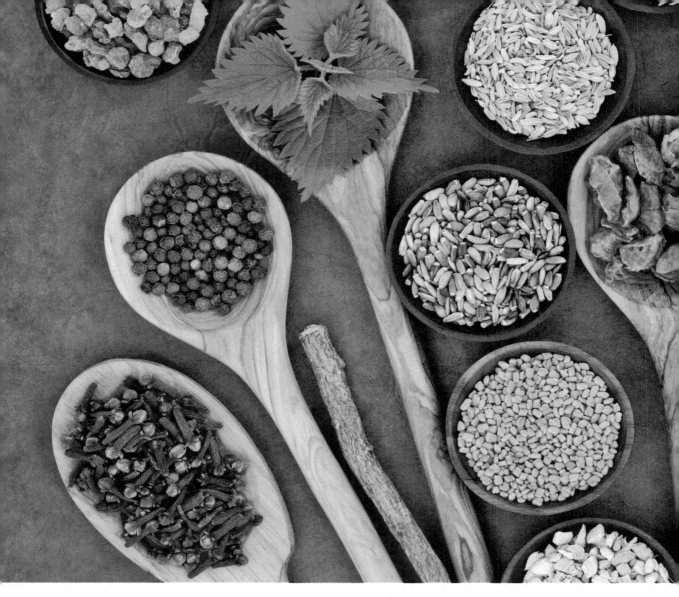

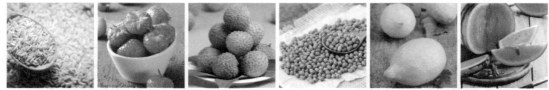

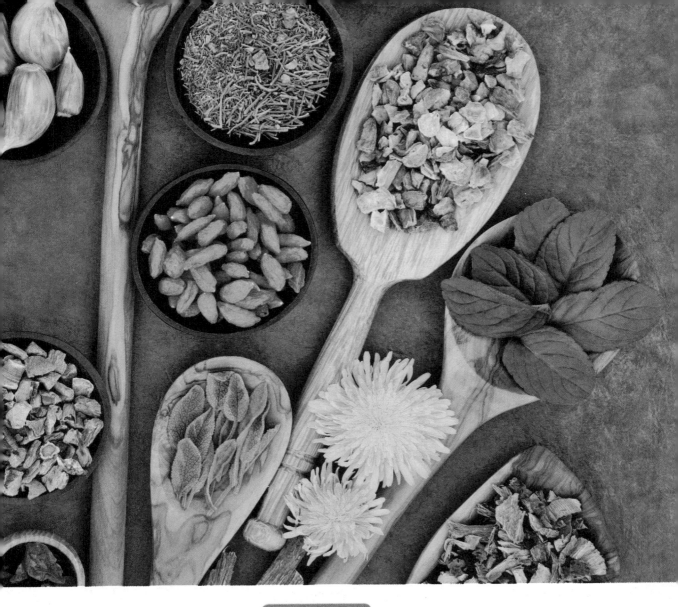

第十四章

排毒养生馆

毒素无时无刻不围绕在我们左右。从内部来说，自由基、宿便、胆固醇、脂肪、尿酸、乳酸、淤血等，都会或多或少地影响我们的健康；从外部来说，大到全球大气污染，小到蔬菜中的农药残留，再到生活中随处可见的汽车尾气、辐射，以及食物中的防腐剂、化妆品中的重金属等，它们无一不危害人体健康。排毒，是每个现代人必修的功课。

排毒五原则

　　随着生活形态和饮食习惯的改变，现代人会在不知不觉中吃进许多对身体有害的物质。毒素积聚会引起疾病，"排毒"的话题自然就备受瞩目。排毒的方法很多，有饮食排毒、运动排毒等。为了更好地了解排毒，首先要弄清排毒应遵守的五大原则。

及时发现身体中的毒素

　　体内有毒素通常有这些表现：①尿液异常，如尿频、尿液颜色浅、尿刺痛，说明肾脏受到毒素侵害。②身体肥胖、臃肿，说明脂肪有堆积，排泄功能受到毒素的影响。③晚上睡眠质量不高、多梦、入睡困难、白天头昏脑胀、记忆力下降、易怒，说明体内毒素没有排出，淤积过多。④皮肤油腻，容易起红疹和小疙瘩，说明体内毒素没有排出，淤积过多。⑤有口气、放屁较臭、胀气、打嗝、便秘，这说明肠道内有太多的毒素。⑥感觉疲劳，精力不足，容易感冒，这说明体内有太多垃圾和毒素，给脏腑器官带来了沉重的负担。

既要排"内毒"，还要排"外毒"

　　排毒既要排除体内代谢引起的毒素，还要关注外界的环境的毒害，如雾霾天气、汽车尾气、辐射、蔬菜中的农药残留、化妆品中的重金属等。这些外在毒素对人体的危害也不容小觑。要注重居住环境的清洁卫生，避免外毒侵袭人体。

弄清身体的排毒时间

　　弄清身体脏腑器官的排毒时间，可让排毒事半功倍。17：00~19：00是肾脏的排毒时间，此时应注意放松全身；19：00~21：00属于心脏的排毒时间，应该养心安神，不宜做剧烈运动；21：00~23：00点是淋巴的排毒过程，人体免疫系统淀开始活跃，此时人们应保持心情平静，不要动怒；23：00~1：00是肝脏的排毒时间，因此23：00之前最好入睡；1：00~3：00是胆的排毒时间，此时应该熟睡；3：00~5：00是肺排毒的时间，注意不要着凉；5：00~7：00是大肠排毒时间，此时应及时大便。早晨7：00~9：00是小肠吸收营养的时间，坚持吃早餐就是最好的排毒方式，否则小肠会吸收肠道内的毒素。

坚持食疗之外的排毒法

　　排毒的方法有很多，饮食是最具实效的排毒方法，合理的膳食可以减少体内代谢废物和肠道内毒素的产生。除此之外，还要坚持食疗之外的排毒法，如运动排毒、心理排毒、穴位排毒、居住环境排毒等，多种方式同时进行，排毒效果更佳。所谓运动排毒，即通过适当锻炼的方式排汗，促进大肠蠕动。心理排毒，即保持心情开朗、听听音乐、看看喜剧片等，郁郁寡欢同样会产生毒素。穴位排毒，即根据需要按摩对症穴位，刺激排毒器官工作。居住环境排毒，尽可能地预防雾霾、辐射等"外毒"对身体的侵害，让身体处在一个干净卫生的环境中。

养成一些好习惯

　　人体无时无刻不在进行着新陈代谢，所以每天我们的体内都在产生毒素，要养成排毒的好习惯。如坚持每天排便；晨起喝一杯柠檬水；日常注重运动；饮食既要营养丰富，又要避免摄食过多，少吃或不吃肥甘厚腻等不容易消化的食物；尽量远离辐射；出门记得戴口罩，尤其是多雾的冬季。

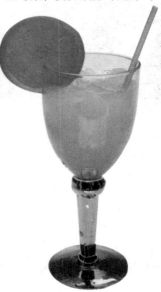

晨起一杯柠檬水，可以促进肾脏循环，将昨天积存在体内的残渣废物做一个总清理。

五脏排毒

很多人不能有效瘦身，是因为体内积累了太多毒素。想要拥有健康的体质和完美的身材，就要了解身体的毒素状况和相应的排毒对策，这样的排毒才更有针对性，效果也更显著。不同的器官要有不同的排毒对策。下面就教您怎样有针对性地排毒，让您拥有健康体质和完美身材。

心脏排毒方法

"吃苦"排毒。首推莲子芯，它味苦，可以发散心火，虽然有寒性，但不会损伤人体的阳气，所以一向被认为是化解心脏热毒最好的食物。可以用莲子芯泡茶，不妨再加些竹叶或生甘草，能增强莲子芯的排毒作用。

按压心脏排毒要穴。这是指少府穴，位置在手掌心第四、五掌骨之间，握拳时小指与无名指指端之间。按压这个穴位不妨多用些力，左右手交替。

肝脏排毒方法

吃青色的食物。按中医五行理论，青色的食物可以通达肝气，起到很好的疏肝、解郁作用，属于帮助肝脏排毒的食物。中医专家推荐青色的橘子或柠檬，连皮做成青橘果汁或是青柠檬水，直接饮用就可以。

按压肝脏排毒要穴。这是指太冲穴，位置在足背第一、二跖骨结合部之前的凹陷中。用拇指按揉3~5分钟，感觉轻微酸胀即可。不要用太大的力气，两只脚交替按压。

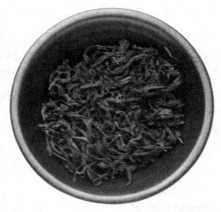

苦丁茶具有散风热、清头目、除烦渴的作用，可用来化解心脏热毒。

脾脏排毒方法

吃酸助脾脏排毒。例如乌梅、醋，这是用来化解食物中毒素的最佳食品，可以增强肠胃的消化功能，使食物中的毒素在最短的时间内排出体外。同时酸味食物还具有健脾的功效，可以很好地起到抗毒的功效。

按压脾脏排毒要穴。这是指商丘穴，位置在内踝前下方的凹陷中，用手指按揉该穴位，保持酸重感即可，每次3分钟左右，两脚交替做。

肺脏排毒方法

百合可提高肺脏的抗毒能力。肺脏向来不喜欢燥气，在燥的情况下，容易导致毒素积累。蘑菇、百合有很好的养肺滋阴的功效，可以帮肺脏抗击毒素，食用时加工时间不要过长，否则百合中的汁液会减少，防毒效果要大打折扣。

按压肺脏排毒要穴。有利肺脏的穴位是合谷穴，位置在手背上，第一、二掌骨间，当第二掌骨桡侧的中点处，可以用拇指和食指捏住这个部位，用力按压。排汗解毒。肺影响着皮肤，所以痛痛快快地出一身汗，让汗液带走体内的毒素，会让我们的肺清爽起来。

肾脏排毒方法

肾脏抗毒食品：山药。山药可以同时滋补很多脏器，以补肾为主，经常吃山药可以增强肾脏的排毒功能。拔丝山药是很好的一种食用方法，补肾抗毒的功效会相应增强。

按压肝脏排毒要穴：涌泉穴。这是人体最低的穴位，如果人体是一幢大楼，这个穴位就是排污下水管道的出口，经常按揉它，排毒效果明显。涌泉穴位置在足底的前1/3与2/3交界处（计算时不包括足趾），这个穴位比较敏感，不要用太大的力度，稍有感觉即可，以边按边揉为佳，持续5分钟左右即可。

常见排毒食物

"排出毒素，一身轻松"的广告语深入人心，排毒已经成为健康产品最火爆的卖点。不过，在绝大多数情况下，机体正常运转，是可以依靠身体自身的排毒机能排出毒素的。过于依赖以及过多服用排毒产品，反而会给健康带来不利影响。所谓"药疗不如食疗"，与其浪费精力花费在排毒产品上，不如以常见的排毒食物来排毒。

五谷杂粮类

绿豆清热解毒：绿豆有清热、解毒、祛火之功效，对重金属、农药中毒以及其他各种食物中毒均有防治作用。在绿豆汤中调入蜂蜜饮用，具有良好的排毒养颜功能。

糙米助肠胃蠕动：糙米富含人体不可缺的 B 族维生素。B 族维生素可促进肠胃蠕动，增强消化及吸收功能，防止胀气、腹痛、便秘，避免肥胖，并强化神经系统，防治脚气病。

赤小豆解毒：赤小豆具有通便、利尿和消肿的作用，常吃赤小豆，可以净化血液，消除内脏疲劳，对心脏病和肾脏病患者非常有益。

红薯治便秘：红薯含有大量膳食纤维，在肠道内不易被消化，能刺激肠道，增强蠕动，通便排毒，尤其对老年性便秘有较好的疗效。

水果类

草莓润肠：草莓含有果胶和丰富的膳食纤维，可以帮助消化、通畅大便、清理肠胃毒素。

荔枝排毒：荔枝有补肾、改善肝功能、加速毒素排出、促进细胞生成、使皮肤细嫩等作用，是排毒养颜的理想水果。

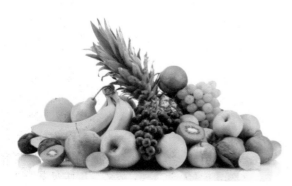

多吃水果排毒：水果中富含植物纤维和维生素 C，可促进肠道蠕动，软化粪便，促进排毒。

香蕉润肠通便：香蕉具有清热止渴、清胃凉血、润肠通便、降压利尿的功效。对于口渴、便秘、阴虚肠燥、血热气滞者是十分健康的食物。

柠檬清肺净血：柠檬含有抗氧化功效的水溶性维生素 C，能有效改善血液循环不佳的问题，帮助血液正常排毒。

橄榄清肺：新鲜橄榄可解煤气中毒、酒精中毒和鱼蟹之毒。

番石榴解毒：番石榴中含有多种人体所需的营养成分和有益物质，不但可以及时地补充人体对维生素 C 的需要量，还能有效地缓解食物中毒，帮助身体排毒。

西瓜利尿：常吃些西瓜能清火泄热，还能增强肝脏的排毒功能，西瓜的利小便功效能有效地让肾脏的毒素随尿液排出体外。

北杏润肺：北杏有润肺的作用，能有效地清除囤积在肺部的废气和灰尘，还能抑制伤寒杆菌和副伤寒杆菌的生长。

蔬菜类

菠菜治便秘：菠菜中的酶对胃和胰腺的分泌功能能有良好的促进作用，有助于消化，能有效防止毒素囤积在胃肠道。

西芹清肠排毒：西芹中的粗纤维含量十分丰富，而粗纤维可以帮助清除肠道内积存的脂肪及废物，帮助人体把不易被人体吸收的物质排出体外，清洁肠道。

黄瓜排毒养颜：黄瓜中的黄瓜酸能促进人体新陈代谢，帮助排出毒素。黄瓜中维生素 C 的含量比西瓜高 5 倍，能美白肌肤，保持肌肤弹性，抑制黑色素的形成。

莲藕润肺：莲藕的植物性纤维能适当地刺激肠壁，促进和激发肠内的活动，是抗衰老、消雀斑的保健品。

苦瓜"御"毒：苦瓜中的活性蛋白质能够激发体内免疫系统的防御功能，增强免疫细胞的活性，清除体内的有毒物质。

胡萝卜养血排毒：胡萝卜含有的大量维生素A和果胶，与体内的汞离子结合之后，能有效降低血液中汞离子的浓度，加速体内汞离子的排出，也有利于排毒。

大白菜清肠胃：大白菜中含有大量的粗纤维，可促进肠壁蠕动，帮助消化，防止大便干燥，促进排便，稀释肠道毒素，既能治疗便秘，又有助于营养吸收。

金针菇健体排毒：金针菇柄中含有大量食物纤维，可以促进肠道蠕动，让毒素顺畅地从肠道排出，而且还可以吸附胆酸，降低胆固醇，常吃对高脂血症患者有一定的好处。而其含有的精氨酸则有利于防治肝脏疾病和胃溃疡，能有效促使肝脏和胃生成排毒的酶。

饮品类

乌龙茶去脂：乌龙茶中所含的单宁酸可参与脂肪的代谢，燃烧体内脂肪，促使人体及时排除多余脂肪，有益人体健康。

决明子茶预防便秘：决明子治疗高脂血症效果较好，主要由于其能加速血脂排毒。此外还可刺激肠胃蠕动，促进排便。

荷叶茶减肥：荷叶茶不仅能令人神清气爽，还能加速排除人体内的毒素，有改善肤色、减肥的作用。

普洱茶排毒：普洱茶所含的二甲氧基和三甲氧基衍生物都是具有强氧化作用的物质，可利尿、减肥、降血糖、降血脂、降血压、降胆固醇、预防心血管疾病。

绿茶抗衰老：绿茶天然的收敛和抗菌成分可以保护肌肤免受损害，同时可以洁净肌肤。

其他

食醋清肠道：醋是碱性食物，可以中和人体中的酸性物质，防止体内酸中毒，从而维持人体的酸碱平衡。还可提高肝脏的排毒及新陈代谢功能，抑制人体衰老过程中过氧化物质的形成，减少体内毒素。其中所含有的挥发性物质及氨基酸等成分，能刺激人的大脑神经中枢，使消化器官

消化液的分泌增加，有助于加强消化功能，并能促使人体内过多的脂肪转变为体能而消耗掉，具有很好的减肥作用。

核桃润肠排毒：核桃中的脂肪酸、亚油酸和亚麻酸能消耗体内蓄积的饱和脂肪，降低低密度脂蛋白的水平，提高高密度脂蛋白水平，从而防止胆固醇在动脉内壁沉积，预防动脉硬化发生，让动脉血管正常运行，正常排毒。而且核桃还有温肺止咳、润肠通便、润燥化痰、补肝乌发等作用。

蜂蜜排毒养颜：蜂蜜味甘，性平，自古就是滋补强身、排毒养颜的佳品。蜂蜜富含B族维生素、维生素D、维生素E、果糖、葡萄糖、麦芽糖、蔗糖、优质蛋白质、钾、钠、铁、天然香料、乳酸、苹果酸、淀粉酶、氧化酶等多种元素，对清除肺部毒素、润肠通便、排毒养颜有显著功效。蜂蜜中的主要成分葡萄糖和果糖（含量65％~80％），很容易被人体吸收利用。此外，还含有多种人体所需的氨基酸、维生素C、磷等。

螺旋藻排毒：螺旋藻中含有丰富的叶绿素、γ-亚麻酸，本身也是一种健康的碱性食品，因此能最大限度地帮助我们排出各种毒素，使体内酸碱平衡。螺旋藻排毒的特点在于对人体无伤害，能进行深度的血液排毒，这是其他任何排毒产品所无法比拟的。螺旋藻一般制成胶囊服用。

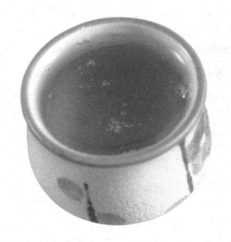

蜂蜜排毒养颜：蜂蜜自古就是滋补强身、排毒养颜的佳品，对清除肺部毒素、润肠通便、美容养颜有显著功效。

清理肠道

肠道是人体最大的消化器官，且位于消化系统的最末端，又长又弯曲。人体大部分的消化作用都集中在这个器官，因而肠道也是人体最大的排毒器官。人体毒素就通过大肠和直肠排出体外。保持肠道健康至关重要。

常用药材、食材

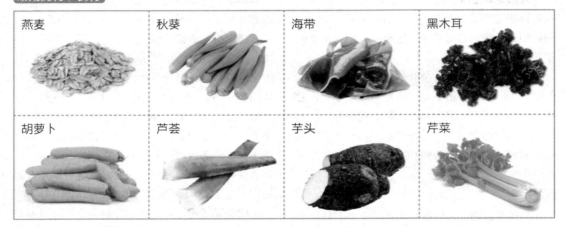

燕麦	秋葵	海带	黑木耳
胡萝卜	芦荟	芋头	芹菜

饮食须知

排肠毒要补充膳食纤维，膳食纤维可使粪便变软，促进排便，减少毒素在人体内的停留时间，因此是帮助人体排除废物的重要功臣。膳食纤维分为水溶性纤维和不可溶性纤维，其中水溶性纤维中的果胶可帮助排毒，它常存在于有黏性的海藻、昆布、芦荟、燕麦、秋葵、蒟蒻、黑木耳等食物中。

民间偏方

选择新鲜的魔芋榨汁，然后放入锅中用小火熬，直到魔芋汁成为糊状，然后加入蜂蜜调匀。放入瓶中，每天早上取两勺用温水冲开服用。

穴位按摩

按摩筑宾穴有排毒作用，经常按摩这个穴位能够有效排毒。其取穴法为：①正坐垂足，把一只脚抬起，翘放在另外一只脚的膝盖上。②用另一侧的手轻握脚，四指放在脚背，用大拇指的指腹从下往上推揉穴位，有酸痛感。③左右穴位，每天早晚各推揉 1~3 分钟。

注意事项

晨练最有助于清理肠道。在进行锻炼之前，可适当饮一些水。这样运动时肢体的动作、腹肌的收缩，都将使水分在胃肠内来回晃动冲刷，这等于对胃肠来一次有力的冲洗，有利于排毒。

养生食疗方

胡萝卜焖牛杂

材料 胡萝卜 50g，牛肚、牛心、牛肠各 20g，盐、味精、鸡精、糖、香油、蚝油、辣椒酱各适量。

做法 ①将牛肚、牛肠、牛心洗净，煮熟后切段；胡萝卜洗净切成三角形状，下锅焖煮。②待胡萝卜快熟时倒入其他材料及调味料焖熟，起锅后蘸辣椒酱食用。

功效 促进排便，清除肠毒。

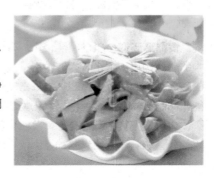

凉拌黑木耳

材料 芥蓝200g，水发黑木耳80g，红甜椒5g，盐3g，醋8ml。

做法 ①芥蓝去皮切小片，入水中焯一下；红甜椒洗净，切成小片。②水发黑木耳洗净撕小片，入开水中烫熟。③将芥蓝、黑木耳、红甜椒装盘，放入盐、醋，搅拌均匀即可。

功效 清热解毒，软化血管。

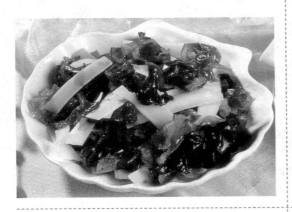

芹菜虾仁

材料 芹菜100g，虾仁150g，番茄100g，盐2g，料酒、香油各3ml。

做法 ①芹菜洗净，切成长短一致的段；番茄洗净，切片摆盘。②虾仁洗净，加盐、料酒腌渍。③锅置于火上，注入清水烧开，放入芹菜、虾仁烫熟后捞出摆盘。

功效 富含纤维，有助于吸走肠内水分和杂质，清肠毒。另外还有降血压、降胆固醇的作用。

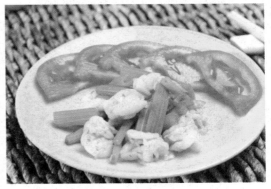

西芹炒胡萝卜

材料 西芹250g，胡萝卜150g，香油10ml，盐3g，鸡精1g，食用油适量。

做法 ①将西芹洗净，切菱形块，入沸水锅中焯水后捞出沥干；胡萝卜洗净，切成粒。②锅注油烧至八成热，放入芹菜爆炒数下，再加入胡萝卜粒一起炒至熟。③调入香油、盐和鸡精调味即可出锅。

功效 清热除烦，富含植物胶，能将体内毒素吸附起来，随着粪便排泄出去。

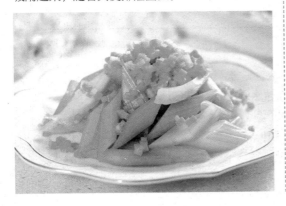

海带煲猪手

材料 鲜猪手300g，海带100g，红枣15g，料酒10ml，盐4g，白糖、胡椒粉各2g，葱20g。

做法 ①鲜猪手洗净切块；海带洗净；葱择洗净切花；红枣泡发。②猪手余去血水。③将瓦煲置于火上，放入猪手、红枣、海带、料酒，注入清水，用小火煲半小时，加入调味料再煲5分钟。

功效 海带中富含胶质，能促使体内的放射性物质随同大便排出体外，解毒抗癌。

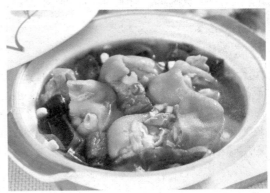

排毒瘦身

我们经常会见到这样一些人，在整个体形中，腰腹部极为肥胖。他们长期习惯性便秘，这就有需要排毒瘦身。

常用药材、食材

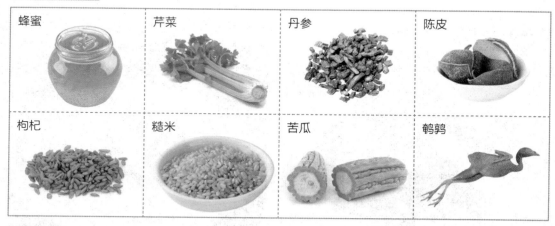

蜂蜜	芹菜	丹参	陈皮
枸杞	糙米	苦瓜	鹌鹑

饮食须知

对于体形臃肿的人来说，除了每天要多饮水、多多摄取富含纤维质的蔬菜以外，还要及时调理肠胃功能，促进新陈代谢。

民间偏方

选用丹参 100g，陈皮 30g，蜂蜜 100ml。将丹参和陈皮放入锅中用水煎煮，药汁浓郁之后，取出来，加入蜂蜜调成膏状放入瓶中，每次吃20ml，每天三次。

穴位按摩

排毒瘦身要经常按摩大横穴。按摩这个穴位，能够治疗多种大肠疾病，尤其对习惯性便秘、腹胀、腹泻、小腹寒痛、肠寄生虫等疾患，具有很好的治疗、调理和改善作用。长期坚持按摩这个穴位，对于多汗、四肢痉挛、肚腹肥胖等症状，也具有很好的调理、改善和保健作用。其取穴方式如下：①正坐，用两手中指的指尖垂直下压穴位，吸气、缩腹。②揉按穴位，有胀痛的感觉。

注意事项

人的生命在于运动。如果长时间坐着工作或学习，不注意活动，容易引起身体不适或疾病。办公族尤其要避免久坐不动，否则会使肠蠕动减慢，大便长时间停留在结肠，易导致胀气，并影响消化，久而久之还会导致体态臃肿。

养生食疗方

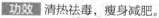

苦瓜酿白玉

材料 苦瓜 300g，虾仁 100g，鱼子 10g，盐 2g，香油适量。

做法 ①苦瓜不要剖开，洗净切段，去瓤，浸泡在盐水中；虾仁洗净，用盐腌渍。②把虾仁填充在苦瓜中，鱼子铺在虾仁上，装盘。③把盘放入蒸屉，蒸 10 分钟后取出，淋香油即可。

功效 清热祛毒，瘦身减肥。

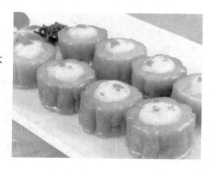

苦瓜煲鹌鹑

材料 鹌鹑250g，苦瓜75g，枸杞5g，姜片3g，清汤适量，盐少许。

做法 ①将鹌鹑洗净斩块，放入水锅氽水；苦瓜洗净去籽切块；枸杞洗净备用。②净锅上火倒入清汤，调入盐、姜片，下入鹌鹑、苦瓜、枸杞，煲至熟即可。

功效 败火，泄热毒，且有营养滋补作用，常食用不易上火，还可预防糖尿病。

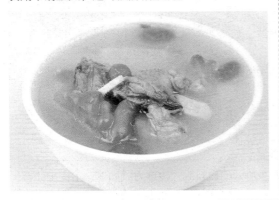

苦瓜拌芹菜

材料 苦瓜150g，西芹250g，红椒1个，盐3g，鸡精2g，香油2ml。

做法 ①将苦瓜去籽洗净，切片；西芹洗净去叶，切菱形片；红椒切片备用。②苦瓜、西芹分别在锅中氽水至熟，捞出沥干水分。③将苦瓜、西芹、红椒同装盘中，加入盐、鸡精、香油搅拌均匀，最后淋入热油即可。

功效 降压解毒，预防"三高"。

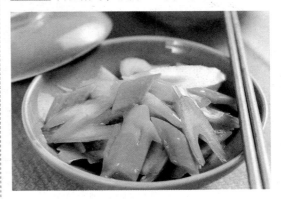

芝麻拌芹菜

材料 西芹500g，红辣椒2个，熟芝麻5g，盐、蒜末、味精、花椒油各适量。

做法 ①红辣椒去蒂去籽，切圈，装盘垫底用；西芹择洗干净，切片。②西芹入沸水中焯一下，冷却后装盘。③加入蒜末、花椒油、味精、盐和炒熟的芝麻，拌匀即可食用。

功效 清热利水，还富有高膳食纤维，可起到润肠通便的作用。

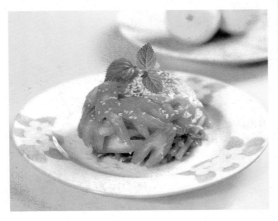

鸡蓉酿苦瓜

材料 鸡脯肉200g，苦瓜250g，辣椒片5g，葱2根，姜1块，盐5g。

做法 ①苦瓜洗净切段掏空；鸡脯肉洗净剁蓉，葱、姜切末与鸡蓉、盐拌匀。②锅中加水煮沸后放盐，放入苦瓜过水焯烫后捞起，将鸡蓉灌入苦瓜圈中，再装入盘中。③将盘放入锅中蒸约20分钟至熟，再摆好辣椒片作装饰即可。

功效 清热败火，排毒瘦身。

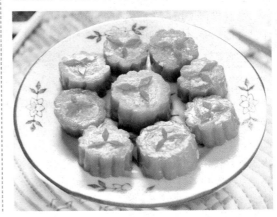

心脏排毒

毒素若不及时排出去，对人们的身体和精神都会产生不良影响。毒素积在心脏，可表现为：舌头溃疡，额头长痘，心悸，失眠，有时会出现胸闷甚至刺痛。当你遇到这些情况时，说明该为心脏排毒了。

常用药材、食材

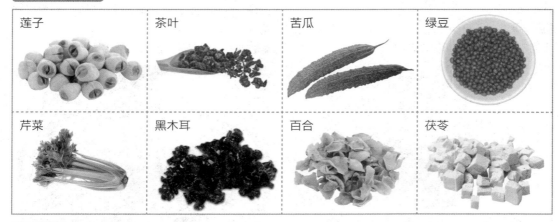

莲子	茶叶	苦瓜	绿豆
芹菜	黑木耳	百合	茯苓

饮食须知

心脏有毒素时，要多吃苦味食物，如莲子芯、苦瓜、茶叶等。这些植物可发散心火，化解心脏热度。还要多吃具有解毒作用的食物，如绿豆，有助于利尿排毒，化解心脏的毒素，绿豆汤和绿豆浆就是不错的选择。

民间偏方

取莲子、百合各30g，猪心200g。猪心切片，和莲子、百合一起加水共煨汤，肉熟后调味即成。每天服用一次。

穴位按摩

心脏排毒要按摩少府穴。少府穴可以缓解胸中的郁闷不通之气，减少毒素在心脏的停留时间。

少府穴的自我取穴按摩方式如下：①正坐伸手、仰掌、屈肘向上约45度。②以小指、无名指屈向掌中，当小指与无名指尖之中间与感情线交会处即是穴位。③用一只手的四指轻握另一只手的手背，大拇指弯曲，用指尖按压穴位，有酸胀的感觉。

注意事项

心脏有毒的时候，通常有这些症状表现：舌头有溃疡，额头长痘，晚上失眠，白天心悸，间或有胸闷或刺痛。心脏的最佳排毒时间在中午11~13点，可观察自己是否有以上症状表现。

养生食疗方

绿豆镶莲藕

材料 绿豆60g，莲藕2节，糖浆（或蜂蜜）适量。

做法 ①绿豆淘净，以清水浸泡1小时，沥干。②莲藕洗净，沥干，将绿豆塞入莲藕孔中。③放入锅中，加水盖满材料，以大火煮开后转中火煮约半小时，捞出。④待凉后切厚片，淋上糖浆（或蜂蜜），冰镇后吃更爽口。

功效 清热解毒，宁心安神。

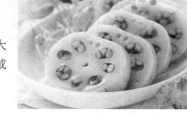

苦瓜肉汤

材料 苦瓜 150g，猪肉 30g，菜心 10g，豆豉 8g，盐 5g，味精 2g，葱末、姜末各 3g。

做法 ①将苦瓜去子洗净切片；猪肉洗净切片；菜心洗净备用。②净锅上火倒入油，将葱、姜、豆豉焅香，下入肉片煸炒，倒入水，下入苦瓜，调入盐煲至熟，调入味精，撒上菜心即可。

功效 清热败火，营养滋补，免除心烦。

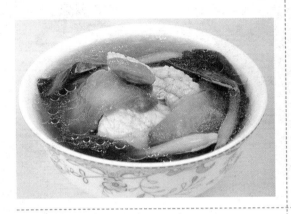

茯苓西瓜汤

材料 西瓜、冬瓜各500g，茯苓 15g，蜜枣 5 枚，盐适量。

做法 ①将冬瓜、西瓜洗净，切成块；蜜枣洗净。②茯苓洗净，备用。③锅置于火上，加入适量清水，大火煮沸后加入冬瓜、西瓜、茯苓、蜜枣，再大火煲开后，改用小火煲 3 小时，加盐调味即可。

功效 本品具有补肾强腰、利尿通淋的功效，适合慢性前列腺患者食用。

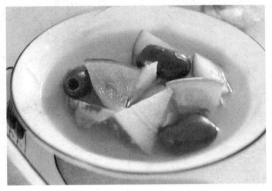

黑木耳沙拉

材料 黑木耳、红椒、青椒、黄瓜、豆芽、紫甘蓝、白萝卜各 50g，盐 2g，醋、生抽、鸡精、胡椒粉各适量。

做法 ①黑木耳泡发洗净，切丝；红椒、青椒、黄瓜、紫甘蓝、白萝卜均洗净切丝；豆芽洗净。②将所有蔬菜分别入沸水炒至断生，捞出沥干，放入碗内。③碗里加盐、醋、鸡精、胡椒粉、生抽拌匀即可食用。

功效 解除脏腑之毒，滋补养心。

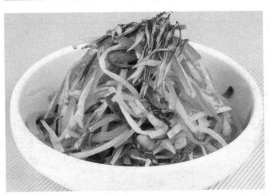

西芹炒白果

材料 西芹 500g，白果 50g，百合 300g，姜片 5g，伊面 200g，盐 5g，鸡精 2g，葱段 5g。

做法 ①西芹、百合切好洗净，伊面油炸后装盘呈雀巢状备用。②姜、葱爆香，再倒入西芹、百合、白果同炒，再加入盐、鸡精调味。③将炒好的西芹、百合装入"雀巢"，将白果放在上面即可。

功效 杀虫，排毒养心，化痰消肿，常食可预防"三高"。

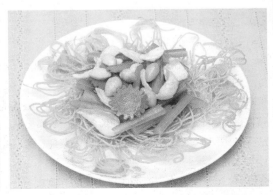

肾脏排毒

肾脏是人体的重要排毒器官，它担负着生成尿液并清除体内代谢产物、废物、毒素的重任。人体血液中的毒素和蛋白质分解之后的废料，都要通过肾脏生成的尿液排出。因此，肾脏排毒要从及时排出尿液、尿液畅通入手。

常用药材、食材

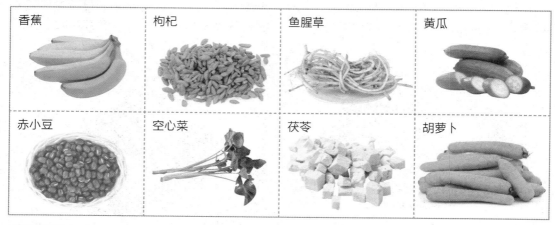

| 香蕉 | 枸杞 | 鱼腥草 | 黄瓜 |
| 赤小豆 | 空心菜 | 茯苓 | 胡萝卜 |

饮食须知

肾脏排毒要多吃具有利尿利水作用的食物，如赤小豆、茯苓、冬瓜、黄瓜、丝瓜、鱼腥草等，这些食物有助于减少毒素在肾脏中的停留时间，帮助肾脏排毒。

民间偏方

取白茅根、海金沙、金钱草各30g，鸡内金、桑寄生各15g，石韦12g，生地黄、滑石、茯苓各20g，木通、车前子、栀子、川牛膝、牡丹皮各10g，甘草、红花各6g，煎水服用。每日一剂，分早、中、晚三次服用，6天为一疗程，服用两个疗程。

穴位按摩

肾脏排毒可按摩支沟穴。自我取穴按摩方式为：①正坐，手平伸，屈肘，掌心向着自己，指尖向上，肘臂大约弯曲成90度。②用另外一只手轻握手腕下，大拇指在内侧，其余四指在手的外侧，四指弯曲，中指的指尖垂直下压，揉按穴位，有酸和痛的感觉。③先左后右，每天早晚两穴位各揉按一次，每次揉按1~3分钟。

注意事项

有了尿意之后不及时上厕所不利于肾脏排毒。因为尿液中有很多毒素，不及时排出的话会被身体重新吸收，并随着血液循环危害全身健康。

养生食疗方

豆豉炒空心菜梗

材料 空心菜500g，豆豉10g，干红辣椒50g，蒜10g，盐3g，味精2g，陈醋10ml。

做法 ①将干红辣椒去蒂去籽洗净切段；蒜去皮洗净切粒备用；菜择洗干净，去叶留梗，切细段段备用。②锅上火，注入油烧热，放入辣椒段、蒜粒、豆豉炒香。③倒入菜梗，调入盐、味精、陈醋，炒匀入味。

功效 属碱性食物，可凉血排毒、防治痢疾。

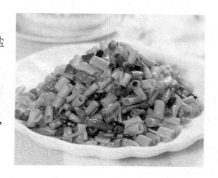

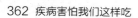

胡萝卜炒豆芽

材料 胡萝卜、豆芽各100g，盐3g，鸡精2g，醋、香油、食用油各适量。

做法 ①胡萝卜去皮洗净，切成丝；豆芽洗净，备用。②锅下油烧热，放入胡萝卜、豆芽迅速翻炒至八成熟，加盐、鸡精、醋、香油炒匀，起锅装盘即可食用。

功效 富含植物胶，可吸附体内毒素，预防心脏疾病和肿瘤。

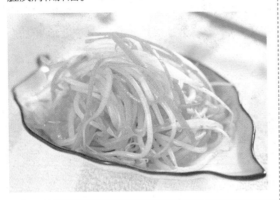

香蕉玉米羹

材料 香蕉、玉米粒、豌豆各适量，粳米80g，冰糖12g。

做法 ①粳米泡发，洗净；香蕉去皮，切片；玉米粒、豌豆洗净。②锅置于火上，注入清水，放入粳米，煮至米粒绽开。③放入香蕉、玉米粒、豌豆、冰糖，用小火煮至羹香即可。

功效 本羹几乎含有所有维生素和矿物质、食物纤维，是排毒减肥的最佳食品。

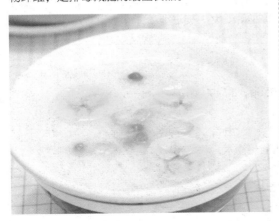

贡梨枸杞羹

材料 贡梨、枸杞各适量，粳米90g，白糖5g，葱花少许。

做法 ①粳米泡发洗净；贡梨去皮洗净，切块；枸杞洗净。②锅置于火上，注入水，放入粳米、枸杞，煮至米粒开花后，加入贡梨熬煮。③改用小火煮至粥浓稠时，调入白糖入味，撒上葱花即可食用。

功效 滋阴润燥，软化大便，促进排毒，尤其适合体虚及老年人食用。

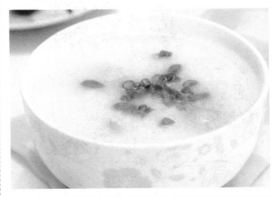

胡萝卜蛋羹

材料 胡萝卜200g，鸡蛋3个，盐3g，淀粉5g，味精2g，鸡汤500ml。

做法 ①胡萝卜去皮，洗净，用搅拌机搅拌成泥状，鸡蛋取蛋清。②胡萝卜泥倒入锅中，加鸡汤，调入盐、味精，煮开用淀粉勾芡，盛出。③蛋清倒入锅中用小火打芡成浆状，取出在萝卜羹上打成太极形状即可。

功效 营养滋补，排毒养颜。

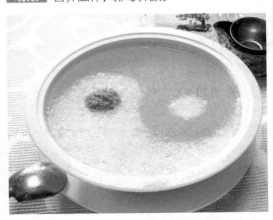

强肝排毒

肝脏具有生物转化作用，可将来自体内和体外的许多非营养性物质，如毒素、人体代谢产物，通过新陈代谢的方式将它们彻底分解，变成无毒或低毒物质排出体外。因此，肝脏是人体最大的解毒器官，要做好强健肝部的工作。

常用药材、食材

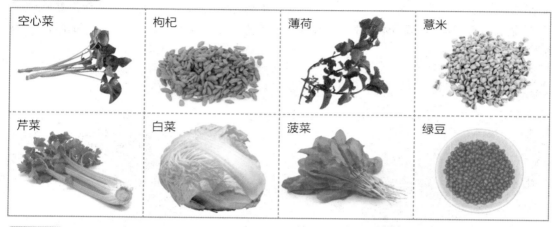

空心菜	枸杞	薄荷	薏米
芹菜	白菜	菠菜	绿豆

饮食须知

为肝脏排毒要多吃青色食物，如柠檬、绿叶蔬菜等。这是因为青色食物可疏肝、解郁，有益肝脏健康，提高肝脏的排毒能力。此外，还要多吃枸杞，因为枸杞有提升肝脏耐受性的作用，在肝脏解毒的时候起到保护肝脏的作用。

民间偏方

红枣、花生仁、冰糖各30g。先将花生仁放入砂锅中，加水小火炖煮20分钟，将红枣去核，放入砂锅中共煮，再炖煮20分钟，加入冰糖再煮5分钟即成。每晚睡前服用，连用30天为一疗程。

穴位按摩

按摩期门穴可帮助肝脏排毒。期门穴是进入肝经的最上一穴，其穴位处位于人体前正中线及侧正中线的中间位置，因此按摩此处可为肝脏排毒。该穴位在胸部乳头直下的第6肋间隙、前正中线旁开4寸的地方。每天早晚按摩一次即可。

注意事项

肝脏有毒的主要表现有：指甲表面有凸起或凹陷的棱线，经前乳房胀痛，情绪抑郁，出现偏头痛，脸部的两侧还会长痘痘。除了饮食调理，肝脏排毒的最佳方式是体育锻炼，有助于加速肝脏血液循环，促进排毒。

养生食疗方

当归煮芹菜

材料 当归10g，芹菜200g，姜5g，葱10g，盐5g，香油15ml。

做法 ①当归浸软，切片；芹菜去叶，洗净，切成滚刀片；姜切片，葱切段。②将当归、芹菜、姜、葱同放炖锅内，加入适量清水，置大火上烧沸。③改用小火炖煮，加入盐、香油即成。

功效 清热滋补，增强肝功能。

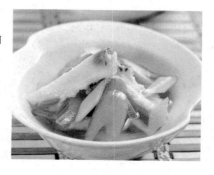

白菜煲排骨

材料 排骨 180g，小白菜 100g，姜 10g，盐 5g，味精 3g。

做法 ①排骨剁块，小白菜择去老叶后洗净。②排骨入沸水锅中氽烫，捞出，清洗干净。③锅中放水，下入生姜、排骨煲 50 分钟，再下入小白菜、调入盐、味精，煮至入味即可。

功效 营养滋补，又富含膳食纤维，可促进排便排毒。

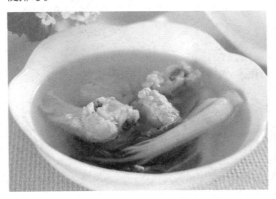

菠菜拌四宝

材料 菠菜 200g，杏仁、玉米粒、枸杞、花生仁各 50g，盐 2g，味精 1g，醋 8ml，香油 15ml。

做法 ①菠菜用沸水焯熟；杏仁、玉米粒、枸杞、花生米分别用沸水焯熟。②将焯熟的菠菜放入盘中，再加入杏仁、玉米粒、枸杞、花生米。③加入盐、味精、醋、香油，拌匀即可。

功效 富含维生素，可增强机体的调节功能。

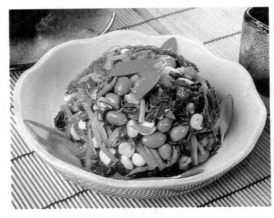

薏米绿豆羹

材料 粳米 60g，薏米 40g，玉米粒、绿豆各 30g，盐 2g。

做法 ①粳米、薏米、绿豆均泡发，洗净；玉米粒洗净。②锅置于火上，倒入适量清水，放入粳米、薏米、绿豆，以大火煮至开花。③加入玉米粒煮至浓稠状，调入盐拌匀即可。

功效 清热利水，解毒生津，有益脏腑健康。

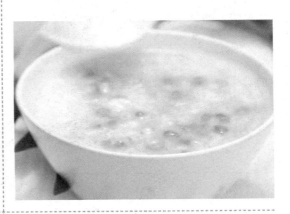

猕猴桃薄荷汁

材料 新鲜猕猴桃 1 个，苹果半个，薄荷叶 2 片，白糖适量。

做法 ①猕猴桃洗净，削皮，切成四块；苹果削皮，去核，切块。②将薄荷叶洗净，放入榨汁机中搅碎，再加入猕猴桃、苹果块，搅打成汁即可。

功效 富含维生素 C，有助于抗氧化、延缓脏腑衰老，增强肝脏解毒排毒能力。

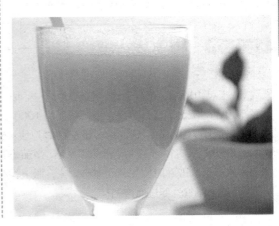

淋巴排毒

淋巴系统是人体重要的防卫体系，也是人体的排毒管道。其中的淋巴腺能将淋巴液中的残渣、细菌及其他异物清除出去，一旦该处有异物或毒素时，淋巴腺就会肿大、发炎，以此来提醒人们。所以日常还要关注淋巴排毒。

常用药材、食材

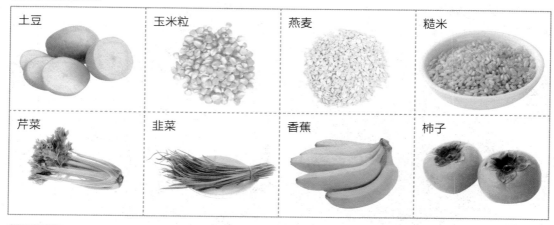

土豆	玉米粒	燕麦	糙米
芹菜	韭菜	香蕉	柿子

饮食须知

淋巴系统排毒，在饮食上要吃得粗糙一些，多吃南瓜、土豆、玉米之类的食物，新鲜蔬果中也要多吃富含纤维的食物，如芹菜、韭菜、菠菜、香蕉和柿子等。因为淋巴系统中的废物容易堆积，当积存太多时，容易造成淋巴不通，引起肥胖和水肿。

民间偏方

绿豆100g，冰糖适量。将绿豆泡半小时后洗净，入锅煮至绿豆熟烂，放入冰糖融化、调匀后，直接喝绿豆汤即可。每天早上喝一碗，连喝一周。

穴位按摩

淋巴排毒要按摩百会穴。该穴位的自我取穴按摩方法为：①正坐，举起双手，张开虎口，大拇指的指尖碰触耳尖，手掌心向头，四指朝上。②双手的中指在头顶正中相碰触。③先将左手的中指按压在穴位上，再将右手的中指按在左手中指的指甲上。④双手的中指交叠，同时向下用力揉按穴位，有酸胀、刺痛的感觉。

注意事项

为淋巴排毒的时候，要多做按摩、多泡澡，有助于加强全身的血液循环，及时排出人体内积聚的液体，确保免疫系统的正常运行。

养生食疗方

蘑菇焖土豆

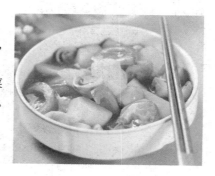

材料 土豆1000g，番茄适量，草菇50g，盐4g，植物油适量，香菜50g，胡椒粉少许，葱白10g，番茄酱100g。

做法 ①土豆切片；草菇切片；番茄切滚刀块；葱切丝；香菜切段。②葱爆香，加入土豆片、番茄和草菇、番茄酱一起炒2分钟。③加入水煮至八成熟时放盐、胡椒粉调味，撒上香菜。

功效 补中益气，促进血液循环。

甘草冰糖炖香蕉

材料 香蕉 1 根，冰糖、甘草各适量。

做法 ①甘草洗净，沥干备用。②取香蕉 1 根去皮，切段，放入盘中。③加冰糖、甘草适量，隔水蒸透。

功效 冰糖补中益气，和胃润肺；香蕉富含多种维生素和矿物质，有助于增强体质，二者同食可强化脏腑功能，促进新陈代谢，排毒养颜。

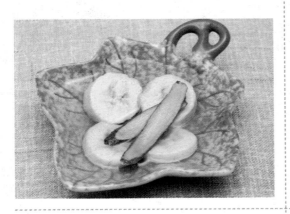

香蕉燕麦牛奶

材料 香蕉 1 根，燕麦 80g，牛奶 200ml，白糖适量。

做法 ①将香蕉去皮，切成小段；燕麦淘洗洗净。②将香蕉、牛奶、燕麦放入榨汁机内，搅打成汁加入白糖即可食用。

功效 香蕉富含膳食纤维，有助于排肠毒；燕麦富含 B 族维生素和锌，有助于增强脏腑功能，促进新陈代谢，提高排毒器官的排毒能力。

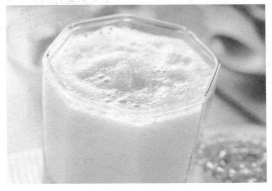

凉拌韭菜

材料 韭菜 250g，红辣椒 1 个，酱油 2 大匙，白糖 5g，香油半小匙。

做法 ①韭菜洗净，去头尾，切 5cm 左右长段；红辣椒去蒂和籽，洗净，切小片备用。②所有调味料放入碗中调匀成味汁备用。③锅中倒入适量水煮开，将韭菜放入烫 1 分钟，用凉开水冲凉后沥干，盛入盘中，撒上红辣椒及味汁即可。

功效 温肾助阳，行气活血，常食有助于促进血液循环。

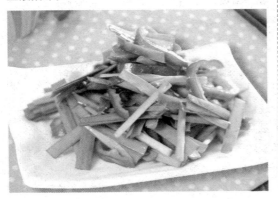

玉米炒蛋

材料 玉米粒 150g，火腿片 4 片，胡萝卜半根，鸡蛋 3 个，青豆少许，盐 3g，葱 2 棵，水淀粉 4ml。

做法 ①胡萝卜切丁，与玉米粒、青豆入锅煮熟，捞出沥水。②鸡蛋与水淀粉调匀；火腿片切丁；葱切花。③鸡蛋炒熟备用；玉米丁、胡萝卜粒、青豆和火腿粒炒香时再放入蛋块，加盐炒匀，撒入葱花。

功效 含有大量植物纤维，可加速粪便排泄。

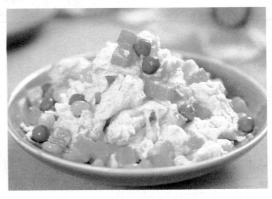

清除肺毒

肺脏的主要生理功能是呼吸。人体每天要呼吸约 8000L 的空气并将之送到肺中，空气中的细菌、病毒、粉尘、有害化学物质等也随着呼吸作用进入肺部，不但损害肺部，还会随着血液循环侵害全身。因此肺部很容易积存毒素，须加强排毒。

常用药材、食材

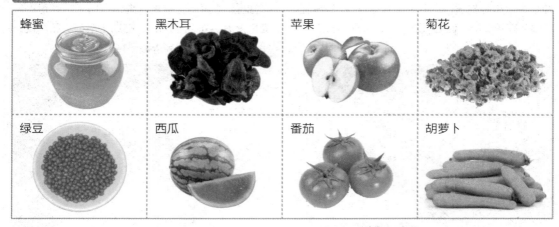

| 蜂蜜 | 黑木耳 | 苹果 | 菊花 |
| 绿豆 | 西瓜 | 番茄 | 胡萝卜 |

饮食须知

清除肺毒要吃含有植物胶质的食物，如黑木耳。植物胶质含有强大的吸附能力，能吸附肺部、血液中的粉尘、微小颗粒等异物，然后通过粪便排泄出来。也要多吃富含果胶的食物，如胡萝卜，果胶对异物也具有较强的吸附作用，常吃有助于清洁血液，清除体内污染物质。

民间偏方

白萝卜、牛肺各 600g，麦冬 40g，甜杏仁、天门冬各 20g，生姜、葱、椒、盐各适量。将牛肺、萝卜洗净切块，所有食材同放砂锅中炖至烂熟，放葱、姜、椒、盐等调味服食，每日 1 剂。

穴位按摩

清除肺毒要按摩肺俞穴，该穴位可治各种肺经及呼吸道疾病，如肺炎、支气管炎、肺结核等。肺俞穴的位置在第三胸椎棘突旁开 1.5 寸，取穴时可正坐或俯卧，在背部的第三胸椎棘突下、左右旁开二指宽处按摩，每天按摩可止咳化痰。

注意事项

排出肺毒的最好方式是咳嗽，咳嗽的气流有助于将人体不需要的异物从肺部咳嗽出来。清晨可选择一个空气清新的地方用力深呼吸，先缓缓抬起双臂深吸新鲜空气，然后突然咳嗽，并迅速垂下双臂，使气流从口鼻喷出，保持肺部清洁。

养生食疗方

木耳拌白菜

材料 大白菜、水发黑木耳、番茄各 70g，红椒圈 30g，盐、味精各 3g，香油 10ml。

做法 ①大白菜洗净，切片；水发黑木耳洗净，撕成片；番茄洗净，切块，摆入盘边。②将大白菜与黑木耳、红椒圈同入开水锅中焯水后捞出放入装有番茄的盘中。③调入盐、味精拌匀，淋入香油即可。

功效 清热解毒，营养开胃。

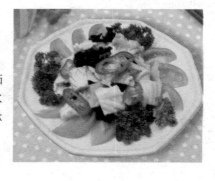

西瓜柠檬蜂蜜汁

材料 西瓜 200g，柠檬 1 个，蜂蜜适量。

做法 ①西瓜洗净，切成小块，用榨汁机榨出汁；柠檬也作同样的处理。②再将西瓜汁与柠檬汁混合，加入蜂蜜，拌匀即可。

功效 西瓜清热利水，可促进肠道蠕动；柠檬富含维生素 C，可抗氧化，增强脏腑功能；蜂蜜润肠通便，滋阴润肺，三者同食排毒作用加倍。

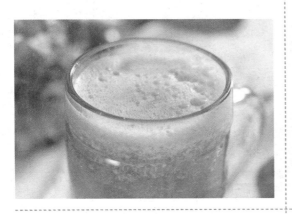

包菜番茄苹果汁

材料 包菜 300g，番茄 100g，苹果 150g，白糖适量。

做法 ①将苹果洗净，去皮去核，切块。②将包菜洗净，撕片；番茄洗净，切片，把皮去掉。③将包菜、苹果、去皮之后的番茄及凉开水放入榨汁机内，搅打即可。

功效 富含维生素 C 和膳食纤维，润肠通便，有助于减轻脏腑排毒负担。

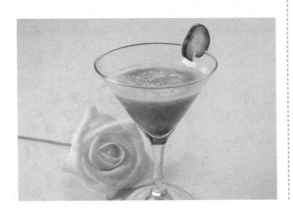

素拌绿豆芽

材料 绿豆芽 250g，青椒、红椒各 20g，盐 3g，鸡精 1g。

做法 ①绿豆芽洗净，入沸水锅中焯水至熟，捞起沥干，装盘待用。②青椒和红椒均洗净，切丝。③锅加油烧热，放入青椒丝和红椒丝爆香，倒在绿豆芽中，加盐和鸡精搅拌均匀即可。

功效 清热解毒，养心除烦，补充维生素，促进排便。

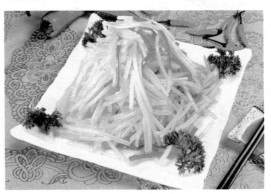

栀子菊花茶

材料 栀子、枸杞、白菊花各适量。

做法 ①先将枸杞、栀子洗净备用。②将枸杞、栀子与菊花同时加入杯中，加沸水冲泡，盖上盖。③待 10 分钟后即可饮用。每次喝时，不要一次喝完，要留下三分之一杯的茶水，再加上新茶水，泡上片刻，再饮。

功效 清热解毒，滋阴润肺，常食有助于排毒养颜。

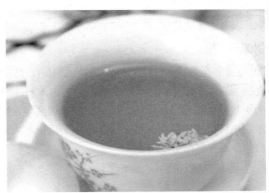

皮肤排毒

皮肤上有汗腺和皮脂腺，可使人体以出汗的方式将其他器官难以排出的毒素排泄出来。正因为皮肤既是人体面积最大的器官，也是人体最大的排毒器官，所以，为身体排毒不能忽略了清洁肌肤，要强化皮肤的排毒作用。

常用药材、食材

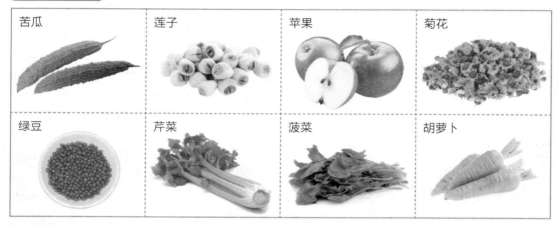

苦瓜	莲子	苹果	菊花
绿豆	芹菜	菠菜	胡萝卜

饮食须知

皮肤覆盖全身，皮肤上的毒素是全身性的，需要通过粪便快速排毒。因此为皮肤排毒要多吃具有促进肠道蠕动、促进排便的食物，如蜂蜜、新鲜蔬果、粗粮等，平时要多喝水。同时还要多吃具有滋阴润燥作用的食物、中药材，如麦冬、枸杞、菊花等。

民间偏方

苦菜 500g，生姜 200g，黄酒适量。苦菜洗净切碎，捣烂用纱布绞取汁液，生姜捣烂也用纱布绞取汁液，二液每取 30ml，等量合并，兑黄酒 10ml，冲水饮服，每日三次。

穴位按摩

为皮肤排毒要按摩中脘穴。中脘穴主治消化系统疾病，经常按摩该穴位，可以刺激胃部蠕动加快排毒。该穴位的自我按摩取穴方式为：采取仰卧方式，在人体的上腹部前正中线上的胸骨下端和肚脐连接线中点，按摩此处即可。

注意事项

每周最好做一次使身体多汗的有氧运动，这样有助于增强新陈代谢，促进皮肤排毒。有条件的话，每周最好还洗一次蒸汽浴或桑拿浴，作用同有氧运动，并且还可让人从紧张和压力中释放出来，释放情绪毒素。

养生食疗方

冰糖苦瓜

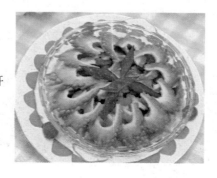

材料 苦瓜 500g，冰糖 80g，甜辣椒 15g，盐 3g。

做法 ①苦瓜洗净，剖开去瓤，切块，入开水中稍烫，捞出，沥干水分，加盐搅拌均匀，装盘；甜辣椒洗净，切菱形片，入开水中稍烫，捞出撒在苦瓜上。②冰糖加适量水入锅，熬至融化，放凉，淋在苦瓜上即可。

功效 滋阴清热，养心解毒。

绿豆莲子百合粥

材料 绿豆 40g，莲子、百合、红枣各适量，粳米 50g，白糖适量，葱 8g。

做法 ①粳米、绿豆均洗净泡发；莲子去心洗净；红枣、百合均洗净，切片；葱洗净，切成葱花。②锅置火上，倒入适量清水，将粳米、绿豆、莲子一同放入锅中，用大火煮开。③加入红枣、百合同煮至浓稠状，调入白糖拌匀，撒上葱花即可。

功效 清热解毒，镇心安神。

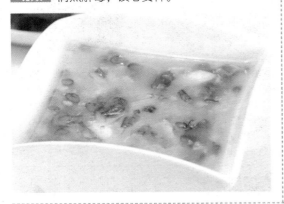

胡萝卜芹菜汁

材料 胡萝卜 500g，芹菜 200g，包菜 100g，柠檬汁少许，白糖适量。

做法 ①将胡萝卜洗净，去皮，切块；芹菜连叶洗净；包菜洗净，切小片。②将除柠檬汁外所有的材料放入榨汁机中搅打成汁，倒入杯中。③加入柠檬汁，调匀即可。

功效 富含膳食纤维和植物胶，有助于吸附体内毒素，促进排便，彻底清理肠毒。

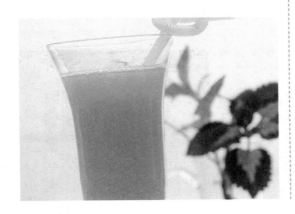

菠菜粉丝

材料 菠菜 100g，粉丝 50g，胡萝卜丝 50g，熟芝麻 5g，蒜末、姜末、葱花各 6g，红油、生抽各 8ml，盐、味精、醋适量。

做法 ①粉丝、胡萝卜丝、菠菜分别焯烫至熟，捞出沥干装盘，撒上少许熟芝麻。②姜末、蒜末、葱花炒香盛出，加入其他调味料拌匀，淋入菠菜、粉丝上即可。

功效 促进大肠蠕动，增强排毒。

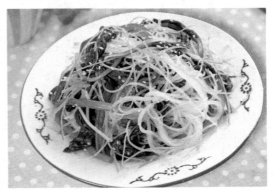

杏仁苹果生鱼汤

材料 苦杏仁 5g，甜杏仁 25g，苹果 450g，生鲤鱼 500g，瘦猪肉 150g，红枣 5g，盐 5g，姜 2 片。

做法 ①爆香姜片，将生鲤鱼两面煎至金黄色。②猪肉洗净余水；苦杏仁、甜杏仁去皮、尖；一个苹果切成 4 块。③将清水放入瓦煲内，煮沸后加入所有原材料煲 150 分钟，加盐调味即可。

功效 滋补开胃，解毒养心，常食用有助于预防色斑。

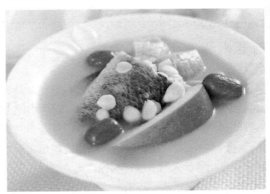

祛火排毒

上火常表现为便秘、口舌生疮、长痘痘、脾气暴躁、心绪不宁、口臭、失眠等。这些症状与毒素有关。代谢产生的毒素会使内热加重，小便深赤、大便燥结。体内毒素越多，上火症状越严重。及时解毒有助于清火。

常用药材、食材

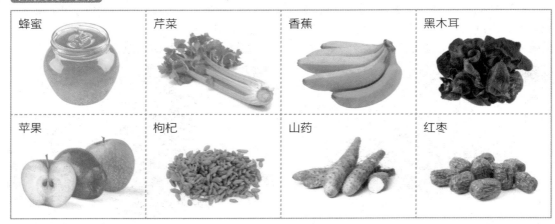

蜂蜜　　芹菜　　香蕉　　黑木耳

苹果　　枸杞　　山药　　红枣

饮食须知

祛火的饮食要根据具体症状来安排。若表现为咳嗽无痰、口咽干燥、声音嘶哑，要多吃具有生津润肺作用的食物，如梨。若表现为失眠多梦、五心烦热，要多吃具有滋阴补血作用的食物，如红枣、阿胶等。若表现为大便干结、口燥咽干，要多吃能够调和肠胃的食物，如山药、枸杞。

民间偏方

黑芝麻 10g，杏仁 8g，冰糖适量。黑芝麻洗净，用小火烘干；杏仁洗净，晾干表面水分。一起捣烂放入大茶缸，用沸水冲泡，加入冰糖溶化即成。

穴位按摩

祛火排毒要按摩大肠俞穴。该穴位的自我按摩取穴方法为：站立，在腰部的第4腰椎棘突下，旁开 1.5 寸处，即是该穴，每天不定时按摩即可。

注意事项

上火多与人们的生活习惯有关，如喜欢吃烧烤、火锅、辣椒、酒等辛辣之物，喜欢熬夜、常坐不动等等就容易助长内火，在体内产生毒素。另外，还有的人常常忽略喝水，致使粪便过于干燥，难以排泄出去，也容易导致上火。平常要注意观察二便，颜色越深，说明内火越严重，要及时调整生活习惯。

养生食疗方

蜂蜜番茄

材料 番茄 1 个，蜂蜜适量。

做法 ①番茄洗净，用刀在表面轻划，分切成几等份，但不切断。②将番茄入沸水锅中稍烫后捞出。③沸水中加入蜂蜜煮开。④将煮好的蜜汁淋在番茄上即可。

功效 补中润燥，止痛解毒。蜂蜜还可促进肝细胞再生，增强肝脏解毒功能，灭菌消毒，润肠通便。

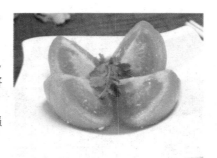

炒芹菜

材料 芹菜 500g，干红辣椒、盐、生抽、食用油各适量。

做法 ①将芹菜去根须，洗净，用直刀切成长段；干红辣椒洗净，切长段。②炒锅上火，注油烧热，放入干红辣椒炒出香味。③再放入芹菜略翻炒，加入盐、生抽炒匀，出锅装盘即可。

功效 平肝清热，凉血解毒，宣肺健胃，清肠利便，常吃此菜还可预防"三高"，防治动脉硬化。

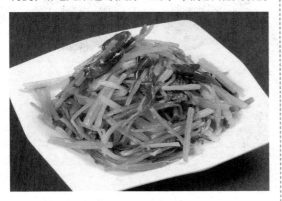

金针菜黑木耳肉汤

材料 干金针菜 100g，猪肉片 200g，黑木耳 1 朵，油菜 1 棵，盐 5g。

做法 ①金针菜去硬梗，以清水泡软，捞起，沥干。②黑木耳洗净，切条；油菜洗净，切段。③煮锅加水 1500ml 煮沸后，下金针菜、黑木耳、肉片，待肉片将熟，下油菜，加盐调味，再煮沸一次即可。

功效 益气活血，促进血液循环，增强脏腑排毒的功能。

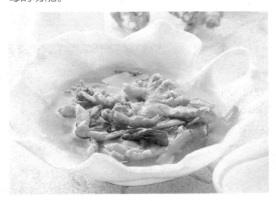

香蕉鸡蛋羹

材料 香蕉 2 根，玉米 1 个，鸡蛋 1 个，白糖 3g，淀粉水 5g，葱 2 根，姜 5g。

做法 ①香蕉去皮切粒；玉米剥粒剁蓉；鸡蛋打入碗中搅匀；葱洗净切末；姜切末。②玉米蓉、白糖放入锅中煮开。③转中火煮至糊状时，调入香蕉粒稍煮，放入少许淀粉水、鸡蛋液搅拌均匀，加葱花、姜末即可出锅。

功效 富含膳食纤维，可促进排毒。

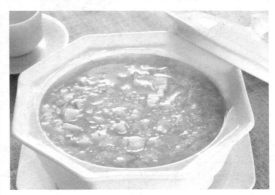

苹果黄瓜沙拉

材料 苹果 300g，黄瓜 100g，菠萝 8g，番茄 50g，生菜 30g，沙拉酱适量。

做法 ①生菜洗净，放在碗底；苹果、黄瓜、菠萝洗净，去皮，切块；番茄洗净，切块备用。②将苹果、黄瓜、菠萝、番茄、生菜放入碗里，食用时蘸沙拉酱即可。

功效 清热凉血，富含多种维生素，有助于延缓脏腑衰老，促进排便。

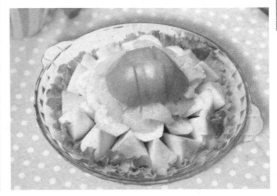

快速排毒

由于脏腑器官衰弱或不良生活习惯损伤肠胃，人体对食物的消化吸收容易减慢，体内容易堆积废弃物。这些废弃物若不快速排出来，容易造成肥胖，还会重新参与血液循环，毒害全身器官。因此排毒要快速、及时。

常用药材、食材

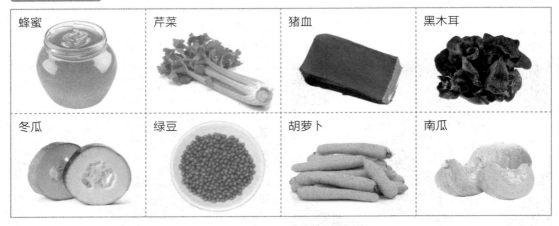

蜂蜜	芹菜	猪血	黑木耳
冬瓜	绿豆	胡萝卜	南瓜

饮食须知

快速排毒要多吃具有特殊作用的食物，如南瓜、冬瓜、胡萝卜、芹菜、绿豆、猪血、黑木耳等。南瓜中的果胶可黏附多余的胆固醇；冬瓜可促进体内毒素通过尿液排出；芹菜含有能促进肠胃蠕动的粗纤维；绿豆可解百毒；猪血可与粉尘、有害金属微粒发生生化反应然后将代谢产物排出体外；木耳含有具有较强吸附能力的植物胶质。

民间偏方

菠菜 500g，猪血 280g，调料适量。菠菜洗净切断，猪血洗净切块，一起放入砂锅加水煮沸，加调料，即成。

穴位按摩

快速排毒要按摩肓俞穴，该穴位的自我按摩方式为：①正坐或仰卧，举起两手，掌心向下，用中指的指尖垂直下按肚脐旁的穴位。②深深地吸气，让腹部下陷，用中指的指尖稍稍用力揉按穴位，有热痛感。③左右两穴位，每天早晚各揉按一次，每次 1~3 分钟。

注意事项

肠胃虚弱者要多慢跑。慢跑有助于调节大脑的活动，促进胃肠蠕动，增强消化功能，消除便秘。此外，慢跑对于改善心肺功能、降低血脂、提高身体代谢能力和增强机体免疫力都有好处。

养生食疗方

黄瓜胡萝卜泡菜

材料 胡萝卜、黄瓜各 150g，盐、味精、醋、泡椒各适量。

做法 ①用盐、味精、醋、泡椒加适量清水调成泡汁。②胡萝卜、黄瓜均洗净，切长条，置泡汁中浸泡 1 天。③捞出摆入盘中即可。

功效 补充多种维生素和膳食纤维，促进排便。同时可软化血管，增强体质，从而促进脏腑快速排毒。

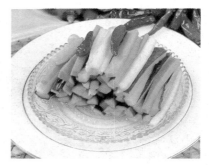

南瓜百合梨子汁

材料 南瓜 100g，干百合 20g，梨半个，牛奶 200ml，冰水 100ml，蜂蜜 1 小勺。

做法 ①将干百合洗净泡发，与去籽的南瓜块一起煮熟；梨洗净后去皮去子，以适当大小切块，再与其他材料一起放入榨汁机搅打成汁。②滤出果肉即可。

功效 滋阴润燥，清肺解毒，促进排肠毒、肺毒。

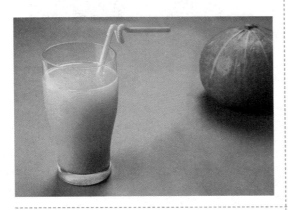

蒜片野生木耳

材料 蒜 30g，野生木耳 200g，香菜 20g，红辣椒 30g，香油 10ml，盐、味精各 3g。

做法 ①野生木耳泡发、切碎、焯熟，捞出沥水，装盘。②蒜切片；红辣椒切小片；香菜切碎。③锅烧热下油，放红辣椒、蒜片、香菜，炝香，盛出后与其他调味料拌匀，淋在木耳上即可。

功效 清热滋阴，润燥排毒。

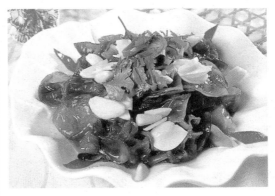

冬瓜百花展

材料 西蓝花 150g，鸡脯肉 200g，鹌鹑蛋 200g，冬瓜 500g，淀粉、盐、鲜汤、胡椒粉、香油各适量。

做法 ①冬瓜切块，把中间挖成菱形；鸡脯肉剁末；西蓝花焯水；鹌鹑蛋煮熟去壳。②鸡肉末加淀粉、盐拌匀，填入菱形冬瓜，装盘上锅蒸熟；锅烧热放油，加鲜汤烧开，加胡椒粉，淋香油，将汤浇在冬瓜上。

功效 清热利水，促进肾脏排毒。

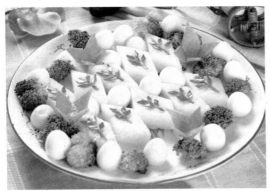

胡萝卜芹菜羹

材料 胡萝卜、芹菜各 10g，鸡蛋 1 个，粳米 100g，盐 3g，香油、胡椒粉、葱花各适量。

做法 ①胡萝卜、芹菜洗净，均切丁；鸡蛋煮熟切碎。②粳米煮至八成熟。③放入胡萝卜丁、芹菜丁、鸡蛋煮至米粒开花，加盐、香油、胡椒粉调匀，撒上葱花即可。

功效 富含植物胶和膳食纤维，可快速吸附毒素，促进排毒。

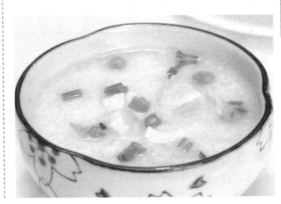

净化血液

净化血液是欧美发达国家新兴的排毒理念。日常我们所熟悉的甘油三酯、胆固醇、胆固醇酯及非酯化脂酸等物质，存在于血浆中都属于毒素，容易产生高脂血症，使人疲劳乏力、皮肤粗糙灰暗、睡眠质量下降，因此排毒要净化血液。

常用药材、食材

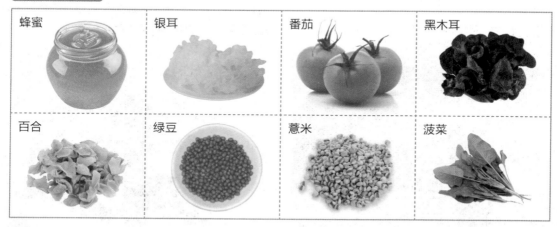

| 蜂蜜 | 银耳 | 番茄 | 黑木耳 |
| 百合 | 绿豆 | 薏米 | 菠菜 |

饮食须知

为血液排毒要多食用新鲜蔬菜。蔬菜类食物一般性平凉，微量元素丰富，有助于清除血浆中的甘油三酯、胆固醇、胆固醇酯等，是高血压、高脂血症病人及体内胆固醇过高者的理想食材。

民间偏方

黑木耳 30g，海参 30g，猪大肠 150g。将猪大肠翻开洗净切块，加黑木耳、海参煲熟，然后加盐、酱油及味精等调料，服食饮汤。

穴位按摩

净化血液要按摩四白穴，该穴位可治疗肤色萎黄、目赤痛、头痛眩晕等症。其自我按摩穴位方式为：①正坐、仰靠或仰卧，先以两手中指和食指并拢伸直，不要分开，然后中指指肚贴两侧鼻翼。②以食指指尖垂直按压所在之处，有酸痛感。③以食指指腹揉按左右穴位，每次 1~3 分钟。

注意事项

有发福迹象的年轻人及中年人，平常上下班时最好多给自己留一些步行的时间。步行能加快体内新陈代谢过程，消耗多余的脂肪；能降血脂、血压和血糖，降低血液黏稠度，提高心肌功能；刺激足部穴位，增强和激发内脏的功能，净化血液。轻松而愉快的步行还有助于缓和神经系统和情绪的紧张，减轻疲劳。

养生食疗方

绿豆菊花羹

材料 百合 30g，绿豆 80g，菊花适量，盐 2g。

做法 ①绿豆洗净泡发；百合洗净，剥片；菊花洗净。②锅中水烧开，放入绿豆煮至开花。③加入百合同煮至浓稠状，调入盐拌匀，撒上菊花即可。

功效 绿豆和菊花均具有清热解毒、滋阴润燥的功效，可尽快排出体内热毒，净化血液。

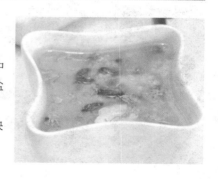

芒果蜂蜜酸奶

材料 八九分熟的芒果 2 个，柠檬汁 50ml，蜂蜜少许，碎冰 100g，酸奶适量，白糖适量。

做法 ①将芒果洗净，去皮去籽，切成块。②加碎冰、酸奶蜂蜜、白糖以及柠檬汁一起搅拌即可。

功效 蜂蜜可滋阴润肺、软化粪便，促进排肠毒和肺毒，酸奶可杀菌消毒，芒果富含维生素，三者同食可净化血液。

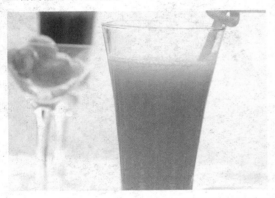

杂蔬拌双耳

材料 生菜、黄甜椒、鲜木耳、银耳、紫甘蓝、圣女果各少许，盐、味精、香油各适量。

做法 ①生菜、黄甜椒、鲜木耳、银耳、紫甘蓝均洗净，切片，入沸水锅焯水后捞出；圣女果洗净，对切成两半。②将备好的材料同拌，调入盐、味精拌匀。③淋入香油即可。

功效 本品可抗凝血、抗血栓形成，净化血液。

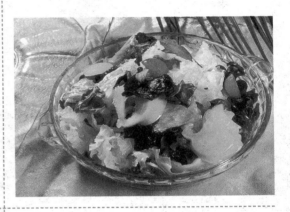

橙子节瓜薏米汤

材料 橙子 1 个，节瓜 125g，薏米 30g，盐少许，白糖 3g。

做法 ①将橙子洗净，去皮，切成丁；节瓜洗干净，去皮、去子，切成丁；薏米淘洗净备用。②汤锅上火倒入水，下入橙子、节瓜、薏米煲至熟，调入盐、白糖即可。

功效 清热利水，及时排出肾脏毒素。且含有丰富的 B 族维生素，可增强脏腑调节机能，促进血液循环。

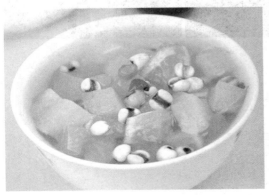

番茄菠菜汤

材料 番茄、菠菜各 150g，盐少许。

做法 ①番茄洗净，在表面轻划数刀，入滚水余烫至外皮翻开，捞起，撕去外皮后切丁；菠菜去根后洗净，切长段。②锅中加水煮开，加入番茄煮沸，再放入菠菜。③待汤汁再沸，加盐调味即成。

功效 富含维生素，有助于增强肠道内水分，软化粪便，促进毒素的排出。

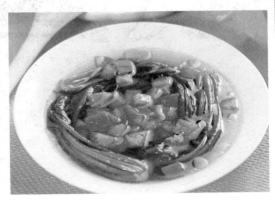

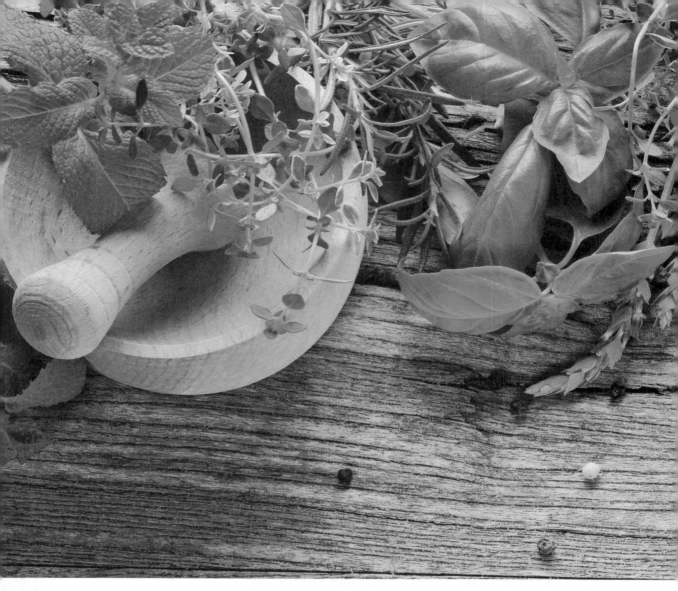

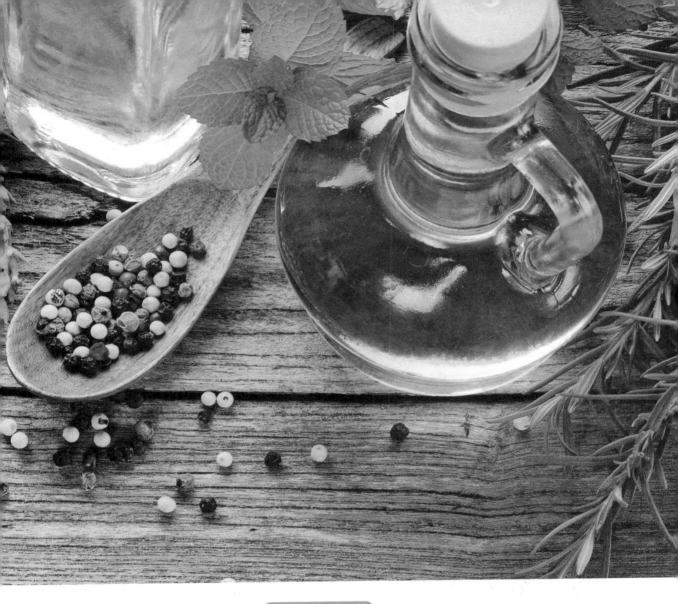

第十五章

减肥养生馆

　　从现代医学的角度上来看，肥胖对人体健康是祸不是福。调查显示，肥胖人群中发生高血压的概率比非肥胖人群高百分之五十，患心绞痛和猝死的概率比非肥胖者高四倍，约有百分之五十的肥胖者患有脂肪肝。而且，肥胖是造成糖尿病、血脂紊乱、冠心病等疾病的重要因素。因此，减肥不仅仅是一个瘦身概念，更是一个养生概念。

减肥饮食面面观

肥胖会影响身体美感，容易给人造成心理压力，还易导致高血压、高脂血症等并发症，加速人体衰老。导致肥胖的原因是多方面的：膳食结构不合理、饮食习惯不好、疏于运动、心理因素、一些疾病的影响等等。减肥瘦身不仅仅需要注意饮食，还要注意改变日常生活中的一些不良习惯。

合理膳食是保持健康与苗条的基础

每日应该保证基本的营养：牛奶一天摄取 1 杯以上。鸡蛋每天一个，新鲜的鸡蛋中含有小鸡孵化前所需的优质蛋白质和矿物质，这也是人类每日必需的营养素。鱼和肉：脂肪少的鱼和肉各一片，一片手掌大的鱼或肉热量约为 335J。豆类和豆制品：如果完全依赖动物性蛋白质，则容易患"文明病"，因此豆类和豆制品必不可少。蔬菜：蔬菜在一日三餐中至少各有一道，蔬菜摄取不足，皮肤会缺乏光泽，脸上还会起"小痘痘"。薯类：薯类平均一天一个，薯类是维生素 C 及食物纤维的宝库，且易获得饱腹感，烹饪方法也多变，是瘦身菜单的良好选择。水果：水果一天一个，蔬菜中的维生素 C 在加热烹调后会损失 50%，而水果可在最新鲜的状态下食用。不过，大多数水果中糖分含量很高，所以要把它当作零食或是点心适量食用。主食是一日三餐的必需品，适量的主食可以使你有饱腹感，不至于因为饥饿而吃零食，导致肥胖。

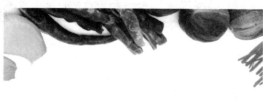

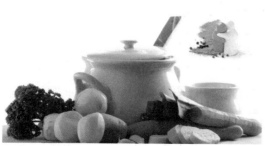

合理搭配膳食，有荤有素，既有主食也有辅食，如此才可满足机体对多种营养素的需要。

进餐方式决定体形

人们可能会说，进餐的方式是由我们自己决定的，和这些小小的生活习惯又有什么关系呢？事实上，身材的保持正是来源于这些平常看起来极为普通的细节。掌握正确的进餐方式也可以保持健康的身体和苗条的体形。

吃饭放慢节奏。吃饭千万不能像你工作的节奏那么快，一定要慢下来。因为食物进入人体经消化系统吸收、利用后，血液中的血糖就会升高，当血糖升高到一定的水平时，大脑有关中枢才会发出停止进食（饱的感觉）的信号，这时往往已经是吃了过多的食物。因此，放慢吃饭的速度，能防止进食过多、营养过剩。

午餐提前两小时。据科学研究证明，吃饭时间的选择对于体重增加的影响，比人体摄入的饮食数量和质量更重要。因为人体的新陈代谢状况在一天的不同时间内是不同的。一般说来，从清晨开始，新陈代谢逐渐旺盛，上午 8 点至 12 点达到最高峰。因此，减肥者进餐的时间最好提前，早餐安排在 6 点左右，午餐安排在 10 点左右就能收到良好的效果。进餐多吃流食：用这种方法减肥的人，一般需在几个月的时间里多吃流食，少吃固体食物。

分食某类食物。这是一种新式减肥法，要求减肥者在每一餐进食时，不能同时进食某类食物。比如，当你吃高脂肪、高蛋白的荤菜时，可以食用一种蔬菜，但不能喝啤酒和碳酸饮料，不能吃面包、土豆等碳水化合物类食品。因为在食用高蛋白食品时，不食用碳水化合物，人体就不会蓄积脂肪。

减肥瘦身四原则

一要少吃或不吃零食。零食是健康的大敌。茶余饭后吃几口零食，不知不觉就会摄入更多的热量，机体在消耗正常饮食之余没有能力完全消化，这些热量便会转移成脂肪，造成身体发胖。

二要多喝水以清肠胃。一方面，多喝水容易使人产生饱腹感，我们一般不会想到进食或吃零食来补充能量，有助于减肥；另一方面，充足的水分是新陈代谢顺利进行的保障，缺水会导致大便燥结、便秘，容易导致体态臃肿，产生毒素和多余脂肪，造成虚假性肥胖。每天进水量应保持在 2.5L 左右，可适当喝一些具有消脂作用的茶。

三是要适当运动。运动是减肥的必要手段，通过运动，一方面可以强健骨骼，增强新陈代谢；另一方面，可以消耗能量，燃烧脂肪。慢跑、跳绳、登山、游泳、骑自行车、做健身操、练习瑜伽等都是不错的运动。

四要多吃新鲜蔬果。蔬菜和水果中含有丰富的维生素和矿物质，而维生素是人和动物为维持正常的生理功能所必需的物质，在人体代谢中具有举足轻重的作用；矿物质是构成人体组织和维持正常生理功能必需的物质；这两种物质对消脂减肥都有着不可替代的作用。但这两类物质又会随着人体代谢排泄出去，需要经常补充。

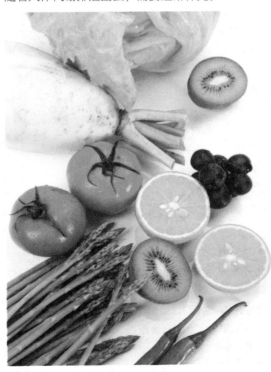

每天要吃蔬菜 300~500g，水果 200~400g。

减肥瘦身"二忌"

和甜食说再见。多数人先天对甜食有着无法抗拒的兴奋和喜爱，但你得为这种短暂的欢愉感付出代价。甜食中只有极少的抗氧化剂，而抗氧化剂可以协助移除体内在氧化过程中产生的废物，这些废物不但与心血管疾病有极大关联，也是导致癌症与其他疾病的关键。拒绝甜食的第一步是注意那些隐藏在各种食物之中的糖分，像面包、意大利面、番茄酱和沙拉酱等，要在包装说明上发现这些糖分，所需要耗费的心思绝不亚于侦探工作，因为糖分在营养标示中常以不同的"化身"出现，像是果糖、蔗糖、葡萄糖、玉米糖精或是麦芽糖等等。专家建议，每餐喝一杯略带苦味的茶，如用菊苣或牛蒡根所煮的苦茶。当对甜食的渴望难以忍受时，可以用几片水果来解馋，苹果、梨子等水果的皮都具有大量的纤维质，能延缓体内碳水化合物分解成糖分的速度。

远离"坏脂肪"。目前为止，我们知道并非所有脂肪都对身体有害，还有所谓的反式脂肪。为了保持植物油在高温油炸时的稳定性，必须经过一道氢化程序，在这过程中便会产生反式脂肪，留存在商品中，你的身体无法轻易将它们代谢掉。

饮食提示

餐前喝流质食品来抑制食欲。三餐之前，可先喝一大杯开水或柠檬水，可以降低食欲，避免吃得过多。

不要过度抑制食欲。减肥时，很多人都靠意志力来抵抗高热量食物的诱惑。然而完全的禁食，有时反而会引起更大的食欲，倒不如想吃的时候吃一点点，这样对减肥计划才有帮助。

宜食用蒸煮的食物。油炸的食物是瘦身的大敌，如果能把食物改成蒸的方式，热量可以减少1/3 以上。

冬季易发胖。冬天时人的食欲会变好，所以别忘了吃饭前先喝一杯热开水，既可暖自己的胃又可降低食欲。

常见减肥食物

一般认为节食能减肥，其实，合理的饮食也会吃掉你的多余脂肪。导致肥胖的主要原因不外乎四个：摄入脂肪过多；摄入糖分过多；便秘；新陈代谢缓慢。针对这些情况，我们可以有针对性地选择饮食方案，寻找一些脂肪和糖含量低、纤维素含量高、营养丰富的食物，以下几种是典型的减肥食物。

五谷杂粮类

全麦面包： 全麦面包是面包中热量最低的，如果你是无包不饱的话，就建议你早餐吃个全麦面包填填肚子。

燕麦片： 国外好多减肥餐单都会用燕麦片做早餐主打菜式，热量低，营养丰富，含B族维生素、维生素E、铁等成分，对促进消化很有功效。

玉米： 玉米含有丰富的钙、磷、硒和卵磷脂、维生素E等，具有降低胆固醇的作用。

芝麻： 其中的亚麻仁油酸可以去除附在血管内的胆固醇，改善新陈代谢，减肥瘦腿就轻松得多。

赤小豆： 赤小豆所含的石酸成分可以增加大肠的蠕动，促进排尿及减少便秘，从而清除下身脂肪。

蔬菜类

大蒜： 大蒜中含有硫，所形成的巯基化合物可以减少血液中胆固醇含量和防止血栓形成，有助于增加高密度胆固醇，对减肥有利。

韭菜： 韭菜除含有钙、磷、铁、糖和蛋白质、维生素A、维生素C外，还含有胡萝卜素和大量纤维素，能增强胃肠蠕动，有很好的通便作用，能帮助排除肠道中多余的脂肪。

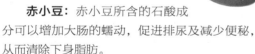

洋葱： 洋葱含有前列腺素A，此成分有扩张血管、降血压的作用；还含有机硫化合物及少量含硫氨基酸，这类物质可降血脂，预防动脉硬化。

番茄： 吃新鲜的番茄可以利尿及祛除腿部疲惫、减少水肿问题，如果是生吃的话，效果就更好。

菠菜： 菠菜可以促进血液循环，平衡新陈代谢，还含有膳食纤维，可促进肠道蠕动，排毒瘦身就容易。

冬瓜： 冬瓜中含有蛋白质和多种B族维生素，能除去身体内多余的脂肪和水分，起到减肥作用。

水产品类

海带： 海带富含牛磺酸、食物纤维藻酸，可降低血脂及胆汁中的胆固醇。肥胖者食用海带既可减少饥饿感，又能从中吸取多种氨基酸和无机盐，是很理想的饱腹品。

虾： 100g虾含有不到1g的脂肪，饱和脂肪酸的含量低于贝类。

墨鱼： 墨鱼干只含有较多的蛋白质和铁元素，口味也非常好。

紫菜： 紫菜除了含有丰富的维生素A、维生素B_1及维生素B_2，最重要的就是它蕴含丰富的纤维素及矿物质，可以帮助排走身体内的废物及积聚的水分，从而有瘦腿之效。

水果坚果类

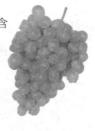

葡萄： 葡萄汁与葡萄酒都含有白藜芦醇，是降低胆固醇的天然物质。动物实验也证明，葡萄能使胆固醇降低，抑制血小板聚集。所以葡萄是高脂血症患者最好的食品之一。

苹果： 苹果因富含果胶、纤维素和维生素C，有非常好的降脂作用。苹果可以降低人血液中的低密度胆固醇，而使对心血管有益的高密度胆固醇水平升高。苹果含独有的苹果酸，可以加速代谢，减少脂肪，而且它含的钙量比其他水果丰富，可减少导致水肿的盐分。

菠萝： 菠萝中脂肪含量极少。它既能提供纤维素，又能提供专家所推荐的每日维生素 C 的需要量。

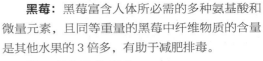

香蕉： 在所有的食品中，几乎没有一种低热量的无脂快餐能像香蕉那样满足喜食甜食者的需要。

木瓜： 含有独特的蛋白分解酶，可以清除因吃肉类而积聚在下身的脂肪，而且所含的果胶更是优良的洗肠剂，可减少废物在下身积聚。

西瓜： 是水果中的利尿专家，多吃可减少留在身体中的多余水分，而且本身的糖分也会随之排出。

西柚： 大家早早便知西柚热量极低，多吃也不会胖。它也含丰富的钾，有助于减少下半身的脂肪和水分积聚。

猕猴桃： 猕猴桃除了含有大量的维生素 C 外，其纤维素也十分丰富，可以增加分解脂肪的速度，避免腿部积聚过多的脂肪。

橙： 橙含天然糖分，多纤维又低热量。橙可满足甜食爱好者的欲望，加上多食纤维有助排便，可减少体内毒素积聚。

花生： 花生含有极丰富的维生素 B_2 和烟酸，带来优质蛋白，长肉不长脂，还可以消解下身脂肪。

黑莓： 黑莓富含人体所必需的多种氨基酸和微量元素，且同等重量的黑莓中纤维物质的含量是其他水果的 3 倍多，有助于减肥排毒。

杏： 杏中维生素 C 和维生素 A 的含量最高，此外，还含有钙、磷、铁等无机物。不含脂肪，是一种低热量的水果，常食有助于减肥。

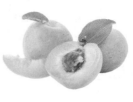

蓝莓： 蓝莓中有机酸含量较高，有助于促进食物消化，避免脂肪的堆积。此外，蓝莓中还含有果胶，果胶能够除去人体内未消化的食糜和其他多种肠道内有毒害物质，并调节餐后血糖和肠道微菌群平衡，有助于减肥。

肉食类

鸡肉： 鸡肉去皮食用，热量更低。比半份牛肉、猪肉的热量还要低。

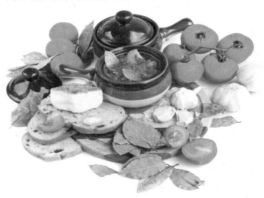

减肥也要注意膳食营养，必须补充多种营养素，否则易损正气。

不要滥用减肥药品

　　现在市场上比较流行的减肥药物多为中药，它们的主要成分是大黄、芒硝、芦荟等。在中药里边，这些都是泻药，能起到帮助通便的作用。不要认为中药就没有副作用，是药三分毒，尤其是以"泻"为主的减肥药物，对肠胃等功能有较大的损害，长期服用会让肠道反射功能、敏感性降低，肠蠕动的力量减弱，消化功能受损，影响对食物的消化吸收，造成营养不良等后果。一些减肥药物中含大量的大黄成分，如果长期服用，容易引起继发性便秘。也就是说，可能形成药物依赖，一旦停药，便秘就会出现了。

补血纤体

人体气血不足时，全身的脏腑器官得到养分的速度减慢，"工作能力"下降。同时，排毒器官排毒动力不足，容易造成脂肪堆积，形成身材臃肿肥胖。因此减肥从来不是单纯性地燃烧脂肪，还要益气补血。

常用药材、食材

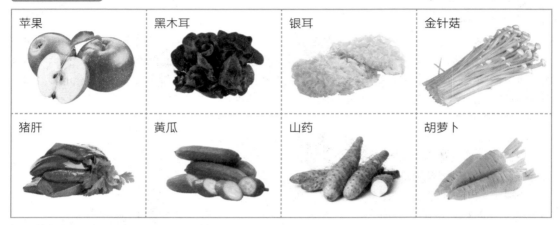

苹果	黑木耳	银耳	金针菇
猪肝	黄瓜	山药	胡萝卜

饮食须知

补血纤体要多吃能够活血生血的食物和补品，如茄子、藕、柿子、木耳、桃、食用醋、当归等。要多吃具有补气作用的食物，如花生、龙眼、红枣、人参、胡萝卜等。还要多吃含铁丰富的食物，如动物肝脏、血、瘦肉等。

民间偏方

鸡蛋2个，香油、盐、酱油各适量。将鸡蛋液打入小碗内，各用筷子打匀，慢慢加入凉开水，边加边打，加进水约半碗时，即可备用。蒸锅上火，水烧沸，放入小碗，用旺火蒸10分钟后取出，加盐、酱油、香油，稍搅拌一下，即可食用。

运动减肥

跳绳是较好的补血纤体运动。因为跳绳是耗能大的有氧运动，能增强心血管、呼吸和神经系统功能，可瘦腿瘦臂、放松心情，有利于心理健康。注意活动前应做好准备活动，适度活动活动足部、腿部、腕部和踝部等，跳绳后也应做些放松活动。

注意事项

跳绳者应穿质软、轻便的高帮鞋，以避免脚踝受伤。跳绳的场地以木质地板和泥土地为好，切莫在很硬的水泥地上跳绳，以免损伤关节，且易引起头昏；胖人和中年妇女宜采用双脚同时起落，上跃不要太高，以免关节过于负重而受伤。

养生食疗方

苹果汁

材料 苹果2个，水100ml，西蓝花、白糖各适量。

做法 ①苹果洗净，切成小块。②在果汁机内放入苹果和水，搅打均匀。把果汁倒入杯中，用苹果片和西蓝花装饰即可。

功效 苹果有丰富的维生素C，可保护心血管，改善呼吸系统和肺的功能。此外，苹果中有双向调节作用，可同时治疗腹泻和便秘。

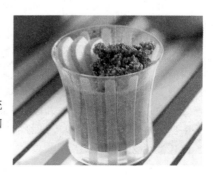

菊花拌黑木耳

材料 菊花40g，水发黑木耳180g，盐、味精各3g，香油10ml。

做法 ①黑木耳洗净，撕成片，入开水锅中焯水后捞出；菊花剥成瓣，洗净，焯水后捞出。②将黑木耳与菊花同拌，调入盐、味精、香油拌匀。

功效 黑木耳中铁含量极高，常吃能养血驻颜，黑木耳中的胶质可吸附人体消化系统内的灰尘、杂质，然后排出体外，改善体态臃肿的状况。

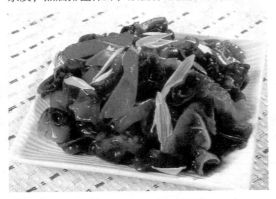

凉拌金针菇

材料 金针菇200g，黄瓜100g，金针菜50g，盐3g，味精1g，生抽10ml，醋8ml，香油少许。

做法 ①金针菇和金针菜均用沸水焯熟；黄瓜洗净切丝。②将黄瓜丝放入盘中，再放入焯熟的金针菇、金针菜。③用盐、味精、生抽、醋、香油调成味汁，浇在金针菇上。

功效 金针菇可抗菌消炎，去除重金属盐类物质，抗肿瘤，故常食本菜可减肥防病。

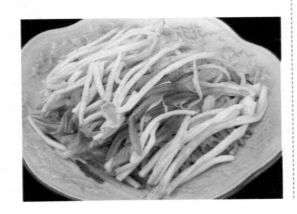

银耳山药羹

材料 山药200g，银耳80g，白糖15g，水淀粉1大匙。

做法 ①山药去皮、洗净，切小丁；银耳洗净，用水泡2小时至软，然后去硬蒂，切细末。②砂锅洗净，所有材料放入锅中，倒入3杯水煮开，加入白糖调味，再加入水淀粉勾薄芡，搅拌均匀。

功效 银耳能滋阴润肺，所含的粗纤维有助于胃肠蠕动，减少脂肪吸收，有助减肥作用。

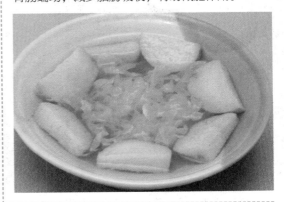

胡萝卜猪肝羹

材料 胡萝卜60g，猪肝100g，粳米80g，芹菜少许，盐3g，味精1g，香油5ml。

做法 ①胡萝卜切小丁；芹菜切碎；猪肝切片；粳米浸泡半小时。②锅中注水，下入粳米，大火烧开后转中火煮半小时。③下入猪肝、胡萝卜、芹菜，小火熬煮成粥，加盐、味精调味，淋上香油即可。

功效 益气补血，并能及时清理肠道，排毒减肥。

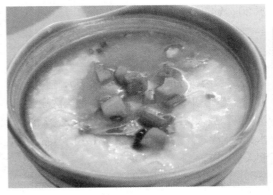

消脂减肥

在现代都市生活中，每个人的工作压力都很大，工作节奏很快，生活事务非常繁多，再加上很多人喜欢吃大鱼大肉，注重对高蛋白、高脂肪、高营养物质的摄取，又缺乏足够的运动来消耗体内多余的能量，于是就容易导致肥胖。

常用药材、食材

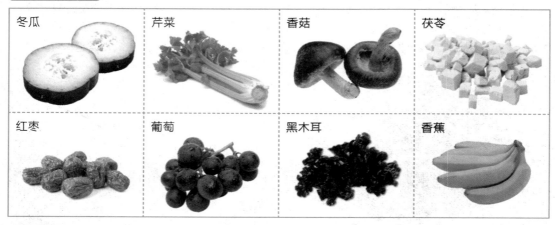

冬瓜	芹菜	香菇	茯苓
红枣	葡萄	黑木耳	香蕉

饮食须知

消脂减肥要忌食肥厚甘腻。因为肥厚甘腻类食物的脂肪和糖含量都很高，食后不但会使人发胖，而且还会造成消化功能的下降，容易引起消化不良及胃肠功能紊乱，既影响机体对营养的正常吸收，又容易郁结体内而致病。此外，酒虽然不属于肥厚甘腻食物，但却有助湿生热的作用，热则损脾伤肝，肝气受损，脾胃同样会受伤，影响消化，也不宜多食。

民间偏方

红枣、花生仁、冰糖各30g。先将花生放入砂锅中加水小火炖20分钟，放入红枣共煮，再炖煮20分钟，加入冰糖再煮5分钟。

运动减肥

游泳是不错的消脂减肥运动方式。游泳可增强心血管系统的功能，促进血液循环；加速胆固醇的分解，降低胆固醇在血管壁上的沉积，故有助于防治动脉硬化、高血压及心脑血管疾病。

注意事项

有的人冬天也喜欢游泳，冬泳时要做好充分的准备活动。下水要慢，不要一跃入水，可先向身上撩点水，适应一下再入水，以免刺激过猛引起头晕或抽筋；在水里，动作要快，以促进产热，补偿体温消散；出水后，穿衣动作要快。

养生食疗方

冬瓜炖瘦肉

材料 瘦肉、冬瓜各150g，茯苓8g，盐4g。

做法 ①冬瓜洗净，切滚刀块；瘦肉洗净，切小块。②锅中注水烧开，放入瘦肉、茯苓过水，捞出洗净后放入锅中，加入适量水。③大火煮开，再改用小火煲1小时，加入冬瓜续煲至冬瓜熟，调入盐即可。

功效 清热利水，消脂减肥，预防"三高"。

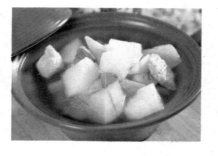

香蕉甜汤

材料 香蕉 2 根，冰糖适量。

做法 ①将香蕉去皮，切段，放入煲中。②加入适量冰糖和水，隔水蒸熟即可。

功效 对体态臃肿、腹部脂肪过多的人来说，香蕉可发挥补充维生素和矿物质及吸附肠内毒素的作用，通过润肠通便排毒减肥。另外，香蕉热量很低，也是消脂减肥的最佳食品。

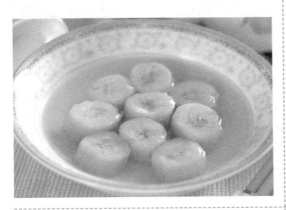

莴笋黑木耳

材料 黑木耳 250g，莴笋 50g，红椒 30g，醋、香油各 10ml，盐 3g。

做法 ①将黑木耳洗净，泡发，切成大片，放开水中焯熟，捞起沥干水。②莴笋去皮洗净，切薄片；红椒切小块，一起放开水中焯至断生，捞起沥干水。③把黑木耳、莴笋片、红椒与调味料一起装盘，拌匀即可。

功效 排毒解毒，清胃涤肠，减肥消脂。

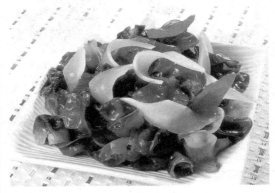

香菇葡萄汁

材料 干香菇 10g，葡萄 120g，蜂蜜 10ml，冰糖适量。

做法 ①香菇洗净，用温水泡发好煮熟切块备用。②葡萄洗净，与香菇混合放入搅拌机中搅打成汁。③加入蜂蜜和冰糖拌匀即可。

功效 香菇富含菌柄纤维素，有助于抑制胆固醇的增加，对腹壁脂肪较厚的患者，有一定的减肥效果；葡萄能降低人体血清胆固醇水平，有益减肥。二者同食消脂作用加倍。

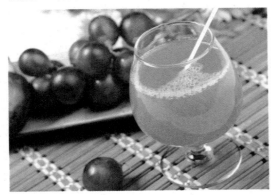

芹菜芦笋汁

材料 芹菜 70g，芦笋 2 根，苹果半个，蜂蜜 1 小勺，核桃仁 20g，牛奶 300ml，白糖适量。

做法 ①将芦笋去根，苹果去核，芹菜去叶，洗净后均以适当大小切块。②将所有材料放入榨汁机一起搅打成汁，滤出果肉即可。

功效 芹菜中富含膳食纤维，又是热量低的食物；芦笋富含维生素，有助于增强消化，二者同食可增强减肥功效。

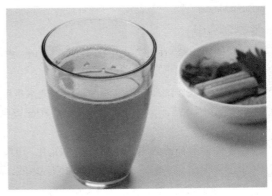

消除浮肿

浮肿是因为机体内增加太多水分排不出去所致，常表现为脚踝或小腿水肿、早上起来眼皮浮肿、体重增加等。一部分水肿与生活习惯及所处的环境有关，大部分水肿是由于肾脏或心脏功能衰弱引起。消除浮肿要补益肾脏、心脏，利水。

常用药材、食材

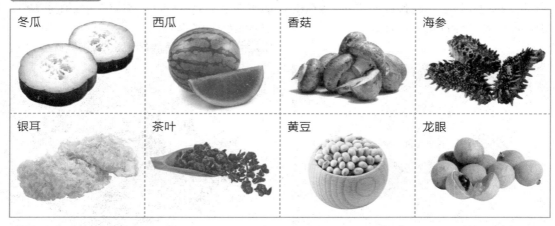

冬瓜	西瓜	香菇	海参
银耳	茶叶	黄豆	龙眼

饮食须知

消除浮肿要多喝绿茶。绿茶中的有益物质可与血液中有毒物质相结合，加速尿液的排出，减轻肾脏负担。

民间偏方

鲜紫珠草120g（干品60g），鸡蛋4个。将紫珠草与鸡蛋一起放入砂锅内，加水文火炖煮至蛋熟，将蛋取出去壳再煮10分钟，使蛋发黑即可。每次吃蛋1个，每日2次，连续服用30天为1疗程。

运动减肥

浮肿会增加身体的重量，宜选择相对舒缓的运动，且浮肿容易发生在下身，运动要能锻炼下肢，踢毽子刚好满足这两条要求。踢毽子可以锻炼腿部肌肉，延缓衰老。而踢毽子时的抬腿、跳跃、屈体、转身等动作，使得脚、腿、腰、身、手等各部分得到锻炼，有助于提高关节的柔韧性和身体灵活性，并能促进血液循环，消除浮肿。

注意事项

预防浮肿要远离潮湿环境。湿有内湿和外湿之分。外湿主要表现为气候潮湿或淋雨或居住环境潮湿，致使湿邪经常入侵人体。内湿多与人们的饮食习惯有关，饮酒、肥甘厚腻等易形成内湿。

养生食疗方

海参甲鱼汤

材料 水发海参100g，甲鱼1只，枸杞10g，高汤、盐各适量，味精3g。

做法 ①将海参洗净；甲鱼洗净斩块，氽水备用；枸杞洗净。②炒锅上火倒入高汤，下入甲鱼、海参、枸杞煲至熟，调入盐、味精即可。

功效 海参有补肾滋阴、养颜乌发的作用，可增强脏腑机能；甲鱼滋阴润燥，清热利水，二者同食可增强体质，消除浮肿。

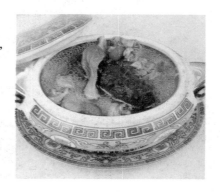

西瓜炒鸡蛋

材料 西瓜 100g，鸡蛋 3 个，盐 3g，葱 10g、生抽、香油各 10ml，食用油适量。

做法 ①葱洗净，切成碎末；鸡蛋打入碗中，加盐，用筷子沿顺时针方向搅拌均匀；西瓜用挖球器挖成小球。②炒锅上火，下油烧热，下鸡蛋炒散，炒至金黄色时，下入西瓜炒匀。③再放入盐、生抽、香油调味，撒上葱花，盛盘即可。

功效 利水利尿，消除浮肿。

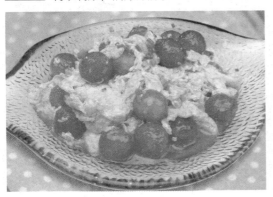

银耳龙眼蛋羹

材料 水发银耳、龙眼肉各 20g，鹌鹑蛋 2 个，粳米 80g，冰糖 5g，葱花适量。

做法 ①粳米洗净，浸泡沥干；银耳洗净后撕小朵；龙眼去壳洗净；鹌鹑蛋煮熟去壳。②锅中注入清水，放入粳米，煮至七成熟。③放入银耳、龙眼煮至米粒开花，放入鹌鹑蛋稍煮，加冰糖煮溶后调匀，撒上葱花即可。

功效 滋阴润燥，清热利水。

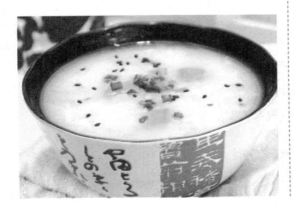

香菇拌豇豆

材料 嫩豇豆 300g，香菇 60g，玉米笋 100g，酱油 10ml，白糖 3g，盐、味精少许。

做法 ①香菇洗净泡发，切丝，煮熟，捞出晾凉。②将豇豆洗净切段，烫熟，捞出待用。③将玉米笋切成细丝，放入盛豇豆段的盘中，再将煮熟的香菇丝放入，加入盐、白糖、味精拌匀，腌 20 分钟，淋上酱油即可。

功效 健脾利水，消除浮肿。

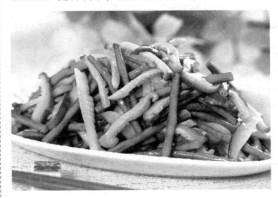

冬瓜双豆

材料 冬瓜 200g，黄豆 50g，青豆 50g，胡萝卜 30g，盐 4g，酱油 2ml，味精 3g，鸡精 2g，食用油适量。

做法 ①冬瓜去皮，洗净，切粒；胡萝卜洗净切粒。②将所有原材料入水中稍焯烫，捞出沥水。③起锅上油，加入冬瓜、青豆、黄豆、胡萝卜，炒熟后加盐、味精、酱油和鸡精，炒匀即可起锅。

功效 清热利水，有助于减轻肾脏负担，利尿消肿。

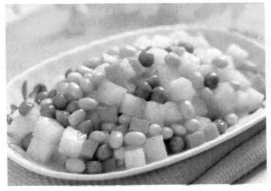

美容瘦身

有些肥胖与体内聚集了毒素有关，当这些毒素不能通过二便排泄出去的时候，就容易在体形和肤色中表现出来，表现为体态臃肿、肤色萎黄、长斑等症。因此美容瘦身要侧重于通过排毒减肥，以消除毒素来达到瘦身的目的。

常用药材、食材

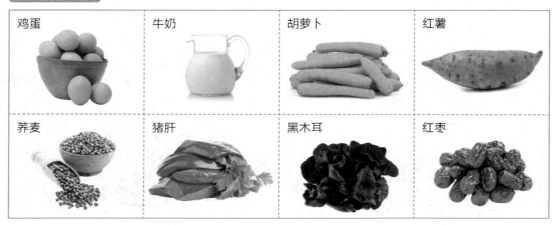

鸡蛋	牛奶	胡萝卜	红薯
荞麦	猪肝	黑木耳	红枣

饮食须知

美容瘦身宜吃富含核酸的食物，如鱼、虾、动物肝脏、酵母、蘑菇、木耳、花粉等。核酸属"葆春物质"，能强化脏腑功能，润肤美容。要多吃富含硫酸软骨素的食物，如鸡皮、鲑鱼头部软骨等，能增强肌肉弹性，促进皮肤代谢，消除皱纹和色斑。还要常吃富含优质蛋白的食物，如鸡蛋、鸡爪等，有助于增强脏腑机能。

民间偏方

荷叶1张，山楂10g，薏米10g，橘皮5g。荷叶、山楂、橘皮均洗净切碎和薏米一起放入大茶缸中，沸水冲泡，闷泡15分钟即可，代茶饮。

运动减肥

瘦身宜选择运动量大的活动，如登山。登山耗能大，不亚于一次远距离的长跑。它不仅使心肺功能得到极大的锻炼，还能很快地消耗脂肪，美容瘦身，并可锻炼腿部肌肉的力量。

注意事项

想要美容瘦身，就要改掉嗜烟酒的坏习惯。研究发现：吸烟者皮肤出现皱纹的年龄比不吸烟者早10年之久。最明显的是吸烟者唇部会因为吸烟而使水分散发，从而变得又黄又干枯，出现唇纹。而饮用酒精过量，则会引起面部浮肿、眼睛充血，加速肌肤老化，失去光泽。

养生食疗方

牛奶苹果羹

材料 粳米100g，牛奶100ml，苹果50g，冰糖5g，葱花少许。

做法 ①粳米淘洗干净，放入清水中浸泡；苹果洗净切小块。②锅置于火上，注入清水，放入粳米煮至八成熟。③放入苹果煮至米粒开花，倒入牛奶、放冰糖稍煮调匀，撒上葱花便可。

功效 牛奶可润泽肌肤，常食可使肌肤白皙、光滑、有弹性。与苹果同食可消炎、消肿、瘦身减肥。

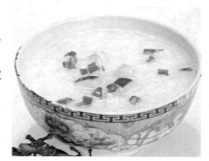

猪肝拌豆芽

材料 猪肝、绿豆芽各100g，虾米、姜末适量，白糖、酱油、盐、醋各适量。

做法 ①猪肝洗净，切成薄片；绿豆芽择去根洗净备用；虾米用开水泡软。②锅中加入水、盐烧开，将猪肝和绿豆芽焯熟后捞出，装入盘内。③加入所有调味料腌渍入味，撒上虾米即可。

功效 补充维生素和矿物质，美容瘦身。

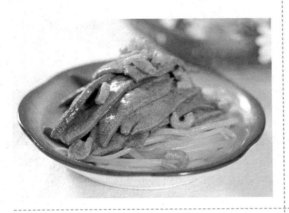

荞麦红枣羹

材料 荞麦100g，红枣30g，龙眼肉50g，白糖30g。

做法 ①荞麦洗净，泡发；龙眼肉、红枣均洗净。②砂锅中加水，烧开，下入荞麦、龙眼、红枣，先用大火煮开，转小火煲40分钟。③起锅前，调入白糖，搅拌均匀即可食用。

功效 荞麦富含粗纤维，有助于排便排毒，养颜。红枣可补血活血，二者同食可美容瘦身。

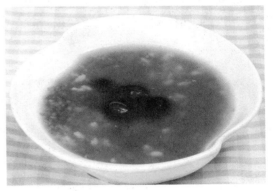

红薯苹果葡萄汁

材料 红薯140g，苹果1/4个，葡萄60g，蜂蜜1勺，白糖适量。

做法 ①将苹果去皮去核，切块；红薯去皮，洗净，切块，入沸水中焯一下。②葡萄去籽。③将以上材料与蜂蜜放入榨汁机一起搅打成汁，滤出果肉留汁即可。

功效 红薯和苹果富含膳食纤维，可促使排便通畅。葡萄活血养颜，三者同食有助于美容瘦身。

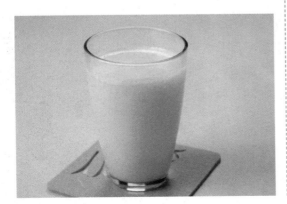

木耳炒鸡蛋

材料 鸡蛋4个，水发黑木耳20g，香葱5g，盐3g，食用油适量。

做法 ①鸡蛋打入碗中，加盐搅拌均匀；黑木耳洗净，撕成小片；葱洗净，切成葱花。②锅中加油烧热，下入鸡蛋液炒至凝固后，盛出；原锅再加油烧热，下木耳炒熟，加盐调味，倒入炒好的鸡蛋炒匀，加葱花即可。

功效 补血养颜，滋补健胃，促进排出体内毒素，减肥瘦身。

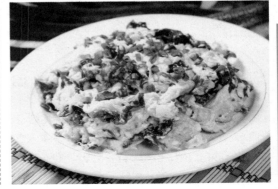

滋补瘦身

滋补与瘦身好像互相矛盾，其实不然。很多人的肥胖其实是虚胖，增加的体重大多是多余的脂肪上以及未能及时排泄出去的代谢废弃物，这与脾胃功能不佳、食物不化有关。因此，滋补瘦身就是要健脾胃，促进新陈代谢。

常用药材、食材

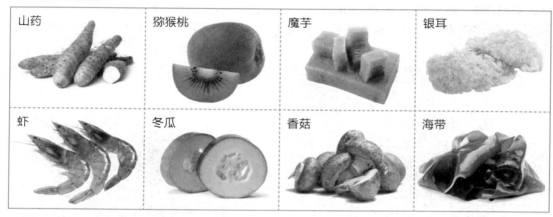

| 山药 | 猕猴桃 | 魔芋 | 银耳 |
| 虾 | 冬瓜 | 香菇 | 海带 |

饮食须知

脾开窍于口，平时要多吃具有调理脾胃功能的食物，如山药、薏米、香菇、银耳、南瓜、胡萝卜、鱼产品等。不吃肥甘厚腻食物，如烧烤、油炸品等。

民间偏方

海带 10g，草决明 15g。海带泡发、洗净、切段备用，草决明放入砂锅加水煎煮 1 小时，去渣留汁，下海带块，再煮半小时加调料即成，喝汤吃海带。

运动减肥

滋补瘦身对运动的要求不是很高，只要有助于促进消化的运动都可以，推荐骑自行车。骑着自行车远游不仅可以锻炼全身，还能放松心情。一般来说，骑自行车远游，都会去离市区较远的郊外或者郊县，这无异于一次长途旅行式的锻炼，其运动消耗量较大，有助于促进消化。

注意事项

日常生活重点注意保护脾胃。脾主运化，即将食物转化为营养运送到身体的各个器官。一切生命活动的持续，无不依赖于脾胃的这种运化作用。若脾受到损伤，脾的生理功能将会下降，造成水谷、水湿不运，从而导致人体出现脾不统血、清阳不升等病症，引起便溏、浮肿、困重、食少等症。

养生食疗方

菠菜拌魔芋丝

材料 菠菜 200g，魔芋丝结 200g，盐 3g，味精 1g，醋 5ml，生抽 8ml，香油 10ml，干辣椒少许。

做法 ①菠菜焯一下，沥水待用；魔芋丝结煮熟后捞起晾干；干辣椒洗净切段，用热油煎过后捞起。②菠菜入盘，放入魔芋丝结。③用盐、味精、醋、生抽、香油和干辣椒调成汤汁，淋在盘中。

功效 补血养胃，滋补瘦身。

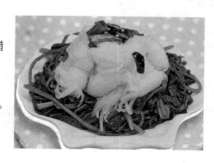

鸭菇冬瓜汤

材料 鸭肉、草菇、冬瓜、胡萝卜、枸杞各适量，鸡精、盐、料酒、香油、葱、生姜各少许。

做法 ①鸭肉洗净剁成块；冬瓜去皮切成菱形块；胡萝卜切滚刀块；香葱切段；姜切片。②鸭放入沸水余烫，滤除血水后捞起。③锅中烧清水，放入所有原材料，加入葱、生姜，调入鸡精、盐、料酒、香油煮熟即可。

功效 清热利水，凉血益肾，补充营养。

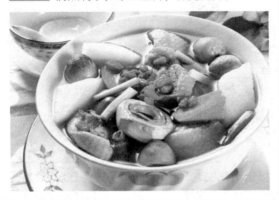

松仁爆虾球

材料 虾仁、松仁各300g，上海青250g，胡萝卜100g，鸡蛋清20g，淀粉10g，葱15g，盐3g，料酒5ml。

做法 ①虾仁与盐、料酒、鸡蛋清、淀粉拌匀，腌渍；胡萝卜切片；松仁对半剖开；上海青烫熟装盘。②虾仁、松仁、胡萝卜片加入料酒、盐炒熟，撒上葱花即可装盘。

功效 润肠通便，补益肝肾。

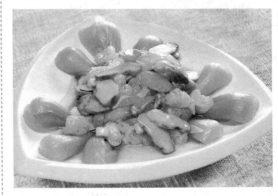

胡萝卜猕猴桃柠檬汁

材料 胡萝卜80g，猕猴桃1个，柠檬半个，优酪乳适量，白糖适量。

做法 ①将胡萝卜洗净，切块；猕猴桃去皮后对切；将柠檬洗净后连皮切成三块。②将柠檬、胡萝卜、猕猴桃放入榨汁机中榨汁，加入优酪乳和白糖即可。

功效 富含多种维生素，有助于增强脏腑的调节功能，促进新陈代谢，促进排毒排便。

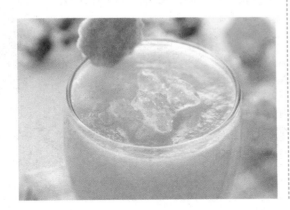

西蓝花香菇羹

材料 西蓝花35g，鲜香菇、胡萝卜各20g，粳米100g，盐2g，味精1g。

做法 ①粳米洗净；西蓝花洗净，撕成小朵；胡萝卜洗净，切成小块；香菇洗净，切条。②锅置于火上，注入清水，放入粳米；用大火煮至米粒绽开后，放入西蓝花、胡萝卜、香菇。③改用小火煮至粥成后，加入盐、味精调味，即可食用。

功效 健脾胃，益肝肾，滋补瘦身。

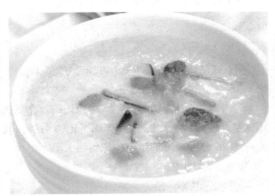

消暑去脂

有的人一到夏天就全身乏力，昏昏欲睡或精神不振，同时伴有食欲不振、夜不安眠等症。这一方面说明具有轻微的"苦夏"迹象，另一方面说明体内聚集有太多体液，甚至血管壁中有过多的胆固醇，应同时采用消暑、去脂两种养生方式。

常用药材、食材

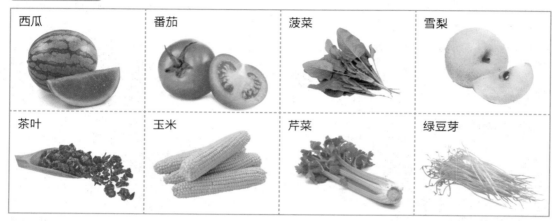

西瓜	番茄	菠菜	雪梨
茶叶	玉米	芹菜	绿豆芽

饮食须知

易患"苦夏"的人一般是有体寒肢冷、目眩黑矇、夜尿频多、血压偏低等症状的阳虚体质，在饮食上应多用新鲜蔬果、豆制品、瘦肉、鱼和蛋等，既保持人体对钠、钾的需要，又保证了对蛋白质和多种维生素的需要。

民间偏方

绿豆 100g，海带 100g。将绿豆、海带一起放入砂锅，加水小火煎煮至豆烂熟，加调料即可，每日 1 剂。

运动减肥

脂肪容易堆积在腰部、腹部，因此可通过仰卧运动消去腰部、腹部脂肪。每天晚上上床之后，仰卧举腿，双腿并拢、伸直，运用腰腹部力量，尽可能使双腿上举，使腰背和臀部离开床板向上挺直，然后慢落，反复进行。仰卧屈体，运用腰腹部力量向上举腿，同时双臂向前平伸屈体，使双臂和两腿在屈体过程中相碰，连续进行。

注意事项

夏季要注意劳逸结合，保证充足的睡眠。由于夏季天气湿热，昼长夜短，人们很难保证有高质量的睡眠，而高质量的睡眠对于缓解苦夏非常重要。因此中午要短憩，不但有利于身体健康，而且有助于提高工作效率，改善人的心情。

养生食疗方

芹菜鱼片汤

材料 草鱼肉 60g，枸杞叶 250g，芹菜 120g，生姜 3 片，淀粉适量，盐 4g，花生油适量。

做法 ①枸杞叶择嫩叶；芹菜洗净切段。②草鱼肉洗净切片，用适量盐、姜片、淀粉、油拌匀，腌 10 分钟。③枸杞叶用小火煮沸约 20 分钟，再下芹菜、花生油入汤中小火煮沸，下鱼肉煮至熟，调入盐即成。

功效 清热滋补，预防中暑。

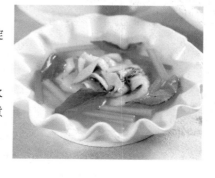

红椒绿豆芽

材料 绿豆芽200g，红椒15g，盐3g，大蒜、葱各15g。

做法 ①把绿豆芽洗净，切去根部；红椒洗净，去籽切丝；葱洗净切碎。②大蒜去皮，洗净后剁成蒜蓉。③炒锅入油，先放入蒜蓉爆香。④再倒入绿豆芽、红椒丝翻炒，加入适量的盐，装盘后撒上葱花即可。

功效 清热解毒，养心安神，消暑除烦。

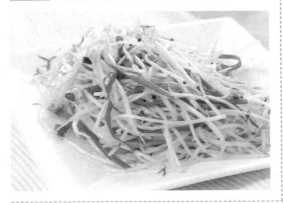

番茄雪梨汤

材料 雪梨1个，番茄、洋葱、芹菜各50g，奶油、番茄酱、蜂蜜、盐、葡萄酒各适量。

做法 ①雪梨切块；洋葱切丝；番茄去皮切块；芹菜洗净烫熟切粒。②奶油放入锅中加热，放洋葱丝、番茄块炒软，倒入清水，再加雪梨和番茄酱、蜂蜜、盐煮开，中火煮沸5分钟，淋入葡萄酒，撒入芹菜粒即可食用。

功效 滋阴润肺，养心消暑，夏季常食还可改善午后困倦的习惯。

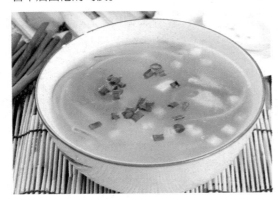

菠菜豆腐卷

材料 菠菜500g，豆腐皮150g，甜椒适量，盐4g，味精2g，酱油8ml。

做法 ①菠菜洗净，去须根；甜椒洗净，切丝；豆皮洗净备用。②将上述材料放入开水中稍烫，捞出，沥干水分；菠菜切碎，加盐、味精、酱油搅拌均匀。③将腌好的菠菜放在豆腐皮上，卷起来，均匀切段，放上甜椒丝即可。

功效 本菜热量低，可健脾开胃、促进食欲。

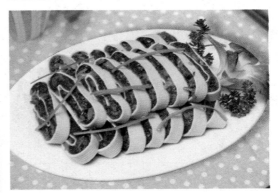

西瓜玉米粥

材料 西瓜25g，玉米粒、苹果各20g，牛奶100ml，糯米100g，白糖3g。

做法 ①糯米洗净，用清水浸泡半小时；西瓜切开取果肉；苹果洗净切小块；玉米粒洗净。②锅置火上，放入糯米，注入清水煮至八成熟。③放入西瓜、苹果、玉米粒煮至粥将成，倒入牛奶稍煮，加白糖调匀便可。

功效 本品具有清热泻火的功效，还可利水利尿，预防中暑。

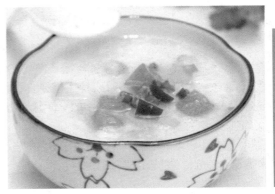

美白消脂

美白从排毒开始，消脂从减肥开始，由此可见美白消脂其实就是将排毒和减肥结合起来，双管齐下，让美体变得更有针对性。这种强身美体方式更适合面色不佳、体态臃肿的人，一般人按照这种方式调理之后，可增强体质。

常用药材、食材

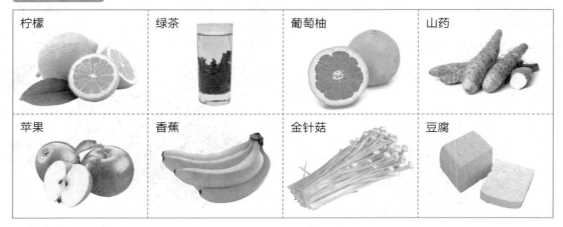

| 柠檬 | 绿茶 | 葡萄柚 | 山药 |
| 苹果 | 香蕉 | 金针菇 | 豆腐 |

饮食须知

日常要多喝乌龙茶、绿茶、柠檬水。其中乌龙茶中含有单宁酸，可减肥排毒、平衡皮脂，能阻止将人体多余的糖分转化为脂肪。绿茶中含有的儿茶素具有抗氧化的作用，有助于减少毒素和脂肪的堆积。柠檬水中含有维生素 B_2、维生素 C 等多种抗衰老的维生素，有助于促进皮肤的新陈代谢，强化皮肤的排毒功能。

民间偏方

玫瑰花 5g，茉莉花 2g，川芎 10g，荷叶 10g，罗汉果 1 个。将以上用料用冷水洗净，放入大茶缸中，用沸水冲泡，代茶饮。

运动减肥

消脂可尝试举哑铃。一般女子可用 1~3kg 的哑铃，男子可用 3~6kg 的哑铃。开始练习时可根据自身情况，能轻松地连续举起 3~12 次为宜。在做动作时要缓慢而稳定，可吸气举铃，举起后呼气，停两拍，再吸气。用四拍的速度放下哑铃，千万不要屏气。

注意事项

消脂不能太盲目，冬季尤其不能盲目消脂减肥，因为脂肪对我们人体来说还有防寒御寒的功能，有助于预防感冒。还有的脂类，如磷脂，是调节代谢的必需物。

养生食疗方

苹果香蕉柠檬汁

材料 香蕉 1 根，苹果 1 个，柠檬半个，优酪乳 200ml，白糖适量。

做法 ①将香蕉去皮，切小块；将柠檬洗净，切片。②将苹果洗净，去核，再切成小块。将所有的材料倒入榨汁机内，搅打均匀即可。

功效 苹果所含维生素 C 可促进胶原蛋白的合成。苹果与香蕉均含膳食纤维，有助于排毒减肥。

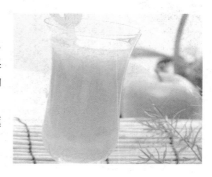

鸡丝豆腐

材料 豆腐 150g，熟鸡肉 25g，香菜、花生仁、红椒、盐、芝麻、红油、葱花各适量。

做法 ①豆腐洗净，放水中烫熟切片；熟鸡肉洗净，撕成丝；香菜、花生仁洗净；红椒洗净切丁；油烧热，下花生仁炸熟。②调味料调成味汁，将味汁淋在鸡丝、豆腐上，撒上葱花、花生仁即可。

功效 滋阴补血，清热润燥，清洁肠胃。

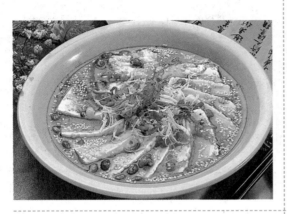

金针菇金枪鱼汤

材料 金枪鱼肉 150g，金针菇 150g，西蓝花 75g，天花粉 15g，知母 10g，姜丝 5g，盐 2 小匙。

做法 ①天花粉、知母洗净，放入棉布袋；鱼肉洗净；金针菇、西蓝花洗净，撕成小朵备用。②清水注入锅中，放棉布袋和全部材料煮沸，取出棉布袋，放入姜丝和盐调味即可。

功效 美容减肥，补充优质蛋白。

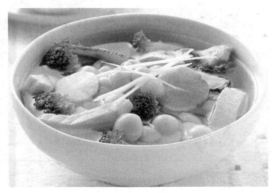

绿茶山药汤

材料 绿茶粉 30g，山药 100g，豆腐 1 块，红薯粉 60g，盐 3g。

做法 ①豆腐挤干水分，撒上绿茶粉；山药削皮洗净磨成泥，加入豆腐中，同方向拌匀。②取一小撮揉成圆球，表面蘸红薯粉，用热油炸至呈金黄色，捞起。③锅里加适量水煮开，将豆腐丸子加入，中火煮开后转小火续煮 5 分钟，加盐调味。

功效 清热解毒，美白消脂。

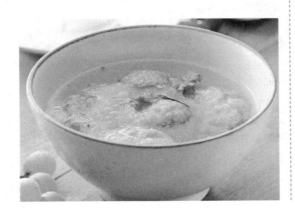

葡萄柚汁

材料 葡萄柚 1 个，菠萝 100g，白糖适量。

做法 ①将菠萝去皮、洗净，葡萄柚去皮，将二者切成适当大小的块。②所有材料放入榨汁机内搅打成汁，滤出果肉即可。

功效 葡萄柚含有钾不含钠，可降低胆固醇；含有维生素 P 和可溶性纤维，有滋润皮肤及收缩毛孔的功能，有益美容。

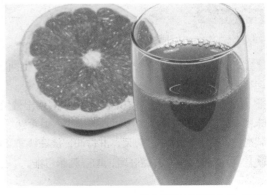

健身美体

生活中很多处于亚健康状态的人，白天容易疲乏倦怠或者身重如裹，晚上睡眠质量不高，每天排便不是很有规律等等。去医院检查之后也没有发现什么异常，这很可能是肥胖的缘故，体内堆积有多余脂肪，需要健身美体来提升活力。

常用药材、食材

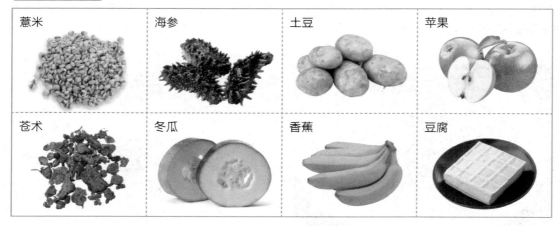

| 薏米 | 海参 | 土豆 | 苹果 |
| 苍术 | 冬瓜 | 香蕉 | 豆腐 |

饮食须知

健身美体要多吃薏米。在中药材中，薏米有健脾去湿、利水消肿、清热化痰等功效，常作为利水渗湿药来使用，身重困乏及天热易胸中烦闷的人，不妨常吃薏米健身美体。另外，健身美体不宜吃太多甜食。

民间偏方

佛手9g，苍术9g，昆布15g，海藻15g，瘦肉100g。瘦肉洗净切块，佛手、昆布、苍术一起放入纱布袋内，将瘦肉、海藻和药袋一起放入砂锅中，加水小火炖煮，至肉烂熟，去药袋，加调料即成，饮汤吃肉和海藻。

运动减肥

控制中年发胖的最好方法是将力量练习、有氧练习等结合起来，贯彻到日常生活中。力量练习每周可安排2~3次，有氧练习3~5次，每次20~60分钟。这两种练习可以在同一天进行，也可每天练习一种。

注意事项

健身美体应以运动为主，以饮食调理为辅。越是身重疲乏的人，越应该运动。如果人的气机不能正常地上下沉浮运动，机体就会出现气机阻滞、气机失调的病症，直接伤害脾胃，容易导致肥胖和气血不通。

养生食疗方

鸭掌扣海参

材料 鸭掌、水发海参各适量，盐、味精、生抽、蚝油、上汤、淀粉、香油各适量。

做法 ①将鸭掌洗净，用热油炸至发白时捞出待用。②上汤加盐、味精、蚝油和生抽调味，再放入鸭掌小火煨至熟烂，加海参煨透，装盘。③将上汤烧开，勾芡，淋香油，浇在鸭掌和海参上即可。

功效 滋阴润燥，补益肝肾，增强脏腑机能。

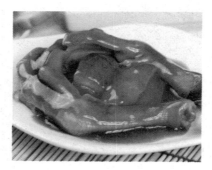

薏米煮土豆

材料 薏米 50g，土豆 200g，料酒 10ml，葱 10g，味精 2g，生姜 5g，盐 3g，香油 15ml。

做法 ①将薏米洗净，去杂质；土豆去皮，洗净，切块；生姜洗净拍松；葱洗净切段。②将薏米、土豆、生姜、葱、料酒同放炖锅内，加水，置大火上烧沸。③转小火炖煮 35 分钟，加入盐、味精、香油即成。

功效 益气健脾，利水益肾。

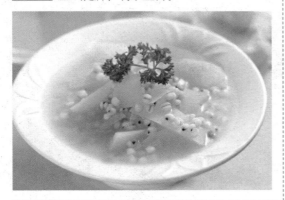

白梨苹果香蕉汁

材料 白梨 1 个，苹果 1 个，香蕉 1 根，冰块少许，蜂蜜适量。

做法 ①白梨、苹果分别洗净，切块；香蕉剥皮后切块。②将白梨和苹果块放入榨汁机榨汁，加入香蕉及适量的蜂蜜，一起搅拌，再加入适量冰块即可。

功效 白梨可滋阴润肺，苹果可补血排毒，香蕉润肠通便，三者同食可增强脏腑机能，改善体质。

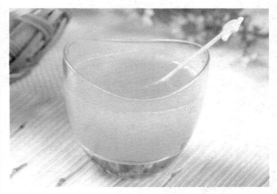

虾仁炒冬瓜

材料 冬瓜 200g，虾仁 100g，青椒、红椒各适量，盐 3g，味精 1g，白醋适量，食用油适量。

做法 ①冬瓜去皮洗净，切薄片；虾仁洗净，入沸水中氽至断生，捞出沥干；青椒、红椒分别洗净，切长条。②锅中注油烧热，下冬瓜和青椒、红椒，调入盐和味精炒至断生。③将虾仁倒入锅中，调入白醋，炒至入味，起锅装盘即可。

功效 健脾开胃，清热利水，增强体质。

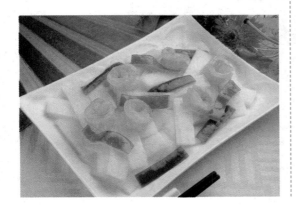

豆腐瘦肉羹

材料 豆腐 150g，猪瘦肉 100g，鸡蛋 1 个，葱 3g，盐少许，香油 3ml，淀粉 5g。

做法 ①将豆腐切小丁；猪瘦肉洗净，剁末；鸡蛋打入碗中搅匀；葱洗净切末备用。②油烧热，将葱、肉末烚香，倒入水，下入豆腐，调入盐煲至熟，加淀粉略勾芡，倒入鸡蛋搅拌至熟，淋入香油，撒入葱末即可。

功效 营养滋补，豆腐、鸡蛋均可补充优质蛋白，与猪瘦肉同食，可强身益体。

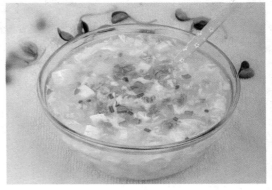

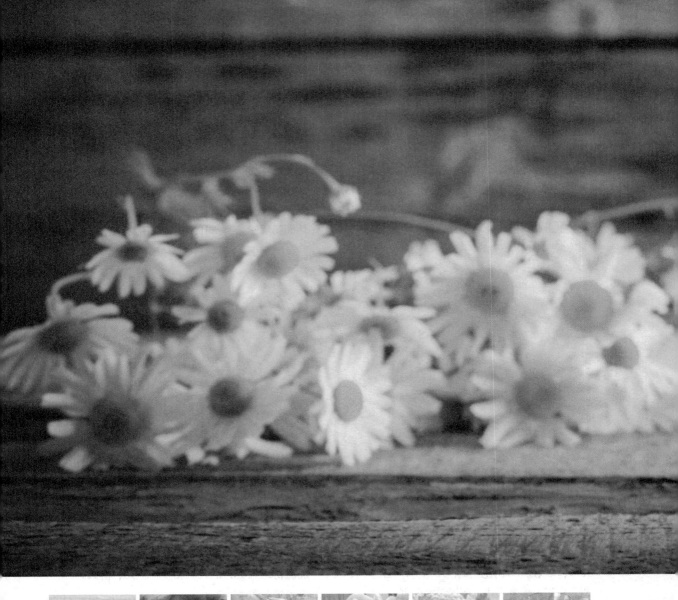

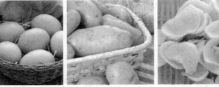

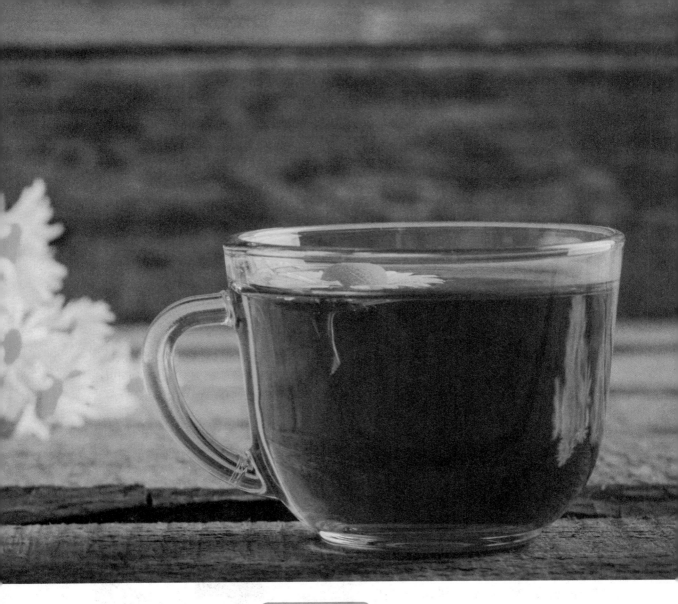

第十六章

养颜养生馆

　　女性爱美，喜欢通过饮食或运动来使自己肌肤红润，养颜美容。养颜并不仅仅是女性的使命，对男性有着同样重要的意义。面色萎黄、气色晦暗、皮肤粗糙、毛孔粗大、脸上长斑和痘痘等等，这些肌肤方面的问题，其实是内脏代谢问题的外在表现。养颜其实就是养五脏。

良好的养颜习惯

　　人体要靠血液滋养方能显出靓丽的容颜。只有气盛血盈，才能使肌肤细腻柔嫩、红润光泽。但是，由于饮食习惯、生活习惯及一些暗耗性疾病的原因，现代人很容易因为贫血而皮肤发痒、气色差、脾气躁。因此，养颜的关键就是要补血，除了要多吃一些益气补血、含铁较高的食物，还要养成好的生活习惯。

吃一顿营养的早餐

　　早餐是激活一天脑力的燃料，不能不吃。许多研究都指出，吃一顿优质的早餐可以让人在早晨思考敏锐，反应灵活，并提高学习和工作效率。研究也发现，有吃早餐习惯的人不容易发胖，记忆力也比较好。

不渴也要勤喝水

　　水是生命之源，人的身体里水占到体重的70％以上，它对维护人体的循环和新陈代谢具有不可替代的作用。喝淡淡的茶水或者白开水最佳，喝些果汁饮料或者牛奶、酸奶都可以，但带有添加剂的饮料最好少喝或者不喝。当然，喝水也要讲究方法，不要一次喝很多水。老年人最好喝些不带糖分的饮料。

没有喜事也要快乐

　　肝脏是影响肤色的重要因素，经常疏肝气、清肝毒、降肝火、养肝血才能养颜。肝脏的健康与否是全身气血循环是否通畅的关键，肝火不能太旺盛，没有什么喜事也应该保持愉快乐观的心情。当然，生活中总会有不尽如人意的事情发生，会给人的情绪造成影响，关键是如何尽快摆脱坏情绪的控制。人们常说，生活像照镜子，你对它笑它也会对你笑，你对它哭它也对你哭。还是那句老话，"笑一笑，十年少；愁一愁，早白头。"只有每天都保持乐观和积极向上的心情，才能提高身体的免疫能力，保持身心健康。

注重修身养性

　　心情平静是最好的养颜药。身处繁杂喧嚣的大都市，把自己的心态放平稳是很重要的。专家指出，与大自然结合的感觉可以减轻压力。在家中或办公室中种植盆栽，或养一缸鱼都是不错的建议。只知埋头工作，容易缺乏对生活的热情，不妨放轻松一点。准备一本剪贴簿，收集漫画、笑话等幽默的材料，每天不时拿出来翻翻，让自己开怀大笑几声。也可以在工作以外培养一些兴趣爱好。

工作再忙也不要忽视体育锻炼

　　俗话说得好："生命在于运动。"因此，为了保证身体健康，不管平时工作多忙，时间多紧，也要抽出时间进行锻炼，这样才能增强免疫能力，抵御各种疾病的侵袭。许多研究都指出，每天运动半小时就可以预防心脏病、糖尿病、骨质疏松、肥胖、忧郁症等，甚至有研究指出，运动可以让人感到快乐，增强自信心。

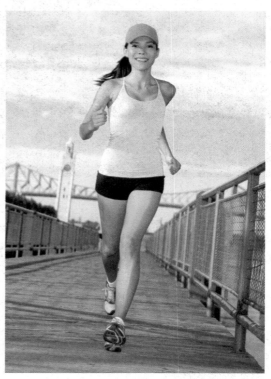

　　慢跑不仅可以有效地去除腹部多余的脂肪，而且能够使双腿变得修长，这对于希望减肥的人来说是个很好的锻炼方法。

多和家人聊聊天

美国心脏病权威专家数十年的研究发现，拥有良好的人际关系可以预防心脏病或减少心脏病发生的概率。不管外在生活多么多彩多姿，每个人都需要拥有可以打开心扉、分享心事的亲密朋友。所以不管多忙，每天也要和家人聊聊天，保持彼此的亲密关系，这是一种极好的提高心理免疫力的方法。心理学家告诉我们，当你与亲朋好友在一起时，由于感受到友情和社会的认同，人的免疫系统会处于良好的状态。

不嗜烟酒

吸烟者皮肤出现皱纹的年龄比不吸烟者早10年之长。最明显的是吸烟者唇部会因为吸烟而使水分散发，从而令嘴唇变得又黄又干枯，出现唇纹。而饮用酒精过量，则会引起面部浮肿、眼睛充血，令肌肤迅速老化，失去光泽。

不要睡得太晚

女性的睡眠时间不能过晚，特别是不能超过晚上11时。因为从晚上10时到第二天早上5时，是皮肤修复的最佳时间，而睡眠中的修复才有效。如果入睡时间超过子夜，即使是第二天起得再晚，睡得再长，也已经错过了皮肤的最佳保养时间。

每天泡一次脚

每日泡一次脚可以在早上（只需20分钟），也可在晚上（最好1小时），用40℃以上的热水加几滴醋泡脚，不仅可以起到健身安神之效，更能让你脚上的皮肤变得细腻滋润。要记得养颜可不仅仅是养脸，对自己从头到脚的爱护才是美女们的秘籍。

一天一个苹果

苹果是美容佳品，既能减肥，又可使皮肤润滑柔嫩。其所含的大量水分和各种保湿因子对皮肤有保湿作用，维生素C能抑制皮肤中黑色素的沉着。保证一天一个苹果，可淡化面部雀斑及黄褐斑。另外，苹果中所含的丰富果酸成分可以使毛孔通畅，有祛痘作用。爱美的你，记得每天都带上一个苹果出门吧。香甜的苹果气息，不仅可以让你感到轻松愉悦，而且更让你拥有自然健康的美丽。

爱"吃醋"

醋是以米、麦、高粱或酒糟等酿成的酸性调味品，中医认为它具有活血祛淤、止血、解毒等功效，对于虚证引起的淤血、胃腹疼痛、吐血、便血等症有较好的辅助治疗作用，心悸失眠者睡前若喝口醋还有助于改善睡眠质量，神疲体乏者在洗澡的时候适当加些醋还可解乏。现代医学研究还发现，每日三餐中添加一点食用醋，可以延缓血管硬化。如果你住地的自来水水质较硬，可以在每天的洗脸水中稍微放一点醋，就能起到养颜的作用。

饮食三宜

有些食物富含某种特殊成分，这些成分有的能延缓肌肤老化过程，有的能强化弹力纤维构成，有助于消减皱纹。现为你介绍三类能够有效除皱的食物：①富含硫酸软骨素的食物。人们的饮食中如果缺乏硫酸软骨素，肌肤就会失去弹性，出现皱纹。因此，只要多吃含软骨素丰富的食物，就可以消除皱纹。富含软骨素的食物有鸡皮、鲑鱼头等。②富含核酸的食物。核酸是一种"葆春物质"，它既能延缓衰老，又能健肤美容。含核酸丰富的食物有鱼、虾、动物肝脏、酵母、蘑菇、木耳、花粉等。③富含优质蛋白质的食物。主要有乳类、蛋类、猪皮、猪蹄等，适当多食有助于维护肌肤的正常功能，防止肌肤干裂、粗糙。

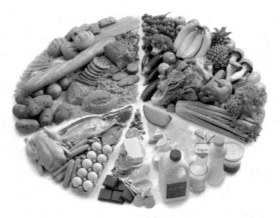

养颜要饮食全面，蔬、果、蛋、奶、谷、肉、鱼都要有所摄食，不偏食，不挑食，补充气血。

常见养颜食物

　　日常食用的食物，每一种都有其独特的性味、功效以及不同的食疗作用，了解这些就可以通过食补来提高自身的身体素质。肤色不佳的主要原因有两个：气血亏损和血液内有毒素。而适合养颜有两种食物，一种是有助于补益气血、活血通络的，一种是有助于排毒的。下面就简单介绍一些适合养颜的常见食物。

五谷杂粮类

　　赤小豆： 赤小豆做的饭、粥、汤，不但美味可口，而且具有较强的滋补功效。中医认为，赤小豆性味甘寒，有补血、排脓、消肿、解毒、利小便等功效，李时珍称之为"心之谷"。现代医学还认为，赤小豆中富含叶酸，对产妇、乳母有滋补功效。贫血者经常吃赤小豆粥、豆沙包等豆制品，有助于改善体质。

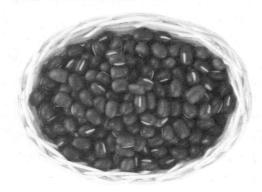

　　黑米： 黑米自古以来就是药、食两用的食品，滋补效果明显，有"补血米""长寿米"之称。中医认为它有滋阴补肾，健身暖胃，明目活血、清肝润肠、滑湿益精、补肺缓筋等多重滋补功效，对于贫血引起头发花白、头晕目眩、脾胃虚弱及肾虚水肿都有较好的治疗作用。民间常用黑米熬粥来滋养身体。

　　黑豆： 中医认为，黑色属水，水走肾，黑豆有滋肾功效，有"黑豆乃肾之谷"之誉，民间也有"逢黑必补"的说法。黑豆味甘性平，有补肾强身、活血利水、解毒、润肤等功效，对于气血不足导致的白发脱发有较好的调理作用，女性常食黑豆还有明目、乌发及使皮肤白嫩的功效。

　　面筋： 面筋是由面粉与水反复糅合而成，是菜肴中的常用辅料，对血虚体质有较好的调理作用。它属于高蛋白、低脂肪、低糖、低热量食物，富含铁、钙等多种微量元素，常食有强健身体的功效。

蔬果类

　　红枣： 红枣自古以来就是药食两用的食品，是补气养血的"圣品"，有"一日吃十个枣，医生不用找"、"一天吃三枣，终身不显老"的说法。中医认为，红枣味甘性温，具有补中益气、养血安神的作用，几乎对于任何虚证都有较好的调理作用，尤其对于气血亏损引起的气血不足、津液亏损、心神不宁、躁郁症及面色萎黄等症有较好的调理作用。女性容易血虚，可经常在粥汤中放些红枣改善自己的身体和气色。

　　桑葚： 桑葚是滋补强壮、养心益智的佳果，中医认为它有补血滋阴、安神养颜、生津润肠、清肝明目等功效，对于体虚引起的须发早白、头晕目眩、心悸耳鸣、腰膝酸软、大便干结等症均有较好的调理作用。女性每天吃二、三十颗桑葚可以养颜美容，男性适当吃桑葚可以补肝益肾、改善性功能。

　　龙眼： 龙眼性味甘温，有养血益脾、补心安神、润肤美容等多种功效，对于血虚体质引起的头晕、心悸、失眠、神经衰弱等有较强滋补作用。

蔬菜类

　　菠菜： 菠菜的滋阴补血功效较为缓和，对于那些体虚严重、难以承受药性强烈的药物的人来说，菠菜是最好的滋补品。中医认为，菠菜具有补血止血、利五脏、通血脉、止渴润肠、滋阴平肝等多重功效，对于阴虚血虚引起的头晕目眩、眼赤耳鸣及便秘有较

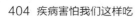

好的调理作用，脾胃不佳者还可通过食用菠菜来改善脾胃功能。

黑木耳： 黑木耳味道鲜美，营养丰富，有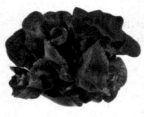"素中之荤""菌中之花"的美誉，不但为中国菜肴大添风采，而且能养血驻颜，祛病延年。

中医认为，黑木耳是典型的滋阴补血食物，有益气凉血、养肺润肠、养神美容之效，特别适合缺铁人士食用，常食可令人肌肤红润、防治贫血。常食还可缓解齿龈疼痛、脱肛、便血等症。

丝瓜： 丝瓜性平味甘，具有通经络、顺气血、凉血解毒等功效，还有防治妇科病的功效，以老丝瓜络泡酒可以催乳，治疗子宫出血或血崩。需要说明的是，丝瓜对于气血亏虚者来说主要发挥活血的作用，对痛经治疗效果明显。

动物性食品

乌鸡： 乌鸡的营养价值远远高于普通鸡，有"药鸡"之称，自古以来就是药食两用之品。中医认为，乌鸡汤滋补效果极佳，有滋阴、补肾、养血、填精、益肝、退热、补虚等多重功效，对于体虚血亏、肝肾不足、脾胃不健者有极强的调理作用。女性常喝乌鸡汤还有美容养颜及抗衰老之效。以乌鸡为主材的乌鸡白凤丸具有补气、养血、调经、止带、阴阳双补等多种功能，对于治疗月经不调、美容养颜疗效显著，现代女性一度认为乌鸡白凤丸是包治百病的灵丹妙药。

动物肝： 民间自古以来有"吃啥补啥"一说，猪肝、羊肝、牛肝、鸡肝等动物肝脏均有滋肝补血的作用。《黄帝内经》中说，肝主藏血，如同人的血库，能够贮藏一定的血液，还可根据机体需要适当调节血量、收摄血液、防止出血。人的肝脏功能下降，体内血量便不足，所以多食动物肝脏有补血功效。面色萎黄者每月吃一两次动物肝脏可改善体质。

动物血： 如猪血、鸭血等，根据"以形补形"的原则，动物血最有助于补益人体。猪血营养丰富，有"液态肉"之称。猪血中的铁含量尤其丰富，贫血者常吃猪血即可得到改善。中医还认为，猪血有补血美容及解毒清肠的功效，常吃猪血既可养颜，又可滋阴。鸭血与猪血的作用类似，可补血、解毒，对于气血不足引起的行经潮热或者血热头晕耳鸣有较好的调理作用。

鸡蛋： 鸡蛋食疗价值较高，中医认为它有滋阴润燥，补肺养血，除烦安神，补脾和胃等多重功效，对于血虚引起的头眩晕、夜盲症、营养不良、脾胃不和、心悸烦躁等有较强的调理作用，皮肤干燥、头发干枯者也可常食来缓解各种燥证。

其他

当归： 素来有"女科之圣药"之称，是治疗女性疾病的要药，对女性的经、带、胎、产等各种疾病有显著的疗效。当归具有补血活血、调经止痛的功效。

阿胶： 阿胶性味甘平，有补血止血及滋阴润燥之效，常用来治疗及调理血虚萎黄、眩晕、心悸、各种出血证及温燥伤肺等燥证。阿胶对人体的作用主要体现在对造血系统的改善上，中医认为它补血效果尤其明显，其疗效优于铁剂。中年女性适当吃阿胶既可改善体质，还有助于缓解各种更年期不适症。

熟地： 熟地有补血养阴、填精益髓、养心安神等作用，可治疗头晕目眩、心悸失眠、面色萎黄、月经不调、须发早白等各种血虚证，素体偏寒者还可将熟地与阿胶共用来温阳，改善腹寒冷痛及痛经。熟地对肝脏还有一定的滋养作用，若将其与山药等配伍，还可改善气虚、阳虚体质者的遗精、自汗、盗汗及腰膝酸软等症。

红糖： 中医向来有"男人不可百日无姜，女人不可百日无糖"的说法，红糖自古以来就以"温而补之，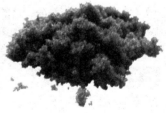温而通之，温而散之"而被作为养血、补血的必备品。中医理论认为，红糖性温、味甘、入脾，具有益气补血、健脾暖胃、缓中止痛、活血化淤等多种功用，对于维持正常的人体代谢，延年益寿都有莫大的好处。

补血养颜

一个人的气血是否充盈可以从肌肤颜色上看出来，若肤色萎黄、发暗，同时伴随有蹲下起立后头晕、四肢酸软无力、容易疲乏等症状，就说明气血不足以维持全身脏腑器官的运作，机体活力不够，需要补血了。

常用药材、食材

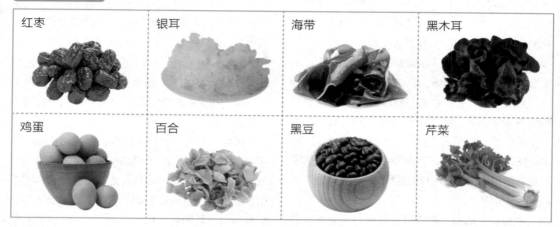

| 红枣 | 银耳 | 海带 | 黑木耳 |
| 鸡蛋 | 百合 | 黑豆 | 芹菜 |

饮食须知

补血养颜要多吃含铁丰富的食物。铁是血红蛋白的重要组成成分，参与氧的运输和存储。如果体内的铁含量不能满足红细胞的正常生成，就会引起人体缺血。补血养颜的食物有动物的肝、肾、血、心及瘦肉、蛋黄，及黄豆、黑豆、豆腐、红枣、木耳、紫菜、海带等植物性食品。

民间偏方

当归20g，党参25g，母鸡1只约700g。母鸡宰杀后洗净，将洗净切片的当归、党参放入鸡腹中，一齐放入砂锅，加入葱、姜、料酒，加适量的水，文火炖煮，至鸡肉烂熟即成，喝汤吃肉。

穴位按摩

补血养颜要按摩血海穴。"血海"的意思是说此处穴位是脾经所生之血的聚集之处。因为本穴气血物质充斥的范围巨大如海，所以名"血海"。可以这样取穴：正坐，翘左足置放在右腿膝上，将右手拇指以外的四指并拢，小指尖置于膝盖骨内侧的上角，则食指指肚所在位置即是该穴。

注意事项

运动可以促进体内血液循环，强化骨髓的造血功能，补血养颜要每天坚持半小时的运动，如健美操、跑步、散步、打球、游泳、跳舞等。

养生食疗方

红枣银耳鹌鹑汤

材料 鹌鹑250g，水发银耳45g，红枣4枚，盐4g，白糖3g。

做法 ①将鹌鹑清理干净，用清水洗净后斩块，放沸水中氽水；银耳先泡发，然后再洗净撕成小朵；红枣洗净备用。②净锅上火倒入水，下入鹌鹑、水发银耳、红枣煲至熟，调入盐、白糖即可。

功效 养血活血，滋阴排毒，常食可使肤色红润、面有光泽。

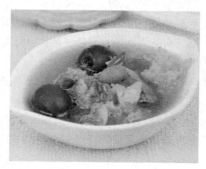

鸡蛋银耳浆

材料 鸡蛋 1 个，银耳 10g，豆浆 500ml，白糖适量。

做法 ①将鸡蛋打在碗内，搅匀备用。银耳放温水中浸泡半小时。②锅置于火上，将银耳与豆浆入锅，先大火煮开，再转小火煮 5 分钟。③银耳和豆浆煮好后，冲入鸡蛋液，再加白糖即可。

功效 滋阴润肺，清热止痒，活血养颜。

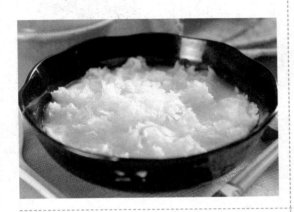

百合乌鸡枸杞煲

材料 乌鸡 300g，水发百合 20g，枸杞 10g，盐 3g。

做法 ①将乌鸡处理干净斩块氽水。②将水发百合清洗干净，枸杞清洗干净备用。③净锅上火倒入水，调入盐，下入乌鸡、水发百合、枸杞煲至熟即可。

功效 滋阴补肾，养血润燥，常食有助于增强体质。

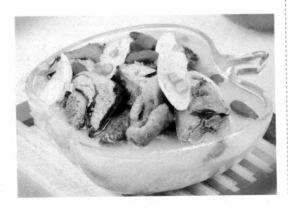

牛奶红枣粳米粥

材料 红枣 20 枚，粳米 100g，牛奶 150ml，红糖适量。

做法 ①将粳米、红枣一起清洗干净泡发。②再将泡好的粳米、红枣放入锅中，加入适量水，大火煮开后改小火煮约半小时，加牛奶煮开。③待煮成粥后，加入红糖继续煮溶即可食用。

功效 滋阴润燥，养心安神，养血补血，益肾养颜，有助于增强血液循环，增强体质。

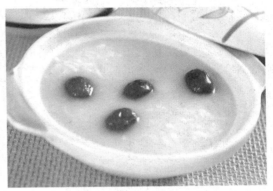

腐竹木耳瘦肉汤

材料 猪瘦肉 100g，腐竹 50g，黑木耳 30g，花生油 20ml，精盐、酱油各适量，味精 3g，香油 3ml，葱 5g。

做法 ①将猪瘦肉切丝、氽水，腐竹用温水泡开切小段，黑木耳撕成小块备用。②净锅上火倒入花生油，将葱爆香，倒入水，下入肉丝、腐竹、黑木耳，调入精盐、味精、酱油后烧沸，淋香油即可出锅。

功效 养血活血，滋阴润燥，健脾补肺。

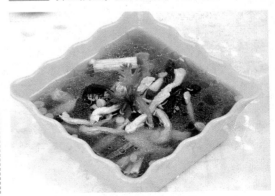

补水保湿

补水常被认为是一个美容概念，通过补水的确可以保持肌肤湿润，预防皱纹。但补水还是一个养生概念。高温、干燥和大风等会引起干燥，燥邪伤人，若不注意补水，肠胃功能就容易受伤，易引起便秘、上火等症状。

常用药材、食材

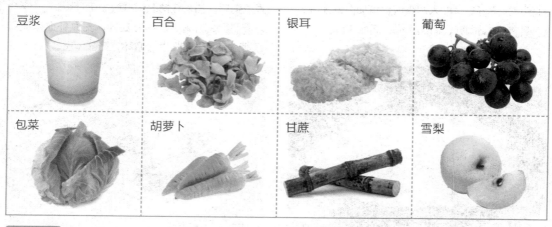

| 豆浆 | 百合 | 银耳 | 葡萄 |
| 包菜 | 胡萝卜 | 甘蔗 | 雪梨 |

饮食须知

每天要饮足量的水，还要多吃新鲜蔬果。新鲜蔬果中的含水量高达80%以上，且溶解了多种维生素和矿物质。成年人每天需要摄入300~500g蔬菜及200~400g水果。营养学家还建议，三餐应该各喝一碗汤，尤其是不加或少加盐的淡汤，比如番茄汤、玉米汤等，不仅补充水分，还可以稀释正餐中过多的盐。

民间偏方

苦杏仁10g，雪梨1个，白糖30~50g。雪梨切块，将食材加入清水半碗，放炖盅内隔水炖1小时。食梨饮汤。

穴位按摩

补水保湿可按摩太溪穴。"太溪"的意思是指肾经水液在此形成较大的溪水。此穴内物质是然谷穴传来的冷降之水，到本穴后，冷降水形成了较为宽大的浅溪，故名。刺激该穴可很好地发挥补水作用。可以这样取穴：抬一足置于另脚膝盖上。用另一手轻握，四指置放脚背，弯曲大拇指按压。

注意事项

空调房内注意保湿。可采取湿式清扫、水墩布拖地、室内挂湿毛巾、暖气片上放一小盆水、室内养花等措施。

养生食疗方

豆浆玉米羹

材料 鲜豆浆120ml，玉米50g，豌豆30g，胡萝卜20g，粳米80g，冰糖、葱各8g。

做法 ①将胡萝卜洗净切丁；葱洗净，切成葱花。②锅置火上，倒入清水，放入粳米煮至开花，再入玉米、豌豆、胡萝卜同煮至熟。③注入鲜豆浆，放入冰糖，同煮至浓稠状，撒上葱花即可。

功效 滋阴润燥，健胃保湿。

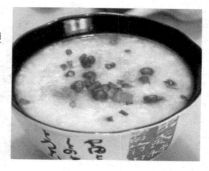

百合粳米羹

材料 粳米 50g，鲜百合 50g，冰糖适量。

做法 ①先将粳米洗净、泡发，备用。②将泡发的粳米倒入砂锅内，加水适量，用大火烧沸后，改小火煮 40 分钟。③至煮稠时，加入百合，稍煮片刻，在起锅前，加入冰糖即可。

功效 清火、润肺、安神、改善脾胃功能，常食可缓解燥证，补水保湿。

银耳番茄汤

材料 银耳 30g，番茄 120g，冰糖适量。

做法 ①将银耳用温水泡发，洗净，撕碎。②番茄洗净，切块；冰糖捣碎，备用。③锅内加适量水，放入银耳、番茄块，大火烧沸，调入冰糖后，再煮沸即成。

功效 滋阴润肺，养气和血，常食可调理内分泌，促进排便，祛除脸部的黄褐斑、雀斑。

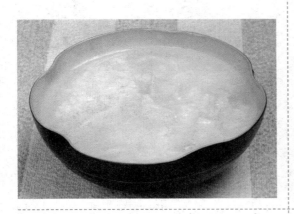

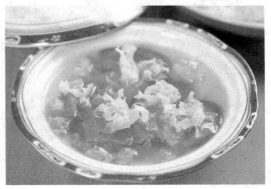

番茄甘蔗包菜汁

材料 番茄、包菜各 100g，甘蔗汁 1 杯，冰块少许，冰糖适量。

做法 ①将番茄洗净，切块；包菜洗净，撕成片。②将准备好的材料全部倒入榨汁机内，搅打 2 分钟即可。

功效 番茄有清热生津的功效，甘蔗有滋阴润燥的功效，番茄、甘蔗、包菜均可补充维生素 C，三者同食可补水保湿，软化粪便，促进排毒。

牛肉羹

材料 牛肉 50g，韭黄 10g，香菜 10g，蛋清 1 份，盐 3g，鸡精 2g，淀粉 4g，香油 5ml，姜 5g，葱花 3g。

做法 ①牛肉洗净，切粒；韭黄择洗干净，切粒；香菜洗净；姜洗净，切粒。②水锅烧热放入姜粒、牛肉粒，煮沸，舀去浮沫。③待牛肉熟时，放入韭黄，调入少许盐、鸡精，再用淀粉水勾芡，淋入鸡蛋清，搅拌均匀，淋上少许香油，撒上香菜。

功效 补血养颜，红润肤色，嫩白肌肤。

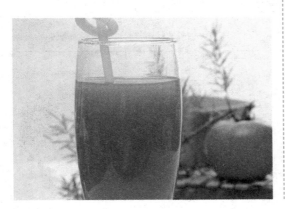

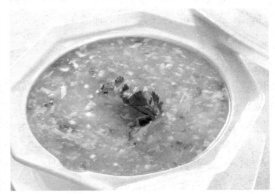

补足气血

白领们大多在写字楼里工作，白天八小时长时间在办公室中久坐，缺乏必要而适量的运动，再加上激烈的社会竞争，使得大多数人或忙于工作无暇讲究饮食，或忙于酒桌上的应酬。因食肥甘厚腻而伤肠胃，久而久之容易造成气血不足。

常用药材、食材

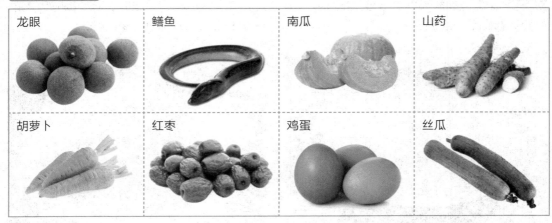

| 龙眼 | 鳝鱼 | 南瓜 | 山药 |
| 胡萝卜 | 红枣 | 鸡蛋 | 丝瓜 |

饮食须知

补足气血要注意"平补"，多吃营养丰富的食物，如花生、龙眼、红枣、核桃、腰果、胡萝卜、银耳、黑木耳、山药、南瓜等气血双补类食物。同时注意戒烟少酒、不偏食、不熬夜、少吃零食。

民间偏方

龙眼肉 10g，桑葚 20g，蜂蜜适量。取龙眼肉及桑葚放锅内，加适量水，煮至龙眼肉膨胀后倒出，凉后加入适量蜂蜜服用。每日 1 剂，10 天为 1 个疗程。

穴位按摩

补足气血可按摩三阴交穴。"三阴交"即藏血的肝经、统血的脾经、藏精的肾经在此穴交会，常按摩该穴可以调补肝、脾、肾三经的气血。可以这样取穴：正坐，抬脚置另一腿上，以另一侧手除拇指外的四指并拢伸直，将小指置于足内踝上缘处，食指下、踝尖正上方胫骨边缘凹陷处即是。

注意事项

良好的起居习惯也有助于补足气血。每天晚上 11 点前睡觉，同时敲击胆经，血气基本能保持平衡；每天晚上 10 点前睡觉，人体血气会呈上升趋势。原本略微贫血的人，如果能保证每天晚上 10 点睡觉，一个月后，体重可能增加 1kg 左右。

养生食疗方

百合龙眼肉汤

材料 百合 150g，龙眼肉 20g，猪瘦肉 200g，红枣 5g，花生油 10ml，味精 2g，糖、盐各 5g。

做法 ①百合剥片洗净；龙眼肉洗净。②猪瘦肉洗净，切片；红枣泡发。③锅中注入清水，加花生油、百合、龙眼肉、红枣，煮沸，放入瘦肉，小火煮至瘦肉熟，加入盐、糖、味精调味即可。

功效 滋阴养血，益气生血。

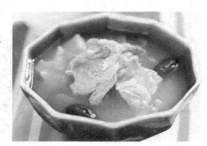

鸽子莲子红枣汤

材料 鸽子1只，莲子60g，红枣25g，生姜片、食用油、盐各适量。

做法 ①鸽子洗净，斩块，入沸水中氽去血水，捞出沥干；莲子、红枣泡发洗净。②炒锅置火上，加油烧热，用生姜片爆锅，下入鸽块稍炒，加适量清水，下红枣、莲子炖35分钟至熟，加盐调味。

功效 鸽肉、红枣均有补气血的功效，莲子镇静安神，三者合用对气血不足有很好的功效。

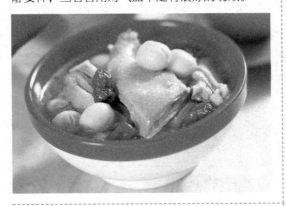

红枣莲子

材料 红枣100g，莲子50g，生菜适量，蜂蜜80ml。

做法 ①将生菜洗净，铺入盘底。②红枣以温水泡发；莲子去心，洗净，与红枣分别入沸水中煮熟后捞出。③将莲子、红枣同入蜂蜜中拌匀，取出装入生菜盘中即可。

功效 养血活血，滋阴润燥，养心安神，扶助正气，有助于增强体质，预防疾病。

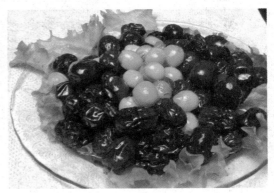

蒜蓉粉丝蒸丝瓜

材料 粉丝200g，丝瓜300g，红椒少许，盐3g，味精1g，香油10ml，葱、蒜各适量。

做法 ①粉丝泡软洗净，铺在盘底；丝瓜切长条，放在粉丝上；葱洗净切碎；蒜洗净剁成蒜蓉；红椒洗净切丁。②粉丝、丝瓜入锅蒸至熟软。③起油锅，放入盐、味精、葱末、蒜蓉、香油，烧好后淋在丝瓜上，撒上红椒丁即可。

功效 通络止痛，活血补血。

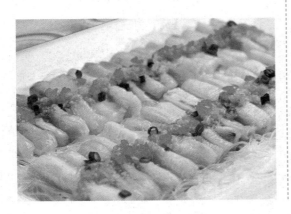

鸡蛋炒肉丝

材料 猪肉200g，鸡蛋2个，盐4g，料酒10ml，香菜少许。

做法 ①猪肉洗净，切丝；鸡蛋打入碗中，加盐搅拌好；香菜洗净，切段备用。②油锅烧热，放入肉丝，加盐、料酒滑熟，盛出；另起油锅，下入鸡蛋液炒散。③鸡蛋炒好后，加入肉丝翻炒均匀，炒好后加入香菜炒匀，装盘即可。

功效 补中益气，养血安神，常食有助于增强体质。

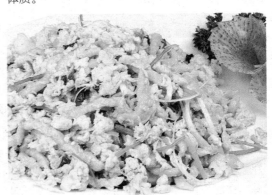

减少皱纹

在外界环境的刺激下，皮肤会产生游离自由基，这种物质会破坏细胞膜内的胶原蛋白、活性物质，使细胞被氧化，肌肤因此出现小细纹、皱纹。因此，减少皱纹就要避免形成游离自由基，要多吃一些具有抗氧化作用的食物。

常用药材、食材

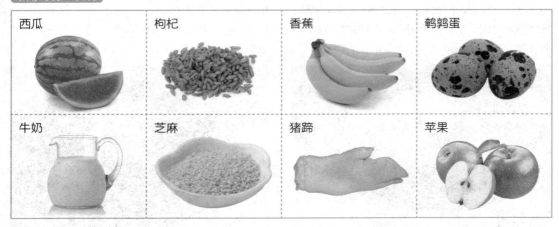

| 西瓜 | 枸杞 | 香蕉 | 鹌鹑蛋 |
| 牛奶 | 芝麻 | 猪蹄 | 苹果 |

饮食须知

减少皱纹要多吃富含蛋白质的食物。因为蛋白质能使组织细胞不断更新和修复，人体缺乏蛋白质，会减退皮肤的生理功能，使皮肤失去弹性，变得粗糙多皱。这类食物有瘦肉（尤其是兔肉）、奶、蛋和豆制品等。

民间偏方

阿胶 150g，黑芝麻 50g，胡桃仁 100g，冰糖 200g。将上述材料蒸熟，然后取出，待凉后加盖放置。每日早晚空腹服1匙，最好在冬至前后（即立冬以后立春之前）将第一次用料服完，可连续制作。内热甚者或消化不良者禁用。

穴位按摩

减少皱纹可按摩瞳子髎穴。瞳子髎穴为胆经头面部的第一穴，胆及其所属经脉主半表半里，在上焦主降，在下焦主升，按摩它有助于去皱。可以这样取穴：采取正坐或仰卧的姿势，瞳子髎穴位于目外眦外侧 0.5 寸的凹陷处。

注意事项

皱纹的产生有多方面因素，饮水不足、睡眠不足、嗜烟酒、过度暴晒等因素都会导致皱纹的产生，甚至长期闷闷不乐、急躁、孤僻也会导致肌肤衰老，产生皱纹，日常要注意避免这些因素。

养生食疗方

鱼香鹌鹑蛋

材料 黄瓜、鹌鹑蛋各适量，盐、胡椒粉、红油、料酒、生抽、水淀粉各适量。

做法 ①黄瓜洗净切块；鹌鹑蛋煮熟去壳，加黄瓜，调入生抽和盐，入锅蒸熟取出。②炒锅置火上，加料酒烧开，加盐、红油、胡椒粉，勾薄芡后淋入碗中。

功效 补充优质蛋白，促进胶原蛋白的合成，使肌肤紧致。

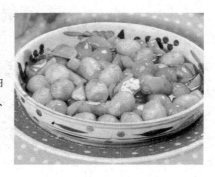

鸭子枸杞萝卜汤

材料 鸭子 250g，白萝卜 175g，枸杞 5g，盐少许，姜片 3g。

做法 ①将鸭肉清理干净，用清水洗净切块，放入沸水中余水；白萝卜洗净，去皮，切成方块；枸杞洗净备用。②净锅上火倒入水，下入鸭子、白萝卜、枸杞煲至熟，调入盐即可。

功效 益气养血，清热养颜，有助于促进新陈代谢，促进皮肤血液循环。

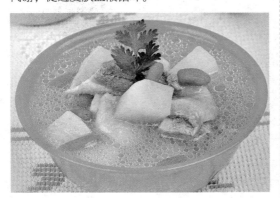

猪蹄扒茄子

材料 猪蹄 300g，茄子 200g，胡萝卜 50g，盐 3g，醋 10ml，酱油 20ml，红油 15ml。

做法 ①猪蹄洗净，斩件；胡萝卜洗净切块；茄子去皮洗净，改花刀，入油锅中炸至金黄色，装盘。②猪蹄入锅炸至金黄色，捞出和胡萝卜炒匀，加调味料及水焖煮半小时，捞出摆在茄子上，淋上原汤即可。

功效 补充胶原蛋白，紧致肌肤。

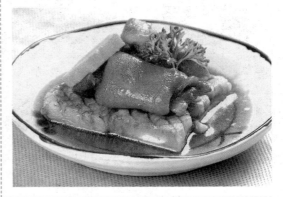

青菜牛奶羹

材料 青菜、枸杞、鲜牛奶各适量，粳米 80g，白糖 3g。

做法 ①粳米洗净泡发；青菜洗净，切丝；枸杞洗净。②锅置火上，倒入鲜牛奶，放入粳米煮至米粒开花。③加入青菜、枸杞同煮至浓稠状，调入白糖拌匀即可。

功效 润泽肌肤，生津润肠，补水保湿，增加皮肤的弹性和光滑度。

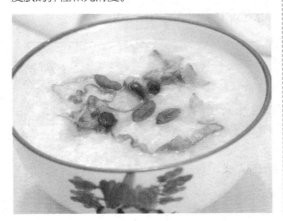

黑芝麻蛋花羹

材料 雪菜 10g，西米 20g，鸡蛋 2 个，黑芝麻 10g，白糖 2g，淀粉水少许，葱 2 根，姜适量。

做法 ①雪菜切粒；葱切末；姜切丝；黑芝麻、西米用水泡 1 小时，鸡蛋打入碗中搅匀，备用。②将西米、黑芝麻，白糖用大火炖煮。③炖至黏稠时调入蛋液、淀粉水、雪菜，撒上葱花、姜丝，拌匀。

功效 滋补养颜，润肠通便。

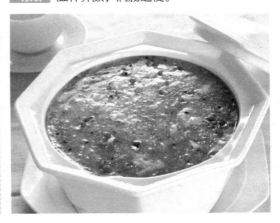

舒活气血

现代人除了工作，业余时间便窝在家里看电视，或坐在电脑面前打游戏，很少参加户外活动，更不必提每天清晨早起锻炼。这些坏习惯不利于舒活气血，久而久之容易导致气滞血虚，影响身体健康。

常用药材、食材

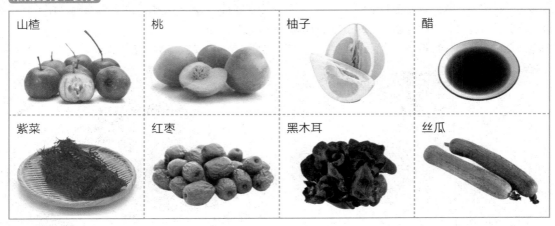

山楂	桃	柚子	醋
紫菜	红枣	黑木耳	丝瓜

饮食须知

宜多吃活血化淤类食物，如山楂、桃子、藕、醋、黄酒等。宜多吃具有行气作用的食物，如黑豆、海带、紫菜、橙子、柚子、绿茶等。宜多吃具有生血作用的食物，如红枣、黑木耳、丝瓜等。忌吃胀气类食物，如甘薯、芋头、蚕豆、油炸食物、汽水、糯米、泡面等。

民间偏方

薤白 15g，丹参 20g，桃仁 20g，粳米 100g，冰糖适量。将薤白、丹参、桃仁煎沸 20 分钟，去渣留汁，放入粳米，将熟时加少许冰糖，煮成粥后即可食用。

穴位按摩

舒活气血可按摩足三里穴，足三里主治腹部上、中、下三部之证，有舒活全身气血的作用。可以这样取穴：正坐，在小腿外侧，外膝眼下 3 寸，距胫骨前嵴 1 横指，当胫骨前肌上。

注意事项

常生气的人容易气血不畅。气的作用是推动血液流动，保证血流畅通。闷闷不乐会伤气，气受伤就无力推动血液流动，必然会伤血，所以有"气郁日久，气滞血淤"的说法。女性月经期间若郁郁寡欢，还会加重月经不适或痛经。因此平常要保持情绪愉悦，乐观开朗。

养生食疗方

山楂冰糖羹

材料 山楂 30g，粳米 100g，冰糖 5g。

做法 ①粳米洗净，放入清水中浸泡；山楂洗净。②锅置火上，放入粳米，加适量清水煮至七成熟。③放入山楂煮至米粒开花，放冰糖煮融后调匀即可。

功效 开胃消食，化滞消积，活血散淤。其中的山楂含有三萜类、黄酮类，还可扩张血管，增加血流量。

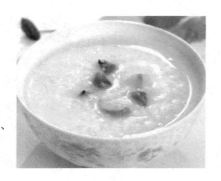

老醋四样

材料 熟花生仁 100g，海蜇头、黄瓜、猪肉各 50g，香菜、芝麻各 30g，盐 3g，醋适量，红椒 20g。

做法 ①海蜇头切块；黄瓜切条；猪肉切片；红椒去子切圈；香菜切段。②花生仁、海蜇头、黄瓜、猪肉分别焯烫，盛起放入盘中。③再放入盐、醋，撒上红椒、香菜、芝麻，拌匀即可。

功效 活血养颜，软化血管。

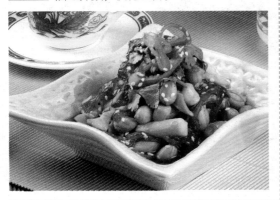

丝瓜滑子菇

材料 丝瓜 350g，滑子菇 20g，红椒少许，盐、鸡精、淀粉、香油各适量。

做法 ①丝瓜洗净去皮切成长条；滑子菇洗净；红椒洗净，切成片。②起油锅，爆香红椒片，加入丝瓜条翻炒至熟软，再加入滑子菇翻炒至熟，加调味料翻炒至入味即可。

功效 有通经活络、清热凉血、化痰消毒、滋阴润燥的作用，常食可改善气色。

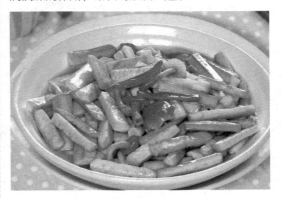

苹果菠萝桃汁

材料 苹果 1 个，菠萝 300g，桃子 1 个，柠檬半个，冰糖适量。

做法 ①将桃子、苹果、菠萝去皮，洗净，均切小块，入盐水中浸泡；柠檬洗净，切片。②将所有的原材料放入榨汁机内，榨成汁即可。

功效 桃性温味甘酸，有滋阴生津、活血润燥的作用，对气血亏虚、血淤及经络阻塞有较好的调理作用，与苹果、菠萝同食还可排毒养颜。

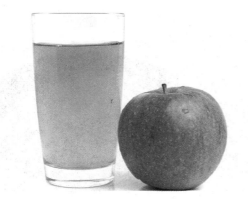

酒酿蛋花

材料 甜酒酿 1 碗，鸡蛋 2 个，白糖适量

做法 ①甜酒酿 1 碗加水煮开，待煮沸转小火续煮 10 分钟至酒精挥发掉。②加白糖入酒酿中。③将鸡蛋打散，徐徐淋入酒酿中，至蛋花成型即可。

功效 鸡蛋可健脾开胃、补中益气，益肾养血，甜酒可温热散寒、舒活气血，二者同食可使肌肤红润有光泽。

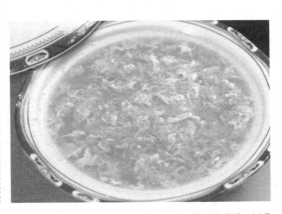

祛除色斑

色斑是由于皮肤黑色素增加而形成的褐色或黑色素沉着，属于损容性的皮肤问题，日晒后容易加重，且多见于女性。一般认为，色斑与压力、内分泌失调、肝代谢不正常、肝功能不正常、卵巢功能减退以及化妆品使用不当等因素有关。

常用药材、食材

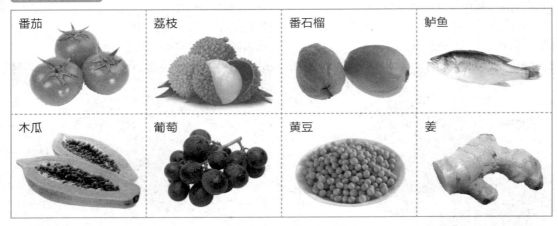

| 番茄 | 荔枝 | 番石榴 | 鲈鱼 |
| 木瓜 | 葡萄 | 黄豆 | 姜 |

饮食须知

平常尽量少吃刺激性的食物，如咖啡、可乐、浓茶、香烟、酒等，它们会加快皮肤的老化，导致黑色素分子浮在皮肤表面，使黑斑扩大及变黑。多喝水、多吃维生素 C 含量丰富的蔬菜和水果，如番茄、黄瓜、草莓、桃等。最好每天喝一杯番茄汁或每天吃一个番茄，因为番茄能有效减少黑色素的形成，对防治雀斑有较好的作用。

民间偏方

绿豆 50g，赤小豆、百合各 20g，加水 1000ml 煮熟，加入适量蜂蜜，分 3 次服下。每天 1 剂，20 天为 1 个疗程。

穴位按摩

祛除色斑可按摩气海穴，气海，顾名思义，气态物质就像大海一样，肾经吸热之后气化胀散，可通经络和气血，增强代谢，祛除色斑。可以这样取穴：立正，在下腹部的前正中线上当脐中下 1.5 寸处。

注意事项

防晒是防止色斑产生的第一要务。因为紫外线是色斑发生的必需因素。有雀斑的人肯定会注意到，夏季斑点数目增多，颜色加深，冬季则会好一些。这是因为日光中的紫外线照射过多皆可使斑点增多。

养生食疗方

三丝番茄汤

材料 猪瘦肉 100g，粉丝 25g，番茄 40g，盐 3g，味精 1g，葱、姜末少许，料酒 15ml，香油少许，高汤适量。

做法 ①猪肉洗净切丝；番茄去皮切丝；粉丝泡软。②炒锅上火，加高汤烧开，下肉丝、番茄丝、粉丝。③煮沸后加入葱、姜末、料酒、盐，再次开锅时加入味精，出锅盛入汤碗内，淋上香油。

功效 活血美白，祛除色斑。

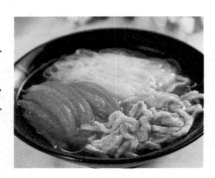

荔枝酸奶

材料 荔枝 8 个，酸奶 200ml，蜂蜜适量。

做法 ①将荔枝去壳、去核，放入榨汁机中榨成汁。②倒入酸奶，搅匀后饮用。

功效 荔枝可补脾益肝、理气补血、温中止痛；酸奶中的乳酸菌可杀菌消毒，维护肠道菌群生态平衡，抑制有害菌，防止便秘。二者同食可预防色素沉积，从而起到预防色斑、祛除色斑的作用。

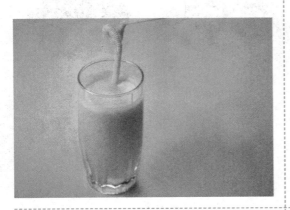

酒酿黄豆

材料 黄豆 200g，酒酿 100g。

做法 ①黄豆洗好，浸泡 8 小时后，洗净，捞出待用。②把洗好的黄豆放入碗中，倒入准备好的部分酒酿，放入蒸锅里蒸熟。③在蒸熟的黄豆里点入一些新鲜的醪酒酿即可。

功效 酒酿可促进血液循环；黄豆可保持血管有弹性，利肝养神，二者同食可预防色素聚集。

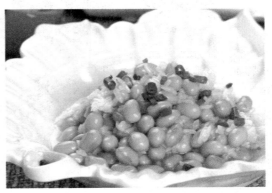

木瓜蔬菜汁

材料 木瓜 1 个，紫甘蓝 80g，果糖 5g，鲜牛奶 150ml。

做法 ①紫甘蓝洗净，沥干，切小片；木瓜洗净去皮，对半切开，去子，切块入榨汁机中。②加紫甘蓝、鲜奶打匀榨成汁；滤除果菜渣，倒入杯中。③加入果糖。

功效 木瓜可平肝、和脾、化湿，有助于清肠毒、肾毒及增强肝脏解毒能力，与蔬菜同食，可促进排便，预防黄褐斑。

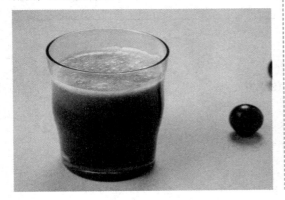

姜丝鲈鱼汤

材料 鲈鱼 1 条，盐 5g，姜 10g。

做法 ①鲈鱼去鳞、鳃，去内脏，收拾干净，切成 3 段。②姜洗净，切丝。③锅中加水适量煮沸，将鱼块、姜丝放入煮沸，转中火煮 3 分钟，待鱼肉熟嫩，加盐调味即可。

功效 姜温热活血，有助于促进血液循环，鲈鱼可补中益气，二者同食有助于促进新陈代谢，预防黄褐斑。

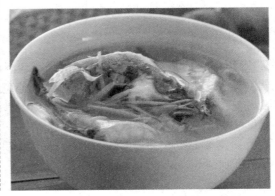

美白养颜

怎样美白养颜是女性常遇到的困惑。女人经过月经、孕、产等耗血和失血过程，极易引起贫血。贫血不仅会导致头昏眼花，还会引起红颜失色、面色萎黄、发枯、皮肤过早出现皱纹、脱发、色素沉着等现象。血足皮肤才能红润，面色才有光泽。

常用药材、食材

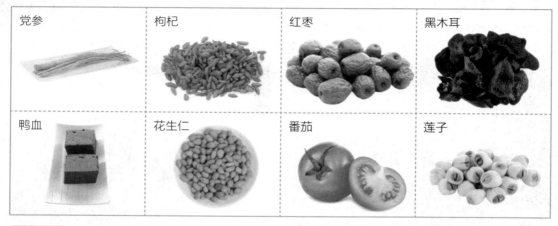

| 党参 | 枸杞 | 红枣 | 黑木耳 |
| 鸭血 | 花生仁 | 番茄 | 莲子 |

饮食须知

在饮食方面，多吃些具有造血功能的食物，如动物肝脏、肾脏、血制品、鱼虾、蛋类、豆制品、黑木耳、黑芝麻、红枣、花生以及新鲜的蔬果，补充微量元素铁、铜等，有助于改善贫血的状态，活血养颜。

民间偏方

芦荟叶 1 片，3cm 长的黄瓜一块，1/4 个蛋清，3g 珍珠粉，适量面粉。先将芦荟、黄瓜洗净，然后放入榨汁机榨汁，将榨好的汁倒入小碗，放入蛋清、珍珠粉、面粉调和成糊状，涂抹于脸上，待干后洗净即可。

穴位按摩

美白养颜可按摩阳白穴，本穴物质是本神穴传来的天部湿冷水气，由于在下行的过程中不断吸热，水湿之气还未进入这个穴位就已受热胀散，并化为阳热风气，传输于头之各部，有助于活血美白。可以这样取穴：正坐，举两手两肘尖顶放桌面上，轻握拳，掌心向下，将拇指指尖贴于眉梢正上方，拇指指尖正上方的穴位即是。

注意事项

除了饮食调理和穴位按摩外，在精神上保持心情愉快和乐观的情绪，也有助于增强肌体免疫力，促进骨髓造血旺盛，使皮肤红润。

养生食疗方

玉米党参羹

材料 玉米糁 120g，党参 15g，红枣 20g，冰糖 8g。

做法 ①红枣去核洗净；党参洗净，润透，切成小段。②锅置火上，注入清水后，放入玉米糁煮沸后，下入红枣和党参。③煮至浓稠闻见香味时，放入冰糖调味，即可食用。

功效 党参能增加红细胞的血红蛋白含量，有滋阴养血的作用，玉米能排出肠毒，二者同食可美白养颜。

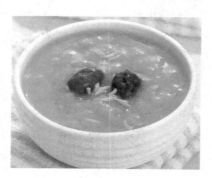

红枣枸杞羹

材料 红枣 35g，莲子 100g，枸杞 10g，冰糖 5g。

做法 ①将红枣、莲子均洗净，泡发半小时；枸杞洗净。②锅置火上，注入清水后，放入红枣、莲子。煮沸后，下入枸杞继续煮 20 分钟。最后放入冰糖调味，即可食用。

功效 红枣可养血活血，枸杞可补肾益气、滋阴润燥，二者同食可促进排便，美容肌肤。

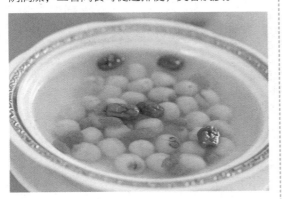

番茄豆腐汤

材料 番茄 250g，豆腐 2 块，盐 4g，胡椒粉 1g，水淀粉 15g，味精 1g，菜油 10ml，香油 5ml，葱花 25g。

做法 ①豆腐切小粒；番茄切粒；豆腐与番茄、胡椒粉、盐、味精、水淀粉、少许葱花一起拌匀。②豆腐、番茄入油锅翻炒至熟。③出锅前撒上葱花、盐，淋上香油。

功效 补中益气，清洁肠胃，防止血管硬化。

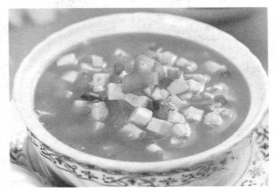

凉拌黑木耳

材料 黑木耳 300g，盐 2g，味精 1g，醋 8ml，生抽 10ml，蒜适量，青椒、红椒各少许。

做法 ①黑木耳洗净泡发，用沸水焯熟后，捞起晾干装盘待用；青椒、红椒洗净，切成斜片；蒜洗净，切成末。②将黑木耳，青椒、红椒放入盘中，再放入蒜末。③向盘中加入盐、味精、醋、生抽，拌匀即可。

功效 补血活血，清胃涤肠。

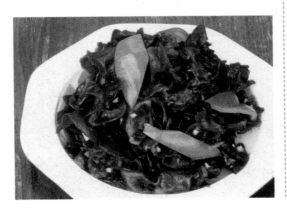

家常鸭血

材料 鸭血 300g，甜豆、黑木耳、红椒、笋各 10g，豆瓣酱、糖、花椒油、湿淀粉各少许。

做法 ①将鸭血洗净切丁焯水，冲净；甜豆、黑木耳均洗净；红椒、笋均洗净，切块。②锅置火上，加入油，下豆瓣酱、红椒煸香。③放入鸭血、甜豆、黑木耳、红椒、笋翻炒，湿淀粉勾芡，淋入花椒油，装盘即可。

功效 养血补血，补中益气。

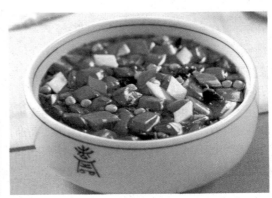

预防晒黑

大气中的紫外线能深入皮肤真皮层，会对皮肤细胞的胶原质、弹力纤维产生破坏作用，刺激色素合成，使肤色变黑，成为皮肤老化及产生细纹的罪魁祸首，严重时甚至能导致肌肤发炎、灼伤。大气中的其他光线对皮肤也有损害作用，日常应注意防晒。

常用药材、食材

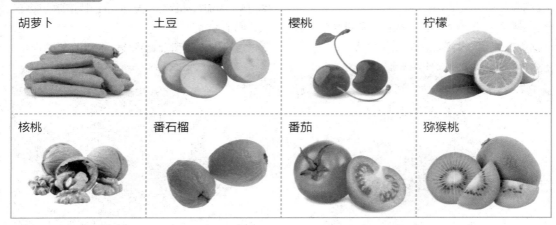

| 胡萝卜 | 土豆 | 樱桃 | 柠檬 |
| 核桃 | 番石榴 | 番茄 | 猕猴桃 |

饮食须知

预防晒黑要多吃富含维生素C的食物，如樱桃、番石榴、青椒、柿子、菜花、草莓、柑橘、猕猴桃等。维生素可抑制自由基对皮肤胶原质和纤维的破坏，防止色素形成。还要多吃具有维生素 B_6 的食物，如鸡肉、猪瘦肉、蛋黄、鱼、虾、花生、豆制品等，维生素 B_6 可褪除黑色素斑痕。

民间偏方

萝卜50g，黄豆60g，菠菜50g。黄豆用水浸泡一夜，和萝卜放入锅内，加水适量，放少许盐煮至熟烂，加入洗净的菠菜煮至熟。每日2~3次，连服3~5天，温服。

穴位按摩

预防晒黑可按摩商阳穴。商阳穴可调节消化功能、加快新陈代谢，常按摩此穴能活血行气，可预防色素沉着，防止晒黑。可以这样取穴：以右手轻握左手食指，左手掌背朝上，屈曲右手大拇指以指甲尖垂直掐按靠拇指侧的位置即是。

注意事项

注意：一年之中日光中紫外线照射最强的时期不是炎热的夏季，而是在春末夏初之时。这时如果没有注意防晒就很容易发生晒伤。若因工作等原因必须在日光较强时外出活动，一定要打伞或戴上遮阳帽，或用防晒效果较好的防晒霜。

养生食疗方

番茄豆芽汤

材料 黄豆芽150g，番茄1个，蟹柳少许，姜2片，盐3g，胡椒粉2g。

做法 ①番茄去蒂，洗净，切丁；黄豆芽洗净备用；蟹柳去包装撕成细丝。②锅内加水煮开，放入姜片、番茄丁、黄豆芽煮至番茄略为散开，最后加入盐及蟹柳丝、胡椒粉即可。

功效 本菜中的番茄红素具有抗氧化的作用，有助于抑制自由基，预防晒黑。

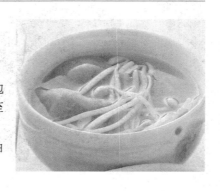

胡萝卜红枣汤

材料 胡萝卜 130g，红枣 10 枚，冰糖少许。

做法 ①将胡萝卜洗净，切块；红枣洗净，用温水浸泡。②锅中加适量清水，放入胡萝卜和红枣，用小火煮 40 分钟，再加冰糖调味即可。

功效 本菜中的胡萝卜素可及时清除致人体衰老的自由基，预防紫外线晒伤。还含有丰富的维生素 C，可生成胶原质，抑制肌肤衰老。

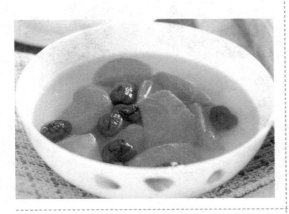

红枣核桃仁枸杞汤

材料 红枣 125g，核桃仁 150g，枸杞 50g，白糖适量。

做法 ①将红枣去核；核桃仁用热水泡开，捞出沥干水；枸杞用水冲洗干净备用。②锅中加水煮沸，将红枣、核桃仁、枸杞放入，煲 20 分钟，再下入白糖调味即可。

功效 红枣可养血活血，核桃仁滋阴润燥，枸杞可滋阴益肾，三者同食可促进新陈代谢，预防黑色素堆积。

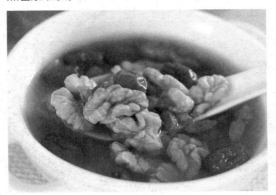

干贝鸭羹

材料 粳米 120g，鸭肉 80g，干贝 10g，枸杞 12g，盐 3g，味精 1g，香菜少许。

做法 ①粳米淘净；干贝泡发后撕成细丝；枸杞洗净；鸭肉洗净，切块。鸭肉放入油锅过油后盛出；将粳米和干贝、枸杞熬成粥。②再下入鸭肉，煮至鸭肉熟，调入盐、味精，撒入香菜即可。

功效 紧致肌肤，补血养颜。

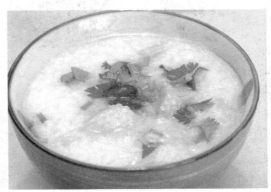

炖土豆

材料 牛喉管 300g，番茄 1 个，土豆 1 个，姜 1 块，盐 5g，味精 2g，胡椒粉 3g，高汤 500ml。

做法 ①土豆切滚刀块；番茄切块；姜去皮切片。②牛喉管焯烫后捞出沥干。③爆香姜片，放入牛喉管、高汤煮 1 小时，再放入土豆、番茄煮至熟，加入调料即可。

功效 营养丰富，有助于预防黑色素堆积。

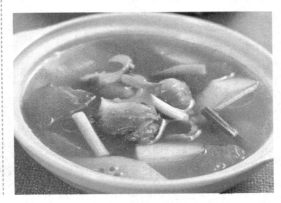

预防老化

老化既有自然因素，又有非自然因素。自然因素与年龄有关，一般 35 岁以后会不可避免地日趋衰老。非自然因素与精神状况、营养状况、生活习惯、环境状况、内分泌状况及疾病等有关。预防老化要从多方面入手。

常用药材、食材

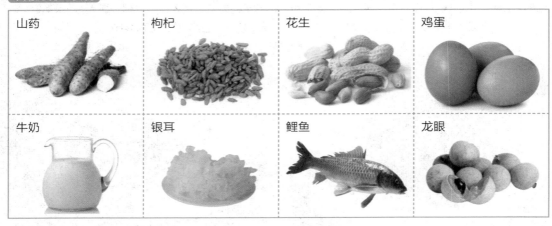

| 山药 | 枸杞 | 花生 | 鸡蛋 |
| 牛奶 | 银耳 | 鲤鱼 | 龙眼 |

饮食须知

预防老化要从增强体质开始，注重日常饮食营养，不偏食，不挑食，在吃细粮的时候适当吃些粗粮，并全面补充蛋白质、脂肪、维生素、矿物质等营养素，荤素搭配得当。同时限制食盐的摄入，减轻脏腑负担。

民间偏方

将 200 克新鲜蚌肉、100 克新鲜金针菇分别洗净，锅置大火上，放入适量熟猪油烧热，放入葱花、姜末爆香，加入蚌肉炒，再加入金针菇、料酒、精盐及清水，继续用大火煮开，改小火再煮约 20 分钟，加味精调匀即成。

穴位按摩

按摩阳谷穴有预防衰老的作用，气血物质在此处吸热胀散循经传输，疏通经络，调和营卫，使气血得以顺畅运行，促进整个人体的新陈代谢。可以这样取穴：屈肘，手背朝上，另一手四指轻托手臂，拇指置于小指侧手腕附近的骨头凸出处的前方凹陷处，则拇指所在的穴位即是。

注意事项

这些因素会加剧老化：过度疲劳，过度熬夜，抽烟，喝酒，用脑过度，思虑过多，心情烦闷，饮食不均衡，长期处于暴晒、风吹雨淋、海水侵蚀等环境中，以及肾病、肝病等慢性消耗性疾病。

养生食疗方

山药羊排煲

材料 羊排 250g，山药 100g，枸杞 5g，花生油 20ml，盐少许，葱 6g，香菜 5g。

做法 ①将羊排洗净、切块，余水；山药去皮，洗净切块；枸杞洗净备用。②炒锅上火倒入花生油，将葱爆香，加入水，下入羊排、山药、枸杞，调入盐，煲至熟时撒入香菜即可。

功效 本菜中山药的黏液蛋白可抑制血脂在血管壁的沉淀，预防心血管疾病。

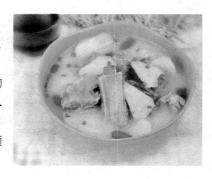

银鱼炒鸡蛋

材料 银鱼80g，鸡蛋3个，盐3g，香油10ml，葱花、红椒末各适量。

做法 ①银鱼洗净；鸡蛋磕入碗中，加葱花、红椒末搅匀。②油锅烧热，下银鱼滑熟，盛出；再热油锅，倒入鸡蛋液炒片刻。③倒入银鱼同炒，调入盐炒匀，淋入香油即可。

功效 本菜具有补中益气、健脾开胃的功效，常食可强健体质，延缓衰老。

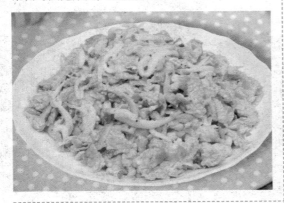

芝麻牛奶羹

材料 熟黑芝麻、纯牛奶各适量，粳米80g，白糖3g。

做法 ①粳米泡发，洗净。②锅置火上，倒入清水，放入粳米，煮至米粒开花。③注入牛奶，加入熟黑芝麻同煮至浓稠状，调入白糖拌匀即可。

功效 滋阴益肾，补益润燥，补肺养胃，常食可促进睡眠安稳，软化血管，可以预防"三高"。

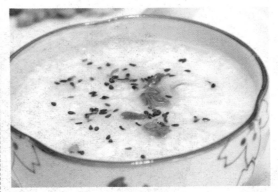

乌梅银耳鱼汤

材料 银耳100g，姜3片，鲤鱼300g，乌梅6粒，盐适量，香菜少许。

做法 ①鲤鱼收拾干净；起煎锅，放油少许，放入姜片爆香，再放入鲤鱼，煎至金黄。②银耳泡发，切成小朵，同煎好的鲤鱼一起放入炖锅，加水适量。③并加入乌梅，以中火煲1小时，等汤色转成奶色后，再加盐调味，撒点香菜提味即可食用。

功效 健脾开胃，延缓衰老。

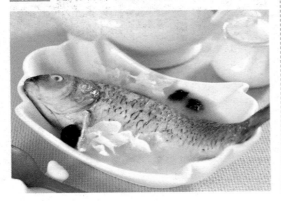

龙眼花生汤

材料 龙眼10枚，生花生20g，糖适量。

做法 ①将龙眼去壳，取肉备用。②生花生洗净，再放温水中浸泡20分钟。③锅中加水，将龙眼肉与花生一起下入，大火煮开后转小火煮半小时后，加糖调味即可。

功效 龙眼可补气血、补虚扶正，花生可补充优质蛋白和不饱和脂肪酸，二者同食有助于健脑益寿。

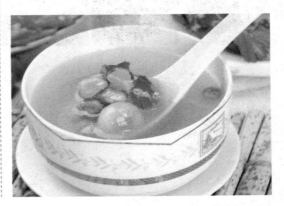

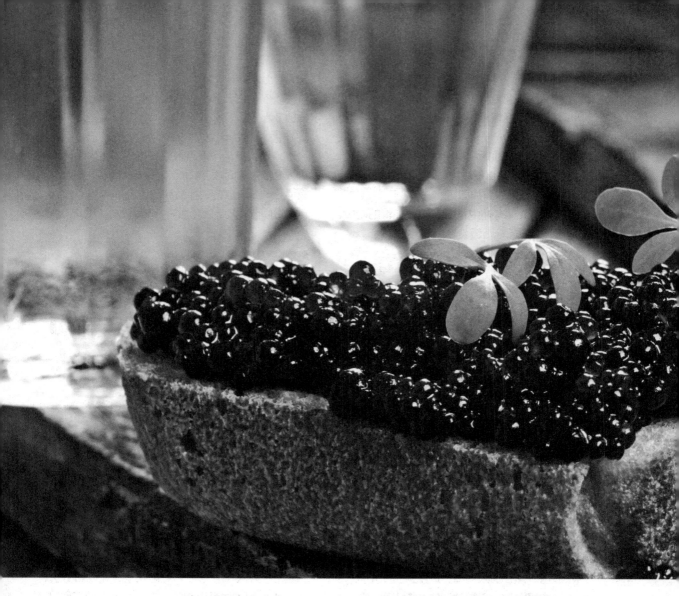

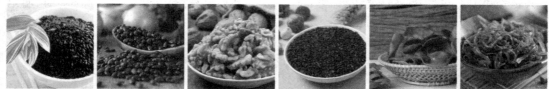

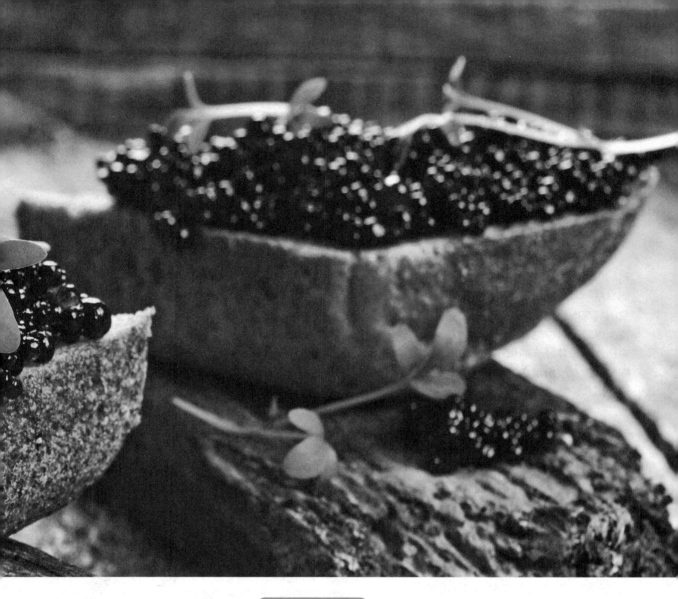

第十七章

美发养生馆

　　美发与养血、补肾息息相关。头发的生长需要血液运送营养，当血气不足时，毛发会因为"肥料"不足有失濡养，表现为毛发枯萎、稀少和脱落。美发先得要养血。血气的充足与否，与肾气的盛衰有关，肾气旺盛，毛发就茂密，肾气虚弱，就会导致精血不足，头发疏易脱落或变白无光泽。所以美发也要补肾。本章就从这两个角度进行美发调理改善。

美发的原则

　　无论从美容的角度，还是从健康的角度，人们无不希望自己有一头美丽又富有光泽的头发。一头健康的头发可以提升人的气质，可以增强人的自信，还可以给大家留一个不错的印象。而想要拥有一头健康的头发，就要懂得头发的"喜好"，按照头发的原则来办事。下面让我们来看看美发需要坚持哪些原则。

养发先养血

　　细心的女性会发现，在月经期间或者产后、更年期等气血变化较大的时期，头发也会与往日有所不同，或干枯，或易脱落，或容易脏。从中医的角度上来看，这是因为"发为血之余，血亏则发枯"。从现代医学的角度来解释，是因为头发的情况取决于头皮表皮以下的毛乳头、毛囊和皮脂腺等，其中毛乳头是毛囊的最下端，直接与毛细血管和神经末梢相连，头发的营养就通过毛细血管里血液所运送的营养物质，头发中所含的蛋白质、矿物质就是通过血液的运输作用而获得的。头发质量的好坏，有赖于毛细血管中血液的营养物质运输情况。一个人若血气不足，血液循环不好，那么血液中的营养就很有限，头发中的营养物质也是很有限的。养发要先养血，首先确保气血充足，日常要注意补血活血。

美发要补肾

　　中医认为，肾主藏精，主发育、生长、生殖，是人的先天之本，肾虚弱则生命活力下降，肾衰竭则生命死亡。同时，肾"在体合骨，生髓，通脑，其华在发，在窍为耳及二阴"，即人的骨髓、大脑、头发、耳朵等器官的状况与肾息息相关，美发不能不重视补肾。

　　从现代医学的角度解释，肾可以分泌尿液，调节人体水和渗透压，调节人体电解质浓度，调节人体酸碱平衡，调节内分泌。头发紧连毛细血管和神经末梢，机体的酸碱平衡、电解质浓度等生理情况，无不参与在内。如头发在头皮以下还有毛乳头、毛囊和皮脂腺等组成部分，就拿负责分泌皮脂的皮脂腺来说，它是头发的天然"卫士"，赋予头发光泽和防水性能。人体内酸碱平衡度及电解质浓度合适，皮脂腺就能正常分泌皮脂，反之，若不合适，皮脂腺分泌皮脂不是过少就是过多，分泌过少则会使头发干枯、无光泽、易脱落，分泌过多则导致头屑丛生，头皮瘙痒。简言之，头发的生长情况与肾的强弱息息相关。

　　由此可见，无论从中医的角度上解释，还是从现代医学的角度上的解释，头发都与肾密切相关，美发要养肾补肾。

补充 B 族维生素

　　B 族维生素是维生素中的大家族，在人体内起着推动新陈代谢，将糖、脂肪、蛋白质等营养物转变为能量的作用。人体如果缺少 B 族维生素，细胞功能马上降低，无法组织身体利用氧气，无法促进皮肤、指甲、毛发组织的获氧量，也无法祛除头皮屑，容易引起代谢障碍，导致脱发。但 B 族维生素全是水溶性维生素，在人体内停留时间不过数小时，人体一天不补充 B 族维生素，身体就一天缺乏，久而久之无法帮助食物释放能量。

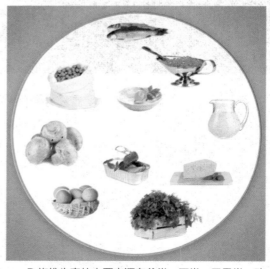

　　B 族维生素的主要来源有谷类、豆类、干果类、动物内脏、奶类、蛋类、绿叶蔬菜类等。

营养均衡，少吃肥肉、油炸食品

将头发浸泡至水中，会发现它们很快膨胀，膨胀之后重量比之前未浸泡时重了 40% 左右。这种遇水就膨胀的现象说明，头发的主要成分是蛋白质，脂肪含量很少。所以我们在饮食上要特别注意两点：一是要补充蛋白质，二是要少吃脂肪含量多、热量高的食物。

蛋白质可分为植物性蛋白质和动物性蛋白质，植物蛋白在我们一般饮食中含量并不高，五谷中才含有 10% 左右的蛋白质，但由于五谷是人们的主食，是人们膳食蛋白的主要来源，所以主食必须每天都要吃。豆类中蛋白质含量比较丰富，高达 36%~40%，人体的吸收率也比较高，所以豆制品是比较好的植物蛋白来源。动物性食物中蛋白质含量比较高，蛋类、奶类、禽、畜和鱼，都是优质蛋白的重要来源，所以日常生活中也不能少了这些食物。

这就是说，美发必须各类食物都要有所涉及，营养均衡。至于少摄食脂肪含量多、能量高的食物，是因为这两种物质难以为人体消化吸收，代谢负担较大，久而久之影响脾胃功能，不利于营养物质的吸收和传送，时间长了会使头皮大量分泌油脂，引起掉发，所以不宜多吃。

坚持温水洗发，少做烫染"手术"

头发从下到上可分为毛乳头、毛囊、毛根和毛干，我们通常所说的头发其实是指发干，毛乳头、毛囊、毛根因深藏于头皮之下所以忽略不计。在洗头发时，要注意洗的不仅仅是发干，还要照顾发根和头皮，这两个部位直接关系这发干的健康。这就要求洗头发的时候，必须用温水，不能太热，也不能太凉。

温水能散寒，能促进头皮的血液循环，有助于使毛细血管输送营养物质到发干，提高发质。但水温又不能太高，一般在 40~50℃为佳。水温太高时，会刺激头皮，使毛乳头、毛囊、毛根受伤，不利于头皮新陈代谢，也不利于发干吸收营养物质，久而久之会影响发质。

同理，经常烫发、染发，烫染过程中的高温、化学制剂也会刺激发根和头皮，不利于头发保养，所以少为秀发做烫染"手术"。

每天按摩头皮

每天按摩头皮，有助于预防脱发、白发。

中医认为，头为"精明之府"，是整个人体的精华所在。头皮是大脑的保护层，人体十二经脉中，手、足三阳经均经过头部，是谓"头为诸阳之会"。经常按摩头皮，就是刺激这些穴位，有助于疏通脑部气血，协调全身脏腑功能，有助于防治神经衰弱、头痛、失眠、阿尔茨海默病、健忘，促进头发健康生长。

现代科学研究已经证实，经常按摩头皮可刺激头皮上的毛细血管，使头部血液循环旺盛，从而为大脑和头发提供更多的氧气和营养物质，促进头发生长发育，同时调节皮脂分泌，预防脱发和白发。头皮上有很多神经末梢，头皮上的信息很容易通过神经末梢传入大脑，按摩的时候可刺激的神经末梢，大脑通过神经反射，会使皮质的思维功能增强，这就是为什么人们想不到好方法时挠挠头就可开阔思路的原因，而且按摩头皮还有健脑的作用。

保持心理健康

人在压力、焦虑的时候，会大量脱发，且越焦虑不安，脱发速度越快。这是因为，焦虑会伤肾，肾"华在发"，肾虚会影响头发的生长。所以美发还要在饮食调节之余，注重心理保健。

当压力比较大时，可保持适当运动，通过运动将全身的郁闷之气散发出去。也可不断进行深呼吸，或者做松弛体操等，将一天的精神疲劳释放掉。或者与朋友倾诉一番，听听音乐，看看电影，用各种令人愉悦的方式放松心情。总之要注意缓解不良情绪，不要让自己长时间焦虑。

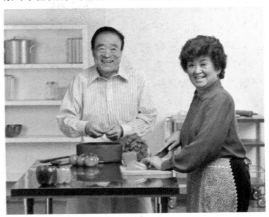

常见美发食物

中医认为，"肾为先天之本，其华在发"，意思是说，头发是人肾气强弱的反映，肾气越旺盛，头发生长越好，肾气越虚弱，头发越枯燥、无光泽，甚至会出现脱发的情况。因此有助于美发的食物，一定是有助于补肾的食物。"肝藏血，发为血之余，血亏则发枯"，意思是说肝脏、气血与头发健康也有密切关系，补益肝脏、补血食物也是美发所不可缺少的。

五谷杂粮类

黑米：黑米具有滋阴补肾、明目活血、清肝润肠、滑湿益精等作用，自古以来就是药食两用的食物，可入药入膳，常食可延年益寿，因此有"药米""长寿米"的美称。日常生活中常以黑米为食，可预防头昏、目眩、贫血、白发、眼疾、腰膝酸软、肺燥咳嗽、大便秘结等症。

黑芝麻：黑芝麻具有"补肝肾，滋五脏，益精血，润肠燥"的功效，常被当作滋补圣品。这是因为黑芝麻含有优质蛋白和丰富的矿物质，且含有一般食物所稀缺的不饱和脂肪酸和黑色素。现代医学研究发现，白发是因为毛囊中黑色素细胞分泌黑色素减少的缘故，常食黑芝麻可增强酪氨酸酶的活跃度，促进黑色素的生成，预防白发。

豆制品：如黄豆、黑豆、豆腐、豆浆及其他豆制品。中医认为，黄豆性平味甘，有补脾益气、清热解毒的作用。《食物本草会纂》说它可"宽中下气，利大肠，消水肿毒"。黑豆的营养价值更高，《本草纲目》中有记载："常食黑豆，可百病不生。"白发、脱发的人常食物黑豆还有助于生发养发。

蔬菜类

菠菜：菠菜中含有丰富的维生素，其中维生素 C 含量是所有蔬菜中含量最多的，有助于促进人体胶原质的合成，增强毛囊对头发巩固力，预防脱发、秃发。此外，菠菜中还含有丰富的铁元素，有补血养血的作用，常食有助于改善发质。

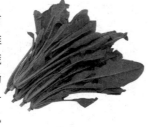

山药：山药可健脾胃、益肺肾、补虚羸，《本草纲目》中还说它有"健脾补益、滋精固肾、治诸百病，疗五劳七伤"的功效。脱发就是人的脏腑器官受损的表现，常以山药为食，可有效改善体质，让秀发重新焕发光彩。

土豆：土豆"能健脾和胃，益气调中，缓急止痛"，常食有助于促进食物中营养物质的消化和吸收，有助于增强补血、补肾效果，从而达到养发生发的目的。

水果坚果类

柿子：柿子具有清热、润肺、止渴的作用，对于血亏阴虚引起的头发干枯、易断有一定的改善作用。现代医学研究还发现，新鲜柿子中的碘含量很高，而碘是组成头发的重要物质，故常吃柿子也有养发生发的作用。

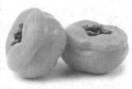

柑橘：柑橘富含维生素 C，维生素 C 是抗氧化剂，有助于抗氧化、抗衰老，并可降低血液中的胆固醇、预防血管破裂或渗血。现代医学研究还发现，柑橘中的营养成分很多，除了具有一般蔬果常有的维生素 C、维生素 E 外，还含有维生素 B_1、维生素 P、挥发油等对人体有益的罕见营养素，常食可促进水谷运化，增强脾胃和脏腑功能，起到养神、补血、护发的作用。

龙眼：龙眼自古以来就是药食两用的食物，常作滋补品。中医认为，龙眼性温味淡，有壮阳益气、补益心脾、养血安神、润肤美容等多重作用，对于气虚引起的健忘失眠、心悸、贫血等症有较好的治疗作用。清代医著《随息居饮食谱》中还认为将龙眼和白糖蒸熟加工成玉灵膏，可大补气血，滋补作用堪比人参。

桑葚：桑葚是滋补强壮、养心益智的佳果，中医认为它有补血滋阴、安神养颜、生津润肠、清肝明目等功效，对于体虚引起的须发早白、头晕目眩、心悸耳鸣、腰膝酸、大便干结等症均有较好的调理作用。女性每天吃二、三十颗桑葚可以养颜美容，男性适当吃桑葚可以补肝益肾、改善性功能。

莲子： 莲子性味甘平，具有、补脾止泻、益肾固精、养心安神等功效，一般家庭都用其制作冰糖莲子汤、银耳莲子羹，或用它制作八宝粥。阳虚体质者常食不但可以有效改善体虚症状，还能增强记忆力，提高学习和工作效率。

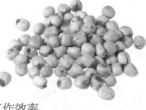

红枣： 红枣自古以来就是药食两用的食品，是补气养血的"圣品"。中医认为，红枣味甘性温，具有补中益气、养血安神的作用，几乎对于任何虚证都有较好的调理作用，尤其对于气血不足、津液亏损、心神不宁、面色萎黄、须发早白等症有较好的调理作用。

核桃： 核桃归肾、肺、大肠经，有补肾温肺、润肠的作用，常用来辅助治疗肾虚引起的腰膝酸软、阳痿遗精。发质不佳者每天吃两个核桃还能使头发乌黑发亮，增加光泽。

花生： 花生具有润肺、和胃的作用。现代医学研究发现，花生中含有 8 种人体必需氨基酸及不饱和脂肪酸，还有卵磷脂、胆碱、胡萝卜素、粗纤维以及脂肪、糖类、维生素 A、维生素 B_6、钙、磷、铁等多种营养成分，常吃可滋血、健脑、抗老化，发质不好者可将其当零食经常食用。

动物性食品

动物肝脏： 动物肝脏含有丰富的铁、磷，这两种矿物质是造血不可缺少的原料，常食有抗疲劳、补虚损的作用，常用来辅助治疗血虚、浮肿等气血亏损、肾脏虚弱等症，可改善发质。

牛奶： 牛奶富含易为人体消化吸收的优质蛋白，并含有多种维生素和矿物质，常食有助于补益人体，增强营养物质向头发的运输作用，改善发质。

鹌鹑： 鹌鹑肉是典型的高蛋白、低脂肪、低胆固醇食物，营养丰富，特别适合中老年人以及高血压、肥胖症患者食用，对畏寒怕冷的阳虚者也具有较好的调理作用。中医认为，鹌鹑肉可补五脏，益精血，温肾助阳，尤其适合体虚导致的营养不良、精神不振者食用。男子经常食用鹌鹑，可增强性功能，并增气力、壮筋骨。此外，鹌鹑还有治泻痢、疳积、湿痹等功效，脾胃虚弱者、水肿者，也可通过服食鹌鹑来改善。

海产品类

贝类： 即牡蛎、贻贝、蛤、蛏等水产品。这类食物是有"坚益肾阳、化精添髓、泽润肺脏，胃虚寒，气不化精之药"，具有补虚损、治肾气弱、健脑安神等作用，常食可补益五脏，促进营养物质向全身的输送，濡养头发。

海带： 海带中碘含量丰富，而碘是甲状腺素的主要成分，有助于促进头发生长。此外，海带还是碱性食物，有助于调节人体酸碱平衡，预防脱发、秃发。

紫菜： 紫菜碘含量丰富，有助于促进头发生长。另外紫菜中还富含多糖、胆碱和钙、铁等物质，常食可预防贫血，增强肾脏排水能力，提高机体免疫力。

海参： 海参含蛋白质、钙、钾、锌、铁、硒、锰等多种对人体有益成分，常食可补肾益精、滋阴健阳，补血润燥，常食可增强免疫力，健脑养发。

其他

何首乌： 何首乌归肝、肾经，有养血滋阴、润肠通便的作用，常用来治疗气血亏损引起的头晕目眩、心悸失眠、腰膝酸软、须发早白、耳鸣、遗精等症。白发或发质干燥无光泽者，可以何首乌制成药膳。

鱼肝油： 鱼肝油含有丰富的维生素 A 和维生素 D，有助于预防皮肤干燥、毛囊角化、干眼病及夜盲症等。发质不佳者适当补充鱼肝油有助于乌发养发，增强头发光泽。

枸杞： 枸杞归肝、肾经，有滋补肝肾、益精明目的作用，常用来治疗气血亏损、精血不足引起的虚劳精亏、腰膝酸痛、眩晕耳鸣、须发早白、血虚萎黄等症。日常膳食中，无论是熬汤还是煲粥都可常放枸杞。

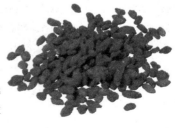

养发

头发的生长有赖于精血的滋养，发为血之余，又为肾之外华。心主血、肾藏精，因此头发的润泽与否，和心肾功能有着非常密切的关系。要保持头发的光亮、柔顺，关键是要保持人体脏腑气血充沛，经络通畅。

常用药材、食材

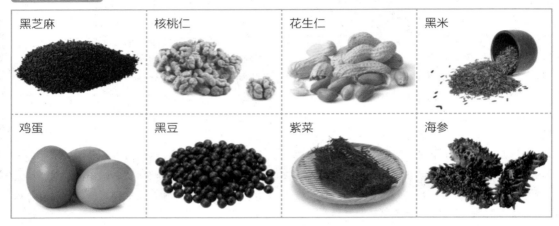

| 黑芝麻 | 核桃仁 | 花生仁 | 黑米 |
| 鸡蛋 | 黑豆 | 紫菜 | 海参 |

饮食须知

"肝藏血，发为血之余，血亏则发枯。肾为先天之本，精血之源，其华在发。"因此养发要从调理气血、补肾角度入手，多吃具有益气补血、补肾阳、肾阴的食物，如红枣、枸杞、何首乌、海参等。

民间偏方

将黑木耳用温水泡发 2 小时，去蒂，撕瓣。黑芝麻炒香。再将黑木耳、黑芝麻放入铝锅内，加水适量，置中火煎熬 1 小时，滗出汁液；再加水煎熬，将两次煎液合并，放入白糖拌匀即成。可养发生发。

穴位按摩

养发要按摩百会穴。"百会"指手足三阳经及督脉的阳气在此交会，经常按摩可促进头皮的血液循环。可以这样取穴：正坐，举双手，虎口张开，大拇指指尖碰触耳尖，掌心向头，四指朝上。双手中指在头顶正中相碰触所在穴位即是。

注意事项

想染发、烫发的人，要知道一些基本的护发常识。如发质脆弱的人不宜染发，应选择性质温和的洗头液。发质差者可通过药物健发，平常可了解一些具有美发作用的中草药，如何首乌能使人的须发乌黑，制成药膳调理亦可。

养生食疗方

核桃仁炒虾球

材料 虾 100g，核桃仁 200g，青椒、红椒、黄瓜片、圣女果各适量，盐 3g，味精 1g，醋 8ml，生抽 12ml，油适量。

做法 ①虾洗净，取虾仁备用；核桃仁洗净；青椒、红椒洗净，切斜片；黄瓜片、圣女果洗净备用。②锅内注油烧热，放入虾仁炒至变色后，加入核桃仁、青椒、红椒炒匀。③再加入盐、醋、生抽炒至熟，加入味精调味，起锅装盘；放上黄瓜片、圣女果装饰。

功效 补肾壮阳，抗早衰，生发养发。

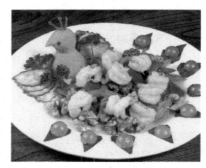

花生仁蒸猪蹄

材料 猪蹄 500g，花生仁 80g，红椒片 10g，盐、油、酱油各适量。

做法 ①猪蹄褪毛后砍成段，氽水备用；花生仁洗净。②将猪蹄入油锅中炸至金黄色后捞出，盛入碗内，加入花生仁，用酱油、盐、红椒拌匀。③再上笼蒸 1 小时至猪蹄肉烂即可。

功效 花生中的儿茶素可抗老化，预防早衰。猪蹄补中益气，二者同食可增强脏腑机能。

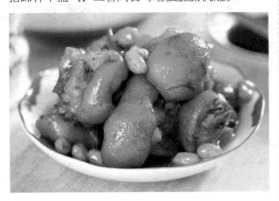

鸡蛋小米羹

材料 牛奶 50ml，鸡蛋 1 个，小米 100g，白糖 5g，葱花少许。

做法 ①小米洗净，浸泡片刻；鸡蛋煮熟后切碎。②锅置火上，注入清水，放入小米，煮至八成熟。③倒入牛奶，煮至米烂，再放入鸡蛋，加白糖调匀，撒上葱花即可。

功效 本品可补中益气，健脾开胃，滋阴润燥，预防老化，常食可抗早衰。

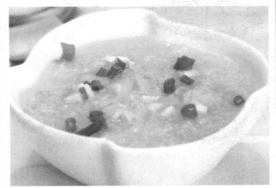

姜片海参炖鸡汤

材料 海参 3 只，鸡腿 150g，姜 1 段，盐 2g。

做法 ①鸡腿洗净剁块，氽烫后捞出沥干备用；姜洗净切片；海参洗净，切大块，氽烫，捞起。②煮锅加适量水煮开，加入鸡块、姜片煮沸，转小火炖约 20 分钟，加入海参续炖 5 分钟，加盐调味即成。

功效 本菜可补肾益精、滋阴潜阳、补血润燥、调经祛劳，常食可培元固本。

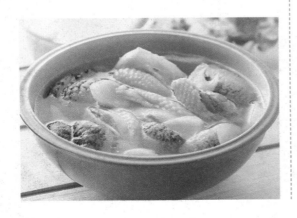

荷叶蒸牛蛙

材料 牛蛙肉 400g，红枣、枸杞、姜、葱各适量，荷叶 1 张，盐 3g，味精 2g，料酒 4ml，酱油 5ml，蚝油 5ml。

做法 ①将牛蛙剁成小块后，洗去血水；姜、葱洗净切丝。②牛蛙块用所有调味料腌渍入味。③取荷叶 1 张，垫于蒸笼底部，将牛蛙置于荷叶之上，加红枣、枸杞再上锅蒸 7~8 分钟即可。

功效 滋阴润燥，补中益气，增强脏腑功能。

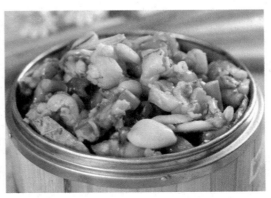

生发

头发稀少或脂溢性脱发时，要及时通过饮食及改善生活习惯来生发。脂溢性脱发是由于皮脂分泌过旺，而皮脂中的油酸、亚油酸、角鲨烯等会毒害毛囊，致使毛皮中毒、枯萎、脱落。高温也会导致皮脂分泌过旺，应注意预防。

常用药材、食材

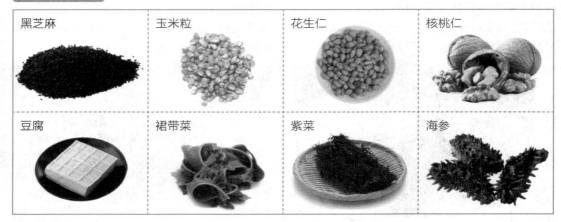

| 黑芝麻 | 玉米粒 | 花生仁 | 核桃仁 |
| 豆腐 | 裙带菜 | 紫菜 | 海参 |

饮食须知

生发要多吃富含优质蛋白的食物。蛋白质中的氨基酸是头发的基本构成成分，缺乏氨基酸易导致头发干燥、断裂。在鸡肉、瘦肉、鱼类、羊奶、牛奶及豆制品中，氨基酸含量丰富，多吃可有效改善头发组织、增强头发弹性。

民间偏方

炙何首乌30g，粳米50g，冰糖适量。将炙何首乌放入砂锅内加水煎成浓汁后去药渣，然后加粳米50g、冰糖适量煮粥。每日服1次。

穴位按摩

生发可按摩命门穴。"命门"指人体脊骨中的阴性水液由此穴外输督脉。本穴是人体生命之本，常按摩此穴位可气血双补，增强生命活力，生发乌发。可以这样取穴：正坐，伸两手至背腰后，大指在前，四指在后。左手中指指腹所在位置的穴位即是。

注意事项

生发要注意少吸烟，少喝酒，避免常摄入辛辣刺激性食物，如辣椒、花椒、姜、葱、大蒜等。少吃油腻和油炸食物，否则会导致油脂分泌旺盛，堵塞毛囊，致使脱发。同时忌食高糖和高脂肪食物，这类食物中含有不利于头发生长的酸性物质，不利于生发养发。

养生食疗方

口蘑拌花生

材料 口蘑50g，花生仁250g，红辣椒5g，盐3g，味精2g，生抽10ml。

做法 ①将原材料洗净，改刀，入水中焯熟。②将盐、味精、生抽调匀，淋在口蘑、花生上，撒上红辣椒拌匀即可。

功效 本菜富含锌，锌能激活中老年人脑细胞，抵抗衰老。同时可排毒，抗疲劳，延缓人体衰老。

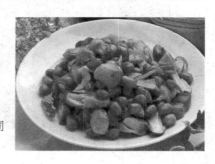

豆皮鳕鱼丸

材料 嫩豆皮 35g，鳕鱼丸 115g，芹菜、榨菜各 15g，紫苏 8g，海苔丝 5g，盐 1g，白胡椒粉 4g。

做法 ①紫苏熬成汁，滤取药汁即成药膳高汤。②嫩豆皮切小片；芹菜和榨菜切末；药膳高汤置入锅中加热，放入鳕鱼丸煮沸。③加入其他所有材料煮熟，放盐、胡椒粉拌匀。

功效 清热、化痰、活血、生发，补益身体。

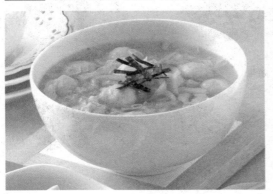

玉米拌鱼肉

材料 鸡蛋 100g，生菜 30g，番茄、罐头玉米粒各 50g，金枪鱼、黄瓜各 100g，沙拉酱适量。

做法 ①生菜洗净放盘底；番茄切瓣；鸡蛋煮熟切片；黄瓜洗净，一部分切丝，一部分切长条。②金枪鱼煮熟捞出，放入装有生菜的盘中，撒上黄瓜丝。③放上番茄、鸡蛋、玉米粒，铺上黄瓜条，挤上沙拉酱。

功效 补中益气，滋补养颜。

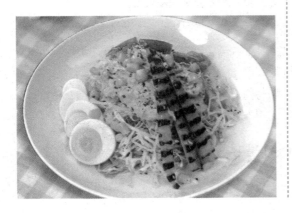

花生仁核桃羹

材料 黑芝麻 10g，黄豆 30g，花生仁、核桃仁各 20g，粳米 70g，白糖 4g，葱 8g。

做法 ①粳米、黄豆泡发洗净；花生仁、核桃仁、黑芝麻洗净捞起沥干；葱洗净切末。②粳米、黄豆、花生仁入水锅以大火煮开。③加入核桃仁、黑芝麻转小火煮至浓稠状，调入白糖拌匀，撒上葱花。

功效 养血益肾，延缓衰老。

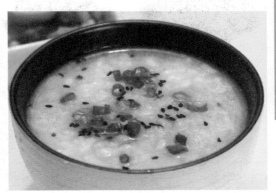

芝麻糯米羹

材料 黑芝麻 50g，糯米 150g，杏仁 30g，冰糖适量。

做法 ①糯米、杏仁先放清水中浸泡 2 小时，然后洗净备用；②将黑芝麻下锅小火炒香，然后慢慢碾碎。③将糯米冷水下锅大火熬 10 分钟，之后放黑芝麻、杏仁，慢慢搅拌，20 分钟后放冰糖即可食用。

功效 补五脏，益气力，生津润肠，填精益髓，常食可益肝养发、强身健体、抗衰老。

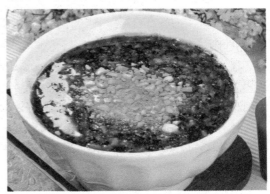

乌发

有的人头发枯黄，有的人不到 40 岁就有白头发，这都说明肾脏、肝脏功能不足，一般与这些因素有关：压力过大、疲劳熬夜、用脑过度、头皮受过伤害、情绪容易紧张焦虑。此外，粗糙的染发药剂容易引起过敏，损伤头发，不利于乌发。

常用药材、食材

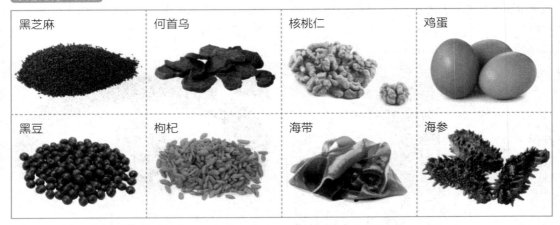

| 黑芝麻 | 何首乌 | 核桃仁 | 鸡蛋 |
| 黑豆 | 枸杞 | 海带 | 海参 |

饮食须知

乌发要多吃微量元素丰富的食物，头发的生长与微量元素密切相关，如缺锌易导致头发生长发育变缓，而且头发容易脱落，缺铜易患中青年白发。在海带、黑芝麻、黑木耳、干果及谷类等食品中，微量元素含量丰富。另外，要多吃富含碘的食物，因为头发的光泽与甲状腺功能有关，补碘有助于刺激甲状腺的分泌，滋养头发。

民间偏方

黑芝麻、鲜桑葚各 250g，共捣烂，加蜂蜜少许调匀，放置瓶中，口服 3 次，每次 6g，以白开水送服，连服 3 个月。

穴位按摩

乌发可按摩上星穴。该穴为督脉经穴，督脉气血会在本穴处吸热后缓慢上升，有助于气血向头部的输送，滋养秀发。可以这样取穴：正坐或立正，当前发际正中直上 1 寸处即是该穴。

注意事项

头发要注意呵护与保养。每次梳头的时候，最好慢点将头发理顺，避免粗暴性地梳头。勤洗头发，且洗头发的时候注意照顾到头皮和发根，用手指轻轻按压头皮，以促进头皮血液循环。洗完后，先用毛巾擦干、挤干，再用吹风机吹干，注意吹风机不要离头发太近。

养生食疗方

山药枸杞莲子汤

材料 山药 200g，莲子 100g，枸杞 50g，白糖 6g。

做法 ①山药去皮、洗净，切成滚刀块；莲子去心后与枸杞一起泡发。②锅中加水烧开，下入山药块、莲子、枸杞，用大火炖半小时。③待熟后，调入白糖，煲入味即可食用。

功效 健脾胃，益肺肾，补虚羸，常食可增强体质、抗早衰、延年益寿。

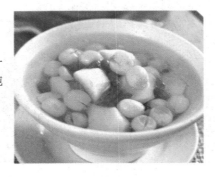

首乌核桃仁粥

材料 核桃仁 50g，何首乌 10g，粳米 50g，盐适量。

做法 ①何首乌洗净入锅，加水煎熬，去渣留汁。②将粳米洗净入锅，加入何首乌汁同煮至粳米软烂，再加入核桃仁和盐即可。

功效 核桃仁补肾温肺，何首乌益肾养血，粳米可活血明目，此粥具有温肾明目的功效，适宜眼眶发黑、头发稀少者食用。

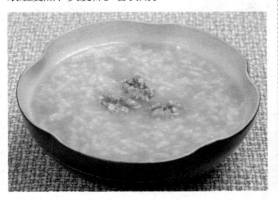

鸡蛋蒸豆腐

材料 鸡蛋 1 个，豆腐 200g，剁椒 20g，盐、味精各 2g，葱花适量。

做法 ①豆腐切成 2cm 厚的段。②豆腐放入盘中，打入鸡蛋置于豆腐中间，撒上盐、味精。③将豆腐与鸡蛋置于蒸锅上蒸熟，取出；再另起油锅，下入剁辣椒稍炒，淋于蒸好的豆腐上，撒上葱花。

功效 本菜几乎含有人体所需的各种营养素，具有抗早衰的作用。

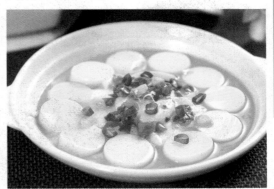

三七鸡蛋汤

材料 鸡蛋 1 个，三七 10g，葱花、盐各少许。

做法 ①将三七洗净，锅置火上，倒入适量清水，将三七入锅煮片刻，捞起，沥干。②另起锅，倒入适量水，待烧开后，打入鸡蛋，煮至熟。③将三七放入锅中，待再次煮沸后，调入盐，拌匀撒上葱花即可盛碗。

功效 活血散血，益气补虚，对气血亏损所致的须发早白、腰膝酸软等症有较好的调理作用。

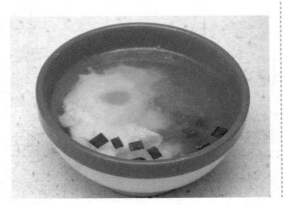

枸杞炖牛蛙

材料 牛蛙 500g，猪腰 1 对，枸杞 50g，盐 3g，味精 2g。

做法 ①牛蛙洗净，取牛蛙腿，起肉去骨；猪腰洗净切片；枸杞洗净；将牛蛙、猪腰片入沸水汆至熟后，捞出。②把以上原材料放入炖盅，加滚水适量，隔滚水炖 2 小时，加入盐、味精稍煮即可。

功效 补中益气，补虚解毒，旺盛精力，延缓衰老。

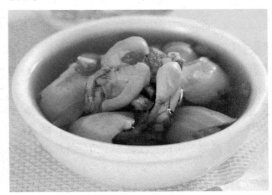

抗脱发

正常人一天落发 50~100 根上下，如果因为压力、生活习惯而每日落发超过 100 根，就要调治，连续 2~3 个月都这样，就有秃头的征兆。脱发一般由血虚受风、风盛血燥、发失所养所致，并与情感所伤有关，应注意对症预防。

常用药材、食材

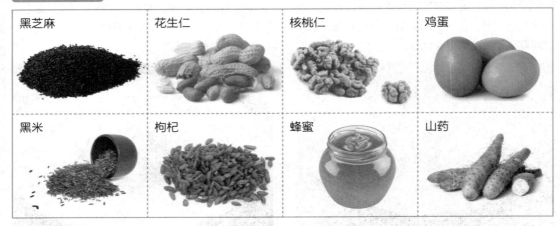

| 黑芝麻 | 花生仁 | 核桃仁 | 鸡蛋 |
| 黑米 | 枸杞 | 蜂蜜 | 山药 |

饮食须知

预防脱发要补充各种维生素，缺乏维生素会改变头发色泽，或导致毛囊角质化，造成脱发。牛奶、动物肝脏、蛋、菠菜、杏、胡萝卜等维生素 A 含量丰富；谷类、蚌类、鱼类、绿色蔬菜和水果中 B 族维生素丰富；山楂、橘子、猕猴桃、刺梨中维生素 C 丰富；香油、玉米油、花生油、莴苣等食物中维生素 E 丰富。

民间偏方

圆白菜 200g、胡萝卜 400g、苹果 300g 切碎榨汁，加海带粉 2~4g，调匀饮用。对甲状腺和毛发有营养功效。适用于脱发、头发屑多。

穴位按摩

预防脱发可常按摩风池穴。该穴内物质富含水湿，水湿之气受外部之热，胀散并化为阳热风气，然后输散于头颈各部，有助于促进头部血液循环，预防脱发。可这样取穴：正坐，举臂抬肘，肘约与肩同高，屈肘向头，双手置于耳后，掌心向内，指尖朝上，四指轻扶头两侧，大拇指指腹位置即是。

注意事项

防治脱发可每天锻炼身体，增强体质，延缓性腺萎缩和衰老。饮食中补充新鲜蔬菜、香菇、黑木耳、茯苓等，少吃动物脂肪和胆固醇高的食物。

养生食疗方

花生仁炒肉末

材料 花生仁、瘦肉各 150g，芹菜适量，粉皮 50g，盐 3g，味精 2g，老抽 10ml，油适量。

做法 ①花生浸泡；瘦肉洗净，切末；芹菜洗净，切段；粉皮洗净，泡发。②锅内注油烧热，放入肉末爆炒，调入盐、老抽，再放入花生仁、芹菜、粉皮一起翻炒；待汤汁浓时，加入味精调味，起锅装盘。

功效 补肾补虚，生发乌发。

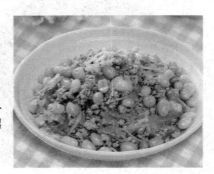

核桃仁沙参汤

材料 核桃仁 50g，沙参 20g，生姜 4 片，红糖 5g。

做法 ①将核桃仁冲洗干净，沙参洗净。②砂锅内放入核桃仁、沙参和姜片。③加水用小火煮 40 分钟，加入红糖即可。

功效 核桃健脑，有"万岁子""长寿果""养生之宝"之美誉，常食核桃可延年益寿；沙参养阴润燥；二者同食可防止脱发白发，延缓衰老。

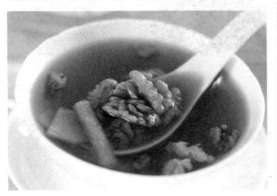

山药薏米汤

材料 山药 25g，薏米 50g，生姜 3 片，枸杞 10g，冰糖适量。

做法 ①分别将薏米、生姜、枸杞洗净；山药去皮，切块。②将以上备好的材料放入锅中加水，先大火烧开，再转小火煲约 2 小时。③再加入冰糖调味即可。

功效 健脾益胃，益肝护发，利水益肾。

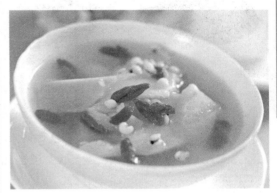

四仁鸡蛋羹

材料 核桃仁、花生仁各 50g，白果仁、杏仁各 30g，鸡蛋 2 个，白糖适量。

做法 ①白果仁去壳、去皮。②将白果仁、杏仁、核桃仁、花生仁均研磨成末，用瓶罐收藏，放于阴凉处。每次取 20g 加水煮沸，冲鸡蛋于小碗，加白糖调匀即可。

功效 益精髓，补益五脏，增强体质，预防早衰脱发。

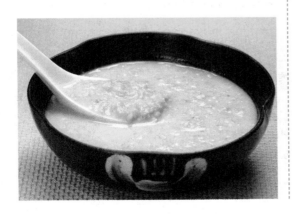

雪蛤蛋白枸杞甜汤

材料 哈士蟆 3 只，蛋清适量，枸杞 10g，冰糖适量。

做法 ①哈士蟆自腹部剪开，取出卵巢部分，弃杂质，以清水泡发沥干，加适量水煮开。②蛋清打至发泡，加入雪蛤、枸杞、冰糖煮 1 分钟即可。

功效 哈士蟆富含蛋白质，对于增进健康有明显作用；枸杞滋阴益肾，二者同食可保护肾脏，养发护发。

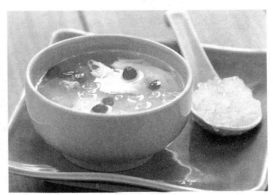

治秃发

秃发有先天的遗传因素，也有后天因素，如疤痕性秃发、斑秃及脂溢性脱发等，其中脂溢性脱发最常见，很多青壮年男性、脑力劳动者年纪轻轻就秃发，多是这种脱发。秃发影响美观，往往给人带来烦恼。

常用药材、食材

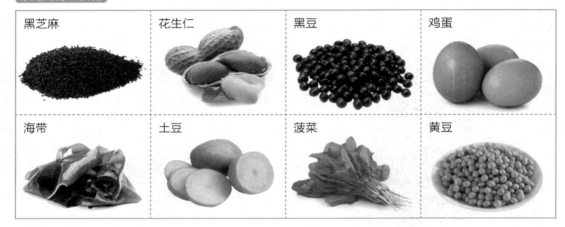

| 黑芝麻 | 花生仁 | 黑豆 | 鸡蛋 |
| 海带 | 土豆 | 菠菜 | 黄豆 |

饮食须知

秃发要多吃碱性食物，即在人体内消化吸收之后最终的代谢产物呈碱性的食物。这类食物通常含钾、钠、钙、镁等矿物质较多，如蔬菜、水果、乳类、黄豆和菌类食物等。秃发的重要因素在于血液中含有酸性毒素，当人体体力劳动过度，或精神太过郁闷时，容易产生酸性毒素，需要通过碱性食物中和。

民间偏方

何首乌 30g，黄精 30g，白酒 500ml。先将何首乌、黄精切成细片，装入纱布袋内扎紧口后，放入白酒内浸泡 15 天即成。每日饮 1 盅。

穴位按摩

秃发要经常按摩涌泉穴。"涌泉"是指体内肾经的经水从此处穴位溢出体表，有助于补肾虚。可以这样取穴：正坐，翘一足于另一膝上，足掌朝上，用另一手轻握，四指置于足背，弯曲大拇指按压处即是。

注意事项

预防秃发要注意以下事：①情绪开朗，戒除思想负担，否则不利于治疗；②少吃糖类、动物性脂肪及辛辣刺激食物；③科学护发，经常梳头，选用对头皮、头发刺激较小的中性或弱酸性洗发剂洗头；④及时治疗感染病灶，调理内分泌。

养生食疗方

土豆蛋黄奶羹

材料 土豆 30g，熟鸡蛋黄 1 个，牛奶 100ml，粳米 80g，白糖 3g，葱花适量

做法 ①粳米洗净，浸泡；土豆去皮，洗净，切成小块放入清水中稍泡。②锅置火上，注入清水、粳米煮至五成熟。③放入牛奶调匀后放入土豆，煮至米粒开花，放入鸡蛋黄，加白糖调匀，撒上葱花。

功效 益肾护肝，养发护发。

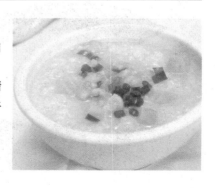

菠菜花生仁

材料 菠菜 400g，花生仁 200g，醋适量，香油 25ml，盐 4g，鸡精 1g。

做法 ①将菠菜洗净，切段，焯水，装盘；花生仁先入油锅炸熟，捞出控干油后倒在菠菜上。②加入醋、香油、鸡精和盐，充分搅拌均匀即可食用。

功效 补肾强身，适合久病体虚、气短乏力、不思饮食、脱发秃发者。

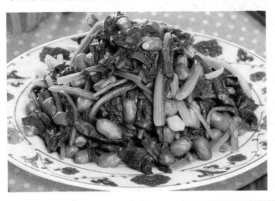

黑豆牛肉汤

材料 黑豆 200g，牛肉 500g，生姜 15g，盐 4g。

做法 ①黑豆淘净，沥干；生姜洗净，切片。②牛肉洗净，切成方块，放入沸水中余烫，捞起冲净。③黑豆、牛肉、姜片盛入煮锅，加适量的水以大火煮开，转小火慢炖 50 分钟，调味即可。

功效 黑豆补肾益血、强筋健骨，牛肉滋补效果佳，二者同食可增强人体活力。

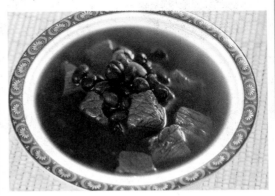

菠菜炒鸡蛋

材料 菠菜 150g，鸡蛋 2 个，盐 2g。

做法 ①菠菜择去老叶，切去根部，洗净；鸡蛋打入碗中，加少许盐搅匀。②锅中加油烧热，下入鸡蛋炒至凝固后，盛出；原锅烧热，下入菠菜炒熟后，加盐调味，倒入炒好的鸡蛋翻炒均匀。

功效 菠菜可通便清热、理气补血、防病抗衰，鸡蛋可祛热、镇心、安神，二者同食可抗早衰。

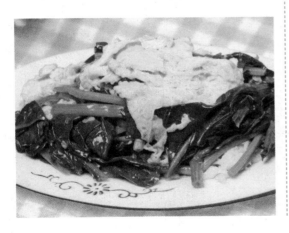

土豆煲牛肉

材料 土豆 1 个，牛肉 300g，生姜 15g，生抽、盐、料酒、葱花各适量。

做法 ①牛肉洗净切块；生姜洗净去皮切片；土豆洗净去皮切滚刀块。②水烧开，放入牛肉块余烫，捞出。③瓦煲加清水，入牛肉，煲至牛肉熟，放入土豆，中火煲至熟烂，加调味料，撒上葱花。

功效 本菜富含 B 族维生素，有抗衰老的作用。

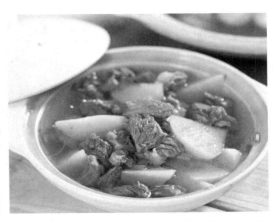

让头发柔顺

头发干枯是影响乌发柔顺的关键。当头发失去水分和油脂滋润时，就会导致头发干枯易折断，发尾出现分叉现象。长期睡眠不足和疲劳过度，吸烟过多，某些疾病的伤害，如贫血、低钾，均会造成头发干枯，日常应注意预防。

常用药材、食材

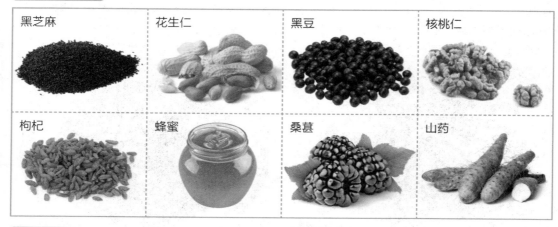

| 黑芝麻 | 花生仁 | 黑豆 | 核桃仁 |
| 枸杞 | 蜂蜜 | 桑葚 | 山药 |

饮食须知

头发的主要成份是角质蛋白，角质蛋白质是头发必需的营养品，因此头发干枯与蛋白质缺乏有关。饮食要注意补充蛋白质。豆制品中含有丰富的植物蛋白，不但能为头发补充营养，还可补益身体。蛋类、鱼类、猴头菇、瘦肉、牛肉、牛奶、乳制品等食物也含有很多促进角质蛋白合成的有益成分。

民间偏方

黑芝麻、白糖各适量。将黑芝麻洗净晒干，用小火炒熟，碾轧成粉，配以等量的白糖贮入瓶内，每日早晚2匙用温开水调服。

穴位按摩

让头发柔顺可按摩中极穴，该穴是"足三阴、任脉之会"，按摩此处可补益气血。可以这样取穴：仰卧，将耻骨和肚脐连线五等分，由下向上1/5处即为该穴。

注意事项

有时候头发打结与梳发方式不正确有关。梳头时，首先要确保梳子是干净的，不要使用带有污垢的梳子。其次，要确保梳齿是直的，如果有缺少或弯曲的梳齿，要更换一把。再次，要先梳发梢，梳的时候轻轻的，不要用力猛拉，避免扯伤头皮，损伤毛囊。

养生食疗方

红枣花生仁甜汤

材料 干红枣50g，花生仁100g，红糖50g。

做法 ①花生仁略煮一下放冷，去皮，与泡发的红枣一同放入煮花生米的水中。②再加适量冷水，用小火煮半小时左右。③加入红糖，待糖溶化后，收汁即可。

功效 活血养血，健脾和胃，润肺化痰，滋阴调气，滋润肌肤，促进新陈代谢，改善气色和发质。

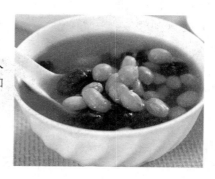

山药枸杞牛肉汤

材料 山药600g，牛腱肉500g，枸杞10g，盐2g。

做法 ①牛腱肉切块、洗净，余烫后，洗净；山药削皮，洗净切块；枸杞洗净。②将牛腱肉盛入煮锅，加适量的水以大火煮开，转小火慢炖1小时。加入山药、枸杞续煮10分钟，加盐调味。

功效 健脾益肾，滋阴固精，常食可补肾乌发。

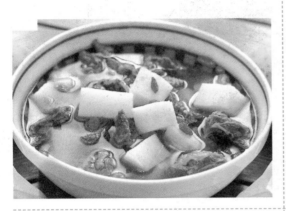

浮小麦黑豆茶

材料 黑豆、浮小麦各30g，莲子、黑枣各7枚，冰糖少许。

做法 ①将黑豆、浮小麦、莲子、黑枣均洗净，黑豆、莲子泡发。②将以上材料放入锅中，加水1000ml，大火煮开，转小火煲至熟烂。③最后调入冰糖，搅拌溶化即可，代茶饮用。

功效 敛阴固汗，滋阴补肾，益气补血，可增强脏腑机能。

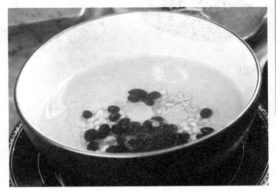

雪蛤枸杞甜汤

材料 雪蛤1只，枸杞10g，冰糖适量。

做法 ①将雪蛤自腹部剖开，取出卵巢部分，弃杂质，以清水泡发沥干，斩件；枸杞泡发。②锅中水烧开，倒入雪蛤煮至熟，再加入枸杞煮熟。加冰糖，待冰糖溶化后即可。

功效 雪蛤坚益肾阳、化精添髓、补虚损；枸杞养肝、滋肾、润肺，二者同食可抗疲劳，改善气色和发质。

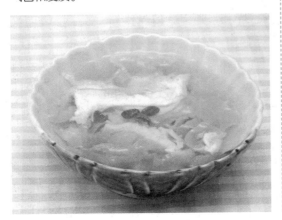

核桃仁兔肉汤

材料 兔肉200g，杜仲、核桃仁各30g，生姜2片，盐适量。

做法 ①兔肉洗净，斩件。②杜仲、生姜洗净；核桃仁用开水烫去外皮。③把兔肉、杜仲、核桃仁放入锅内，加清水适量，放入生姜，大火煮沸后，小火煲2~3小时，调入盐即可。

功效 滋补肝肾，强健筋骨，健脑益智，增强体质，改善气色和发质。

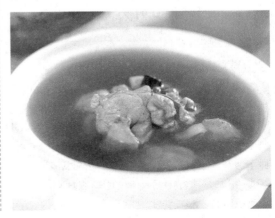

让头发有光泽

头发有光泽是人体健康的重要标准。头发枯黄、无光泽通常意味着气血虚弱，脏腑器官功能不佳，气血运行不畅。因此，秀发有光泽不仅是一个美容概念，还是一个养生概念，日常生活养生要注意观察头发光泽情况，以便及时调理。

常用药材、食材

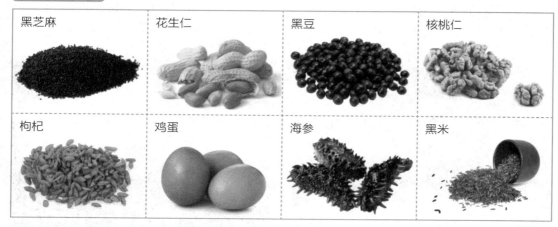

黑芝麻	花生仁	黑豆	核桃仁
枸杞	鸡蛋	海参	黑米

饮食须知

让头发有光泽，除了补充优质蛋白之外，还要补充 B 族维生素、维生素 C 及钙，保持心情愉快。日常少食辛辣刺激之物和油脂含量过高的食物。心情舒畅也有助于保持头发的乌黑发亮，因此秀发有光泽还要注意情绪养生。

民间偏方

黑芝麻 250g，核桃仁 250g，红砂糖 500g。先将黑芝麻、核桃仁炒熟，后将红砂糖放入锅内，用筷子挑起糖液呈丝状时停火；将黑芝麻、核桃仁倒入糖内拌匀，再倒入涂有植物油的瓷盘中，稍冷之后用刀剁成条块即成。每日服用数次。

穴位按摩

让头发有光泽可按摩肾俞穴。该穴有助于增加肾脏的血流量，增强肾功能，进而濡养秀发。可以这样取穴：俯卧，在腰部的第二腰椎棘突下、左右二指宽处即是该穴，可每天按摩 5 分钟。

注意事项

用啤酒洗头可使头发产生光泽，防止秀发干枯脱落。先把头发洗净擦干，然后用一瓶啤酒的 1/11 均匀地涂在头发上，并用手按摩。15 分钟后，用水把头发冲洗干净，然后再用 1/8 瓶的啤酒如上所述重涂一次，并用梳子把头发梳一遍，以便让啤酒均匀地渗透到头发根部。

养生食疗方

文蛤蒸鸡蛋

材料 文蛤、鸡蛋各 200g，红椒粒少许，葱花适量，盐 3g，香油 15ml。

做法 ①文蛤洗净；鸡蛋磕入碗中，搅打成蛋液。②文蛤摆入碗中；鸡蛋加水、盐拌匀，倒入装有文蛤的碗中，再滴少许香油，撒上葱花、红椒粒放入锅中蒸 15 分钟即可。

功效 鸡蛋可补中益气，文蛤可清热利湿、化痰软坚，二者同食可抗疲劳，润养头发。

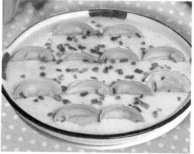

龙眼枸杞冰糖饮

材料 龙眼干 100g，枸杞 30g，冰糖适量。

做法 ①枸杞用凉水泡发，龙眼略洗。②锅中加水烧沸，下入龙眼、枸杞、冰糖，煮 10 分钟即可饮用。

功效 龙眼可补气养血、健脑安神，枸杞可补中益气、滋阴补肾，二者与冰糖同煮可增强脏腑功能，促进新陈代谢，改善气色和发质。

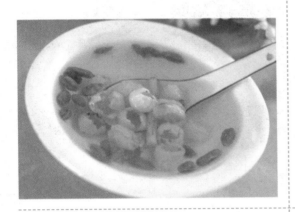

海参炖鸡汤

材料 当归 10g，黄芪 15g，枸杞 15g，干金针菜 10g，海参 200g，鸡腿 1 个，盐 3g。

做法 ①当归、黄芪、枸杞熬成汤汁备用。②金针菜洗净；海参、鸡腿洗净切块后余水。③将金针菜、海参、鸡腿、枸杞放入电锅内锅中，入药材汤汁、盐，烧 15 分钟；外锅加水，再焖 5 分钟。

功效 调节内分泌，补肾固本。

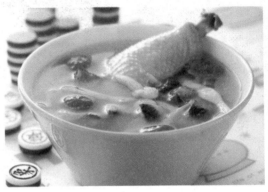

花生仁拌豆腐

材料 豆腐 600g，花生仁、皮蛋各适量，盐 2g，葱花、红油、熟芝麻各少许。

做法 ①豆腐放入沸水焯烫，取出切丁冷却。②皮蛋去壳切丁；油锅烧热，将花生仁、红油、盐炒成味汁；将皮蛋放在豆腐上，淋入味汁，撒上葱花和熟芝麻即可。

功效 豆腐是养生摄生、益寿延年的美食佳品，花生可健脾和胃、抗老化，二者同食可改善体质。

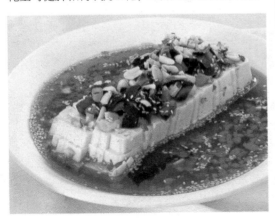

菠菜拌核桃仁

材料 菠菜 400g，核桃仁 150g，香油 20ml，盐 4g，鸡精 1g，蚝油 10ml。

做法 ①将菠菜洗净，焯水，装盘待用；核桃仁洗净，入沸水锅中焯水至熟，捞出，倒在菠菜上。②用香油、蚝油、盐和鸡精调成味汁，淋在菠菜核桃仁上，搅拌均匀即可。

功效 增强体质，延缓衰老，可辅助治疗腰腿酸软、牙齿松动、须发早白。

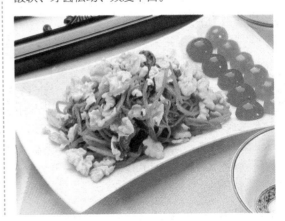

去屑止痒

头屑是人体代谢的正常产物，一般肉眼看不到，也不影响生活。当头皮出现异常病变时，会出现颗粒较大的白色或灰色鳞屑，附着在头皮或头发上，使头皮瘙痒，鳞屑易随着梳头或抓挠脱落到肩部衣服上，给人不洁的印象，影响个人形象。

常用药材、食材

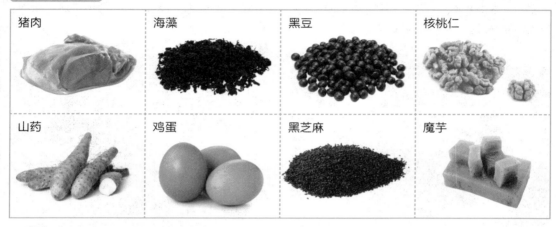

| 猪肉 | 海藻 | 黑豆 | 核桃仁 |
| 山药 | 鸡蛋 | 黑芝麻 | 魔芋 |

饮食须知

头皮屑有干性头皮屑与油性头皮屑之分。干性头皮屑是因为皮脂分泌不足，宜吃含有维生素A、B族维生素之类及脂肪性食物，如动物肝脏、麦芽、海藻类、猪肉、水果等；油性头皮屑是因为皮脂分泌旺盛，宜多吃豆类、芋类、绿色蔬菜、面食等食物。

民间偏方

用150ml的陈醋，加入1L温水中搅拌，将二者的混合物用来洗头，每天若能坚持1次，不仅能去屑止痒，对于减少头发分叉、防治头发变白也有一定效果。

穴位按摩

去屑止痒可按摩神庭穴，督脉的上行之气在此聚集，对人体有很好的保健和调理作用。可以这样取穴：正坐或仰靠，在前发际正中直上0.5寸处取穴即可。

注意事项

很多女性天天洗头，这是不科学的，易导致头发蓬散分叉。每周洗发3次最佳。皮肤分泌的皮脂从覆盖在头皮到毛发末端需要3天的时间，如果每天洗头的话，这些皮脂在头皮处就被洗掉，毛发末端将不会有皮脂到达，头发很容易脱落。

养生食疗方

木耳海藻猪蹄汤

材料 猪蹄150g，海藻10g，黑木耳、枸杞各少许，盐3g。

做法 ①猪蹄斩块；海藻、黑木耳、枸杞分别洗净泡发。②猪蹄焯去血水，捞起洗净。③将猪蹄、枸杞放入砂煲，倒上适量清水，大火烧开，下入海藻、黑木耳，改小火炖煮1.5小时，加盐调味即可。

功效 补气养血、润肺止痒。

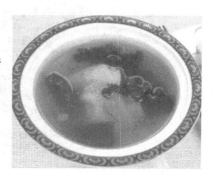

山药枸杞甜羹

材料 山药 30g，枸杞 15g，粳米 100g；白糖 10g。

做法 ①粳米泡发后洗净；山药去皮后洗净，切块；枸杞泡发，洗净。②锅内注水，放入粳米，用大火煮至米粒绽开，放入山药、枸杞。③改用小火煮至粥成闻见香味时，放入白糖调味即可。

功效 本羹可滋阴润肺、益气补虚、滋肾益精、养肝护发。

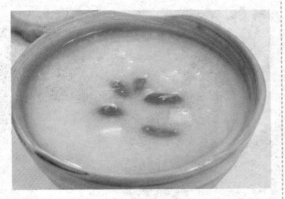

核桃仁拌韭菜

材料 核桃仁 300g，韭菜 150g，白糖 10g，白醋 3ml，盐 2g，香油 8ml。

做法 ①韭菜洗净，放在沸水中焯熟，取出沥干后切段。②锅内放入油，烧至五成热时下入核桃仁炸成浅黄色捞出。③在另一只碗中放入韭菜、白糖、白醋、盐、香油拌匀，和核桃仁一起装盘即成。

功效 补肾填精，补虚健胃，养血止痒，可辅助治疗烦躁、脱发。

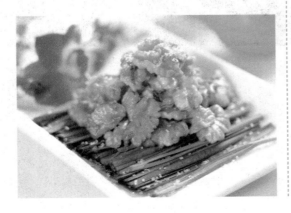

蛋黄山药羹

材料 粳米 80g，山药 20g，熟鸡蛋黄 2 个。盐 3g，香油、葱花各少许。

做法 ①粳米淘洗干净，放入清水中浸泡；山药洗净，碾成粉末。②锅中注入清水，放入粳米煮至八成熟。③放入山药粉煮至米粒开花，再放入研碎的鸡蛋黄，加盐、香油调匀，撒上葱花。

功效 益肺肾、补虚赢，有助于促进皮肤血液循环，去屑止痒。

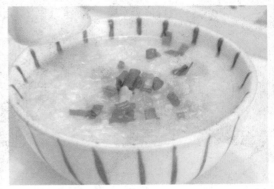

魔芋烧狗肉

材料 狗肉 350g，魔芋 300g，红椒、蒜末各少许，豆瓣酱 8g，料酒 5ml，盐 3g，红油 6ml。

做法 ①魔芋切丁；狗肉洗净剁块；红椒切片。②将魔芋入锅煮 3 分钟后捞出。③锅中油烧热，下入蒜末、豆瓣酱爆香，将狗肉和魔芋、红椒烧熟后，调入其他调味料。

功效 魔芋可散毒减肥、养颜通脉，狗肉可温补肾阳，二者同食有助于促进皮肤代谢。

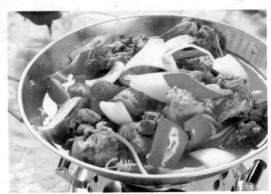

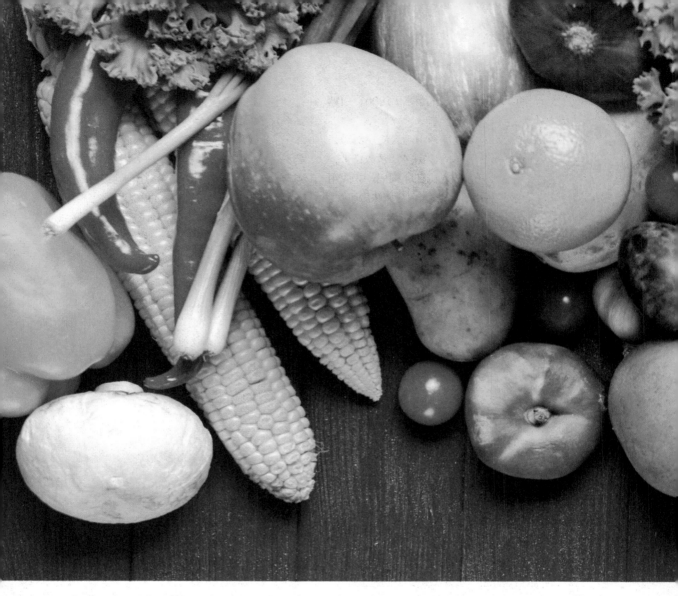

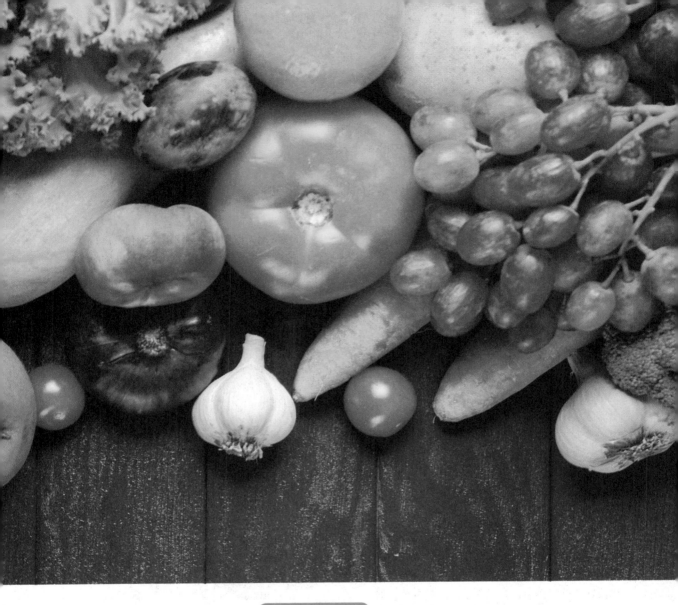

第十八章

对症调理怎么吃

　　药膳，形成于传统的中药学基础之上，将中药和某些具有药用价值的食物相配，使之在食用中发挥保健和治疗作用。药膳最大的特点是"寓医于食"，既将药物作为食物，又将食物辅以药效，二者相辅相成，具有很高的营养价值，让良药不再苦口，从而达到防病治病、保健强身、延年益寿的目的。如今，人们的生活水平不断提高，自我保健的观念也逐渐增加，以药膳来防治疾病的方法越来越多地受到人们的青睐。

消化不良

主要症状：表现为持续或间隔的上腹部不适、饱胀、反酸、嗳气，甚至疼痛等。常因胸闷、饱腹感、腹胀等而不想吃东西或进食较少，夜晚睡眠也会受到影响，入睡后还常有噩梦。

治疗原则：辛温消食；理气消食；养脾消食；运动消食；中成药消食。

对症药材		对症食材	
❶ 莲子	❷ 柴胡	❶ 白果	❷ 乌骨鸡
❸ 生姜	❹ 甘草	❸ 牛蛙	❹ 金橘
❺ 山楂	❻ 天门冬	❺ 话梅	❻ 红茶

◀ 甘草 　　　　　　◀ 白果

病因探究

可由某器官病变引起消化不良，如肝胆疾病、胰腺疾病、糖尿病等。还可能与精神心理因素有关，如情绪波动、睡眠不好、过度疲劳、烟酒刺激、工作紧张等。天寒受凉或多食不易消化的食物也会引起消化不良。

饮食宜忌

适当多吃咸一点的食物有助于胃液分泌。宜吃易消化的粥类加点开胃小菜，注意少食多餐。忌食荤腥、油腻、海味等不易消化的食物，饮食应以清淡为主。少食刺激性的、生冷的食物以及咖啡、巧克力、红薯和酸性食物。

对症穴位——天枢穴

部位：属足胃经经脉的穴位，在中腹部，肚脐左右两侧三指宽处。

主治：①此处穴位正好在大肠通过的地方，经常按摩，能够治疗便秘、腹泻、肠鸣等病症。②按揉此处穴位，对腹痛、虚损劳弱、伤寒等疾病有很好的抑制作用。③长期按压此处穴位，对中暑呕吐、男性生殖器疾病、女性月经不调、不孕等病症有很好的调理保健疗效。

自我取穴按摩法：①仰卧或正坐。②轻举双手，用左手按在左边穴位，右手按在右边穴位，手掌心向下，用食指、中指、无名指的指腹垂直下按并向外揉压，施力点在中指的指腹。③每天早晚各一次，每次揉按 1~3 分钟。

保健小提示

平时尽量做到进食有规律，充分咀嚼，多食易消化的食物，避免刺激性食物，避免饥饱不节和暴饮暴食等，避免精神过度紧张和疲劳。还应常食补益脾胃的食物，减少胃病的发生。

另外，常按摩天枢和中脘也可治疗消化不良，天枢穴在肚脐左右两侧 3 指宽处。中脘在肚脐中上 4 寸。用拇指按揉，早晚各一次，一次 3 分钟。

本草药典

柴胡

功效：疏肝利胆，疏气解郁、透表泄热，升举阳气

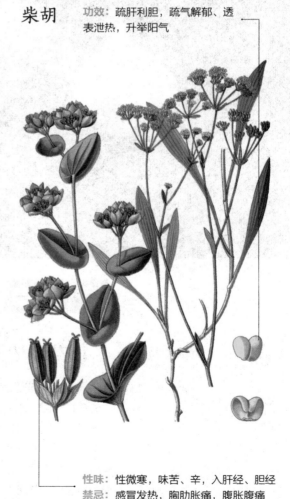

性味：性微寒，味苦、辛，入肝经、胆经
禁忌：感冒发热，胸胁胀痛，腹胀腹痛

消脂金橘茶

药材 山楂 10g，决明子 15g，红枣 25g。

食材 金橘、话梅各2颗，红茶包1包，冰糖适量。

做法 ①决明子、山楂、话梅、红枣、金橘皆洗净备用。②决明子、红枣加水，大火煮开，加山楂、话梅、冰糖煮 15 分钟，所有药材捞起丢弃，放入红茶包稍泡过拿起。③金橘挤汁带皮丢入稍浸，捞起丢掉。饭后饮用。

功效 消食健胃，行气散淤。

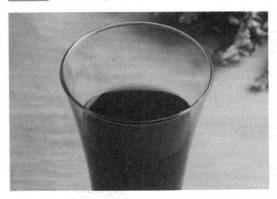

莲子红枣糯米粥

药材 红枣 10 枚，莲子 150g。

食材 糯米 1 杯，冰糖适量。

做法 ①莲子洗净、去莲心。糯米淘净，加适量的水以大火煮开，转小火慢煮 20 分钟。②红枣洗净、泡软，与莲子一同加入已煮开的糯米中续煮 20 分钟。③等莲子熟软，米粒呈糜状，加冰糖调味，搅拌均匀即可。

功效 健脾补气，补中养神，止渴去热。

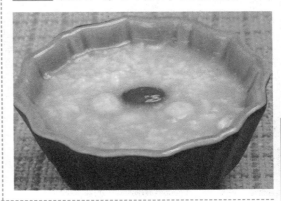

草莓小虾球

药材 芍药 10g，当归 5g。

食材 草莓 3 个，虾仁 300g，鲜山药 50g，吐司 3 片，莲藕粉 1 小勺，米酒 1 小匙。

做法 ①芍药、当归分别洗净，和水煮滚后取汁备用；吐司切小丁；草莓去蒂洗净，切 4 片。②虾仁洗净和米酒同腌 20 分钟，拭干，同山药一同剁碎，加莲藕粉，拍打成泥。③用虾泥、吐司丁包裹草莓，炸至金黄色起锅，用浆汁勾芡。

功效 生津止渴，利咽止咳，利尿止泻。

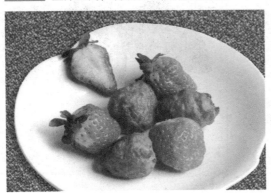

杨桃紫苏梅甜汤

药材 麦冬 15g，天门冬 10g。

食材 杨桃 1 颗，紫苏梅 4 颗，紫苏梅汁 1 大匙，冰糖 1 大匙，棉布袋 1 个。

做法 ①全部药材放入棉布袋；杨桃表皮以少量的盐搓洗，切除头尾，再切成片状。②药材与全部材料放入锅中，以小火煮沸，加入冰糖搅拌溶化。③取出药材，加入紫苏梅汁拌匀，待降温后即可食用。

功效 本药膳具有生津、润心肺、助消化的功效。

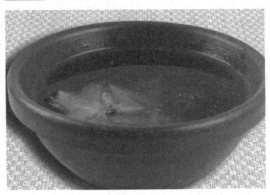

腹泻

主要症状： 排便次数明显超过正常的频率，而且粪质稀薄，粪便中水分增加，或有未消化食物甚至是脓血、黏液。如果是炎症性腹泻还会伴有腹痛、呕吐、排气等症状，严重者会有发热、出汗、乏力等症状。

治疗原则： 抗感染；饮食卫生；避免着凉；改善饮食习惯；少喝碳酸饮料；治疗全身性疾病。

对症药材		对症食材	
① 当归	② 土茯苓	① 鳝鱼	② 姜
③ 赤芍	④ 丁香	③ 蘑菇	④ 紫米
⑤ 白术	⑥ 车前草	⑤ 鸡腿	⑥ 猪肚

◀丁香　◀蘑菇

病因探究

腹泻的原因很多，可以由食物刺激引起；肠道细菌感染、饮食不当引起消化功能紊乱也是常见的腹泻诱因。此外，对乳糖过敏的人还会因为喝牛奶而引起腹泻。一些体虚的人会因胃肠功能低下而发生慢性腹泻。

饮食宜忌

及时补充水分，最好喝一些糖水和盐水，避免身体里离子失衡。忌食菠萝、柚子、柠檬、广柑、西瓜等凉性的食物。少吃菠菜、白菜、竹笋、洋葱、茭白、辣椒等，纤维素和辣味会加重腹泻。

腹胀患者宜食用萝卜。萝卜具有健胃消食、顺气宽中的功效。《四声本草》曰："凡人饮食过度，生嚼咽之便消。"因此，萝卜对食滞腹胀者尤其适宜，或捣汁饮，或煎水服。除新鲜萝卜外，萝卜籽、萝卜叶、老萝卜根煎水服用，也适宜食滞腹胀患者饮用。

对症穴位——解溪穴

部位： 属于足胃经经脉的穴位，在足背踝关节横纹的中点，两筋之间的凹陷处。

主治： ①因为此处穴位能引上焦（胸部，乳房以上的部位）郁热下行，所以，按摩此穴位，能够治疗头痛、眩晕、腹胀、便秘、脚腕痛、下肢痿痹、肾炎、肠炎、口痛及眼疾等病症。②配昆仑穴、太溪穴，治疗踝部疼痛；配商丘穴、血海穴，治疗腹胀。

自我取穴按摩法： ①正坐，腿屈膝，脚放平。②用同侧的手掌抚膝盖处，大指在上、四指的指腹循胫骨直下至足腕处，在系鞋带处，两筋之间有一凹陷。③用中指的指腹向内用力按压。④每天早晚各按压一次，每次1~3分钟。

保健小提示

注意饮食卫生，尤其是夏季不能吃发酸的食物，隔夜的食物应该放到冰箱中贮存。养成按时吃饭的好习惯，不能暴饮暴食，少吃冷饮等影响肠胃功能的食物。

本草药典

土茯苓

功效： 健脾胃，利湿热，解毒，利关节，开散降泄

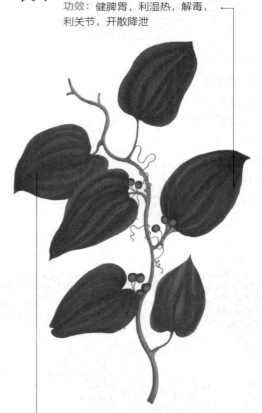

性味： 性平，味甘，入肝、胃、肾脾经

主治： 淋浊，胸胁腹痛

四神沙参猪肚汤

药材 茯苓 50g，沙参 15g，芡实、莲子各 100g。

食材 猪肚半个，新鲜山药 200g，盐 2g。

做法 ①猪肚洗净氽烫切块；芡实淘洗干净，用清水浸泡，沥干；山药削皮，洗净切块；莲子、茯苓、沙参洗净。②将所有材料一起放入锅中，煮沸后，再转小火，煮熟烂后，加盐调味即可。

功效 涩肠止泻，适合久泻脱肛的患者食用。

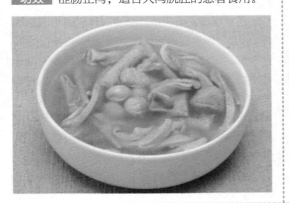

荥实莲子薏米汤

药材 芡实、茯苓、干品莲子各 100g，肉豆蔻 10g。

食材 薏米 100g，山药 50g，猪小肠 500g，盐 2g。

做法 ①猪小肠洗净氽烫，切段。②芡实、茯苓、山药、莲子、薏米、肉豆蔻洗净，与小肠同放入锅中，加水。③大火煮沸，转小火炖煮至熟烂加盐。

功效 本品固肾止泻，适合慢性腹泻患者食用。

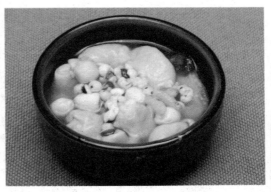

丁香多味鸡腿

药材 丁香、陈皮各 10g，党参、白术各 15g。

食材 鸡腿 2 只，姜 3 片。

做法 ①将药材、鸡腿分别洗净，将陈皮泡发，鸡腿氽烫，去血丝，备用。②把药材放于锅底，再将鸡腿放在药材上，水盖过药材和肉，再放入姜片，上方封一层保鲜膜，使其药味及肉味能够保存。③在电饭锅中加 1 杯水，等电饭锅跳起即可。

功效 芳香健胃，有促进消化的功能，可治疗肠胃虚寒所导致的腹部冷痛、呕吐或腹泻等症。

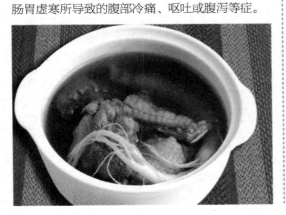

车前草猪肚汤

药材 鲜车前草 150g，薏米 30g，杏仁 10g，红枣 3 枚。

食材 猪肚 2 副，猪瘦肉 250g，盐 3g，花生油、淀粉各适量。

做法 ①猪肚用花生油、淀粉反复搓揉后洗净，稍烫后切块。②鲜车前草、薏米、红枣分别洗净。③将 1600ml 清水放入瓦煲内，煮沸后加入所有材料，大火煲滚后改用小火煲 2 小时，加盐调味。

功效 主治小便不通、黄疸、水肿、泄泻等症。

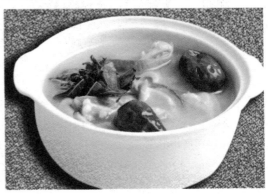

头痛

主要症状： 头痛可以是单侧或双侧痛，或者跳痛、针刺痛等，有的伴有眼睛肿胀疼痛，严重者会出现脸色苍白、恶心反胃。关节痛可出现红肿热痛的炎症反应，活动会受到限制。肌肉劳损会引发关节周围肌肉疲劳无力、酸胀疼痛等。

治疗原则： 调节脏器功能；行气或降气。

对症药材		对症食材	
❶ 天花粉	❷ 知母	❶ 菠萝	❷ 香菇
❸ 山药	❹ 土茯苓	❸ 香菜	❹ 西蓝花
❺ 桑寄生	❻ 杜仲	❺ 洋葱	❻ 芦笋

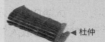 ◀ 杜仲

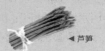 ◀ 芦笋

本草药典

知母

主治： 外感热病，高热烦渴，肺热燥咳，骨蒸潮热，内热消渴，肠燥便秘

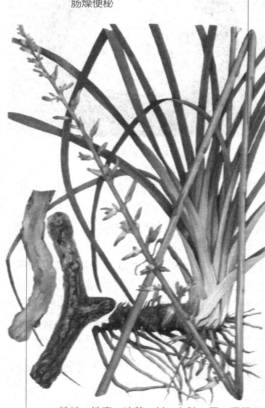

性味： 性寒，味苦、甘，入肺、胃、肾经
功效： 清热泻火，理气止痛

病因探究

神经性头痛、偏头痛，可以由精神紧张、休息不足或中医所讲的气滞淤血引起。有 18% 的人都有过头痛症状。关节疼痛主要可由关节炎、寒湿或者长期疲劳、肌肉损伤等引起。

饮食宜忌

注意增加钙的摄取，必要时可以服用药物或保健品等。多食含硫的食物，如芦笋、鸡蛋、大蒜、洋葱等。硫能参与骨骼、软骨和结缔组织的修补与重建，同时帮助钙的吸收。多食稻米、小麦和黑麦等食物，平时应多喝牛奶、豆浆，多食瘦肉。

长期气息不畅需要理气的患者可多吃一些金橘。金橘性温、味辛甘，具有理气、解郁、化痰的功效。《中国药植图鉴》称金橘能："治胞脘痞闷作痛，心悸亢进。"

对症穴位——青灵穴

部位： 在人体手臂内侧，当极泉穴与少海穴的连线上，肘横纹上3寸处，肱二头肌的内侧沟中。

主治： ①此穴位具有理气止痛、宽胸宁心的作用。②经常拍打、按揉此处穴位，能够有效治疗头痛振寒、目黄、肋痛、肩臂疼痛、肩胛及前臂肌肉痉挛等疾患。③能够治疗循环系统的疾病，如心绞痛等。④能够治疗神经系统的疾病，如神经性头痛、肋间神经痛等。

自我取穴按摩法： ①正坐，抬起右臂与肩平，肘弯屈，小臂向上，左手五指并拢，将小指放在手臂内侧肘横纹处，拇指按压所在之处有酸痛感。②除拇指以外，其余四指放于臂下，轻托手臂，用拇指的指腹轻轻揉按穴位。③每天早晚左右穴位各按揉一次，每次按揉 1~3 分钟。

保健小提示

注意保暖，尤其是春秋季节，气温变化大时，要根据气温的升降而增减衣服。适当运动，但应避免出汗后着凉。尤其要保护腕、肘、肩、膝等处，避免淋浴或洗冷水澡。

香菇旗鱼汤

药材 天花粉 15g，知母 10g。

食材 旗鱼肉片 150g，香菇 150g，西蓝花 75g，嫩姜丝 5g，盐 3g，棉布袋 1 个。

做法 ①全部药材放入棉布袋，全部食材洗净，香菇和西蓝花切成小块备用。②清水倒入锅中，放入棉布袋和全部食材煮沸。③取出棉布袋，放入嫩姜丝和盐调味即可食用。

功效 舒筋止痛，养胃抗癌，治疗腰腿疼痛。

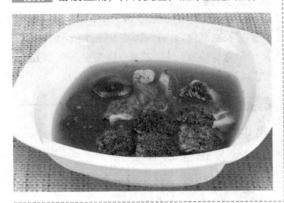

香附陈皮炒肉

药材 香附 10g，陈皮 3g。

食材 猪瘦肉 200g，盐 3g，油适量。

做法 ①先将香附、陈皮洗净，陈皮切丝备用；猪瘦肉洗净，切片后备用。②在锅内放油，烧热后，放入猪肉片，翻炒片刻。③加适量清水烧至猪瘦肉熟，放入陈皮、香附及盐翻炒几下即可。

功效 本品具有舒肝解郁、行气止痛的功效。

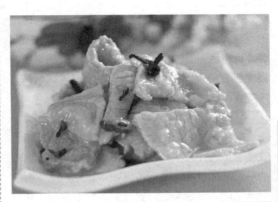

杜仲寄生鸡汤

药材 炒杜仲 50g，桑寄生 25g。

食材 鸡腿 1 只，盐 1 小匙。

做法 ①将鸡腿剁成块，洗净，在沸水中氽烫，去除血水，备用。②将炒杜仲、桑寄生一起放入锅中，加水至盖过所有材料。③用大火煮沸，然后放入鸡肉转为小火续煮 25 分钟左右，快要熟时，加盐调味即可。

功效 对于改善肾虚腰痛、筋骨无力、高血压等症状效果显著。

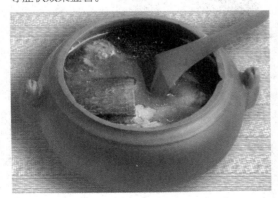

山药土茯苓煲瘦肉

药材 山药 30g，土茯苓 20g。

食材 猪瘦肉 450g，盐适量。

做法 ①山药、土茯苓洗净，沥干水分，备用。②先将猪瘦肉氽烫，去除血水，再切成小块，备用。③将适量清水放入砂锅内，加入全部材料，待大火煮沸后，改用小火煲 3 小时，直到药材的药性全都浸入汤汁中，然后加盐调味起锅。

功效 本药膳具有清热解毒、除湿通络等功效，适用于治疗湿热疮毒、筋骨拘挛疼痛等症状。

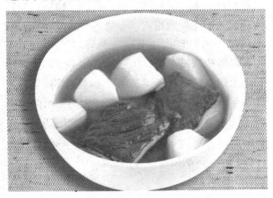

失眠

主要症状： 失眠是指入睡所需时间超过半小时；夜间常常醒来或早醒；总的睡眠时间少于 6 小时。夜晚常常做梦，醒来后能记住梦的内容。会引起疲劳感、不安。患者全身不适、无精打采、反应迟缓、头痛、记忆力不集中。

治疗原则： 养心安神；补气补血；注意休息；化痰除湿。

对症药材	对症食材
❶ 菊花　❷ 灵芝	❶ 牛奶　❷ 荞麦
❸ 陈皮　❹ 当归	❸ 胡萝卜　❹ 生姜
❺ 龙眼　❻ 酸枣仁	❺ 蜂蜜　❻ 金针菜

◀ 陈皮　　◀ 胡萝卜

病因探究

失眠可由很多原因引起。比如由于睡眠环境的突然改变而不适应，睡前饮茶、喝咖啡、吸烟等不良生活习惯，或者心脏病、关节炎、肠胃病、高血压等身体疾病都可导致失眠。过量饮用茶、咖啡、可乐类饮料也会失眠。

饮食宜忌

喝参汤或服用洋参丸以及含人参的食疗菜肴宜在上午进行。忌食辛辣、刺激等食物，少吃油炸、油煎、油腻食品。晚饭不宜吃得过饱，以免影响胃肠功能，导致失眠。临睡前不宜饮浓茶、咖啡及其他兴奋性饮料。

对症穴位——神门穴

部位： 属于手心经经脉的穴位。该处穴位在手腕关节的手掌一侧，尺侧腕屈肌腱的桡侧凹陷之处。

主治： ①此处穴位具有安神、宁心、通络的功效，主要治疗心烦失眠，对神经衰弱也具有一定的疗效。②按压此处穴位，能够有效治疗心悸、心绞痛、多梦、健忘、失眠、惊悸、怔忡、心烦、便秘、食欲不振等疾患。③在现代中医临床中，常利用此穴治疗无脉症、神经衰弱、癔病、精神分裂症等。④配大椎穴、丰隆穴，治疗癫狂；配支正穴，治疗健忘、失眠、无脉症。

自我取穴按摩法： ①正坐，伸手、仰掌，屈肘向上约 45 度，在无名指和小指掌的侧向外方。②用另一只手的四指握住手腕，大拇指弯曲，用指甲尖垂直掐按豆骨下、尺骨端的穴位凹陷处，有酸胀和痛感。③先左后右，每天早晚两穴位各掐按一次，每次掐按 3~5 分钟。

保健小提示

睡前用热水泡脚能改善失眠，或者用手掌快速连搓脚底涌泉穴，直到脚底发热，换另一侧按摩。还可做全身按摩，从搓双耳、挠头皮、叩齿做起，然后双手交替按摩胸、腹部，各 100 次。

本草药典

当归

功效： 血虚萎黄，眩晕心悸，失眠多梦，月经不调，风湿痹痛，跌扑损伤，痈疽疮疡

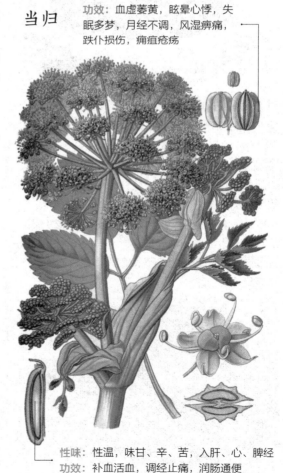

性味： 性温，味甘、辛、苦，入肝、心、脾经
功效： 补血活血，调经止痛，润肠通便

天麻鸡肉饭

药材 天麻 5g。

食材 蓬莱米 100g，鸡肉 25g，竹笋、胡萝卜各 50g。

做法 ①将鸡肉、竹笋、胡萝卜切粒。②将蓬莱米、天麻、鸡肉、竹笋、胡萝卜洗净放入砂锅内。③以小火煨煮，煮成稠饭即可。

功效 健脑强身，镇静安眠，可治疗顽固性失眠、头晕、眼花、多梦等病症。

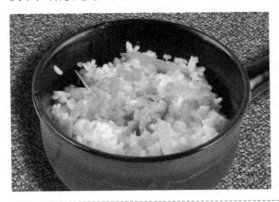

当归炖猪心

药材 党参 20g，当归 15g。

食材 新鲜猪心 1 个，葱、姜、蒜、盐、料酒各适量。

做法 ①将猪心里的血水、血块去除干净。②党参、当归洗净，再一起放入猪心内，用竹签固定。③在猪心上再铺上葱、姜、蒜、料酒，再将猪心放入锅中隔水炖熟，去除药渣，加盐调味。

功效 主治心虚失眠、惊悸自汗、精神恍惚等。

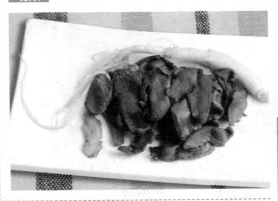

党参龙眼膏

药材 党参 250g，沙参 125g。

食材 龙眼肉 120g，蜂蜜适量。

做法 ①以适量水浸泡党参、沙参、龙眼肉，然后加热、熬熟。②每 20 分钟取煎液一次，加水再煮，共取煎液 3 次，最后需合并煎液，再以小火煎熬。③至黏稠如膏时，加蜂蜜，煮沸停火，待冷却装瓶，平时服用。

功效 本药膳可以滋补强体，补心安神，治疗神经衰弱，养血壮阳，益脾开胃。

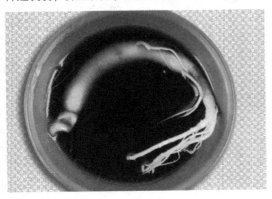

灵芝炖猪尾

药材 灵芝 5g，陈皮 3g。

食材 猪尾 1 条，鸡肉 200g，猪瘦肉 50g，鸡汤 1000ml，生姜、葱、料酒、白糖、食盐各适量。

做法 ①将猪尾洗净后剁段；猪肉切块；鸡肉切块；灵芝切细丝。②锅中加水，放入猪尾段、猪肉、鸡块焯烫去除血水。③将鸡汤倒入锅内，煮沸后加入猪尾、瘦肉、鸡块、灵芝、陈皮，炖熟加调味料即可。

功效 具有补气养心、安神、安眠和美颜等功效。

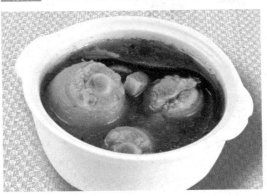

焦虑症

主要症状：表现为坐立不安，忧心忡忡，常伴有头疼、头昏、心慌气短、易出汗、口干、尿频等躯体不适。若长期处于焦虑、紧张、愤闷不平的状态，可引发高血压、冠心病、支气管哮喘、胃溃疡等疾病。

治疗原则：滋阴降火。

对症药材	对症食材
① 百合　② 白术	① 薏米　② 香蕉
③ 党参　④ 茯苓	③ 莲藕　④ 猪心
⑤ 山药　⑥ 红枣	⑤ 松子　⑥ 菠萝

◀ 百合　　　　◀ 莲藕

本草药典

白术

主治：脾胃气弱，不思饮食，倦怠少气，心慌气短，虚胀，泄泻，痰饮，水肿，胎气不安

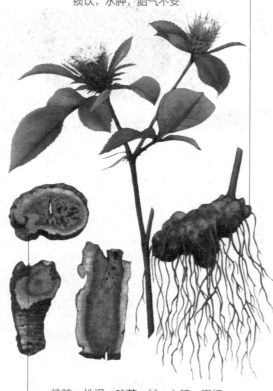

性味：性温，味苦、甘，入脾、胃经
功效：补气健脾，燥湿利水，止汗安胎

病因探究

产生焦虑症有生理方面的原因，比如受遗传或疾病的影响；也有心理因素，比如心理素质、社会认知等；还有社会因素，如居住空间拥挤、工作压力过大等都会导致焦虑烦躁。

饮食宜忌

增加饮食中蔬菜的比例，最好达到50％以上。尤其是绿叶蔬菜能刺激大脑产生快乐感。多吃鱼和坚果，其中的不饱和脂肪酸有助于缓解焦虑和沮丧情绪，鲑鱼、亚麻籽油、坚果和鸡蛋都是很好的选择。避免咖啡、可乐等兴奋性的饮料，远离辛辣刺激的调味料。

对症穴位——中府穴

部位：属于手肺经脉的穴位。两手叉腰立正，锁骨外侧端下缘的三角窝中心是云门穴，由此三角窝正中垂直往下推一条肋骨（平第一肋间隙）处即是本穴。

主治：①《针灸大成》记载："主腹胀，四肢肿，食不下，喘气胸满，肩背痛，呕秽，呃逆上气，肺气急，肺寒热，胸悚悚，胆热呕逆，嗌唾浊涕，风汗出，皮痛面肿，少气不得卧，伤寒胸中热，飞尸遁注，瘿瘤。"②中府穴在针灸经络上是肺与脾脏经络交会的穴位，所以还可以泻除胸中及体内的烦热。③长期按压此穴，对于支气管炎、肺炎、咳嗽、气喘、胸肺胀满、胸痛、肩背痛等病症，也具有很好的调理保健功效。

自我取穴按摩法：①正坐或仰卧。②以右手食、中、无名三指并拢，用指腹按压左胸窝上，锁骨外端下，感到有酸痛闷胀之处。③向外顺时针按揉1~3分钟。④再用左手以同样的方式，逆时针按揉右胸中府穴。

保健小提示

好好休息是赶走焦虑的好办法。还要多做运动。运动时，人的身体里会产生使人精神放松和愉悦的物质，能让人变得乐观起来。还可以听听节奏舒缓的音乐，泡泡热水澡，按摩太阳穴等。

党参茯苓粥

药材 白术、党参、茯苓各 15g，甘草 5g。

食材 薏米、大米各适量，白糖适量。

做法 ①大米、薏米洗净。②白术、党参、茯苓、甘草洗净，加入 4 碗水煮沸，转小火煎成 2 碗，滤取药汁。③在药汁中加薏米、大米，大火烧开，转小火熬成粥，加白糖调味。

功效 益气，和胃，生津，主治疗脾胃虚弱。

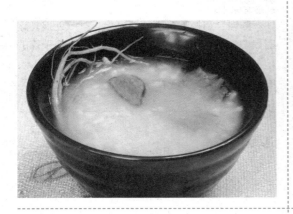

四仙莲藕汤

药材 百合、茯苓、山药各 100g，红枣适量。

食材 莲藕片 100g，冰糖 2 大匙。

做法 ①将所有的材料洗净，红枣泡发。②砂锅中加入所有药材，以大火煮开，再转小火，滤取药汁。加适量水烧开，倒入药汁和莲藕片，以中火煮至藕片变软。③待所有的材料煮软后，加入冰糖，再煮大约 15 分钟，用勺子调匀即可。

功效 益脾安神，益胃健脾，养血补益。

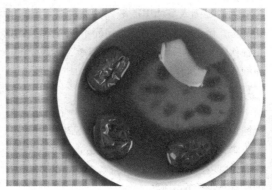

菠萝甜汤

药材 蜂蜜 3ml。

食材 菠萝 250g，白糖 60g。

做法 ①将菠萝去皮，洗净，切成块。②锅中加水 300ml，放入菠萝块，大火煮沸。③最后调入白糖和蜂蜜即成。

功效 菠萝具有补益心脾、生津止渴、调节情绪的功效，适合经常郁郁寡欢、心烦失眠、焦虑的患者食用，还可改善心火旺盛、焦虑烦躁等症。

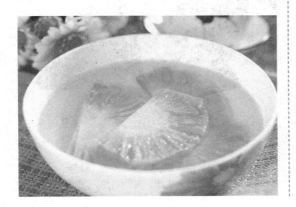

鸡丝炒百合金针

药材 新鲜百合 1 粒，新鲜金针菜 200g。

食材 鸡胸肉 200g，盐 1 小匙，黑胡椒末少许。

做法 ①鸡胸肉洗净，去除血水，切丝备用。百合剥瓣，处理干净，去除老边和芯。②金针花去除蒂洗净，放入开水中烫一下，捞起备用。③油锅加热，先后下鸡丝、金针、百合、调味料、适量水一起翻炒，炒至百合呈半透明状即可。

功效 可改善精神紧张、焦虑的症状，维护神经系统和大脑机能的正常运作。

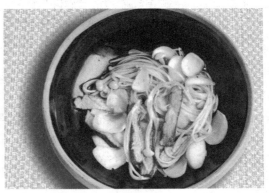

肺阴虚

主要症状：肺阴虚可见恶寒发热，头痛鼻塞，干咳少痰，咽喉疼痛等。还会累及肠胃，出现食欲不振、消化不良、腹胀便溏、形体消瘦。午后潮热、盗汗、五心烦热、颧红等也是常见症状。

治疗原则：清热润肺；化痰止咳。

对症药材	对症食材
❶ 玉竹　❷ 石斛	❶ 老鸭　❷ 瘦猪肉
❸ 白果　❹ 枸杞	❸ 麦芽　❹ 桑葚
❺ 麦冬　❻ 菊花	❺ 蛤蜊　❻ 梨

◀菊花　　　◀蛤蜊

病因探究

　　阴液是指人身体里的液体，当津液不足时就是阴虚。肺阴虚是指阴液不足而不能润肺，常发生在秋季，秋季燥邪犯肺，易伤津液，肺阴亏耗，津液不足，因而导致虚热内生。

饮食宜忌

　　宜清淡，吃容易消化的食物，推荐青菜瘦肉粥、馄饨等。宜多吃海参、蛤蜊、蚌肉、鸭肉、梨、桑葚、干贝等，多喝牛奶。应少吃寒凉的和不合时节的食物，即使在夏季也要少喝冷饮。少吃辛辣的食物。

对症穴位——尺泽穴

　　部位：尺泽穴位于手臂肘部，取穴时先将手臂上举，在手臂内侧中央处有粗腱，腱的外侧即是此穴。

　　主治：①按摩此穴有助于滋阴润肺，对咳嗽、气喘、肺炎、支气管炎、咽喉肿痛有一定疗效。②尺泽穴是最好的补肾穴，通过降肺气而补肾，最适合上实下虚的人，高血压患者多是这种体质。肝火旺，肺亦不虚，脾气大但很能克制自己不发火（金能克木）的人常会感到胸中堵闷，喘不上气来。此时可点揉肺经的尺泽穴。尺，此字在这里不指尺寸，而是暗指肾脏（中医诊脉讲"寸、关、尺"，而"尺"正是肾脉之反应处）；泽，是雨露，引申为灌溉，由此可知，此穴有补肾之意。③肘臂肿痛、皮肤痒、过敏等病症，长期按压此穴，会有很好的调理保健功效。

　　自我取穴按摩法：①伸臂向前，仰掌，掌心朝上。②微微弯曲约35度。③用另一只手，手掌由下而上轻托肘部。④弯曲大拇指，以指腹按压，有酸痛的感觉。⑤每次左右各按压1~3分钟。

保健小提示

　　肺燥会引发喉咙干痛、瘙痒，干咳无痰。这时候要注意居住环境的湿度调节，尤其是干燥的秋冬季节，可以用加湿器来缓解干燥。注意常饮水，既能滋润咽喉，又能补充身体流失的水分。

本草药典

石斛

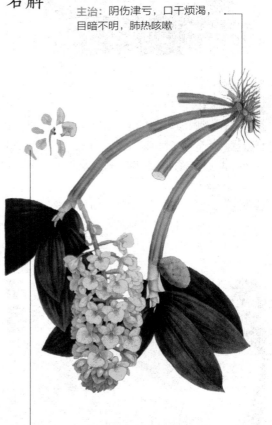

主治：阴伤津亏，口干烦渴，目暗不明，肺热咳嗽

性味：性微寒，味甘，入胃、肾经

功效：益胃生津，滋阴清热，润肺燥

玉竹沙参焖老鸭

药材 玉竹、沙参各50g。

食材 老鸭肉、葱、生姜各适量。

做法 ①将老鸭肉洗净，切块后放入锅中；生姜去皮，切片。②再放入沙参、生姜，加水适量，用大火煮沸。③转用小火煨煮，1小时后加入调味料，撒上葱花即可。

功效 滋阴清肺，养阴润燥，益胃生津，常食可增强体质。

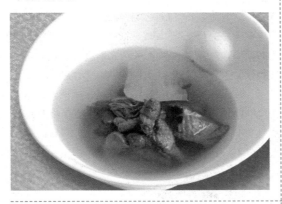

麦芽乌梅饮

药材 山楂10g。

食材 麦芽15g，冰糖2小匙，乌梅2粒。

做法 ①乌梅用水洗净，将水沥干；山楂洗净，切成片状，备用。②锅置火上，倒入清水1000ml，待烧开后，放入山楂和乌梅，大火改为小火，煮30分钟左右，加入麦芽。③再煮15分钟，即可加入冰糖。此时，汤汁有明显的酸味，冰糖可根据个人口味酌量增减。

功效 润肠生津，敛肺止咳，生津止渴。

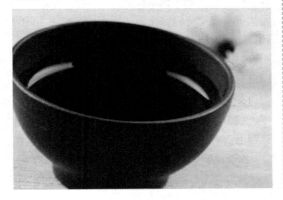

洋参麦冬粥

药材 西洋参5g，麦冬10g，石斛20g，枸杞5g。

食材 粳米70g，冰糖50g，棉布袋1个。

做法 ①西洋参磨成粉状；麦冬、石斛分别洗净，放入棉布袋中包起。②枸杞洗净后用水泡软。③粳米洗净，倒入适量水，与枸杞、药材包一起放入锅中，以大火煮沸。再转小火续煮至黏稠。

功效 滋阴补气，清热生津，降火消暑。

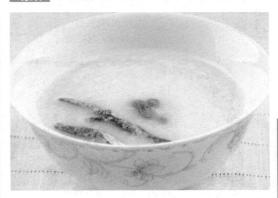

白果玉竹猪肚煲

药材 白果50g，玉竹10g。

食材 猪肚1副，姜片10g，葱、盐各5g。

做法 ①姜片放入水锅煮沸，再加入猪肚煮10分钟，捞出洗净晾干。②猪肚切片；玉竹泡发切片；白果洗净；葱切段。③倒入适量清水，放入姜片、葱段，待水沸放入猪肚、玉竹、白果等，大火炖开，转小火煲约2小时，加入盐调味即可。

功效 滋阴润燥，治热病阴伤，咳嗽烦渴。

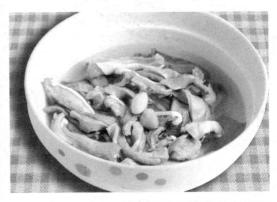

咳嗽

主要症状：急性咳嗽是指持续3周以内的咳嗽。亚急性咳嗽是指咳嗽时间超过3周，但不超过8周的咳嗽。慢性咳嗽即持续时间超过8周，甚至达到数年以上的。

治疗原则：宣肺；顺气；清热；燥湿；健脾。

对症药材	对症食材
❶ 川贝母 ❷ 红枣	❶ 水梨 ❷ 银耳
❸ 沙参 ❹ 百合	❸ 黄鳝 ❹ 鱼肉
❺ 黄芪 ❻ 松仁	❺ 蜂蜜 ❻ 苦胆

◀松仁

◀银耳

本草药典

沙参

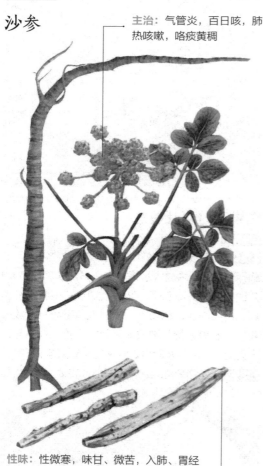

主治：气管炎，百日咳，肺热咳嗽，咯痰黄稠

性味：性微寒，味甘、微苦，入肺、胃经
功效：清肺化痰，养阴润燥，益胃生津

病因探究

如咳嗽痰量很少或无痰，可能是急性咽喉炎、支气管炎发病的初期；突发的咳嗽，多见于支气管内异物或过敏；长期慢性咳嗽，可由慢性支气管炎、肺结核等引起。

饮食宜忌

饮食应以新鲜蔬菜为主，菜肴要以蒸煮为主。咳嗽应忌糖及一切甜食、冷饮等。一些酸甜的水果，如苹果、橘子等也不宜多吃。不宜吃油炸、煎烤食物。少吃辛辣的食物，如辣椒、大蒜等。

若经常持续性咳嗽，可多吃些冰糖。冰糖为白砂糖经煎炼而成的冰块状结晶。《本草再新》曰："（冰糖）止咳嗽，化痰涎。"冰糖具有清热、消炎、去火气、止热咳、化浓痰的功效。百日咳的儿童食用冰糖，有化痰止咳的功效。

对症穴位——太渊穴

部位： 属于手肺经经脉上的穴位。手掌心朝上，腕横纹的桡侧，大拇指立起时，有大筋竖起，筋内侧凹陷处就是这处穴位。

主治： ①对流行性感冒以及咳嗽、气喘、支气管炎、胸痛、咽喉肿痛等都具有良好的疗效。②患有失眠、腕关节及周围软组织疾病、肋间神经痛等病症的人，长期按压这处穴位，能有很好的调理保健的效果。

自我取穴按摩法： ①取穴的时候，应该让患者采用正坐的姿势，手臂前伸，手掌心朝上。太渊穴位于人体的手腕横纹上，拇指的根部。②用一只手的手掌轻轻握住另一只手。③握住手臂的那只手，大拇指弯曲，用大拇指的指腹和指甲尖垂直方向轻轻掐按，会有酸胀的感觉。④分别掐按左右两手，每次掐按各1~3分钟。

保健小提示

咳嗽可以按摩丰隆穴来治疗。丰隆穴位于足外踝上八寸，大约在外膝眼与外踝尖的连线中点处。能够化痰湿、宁神志，还能治疗头痛、眩晕、下肢神经痉挛、便秘等病症。

川贝酿水梨

药材 川贝母 10g，银耳 3g。

食材 新鲜水梨 1 个。

做法 ①银耳泡软去蒂切细块。②水梨从蒂柄上端平切，挖除中间的籽核。③将川贝母、银耳置入梨心，加满清水置于碗盅里移入电饭锅内，外锅加 1 杯水，蒸熟即可吃梨肉、饮汁。

功效 养阴润肺，用于肺热燥咳、阴虚久咳，干咳无痰、咽干舌燥等症。

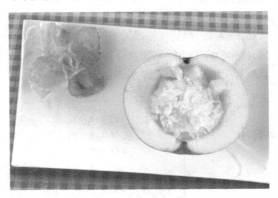

菊花桔梗雪梨汤

药材 甘菊 5 朵，桔梗 5g。

食材 雪梨 1 个，冰糖 5g。

做法 ①甘菊、桔梗洗净，放入砂锅。砂锅中加入 1200ml 水，大火煮开，转小火继续煮 10 分钟，去渣留汁。②加入冰糖搅匀后，盛出待凉。③雪梨洗净，削去皮，梨肉切丁，加入已凉的甘菊水即可。

功效 开宣肺气，清热止咳。

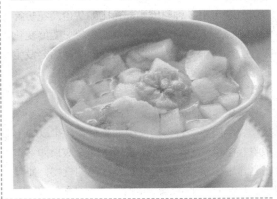

陈皮冰糖汁

药材 新鲜陈皮 1 枚。

食材 冰糖适量。

做法 ①将陈皮洗净，刮掉内面白瓤，切小片。②砂锅洗净，将备好的陈皮盛入煮锅中，加适量的水，像煮茶那样，以大火煮开，转小火煮 5 分钟，直至陈皮熬出香味。③待汤汁飘香时，加冰糖，事先可以将冰糖拍碎，具有促进溶解的作用，续煮 3 分钟，直到汤汁变稠亮时，即可熄火出锅。

功效 理气降逆，调中开胃，燥湿化痰。

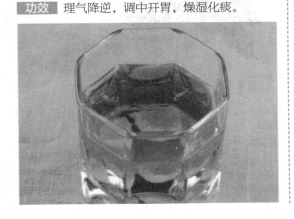

沙参泥鳅汤

药材 沙参 20g，黄芪 10g，红枣 3 枚。

食材 泥鳅 250g，猪瘦肉 100g，花生油、盐各适量。

做法 ①泥鳅用沸水略烫以去黏液。②将泥鳅放入油锅煎至金黄色，捞起，将剩下的材料分别洗净，红枣泡发备用。③将适量清水放入瓦煲内，煮沸后加入所有材料，大火煲沸后，改用小火煲 2 小时，加盐调味即可。

功效 养阴清热，润肺化痰，益胃生津。

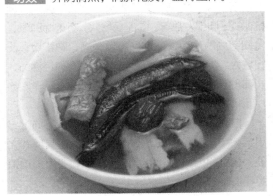

气喘

主要症状：最初感觉喉咙发紧、胸闷、眼睛不舒服。之后，出现哮喘音、气喘、呼吸困难等症。呼吸困难严重时，会有无法呼吸、持续咳嗽等情形。症状缓和时，咳嗽可变轻，呼吸困难的症状也能改善。

治疗原则：清热去火；杀菌消炎；止咳化痰。

对症药材	对症食材
❶ 蜂蜜 ❷ 菊花	❶ 西芹 ❷ 鲜干贝
❸ 莲子 ❹ 百合	❸ 香菇 ❹ 小黄瓜
❺ 桑叶 ❻ 白果	❺ 酸笋 ❻ 白萝卜

◀ 桑叶　　◀ 香菇

病因探究

气喘可由多种原因引起，比如灰尘及花粉等异物刺激、感冒症候群及支气管炎等。温度变化及压力也可能是诱因。支气管受到刺激后会发生收缩、充血水肿，而引起喘鸣及呼吸困难。

饮食宜忌

选择容易消化的流食。如菜汤、稀粥、蛋汤、蛋羹、牛奶等。宜食清淡少油腻食物，可以喝粥或吃些榨菜、豆腐乳等小菜，以清淡、爽口为宜。多食含维生素C、维生素E及红色的食物，如番茄、苹果、葡萄、红枣、草莓、甜菜、橘子、西瓜、鸡蛋等。

对症穴位——经渠穴

部位：位于前臂掌侧，腕横纹上一寸，桡动脉外侧处，正当桡侧腕屈肌腱外侧。

主治：①按摩这个穴位，对咳嗽、喉痹、咽喉肿痛，具有良好的治疗效果。②按摩这个穴位，还对胸痛、手腕痛也有一定的治疗效果。③长期坚持按摩这处穴位，对精神神经系统的疾病也具有一定的疗效，如膈肌痉挛、食道痉挛、桡神经痛或麻痹等。④现代中医常用它来治疗呼吸系统的疾病，如气管炎、支气管炎、哮喘、肺炎、扁桃体炎、肺部发热等。⑤配丘墟穴，有肃降肺气、宽胸利气的作用，能治疗咳嗽胸满、胸背痛；配丘墟穴、鱼际穴、昆仑穴、京骨穴，有通经活络、止痛的作用，能治疗背痛；配肺俞穴、尺泽穴治疗咳嗽。

自我取穴按摩法：①伸出一手，掌心向上，用另一手给此手把脉。②中指指腹按压其所在之处，稍微用力，会有轻微的酸胀感。③用中指指腹揉按左右两穴，每次各1~3分钟。

保健小提示

咳嗽气喘时，可以按摩神封穴，这个穴位在人体的胸部，当第4肋间隙，前正中线旁开2寸处。对咳嗽、气喘、胸胁支满、呕吐、不嗜饮食、乳痛等疾患，具有一定的辅助治疗效果。

本草药典

菊花

主治：对于热伤风、肝火盛引起的头晕头痛、目赤肿痛、咽喉肿痛有奇效

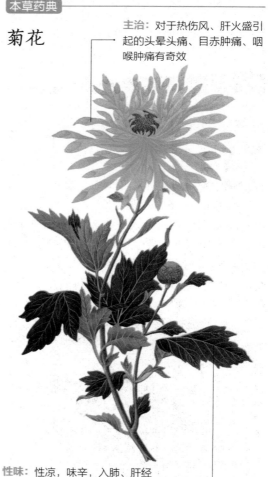

性味：性凉，味辛，入肺、肝经

功效：有疏风清热、解毒、明目的功效

桑叶菊花汤

药材 桑叶、菊花、枸杞各 10g，杏仁粉 8g。

食材 果冻粉 15g。

做法 ①桑叶洗净，煎取药汁备用。②杏仁粉与果冻粉置入锅中，加入药汁，以小火加热慢慢搅拌，沸腾后关火，倒入盒中待凉，移入冰箱冷藏。③菊花、枸杞洗净入锅，煎取药汁；将凝固的杏仁冻切块，与备好的汤混合即可食用。

功效 本品具有疏风清热、消炎利咽的功效。

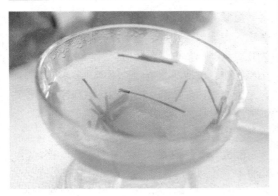

玄参萝卜清咽汤

药材 玄参 15g。

食材 白萝卜 300g，蜂蜜 80ml，料酒 20ml。

做法 ①白萝卜、玄参洗净切成片，用料酒浸润备用。②用大碗 1 个，放入 2 层白萝卜，再放 1 层玄参，淋上蜂蜜 10ml、料酒 5ml。按照此种方法，放置 4 层。③将剩下的蜂蜜，加 20ml 冷水倒入大碗中，大火隔水蒸 2 小时即可。

功效 镇静、解热、疏风明目以及抑菌等作用。

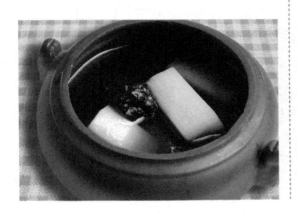

桑菊薄荷饮

药材 桑叶 5g，菊花 8g，蜂蜜 1 大匙。

食材 薄荷 30g，棉布袋 1 个。

做法 ①桑叶、菊花洗净沥水。将薄荷、桑叶、菊花分别用棉布袋装起来。②砂锅倒入清水 500ml 烧开。③将棉布袋放入热开水里，10 分钟后，倒入适量蜂蜜搅匀即可。

功效 疏散风热，清利头目，利咽透疹。

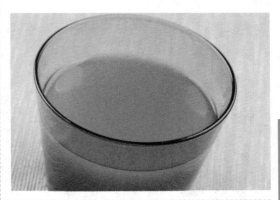

西芹百合炒白果

药材 百合 300g，白果 50g。

食材 西芹 500g，淀粉 10g，姜、葱、盐各适量。

做法 ①洋芹、百合切好洗净。②白果过水后再放入砂锅，加油和调味料炒熟，用淀粉勾芡，淋入少许油。③西芹炒好后，与百合装入盘中，将白果放在上面即可。

功效 有敛肺气、治哮喘、清咽、缩小便等功效。

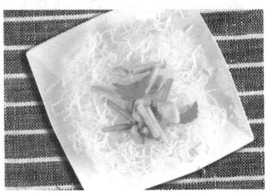

血淤

主要症状： 血淤的人会心悸、心律不齐；平常面色晦暗，雀斑色斑多；眼睛里常有红血丝；皮下毛细血管明显，下肢静脉曲张；慢性关节痛、肩膀发酸、头痛；胃部感觉饱胀，按压时有不适感。

治疗原则： 补气；行气；生血、活血；消散淤滞；调经止痛。

对症药材	对症食材
❶ 荆三棱　❷ 当归	❶ 山楂　❷ 白菜
❸ 黑枣　❹ 川芎	❸ 山药　❹ 茄子
❺ 枸杞　❻ 半枝莲	❺ 番茄　❻ 黑木耳

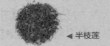

◀ 半枝莲　　　　◀ 山楂

本草药典

荆三棱

主治： 癥瘕痞块，淤血经闭，食积胀痛

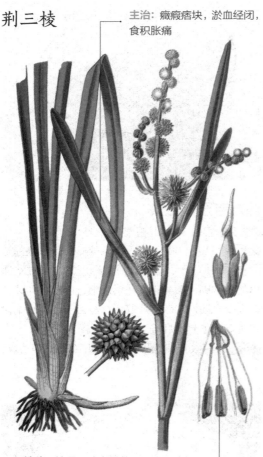

性味： 性平，味辛、苦，入肝、脾经

功效： 破血行气，消积止痛

病因探究

淤血的主要症状是血行迟缓不畅，常因情绪意志长期抑郁，或久居寒冷地区，以及脏腑功能失调所造成。临床表现为疼痛，甚至形成肿块。需活血化淤。

饮食宜忌

血淤者如果症状较轻，可以使用黄芪泡水代茶饮，每天放十几片，喝到没有味道、没有颜色为止。平时应多食具有活血化淤功效的食物，如山楂、醋、玫瑰花、金橘、油菜、番木瓜等。可以适当饮酒，如黄酒、葡萄酒、白酒等，对促进血液循环有益。

对症穴位——中极穴

部位： 属任脉的穴位，在下腹部，前正中线上，当脐中下 4 寸处。

主治： ①按摩这个穴位，有助气化、调胞宫、利湿热的作用，能治疗遗精、阳痿、月经不调、痛经、子宫脱垂、早泄、产后恶露不止、胞衣不下、水肿等病症。②长期按摩这个穴位，对遗溺不禁、疝气、不孕、崩漏、白浊、积聚疼痛、阴痛、阴痒、阴挺等症状，也具有很好的调理作用。③配三阴交穴、石门穴，有活血化淤的作用，能治疗闭经、恶露不止；配中封穴、脾俞穴、小肠俞穴、章门穴、气海穴、关元穴，可治疗白带、白浊、梦遗、滑精。

自我取穴按摩法： ①正坐或仰卧，双手放在小腹上，手掌心朝下，用左手中指的指腹按压穴道，右手中指的指腹按压左手中指的指甲上。②用两手的中指同时用力揉按穴位，有酸胀的感觉。③每天早晚轮流用左右两手按揉穴位，每次揉按 1~3 分钟。

保健小提示

精油按摩有很好的活血化淤效果，按摩最好是在刚洗完澡时。推荐使用薄荷精油、玫瑰精油、茉莉花精油、玉兰花精油、柠檬精油、茴香精油、生姜精油、肉桂精油等。

当归芍药炖排骨

药材 当归、芍药、熟地、丹参各 15g，川芎 7g，三七 7g。

食材 排骨 500g，米酒 1 瓶。

做法 ①排骨余烫去腥，再用冷开水洗净后沥水。②将当归、芍药、熟地、丹参、川芎入水煮沸，放入排骨，加米酒，煮开后转小火续煮 30 分钟。③最后加入磨成粉的三七拌匀即可。

功效 主治脸色萎黄、头晕眼花、心慌心悸等症。

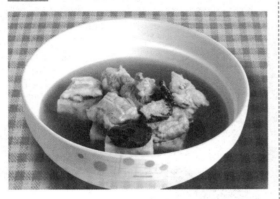

当归苁蓉炖羊肉

药材 当归 10g，肉苁蓉 15g，山药 25g，桂枝 5g，黑枣 6 枚。

食材 核桃仁 15g，羊肉 250g，姜 3 片，米酒少许。

做法 ①羊肉洗净，余烫，去除血水和异味。②所有药材、核桃、姜放入锅中，羊肉置于药材上方，再加入少量米酒及适量水（水量要盖过材料）。③用大火煮沸后，再转小火炖约 40 分钟。

功效 补气养血，促进血液循环。

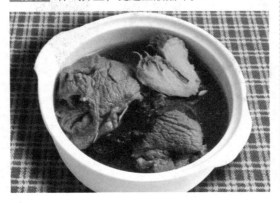

川芎黄芪炖鱼头

药材 川芎 3 小片，枸杞 10g，红枣 5 枚，黄芪 2 小片。

食材 鱼头 1 个，丝瓜 200g，姜、葱适量。

做法 ①鱼头洗净，剁成大块；丝瓜去皮，切块。②锅内放入高汤、川芎、黄芪、红枣、姜片、枸杞煮 10 分钟，小火保持微沸。③把鱼头和丝瓜块放入汤中，用小火煮 15 分钟，调味即可。

功效 行气活血，祛风止痛，预防头晕、头痛。

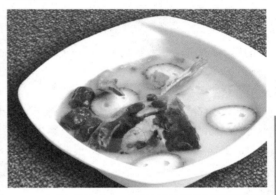

半枝莲蛇舌草茶

药材 白花蛇舌草 50g，半枝莲 50g。

做法 ①将半枝莲、白花蛇舌草冲净，盛入煮锅。②加水至盖满材料，以大火煮开，再转小火慢煮 30 分钟。③去渣取汁当茶饮。

功效 本药膳具有清热、解毒、散淤、止血、止痛的功效，还可抗癌。其中白花蛇舌草性寒味甘苦，归心、肺、肝、大肠经，具有清热解毒、收敛利湿、消痈散结的功效。

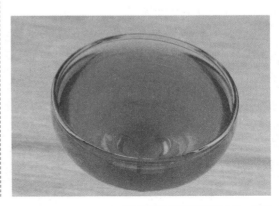

糖尿病

主要症状： 糖尿病患者有多尿、口渴、多饮的症状。患者体重减轻、形体消瘦，以致疲乏无力，精神不振。低血糖患者会出虚汗，头晕，心跳加快，颤抖，常有饥饿感，无力，手足发麻。

治疗原则： 适当运动；合理饮食；降压；抗感染。

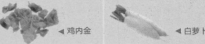

对症药材	对症食材
① 枸杞　② 葛根	① 胡萝卜　② 白萝卜
③ 熟地黄　④ 山药	③ 海带　④ 西蓝花
⑤ 鸡内金　⑥ 白茅根	⑤ 芹菜　⑥ 蛤蜊

◀ 鸡内金　　　　◀ 白萝卜

病因探究

低血糖是指由于营养不良或代谢失调等原因引起的血糖低于正常水平。血糖含量超过正常水平的称为高血糖，当血糖浓度超过一定限度，就会有部分糖随尿液排出，形成糖尿。

饮食宜忌

宜食高纤维食物，如粗粮、含纤维高的蔬菜。保证蛋白质的摄入量。选用具有消渴降糖功效的药食兼用品，如枸杞、黄鳝、泥鳅、玉米须、猪肚、南瓜籽、西瓜皮、冬瓜皮、苦瓜等。避免高糖食物，少食淀粉含量过多的食物。食用大蒜可保护肝脏，调节血糖，保护心血管，抗高脂血症和动脉硬化，抗血小板凝集。

对症穴位——太白穴

部位： 位于足内侧缘，当第一跖骨小头后下方凹陷处，即脚的内侧缘靠近足大趾处。

主治： ①经常按摩、捶打此处穴位，能够治疗各种脾虚，如先天脾虚、肝旺脾虚、心脾两虚、脾肺气虚、病后脾虚等。②按揉此穴，对胃痛、腹胀、吐泻、痢疾、肠鸣等，具有良好的治疗效果。③按揉此处穴位，还能治疗便秘、脚气、痔疮等。④点揉太白穴可以调控血糖指数，血糖高的可以降下来，血糖低的可以升上去。⑤配中脘穴、足三里穴，可以治疗胃痛。

自我取穴按摩法： ①把脚抬起，放在另外一条大腿上，用另一侧手的大拇指按压脚的内侧缘，靠近足大趾的凹陷处，有酸胀感。②用大拇指的指腹垂直按压穴位。③两侧穴位每天早晚各按压一次，每次按压1~3分钟。

保健小提示

低血糖的人要注意随身携带一些含糖丰富的食物，甜巧克力是不错的选择。其中丰富的糖分能够迅速恢复血糖，巧克力中的可可脂还有轻微的兴奋作用，使血管收缩，升高血压。

本草药典

地黄

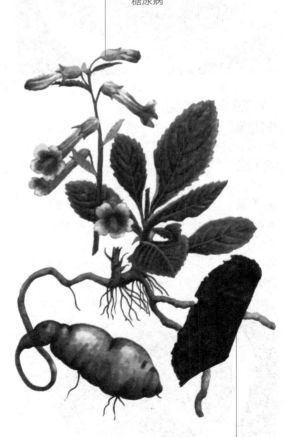

主治： 用于热病烦渴、发斑发疹、阴虚内热、吐血、衄血、糖尿病

性味： 性寒，味甘、苦，入心、肝、肺经

功效： 清热凉血，养阴，生津

山药煮三文鱼

药材 山药20g。

食材 三文鱼80g，胡萝卜10g，海带10g，芹菜末15g。

做法 ①三文鱼下水汆烫去腥味；山药、胡萝卜切小丁；海带洗净，切小片备用。②山药丁、胡萝卜丁、海带片放入锅中熬煮半小时。③加三文鱼块煮熟，撒上芹菜末即可食用。

功效 助消化，降血糖，主治糖尿病脾虚泄泻。

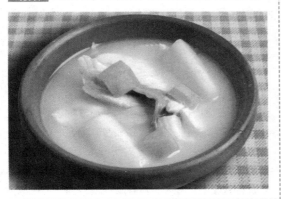

枸杞地黄肠粉

药材 红枣2g、熟地黄5g、枸杞3g。

食材 虾仁20g，韭菜80g，猪肉丝4g，香菜1g，河粉100g，淀粉5克，米酒5ml，甜辣酱、盐、酱油各适量。

做法 ①药材熬制成药汁。②虾仁去泥肠，猪肉丝、虾仁腌渍15分钟。③河粉切块，包入备好的材料加调料蒸6分钟，将药汁淋在肠粉上出锅。

功效 补益肝肾，滋养气血，降血糖。

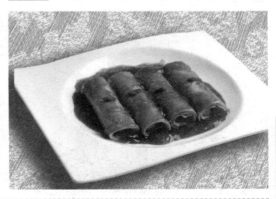

党参枸杞红枣汤

药材 党参20g，枸杞12g，红枣3枚。

食材 盐适量。

做法 ①将党参洗净切成段备用。再将红枣、枸杞放入清水中浸泡5分钟后再捞出备用。②将所有的材料放入砂锅中，然后放入适量的清水，一起煮沸。③煮沸后改用小火再煲10分钟左右，加盐，将党参挑出，喝汤时只吃枸杞、红枣。

功效 此汤可以滋肾固精，能够治疗阳痿、早泄等，也可调节血糖。

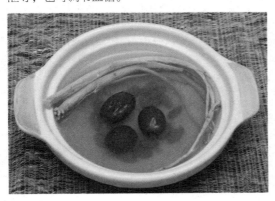

花椰菜炒蛤蜊

药材 白茅根8g。

食材 胡萝卜、白萝卜各1个，西蓝花半朵，蛤蜊500g，淀粉、油各适量。

做法 ①白茅根加水煮15分钟后，去浮渣；蛤蜊蒸好挖出蛤肉备用；西蓝花烫熟。②胡萝卜、白萝卜切块，汆烫。③烧热油锅，加入胡萝卜、白萝卜、白茅根及水，以小火煨煮至熟软，再加入西蓝花，以淀粉勾芡，最后将蛤肉淋上即可。

功效 本药膳具有很好的降血糖功能。

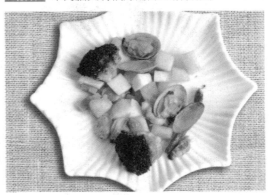

高血压

主要症状： 高血压的症状因人而异，早期可无症状或症状不明显，随着病程延长，血压升高，会有头痛、耳鸣、失眠、肢体麻木等症状，严重者会导致心脏病变、肾脏损伤、脑出血等。

治疗原则： 高血压患者需增加运动、戒烟酒、减轻体重、补充钙和钾盐。

对症药材	对症食材
❶ 杜仲　❷ 枸杞	❶ 玉米　❷ 胡萝卜
❸ 红枣　❹ 莲子	❸ 西芹　❹ 洋葱
❺ 山楂　❻ 荷叶	❺ 芦笋　❻ 苦瓜

◀ 枸杞　　　　　◀ 洋葱

本草药典

杜仲

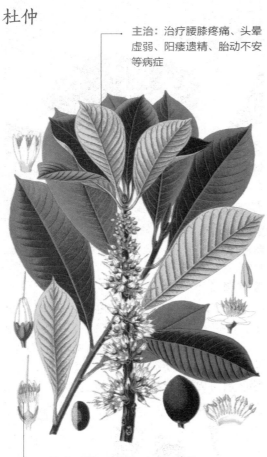

主治： 治疗腰膝疼痛、头晕虚弱、阳痿遗精、胎动不安等病症

性味： 性温，味甘，入肝、肾经

功效： 补肝肾，强筋骨

病因探究

　　高血压是指在静息状态下动脉收缩压或舒张压增高，常伴有脂肪和糖代谢紊乱以及心、脑、肾和视网膜等器官的疾病。高血压的发病原因可有遗传、环境、年龄等因素，如很多高血压患者有家族病史。

饮食宜忌

　　高血压人群宜适量摄入蛋白质，多吃含钾、钙丰富而含钠低的食品。高血压患者需限制盐的摄入量。高血压患者不能多喝咖啡，心律不齐、心动过速的高血压患者饮高浓度咖啡会加重病情，高血压合并冠心病的患者饮用高浓度咖啡可诱发心绞痛和脑血管意外。此外，高血压患者还要减少脂肪的摄入，并戒烟限酒。

对症穴位——丝竹空穴

　　部位： 属手三焦经经脉的穴位，在人体面部，当眉梢凹陷处。

　　主治： ①按摩这个穴位，能够有效治疗各种头痛、头晕、目眩、目赤疼痛等疾患。②按摩此穴位，对眼球充血、睫毛倒生、视物不明、眼睑跳动等症状，也具有明显的疗效。③长期坚持按压这个穴位，可以使颜面神经麻痹、牙齿疼痛、癫痫等病症得到很好的调理和改善。

　　自我取穴按摩法： ①正坐，举起双手，四指的指尖朝上，手掌心向内。②大拇指的指腹向内，揉按两边眉毛外端凹陷处的穴位，有酸、胀、痛的感觉。③左右两侧穴位，每天早晚各按揉1次，每次揉按1~3分钟。

保健小提示

　　高血压患者在日常生活中要保持稳定的情绪，遇事不可着急，更不要动怒发脾气。还要养成良好的生活习惯，注意劳逸结合，每天进行有规律的适量运动。

玉米红枣瘦肉粥

药材 枸杞 30g，红枣 3 枚。

食材 玉米粒、瘦肉各 150g，糯米 100g。

做法 ①红枣、枸杞洗净泡发；瘦肉切末。②起锅倒水，大火烧至水开，放入糯米，煮沸后放瘦肉和红枣。③再次沸腾后转成小火，倒入玉米粒和枸杞，待沸腾后煮半小时即可食用。

功效 此粥能帮助体内排毒，促进肠胃蠕动，并能排出体内多余的水分及预防便秘。

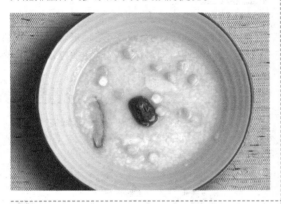

酸枣仁粳米粥

药材 酸枣仁（熟）15g。

食材 粳米 100g，白砂糖、清水各适量。

做法 ①将酸枣仁、粳米分别洗净，酸枣仁用刀切成碎末。②砂锅洗净，置于火上，倒入粳米，加水煮至粥将熟，加入酸枣仁末，搅拌均匀，再煮片刻。③起锅前，加入白砂糖，甜味由自己决定，调好味即可。

功效 养心，安神，敛汗，适用于神经衰弱、心悸、失眠、多梦等症。

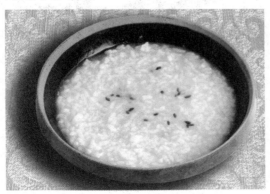

西芹多味鸡

药材 红枣、川芎、当归各 5g。

食材 鸡腿 100g，西蓝花 120g，西芹、胡萝卜各 10g，姜、白话梅各 5g，米酒、料酒各适量。

做法 ①全部药材熬汁。②鸡腿洗净，用棉线扎紧，入锅煮沸，小火焖煮 5 分钟，取出与汤汁、米酒、料酒拌匀，冷藏 1 天。③胡萝卜片等辅料放在鸡腿上。④西蓝花洗净，切块，焯熟后摆盘。

功效 降压健脑，清肠利便，解毒消肿。

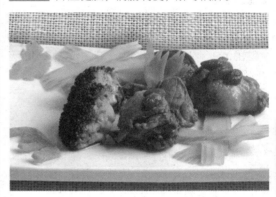

百合小黄瓜

药材 百合 1 两。

食材 小黄瓜 2 条，鸡汤、盐、糖、淀粉各少许。

做法 ①百合洗净后入水余烫；小黄瓜洗净切条后，以热水余烫捞起。②将适量鸡汤入锅，放入百合、盐、糖等调味料，最后以淀粉勾芡。③将小黄瓜摆放至盘中，淋上百合勾芡酱料即可。

功效 具有清热、解毒、利尿的功效。含有丰富的 B 族维生素，能安神定志，辅助治疗失眠症。

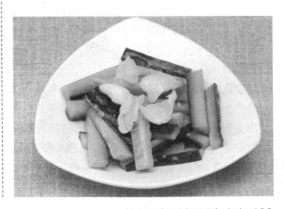

高脂血症

主要症状： 一般表现为头晕、神疲乏力、失眠健忘、肢体麻木、胸闷、心悸等。发展严重后会导致脂肪肝、动脉硬化、脑血栓、心肌梗死、眼底出血、高尿酸症、胰腺炎等多种并发症。

治疗原则： 减轻体重；增强锻炼，戒烟酒；合理饮食。

对症药材	对症食材
❶ 山茱萸 ❷ 熟地	❶ 海苔 ❷ 绿豆
❸ 茯苓 ❹ 丹皮	❸ 苜蓿芽 ❹ 猴头菇
❺ 大黄 ❻ 车前子	❺ 芹菜 ❻ 龙眼

◀ 山茱萸

◀ 芹菜

病因探究

高脂血症是一种全身性疾病，脂肪代谢或运转异常使血浆中一种或多种脂质高于正常值称为高脂血症。可以由遗传因素、肝脏代谢障碍或者肥胖等原因引起。

饮食宜忌

增加含钾的食物，并注意饮食中增加钙的摄入量。多吃新鲜蔬菜和水果，多饮水，多吃富含维生素、无机盐和纤维素的食物。减少糖类和甜食的摄入量，少吃蜂蜜、果汁、果酱、蜜饯等甜食。要控制脂肪和胆固醇摄入量，少吃食盐。玉米不仅有宁心活血、开胃益智、调理中气的功效，还能降低血脂，对于高脂血症、动脉硬化、心脏病的患者有助益。

对症穴位——内关穴

部位： 属手心包经经脉的穴位，在人体的前臂掌侧，从近手腕的横皱纹的中央，往上大约三指宽的中央部位。

主治： ①这个穴位对于饮酒过度及其他原因导致的血脂升高有明显的缓解作用。②长期按压这个穴位，对心绞痛、精神异常、风湿疼痛、胃痛、哮喘、偏瘫、偏头痛、产后血晕、忧郁症，具有明显的改善和调理作用。③配公孙穴治疗肚痛；配膈俞穴治疗胸满肢肿；配中脘穴、足三里穴治疗胃脘痛、呕吐、呃逆。

自我取穴按摩法： ①正坐、一只手平伸、掌心向上。②轻轻握拳，手腕后隐约可见两条筋。③用另外一只手轻轻握住手腕后，大拇指弯曲，用指尖或指甲尖垂直掐按穴位，有酸、胀和微痛感。④先左后右，每天早晚两侧穴位各掐按1~3分钟。

保健小提示

高脂血症患者的人会时常有困倦感，这时候不建议久坐或久卧。应该经常站起来走动或活动肢体，这样能促进血液循环，增加能量消耗，加快脂肪代谢，防止脂肪堆积。

本草药典

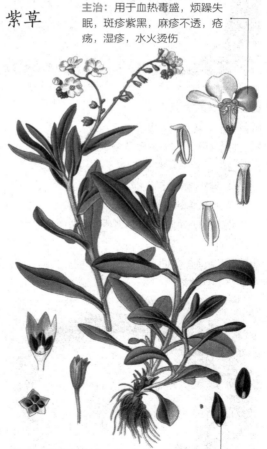

紫草

主治： 用于血热毒盛，烦躁失眠，斑疹紫黑，麻疹不透，疮疡，湿疹，水火烫伤

性味： 性寒，味甘、咸，入心、肝经

功效： 凉血，活血，解毒透疹

玉竹西洋参茶

药材 西洋参 3 片，玉竹 20g，蜂蜜 15ml。

做法 ①将西洋参、玉竹洗净，沥干水分，备用。②砂锅洗净，放入西洋参和玉竹，先将玉竹与西洋参用沸水 600ml 冲泡半小时，到药味完全熬出。③用滤网滤净残渣，待药汁温凉后，才加入蜂蜜，搅拌均匀即可。

功效 养阴，止渴，除烦躁，降血脂。

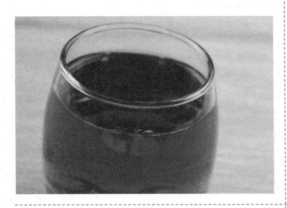

何首乌炒猪肝

药材 何首乌 20g。

食材 猪肝 300g，韭菜 250g，淀粉 5g，豆瓣酱 8g，盐 3g，油适量。

做法 ①猪肝切片，入开水中滚烫，捞出沥干。②韭菜切小段，将何首乌放入清水中煮沸，转小火续煮 10 分钟后离火，滤取药汁与淀粉混合均匀。③起油锅，将韭菜和猪肝与豆瓣酱一起炒匀，加药汁调入盐即可。

功效 补肝，养血，明目。

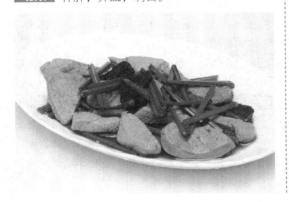

苣蓿芽寿司

药材 麦芽 10g，生地 8g。

食材 粳米 100g，海苔片 2 片，苣蓿芽 35g，白糖 1 大匙，醋 2 大匙，盐适量。

做法 ①全部药材放入棉布袋后熬制药汁。②粳米和药汁移入电饭锅煮熟后拌入白糖、盐、醋备用。③寿司海苔片摊平，铺上 1/2 的米饭，再放上 1/2 的苣蓿芽，卷成寿司形状即可。

功效 清热生津，凉血止血，控制血脂。

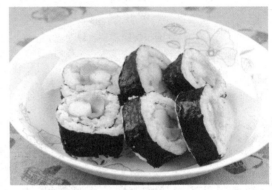

猴头菇螺头汤

药材 黄芪、玉竹各 5g，山药 10g，百合 20g。

食材 螺头 3 个，龙眼 20g，猴头菇 5g，瘦肉、排骨各 100g，盐适量。

做法 ①猴头菇用水浸泡 20 分钟；瘦肉切片；排骨剁段。②螺头加山药浸泡至软，剩下的药材浸泡一下，沥干水分。③将备好的材料与瘦肉、排骨一起放入煲 2 小时，加盐调味即可。

功效 降低血糖和血脂，提高人体免疫能力。

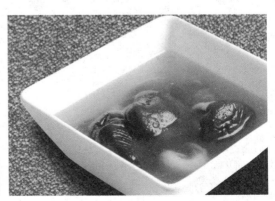

心悸

主要症状：心悸发生时，很多人无明显自觉症状，有些人则感觉心慌、气促及胸骨后疼痛。但常伴有自主神经功能紊乱现象，如头痛、失眠、健忘、眩晕、耳鸣、烦躁等并存。

治疗原则：温中理气；活血化淤；养心安神。

对症药材	对症食材
❶ 酸枣仁 ❷ 黄精	❶ 鲤鱼 ❷ 猪心
❸ 黄芪 ❹ 海马	❸ 莲藕 ❹ 松仁
❺ 土茯苓 ❻ 甘草	❺ 鸡蛋 ❻ 糯米
◀ 海马	◀ 莲藕

本草药典

黄精

主治：脾胃虚弱，体倦乏力，口干食少，心悸气短，精血不足，内热消渴

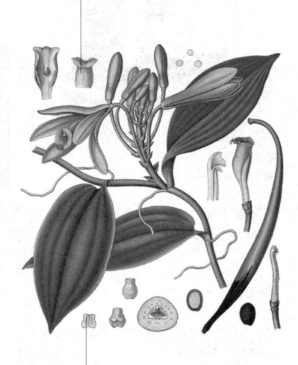

性味：性平，味甘，入脾、肺、肾经

功效：滋肾润肺，补脾益气

病因探究

各种原因引起心脏搏动频率、节律发生异常，都会出现心悸。心悸多半是阵发性的，心率逐渐增加，然后逐渐恢复。自主神经功能紊乱的人心悸症状比较明显。

饮食宜忌

多食富含维生素C的食物，如水果、新鲜蔬菜。多食用植物油，并适宜吃脂肪含量较低的鱼类和贝类等蛋白质丰富的食物。少吃含饱和脂肪酸和胆固醇高的食物，如肥肉、蛋黄、动物油、动物内脏等。少吃或不吃蔗糖、葡萄糖等糖类食品。

心悸患者宜食黑木耳。医学研究发现，黑木耳是天然的抗凝剂，具有防治动脉硬化、冠心病、高血压和高脂血症的功效，常食可治疗因心血管疾病导致的心悸。龙眼、粳米同食适合心悸患者，两者同食对治疗失眠、心悸、神经衰弱、记忆力减退等症，均有一定作用。

对症穴位——曲泽穴

部位：属手心包经经脉的穴位，在人体的肘横纹中，当肱二头肌腱的尺侧缘。

主治：①按摩此穴位对心痛、善惊、身热、烦渴口干、风疹、肘臂手腕处不自主的抖动，都具有一定疗效。②按摩此穴位可以清烦热，对心神昏乱、心悸、心肌炎、中暑等症状均有疗效。③长期按摩，能够治疗胃痛、呕吐、泄泻（急性肠胃炎）等疾病，并具有很好的调理和保健作用。

自我取穴按摩法：①正坐伸肘，掌心向上，微曲约45度。②用另一手轻轻握住肘尖，四指在外，大拇指弯曲，用指尖垂直按压穴位，有酸、胀、痛感。③每天早晚左右穴位各按压1次，每次按压1~3分钟。

保健小提示

心悸气短的人一般属于气虚型体质，平时适合做一些轻柔的运动项目，比如太极拳、太极剑、瑜伽、慢跑等。不适合长跑、健身等消耗大量体力的运动。

玉竹炖猪心

药材 玉竹 50g。

食材 猪心 500g，生姜、葱、花椒、白糖、香油、盐、卤汁各适量。

做法 ①玉竹用水稍润。猪心与生姜、葱、花椒煮到六分熟时捞出晾凉。②将猪心、玉竹放在卤汁内煮熟后捞起。③猪心、玉竹、盐、白糖、香油拌匀即可。

功效 此汤能安神宁心、养阴生津，主治冠心病。

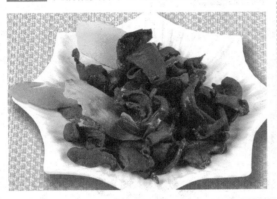

虫草海马汤

药材 冬虫夏草 2g，海马 4 只。

食材 大鲍鱼 1 个，鸡肉 500g，猪瘦肉 200g，火腿 30g，花雕酒、鸡汁各 2ml，生姜、盐各适量。

做法 ①海马洗净，用瓦煲煸去异味；鸡肉洗净剁块；猪瘦肉切大粒；火腿切粒。②将以上材料过水去杂质，加入冬虫夏草入锅隔水炖 2 小时，放入调味料。

功效 此汤能健脾补肾、益气壮阳。

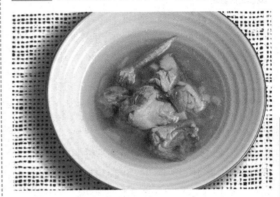

黄芪甘草鱼汤

药材 防风、甘草各 5g，黄芪 15g，红枣 3 枚，白术、人参、当归各 10g。

食材 虱目鱼肚 1 片，芹菜、盐、淀粉各适量。

做法 ①虱目鱼肚切薄片，放淀粉拌匀，腌渍 20 分钟。药材洗净沥干。②将药材与虱目鱼肚一起入锅煮至味出时，放适量盐调味，起锅前加入适量芹菜即可。

功效 主治虚弱无力、呼吸短促、畏寒怕风。

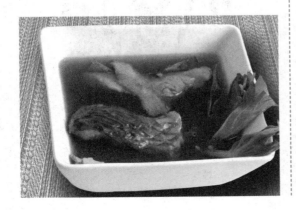

龙眼煲猪心

药材 龙眼 35g，党参 10g，红枣 15g。

食材 猪心 1 个，姜 15g，盐、香油各适量。

做法 ①猪心洗净切小片，红枣去核，党参切段。②猪心焯烫去除血水，捞出沥干水分。③砂锅上火，加入清水 2000ml，将猪心及备好的材料放入锅内，大火煮沸后改用小火煲约 2 小时，最后再加调味料即可。

功效 有补血安神、健脑益智、补养心脾的功效，可辅助治疗心悸气短。

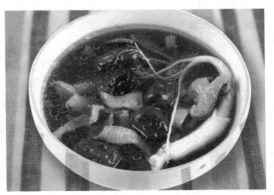

神经衰弱

主要症状： 表现为心理紧张，精神状态不佳，面色萎靡，内心沉重，甚至痛苦不堪。另外失眠、头痛、心情沮丧也是精神紧张时常见的症状。

治疗原则： 养心安神；养阴健脑。

对症药材	对症食材
❶ 红枣　❷ 西洋参	❶ 小白菜　❷ 无花果
❸ 百合　❹ 莲子	❸ 芹菜　❹ 甲鱼
❺ 牛蒡　❻ 远志	❺ 鸡肝　❻ 鸭肉

◀ 百合　　◀ 芹菜

病因探究

精神紧张可以由工作过于单调枯燥、工作时间过长、工作压力过大引起。精神紧张是身体"战备状态"的反应，是环境中的刺激所引起的人体的一种非特异性的应激反应。

饮食宜忌

脂肪、钙、维生素 C、糖、蛋白质、维生素 A、维生素 E 等，能促进生长发育。豆芽、鱼虾类、海藻类、蜂蜜、豆类等，都是非常好的健脑食品。多吃鱼头、猪肝、猪脑、猪瘦肉、牛肉、鸡肉、鸭肉、骨髓、海参等健脑的食物。不宜饮用浓茶、咖啡、可乐等刺激大脑神经兴奋的饮料。

神经衰弱患者宜食龙眼肉。龙眼肉含有大量的葡萄糖、蔗糖、维生素 A、B 族维生素等物质，这些物质能营养神经和脑组织，从而调整大脑皮层功能，改善甚至消除失眠及健忘，增强记忆力。因此龙眼尤其适宜思虑过度、心神失养引起的神经衰弱、健忘失眠、心慌心悸、头晕乏力等人食用。

对症穴位——眉冲穴

部位： 该处穴位在人体的头部，攒竹穴直上入发际 0.5 寸处，神庭穴与曲差穴连线之间。

主治： ①经常按摩眉冲穴，可有效治疗头痛、眩晕、鼻塞、癫痫等疾病，使症状得到调理和改善。②配太阳穴，治疗头痛。

自我取穴按摩法： ①双手的中指伸直，其他手指弯曲。②将中指的指腹放在眉毛内侧边缘处，并沿着直线向上推，指腹直入发际，则指头所指部位就是该穴。③用中指的指腹揉按穴位，用力适度。④分别揉按左右穴位，或者两穴位同时揉按，每次左右各 1~3 分钟。

保健小提示

睡前热水泡脚，能促使全身血管扩张，使人产生睡意，缩短入睡时间。此外，晚上不宜空腹睡眠，可以在上床前吃一片面包，喝一小杯牛奶，其中色氨酸类物质有助于产生睡意。

本草药典

远志

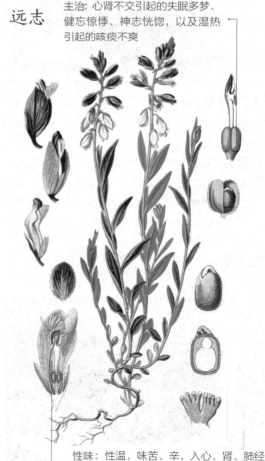

主治： 心肾不交引起的失眠多梦、健忘惊悸、神志恍惚，以及湿热引起的咳痰不爽

性味： 性温，味苦、辛，入心、肾、肺经
功效： 安神益智，祛痰，消肿

核桃仁豆腐汤

药材 核桃仁 100g。

食材 豆腐 1 块，高汤、酱油、香油和香菜适量。

做法 ①核桃仁入锅小火慢炒后压碎。②嫩豆腐切丁，用温盐水浸泡 10 分钟后，在高汤内炖煮 20 分钟，加酱油后，再煮 5 分钟。③放入核桃仁，稍勾芡后起锅，上桌前滴几滴香油撒上香菜即可。

功效 汤中的磷脂对脑神经有良好的保健作用，有助于缓解疲劳。

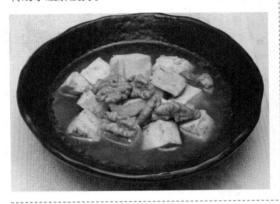

西洋参甲鱼汤

药材 西洋参 10g，红枣 3 枚，枸杞适量。

食材 无花果 20g，甲鱼 300g，盐适量。

做法 ①甲鱼入锅加热至水沸。②将甲鱼捞出剥去表皮，去内脏洗净，剁成小块，略余烫后备用。③将 2000ml 清水放入锅内煮沸后，加入所有材料，大火煲开后改用小火煲 3 小时，加盐调味。

功效 此汤特别适合工作繁忙、压力过大的白领女性，可以补气养阴、清火除烦。

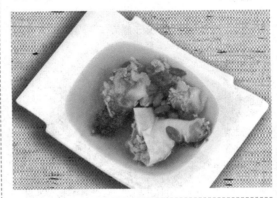

红枣当归鸡肉

药材 红枣 5g，当归 2g。

食材 鸡肉 90g，猕猴桃 80g，米酒、油各适量。

做法 ①红枣、当归放入碗中，倒入米酒，浸泡 3 小时左右。②鸡肉用酱油抹匀放置 5 分钟，入油锅中炸至两面呈金黄色后取出切块。③鸡肉块放入锅中，倒入红枣、当归，转中火煮 15 分钟，取出装盘，猕猴桃洗净、削皮、切片，装盘即可。

功效 本品可以补血安神，帮助脑力工作者补充脑力，帮助工作紧张的都市人缓解压力。

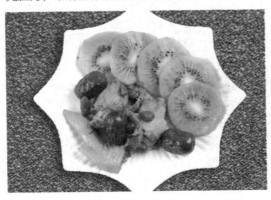

补脑益智家常面

药材 茯苓 10g，栀子 5g。

食材 家常面条 90g，猪里脊 60g，胡萝卜、白萝卜、牛蒡、小白菜各 100g，香菇、芹菜各 75g。

做法 ①将茯苓、栀子、牛蒡放入锅中，小火煮半小时，即成药膳高汤。②高汤入锅，加入小白菜、猪里脊薄片和其他食材，家常面入沸水煮熟取出。

功效 本药膳具有增强脑力、益气、利尿、消积、促进胃肠蠕动的功效。

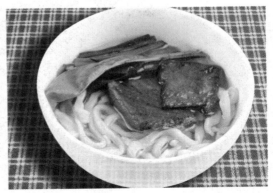

肾阴虚

主要症状： 腰膝酸疼，眩晕耳鸣，失眠多梦，男子阳强易举，遗精，妇女经少经闭，形体消瘦，潮热盗汗，五心烦热，咽干颧红，溲黄便干，舌红少津，脉细数。

治疗原则： 清热，理气的同时保血、养血。遵守金字塔饮食原则，果、蔬、奶、蛋、杂粮、肉齐全，多摄入优质蛋白。

对症药材	对症食材
❶ 枸杞　❷ 鱼腥草	❶ 乌鸡　❷ 黑豆
❸ 何首乌　❹ 甘草	❸ 豆奶　❹ 虾
❺ 麦冬　❻ 玄参	❺ 香菇　❻ 鱼肉

 ◀ 枸杞

 ◀ 黑豆

本草药典

枸杞

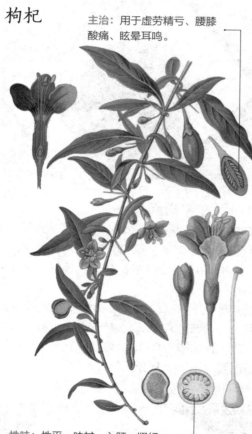

主治： 用于虚劳精亏、腰膝酸痛、眩晕耳鸣。

性味： 性平，味甘，入肝、肾经

功效： 调节血脂和血糖，预防高脂血症和糖尿病。改善眼目昏花、视力减退等症状

病因探究

供给中枢神经、泌尿生殖系统的营养物质不足。多由久病伤肾，或禀赋不足、房事过度，或过服温燥药食而造成。

饮食宜忌

宜： 肾阴虚者，饮食中应多吃清凉食品，少吃热性伤肾的食品。宜经常食用金银花、绿豆、银耳、莲子、决明子、鱼汤、蛤蜊等进行滋补。

忌： 吃食物不要过于精细，多吃全谷类食物，如玉米、大麦、燕麦等，其所含的维生素 B_1，可缓解肾阴虚引起的手脚心发热、无力的症状。

对症穴位——复溜穴

部位： 属足少阴肾经经脉的穴位，在人体的小腿里侧，脚踝内侧中央上二指宽处，胫骨和跟腱之间。

主治： ①按摩这处穴位，有补肾益气的作用。②按摩这个穴位，对泄泻、肠鸣、水肿、腹胀、腿肿、足痿、盗汗、身热无汗、腰脊强痛等症状，具有缓解、改善的作用。③长期按压这个穴位，还能够辅助治疗肾炎、神经衰弱、精力衰退、记忆力减退、手脚冰冷、手脚浮肿等疾病。④本穴位对男性睾丸炎、女性子宫功能性出血、尿路感染、白带过多等症状，也具有改善作用。⑤配后溪穴、阴郄穴，治疗盗汗不止；配中极穴、阴谷穴，治疗癃闭。

自我取穴按摩法： ①正坐垂足，将一只脚抬起，放在另一只脚的膝盖上跷起。②以另一侧的手轻握脚，四指放在脚背，大拇指的指腹从下往上推揉穴位，有酸痛感。③左右两脚上的穴位，每天早晚各推揉 1~3 分钟。

保健小提示

肾阴虚的人注意不可纵欲，有节制的性生活对补足亏虚的肾阴有益。平时多出去活动，多运动锻炼，保证休息时间，不熬夜，不抽烟、喝酒，这些都非常有助于补肾。

鱼腥草乌鸡汤

药材 鱼腥草 30g，蜜枣 5 枚。

食材 乌骨鸡半只，盐适量。

做法 ①鱼腥草洗净，乌骨鸡洗净切块，红枣洗净备用。②锅中加水煮沸，放入鸡块汆烫去血水后捞出。③将 1000ml 清水放入锅内煮沸后，加入以上所有材料，大火煲开后，改用小火煲 2 小时加盐调味即可。

功效 利尿除湿，健胃消食，增进食欲。

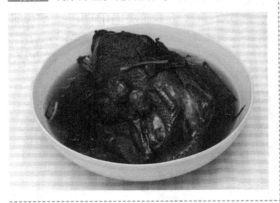

板栗香菇焖鸡翅

食材 香菇 6 朵，西蓝花 3 朵，鸡翅 50g，板栗 40g，干姜 4 片，料酒、淀粉各 2 小匙，蚝油、盐各适量。

做法 ①板栗用水烫过冲凉；香菇泡发；将鸡翅冲洗掉血水剁块，加入淀粉、蚝油、盐、料酒腌渍 25 分钟；西蓝花洗净。②锅中油烧热，加入板栗肉翻炒，加入香菇、鸡翅、西蓝花一起炒熟透。③加适量开水、蚝油、盐、姜，焖 10 分钟起锅。

功效 滋阴润燥，补肾补虚。

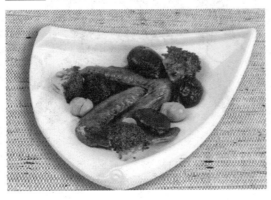

何首乌黑豆煲鸡爪

药材 何首乌 10g，黑豆 20g，红枣 5 枚。

食材 鸡爪 8 只，猪瘦肉 100g，盐适量。

做法 ①鸡爪剁去趾甲洗净备用；红枣、何首乌洗净备用。②猪瘦肉洗净，黑豆洗净放锅中炒至豆壳裂开。③全部用料放入煲内，加适量清水煲 3 小时，加盐调味即可。

功效 补肾益阴，健脾利湿，除热解毒，可治疗肾虚阴亏、消渴多饮、尿频、头晕等。

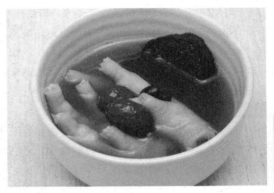

养生黑豆奶

药材 生地 8g，玄参 10g，麦冬 10g。

食材 黑豆 200g，细砂糖 30g。

做法 ①黑豆泡至膨胀，沥干。②药材放入棉布袋入锅，以小火加热至沸腾，滤取药汁。③将黑豆与药汁放入果汁机内拌匀，过滤出黑豆浆倒入锅中，以中火边煮边搅拌至沸腾，最后加细砂糖即成养生黑豆奶。

功效 祛风除热，调中下气。

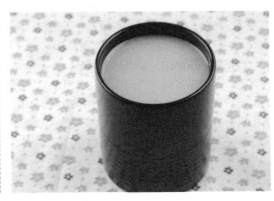

肾阳虚

主要症状：腰膝酸软，畏寒肢冷，头目眩晕，精神萎靡；面色白，舌淡胖苔白。男性可出现阳痿，妇女宫寒不孕。腹泻伴有浮肿，腰以下严重，甚则腹部胀痛，心悸咳喘。易患骨质疏松、颈椎病、腰椎病。

治疗原则：增强运动；壮阳调理；预防受寒。

对症药材	对症食材
① 菟丝子 ② 人参	① 甲鱼 ② 鸽蛋
③ 黄芪 ④ 党参	③ 韭菜 ④ 鸡肉
⑤ 肉苁蓉 ⑥ 丁香	⑤ 虾仁 ⑥ 鳝鱼

◁ 肉苁蓉　　◁ 甲鱼

病因探究

肾阳虚主要的发病环节在下丘脑的调节功能紊乱。随着年龄的增长，身体的阳气会逐渐被消耗。老年人的生理改变和肾阳虚症甚为相似，如果年轻人出现肾阳虚症也意味着一定程度上的未老先衰。

饮食宜忌

宜温补忌清补，宜食性属温热的食物和温阳散寒的食物，热量较高而富有营养的食物。忌吃生冷之物，忌吃各种冷饮，以及生冷瓜果，少吃不好消化的食物。阳虚泄泻还需忌食润下通便的食物，如核桃仁、芝麻、海虾、萝卜等。便秘的人则应少吃石榴、芡实、乌梅等。

对症穴位——命门穴

部位：属督脉的穴位，在人体腰部，当后正中线上，第二腰椎棘突下凹陷处，用指压时有强烈的压痛感。

主治：①按摩此穴对肾气不足、精力衰退的人，有固本培元的作用。②经常按摩此穴能治疗阳痿、遗精、月经不调、头痛、耳鸣、四肢冷等疾患。③配肾俞穴能调补肾气，可治肾虚尿多、腰酸背疼；配肾俞穴、气海穴、然谷穴能补益肾气、固涩精关，能治阳痿、早泄、滑精；配天枢穴、气海穴、关元穴能温肾健脾，能治肾泄、五更泄。

自我取穴按摩法：①正坐或俯卧，两手伸到腰背后，大拇指在前，四指在后。②用左手中指的指腹按住穴位，右手中指的指腹压在左手中指的指甲上。③双手中指同时用力揉按穴位，有酸、胀，疼痛的感觉。④左右手中指轮流在下按揉穴位，先左后右，每次揉按 3~5 分钟。

保健小提示

按摩肾俞穴有很好的护肾阳的作用。临睡前取坐姿，提缩肛门数十次，然后双手掌贴于肾俞穴、中指正对命门穴，做环形摩擦 120 次。还可以配合交替按摩位于足底的涌泉穴，效果更好。

本草药典

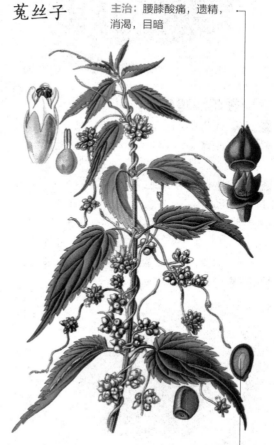

菟丝子

主治：腰膝酸痛，遗精，消渴，目暗

性味：性微温，味甘、辛，入肝、肾经

功效：补肝肾，益精髓，明目

人参黄芪蒸甲鱼

药材 人参 3g，黄芪 10g。

食材 甲鱼 1 只，生姜、盐各 3g，料酒 5ml。

做法 ①人参切段，生姜切片。②将备好的甲鱼放入砂锅中，加生姜及药材添水煮至七分熟，然后捞出备用。③将所有的调味料在碗中拌匀，然后淋在甲鱼上，使其浸透，再上锅蒸 13 分钟即可。

功效 有效改善遗精、阳痿、腰膝酸软等症状。

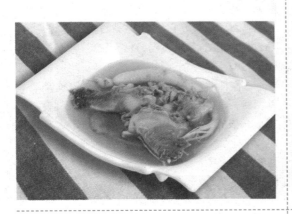

冬虫夏草鸡

药材 冬虫夏草 5 枚。

食材 公鸡 1 只，姜、葱、盐各适量。

做法 ①公鸡处理干净后剁块。②鸡块余烫以除血丝，然后将余烫好的鸡块放在锅中，添入适量水，用大火煮开。③水开时，加入冬虫夏草和各种调味料，然后添加少量水，用小火将鸡肉煮熟。

功效 本品功能补肾益阳，可以改善身体虚冷、四肢无力、失眠盗汗等病症。

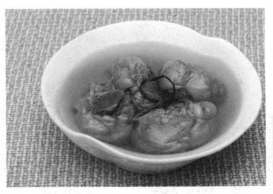

虫草红枣炖甲鱼

药材 冬虫夏草 2 枚，红枣 10 枚。

食材 甲鱼 1 只，料酒、盐、葱、姜片、蒜瓣、鸡汤各适量。

做法 ①将甲鱼切成若干块，备用；冬虫夏草洗净，红枣用开水浸泡透后备用。②将备好的甲鱼放入砂锅中，添水煮沸，然后捞出备用。③在锅中放入甲鱼、冬虫夏草、红枣，然后加入料酒、盐、葱、姜片、蒜、鸡汤炖 2 小时左右后取出。

功效 益气补血，调补阴阳，增强免疫力。

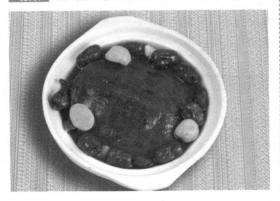

苁蓉海参鸽蛋

药材 肉苁蓉 15g。

食材 水发海参 2 个，鸽蛋 5 枚，猪油 50ml，花生油、葱、蒜、胡椒粉、淀粉、鸡汁各适量。

做法 ①海参余熟；鸽蛋煮熟去壳；肉苁蓉煎汁。鸽蛋蘸淀粉炸至金黄色。②葱、蒜爆香，加鸡汁稍煮，再加调味料和海参，用小火煮 40 分钟，再加鸽蛋、苁蓉汁煨煮。③余下的汤汁做成芡汁，淋上。

功效 主治神经衰弱、体倦、腰酸等肾虚诸症。

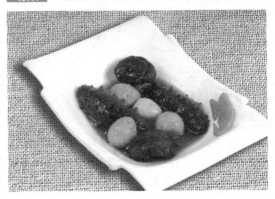

肾寒

主要症状： 肾寒者多表现出如下症状：少腹胀满、肋下疼痛、小便频数、遗尿、阳痿、遗精、腰膝冷痛、辨证属肾虚、命门火衰。

治疗原则： 温补肾阳；增强运动。

对症药材	对症食材
❶ 蒺藜子 ❷ 鹿茸	❶ 黑芝麻 ❷ 鸡肉
❸ 车前子 ❹ 党参	❸ 山药 ❹ 骶骨
❺ 肉苁蓉 ❻ 菟丝子	❺ 猪肉 ❻ 羊肉

◀ 党参

◀ 黑芝麻

本草药典

肉苁蓉

主治： 阳痿，不孕，腰膝酸软，筋骨无力，肠燥便秘

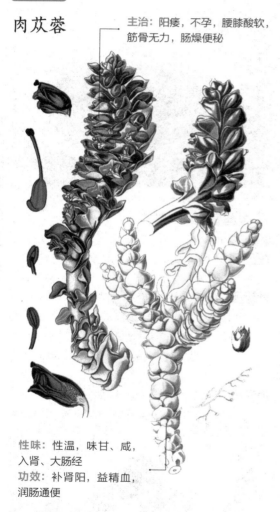

性味： 性温，味甘、咸，入肾、大肠经

功效： 补肾阳，益精血，润肠通便

病因探究

现代人压力很大，平时生活中，由于紧张和焦虑等情绪，会引起身体里阴阳不调，而出现肾寒。建议多采用温肾固精方法来调养。

饮食宜忌

可食用芡实，它具有健脾止泻、固肾涩精的功效，为收敛性强的食物。还可多食芝麻，其味咸，性温，有温肾固精、益气补虚功效。平时多注意吃一些温热的食物，如羊肉、红糖、姜、核桃等。《本草纲目》记载核桃："补气养血。"《医林纂要》也记载核桃："补肾固精。"体质虚弱、气血不足、肝肾亏损的慢性眩晕症患者，宜常吃核桃仁，忌食寒凉食物。

对症穴位——关元穴

部位： 属任脉的穴位，在人体的下腹部，前正中线上，当脐中下三寸为关元。

主治： ①按摩这个穴位，有培肾固本、调气回阳的作用，能够治疗阳痿、早泄、月经不调、崩漏、带下、不孕、子宫脱垂、闭经、遗精、遗尿、小便频繁、小便不通、痛经、产后出血、小腹痛、腹泻、完谷不化等症状。②长期按摩这个穴位，对全身衰弱、肾炎、神经衰弱等疾患，都有很好的调理、改善的功能。

自我取穴按摩法： ①正坐或仰卧，双手放在小腹上，手掌心朝下，用左手中指的指腹按压穴位，右手中指的指腹按压左手中指的指甲上。②用两手中指同时用力揉按穴位，有酸胀的感觉。③每天早晚左右手轮流按揉穴位，先左后右，每次按揉 1~3 分钟。

保健小提示

晚上用热水泡脚，每次 15~20 分钟，每日坚持。擦干后用捏、拍、按的手法按摩脚底和脚趾，3~5 分钟。每天中午坚持做扭腰运动，并用双手手掌搓后腰，直到感觉发热为止。

鹿芪煲鸡汤

药材 鹿茸、黄芪各 20g。

食材 鸡肉 500g，瘦肉 300g，生姜 10g，盐适量。

做法 ①生姜去皮切片；瘦肉切成厚块。②将鸡洗净剁成块，放入沸水中，余烫去除血水捞出；锅内注入适量水，放入所有材料，大火煲沸后再改小火煲 3 小时，加入调味料即可。

功效 祛风湿，活血养血，扶正补虚。

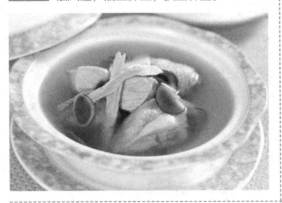

苁蓉黄精骶骨汤

药材 肉苁蓉、黄精各 15g。

食材 猪尾骶骨 1 副，罐头白果 1 大匙，胡萝卜 1 段，盐 1 小匙。

做法 ①猪尾骶骨放入沸水中余烫；胡萝卜削皮冲净切块。②将所有材料一起放入锅中，加水至盖过所有材料。③大火煮沸，再转用小火续煮约半小时，加入白果再煮 5 分钟，加盐调味即可。

功效 补肾健脾，益气强精。

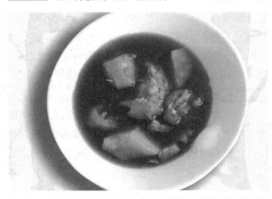

五子下水汤

药材 蒺藜子、覆盆子、车前子、菟丝子、茺蔚子各 10g。

食材 西蓝花 2 朵，鸡内脏（含鸡肺、鸡心、鸡肝）、姜丝、葱丝、盐各适量。

做法 ①西蓝花洗净。②将药材放入纱布包中扎紧入锅；锅中加水，至水盖住所有材料，煮沸，小火继续炖煮约 20 分钟。③转中火，放入鸡内脏、姜丝、西蓝花、葱丝等，待汤沸后，加入盐调味即可。

功效 温补肾阳，预防遗精，增强性功能。

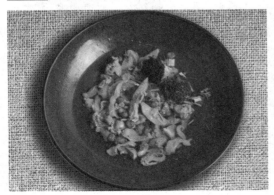

附子蒸羊肉

药材 附子 30g。

食材 鲜羊肉 1000g，姜片、料酒、葱段、肉清汤、盐、熟猪油、胡椒粉各适量。

做法 ①将羊肉洗净，放入锅中，加适量清水将其煮至七分熟，捞出。②取一个大碗，依次放入羊肉、附子、姜片、料酒、熟猪油、葱段、肉清汤、胡椒粉、盐等调味料。③再放入沸水锅中隔水蒸熟即可。

功效 温肾壮阳，适用于肾阳不足、阳痿滑精。

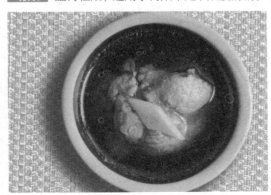

腰膝酸软

主要症状： 中医讲虽然病存于五脏六腑，但现于四肢五官，肾虚的症状在情志方面表现为情绪不佳，常难以自控，头晕易怒，烦躁焦虑，引发抑郁等。躯体上表现为面色发白、怕冷喜温、腰腿疼痛。

治疗原则： 扶正补虚；益气补血；运动健身。

对症药材	对症食材
① 金樱子 ② 鹿茸	① 羊肉 ② 板栗
③ 山药 ④ 党参	③ 牛肉 ④ 香菇
⑤ 锁阳 ⑥ 当归	⑤ 猪腰 ⑥ 排骨

◄ 肉苁蓉　　香菇 ►

病因探究

腰膝酸软是中医所说肝肾亏损的一种症状。肝肾亏虚的原因主要是外邪侵入后，滞留于体内，其损伤程度日渐加深，累及肝肾。或者是过劳受损，包括劳神、劳力及房事过度，都会耗伤肾精。

饮食宜忌

中老年人腰膝酸软，应多补充含铁和钙丰富的食物，预防骨质疏松的发生。宜多食芝麻、核桃仁，芝麻中含有人体所需的多种营养，氨基酸的含量丰富。可以适当选用羊肉、牛肉等有御寒功效的食物进行温补和调养。少食偏凉性的食物。

对症穴位——委中穴

部位： 属足膀胱经经脉的穴位，在膝盖里侧中央。

主治： ①按摩这个穴位，具有通络止痛、利尿祛燥的作用。②长期按摩此穴位，对腰背、腿部的各种疾病，如腰腿无力、腰痛、腰连背痛、腰痛不能转侧等，都有良好的疗效。③长期按摩这个穴位，能够有效治疗坐骨神经痛、小腿疲劳、颈部疼痛、下肢瘫痪，臀部疼痛、膝关节疼痛、腓肠肌痉挛等病症。④配大肠俞穴，治疗腰痛。⑤配长强、次髎、上巨虚、承山，治疗便血。

自我取穴按摩法： ①端坐垂足、双手轻握大腿两侧、大拇指在上，其余四肢在下。②食指放在膝盖里侧，就是腿弯的中央部位，用食指按压所在之处，有酸痛感。③用食指的指腹，向内用力按揉，每次左右两侧穴位各按揉 1~3 分钟，也可以双侧同时按揉。

保健小提示

改善腰膝酸软，可以有以下两种方法。揉腿肚：以双手掌紧夹一侧小腿肚，边转动边搓揉，每侧揉动 20 次左右，换腿重复。扳足：取坐位，两腿伸直，以两手扳足趾和足踝关节各 30 次。

本草药典

金樱子

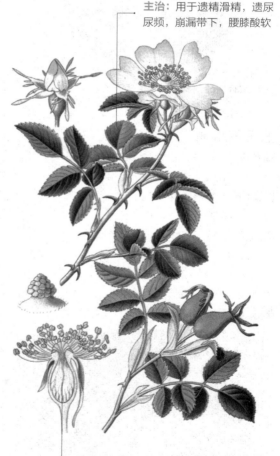

主治： 用于遗精滑精，遗尿尿频，崩漏带下，腰膝酸软

性味： 性平，味酸、甘、涩，入肾、膀胱、大肠经

功效： 固精缩尿，涩肠止泻

党参牛尾汤

药材 黄芪 100g，党参 40g，当归、枸杞各 30g，红枣 50g。

食材 牛尾 1 条，牛肉 250g，牛筋 80g，盐适量。

做法 ①将牛筋用清水浸泡半小时左右，再下水清煮 15 分钟左右。②牛肉切块；牛尾剁段。③将所有材料入锅中，加水盖过所有的材料，用大火煮沸后，转小火煮 1 小时，调味即可。

功效 补肾养血，益气固精。

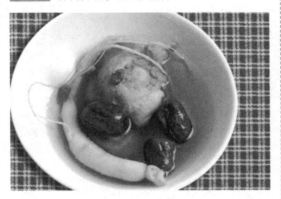

锁阳羊肉汤

药材 锁阳 15g。

食材 姜 3 片，羊肉 250g，香菇 5 朵，盐适量。

做法 ①将羊肉洗净切块，放入沸水中余烫一下，捞出，备用；香菇洗净，切丝；锁阳、姜洗净备用。②将所有的材料放入锅中，加适量水。③大火煮沸后，再用小火慢慢炖煮至软烂，大约 50 分钟左右，起锅前加入适当的调味料即可。

功效 本药膳能敛精强精、补肾止遗，特别适合有阳气亏损、四肢冷痹症状的人服用。

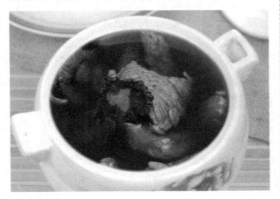

巴戟天黑豆鸡汤

药材 巴戟天 15g。

食材 黑豆 100g，胡椒粒 15g，鸡腿 1 只，盐 1 小匙。

做法 ①鸡腿剁块余烫。②黑豆与鸡腿、巴戟天、胡椒粒同入锅，加水至盖过材料。③大火煮开，转小火炖煮约 40 分钟。快煮熟时，加入盐即成。

功效 本药膳强筋骨、驱寒湿的效果很好，可以改善体虚乏力、腰膝酸软等症状。

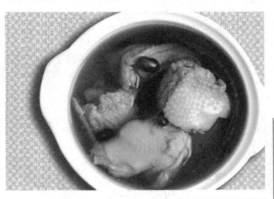

鹿茸枸杞蒸虾

药材 鹿茸 10g，枸杞 10g。

食材 大虾 500g，米酒 50ml。

做法 ①大虾剪去须脚，在虾背上划开，以挑去泥肠，用清水冲洗干净，备用。②鹿茸去除绒毛（也可用鹿茸切片代替），与枸杞一起用米酒泡 20 分钟左右。③将备好的大虾放入盘中，浇入鹿茸、枸杞和酒汁。④将盘子放入沸水锅中，隔水蒸 8 分钟即成。

功效 温肾壮阳，强筋健胃，生精益血。

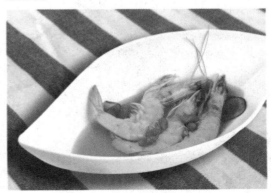

肾虚

主要症状： 男性常见的症状有滑精早泄，尿后滴沥不尽，小便次数多而尿液清白。还会有腰膝酸软、听力减退、乏力气短、腿脚沉重、手脚冰凉等症状同时出现。

治疗原则： 扶正补虚；温补肾阳；合理饮食。

对症药材	对症食材
❶ 海马 ❷ 枸杞	❶ 虾 ❷ 粳米
❸ 巴戟天 ❹ 麦冬	❸ 海参 ❹ 板栗
❺ 白果 ❻ 五味子	❺ 香菇 ❻ 鸡肉

◀麦冬　　　　　◀海参

巴戟天

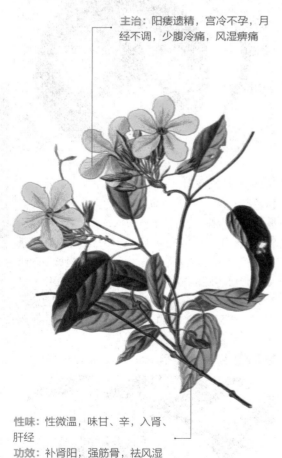

主治： 阳痿遗精，宫冷不孕，月经不调，少腹冷痛，风湿痹痛

性味： 性微温，味甘、辛，入肾、肝经

功效： 补肾阳，强筋骨，祛风湿

病因探究

　　肾虚指肾脏功能减弱。肾之阴阳俱虚，肾气化生不足。肾气虚与肾阳虚有一定的关系，只是程度有所不同，肾气虚严重者可以发展为肾阳虚；反过来肾阳虚可以好转为肾气虚，继而渐渐痊愈。

饮食宜忌

　　平时可以多吃核桃、灵芝、韭菜、羊肉、狗肉、猪腰、牛肉、枸杞叶、板栗、鸡肉等。尤其是狗肉和枸杞。宋代《日华诸家本草》说："狗肉补胃气，壮阳道，暖腰膝，益气力。"用狗肉500g、黑豆50g 炖烂常服，对阳痿、不育均有疗效。李时珍曾说，枸杞具有益肾润肺、生精益气的功效，是大补之药。

　　避免吃寒凉的食物如冷饮，或者香蕉、火龙果、海带等。

对症穴位——阳辅穴

　　部位： 属足胆经经脉的穴位，在人体的小腿外侧，当外踝尖上4寸，腓骨前缘稍前方。

　　主治： ①常按摩这个穴位，具有利筋骨、祛风湿、泻胆火的作用。②若经常按摩这个穴位，还对腰肾功能不佳、膝下浮肿、痉挛、关节疼痛、痛无常处等症状，都有特殊疗效。③长期按摩这个穴位，对偏头痛、高血压、全身神经痛、下肢瘫痪、脚气等疾患，都具有良好的治疗和保健作用。

　　自我取穴按摩法： ①正坐，垂足，身子稍向前俯，左手掌心向前，四指在内，大拇指在外，从脚跟上向前，抓住小腿的跟部。②用大拇指的指腹揉按穴位，有酸、胀、痛的感觉。③先左后右，两侧穴位每次各揉按1~3分钟。

保健小提示

　　肾气虚的人，也可以选择按摩来调养。在太渊、内关、肾俞穴，以及关元、照海、血海，用拇指或者食指，稍微用力垂直点按，每天早晚各1次，每个穴位每次点按170下。

海鲜山药饼

药材 黄精 15g，枸杞 10g。

食材 虾仁 35g，鲜干贝 2 颗，花枝 50g，花椰菜 1 朵，玉米粒 3 大匙，玉米粉 1/3 匙，奶粉 1 大匙，山药粉 2/3 杯，盐适量，色拉油 1 大匙。

做法 ①黄精熬汁；枸杞、干贝、花枝、花椰菜分别洗净切小丁。②药汤与菜丁、奶粉、色拉油等材料一起搅匀，做成面糊，煎成金黄色即可。

功效 有补脾益肾、养肺、止泻、敛汗之功效。

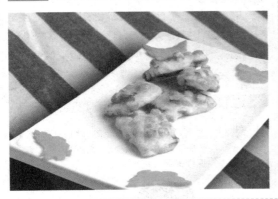

巴戟天海参煲

药材 巴戟天 15g，白果 10g。

食材 海参 300g，绞肉 150g，胡萝卜片 80g，上海青 1 棵，盐 3g，酱油 3ml，白胡椒粉少量、醋 6ml，糖适量，淀粉 5g。

做法 ①海参余烫后切块；绞肉加盐和胡椒粉拌匀后捏肉丸。②巴戟天、胡萝卜、肉丸入锅煮开，加盐、酱油、醋、糖调味。③再加入海参、白果煮沸，加入上海青，再煮沸时用淀粉水勾芡即可。

功效 补肾，益精髓，摄小便，壮阳疗痿。

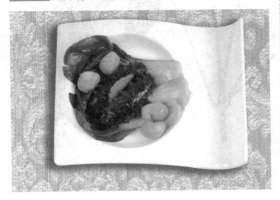

海马虾仁童子鸡

药材 海马 10g。

食材 虾仁 15g，童子鸡 1 只，米酒、葱段、蒜、盐、生姜、淀粉、清汤各适量。

做法 ①童子鸡入沸水余烫煮熟，剁块。②海马、虾仁泡 10 分钟后放在鸡肉上。③加入葱段、生姜、蒜及鸡汤，上笼蒸烂，把鸡肉扣入碗中，加入调味料后，再淋上淀粉水勾芡即成。

功效 增进性腺机能，补充体力与活力。

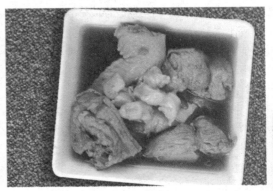

枸杞鱼片粥

药材 枸杞 5g。

食材 鲷鱼 30g，米饭 100g，香菇丝 10g，笋丝 10g，高汤 100ml，盐、料酒各适量。

做法 ①鲷鱼去内脏，剖解、洗净，切薄片；枸杞泡温水备用。②香菇丝、高汤、笋丝、米饭放入煮锅，倒入适量清水，熬成粥状。③最后加入枸杞、鲷鱼片煮熟，加盐、料酒调味即可食用。

功效 养肝，滋肾，润肺，增强免疫。

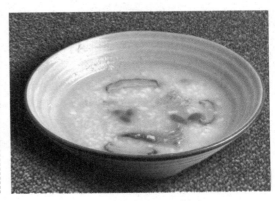

骨质疏松

主要症状： 原发性骨质疏松症引起的疼痛沿脊柱向两侧扩散，直立时后伸或久立、久坐时疼痛加剧，弯腰、肌肉运动、咳嗽、大便用力时加重。随着年龄增长，会驼背，并且易发生骨折。

治疗原则： 补钙；补维生素 C、维生素 D。

对症药材	对症食材
❶ 五加皮 ❷ 人参	❶ 黑木耳 ❷ 鸡蛋
❸ 杜仲 ❹ 川牛膝	❸ 苜蓿 ❹ 鱼丸
❺ 骨碎补 ❻ 枸杞	❺ 芹菜 ❻ 乌鸡

◀ 川牛膝　　◀ 芹菜

病因探究

骨质疏松症是因为构成骨成分的钙质、蛋白质等比例不断减少，而导致的骨质变薄、骨脆性增加，是全身骨代谢障碍的疾病。骨支撑体重的作用减弱，可导致突发的和不可预料的骨折发生。

饮食宜忌

多吃含钙丰富的食品，比如虾皮、蛋类、肉类、海带等。多吃牛奶和奶制品，还有黄豆和鱼类，这些都可以促进钙的吸收。不宜多吃糖或喝咖啡，也不宜吃得过咸。不宜食含较多草酸的蔬菜，如菠菜、苋菜等。

单纯的服用钙片效果不是很好，因为钙质的吸收需要维生素 D 和蛋白质一起配合完成。所以在补钙的同时再补充一些富含维生素 D 的食物，如奶制品、胡萝卜、白薯、绿叶蔬菜、板栗、蛋、鱼子、豌豆苗等。

对症穴位——阳溪穴

部位： 属于手大肠经脉上的穴位，手掌侧放，翘起拇指，在手腕背侧，腕横纹两筋间凹陷中。

主治： ①对于头痛、耳鸣、耳聋、扁桃体炎、牙齿痛、结膜炎、寒热疟疾等症，皆有调理保健的功效。②对于手腕痛、肩臂不举、小儿消化不良等病症，长期按压会有很好的调理保健效果。③配合合谷穴治头痛。④现代中医临床学上常利用此穴治疗腱鞘炎、中风半身不遂、腕关节及其周围软组织疾患等。

自我取穴按摩法： ①将手掌侧放，拇指伸直向上翘起，在腕背的桡侧，手腕横纹上侧有一凹陷处。②用另一只手轻握手腕，大拇指弯曲，用指甲垂直掐按穴位，会产生颇为酸胀的感觉。③分别掐按左右手，每次各掐按 1~3 分钟。

保健小提示

喝牛奶有助于预防骨质疏松，但要注意晚上喝，不要早上空腹喝。因为睡前喝牛奶，在午夜至清晨这段时间，牛奶中的钙就可改变低血钙状态，避免从骨组织中调用钙。

本草药典

人参

主治： 体虚欲脱，肢冷脉微，腰膝酸痛，脾虚食少，久病虚羸，惊悸失眠

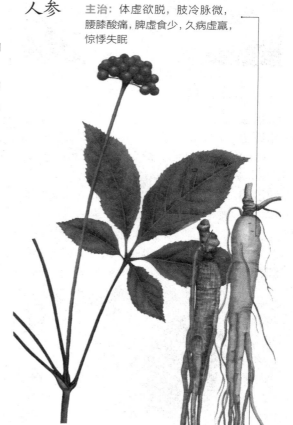

性味： 性平，味甘、微苦，入脾、肺、心经
功效： 大补元气，补脾益肺，生津，安神

大骨高汤

药材 枸杞5g。

食材 大骨1000g，香菇30g，圆白菜、胡萝卜、白萝卜各200g，黄豆芽100g，玉米200g，醋适量。

做法 ①大骨汆烫。②香菇、圆白菜、胡萝卜、白萝卜、黄豆芽、玉米等洗净沥水。③水锅煮沸，加入所有材料，转小火续煮3小时，再将材料过滤。

功效 口味鲜美，营养滋补，有助于促进钙吸收，预防骨质疏松。

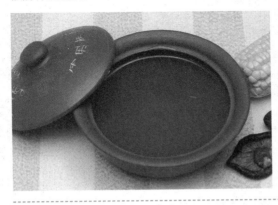

黑木耳炒芹菜

药材 干黑木耳、银耳各25g。

食材 芹菜茎、胡萝卜、黑芝麻、芝麻、姜、盐、砂糖、香油各适量。

做法 ①黑木耳、银耳以温水泡开、洗净；芹菜切段；胡萝卜切丝。上述材料皆以开水汆烫，捞起备用。②将黑芝麻以香油爆香，拌入所有食材即可起锅，最后加入盐、糖腌渍半小时即可。

功效 富含胶质，防治骨质疏松症。

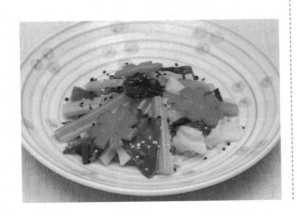

鲜人参炖乌鸡

药材 人参2根。

食材 猪瘦肉200g，乌骨鸡650g，火腿30g，生姜2片，花雕酒3ml，盐2g，鸡粉5g，浓缩鸡汁5ml。

做法 ①猪瘦肉切片，火腿切粒。②将所有的肉料汆烫后，与其他材料装入盅内隔水炖4小时。③在炖好的汤中加入所有调味料即可。

功效 鸡肉嫩滑鲜美，有较强的滋补作用。

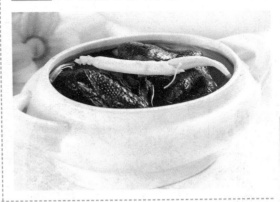

牛膝蔬菜鱼丸

药材 牛膝15g。

食材 鱼丸300g，蔬菜、豆腐（随自己喜爱搭配）、酱油各适量。

做法 ①将牛膝加2杯水，用小火煮取1杯量，滤渣备用。②锅中加5杯水，先将鱼丸煮至将熟时，放入蔬菜、豆腐煮熟，大约3分钟。③再加入牛膝药汁略煮，可根据个人口味，适当添加调味料，盛盘即可。

功效 活血通络，壮骨强筋，利尿消水。

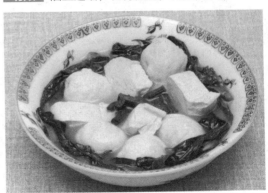

中暑

主要症状： 轻度中暑会有大量出汗、口渴、头昏、胸闷、心悸、恶心、四肢无力的症状，体温会在38.5℃以上，并伴有面色潮红、胸闷、皮肤灼热等现象。重症中暑会发生高热，甚至昏厥。

治疗原则： 清热解暑；滋阴养心。

对症药材	对症食材
① 冬瓜皮 ② 薏米	① 小米 ② 绿豆
③ 莲藕 ④ 荷叶	③ 芹菜 ④ 鸭肉
⑤ 板蓝根 ⑥ 车前草	⑤ 酸梅 ⑥ 西瓜

◀ 冬瓜皮　　◀ 芹菜

本草药典

莲藕

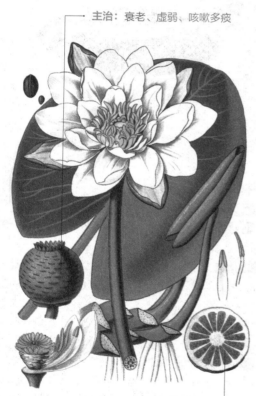

主治：衰老、虚弱、咳嗽多痰

性味： 性平，味甘，入心、肺、脾、胃经
功效： 养血止血，清热养阴，调中开胃，健脾止泻

病因探究

夏天，在高温下人们容易发生中暑，引起中枢神经系统和循环系统的症状。中暑的发生不仅和气温有关，还与湿度、劳动、曝晒、体质强弱、营养状况及水分供给等情况有关。

饮食宜忌

天热时多吃清淡、易消化的食品，如稀粥、蒸蛋、冬瓜汤等。适当吃些粗粮，如玉米、麦片和小米粥。夏天做菜可适当咸一些，补充出汗带走的盐分，并要保证及时补充水分。夏季新陈代谢快，要注意补充蛋白质、维生素和钙。

夏季宜多食用绿豆。绿豆，性凉，味甘，具有清热解毒、清暑、利尿的功能，是夏季消暑解渴的佳品。可取少量绿豆，煎汤或配制成各种药膳食用，可用于辅助治疗暑热、水肿、泻痢所致的糖尿病。

对症穴位——涌泉穴

部位： 属足少阴肾经经脉的穴位。在足底足前部的凹陷处，第二、三趾的趾缝纹头端和足跟连线的前1/3处。

主治： ①经常按摩，具有散热生气的作用。②长期按摩这个穴位，能够益肾、清热、开郁。③按摩这个穴位治疗咽喉肿痛、头痛、目眩、失音、失眠、小便不利、休克、中暑等疾病，效果明显。④经常按摩此穴位，还能缓解并治疗神经衰弱、糖尿病、更年期障碍、肾脏等疾病。

自我取穴按摩法： ①正坐，把一只脚跷在另一只脚的膝盖上，脚掌尽量朝上。②用另一侧的手轻握住脚，四指放在脚背，大拇指弯曲并放在穴位处。③用大拇指的指腹从下往上推按穴位，有痛感。④左右脚心每日早晚各推按1~3分钟。

保健小提示

夏季做户外运动要注意预防中暑，避开中午最热的时候，要戴遮阳帽或运动帽，防止阳光直射头部。控制运动量，不要过于剧烈，感到不舒服时，及时休息。

陈皮绿豆汤

药材 陈皮 5g。

食材 绿豆 30g，绿茶包 1 袋，砂糖 10g。

做法 ①陈皮洗净，切成小块；绿豆浸泡 2 小时。②砂锅洗净，将绿茶与陈皮放入，加水 800ml，滚后小火再煮 5 分钟，滤渣取汤。③在汤内加入泡软的绿豆与少许砂糖，续煮 10 分钟，滤出汤即可饮用。剩余的绿豆可留待以后进食。

功效 本药膳具有利尿下气、清热解暑的功效。

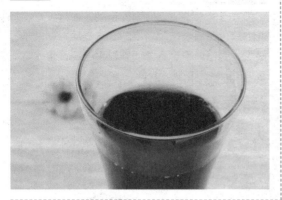

绿豆薏米粥

药材 薏米 10g。

食材 绿豆 10g，低脂奶粉 25g。

做法 ①将绿豆与薏米洗净、泡水，大约 2 小时即可泡发。②砂锅洗净，将绿豆与薏米加入水中滚煮，水煮开后转小火，将绿豆煮至熟透，汤汁呈黏稠状。③滤出绿豆、薏米中的水，加入低脂奶粉搅拌均匀后，再倒入绿豆薏米中。

功效 夏天常饮此汤可以起到清热消暑的作用。

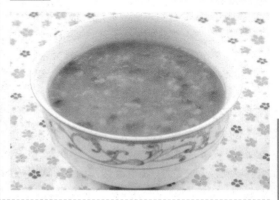

荷叶鲜藕茶

药材 荷叶 1/2 片。

食材 鲜藕 150g，冰糖、清水各适量。

做法 ①将买来的鲜藕、荷叶洗净，荷叶余烫去涩，鲜藕削皮、切片。②将鲜藕、荷叶放入锅中，加水至盖过材料，用大火烧开，搅拌均匀，以大火煮开转小火，煮约 20 分钟，加冰糖调味即可。

功效 具有降脂、排毒养颜、滋肝润肺等多种功效。适用于热病烦渴、小便热痛、暑热头晕、中暑恶心、呕吐反胃等。

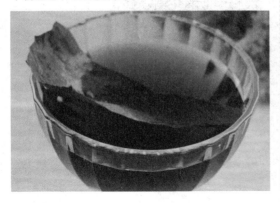

板蓝根西瓜汁

药材 板蓝根、山豆根各 8g、甘草 5g。

食材 西瓜 300g，果糖 2 小匙。

做法 ①将药材洗净，沥水，备用。②全部药材与清水 150ml 置入锅中，以小火加热至沸腾，约 1 分钟后关火，滤取药汁降温备用。③西瓜去皮，切小块，放入果汁机内，加入晾凉的药汁和果糖，搅拌均匀倒入杯中，即可饮用。

功效 能清热解暑、除烦止渴、通利小便，可治暑热烦渴、小便不利及咽喉肿痛、口疮等症状。

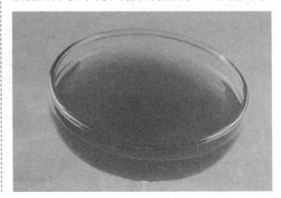

气虚体质

主要症状： 畏寒发冷，反复感冒，或低热不愈；精神萎靡，反应迟钝；低血压，心慌，喜静不喜动；四肢无力，易疲劳；食欲不振，便秘但不结硬，或大便不成形。性格内向，容易出现精神抑郁等症状。

治疗原则： 多吃性平味甘或甘温之物；增强运动。

对症药材	对症食材
❶ 人参 ❷ 灵芝	❶ 鸡肉 ❷ 鹌鹑蛋
❸ 肉苁蓉 ❹ 黄芪	❸ 羊肉 ❹ 山药
❺ 党参 ❻ 黄精	❺ 糯米 ❻ 牛肉

◀ 人参　　　　◀ 山药

病因探究

气虚体质可由先天禀赋不足引起。有偏食、厌食、过度节食习惯的人，会因营养摄取不足而易气虚。工作压力大、作息不规律、精神紧张焦虑、长时间熬夜的人，因为身体的消耗过大，易形成气虚体质。

饮食宜忌

多吃糯米、黑米、黍米、燕麦等，蔬果要多吃南瓜、红枣、龙眼等。日常饮食中，要荤素搭配，营养平衡。少吃如白萝卜、芹菜、山楂等"破气"的食物。少吃辛辣刺激的食物，包括辣椒、生葱、生蒜等。

对症穴位——膻中穴

部位： 属任脉的穴位，在人体的胸部，人体正中线上，两乳头之间连线的中点。

主治： ①按摩这个穴位，有调气降逆、宽胸利膈的作用，能够治疗支气管哮喘、支气管炎、咳嗽、气喘、咯唾脓血、胸痹心痛、心悸、心烦等疾病。②配曲池穴、合谷穴，治急性乳腺炎；配内关穴、三阴交穴、巨阙穴、心平穴、足三里穴，治冠心病、急性心肌梗死；配中脘穴、气海穴，治疗呕吐反胃；配天突穴，治哮喘；配乳根穴、合谷穴、三阴交穴、少泽穴、灸膻中穴，治产后缺乳；配肺俞穴、丰隆穴、内关穴，治咳嗽痰喘；配厥阴俞穴、内关穴，治心悸、心烦、心痛。

自我取穴按摩法： ①正坐或仰卧，双手伸向胸前，手掌放松，大约成瓢状，手掌心向下，中指的指尖放在双乳的中点位置，这个部位就是该穴位。②双手的中指同时用力按揉穴位，有刺痛的感觉。③左右两手的中指轮流在下按揉穴位，先左后右，每次按揉1~3分钟。

保健小提示

气虚的人不适合做剧烈运动，如打篮球、越野跑等，而适合一些轻度的有氧运动，如散步、慢跑、羽毛球等。瑜伽动作轻柔舒缓，也非常适合气虚的人用来调养身体。

本草药典

灵芝

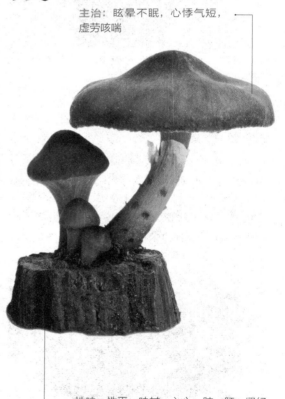

主治： 眩晕不眠，心悸气短，虚劳咳喘

性味： 性平，味甘，入心、肺、肝、肾经
功效： 补气安神，止咳平喘

黄精蒸土鸡

药材 黄精、党参、山药各30g。

食材 土鸡1只（重约1000g），姜、川椒、葱、盐各适量。

做法 ①将土鸡洗净剁成1寸见方的小块。放入沸水中烫3分钟后，装入汽锅内，加入葱、姜、盐、川椒。②再加入黄精、党参、山药盖好汽锅，放入蒸锅蒸3小时即成。

功效 有补中益气、润心肺、强筋骨等功效，可治虚损寒热、肺痨咳血、病后体虚、风湿疼痛等。

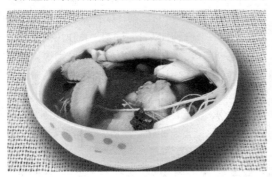

苁蓉羊肉粥

药材 肉苁蓉10~15g。

食材 羊肉60g，粳米100g，葱白2根，姜3片，盐适量。

做法 ①将肉苁蓉洗净，放入锅中，加入适量的水，煎煮成汤汁，去渣备用。②羊肉洗净氽烫一下，去除血水，再洗净切丝，备用；粳米淘洗干净，备用。③在苁蓉汁中加入备好的羊肉、粳米同煮，煮沸后再加入姜、盐、葱调味。

功效 补肾助阳，健脾养胃，润肠通便。

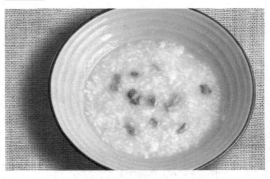

党参煮土豆

药材 党参15g。

食材 土豆300g，料酒10ml，葱10g，姜5g，盐3g，香油15ml。

做法 ①党参洗净，切薄段；土豆去皮，切薄片；姜切片，葱切段。②将党参、土豆、姜、葱、料酒一同放入炖锅内加水，置火上煮沸，再改用小火烧煮35分钟，加入盐、香油调味即成。

功效 能补充维生素、膳食纤维，可预防消化道癌症，控制胆固醇。

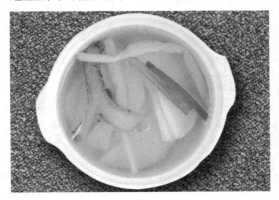

黄芪牛肉蔬菜汤

药材 黄芪25g。

食材 牛肉500g，番茄2个，西蓝花、土豆各1个，盐2小匙。

做法 ①牛肉放入沸水氽烫；土豆、番茄洗净、切块；西蓝花切小朵，洗净。②备好的牛肉和番茄、西蓝花、土豆、黄芪一起放入锅中，加水至盖过所有材料。以大火煮开后，转用小火续煮半小时，然后再加入盐调味即可。

功效 滋肾益阳，调理气血，增强体力。

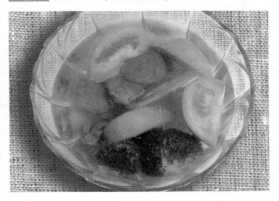

气滞体质

主要症状：偏头痛，失眠多梦；眼睛发红、疼痛，嘴里感觉发苦；身体疼痛，多为窜痛，时轻时重；肠胃胀满，易打嗝排气，或者胃痛；月经周期紊乱，月经前下腹部和乳房发胀。

治疗原则：增强运动；行气生血；活血化淤。

对症药材	对症食材
❶ 红枣　❷ 人参	❶ 橘子　❷ 芹菜
❸ 槟榔　❹ 银耳	❸ 羊肉　❹ 乌鸡
❺ 厚朴　❻ 黑枣	❺ 金针菜　❻ 雪梨

◀ 红枣　　　　　◀ 橘子

本草药典

槟榔

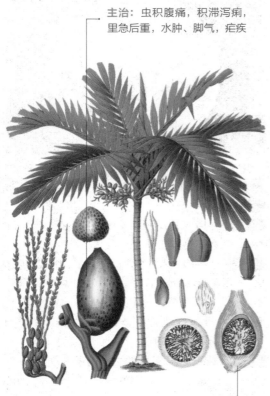

主治：虫积腹痛，积滞泻痢，里急后重，水肿、脚气、疟疾

性味：性温，味苦、辛，入胃、大肠经
功效：杀虫消积，降气行水

病因探究

气虚的人更容易诱生气滞体质。长期的精神紧张焦虑、思虑过度，也会使脾气郁结、运化失常而导致气滞。久静不动、运动不足、受寒受冷、血液循环减慢，也是形成气滞体质的原因。

饮食宜忌

适量饮酒，酒有行气活血、疏肝解郁的功效。适宜食用行气养肝的食物，如香菜、金针菜、山楂、金橘、槟榔等。多食有健胃消食作用的食物，如葡萄、草莓、甜橙、辣椒酱、小米粥等。酸味食物不宜一次食用过量。女性因为寒凝气滞血淤而导致月经后期量少者，要进食温经、温气、活血的食物，如羊肉、山楂等，饮食中可加生姜、蒜、葱、香菜、茴香、胡椒、桂皮、黄酒等调料。

对症穴位——太冲穴

部位： 属足厥阴肝经经脉的穴位，在足背侧，第一、二趾跖骨连接部位中。用手指沿拇趾和次趾的夹缝向上移动按压，到能够感觉到动脉的时候就是该穴位。

主治： ①按摩该穴位，具有平肝、理血、通络之用，能使头痛、眩晕、高血压、失眠、肝炎等症状都得到调理和缓解。②长期按压这个穴位，对月经不调、子宫出血、乳腺炎、肠炎、淋病、便秘等病症，具有很好的改善和保健作用。

自我取穴按摩法： ①正坐垂足，曲左膝，把脚举起放在座椅上，臀前，举起左手，手掌朝下放在脚背上，中指弯曲，中指的指尖所在的部位就是该穴。②用食指和中指的指尖从下往上垂直按揉，有胀、酸、痛感。③两侧穴位，先左后右，每次各揉按 3~5 分钟。

保健小提示

练习太极拳有助于行气健体。太极拳运动量适中，能促进血液回流，促进心肌的功能，从而增强心脏的收缩力，有利于气血循环。长期坚持能有效改善气滞体质。

人参梨乌鸡汤

药材 人参 10g，黑枣 5 枚。

食材 乌鸡 300g，梨 1 个，盐 2g，油适量。

做法 ①梨洗净，切块去核；乌鸡洗净，剁成小块，焯水；黑枣洗净；人参洗净切大段。②锅中加油烧热，投入乌鸡块，爆炒后加适量清水，再加梨、黑枣、人参一起以大火炖半小时加盐即可。

功效 补虚扶正，行气活血。

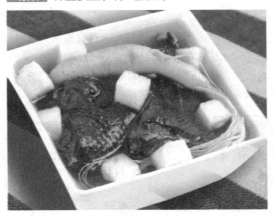

枸杞黄芪蒸鳝片

药材 枸杞、麦冬、黄芪各 10g。

食材 鳝鱼 350g，姜 10g，胡椒粉、盐、酱油各适量。

做法 ①鳝鱼去头、骨剁段；黄芪、麦冬洗净；枸杞泡发；姜切片。②鳝鱼用盐、酱油腌渍 5 分钟。③所有材料和调味料一起拌匀入锅中蒸熟。

功效 行气养血，补虚扶正。

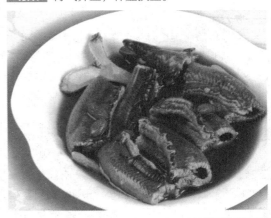

陈皮丝里脊肉

药材 陈皮 5g。

食材 猪里脊肉丝 60g，红枣 6 枚，葱丝、淀粉、辣椒丝各适量，葡萄酒、油各 5ml，冰糖 10g。

做法 ①陈皮用温水泡 10 分钟，切丝；猪肉丝加入葡萄酒，用淀粉拌匀，放入油搅匀；红枣洗净备用。②起油锅，转中火，放入猪肉丝拌炒略熟，加入冰糖、红枣、陈皮丝炒匀，勾薄芡。起锅前撒入葱丝、辣椒丝即成。

功效 增强体质，改善气滞体质诸多虚症。

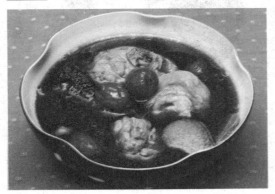

人参鹌鹑蛋

药材 人参 7g，黄精 10g。

食材 鹌鹑蛋 6 枚，盐、白糖、香油、淀粉、高汤、酱油各适量。

做法 ①将人参、黄精熬成药汁。②鹌鹑蛋煮熟去壳，一半与药汁、盐腌渍 15 分钟；另一半用香油炸成金黄色。③把高汤、白糖、酱油等调成汁，与鹌鹑蛋连同药汁一起下锅翻炒，最后连同汤汁一同起锅，加入腌渍好的另一半鹌鹑蛋。

功效 健脾益胃，适合气滞体质的人食用。

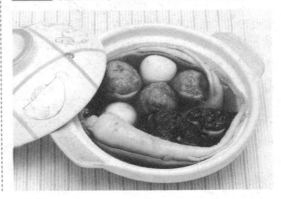

血虚体质

主要症状： 头发枯黄，脱发掉发，少白头；皮肤干燥，过早产生皱纹；脸色苍白无光泽，嘴唇淡白，眼睑淡白少泽；身体偏瘦，月经量少、延期甚至经闭，大便燥结，小便不利。

治疗原则： 活血生血；补气行气；增强运动。

对症药材	对症食材
❶ 丹参　❷ 黑枣	❶ 黑豆　❷ 乌骨鸡
❸ 鹿茸　❹ 黄芪	❸ 菠菜　❹ 胡萝卜
❺ 无花果　❻ 当归	❺ 鸡肝　❻ 番茄

◀ 当归　　◀ 黑豆

病因探究

　　血虚体质可能由过度劳累或过度用脑引起。人体只有吸收尽可能多的食物精华，才可能血气旺盛，因此脾胃不好、消化不良的人容易血虚。生活中的不节制，如人流、纵欲等也是导致血虚的罪魁祸首。

饮食宜忌

　　多吃黑色的食物，如黑米、黑豆、黑枣、黑芝麻、豆豉、黑木耳、乌骨鸡等。多吃红色的食物有助于补血，如红枣、胡萝卜、番茄、枸杞等。多吃一些瘦肉、动物肝脏、血液、鱼类等蛋白质丰富的食物。多吃炖菜、汤菜、粥羹，其中的营养成分更容易被吸收。

　　樱桃、枸杞同食治血虚劳损。樱桃营养丰富，含有大量的铁，有促进血红蛋白再生的功效，对贫血患者有一定的补益作用，枸杞能滋补肝肾，两者搭配同食，可治疗血虚劳损、头晕乏力、耳鸣健忘、腰膝酸软等症。

对症穴位——血海穴

　　部位： 属足太阴脾经经脉穴。屈膝，在大腿内侧髌底内侧端上 2 寸处，当股四头肌内侧头隆起处。

　　主治： ①此穴是人体脾血的归聚之处，具有祛淤血和生新血的功能，属于女子生血之海。②能够清血利湿，可以治疗一切血病及月经不调、崩漏（月经过多）、闭经等病症。③配带脉穴，治疗月经不调。

　　自我取穴按摩法： ①正坐，翘起左足，放在右膝上。②用右手掌按住左膝，食指、中指等四指放在膝上，拇指放在膝盖内侧上方，拇指弯曲，用大拇指指尖按揉穴位，有胀、酸、微痛的感觉。③每天早晚各按揉 1 次，每次按揉 3~5 分钟。

保健小提示

　　血虚型体质不适合选择完全素食的饮食结构，蔬菜和水果中虽然维生素含量丰富，但蛋白质相对较少，不能满足人体的需要，所以要适当的增加膳食中的鱼肉蛋奶的比例。

本草药典

无花果

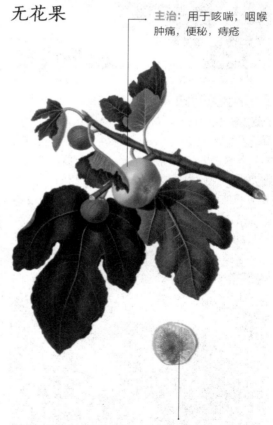

主治： 用于咳喘，咽喉肿痛，便秘，痔疮

性味： 性平，味甘，入肺、胃、大肠经
功效： 清热润肠，滋阴养血

鹿茸炖乌鸡

药材 鹿茸 10g。

食材 乌骨鸡 250g，盐适量。

做法 ①将乌骨鸡洗净切块备用。将备好的乌骨鸡块与鹿茸一齐置炖盅内。②再加适量开水，用小火隔水炖熟，用盐调味后即成。

功效 本药膳能补养精血、强筋、健骨、益肾。适用于宫冷、肾虚不孕、月经不调、经血色淡量少、小腹冷感、腰膝酸软等。

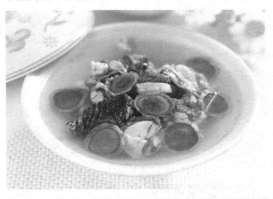

黑枣参芪梅子茶

药材 黑枣 5 枚，丹参 75g，黄芪 75g。

食材 紫苏梅 5 枚，冰糖 2 大匙。

做法 ①将黑枣、丹参、黄芪与紫苏梅放入杯中，冲入热开水，盖上杯盖闷约 10 分钟。②加入冰糖搅拌至溶化即可。

功效 本药膳能活血祛淤、宁心安神、止痛、促进血液循环。黑枣有加强补血的效果，对贫血、肝炎、失眠、乏力有一定疗效。

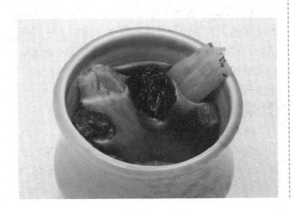

归芪补血乌鸡汤

药材 当归、黄芪各 25g。

食材 乌骨鸡 1 只，盐适量。

做法 ①将乌骨鸡剁块，放入沸水余烫、捞起、冲净。②乌骨鸡块和当归、黄芪一起盛锅，加适量的水，以大火煮开，再转小火续炖 25 分钟。③加盐调味即成。

功效 能促进血液循环和新陈代谢，适合贫血、妇女经血量多、产后发热不退等患者食用。

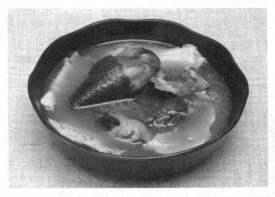

红枣枸杞鸡汤

药材 党参 3 根，枸杞、红枣各 30g。

食材 鸡肉 300g，生姜 1 块，葱 2 根，香油 10ml，盐 2g，酱油、料酒各 5ml，胡椒粉 5g。

做法 ①鸡肉洗净后剁成块，红枣、枸杞、党参洗净，姜切片、葱切段备用。②将鸡块及所有材料入水炖煮，加入盐、酱油、胡椒粉、料酒煮 10 分钟。③转小火炖稍许，淋上香油。

功效 有保肝明目、健脾益胃、益肾安神的功效。

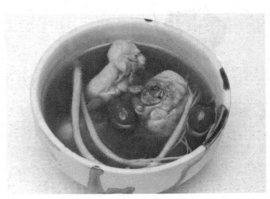

血淤体质

主要症状：面色晦暗，肤质粗糙，雀斑色斑多，嘴唇颜色偏暗，有黑眼圈；慢性关节痛、肩膀发酸、头痛；胃部感觉饱胀；牙龈出血，皮下毛细血管明显，下肢静脉曲张。

治疗原则：行气活血；扶正补虚；保持心情愉悦。

对症药材	对症食材
❶ 龙眼 ❷ 桃仁	❶ 黑木耳 ❷ 糙米
❸ 红枣 ❹ 红花	❸ 油菜 ❹ 鸡蛋
❺ 丹参	❺ 丝瓜
◀ 桃仁	◀ 黑木耳

本草药典

番红花

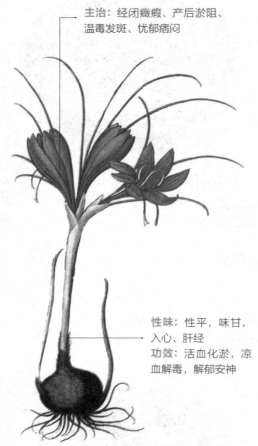

主治：经闭癥瘕、产后淤阻、温毒发斑、忧郁痞闷

性味：性平，味甘，入心、肝经

功效：活血化淤，凉血解毒，解郁安神

病因探究

长时间地陷于某种坏情绪中，引起体内气血失调，脏腑功能失常，会形成血淤型体质。多静少动，平常不锻炼身体，饮食过于油腻，环境寒冷等因素，都会导致血淤体质的形成。

饮食宜忌

多吃能行气活血的食物，如山楂、醋、玫瑰花、金橘、油菜、番木瓜等。气血充足能避免血淤，多吃能生血养血的食物，如红枣、黑木耳、丝瓜等。适宜多吃菌类等，能带走肠壁上堆积的脂肪。避免食用油腻的食物。

与行气食物作用相反的是胀气类食物，如甘薯、芋头、蚕豆、油炸食物、汽水、糯米、泡面等，血淤体质者食用后会加剧淤血的生成，因此不宜多吃。

对症穴位——足三里

部位：属足阳明胃经经脉的穴位，位于小腿前外侧，当犊鼻穴下三寸，距胫骨前嵴一横指（中指）处。

主治：①经常按摩该穴位能够理脾胃、调气血、补虚弱，防治肠胃疾病，对胃肠虚弱、胃肠功能低下、食欲不振、羸瘦、腹膜炎、肠鸣等症。②长期按摩此穴对于胸中淤血、乳痈、心腹胀满、脚气、眼疾等病症，也具有很好的调理保健功能。③按摩此穴还能增强下肢体力，防治四肢肿满、倦怠、股膝酸痛、软弱无力等症。

自我取穴按摩法：①正坐，屈膝90度。②除大拇指外，其余四指并拢，放在外膝眼直下四横指处。③用中指的指腹垂直用力按压，有酸痛、胀、麻的感觉，并因人的不同感觉向上或向下扩散。④每天早晚各揉按一次，每次1~3分钟。

保健小提示

晚上洗热水澡，能辅助改善血淤体质。血遇热则会旺行，因此血淤体质的人，不妨洗洗热水澡。此外，洗澡还能辅助治疗糖尿病、消化不良、胃溃疡、便秘、头痛等多种疾病。

红枣乌鸡汤

药材 红枣 10 枚，枸杞 5g。

食材 乌骨鸡半只，绿茶 10g，油、盐各适量。

做法 ①红枣泡软，乌骨鸡洗净、剁块，绿茶用布袋装好备用。②将剁好的乌骨鸡块放入锅中，接着放入茶包、枸杞、红枣，并加水至盖过鸡块。③用大火煮沸后转小火慢熬 1 小时，加盐、香油，撒上香菜。

功效 适合身体虚弱、四肢酸麻患者长期服用。

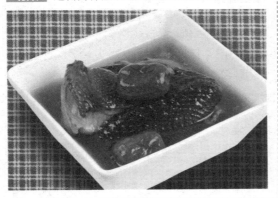

川芎蛋花汤

药材 川芎 10g。

食材 鸡蛋 1 个，米酒 20ml，葱花适量。

做法 ①川芎洗净，浸泡于清水约 20 分钟。鸡蛋打入碗内，拌匀，备用。②起锅，倒入适量清水，以大火煮沸后，加入川芎略煮，倒入鸡蛋，蛋熟后加入米酒，撒上葱花即可。

功效 本药膳有助于活血、生血，对于血淤、血热及血虚引起的月经不调、痛经、淤血腹痛、关节疼痛及心悸失眠等症有较好辅助治疗作用。

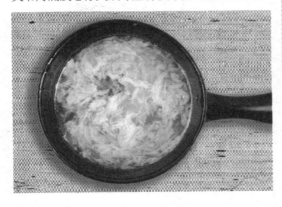

黑豆龙眼汤

药材 龙眼 15g，红枣 5 枚。

食材 黑豆、糯米各 30g，白糖 2 小匙。

做法 ①红枣洗净，切开去除枣核；黑豆、糯米洗净，分别泡发、待用。②黑豆与糯米洗净后，与红枣、龙眼加水 1000ml，煮沸后以小火再煮半小时。加白糖滤渣代茶饮。

功效 本药膳对于血淤体质的经络不畅、脱发、内热燥结、血不养神、便血等有较强的治疗作用。

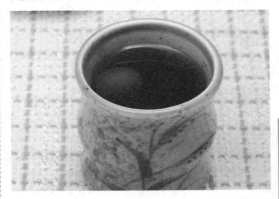

丹参桃红乌鸡汤

药材 丹参 15g，红枣 10 枚，红花 25g，桃仁 5g。

食材 乌骨鸡腿 1 只，盐 2 小匙。

做法 ①将红花、桃仁装在棉布袋内，扎紧。鸡腿洗净剁块、余烫、捞起；红枣、丹参冲净。②将所有材料盛入煮锅，加适量水煮沸后转小火炖约 20 分钟，待鸡肉熟烂加盐调味即成。

功效 健身暖胃，明目活血，对气血虚弱、淤血内阻者有很强的补益作用。

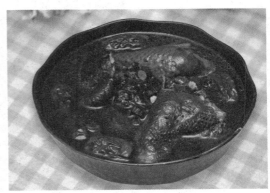

阴虚体质

主要症状：面颊偏红或潮红，经常口干，容易上火、口腔溃疡；喜冷食，易饥饿；手心、脚心容易发热冒汗；女性月经不调，月经过少，甚至闭经；体形消瘦，常常失眠，脾气暴躁。

治疗原则：滋阴清热；滋阴润燥。

对症药材	对症食材
① 蜂蜜　② 党参	① 苜蓿　② 紫米
③ 麦冬　④ 银耳	③ 黄瓜　④ 猪肉
⑤ 枸杞　⑥ 百合	⑤ 梨　　⑥ 芹菜

◀ 银耳　　◀ 芹菜

病因探究

　　熬夜会使身体里阴气不足，发生阴虚。如果吃的东西过于香燥生热，生了"内火"伤了身体里的"阴"，也会导致阴虚。阴虚也会随着衰老而出现。

饮食宜忌

　　饮食应以清淡为宜。很多蔬菜都能清热祛火，多吃苦瓜、藕、甘蔗、紫菜、海藻、海带、竹笋、香蕉、冬瓜、黄瓜、茄子、白萝卜、丝瓜、油菜、菠菜、蘑菇、苋菜、金针菜、茼蒿、包菜、芋头、胡萝卜、白菜、香菇等蔬菜。大部分鱼类、贝类都非常适合列入阴虚体质人的菜单，比如鲫鱼、干贝、蛤蜊、蚌肉等。不适合吃牛羊肉这一类"热性"的肉，可以吃猪肉、鸭肉、兔肉等平性或凉性的肉类。

对症穴位——三阴交穴

　　部位：属足太阴脾经经脉的穴位，在人体小腿的内侧，足内踝上缘三指宽，踝尖正上方胫骨边缘凹陷中。

　　主治：①此穴是妇科主穴，对阴虚引起的各种妇科病最有疗效，如子宫功能性出血、月经不调、经痛、带下、闭经、子宫脱垂、难产、产后血晕、恶露不行等。②按压此穴能够使腹胀、消化不良、食欲不振、肠绞痛、腹泻、失眠、神经衰弱、全身无力、下肢麻痹、神经痛、脚气病、更年期综合征等得到缓解。

　　自我取穴按摩法：①正坐，抬起一只脚，放置在另一条腿上。②一只手的大拇指除外，其余四指轻轻握住内踝尖。③大拇指弯曲，用指尖垂直按压胫骨后缘，会有强烈的酸痛感。④每天早晚各按1次，每次揉按1~3分钟。

保健小提示

　　阴虚的人不适合多吃麻辣火锅，可以选择清淡的海鲜火锅代替。喜欢吃辣的人，要注意"吃熟不吃生"，因为辣味会随着烹饪消失，比如葱、姜、蒜等煮熟后辣味就会减轻了。

本草药典

麦冬

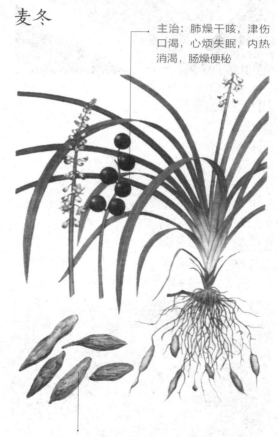

主治：肺燥干咳，津伤口渴，心烦失眠，内热消渴，肠燥便秘

性味：性微寒，味甘、微苦，入心、肺、胃经

功效：养阴生津，润肺清心

糖枣芹菜汤

药材 红枣 10 枚。

食材 水芹菜 250g，红糖 2 大匙。

做法 ①红枣洗净，以清水泡软捞起，加 3 碗水煮汤，并加红糖同煮。水芹菜去根和老叶（鲜嫩叶要保留），洗净切段，备用。②待红枣熬至软透出味，约剩 2 碗余汤汁，加入切好的水芹菜段，以大火滚沸一次，即可熄火。

功效 能安神、利尿消肿、补气养血、健脾益胃。

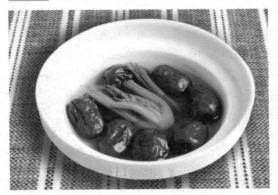

百合豆沙羊羹

药材 百合 15g。

食材 扁豆 15g，琼胶 20g，绿豆沙 200g，麦芽糖 50g，细粒冰糖 30g，蜂蜜 50ml。

做法 ①琼胶、细粒冰糖一起拌匀，加入冷开水 100ml，拌匀备用。②百合、扁豆洗净，加水煮软，放入果汁机中打成泥状，再与上述材料拌匀，上锅熬煮，加入绿豆沙等所剩下的材料。③最后倒入模型中，待凉冷冻即可。

功效 有滋补功效，可润肺止咳、清心安神。

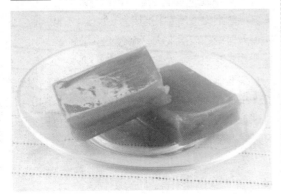

银耳优酪羹

药材 银耳 10g，魔芋 50g。

食材 原味酸奶 120ml，蜂蜜 20ml，白糖适量。

做法 ①银耳入水泡发后切小片。②全部药材入锅小火煮沸后关火，滤取药汁备用。③药汁倒入锅，加入银耳煮沸，放入白糖搅匀后关火，透过滤网沥出银耳；将银耳拌匀，搭配原味酸奶、蜂蜜。

功效 补脾开胃，益气清肠。

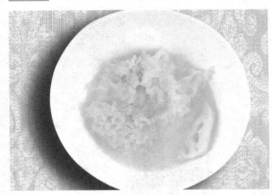

黄精炖猪肉

药材 黄精 50g。

食材 猪瘦肉 200g，盐 2g，葱、姜、料酒、盐各适量。

做法 ①将黄精、猪瘦肉洗净，分别切成长 3cm、宽 5cm 的小块。②放入锅内，加水适量，放入葱、姜、料酒。③隔水炖蒸，待瘦肉熟后加入少许盐调味即可。

功效 黄精炖猪肉，具有养脾阴、润心肺、补中益气的功效，适用于阴虚体质。

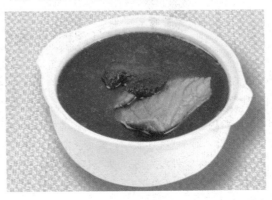

痰湿体质

主要症状： 身体虚胖，容易出汗，汗液黏腻；脸色暗黄，眼睛微肿，油性皮肤，脱发；常有痰，食欲减退、恶心，甚至反胃、呕吐；夜间尿频，尿量大颜色淡，女性会有白带过多。

治疗原则： 调理脾胃；增强运动；减轻体重；化痰祛痰。

对症药材		对症食材	
❶ 茯苓	❷ 莲子	❶ 豌豆	❷ 猪小肠
❸ 薏米	❹ 山药	❸ 白萝卜	❹ 排骨
❺ 菖蒲	❻ 芡实	❺ 紫菜	❻ 鸡蛋

◀ 芡实　　　　◀ 豌豆

本草药典

菖蒲

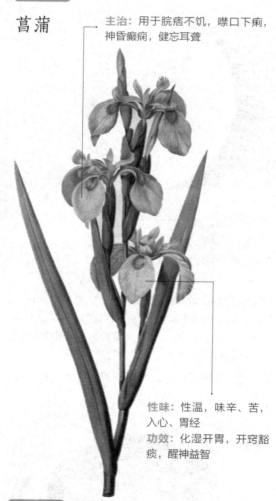

主治： 用于脘痞不饥，噤口下痢，神昏癫痫，健忘耳聋

性味： 性温，味辛、苦，入心、胃经

功效： 化湿开胃，开窍豁痰，醒神益智

病因探究

饮食甜腻会伤害脾脏，脾的运化功能减弱，长期滞留的水湿就成了痰湿。或者长时间生活在潮湿的环境中，外湿内侵，或者不喜欢运动，都会使人的体质偏向于痰湿。

饮食宜忌

多吃些健脾养胃的食物，如山药、薏米、香菇、银耳、南瓜、胡萝卜、鱼产品等。选择化痰祛湿的食物，消除体内淤积的水湿，比如蒜、茼蒿、柿子、杏仁、苹果、甘蔗等。苦味食物一般具有清热、泻火、泻下、燥湿及降逆等作用，对祛除身体里的湿热最有效果。

多吃具有化痰祛痰作用的食物。中医认为，人由于中气不足、脾虚不运，或者外感失治，致使肺气被伤，不能输津四布，导致水湿未得到及时排泄，长期停留在体内，在热的作用下，便郁化成不正常津液，即为痰。这类食物有：梨、萝卜、蒜、茼蒿、柿子、杏仁、百合、苹果、甘蔗等。

对症穴位——丰隆穴

部位： 属足阳明胃经经脉的穴位，位于足外踝上八寸（大约在外膝眼与外踝尖的连线中点）处。

主治： ①丰隆穴是中医针灸中最好的化痰穴位，长期按压此处穴位，能够化痰湿、宁神志，主治痰多、咳嗽等疾患。②配风池穴，治疗眩晕；配尺泽、肺俞穴，治疗痰多咳嗽。

自我取穴按摩法： ①正坐、屈膝、垂足。②按取外膝眼到外踝尖连线中点。③用食指、中指、无名指的指腹按压（中指用力）穴位，有酸痛感。④每天早晚各按揉1次，每次1~3分钟。

保健小提示

痰湿体质的人在平时要经常运动，直到感到身体出汗，才能有效果。可以选择竞走、跑步、打球等中等强度的运动。另外就是要注意居室不可过分潮湿，注意经常通风除湿。

党参黄芪排骨

药材 党参、黄芪各 5g、八角 1g。

食材 排骨 120g，葱 5g，姜片 3g，米酒、油、豆腐乳、酱油、冰糖各适量，淀粉少许。

做法 ①排骨洗净，腌渍后入油锅炸至金黄色。党参、黄芪、八角放入锅中，加水以小火煎煮 20 分钟，加入其他佐料，煮沸。②在蒸锅底铺上葱段，将排骨蒸 1 小时，倒出汤汁，淋上芡汁。

功效 清热化痰，祛湿利水。

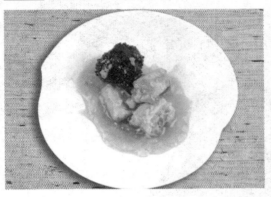

芡实薏米汤

药材 山药 50g，干品莲子、芡实、薏米各 100g。

食材 猪小肠 500g，盐 2 小匙，米酒 30ml。

做法 ①将猪小肠洗净，余烫后，剪成小段。②将所有材料洗净，与备好的小肠一起放入锅中。加水煮沸，再用小火炖煮约半小时。快熟时加入盐调味，淋上米酒即可。

功效 健脾利湿，清热滋补。

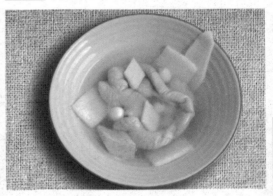

冬瓜薏米鸭

药材 薏米 20g，枸杞 10g。

食材 鸭肉 500g，冬瓜、油、蒜、米酒、高汤各适量。

做法 ①将鸭肉、冬瓜切块。②在砂锅中放油、蒜等调味料，和鸭肉一起翻炒，再放入米酒和高汤。③煮开后放入薏米，用大火煮 1 小时，再放入冬瓜、枸杞，小火煮熟后食用。

功效 汤中三味材料都有清热解暑的功效，其中冬瓜清热解暑，薏米美白养颜，鸭肉清润滋补。

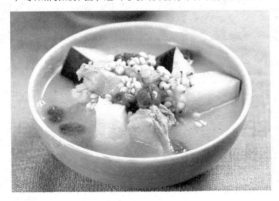

板栗枸杞粥

药材 枸杞 100g。

食材 板栗 200g，盐 2g，粳米 100g。

做法 ①将粳米用清水淘洗干净；板栗用水烫过冲凉，剥壳备用。②在砂锅中加入清水，投入备好的板栗和粳米，用小火一起熬煮成粥。大约需要 70 分钟。③快煮好时撒上枸杞，加入盐调味，然后再煲煮入味即可。

功效 此粥可以滋补肾气，改善体虚气短、腰酸腿软等症状。

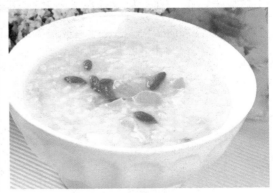

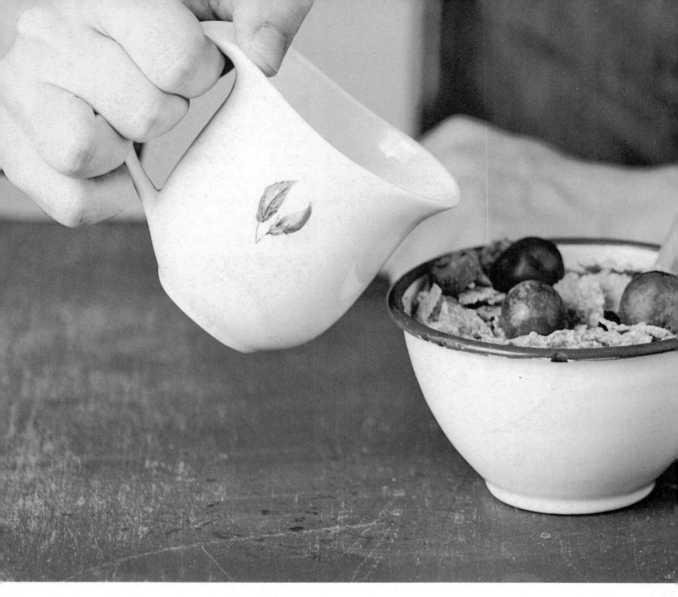

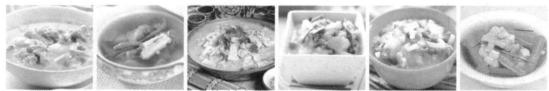

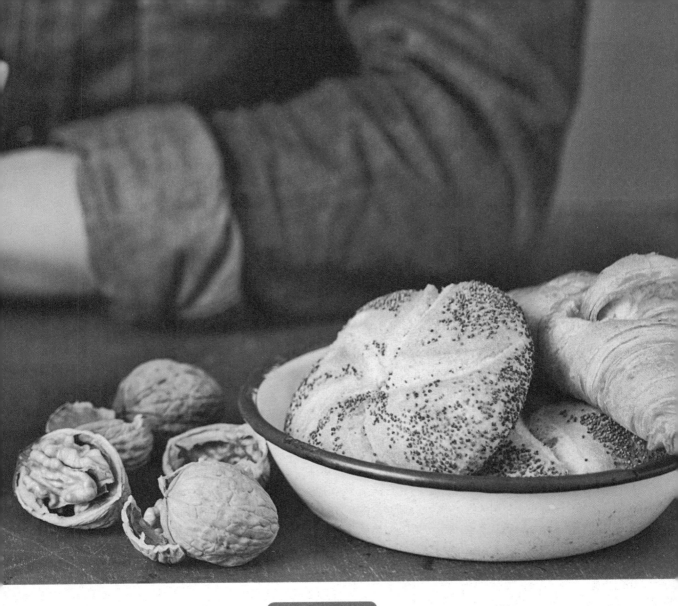

第十九章
男人对症养生药膳

男性养生保健不仅关系着男人的自身健康，而且也关系到整个家庭的幸福。在男人的潜意识里，自己是家庭的顶梁柱，是强壮的，所以用心专注事业，往往会忽视健康的隐患，因此"四十岁前拿身体挣钱，四十岁后拿钱买身体"似乎成了大多数男人最真实、最贴切的写照。为了改变这种状况，男性的养生保健不可忽视。本章包括男性对症养生的方方面面，帮助读者掌握正确养生的方法和方式，做到科学养生。

男性阶段养生秘诀

养生除了要遵循自然规律和生活规律之外，人体的生理变化规律也不容忽视。以人体生理变化规律为理论基础，根据人在每个周期内的变化而进行相应的养生行为，就叫阶段养生。阶段养生与人的生理变化周期相关，《黄帝内经》中对于阶段养生，有"女七男八"的观点。这里我们依据《素问·上古天真论》中的分法，以"八"为律，介绍男性的阶段养生。

"一八""二八"——发育期和青春期

"一八"，即8岁，"二八"，即16岁，这两个阶段的男子正值身体发育的时期，要求平日饮食营养要均衡，钙质要充足，多食富含蛋白质、维生素，以及钙、锌、硒等矿物质的食物，以保证健康成长。此阶段的男子应常喝骨头汤，以保证钙质的摄入，促进骨骼的生长；多食富含蛋白质的食物，如鱼类、蛋类、瘦肉类、虾等。多吃蔬菜、瓜果、菌类食物以保证维生素C、维生素E的摄入。适当食用坚果类食物，如核桃、花生、杏仁、松子、芝麻等，有补脑益智的作用。

食疗药膳：番茄蘑菇排骨汤

材料： 猪排骨600g，鲜蘑菇120g，番茄120g，料酒12ml，盐、味精各适量。

做法： ①排骨洗净，剁成块，加适量的料酒、盐，腌15分钟；蘑菇洗净，切片；番茄洗净，切片，待用；②锅中加适量水，用大火加热，水沸后放入排骨，去浮沫，加料酒，汤煮开后，改用小火煮半小时；③加入蘑菇片再煮至排骨烂熟，加入番茄片和盐，煮开后加入味精即可。

功效： 养血壮骨，补脾润肠，益气生津，对青少年的骨质生长大有益处。

"三八""四八"——青壮年期

"三八"，即24岁，"四八"，即32岁。此阶段的男子应注意，由于身体对营养的消耗量较大，往往会食欲大增，暴饮暴食，引起肥胖，所以，应在适度饮食的同时适当补充天然深海鱼油、白果，减少肥胖等原因引起的心脑血管疾病慢性疾病。还应少食肥甘厚味，常食富含蛋白质的食物，如鱼类、蛋类、瘦肉类、虾，保证蛋白质的摄入，多食用一些富含维生素和矿物质的蔬菜和水果，如黄瓜、胡萝卜、白萝卜、番茄、西瓜、梨等。

食疗药膳：白芍赤小豆鲫鱼汤

材料： 鲫鱼1条（约350g），赤小豆500g，白芍10g，盐适量。

做法： ①将鲫鱼洗净；赤小豆洗净，放入清水中泡发。②白芍用清水洗净，放入锅内，加水煎10分钟，取汁备用。③另起锅，放入鲫鱼、赤小豆及白芍药汁，加3000ml水清炖，炖至鱼熟豆烂，加盐调味即可。

功效： 本品具有疏肝止痛、利尿消肿的功效，适合病毒性肝炎、肝硬化腹水、下肢或全身水肿、小便不畅的患者食用。

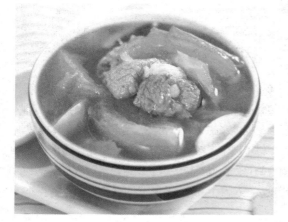

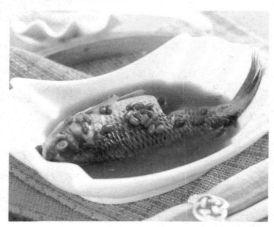

"五八" "六八"——中年期

"五八"，即40岁，"六八"，即48岁。这两个阶段男子的身体状态从最旺盛期的一个高峰开始回落，肾气开始衰竭，应坚持科学饮食，同时辅助药物补益。多食用一些具有滋补强壮、添精益血等功效的食物，如羊肉、狗肉、乌鸡、猪腰、猪脊髓等，还可食用一些加入了熟地、杜仲、锁阳、肉苁蓉、龟板、菟丝子等补益中药材的药膳，以补益肝肾、滋阴补阳、提升肾气。

食疗药膳：熟地当归羊肉汤

材料： 羊肉175g，熟地15g，当归10g，洋葱50g，盐2g，香菜3g。

做法： ①将羊肉洗净，切片；洋葱洗净，切块备用。②汤锅上火倒入水，下入羊肉、洋葱，调入盐、熟地、当归煲至熟。③最后撒入香菜即可。

功效： 此汤能够补肾，有助阳气生发之功效，可辅助治疗阳虚怕冷、冻疮等症。

"七八" "八八"——中老年期

"七八"，即56岁，"八八"，即64岁。这两个阶段男子的身体状态继续呈下降趋势，应多食用一些能强身体、健筋骨、补虚弱、益精血的食物，如牛肉、猪骨、猪蹄筋、猪肚、海参、虾、牛尾、羊蹄筋、鹿肉、猪腰、羊腰等，还可食用一些添加冬虫夏草、枸杞、巴戟天、何首乌、牛膝等补益中药材的药膳，以补肾助阳、益精生血。同时还应注意蛋白质、糖类、脂肪、矿物质、维生素、水、膳食纤维的均衡，多食金针菜、韭菜、红枣、红薯、核桃、荸荠、榴莲、豇豆、淡菜等蔬果。同时忌吃得太辣、太咸，以免增加肾脏负担。

食疗药膳：当归牛尾虫草汤

材料： 当归30g，冬虫夏草3g，牛尾1条，瘦肉100g，盐适量。

做法： ①瘦肉洗净，切大块；当归用水略冲；冬虫夏草洗净。②牛尾去毛，洗净，切成段。③将以上所有材料一起放入砂锅内，加适量清水，待肉熟，调入盐即可。

功效： 此汤具有添精补髓、补肾壮阳的功效。

"八八"之后——老年期

"八八"之后，即64岁以后，此时男子脏腑功能衰退，对营养的吸收能力降低，往往会营养不良，导致各种疾病的发生，因此，需保证营养的全面，同时针对不同的疾病积极防病抗病，补虚强身，才能益寿延年。

此阶段的男性应注意饮食的多样化，日常膳食应保证谷类、豆类等主食的定量摄入，少量瘦肉有益于老年男性身体的保健。饮食还要以清淡为主，多食如核桃粥、玉米粥、龙眼粥等，不仅有利于消化吸收，还可强精健体，延年益寿。药物辅助也是必不可少的，如人参、党参、红枣、当归、黄精、灵芝、枸杞等也可加入平常的膳食中，同时多食新鲜青菜、赤小豆、芝麻、虾、牛奶、鸡蛋等食物，烹调时以蒸、炖为主，少放油、盐；少食多餐，才能让身体更健康。

食疗药膳：人参红枣粥

材料： 人参5g，红枣5枚，粳米50g，白糖适量。

做法： ①将人参洗净；粳米洗净，泡软；红枣洗净，泡发。②砂锅中放入人参，倒清水煮沸，转入小火煎煮，滤出残渣，保留人参的汤汁备用。③参汤中加粳米和红枣，续煮至粳米熟透即可熄火，起锅前，加入适量白糖搅匀即可。

功效： 人参含人参皂苷、挥发性成分、葡萄糖等，能大补元气、复脉固脱、补脾益肺、生津安神、补血益气，红枣富含大枣皂苷、胡萝卜素、维生素C，能补脾和胃、益气生津，本款粥的搭配非常适合老年人食用。

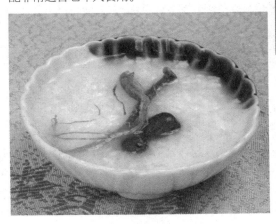

男性四季养生原则

《黄帝内经》认为天人合一，人的生命与天地自然相同，人的活动也应该顺应天时之变，按照四季的不同来修身养性，此乃"寿命之本"。万物春生、夏长、秋收、冬藏，人的活动也应顺时而变，采用春养生、夏养长、秋养收、冬养藏的方法，以自然之道，养自然之生。《黄帝内经》四季饮食养生的方法也是天人相应、因地制宜养生法则的具体体现。

万物生发：春季养"生"

春季养生应从护肝为先、疏肝去烦、调补气血、清热泻火四个方面着手，减少高脂肪膳食，增加植物性食物，注意摄入水果和蔬菜。饮食应以辛温、甘甜、清淡为主。

春季食疗药膳推荐：党参枸杞猪肝汤

材料： 党参、枸杞各15g，猪肝200g，盐适量。

做法： ①将猪肝洗净切片，氽水后备用。②将党参、枸杞用温水洗净后备用。③锅上火倒入水，将猪肝、党参、枸杞放进锅里煲至熟，用盐调味。

功效： 滋补肝肾，补中益气，明目养血。

茂盛华丽，夏季养"长"

夏季应从敛汗固表、防暑避邪、发汗泻火、运脾化湿四个方面着手，减少高脂肪、高热量膳食，增加饮水量，多摄入水果和蔬菜。饮食应以寒凉、清淡、甘润为主。

夏季食疗药膳推荐：绿豆炖鲫鱼

材料： 绿豆50g，鲫鱼1条，豆瓣菜150g，姜10g，胡萝卜100g，盐、鸡精、胡椒粉、高汤、香油各适量。

做法： ①胡萝卜去皮洗净切片；鲫鱼洗净。②鲫鱼煎至两面呈金黄色时捞出；③砂煲上大火，将绿豆、鲫鱼、姜片、胡萝卜放入煲内，倒入高汤，

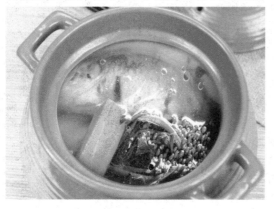

大火炖约40分钟，放入豆瓣菜稍煮，调入盐、鸡精、胡椒粉，淋上香油即可。

功效： 清热利水，除湿通淋。

肃杀凋零，秋季养"收"

秋季要进补前先调理脾胃，可多食用一些如粳米、籼米、薏米、山药、牛肉、兔肉、牛肚、葡萄、红枣、胡萝卜、土豆、香菇等补脾益气、醒脾开胃的食品。平时体质瘦弱推荐进补银耳、燕窝、芝麻、甲鱼、藕、猪肺、蜂蜜、龟肉等。

秋季食疗药膳推荐：雪梨银耳瘦肉汤

材料： 雪梨500g，银耳20g，猪瘦肉500g，红枣11枚，盐2g。

做法： ①雪梨去皮洗净，切成块状，猪瘦肉洗净切块，入开水中氽烫后捞出；②银耳浸泡，去除根蒂硬部，撕成小朵，洗净，红枣洗净；③将1600ml清水放入瓦煲内，煮沸后加入全部原料，大火煲开后，改用小火煲2小时，加盐调味即可。

功效： 养阴润肺，生津润肠，降火清心。

生机潜伏，冬季养"藏"

冬季应从养肾藏精、补虚壮阳、宣肺散寒、濡养脾胃四个方面着手，以温补助阳为主，进食高蛋白、高热量、高维生素C的食物。可多吃些羊肉、狗肉、牛肉、乌龟、海带、牡蛎等御寒食物。

冬季食疗药膳推荐：白萝卜煲羊肉

材料： 羊肉350g，白萝卜100g。生姜、枸杞各10g，盐、鸡精各适量。

做法： ①羊肉洗净，切件，氽水；白萝卜洗净，去皮，切件；生姜洗净，切片；枸杞洗净，浸泡。②炖锅中注水，烧沸后放入羊肉、白萝卜、生姜、枸杞，小火炖。③2小时后，转大火，调入盐、鸡精稍炖出锅即可。

功效： 益气补虚，促进血液循环。

男性体质养生要领

体质是指人体秉承先天遗传、受后天多种因素影响所形成的，与自然、社会环境相适应的功能和形态上相对稳定的固有特性。中医体质理论源于《黄帝内经》。《黄帝内经》运用阴阳五行学说，结合人体肤色、形体、禀性、态度以及对自然界变化的适应能力等方面的特征，将大部分男性体质分为木型、火型、土型、金型、水型五种，不同体质应采用相应的养生方法。

木型男性体质养生

木型体质的人在形体上，皮肤的气色一般较为苍白，头形较小，脸形较长，肩膀宽阔广大，背部挺直，身材小，手足四肢较为灵活。木型体质的人要注重精神调节，多选择清泻肝火的药材及食物，如菊花、决明子、赤小豆、绿豆、苦瓜等；宜选择疏肝解郁的药材及食物，如柴胡、佛手瓜、陈皮、猕猴桃、金针菜；宜常食活血化淤的药材和食物，如山楂、丹参、木耳等。

火型男性体质养生

火型体质的人在形体上一般皮肤的气色呈现较为红赤，头形较小，脸形较瘦，肩膀及背脊的肌肉比较丰隆而且宽广，肩背胸腹等各个部位都很匀称，手足四肢相对比较小。由于火气通于心，心与精神情志的关系较为密切，故火型体质的人心火较旺，易出现急躁易怒，失眠，咽干口燥，口舌生疮，小便黄赤等症，此类人养生关键在于滋阴抑阳，调养心肾，以水济火，饮食上以清淡阴柔之品为宜。

土型男性体质养生

土型体质的人在形体上一般皮肤的气色呈现较为黄，头形较大，脸面呈圆形，肩膀及背部很健壮，腹部大，下肢由大腿到足踵，肌肉都十分结实，手足较为粗短而厚实，身体的上下部比例颇为均等。由于土气通于脾，因此土型体质的人容易患胃肠疾病，出现腹泻、食欲不振、胃脘不适等症状，多吃辛甘之品，寒凉、油腻、黏滞之品易伤脾胃阳气，则应尽量少食。

金型男性体质养生

金型体质的人在形体上一般皮肤的气色呈现较为白，头形较小，脸面呈方形，肩膀、背部及腹部都比较小，手足四肢也都较小，足跟的部分却非常坚韧厚实。由于金属肺，通于秋气，一生健康状况取决于调理肺肾。饮食调理以阴柔淡养之品为主，应多吃冬虫夏草、沙参、鱼腥草、川贝、老鸭、杏仁、玉米、黄豆、黑豆、冬瓜、番茄、藕、甘薯、猪皮、贝类、梨等养肺食物。

水型男性体质养生

水型体质的人在形体上一般皮肤的气色呈现较为黑，头形较大，后腮部位呈现方棱形，面部有凹陷，脸部的肌肉不平满，肩膀较为窄小、腹部比较大，全身比例自腰以下到臀部显得较长，背部看起来也较一般人长。此类人易患肾方面的疾病，如水肿腰痛、不孕症等。水多阴寒，寒性凝滞，寒性收引，故水型体质的人易气血不足而患经络痹阻的关节骨痛等症，可多食鳝鱼、蛇肉、桂枝、当归、川芎等。

水型体质食疗药膳推荐：洋葱炖乳鸽

材料： 乳鸽500克，洋葱250克，姜、白糖、盐、高汤、胡椒粉、味精、酱油、食用油各适量。

做法： 将乳鸽处理干净，切块；洋葱洗净，切成角状；姜洗净切丝。锅中加油烧热，下入乳鸽、姜，加入高汤用小火炖20分钟，放入洋葱、白糖、盐、胡椒粉、味精、酱油至入味后出锅即可。

功效： 本品有温胃散寒、补肾助阳、固本扶正的作用，适合精气不足者食用。

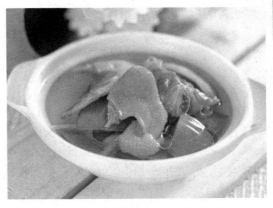

反复感冒

主要症状： 感冒反复发作，缠绵难愈。

病因探究： 容易反复感冒的青壮年男子生活不规律，缺乏健身锻炼，精神紧张，工作压力大，同时社会交往也多，自身接触细菌和病毒感染的机会也多，易引发感冒。

预防原则： 增强体质；加强体育锻炼，如晨跑、打太极、游泳等，可以提高人体的免疫能力；尽量避免饥饱无度、熬夜、烟酒无度等生活习惯。

饮食须知

患者平常要多食富含蛋白质的食物，如鱼类、瘦肉类、蛋类、虾、豆类等，以增强体质；多食具有补养肺气作用的食物和补药，如猪肺、乳鸽、鸭肉、杏仁、白果、核桃、红枣、党参、玉竹、黄芪、山药、紫苏叶、红糖等；少食寒凉生冷食物，以免耗掉正气。

民间偏方

玉屏风饮： 黄芪 15g，白术、防风各 10g，共煎水，加入少量红糖服用，对体虚反复感冒者有很好的调理作用。

苏叶荆芥茶： 紫苏叶 8g，荆芥 10g，生姜 3 片，共煎水服用，可发散风寒、增强体质，对体质偏寒、怕冷易感冒者有良好的效果。

食疗药膳

杏仁白萝卜炖猪肺

材料： 猪肺 250g，杏仁 30g，白萝卜 200g，花菇 50g。上汤、生姜、盐各适量。

做法： ①猪肺反复冲洗干净，切成大件；杏仁、花菇浸透洗净；白萝卜洗净，带皮切成中块。②将以上用料连同上汤、姜片放入炖盅，盖上盅盖，隔水炖煮，先用大火炖半小时，再用中火炖 50 分钟，后用小火炖 1 小时。③炖好后加盐调味即可。

功效： 能敛肺定喘、止咳化痰。

参芪炖牛肉

材料： 党参、黄芪各 20g，牛肉 250g，姜片、料酒各适量，盐 3g，香油适量。

做法： ①牛肉洗净，切块，党参、黄芪分别洗净，党参切段。②将党参、黄芪与牛肉同放于砂锅中，注入清水 1 升，大火烧开后，加入姜片和料酒，转小火慢炖，至牛肉酥烂，下入盐调味，淋香油即可。

功效： 党参、黄芪均有补气固表、益脾健胃的功效，牛肉可强健体魄、增强抵抗力，三者合用，对体质虚弱易感冒的患者有一定的补益效果。

本草药典

甘草

主治： 脾胃虚弱，倦怠乏力，心悸气短，咳嗽痰多，痈肿疮毒

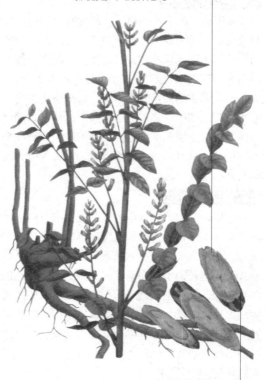

性味： 性平，味甘，入心、肺、脾、胃经

功效： 补脾益气，清热解毒，祛痰止咳，缓急止痛，调和诸药。

失眠多梦

主要症状： 无法入睡，无法保持睡眠状态、早醒、醒后很难再入睡，频频从噩梦中惊醒，常伴有焦虑不安、全身不适、无精打采、反应迟缓、头痛、注意力不集中等症状。

病因探究： 中医认为，失眠多梦的根源是机体内在变化，常见的如中气不足、情志损伤、阴血亏虚、劳欲过度等。

预防原则： 补益气血；生活规律；保持良好情绪；适度运动。

饮食须知

患者平时可选择宁心安神、促进睡眠的药材和食材，如远志、莲子、酸枣仁、核桃仁、柏子仁、夜交藤、益智仁、合欢皮、灵芝、葵花子、牛奶、猪肝等。此外，可多食用核桃仁、龙眼肉、猪脑、莲子、何首乌、猪心、鱼头等补脑食物。睡前忌食浓茶、白酒、槟榔、咖啡、巧克力、胡椒、花椒、羊肉、狗肉等食物。

民间偏方

莲子桂花汁： 将 100g 莲子洗净、去心，25g 桂花洗净，一同入锅，加适量清水以大火煮开，改小火熬 50 分钟，加适量冰糖末拌匀，待凉后去渣取汁即成。

食疗药膳

双仁菠菜猪肝汤

材料： 猪肝 200g，菠菜 2 棵，酸枣仁 10g，柏子仁 10g，盐 2 小匙。

做法： ①将酸枣仁、柏子仁装在棉布袋里，扎紧。②猪肝洗净切片；菠菜去根，洗净切段；将布袋入锅加 4 碗水熬高汤，熬至约剩 3 碗水。③猪肝余烫捞起，和菠菜一起加入高汤中，待水一滚沸即熄火，加盐调味即成。

功效： 适合失眠多梦患者食用，尤其适合由心血亏虚引起的心悸、失眠者食用。

灵芝红枣瘦肉汤

材料： 猪瘦肉 300g，灵芝 6g，红枣适量，盐 2g。

做法： ①将猪瘦肉洗净、切片；灵芝、红枣洗净备用。②净锅上火倒入水，下入猪瘦肉烧开，打去浮沫。③下入灵芝、红枣转小火煲煮 2 小时，最后调入盐即可。

功效： 灵芝可益气补心、补肺止咳；红枣补气养血；猪肉健脾补虚，三者同用，可调理心脾功能，改善贫血症状。

本草药典

檀香

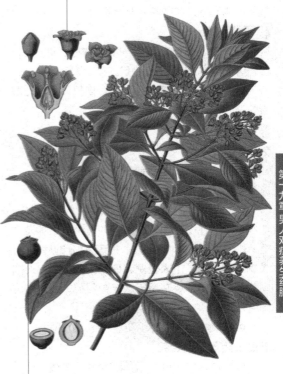

主治： 失眠多梦，寒凝气滞，腹痛，胃痛食少，胸痛，冠心病，心绞痛

性味： 性温，味辛，入脾、胃、心、肺经

功效： 行气温中，开胃止痛，安神理气

倦怠疲劳

主要症状： 主要表现为不明原因地出现严重的全身倦怠感。生理疲劳主要表现为肌肉酸痛、全身疲乏，伴有头痛、肌肉痛、抑郁、注意力不集中等症状。心理疲劳主要表现为心情烦躁、注意力不集中、思维迟钝等。

病因探究： 大多由于工作任务繁重、生活节奏紧张、压力过大所致。

预防原则： 保持积极愉快的状态；调节饮食；加强体育锻炼；培养健康的业余爱好。

饮食须知

疲乏无力患者应多食补气类药材和食物，如太子参、党参、山药、黄芪、灵芝、海参、冬虫夏草、瘦肉类、蛋类、鱼类等，这些食物均可提供各种补充体力及增强免疫力所需的营养。心理疲劳者可多选择香附、郁金、合欢皮、猕猴桃、橙子、金针菜、西米等疏肝解郁的药材和食物。此外，气虚者要少吃寒凉生冷食物，这类食物会耗伤人体元气，加重疲乏无力症状。

民间偏方

解乏汤： 用西洋参、牛蒡根、枸杞、蒲公英、菊花等制成茶，可以搭配饮用或交替饮用这些茶，每天喝4~6杯。对增强免疫力，恢复体力，缓解疲劳非常有效。

食疗药膳

太子参莲子羹

材料： 菠萝150g，莲子300g，太子参10g，冰糖、水淀粉各适量。

做法： ①太子参泡软，洗净，切片；菠萝去皮，切小块。②莲子洗净放碗中，加清水，上蒸笼蒸至熟烂，加入冰糖、太子参，再蒸20分钟后取出。③锅内加清水，下入菠萝、莲子、太子参，连同汤汁一起下锅，烧开后用水淀粉勾芡，盛入碗内即可食用。

功效： 能滋阴益气、清热宁心、敛汗固表。

节瓜山药莲子煲老鸭

材料： 老鸭400g，节瓜150g，山药、莲子各适量，盐2g，鸡精3g。

做法： ①老鸭处理干净，切件，氽水；山药洗净后去皮，切块；节瓜洗净，去皮切片；莲子洗净，去心。②汤锅中放入老鸭、山药、节瓜、莲子，加入适量清水。③大火烧沸后以小火慢炖2.5小时，调入盐和鸡精即可。

功效： 本品药性平和，补而不燥，适合各种气虚证。

本草药典

金针菜

主治： 治疲倦头晕，耳鸣，心悸，腰痛，吐血，水肿，淋病，咽痛

性味： 性平，味甘，入肝、膀胱经

功效： 养血平肝，利尿消肿

畏寒肢冷

主要症状：症见手足不温、怕冷、易出汗、大便稀、小便清长、口唇色淡、食欲不振、舌质淡、苔白而润、脉虚弱等，而畏寒怕冷、四肢不温。

病因探究：《素问·调经论篇》："阳虚则外寒"通常多指气虚或命门火衰，因气与命门均属阳，故名。肺主气，气虚多属肺气虚或中气不足，因而卫表不固，故外寒。

预防原则：温补阳气、避寒就温；饮食调理；晚上热水泡脚。

饮食须知

阳虚畏寒肢冷者宜适当多吃一些散寒温阳的食物，如羊肉、狗肉、猪肚、鸡肉、带鱼、洋葱、韭菜、辣椒、胡椒、八角、桂皮、花椒、茴香、生姜、榴莲、荔枝等。饮食习惯上，少食寒凉生冷的食物，即使在盛夏也不要过食寒凉的食物。

民间偏方

肉桂川芎汤：将干姜、肉桂、附子、川芎各等分量，放入锅中，大火煮开，转中火煎煮半小时，将药汁与渣一起倒入盆中，待水温适中后再泡脚，每日睡前浸泡 15~20 分钟，连续泡 1 星期，可明显改善手脚冰凉、怕冷症状。

食疗药膳

生姜肉桂炖猪肚

材料：猪肚 150g，猪瘦肉 50g，生姜 15g，肉桂 5g，薏米 25g，盐 3g。

做法：①猪肚里外反复洗净，飞水后切成长条；瘦猪肉洗净后切成块。②生姜去皮，洗净，用刀将姜拍烂；肉桂浸透洗净，刮去粗皮；薏米淘洗干净。③将以上用料放入炖盅，加清水适量，隔水炖 2 小时，调入盐即可。

功效：能促进血液循环，强化胃功能，还能散寒湿，有效预防冻疮、肩周炎等冬季常发病。

吴茱萸板栗羊肉汤

材料：枸杞 20g，羊肉 150g，板栗 30g，吴茱萸、桂枝各 10g，盐 2g。

做法：①将羊肉洗净，切块。板栗去壳，洗净切块；枸杞洗净，备用。②吴茱萸、桂枝洗净，煎取药汁备用。③锅内加适量水，放入羊肉块、板栗块、枸杞，大火烧沸，改用小火煮 20 分钟，再倒入药汁，续煮 10 分钟，调入盐即成。

功效：对肝肾不足、小腹冰凉、畏寒怕冷、腰膝冷痛的患者有很好的食疗效果。

本草药典

茴香

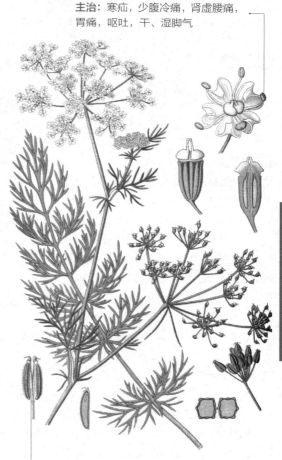

主治：寒疝，少腹冷痛，肾虚腰痛，胃痛，呕吐，干、湿脚气

性味：性温，味辛，入肾、膀胱、胃经

功效：温肾散寒，和胃理气

腰部劳损

主要症状： 腰部酸痛、胀痛、刺痛或灼痛，酸胀无力，或伴有沉重感。气温下降时，腰部受凉，或劳作后疼痛加剧。

病因探究： 腰肌劳损与长期的不良姿势直接相关，如长时期坐位、久站或从弯腰位到直立位手持重物、抬物均可使腰肌长期处于高张力状态，久而久之可导致慢性腰肌劳损。

预防原则： 多睡硬板床；饮食调理。

饮食须知

腰部劳损属中医"腰痛"范畴。因风寒湿引起的腰肌劳损者，宜食用具有祛寒湿、通经络作用的药材与食材，如乌药、独活、续断、延胡索、香附、荆芥、羊肉、狗肉、花椒、茴香等。肾气亏虚引起的腰肌劳损者宜摄入具有补肾强腰的药材和食物，如杜仲、补骨脂、牛膝、牛大力、狗脊、核桃、猪腰、猪骨、牛奶、板栗等。

民间偏方

土鳖饮： 取地龙、苏木、桃仁、土鳖各 9g，麻黄、黄柏各 3g，元胡、制乳没各 10g，当归、川断、乌药各 12g，甘草 6g。水煎服，每日 1 剂，睡前服。可活血通络、强腰壮脊。

食疗药膳

杜仲板栗鸽汤

材料： 乳鸽 400g，板栗 150g，杜仲 50g，盐 2 小匙。

做法： ①乳鸽切块，板栗入开水中煮 5 分钟，捞起后剥去外膜。②下入乳鸽块，入沸水中余烫，捞起冲净后沥干。③将鸽肉、板栗和杜仲放入锅中，加 6 碗水后用大火煮开，再转小火慢煮半小时，加盐调味即成。

功效： 对肝肾亏虚引所起的腰酸腰痛有很好的效果。

独活当归粥

材料： 独活 25g，当归 20g，生姜 15g，粳米 100g，蜂蜜适量。

做法： ①将独活、当归、生姜分别洗净，待干。②独活、当归先入锅加水适量，大火煮开后，再转小火煎煮半小时。③捞去药渣，留汁，放入粳米、生姜煮粥，待粥温度低于 60℃时，加入蜂蜜即可食用。

功效： 本品能散寒除湿、活血止痛、通络除痹，适合因风寒湿痹引起的腰部酸痛患者食用。

本草药典

续断

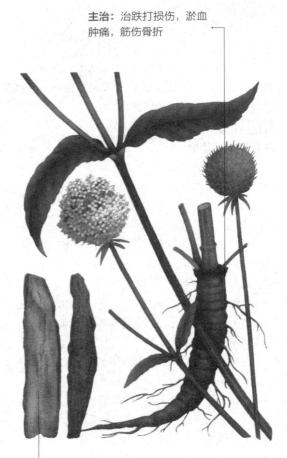

主治： 治跌打损伤，淤血肿痛，筋伤骨折

性味： 性微温，味苦、辛，入肝、肾经

功效： 活血祛淤，甘温补益，壮骨强筋，续筋接骨

性欲减退

主要症状： 指男性在较长一段时间内，出现以性生活接应能力和初始性行为水平皆降低为特征的一种状态，表现为对性生活要求减少或缺乏，久治不愈可导致性功能障碍，不育症等。

病因探究： 不良的情绪非常容易引起性欲减退，尤其是处在工作屡屡受挫、人际关系紧张、悲伤绝望等恶劣状态中的男性。

预防原则： 劳逸结合，张弛有度；保证睡眠；不酗酒，不吸烟。

饮食须知

患者应常食具有改善肾功能、增强性欲的药材和食材，如淫羊藿、巴戟天、鹿茸、锁阳、海马、海参、牛鞭、蚕蛹、鹌鹑、鸽肉等。此外，服用具有疏肝解郁、调畅情志、安心宁神的药材和食物，也可有效改善此症状，如郁金、香附、合欢皮、茉莉花、佛手瓜、酸枣仁、小米、莲子、芡实、猕猴桃等。

民间偏方

助性汤： 取海参适量，粳米 100g。将海参浸透，剖洗干净，切片后煮烂，同粳米煮为稀粥食用。可补肾阳，益精髓，有效改善各种原因引起的性欲减退症状。

食疗药膳

鹿茸山药熟地瘦肉汤

材料： 山药 30g，鹿茸、熟地各 10g，猪瘦肉 200g，盐 2g。

做法： ①山药去皮洗净，切块；鹿茸、熟地均洗净备用；猪瘦肉洗净切块。②锅中注水，烧沸，放入猪瘦肉、山药、鹿茸、熟地，大火烧开后，转小火慢炖 2 小时。③放入盐调味即成。

功效： 此粥具有补精髓、助肾阳、强筋健骨的功效，可治疗肾虚阳痿、滑精早泄。

鲜人参煲乳鸽

材料： 乳鸽 1 只，鲜人参 30g，红枣 10 枚，生姜 5g，盐 3g。

做法： ①乳鸽洗净；人参洗净；红枣洗净以后去核；生姜洗净去皮，切片。②乳鸽入沸水中余去血水后捞出洗净。③将乳鸽、人参、红枣、姜片一起装入煲中，再加适量清水，以大火炖煮 2 小时，加盐调味即可。

功效： 本品能补气固精，益肾助阳，对阳痿、遗精、性欲减退有一定疗效。

本草药典

淫羊藿

主治： 阳痿遗精，筋骨痿软，风湿痹痛，麻木拘挛，更年期高血压

性味： 性温，味辛、甘，入肝、肾经

功效： 补肾壮阳，祛风除湿

多汗

主要症状： 多汗症是由于交感神经过度兴奋引起全身（泛发性多汗症）或局部（局限性多汗症）异常地出汗过多的一种病症。该症患者出汗和面部潮红完全失去了正常的控制，多汗和面部潮红使患者每日处在无奈、焦躁或恐慌之中。

病因探究： 多为气虚表现，或者阴阳平衡失调、阴虚火旺、肌表不固，致使汗液外泄所致。

预防原则： 避免熬夜；少吃辛辣或者刺激性食物；积极参加户外运动。

饮食须知

中医认为多汗常因脾肺气虚、表虚不固所致，所以应多摄入具有益气固表、敛阴止汗作用的药材及食材，如浮小麦、太子参、黄芪、白术、防风、煅牡蛎、山药、五味子、五倍子、糯稻根、猪肚、芡实、牛肉、燕麦等。多汗患者应忌食生姜、辣椒、胡椒、桂皮、薄荷、桑叶等辛辣刺激、发汗食物。

民间偏方

玉屏风散加味： 生黄芪、煅龙骨、煅牡蛎、浮小麦各30g，炒白术、防风各15g，甘草6g，水煎服。阴虚盗汗者可用当归六黄汤加减：当归、生地、熟地各15g，黄柏、知母各10g，生黄芪、鲜芦根各30g，水煎服。

食疗药膳

带鱼黄芪汤

材料： 带鱼500g，黄芪30g，炒枳壳10g，花生油、料酒、盐、葱段、姜片各适量。

做法： ①将黄芪、枳壳洗净，装入纱布袋中，扎紧口，制成药包。②将带鱼去头，斩成段，洗净。③锅上火放入花生油，将鱼段下入锅内稍煎，锅中再放入清水适量，放入药包、料酒、盐、葱段、姜片，煮至鱼肉熟，捡去药包、葱段、姜片即成。

功效： 能行气散结、益气补虚、防癌抗癌，适用于气虚、多汗、乏力等症。

砂仁黄芪猪肚汤

材料： 猪肚250g，银耳100g，黄芪25g，砂仁10g，盐适量。

做法： ①银耳以冷水泡发，去蒂，撕小块；猪肚洗净备用；黄芪、砂仁洗净备用。②猪肚，余水，切片。③将猪肚、银耳、黄芪、砂仁放入瓦煲内，大火烧沸后再以小火煲2小时，再加盐调味即可。

功效： 本品有益气补虚、健脾开胃的功效，适用于气虚、胃下垂、慢性胃炎等症。

本草药典

五味子

主治： 自汗，盗汗，久嗽虚喘，梦遗滑精，遗尿尿频，久泻不止

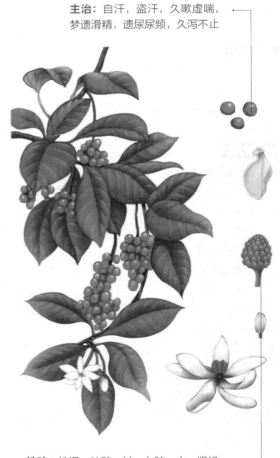

性味： 性温，味酸、甘，入肺，心、肾经
功效： 益气生津，补虚明目，强阴涩精，退热敛汗

尿频

主要症状： 尿频症多见于中老年男性，正常成人白天排尿 4~6 次，夜间 0~2 次，次数明显增多称尿频。尿频是一种症状，并非疾病。由于多种原因可引起小便次数增多，但无疼痛，又称小便频数。

病因探究： 中医认为夜尿频多主要由于体质虚弱、肾气不固、膀胱约束无能、其化不宣所致。

预防原则： 平时做膀胱括约肌收缩运动；饮食调养。

饮食须知

中医认为夜尿频多多因肾气亏虚、膀胱不固，无力约束小便引起，所以治疗本病应以补益肾气为主，宜食用金樱子、覆盆子、桑螵蛸、海螵蛸、菟丝子、益智仁、黄芪、白术、升麻、乌药、党参、芡实、五味子、陈皮、猪肚、羊肉、牛肉等补肾缩尿的药材和食材，对于阳气虚衰、小便清长者，多吃富含植物有机活性碱的食品，少吃肉类，多吃蔬菜。少食用寒凉生冷食物，以及咖啡、碳酸饮料等刺激性食物。

民间偏方

猪膀胱汤： 将新鲜猪膀胱洗净，不加盐煮熟，每天吃 3 次，每次吃 15~30g。连续食用 10~15 天，此症便可明显好转。

食疗药膳

海螵蛸鱿鱼汤

材料： 鱿鱼 100g，补骨脂 30g，桑螵蛸、红枣各 10g，海螵蛸 50g，盐、葱花、姜片各适量。

做法： ①将鱿鱼泡发，洗净，切丝；海螵蛸、桑螵蛸、补骨脂、红枣洗净。②将鱿鱼骨与海螵蛸、桑螵蛸、补骨脂水煎取汁，去渣。③放入鱿鱼、红枣，同煮至鱿鱼熟后，去药包，加盐、葱花、姜片等调服即可。

功效： 有温肾益气、固涩止遗的功效，适合肾虚精液不固、遗精滑泄、夜尿频多的患者食用。

桑螵蛸红枣鸡汤

材料： 桑螵蛸 10g，红枣 8 枚，鸡腿 1 只，盐 2 小匙。

做法： ①鸡腿剁块，放入沸水余烫，捞起冲净。②鸡肉、桑螵蛸、红枣一起盛入煲中，加适量水以大火煮开，转小火续煮半小时。③加入盐调味即成。

功效： 此品具有固腰补肾的功效，对肾虚引起的尿频有很好的疗效。

本草药典

升麻

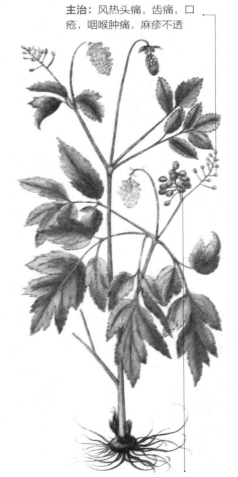

主治： 风热头痛，齿痛，口疮，咽喉肿痛，麻疹不透

性味： 性微寒，味辛、微甘，入肺、脾、胃、大肠经

功效： 发表透疹，清热解毒，升举阳气

耳鸣

主要症状： 患者自觉耳内鸣响，分4个层次。①轻度耳鸣：间歇发作，仅在夜间或安静时耳鸣。②中度耳鸣：持续耳鸣，在十分嘈杂的环境中感到耳鸣。③重度耳鸣：持续耳鸣，听不清别人讲话，注意不到别人和自己打招呼。④极重度耳鸣：长期持续耳鸣，面对面交谈都难以听清对方的讲话。
病因探究： 中医认为肾气通于耳，肾精虚衰，肾气不足，耳失濡养就会导致耳鸣。
预防原则： 饮食调理；保持心情愉悦、放松。

饮食须知

耳鸣多由体内缺乏铁元素引起，缺铁使红细胞变小，运氧能力下降，导致耳部养分供给不足，使听力下降。患者可选择具有增强红细胞运氧功能的中药食材，如熟地、人参、白术、黄芪、艾、当归、阿胶、何首乌、黄精、海参、鹿茸、紫菜、虾皮、海蜇皮、黑芝麻、金针菜、黑木耳、苋菜、香菜等；可选择富含锌元素和维生素的食物，如白菜、柑橘、苹果、番茄等。

民间偏方

鸡血藤饮： 将15g鸡血藤、15g熟地黄、12g当归、10g白芍洗净入清水中浸泡2小时，将药材入锅中加适量水煎煮40分钟，去渣取汁即可饮用。可滋养肝肾、明目解毒、补益精血，为人体补充铁元素。

食疗药膳

熟地当归鸡

材料： 熟地25g，当归20g，白芍10g，鸡腿1只，盐适量。

做法： ①鸡腿洗净剁块，放入沸水余烫、捞起冲净；药材用清水快速冲净。②将鸡腿和所有药材放入炖锅中，加水6碗以大火煮开，转小火续炖半小时。③起锅后，加盐调味即成。

功效： 本品具有养血补虚的功效，适合各种原因引起的贫血患者食用。此外，老年人也可经常食用，既可补血又能滋肾。

黄精黑豆塘虱汤

材料： 黑豆200g，黄精50g，生地10g，陈皮3g，塘虱鱼1条，盐3g。

做法： ①黑豆放入锅中，不必加油，炒至豆衣裂开，用水洗净，晾干水。②塘虱鱼洗净，去内脏；黄精、生地、陈皮分别用水洗净。③加入适量水，大火煲至水滚后放入全部材料，用中火约煲至豆软熟，加入盐调味，即可。

功效： 对肝肾阴虚引起的耳鸣有很好的补益作用。

本草药典

艾

主治： 用于虚寒引起的少腹冷痛，经寒不调，宫冷不孕，吐血、耳鸣等症

性味： 性温，味辛、苦，入肝、脾、肾经
功效： 散寒止痛，温经止血

视力减退

主要症状： 眼睛老化，表现为近视、远视、散光、视物模糊等，通常还会出现眼睛肿痛、视物模糊、眼睛干涩等症状。

病因探究： 生活工作中如果用眼不当、用眼过度，就很容易导致视力减退。

预防原则： 避免长时间看书或看电脑、电视，并注意光线适宜；夏天太阳直射，紫外线较多易损伤视力，要防止太阳直射，出门尽量保护好自己的眼睛，以免眼睛受到侵害。

饮食须知

中医认为，视力减退多因禀赋不足、肝肾不足、气血虚弱，致使目失所养而引起。所以治疗视力减退关键在于滋补肝肾、益气养血，具有此作用的食物有：枸杞、枸杞叶、首乌、菊花、决明子、动物肝脏、菠菜、海带、红枣、龙眼、秋葵等。患者要慎食辛辣、刺激性的食物；慎食含有酒精、咖啡因、茶碱的饮品，如白酒、啤酒、咖啡、浓茶等。

民间偏方

枸杞叶炒猪心： 鲜枸杞叶 50g，猪心 1 具，盐、花生油各适量。将花生油烧热后，加入切片的猪心与枸杞叶，炒熟，加盐调味即可食用。可补肝益精、清热明目。

食疗药膳

枸杞牛蛙汤

材料： 牛蛙 2 只，姜少许，枸杞 10g，盐适量。

做法： ①牛蛙洗净剁块，余烫后捞出备用。②姜洗净，切丝；枸杞以清水泡软。③锅中加水 1500ml 煮沸，放入牛蛙、枸杞、姜，煮滚后转中火续煮 2~3 分钟，待牛蛙肉熟嫩，加盐调味即可食用。

功效： 此汤具有滋阴补虚、健脾益血、清肝明目的功效。

女贞子蜂蜜饮

材料： 女贞子 8g，蜂蜜 10ml，百香果汁 25ml，鸡蛋 1 个，雪糕 1 个，橙汁 10ml，冰块适量。

做法： ①取适量冰块放入碗中，再打入鸡蛋；女贞子洗净煎水备用。②将雪糕、蜂蜜、橙汁、百香果汁、女贞子汁一起搅打成泥即可饮用。

功效： 蜂蜜中含有丰富的抗氧化剂，能清除体内的垃圾，有抗癌、防衰老的作用。另外，蜂蜜能润肠通便，对便秘有很好的治疗功效。女贞子有滋阴补肾的功效，对肾阴虚引起的色斑、黑眼圈均有一定效果。

本草药典

野菊

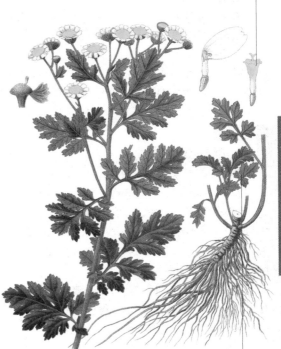

主治： 感冒，气管炎，肝炎，高血压，痢疾，痈肿，目赤肿痛，瘰疬

性味： 性寒，味苦、辛，入肺、肝经

功效： 清热解毒

食欲不振

饮食须知

食欲不振主要与脾胃虚弱有着密切关系。体虚患者平日可食用党参、白术、山药、猪肚、牛肚、土鸡、乌鸡等来补中气，健脾胃。促进胃肠食物消化，减轻腹胀也是缓解厌食的一个重要治疗方法，常用的药材和食材有：山楂、麦芽、神曲、鸡内金、苹果、南瓜等。多吃蛋白质含量高、易消化的食物，如鸡蛋、瘦肉、动物肝脏、鱼类等，可改善因长期厌食导致的营养不良状况。

民间偏方

胃阴亏虚型： 将30g青梅和100g黄酒放入瓷碗中，置蒸锅中炖20分钟，去渣后饮用，有滋阴、开胃、止痛的作用。

胃热脾虚型： 取绿豆、粳米洗净放入锅中，加适量水，小火慢慢熬煮成粥，每天早晚食用，可健脾胃，祛内热。

食疗药膳

内金核桃燕麦粥

材料： 燕麦50g，鸡内金20g，核桃仁、玉米粒、鲜奶各适量，白糖3g。

做法： ①燕麦泡发洗净，核桃仁去杂质，鸡内金洗净。②锅置火上，加入少量水，倒入鲜奶，放入燕麦煮开。③加入核桃仁、鸡内金、玉米粒同煮至浓稠状，调入白糖拌匀即可。

功效： 消积滞、健脾益胃，治食积胀满、呕吐反胃、疳积、消渴；适合食欲不振者食用。

胡椒猪肚汤

材料： 猪肚1个，蜜枣5枚，胡椒15g，盐、生粉各适量。

做法： ①猪肚加盐、生粉搓洗，用清水漂洗干净。②将洗净的猪肚入沸水中余烫，刮去白膜后捞出，将胡椒放入猪肚中，以线缝合。③将猪肚放入砂煲中，加入蜜枣，和适量清水，大火煮沸后改小火煲2小时，猪肚拆去线，加盐调味。

功效： 暖胃健脾，健脾益气，开胃消食。

本草药典

胡椒

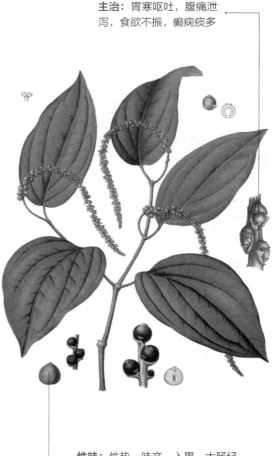

主治： 胃寒呕吐，腹痛泄泻，食欲不振，癫痫痰多

性味： 性热，味辛，入胃、大肠经

功效： 温中散寒，下气，消痰

便秘

主要症状： 便秘是指排便不顺利的状态，包括粪便干燥排出不畅和粪便不干也难排出两种情况。一般每周排便少于 2~3 次（所进食物的残渣在 48 小时内未能排出）即可称为便秘。它不是一种具体的疾病，而是多种疾病的一个症状。

病因探究： 便秘主要由燥热内结、气机郁滞、津液不足和脾肾虚寒所引起。

预防原则： 养成每日定时排便的习惯；加强锻炼；饮食调理。

饮食须知

应选择具有润肠通便作用的食物，常吃含粗纤维丰富的各种蔬菜水果，如红薯、芝麻、南瓜、芋头、香蕉、桑葚、杨梅、甘蔗、松子仁、柏子仁、核桃、蜂蜜、韭菜、苋菜、土豆、慈姑、空心菜、茼蒿、青菜、甜菜、海带、萝卜、牛奶、海参、猪大肠、猪肥肉、梨、无花果、苹果、榧子、肉苁蓉等。多吃富含 B 族维生素的食物，如土豆、香蕉、菠菜等。

民间偏方

热毒型： 大黄3g，香油20ml。先将大黄研末，与香油合匀，以温开水冲服。每日 1 剂。可峻下热结，适合内热便结，腹痛拒按的便秘患者食用。

体虚型： 何首乌、核桃仁、黑芝麻各60g，共研为细末，每次服 10g，每日 3 次。适合气虚便秘的老年男性食用。

食疗药膳

火麻仁粥

材料： 粳米 100g，火麻仁适量，盐 2g。

做法： ①粳米泡发洗净；火麻仁拣去杂质，洗净，捞起沥干水分备用。②锅置火上，倒入清水，放入粳米，以大火煮开，撇去浮在表面的泡沫。③加入火麻仁，转中小火煮至粥呈浓稠状且冒气泡时，调入盐拌匀即可。

功效： 有滋阴生津、濡养脾胃、润肠排毒的作用。

本草药典

梅

主治： 心胃气痛，痢疾，吐泻，跌打损伤，骨折，胃、十二指肠溃疡，牙痛

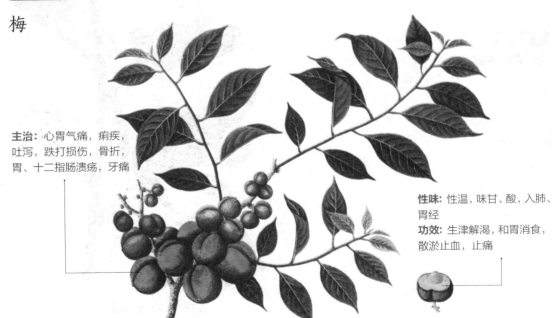

性味： 性温，味甘、酸，入肺、胃经

功效： 生津解渴，和胃消食，散淤止血，止痛

肥胖

主要症状： 身体肥胖的人因体重增加，身体各器官的负重都增加，可引起腰痛、关节痛、消化不良、气喘；身体肥胖的人往往怕热、多汗、皮肤皱褶处易发生皮炎、擦伤。

病因探究： 肥胖分体质性肥胖和过食性肥胖。体质性肥胖是由于遗传和机体脂肪细胞数目增多而造成的。过食性肥胖是由于人成年后有意识或无意识地过度饮食，脂肪大量堆积而导致肥胖。

预防原则： 应多进行体力劳动和体育锻炼；控制饮食；少吃高热量食物。

饮食须知

通过增强饱腹感来减少食欲，控制饮食，具有增强饱腹感的中药材和食材有：魔芋、大麦、韭菜、芹菜、土豆、白萝卜、黄豆芽等。可通过促进脂肪代谢来抑制肥胖，可用的中药材和食材有：菠萝、荷叶、莲子心、车前子、山楂、茶叶、金银花、海藻、决明子、茯苓、泽泻、香蕉、苹果、荠菜等。少摄入含大量脂肪的油炸食物、奶油类食物，如巧克力、奶油蛋糕、薯条、烤肉等。

民间偏方

体虚型： 枸杞30g，水煎代茶饮，早晚各饮1次。可平肝养目，润肺，对因为肥胖引起的腰痛、乏力等症有很好的疗效，也有瘦身的作用。

痰湿型： 鲜荷叶30g，切碎，加水煎水代茶饮，连服60天为1疗程。可清热，祛痰，能辅助治疗肥胖症。

食疗药膳

葛根荷叶牛蛙汤

材料： 牛蛙250g，鲜葛根120g，荷叶15g，盐2g。

做法： ①将牛蛙洗净，切小块，葛根去皮，洗净，切块；荷叶洗净切丝。②把全部用料一齐放入煲内，加清水适量，大火煮沸，小火煮1小时。③加盐调味即可。

功效： 本品清热解毒、止湿止泻，症见身热烦渴，小便不利，大便泄泻，泻下秽臭，肠鸣腹痛。

山楂荷叶泽泻茶

材料： 山楂10g，荷叶5g，泽泻10g，冰糖10g。

做法： ①山楂、泽泻冲洗干净。②荷叶剪成小片，冲净。③所有材料盛入锅中，加500ml水以大火煮开，转小火续煮20分钟，加入冰糖，溶化即成。

功效： 此茶可以降体脂、健脾、降血压、清心神，预防肥胖症、高血压、动脉硬化等疾病。

本草药典

决明

主治： 目赤涩痛，羞明多泪，头痛眩晕，目暗不明，大便秘结，脂肪肝，高脂血症

性味： 性微寒，味甘、苦、咸，入肝、大肠经

功效： 清热平肝，降脂降压，润肠通便

单纯性消瘦

主要症状： 体质较差，容易疲倦、体力差，而且抵抗力低、免疫力差、耐寒抗病能力弱，易患多种疾病。

病因探究： 食物摄入量不足、偏食、厌食、漏餐、生活不规律和缺乏锻炼等饮食生活习惯以及工作压力大、精神紧张和过度疲劳等心理因素都是导致消瘦的原因。

预防原则： 适当运动；加大饮食量。

饮食须知

消瘦患者应多摄入蛋白质、脂肪、热量均相对高的食物，如鸡肉、牛肉、羊肉、猪肉、牛奶、羊奶、蛋类等。均衡合理的饮食是增肥的关键，增加食物的摄入种类，各种食物都应该吃，如此才能摄入多种营养，各种饮食都保持一个摄入的量，不过少，也不过多。

民间偏方

清炖老母鸡： 老母鸡1只，粳米100g，盐适量。将母鸡宰杀，剖洗干净，放入砂锅内，加入清水，高出鸡身，先用大火煮沸15分钟，再用小火煮3小时。将粳米淘洗干净，加入鸡汁700ml，加盐，煮沸后用小火煎熬20~30分钟，以米熟烂为度。

食疗药膳

莲子土鸡汤

材料： 土鸡300g，姜1片，莲子30g，盐、鸡精、味精各适量。

做法： ①先将土鸡剁成块，洗净，入沸水中焯去血水；莲子洗净，泡发。②将鸡肉、莲子一起放入炖盅内，加开水适量，放入锅内，炖蒸2小时。③最后加入盐、鸡精、味精调味即可食用。

功效： 本品能补虚损、健脾胃，对单纯性消瘦患者有很好的补益效果。

枸杞牛肉汤

材料： 山药500g，牛肉300g，枸杞10g，红枣20g，盐3g。

做法： ①牛肉切块、洗净，余烫捞起，再冲净1次。②山药削皮，洗净切块；红枣去核，洗净。③将牛肉盛入煮锅，加适量水大火煮开，转小火慢炖1小时。④加入山药、红枣、枸杞续煮10分钟，加盐调味。

功效： 防止贫血，增进体力，并能促进体内脂肪、蛋白质、碳水化合物的代谢。

本草药典

附子

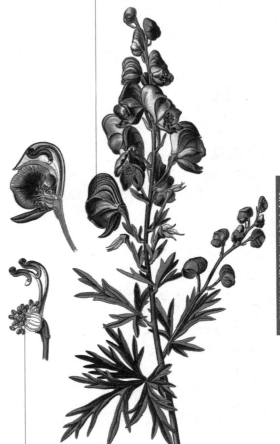

主治： 对肾阳亏虚、命门火衰引起的精冷稀少不泄、腰膝酸软冷痛、单纯消瘦有很好的改善作用

性味： 性大热，味辛、甘，入心、肾、脾经

功效： 补火助阳，散寒止痛

高血压

主要症状：头晕，有些患者常在突然下蹲或起立时出现，有些是持续性的。头部持续性钝痛或搏动性胀痛，甚至有炸裂样剧痛。精神烦躁、心悸、失眠、注意力不集中，记忆力减退。同时伴有肢体麻木，常见手指、足趾麻木或皮肤如蚁行感或项背肌肉紧张、酸痛。

病因探究：素体阳盛，肝阳上亢，或因长期情志不和。

预防原则：控制体重；饮食调节；适当运动；戒烟酒。

饮食须知

高血压患者宜选用具有降低胆固醇作用的中药材和食材，如黑芝麻、黄豆、南瓜、蒜、黄精、菊花、决明子、山楂、灵芝、枸杞、杜仲、玉米须、大黄、何首乌、兔肉等。宜选用具有清除氧自由基作用的中药材和食材，如蒜、苍耳子、女贞子、丹参、五加皮、芦笋、洋葱、芹菜、蘑菇、禽蛋等。膳食纤维含量高的食物，可加速胆固醇排出，如糙米、玉米、小米、荠菜、绿豆等。日常要合理安排作息时间，生活要有规律，避免过度劳累和精神刺激。

民间偏方

荠菜花饮：取荠菜花 30~60g，加入适量的水，煎汤内服，可代茶饮，可常饮。

食疗药膳

菊花枸杞汤

材料：干菊花 6g，枸杞 15g，绿豆 30g，蜂蜜适量。

做法：①将绿豆洗净，装入碗中，用温开水泡发。②将枸杞、菊花用冷水洗净。③瓦煲内放约 1500ml 水烧开，加入绿豆，大火煮开后改用中火煮约半小时，菊花及枸杞在汤快煲好前放入即可关火，蜂蜜在汤低于 60℃时加入。

功效：降低血压，扩张冠脉，增加冠脉流量。

大蒜绿豆牛蛙汤

材料：牛蛙 5 只，绿豆 40g，蒜 80g，生姜片 5g，米酒 20ml，盐 3g，油适量。

做法：①牛蛙宰杀洗净，余烫，捞起备用；绿豆洗净，泡水。②蒜去皮，用刀背稍拍一下；锅上火，加油烧热，将蒜放入锅里炸至呈金黄色，待蒜味散出盛起备用。③另取一锅，注入热水，再放入绿豆、牛蛙、姜、蒜、酒，以中火炖 2 小时，起锅前加上盐调味即可。

功效：蒜能调节血压、血脂、血糖，可预防心脑血管疾病，还能抗肿瘤、保护肝脏和生殖功能。牛蛙是一种高蛋白、低脂肪、低胆固醇营养食物，适合高血压、高脂血症及肥胖患者食用。

本草药典

桑叶

主治：风热感冒，肺热燥咳，头晕头痛，目赤昏花

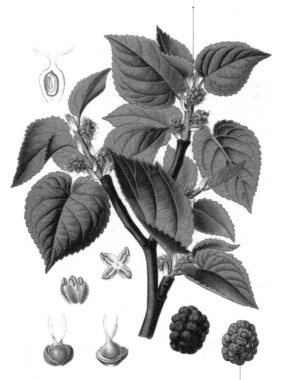

性味：性寒，味甘、苦，入肺、肝经

功效：疏散风热，清肺润燥，清肝明目

高脂血症

主要症状： 初期一般病情较隐匿，无明显症状，摄入过多脂肪后，严重者可出现腹痛、脾肿大，肘部、背部、臀部出现皮疹样的黄色瘤等症状。

病因探究： 高脂血症的发生与遗传因素、高胆固醇、高脂肪饮食有关，也可由于糖尿病、肝病、甲状腺疾病、肾病、肥胖、痛风等疾病引起。

预防原则： 少吃高脂、高糖食物；加强锻炼；戒烟酒。

饮食须知

高脂血症患者宜选用具有抑制脂肪吸收的中药材和食材，如玉米须、苍耳子、薏米、佛手、泽泻、山药、红枣等。宜选用具有抑制肠道吸收胆固醇作用的中药材和食材，如黑木耳、魔芋、黄瓜、薏米、决明子、金银花、蒲黄、大黄、栀子、紫花地丁等。宜吃增加不饱和脂肪酸，降低血脂，保护心血管系统的食物，如小米、小麦、玉米、黄豆、绿茶、海鱼等。适量饮茶，茶叶中含有的儿茶酸可增强血管的柔韧性和弹性，防止血管硬化。

民间偏方

山楂蒲黄茶： 取山楂 3g、蒲黄 10g，平均分成两份，装入两个棉纸袋中，封口后放入杯中，用沸水冲泡，盖上杯盖，闷 15 分钟即可，每次用 1 袋，每日 2 次，可降低血脂、活血化淤，适用于高脂血症患者。

食疗药膳

猪腰山药薏米粥

材料： 猪腰 100g，山药 80g，薏米 50g，糯米 120g，盐 3g，味精 2g，葱花适量。

做法： ① 猪腰洗净，切成葱花刀；山药洗净，去皮，切块；薏米、糯米淘净，泡好。② 锅中注水，下入薏米、糯米、山药煮沸，再用中火煮半小时。③ 改小火，放入猪腰，待猪腰变熟，加入盐、味精调味，撒上葱花即可。

功效： 具有利水渗湿、补肾强腰、增强人体免疫力的功效。

泽泻白术瘦肉汤

材料： 猪瘦肉 60g，泽泻 15g，白术 30g，盐 3g。

做法： ① 猪瘦肉洗净，切件；泽泻洗净。② 把猪瘦肉、泽泻、白术放入锅内，加适量清水，大火煮沸后转小火煲 1~2 小时，拣去泽泻，调入盐即可。

功效： 对脾虚妊娠水肿、小便不利有很好的辅助治疗作用。

本草药典

泽泻

主治： 小便不利，水肿胀满，泄泻尿少，痰饮眩晕，热淋涩痛，高脂血症

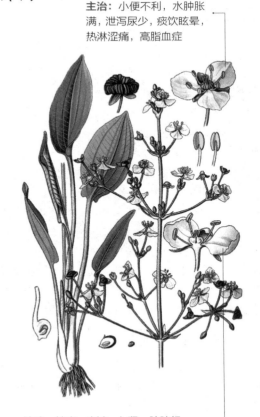

性味： 性寒，味甘，入肾、膀胱经

功效： 利小便，清湿热

糖尿病

主要症状： 典型的糖尿病患者会出现"三多一少"：多食、多尿、多饮、身体消瘦。此外还有眼睛疲劳、视力下降、手脚麻痹、发抖，夜间小腿抽筋，神疲乏力、腰酸等全身不适症状。

病因探究： 饮食习惯的变化、肥胖、体力活动过少和紧张焦虑都是糖尿病的致病原因。部分患者是因长期使用糖皮质激素药物引起。

预防原则： 少吃高糖食物；控制体重；增强锻炼。

饮食须知

糖尿病患者宜选用具有降低血糖浓度功能的中药材和食材，如苦瓜、黄瓜、洋葱、南瓜、番石榴、银耳、黑木耳、玉米、麦麸、牡蛎、花生米、鸭肉、大蒜、黄精、葛根、玉竹、枸杞、白术、何首乌、生地等。宜选用具有对抗肾上腺素，促进胰岛素分泌功能的中药材和食材，如女贞子、桑叶、淫羊藿、黄芩、芹菜、柚子、芝麻、梨、鱼、香菇、白菜、芹菜等。

民间偏方

黄精白茅根饮： 取黄精50g、白茅根30g一同研成细末，每次取5~7g用开水送服，每日2次，可降血糖、解消渴，对于糖尿病有很好的疗效。

食疗药膳

苦杏拌苦瓜

材料： 苦瓜250g，杏仁50g，枸杞10g，香油、盐、鸡精各适量。

做法： ①苦瓜剖开，去瓤，洗净切成薄片，放入沸水中焯至断生，捞出，沥干水分，放入碗中。②杏仁用温水泡一下，撕去外皮，瓣成两瓣，放入开水中烫熟。③枸杞泡发洗净。④将香油、盐、鸡精与苦瓜搅拌均匀，撒上杏仁、枸杞即可。

功效： 清热通便、降糖降压、止咳化痰、提神健脑。

玉米炒蛋

材料： 玉米粒、胡萝卜各100g，鸡蛋1个，青豆10g，植物油4ml，葱、盐、淀粉各适量。

做法： ①玉米粒、青豆洗净；胡萝卜洗净切粒，与玉米粒、青豆同入沸水中煮熟，捞出沥干水分；鸡蛋入碗中打散，并加入盐和水淀粉调匀。②锅内注入植物油，倒入蛋液，见其凝固时盛出，锅内再放入油炒葱白。③放入玉米粒、胡萝卜粒、青豆，炒香时再放蛋块，加盐调味，炒匀盛出即可。

功效： 降血糖，降血压，健脾养胃。

本草药典

麦麸

主治： 治虚汗，盗汗，泻痢，糖尿病，口腔炎，热疮，折伤，风湿痹痛，脚气

性味： 性凉，味甘，入手阳明经

功效： 止泄痢，调中去热

冠心病

主要症状： 心绞痛，胸部压迫窒息感、闷胀感、剧烈的烧灼样疼痛，一般疼痛持续 1~5 分钟，可自行缓解；疼痛常放射至左肩、左臂前内侧直至小指与无名指；疼痛在心脏负担加重时出现，患者常伴有虚脱、出汗、呼吸短促、忧虑、心悸、恶心或头晕症状。

病因探究： 主要病因是冠状动脉粥样硬化，动脉粥样硬化是多种因素综合作用的结果。

预防原则： 预防高血压、肥胖、糖尿病；增强运动；饮食调节。

饮食须知

冠心病患者宜选择具有扩张冠脉血管作用的中药材和食材，如玉竹、牛膝、天麻、香附、西洋参、红花等。宜选择具有促进血液运行，预防血栓作用的中药材和食材，如丹参、红花、三七、当归、延胡索、益母草、香附、郁金、枸杞、海鱼、黑木耳、蒜等。多吃膳食纤维含量较高的食物，如杂粮、蔬菜、水果等。忌吃高胆固醇、高脂肪的食物，如螃蟹、动物内脏、肥肉、蛋黄等；忌吃高糖食物，如甜点、糖果、奶油等；忌咖啡、浓茶、白酒等。

民间偏方

心火旺盛型： 取菊花 6g、甘草 3g 分别洗净放入锅内，加入 300ml 水，以中火烧沸后转小火继续煮 15 分钟，滤去药渣，取汁加入 30g 白糖拌匀饮。

食疗药膳

丹参红花陈皮饮

材料： 丹参10g，红花5g，陈皮5g，红糖少许。

做法： ①丹参、红花、陈皮洗净备用。②先将丹参、陈皮放入锅中，加水适量，大火煮开，转小火煮 5 分钟即可关火。③再放入红花，加入红糖，加盖闷 5 分钟，倒入杯内，代茶饮用。

功效： 对气滞血淤型冠心病具有一定的食疗作用。

当归三七乌鸡汤

材料： 乌鸡肉 250g，当归 20g，三七 8g，盐 5g，生抽 2ml，蚝油 5ml。

做法： ①把当归、三七用水洗干净；用刀把三七砸碎。②用水把乌鸡洗干净，用刀斩成块，放入开水中煮 5 分钟，取出来过冷水。③把所有的原料放入炖盅中，加水，小火炖 3 小时，调味即可。

功效： 有活血补血、行气止痛、去淤血、生新血的功效，适合心血淤阻型冠心病者食用。

本草药典

山楂

主治： 心律不齐，高脂血症，泻痢腹痛，产后淤阻、心腹刺痛，疝气疼痛

性味： 性微温，味酸甘，入脾、胃、肝经

功效： 消食积，散淤血，增强心肌

睡眠呼吸暂停综合征

主要症状： 睡眠打鼾，张口呼吸，甚至出现呼吸暂时停止。常发生夜间心绞痛及心律失常。醒后头痛，头晕，晨起后血压高。白天疲乏无力，困倦、嗜睡。记忆力下降，反应迟钝，性功能下降。

病因探究： 因鼻中隔弯曲、扁桃体肥大、软腭过长等所引起的上气道狭窄和阻塞，肥胖也可引起该症。

预防原则： 睡觉时应选择侧卧，睡前活动以柔缓为主，不要让情绪太过激昂。

饮食须知

注意饮食，保持八分饱，三餐要有规律，不能不吃早餐，进食时要细嚼慢咽。控制脂肪和糖分的摄入，少食肥肉、巧克力、奶油蛋糕、咖啡、碳酸饮料等食物。注意摄入适量植物纤维，如芹菜、菠菜、玉米、生菜、胡萝卜、萝卜、蒜、芦笋、红薯叶等。控制零食的摄入，最好在睡觉前不要吃任何东西。肥胖者要减肥，少食多餐，常食蔬菜、水果，少食肉类、动物油等，减肥的食物有魔芋、芹菜、番茄、绿豆、荷叶等。

民间偏方

醋煮鸡蛋： 将 250ml 左右的食醋倒入铝锅内，取新鲜鸡蛋 1~2 个打入醋里，加水煮熟，吃蛋饮汤，1 次服完。对于各种原因引起的打鼾均有一定的疗效。

食疗药膳

花椒猪蹄冻

材料： 花椒 1 大匙，猪蹄 500g，盐 1 小匙。

做法： ①猪蹄剔去骨头，洗净，切小块，放入锅中，加入花椒。②加水至盖过材料，以大火煮开，加盐调味，转小火慢煮约 1 小时，至汤汁浓稠。③倒入容器内，待冷却即成冻，切块食用即可。

功效： 温中健胃，祛寒保暖，改善打鼾。

龙胆草当归牛腩

材料： 牛腩 750g，龙胆草 10g，当归 25g，冬笋 150g，猪骨汤 1L，蒜末、姜末、料酒、白糖、酱油、香油各适量。

做法： ①牛腩洗净，下沸水中煮 20 分钟捞出，切成块；冬笋切块。②锅置大火上，下入油烧热，下入蒜末、姜末、牛腩、冬笋，加料酒、白糖、酱油翻炒 10 分钟。③将猪骨汤倒入，加当归、龙胆草，用小火焖 2 小时至肉烂汁黏时关火，淋上香油即可食用。

功效： 对肝火旺盛引起的打鼾、呼吸气粗声高有效。

本草药典

薄荷

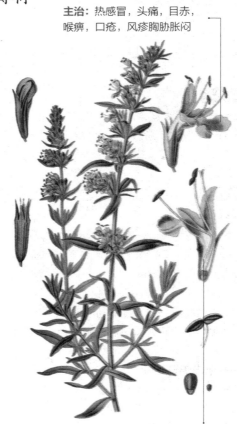

主治： 热感冒，头痛，目赤，喉痹，口疮，风疹胸胁胀闷

性味： 性凉，味辛，入肺、肝经

功效： 芳香行散，清凉利咽，宣散风热。扩张支气管，能有效改善支气管狭窄，从而改善打鼾症状

慢性支气管炎

主要症状：病初患者咳嗽有力，晨起咳多，白天咳少，睡前常有阵咳，合并肺气肿咳嗽多无力。在清晨、夜间有较多痰。慢性支气管炎反复发作后，可出现过敏现象而发生窒息，常像哮喘样发作，气急不能平卧。

病因探究：由于感染或非感染因素引起气管、支气管黏膜及其周围组织的慢性非特异性炎症。

预防原则：戒烟酒；防寒保暖；预防过敏；防雾霾。

饮食须知

慢性支气管患者宜选择有抑制病菌感染的中药材和食材，如杏仁、百合、知母、枇杷叶、丹参、川芎、黄芪、梨等。宜吃健脾养肺、补肾化痰的中药材和食材，如桑白皮、半夏、金橘、川贝、鱼腥草、百部、核桃、柚子、板栗、猪肺、人参、花生、白果、山药、红糖、无花果、银耳等。宜吃蛋白质含量高的食物，如鸭肉、鸡蛋、鸡肉、瘦肉、牛奶、鲫鱼等。忌吃油腻黏糯、助湿生痰、性寒生冷之物，如肥肉、香肠、糯米、海鲜等；忌吃辛辣刺激、过咸食物，如咸鱼、辣椒、胡椒等。

民间偏方

川贝核桃仁：取川贝 100g 研为粉末，200g 核桃仁捣碎、200g 酥油炼化加 200ml 蜂蜜，然后将川贝、核桃仁一起加入并搅拌，倒入瓷罐内保存，每次取 20g 服用，早晚两次。

食疗药膳

鸡骨草煲猪肺

材料：猪肺 350g，鸡骨草 30g，红枣 8 枚，高汤适量，盐少许。

做法：①将猪肺洗净切片；鸡骨草、红枣分别洗净。炒锅上火倒入水，下入猪肺焯去血渍；捞出冲净备用。②净锅上火，倒入高汤，下入猪肺、鸡骨草、红枣，大火煮开后转小火煲至熟，加盐调味即可。

功效：清热解毒，润肺止咳。

半夏桔梗薏米汤

材料：半夏 15g，桔梗 10g，薏米 50g，冰糖适量。

做法：①半夏、桔梗用水略冲。②将半夏、桔梗、薏米一起放入锅中，加水 1000ml 煮至薏米熟烂。③加入冰糖调味即可。

功效：燥湿化痰，理气止咳，适合痰湿蕴肺型的慢性支气管炎。

本草药典

丹参

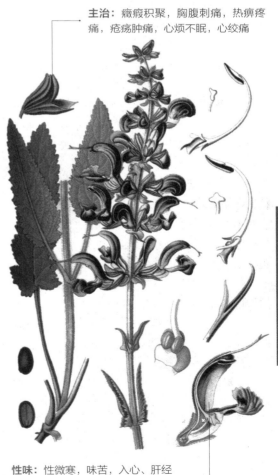

主治：癥瘕积聚，胸腹刺痛，热痹疼痛，疮疡肿痛，心烦不眠，心绞痛

性味：性微寒，味苦，入心、肝经
功效：通行血脉，祛淤止痛

慢性咽炎

主要症状： 咽部灼热、干燥、微痛、发痒、异物感、痰黏感，迫使以咳嗽清除分泌物。咽痒引起阵阵刺激性咳嗽，易干恶，咽部有异物感，咯之不出，尤其是在说话稍多、食用刺激性食物后、疲劳或天气变化时症状会加重。

病因探究： 好发于长期吸烟者、长期遭受有害气体刺激者、多语、嗜酒或夜生活过度者。

预防原则： 多喝水；少熬夜；少吃易上火食物。

饮食须知

慢性咽炎的患者多选择具有滋阴润燥、清热利咽的药材和食物，如玉竹、麦冬、玄参、银耳、黑木耳、雪梨、火龙果、猕猴桃、柚子等。忌烟、酒、咖啡、葱、蒜、姜、花椒、辣椒、桂皮等辛辣刺激性食物；忌油腻食物，如肥肉、鸡等或油炸食品热性食物；忌食容易生痰化热的食物。烹制菜肴时宜用蒸、煮等烹调方式，忌煎、炸、烤等方式，并少放调味料；忌食过冷、过烫的食物，以免烫伤咽道黏膜，加重咽部溃疡。

民间偏方

润咽汤： 生地黄15g，麦冬、玄参、三棱、丹参各10g，罗汉果半个，甘草6g。加水煎服，1日1剂，分2次服用。本方可滋阴利咽、化痰散结，对痰阻血淤型慢性咽炎患者有很好的疗效。

食疗药膳

玄参萝卜清咽露

材料： 白萝卜300g，玄参15g，蜂蜜30ml，黄酒20ml。

做法： ①将白萝卜洗净，切成薄片；玄参洗净，用黄酒浸润备用。②用碗1只，放入2层萝卜，再放入1层玄参，淋上蜂蜜10ml，黄酒5ml。③如此放置四层，余下的蜂蜜加冷水20ml，倒入碗中，大火隔水蒸2小时即可。

功效： 对食积腹胀、咳痰失音、消渴等症有食疗作用。

柚子炖鸡

材料： 柚子1个，雄鸡1只，生姜片、葱段、盐、味精、料酒各适量。

做法： ①雄鸡去皮毛、内脏，洗净，斩件；柚子洗净，去皮，留肉。②将柚子肉、鸡肉放入砂锅中，加入葱段、姜片、料酒、盐、适量水。

③将盛鸡的砂锅置于有水的锅内，隔水炖熟，加味精调味即可。

功效： 健胃下气、化痰止咳，适合肺气郁痹的慢性咽炎患者。

本草药典

玄参

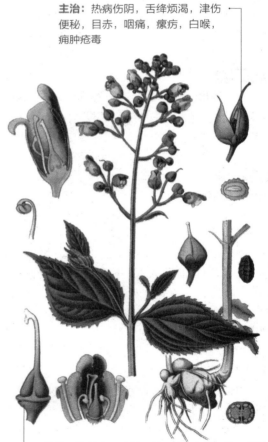

主治： 热病伤阴，舌绛烦渴，津伤便秘，目赤，咽痛，瘰疬，白喉，痈肿疮毒

性味： 性微寒，味甘、苦、咸，入肺、胃、肾经
功效： 凉血滋阴，泻火解毒

脂肪肝

主要症状： 类似慢性肝炎的表现，可有食欲不振、疲倦乏力、恶心、呕吐、体重减轻、肝区或右上腹隐痛等。临床检查，75%的患者肝脏轻度肿大，少数患者可出现脾肿大、蜘蛛痣和肝掌。

病因探究： 长期饮酒使肝内脂肪氧化减少；长期摄入高脂饮食或长期大量吃糖、淀粉等碳水化合物，使肝脏脂肪合成过多；肥胖使肝内脂肪输入过多；糖尿病、肝炎及某些药物损害肝脏。

预防原则： 戒烟酒；多运动；合理饮食；保持心情愉悦。

饮食须知

脂肪肝患者应该限制脂肪和碳水化合物的摄入，多吃高蛋白的食物，如豆腐、腐竹、瘦肉、鱼、虾等。脂肪的堆积是引起脂肪肝的主要原因，所以，可多吃具有防止脂肪堆积功能的药材和食材，如薏米、泽泻、冬瓜、决明子、黄精、何首乌、丹参、郁金、黄瓜、芝麻、上海青、菠菜、干贝、淡菜等。宜食具有降低血清胆固醇作用的食品，如玉米、燕麦、海带、苹果、牛奶、红薯、黑芝麻、黑木耳等。慎食辛辣、刺激性强的食物，如葱、姜、蒜、辣椒等；慎食肥腻、胆固醇含量高的食物，如肥肉、动物内脏等。

民间偏方

泽泻煮枸杞： 取泽泻15g、枸杞10g，洗净放入砂锅内加水煎汁，取汁服用，每日1次，具有利水减肥、保肝排毒的作用。

荷叶玉米须饮： 取荷叶20g，玉米须30g，淡竹叶10g，一起入锅煎水服用，可利水渗湿，降脂减肥，对脂肪肝、肥胖患者均有效。

食疗药膳

泽泻枸杞粥

材料： 泽泻、枸杞各适量，粳米80g，盐1g。

做法： ①粳米泡发洗净；枸杞洗净；泽泻洗净，加水煮好，取汁待用。②锅置火上，加入适量清水，放入粳米、枸杞以大火煮开。③再倒入熬煮好的泽泻汁，以小火煮至浓稠状，调入盐拌匀。

功效： 利小便，清湿热，降脂瘦身。

粳米决明子粥

材料： 粳米100g，决明子适量，盐2g，葱8g。

做法： ①粳米泡发洗净；决明子洗净；葱洗净，切花。②锅置火上，倒入清水，放入粳米，以大火煮至米粒开花。③加入决明子煮至粥呈浓稠状，调入盐拌匀，再撒上葱花即可。

功效： 清热平肝，润肠通便，抑制口腔细菌。

本草药典

黄瓜

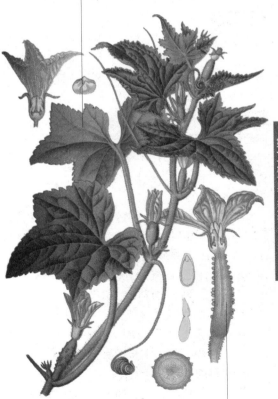

主治： 热病口渴，小便短赤，水肿尿少，汗斑，痤疮

性味： 性寒，味甘，入肺、脾、胃经

功效： 除湿，利尿，降脂，促消化

慢性病毒性肝炎

主要症状： 慢性迁延型肝炎有轻度乏力、食欲不振、腹胀、肝区痛等症状，多无黄疸。慢性活动性肝炎有较明显的肝炎症状，如倦怠无力、食欲差、腹胀、便溏、肝区痛等面色常晦暗，一般健康情况较差，劳动力减退。

病因探究： 营养不良、治疗不当、同时患有其他传染病、饮酒、服用对肝有损害的药物等。

预防原则： 戒烟酒；饮食调理；增强体质，预防传染病。

饮食须知

慢性病毒性肝炎患者在食疗时，宜食用具有改善血液循环、促进肝细胞修复、增强免疫功能的药材和食材，例如白芍、茵陈、三七、丹参、郁金、柴胡、黄芪、党参、山药、冬虫夏草、泽泻、生地、山楂、芹菜、白菜、萝卜等。肝炎急性期如果食量正常，无恶心呕吐，可进清淡饮食，如白粥、西瓜、葡萄干、红枣等。慎食富含脂肪、甜腻的食物，如猪肝、肥肉、鱼子、甜点等。忌食含有防腐剂的食物，如罐头、方便面、香肠等。

民间偏方

三七汤： 将 15g 三七用清水润透，切片后放入锅内，加入 150ml 清水，用中火煮 25 分钟后关火，加入适量白砂糖搅拌均匀即可，每日 1 次，有活血化淤、消肿止痛的作用。

食疗药膳

白芍蒺藜山药排骨汤

材料： 白芍 10g，白蒺藜 5g，山药 250g，香菇 3 朵，竹荪 15g，排骨 1000g，青菜适量。盐 2 小匙。

做法： ①排骨剁块，放入沸水中余烫，捞起后冲洗；山药切块；香菇去蒂，洗净切片。②竹荪以清水泡发，去伞帽、杂质，沥干，切段；排骨盛入锅中，放入白芍、白蒺藜，加水炖半小时。③加入山药、香菇、竹荪续煮 10 分钟，起锅前加青菜煮熟，再加盐调味即成。

功效： 利尿，平肝，利胆，对慢性病毒性肝炎、肝硬化、小便不利等症有辅助治疗作用。

玉米须煲蚌肉

材料： 玉米须 50g，蚌肉 150g，生姜 15g，盐适量。

做法： ①蚌肉洗净；生姜洗净，切片；玉米须洗净。②蚌肉、生姜和玉米须一同放入砂锅，加水，小火炖煮 1 小时。③最后加盐调味即成。

功效： 养血柔肝，缓中止痛，敛阴收汗，补脾养胃，生津益肺，补肾涩精，能养肝补血，还能调经止带，改善脸色青黄或苍白的症状。

本草药典

葡萄

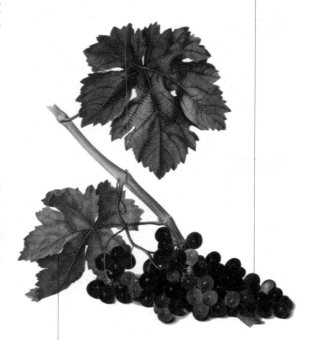

主治： 麻疹不透，小便不利，胎动不安

性味： 性平，味甘，入肺、脾、肾经

功效： 解表透疹，祛风湿，利尿，安胎

肝硬化

主要症状： 类似慢性肝炎的表现，可有食欲不振、疲倦乏力、恶心、呕吐、体重减轻、肝区或右上腹隐痛等。少数患者会出现脾肿大、蜘蛛痣和肝掌。

病因探究： 由于多种有害因素长期反复作用于肝脏，导致肝组织弥漫性纤维化，以假小叶和再生结节的形成为特征的慢性肝病。

预防原则： 戒烟酒；多运动；合理饮食；保持心情愉悦。

饮食须知

肝硬化患者应当选择具有益气健脾、利湿、养阴活血、散结作用，能改善肝功能，消除肝硬化症状的药材和食材，如猪苓、甲鱼、灵芝、黄芪、车前子、茯苓、泽泻、茵陈、龙胆草、垂盆草、西洋参、红枣、赤小豆、青菜、香菇、鲫鱼、泥鳅、鲤鱼、蜂蜜等。宜吃含锌、镁丰富的食物，有助于增强肝脏功能和抵抗力，增加凝血功能，如瘦肉、谷类、乳制品、鸡蛋、蹄筋等。多吃淀粉类食物，有利于人体储备肝糖原，如红薯、土豆等。要合理摄入蛋白质，有利于肝细胞的修复，如奶酪、鸡肉、鱼肉、甲鱼等。

民间偏方

气滞水停型： 苍术、白术各10g，青皮、陈皮、枳实各9g，厚朴8g，香附、丁香、灯芯草各6g，砂仁、茯苓各10g，腹皮、猪苓、泽泻各15g，生姜3片，煎汁服用。

食疗药膳

猪苓垂盆草粥

材料： 垂盆草30g，猪苓10g，粳米30g，冰糖15g。

做法： ①先将垂盆草、猪苓分别用清水洗净，一起放入锅中，加入适量清水煎煮10分钟左右，捞出垂盆草、猪苓，取药汁备用。②另起锅，将药汁与淘洗干净的粳米一同放入锅中，加水煮成稀粥。③最后加入冰糖即成。

功效： 利湿退黄，清热解毒。

山药枸杞炖甲鱼

材料： 甲鱼250g，山药30g，枸杞20g，红枣15g，生姜10g，盐3g，味精2g。

做法： ①山药洗净，用清水浸半小时，枸杞、红枣洗净，生姜切片。②甲鱼用热水焯烫后宰杀，洗净切块；将全部材料放入炖盅内。③加入适量开水，炖盅加盖，小火炖3小时，调入调味料即可。

功效： 保肝抗癌，改善患者体虚症状。

本草药典

龙胆草

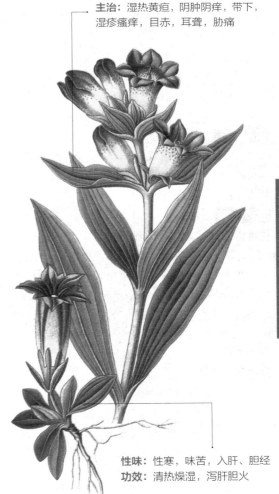

主治： 湿热黄疸，阴肿阴痒，带下，湿疹瘙痒，目赤，耳聋，胁痛

性味： 性寒，味苦，入肝、胆经
功效： 清热燥湿，泻肝胆火

痔疮

主要症状： 早期内痔以排便间断出鲜血为主，不痛，无其他不适；中、晚期则有排便痔脱出、流黏液、发痒和发作期疼痛等症状。外痔可看到肛缘的痔隆起或皮赘，以坠胀疼痛为主要表现。混合痔两种症状均有。

病因探究： 久坐、久立、少活动、便秘、腹泻、排便时间过长、饮酒、嗜好辛辣饮食。

预防原则： 多吃新鲜蔬果、多喝水；少吃易上火食物；增强运动。

饮食须知

痔疮患者应选择具有清热利湿、凉血消肿、润肠通便作用的药材和食物，如牛蒡根、生地、黄连、槐花、金银花、苦参、苦瓜、黄瓜、番茄、乌梅、绿豆、杏仁、核桃仁、绿茶、荷叶等。选择含纤维素多的药材和食物有助于促进肠道蠕动，如生地、韭菜、红枣、麦冬、当归、牛蒡根、决明子、绿茶、苹果、火龙果、香蕉、柚子、土豆、红薯、香菇、栗子、鸡肉、兔肉、猪肚、牛肚、粳米、籼米、糯米、扁豆等。忌食辛辣刺激性食物，忌食燥热、肥腻、煎炸等助热上火的食物，如辣椒、胡椒、生姜、花椒、肉桂、砂仁、茴香、芥菜等。勿食发物，如羊肉、虾、蟹等；忌烟、酒。

民间偏方

痔疮出血： 取生地、苦参各 30g，生地黄、槐花各 9g，放入砂锅中加适量清水煎汁，滤渣取汁服用。

食疗药膳

生地绿茶饮

材料： 绿茶 6g，生地 5g，冰糖适量。

做法： ①将绿茶、生地洗净。②先将生地入锅，放入适量清水，大火煮沸转小火煮半小时即可关火。③滤去药渣，放入绿茶，加入冰糖，加盖闷 5 分钟即可饮用。

功效： 清热解毒，润肠通便，养阴生津。

金银花水鸭汤

材料： 老鸭 350g，金银花、姜、枸杞各 20g，盐 3g。

做法： ①老鸭去毛和内脏洗净，切件；金银花洗净，浸泡；姜洗净，切片；枸杞洗净，浸泡。②锅中注水，烧沸，放入老鸭、姜和枸杞，以小火慢炖。③ 1 小时后放入金银花，再炖 1 小时，调入盐即可。

功效： 清热解毒，利水消肿，防治痔疮。

本草药典

黄连

主治： 湿热痞满，呕吐吞酸，泻痢，黄疸，高热神昏，心火亢盛，心烦不寐，血热吐衄，目赤，牙痛

性味： 性寒，味苦，入心、脾、胃、肝、胆、大肠经

功效： 清热燥湿，泻火解毒

慢性肠炎

主要症状： 大便次数明显增多，便变稀，形态、颜色、气味改变，含有脓血、黏液、不消化食物、脂肪，或便为黄色稀水，绿色稀糊，气味酸臭。大便时有腹痛、下坠、里急后重、肛门灼痛等症状。严重者可并发原发性小肠吸收不良综合征。

病因探究： 细菌、霉菌、病毒、原虫等微生物感染，亦可为过敏、变态反应等原因所致。

预防原则： 注意饮食卫生；常吃流质、半流质食物。

饮食须知

湿热性肠炎者宜多食马齿苋、大蒜、荸荠、苋菜、丝瓜、藿香、砂仁等清热解毒、消炎杀菌、化湿止泻的食物。慢性肠炎大多因脾肾气虚引起，因此饮食宜多食补脾肾之气的食物，如芡实、莲子、扁豆、鲫鱼、猪肚、猪肠、薏米等。忌食具有润肠通便功效的食物和药物，如杏仁、香蕉、大黄、火麻仁、芝麻、蜂蜜等。忌生冷不洁食物，忌烟、酒、辣椒等辛辣刺激性食物，肠胃敏感者忌食海鲜类食物。

民间偏方

暑湿腹泻型： 藿香、马齿苋、苏叶、苍术各12g，加水1.5L，煎汁，煎好的药汁平均分为3碗，早、中、晚各服用1碗，可清热解毒、祛湿解暑、止泻止呕。

食疗药膳

芡实红枣生鱼汤

材料： 生鱼200g，山药、枸杞各适量，芡实20g，红枣3枚，盐、胡椒粉各少许，姜2片。

做法： ① 生鱼去鳞和内脏，洗净，切段后下入沸水稍烫；山药洗净浮尘。② 枸杞、芡实、红枣均洗净浸软。③ 锅置火上，倒入适量清水，放入生鱼、姜片煮开，加入山药、枸杞、芡实、红枣煲至熟，最后加入盐、胡椒粉调味。

功效： 补体虚、健脾胃，对慢性肠炎有一定的食疗作用。

苋菜头猪大肠汤

材料： 猪大肠200g，苋菜头100g，枸杞少许，盐3g，姜片5g。

做法： ① 猪大肠洗净切段；苋菜头、枸杞均洗净。② 锅注水烧开，下猪大肠汆透。③ 将猪大肠、姜片、枸杞、苋菜头一起放入炖盅内，注入清水，大火烧开后再用小火煲2.5小时，加盐调味即可。

功效： 清热利湿，凉血止血，辅助治疗下痢脓血。

本草药典

薏米

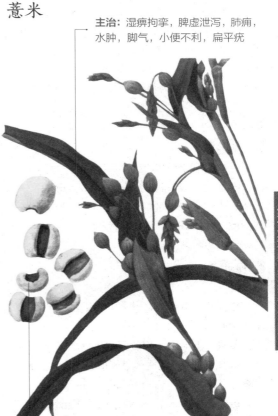

主治： 湿痹拘挛，脾虚泄泻，肺痈，水肿，脚气，小便不利，扁平疣

性味： 性凉，味甘、淡，入脾、胃、肺经

功效： 具有健脾、补肺、清热、利湿的功效，能够有效地抑制脂肪的消化吸收

痛风

主要症状： 急性发作通常是下半夜，症见脚踝关节或脚趾，手臂、手指关节处疼痛、肿胀、发红，伴有剧烈疼痛。间歇期的症状主要表现是血尿酸浓度偏高。慢性期的时痛风会频繁发作，身体部位开始出现痛风石，随着时间的延长痛风石逐步变大。

病因探究： 由于嘌呤代谢紊乱导致血尿酸增加而引起组织损伤，常发于 40 岁以上中年男性。

预防原则： 少吃富含嘌呤的食物，多喝水。

饮食须知

痛风患者宜选用具有促进机体代谢功能的中药材和食材，如木瓜、胡萝卜、海带、粳米、苹果、牛奶、洋葱、土豆、蒜等。宜选用具有促进尿酸排泄功能的中药材和食材，如樱桃、车前子、车前草、薏米、黄柏、泽泻、茯苓、地龙、山慈姑等。宜食碱性蔬菜和水果，可以中和过量的尿酸，如茄子、黄瓜、土豆、白菜、海带、莴笋、竹笋等。多食用含 B 族维生素和维生素 C 的食物，如芹菜、菜花、冬瓜、西瓜等。慎食含有嘌呤类物质的食物，如豆腐、鸡汤、鹅肉等。忌食易诱发旧病的食物，如螃蟹、虾、杏、龙眼等。忌食辛辣助火的食物，如胡椒、白酒、啤酒、羊肉等。

民间偏方

杜仲地黄饮： 取杜仲 15g 切丝，用盐水炒焦，熟地黄 20g 洗净切片，一起放入锅内，加入 350ml 水，以大火烧沸，转小火煮 25 分钟后关火，滤渣取汁，加 15g 白糖搅匀代茶饮，有强筋补肾、抗痛风的功效。

食疗药膳

木瓜汁

材料： 木瓜半个，菠萝 60g，柠檬汁适量，冰水 150ml。

做法： ①将木瓜和菠萝去皮后洗净，备用。②将木瓜和菠萝均切成适量大小。③将木瓜、菠萝、柠檬汁、冰水放入榨汁机一起搅打成汁。

功效： 清热利湿，消肿止痒，适合痛风关节肿大疼痛患者。

樱桃苹果汁

材料： 樱桃 300g，苹果 1 个，白糖适量。

做法： ①将苹果洗净，切小块，榨汁。②将樱桃洗净，切小块，放入榨汁机中榨汁，以滤网去残渣。③将以上两个步骤所得的果汁混合即可。

功效： 祛风除湿，促进排泄，有效缓解关节红、肿、热痛等症状。

本草药典

木瓜

主治： 去湿除痹，尤为湿痹，筋脉拘挛要药

性味： 性温，味酸，入肝、脾经

功效： 益筋和血，舒筋活络

骨质增生

主要症状： 原发性骨质疏松症是最常见的症状，多见以腰背痛，疼痛沿脊柱向两侧扩散，仰卧或坐位时减轻，久立、久坐时疼痛加剧，日间疼痛轻，夜间和清晨醒来时加重，弯腰、肌肉运动、咳嗽、大便用力时加重。久而久之易导致骨骼变形，易骨折。

病因探究： 长期站立或行走及长时间保持某种姿势，或中年之后体虚。

预防原则： 避免剧烈运动；控制体重；及时治疗关节损伤。

饮食须知

患者宜食用可增强体质的中药材和食材有：补骨脂、骨碎补、续断、熟地黄、桂枝、牡蛎、栗子、黑芝麻、鳝鱼、猪腰、羊腰等。宜食用可抗衰老的中药材和食材，如人参、冬虫夏草、三七、天麻、枸杞、山药、白术、菠菜、洋葱等。宜食含钙量丰富的食物，以供应机体充足的钙质，如排骨、脆骨、海带、虾皮、发菜、核桃仁等。宜食蛋白质含量丰富的食物，如鱼、鸡、瘦肉、牛奶、鸡蛋、豆类及豆制品等。宜食含维生素C和维生素D丰富的食物，如苋菜、雪里蕻、香菜、小白菜以及新鲜水果等。忌食辛辣、过咸、过甜等刺激性食品，如茴香、辣椒、花椒、胡椒、桂皮等。

民间偏方

补骨汤： 取人参、枸杞、天门冬、麦冬、熟地、何首乌、当归各60g，白茯苓30g，一同捣碎，装入6L白酒酒坛中密封浸泡7天后饮用，可补血活血，主治骨质增生。

食疗药膳

补骨脂红枣粥

材料： 补骨脂20g，糯米100g，红枣6枚。

做法： ①补骨脂洗净，入锅加水适量，大火煮开后转小火煎15分钟。②糯米洗净入锅，加入补骨脂药汁、红枣，煮成粥。③趁热分2次服用。

功效： 温补脾肾，益气健脾。

三七冬菇炖鸡

材料： 三七12g，冬菇30g，鸡肉500g，红枣15枚，姜丝、蒜泥各少许，盐3g。

做法： ①将三七洗净，冬菇洗净，温水泡发。②把鸡肉洗净，斩件；红枣洗净。③将所有材料放入砂煲中，加入姜、蒜，注入适量水，小火炖至鸡肉烂熟，加盐调味即可。

功效： 温中益气，补精添髓，益五脏，补虚损。

本草药典

补骨脂

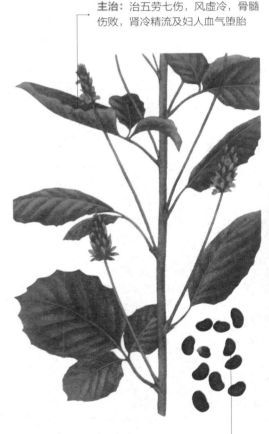

主治： 治五劳七伤，风虚冷，骨髓伤败，肾冷精流及妇人血气堕胎

性味： 性温，味辛、苦，入肾、脾经

功效： 促进骨髓造血，从而发挥抗衰老、抗骨质增生的作用

风湿性关节炎

主要症状： 关节红、肿、热、痛明显，不能活动，发病部位常常是膝、髋、踝等下肢大关节，其次是肩、肘、腕关节，手足的小关节少见。疼痛游走不定，但疼痛持续时间不长，几天就可消退。治愈后很少复发，关节不留畸形，有的患者可遗留心脏病变。

病因探究： 致病因素较为复杂，最常见的病因主要是自身免疫性结缔组织病以及遗传因素。

预防原则： 增强锻炼；关节处注意保暖；劳逸结合。

饮食须知

消除发热症状是治疗风湿病的前提，常见的中药材和食材有：连翘、柴胡、薄荷、金银花、菊花、梨、甘蔗、西瓜、莲藕、赤小豆、丝瓜、绿豆等。宜食具有促进皮质激素分泌功能的中药材和食材有：肉桂、附子、干姜、巴戟天、党参、花椒、茶叶、薏米等。宜吃富含维生素和钾盐的瓜果蔬菜及碱性食物，如番茄、土豆、红薯、白菜、苹果、牛奶、玉米、菜花等。慎食寒性、刺激性食物，如螃蟹、咖啡等。慎食含嘌呤多的食物，如牛肉、虾、动物内脏、鹅肉、鹌鹑等。慎食辛辣温补性食物，如荔枝、桂皮、茴香、花椒、白酒、啤酒、人参等。

民间偏方

蜂蜜泡牛黄： 取牛黄 0.6g，蜂蜜 100ml 一同放入杯内，冲入适量的温水，搅匀即可，隔日服 1 次，连服数日，有清热解毒、祛除风湿的功效。

食疗药膳

丝瓜银花饮

材料： 金银花藤 40g，丝瓜 500g，白糖适量。

做法： ①金银花藤洗净，切段；丝瓜洗净，切成菱形块状。②锅中下入丝瓜、金银花藤，加水 1L，大火煮开后转中火煮 5 分钟加糖即可。③可分数次食用，每次 300ml，每日 3~5 次。

功效： 清暑凉血，解毒通便，祛风化痰，通经络。

莲藕赤小豆汤

材料： 猪瘦肉 250g，莲藕 300g，赤小豆 50g，蒲公英 15g，姜丝、葱末、盐、料酒各适量。

做法： ①将猪瘦肉洗净，切块；莲藕去节，去皮，洗净，切段；赤小豆去杂质，洗净备用。蒲公英洗净，用纱布包好，扎紧。②锅内加适量水，放入猪肉、莲藕、赤小豆、蒲公英药袋，大火烧沸，用小火煮 1 小时，最后调味即可。

功效： 滋阴养血，强壮筋骨。

本草药典

连翘

主治： 关节红、肿、热、痛症

性味： 性微寒，味苦，入肺、心、小肠经

功效： 具有清热解毒、散结排脓等功效，可消除风湿病的发热症状

肩周炎

主要症状： 肩部疼痛难忍，呈钝痛、刀割样痛或撕裂样剧痛，呈阵发性发作，尤以夜间为甚，多因气候变化或劳累后加重，疼痛可传向颈项及上肢。肩关节活动易受限，患肩怕冷，肩周围肌肉早期可出现痉挛，晚期可发生肌肉萎缩。

病因探究： 多因年老体衰，全身退行性病变，活动功能减退，肝肾亏虚，复感风寒湿邪的侵袭。

预防原则： 注意关节保暖；避免长期保持一个姿势；避免肩部过度用力。

饮食须知

肩周炎发病期间，应选择具有温通经脉、祛风散寒、除湿镇痛作用的中药材和食物，如附子、丹参、当归、鸡血藤、川芎、羌活、枳壳、蕲蛇、蚕沙、川乌、肉桂、桂枝、三棱、莪术、黄柏、胆南星、两面针、青风藤、天仙子、薏米、细辛、木瓜、葱、白花椒、豆卷、樱桃、胡椒、生姜等。少吃生冷性凉的食物，如地瓜、豆腐、绿豆、海带、香蕉、柿子、西瓜等。

民间偏方

附子羊肉汤： 取熟附子 20g 与羊肉 300g、适量的姜片一同放入砂锅内，注入 2500ml 清水，以大火烧沸，转小火继续煲 2 小时，捞起熟附子丢弃，调入适量的盐即可，可壮阳补肾、消炎止痛，主治肩周炎。

食疗药膳

散寒排骨汤

材料： 羌活、独活、川芎、细辛各 5g，党参 15g，柴胡 10g，茯苓、甘草、枳壳、干姜各 5g，排骨 250g，盐 3g。

做法： ①药材洗净煎汁。②排骨斩块，入沸水中余烫，捞起冲净，放入炖锅，加药汁，再加水至盖过材料，以大火煮开，转小火炖约半小时。③加盐调味即可。

功效： 祛湿散寒，理气止痛，适合肩周炎、风湿性关节炎、风湿夹痰者食用。

蝎子炖鸡

材料： 蝎子 25g，鸡 1 只，猪肉 100g，火腿 20g，盐、糖、鸡汁各适量。

做法： ①鸡剁块，猪肉切块，火腿切片，锅中注水烧开，分别放入蝎子、鸡、猪肉、火腿余烫，捞出沥水。②锅中油烧热，放入余烫过的蝎子炒香，盛出。③将所有原材料放入炖盅内，调入盐、糖、鸡汁，大火炖 4 小时即可。

功效： 通经活络，消肿止痛，攻毒散结。

本草药典

川芎

主治： 经闭痛经，癥瘕腹痛，胸胁刺痛，跌仆肿痛，头痛，风湿痹痛

性味： 性温，味辛，入肝、胆、心包经
功效： 活血行气，祛风止痛

颈椎病

主要症状： 颈肩酸痛，疼痛可放射至头枕部和上肢，常伴有头颈肩背手臂酸痛，颈项僵硬，活动受限。肢体麻木，患侧肩背部有沉重感，上肢无力，手指发麻。严重者甚至出现大、小便失控，性功能障碍，甚至四肢瘫痪。

病因探究： 外伤、慢性劳损、长时间保持一个不正确的姿势，均可导致该病。

预防原则： 劳逸结合；避免长时间伏案；端正姿势。

饮食须知

治疗颈椎病可从疏通颈椎部的经络，促进血液运行着手，防治疼痛、麻木、颈部结节等症状。常用的中药材有：桂枝、丝瓜络、川芎、延胡索、钩藤、鸡血藤、苏木、骨碎补、三七、生地、红花等。风寒湿邪的侵袭也会加重颈椎病，常用来除湿止痛的中药材和食材有：羌活、白芷、细辛、藁本、川芎、桂枝、荆芥、蛇肉、地龙、鳝鱼等。在饮食中应注意补充钙，钙是骨骼的主要成分，可多食黑豆、栗子、排骨、鳝鱼、菠菜、鸡爪等。忌吃肥甘厚味、过冷过热的食品，如肥肉、荔枝、花椒、白酒、雪糕等。

民间偏方

补骨饮： 取川芎、当归各 15g，桃仁、白芷、丹皮、红花、乳香、没药各 9g，苏木、泽泻各 12g 捣碎，放入 2L 白酒中，密封浸泡 7 天后饮用，祛淤消肿、活血止痛。

食疗药膳

羌活川芎排骨汤

材料： 羌活、独活、川芎、鸡血藤各 10g，党参、茯苓、枳壳各 8g，排骨 250g，姜片 5g，盐 3g。

做法： ①将所有药材洗净，煎取药汁，去渣备用。②排骨斩件，余烫，捞起冲净，放入炖锅，加入熬好的药汁和姜片，再加水至盖过材料，以大火煮开。③转小火炖约半小时，加盐调味即可。

功效： 散寒除湿，行气活血，益气强身。

骨碎补脊骨汤

材料： 骨碎补 15g，猪脊骨 500g，红枣 4 枚，盐 3g。

做法： ①骨碎补洗净，浸泡 1 小时；红枣洗净。②猪脊骨斩件，洗净，余水。③将 2L 清水放入瓦煲内，煮沸后加入骨碎补、猪脊骨、红枣，大火煲开后，改用小火煲 3 小时，再加盐调味即可。

功效： 活血祛淤，强筋壮骨。

本草药典

延胡索

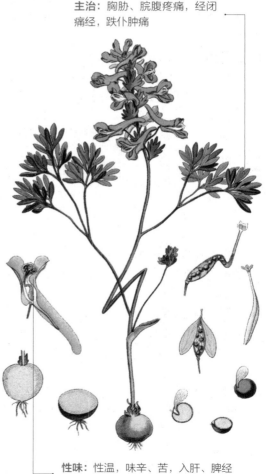

主治： 胸胁、脘腹疼痛，经闭痛经，跌仆肿痛

性味： 性温，味辛、苦，入肝、脾经

功效： 活血，利气，止痛

病理性脱发

主要症状： 病理性脱发分脂溢性皮炎和斑秃两类。脂溢性皮炎患者头发油腻，如同擦油一样，亦有焦枯发蓬，缺乏光泽，自觉瘙痒，额顶部一片光秃或有些茸毛。斑秃常骤然发生，脱发呈局限性斑片状，其病变处头皮正常，无炎症及自觉症状。

病因探究： 营养不良，或者病毒、细菌、高热使毛囊细胞受到损伤。

预防原则： 增强营养；勤洗头发。

饮食须知

治疗病理性脱发要抵抗毛发衰老，常用的中药材和食材有：何首乌、阿胶、黑芝麻、黑豆、核桃仁、葵花子、黑米、莴笋等。宜食具有补充肾气，调节内分泌功能的中药材和食材，如菟丝子、肉苁蓉、枸杞、女贞子、猪腰、羊腰等。宜食含碱性物质的新鲜蔬菜和水果，如海带、葡萄、柿子、无花果等。宜食富含锌的食物，如牡蛎、栗子、核桃仁、花生等。宜食补充维生素E的食物，可抵抗毛发衰老，如莴笋、包菜、麻菜花等。慎食酒、辛辣刺激、肥腻食物，如辣椒、白酒、肥肉等。

民间偏方

血虚型脱发： 取何首乌、当归、柏子仁等分研成细粉，加适量的炼蜜制成约9g重药丸，每次取1粒服用，每日3次，对于脱发症有较好的辅助疗效。

食疗药膳

首乌核桃羹

材料： 粳米70g，薏米30g，红枣、何首乌、熟地黄、核桃仁各适量，盐3g。

做法： ①粳米、薏米均泡发洗净；红枣洗净，去核切片；核桃仁洗净；何首乌、熟地黄洗净熬，汁。②锅置火上，加入适量清水，倒入药汁，放入粳米、薏米大火煮至开花。③加入红枣、核桃仁煮至浓稠状，调入盐拌匀。

功效： 滋阴养血，滋补肝肾，乌发防脱。

何首乌黑豆乌鸡汤

材料： 何首乌15g，黑豆50g，红枣10枚，乌鸡1只，料酒、葱段、姜片、盐、葱花适量。

做法： ①乌鸡洗净，斩件；何首乌、黑豆、红枣均洗净。②乌鸡、何首乌、黑豆、红枣、料酒、葱段、姜片及盐加水烧沸后，改用小火煨至鸡肉熟烂。③加葱花调味即可。

功效： 补肝肾，乌发防脱。

本草药典

骨碎补

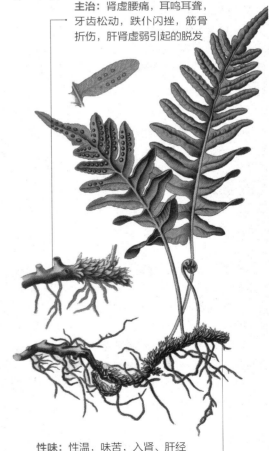

主治： 肾虚腰痛，耳鸣耳聋，牙齿松动，跌仆闪挫，筋骨折伤，肝肾虚弱引起的脱发

性味： 性温，味苦，入肾、肝经

功效： 活血散瘀，消肿止痛，续筋接骨，改善软骨细胞，推迟骨细胞的退行性病变

肾炎

主要症状： 急性肾炎起病较急，在感染后1~3周出现血尿、蛋白尿、管型尿、水肿、少尿、高血压等系列临床表现。慢性肾炎以蛋白尿、血尿、水肿、高血压为临床表现的疾病。

病因探究： 肾炎的病因多种多样，临床所见的肾小球疾病大部分属于原发性。

预防原则： 增强锻炼；劳逸结合；作息规律；注意个人卫生。

饮食须知

慢性肾炎患者宜选用具有消除肾炎水肿功能的中药材和食材，如赤小豆、海金沙、茯苓、蒲公英、泽泻、玉米须、车前子、西瓜翠衣、竹笋、黄瓜、薏米、海带等。宜吃低蛋白、补充热能的食物，如鱼汤、米饭、植物油、淡水鱼。宜吃维生素C含量高的食物，如苹果、草莓、葡萄、橙子等。宜吃维生素含量高的食物，如山楂、番茄、胡萝卜、南瓜等。忌食钠、钾含量高的食物，如咸菜、皮蛋、香蕉、榨菜、玉米、红薯、糙米。

民间偏方

血热淤结型： 取金银花、连翘、石苇各20g，紫丹参、益母草、白茅根各30g，加水煎服，每日1次，分3次服用，有清热解毒、活血化淤的功效，对于慢性肾小球肾炎有很好的辅助疗效。

食疗药膳

茯苓鸽子煲

材料： 鸽子300g，茯苓10g，盐3g，姜片2g。

做法： ①将鸽子宰杀洗净，斩成块，入沸水中余去血水；茯苓洗净备用。②净锅上火倒入水，放入姜片，下入鸽子、茯苓大火煮开，转小火续煮2小时，加盐调味即可。

功效： 渗湿利水，益脾和胃，宁心安神。

赤小豆茉莉粥

材料： 赤小豆、红枣各20g，茉莉花8g，粳米80g，白糖4g。

做法： ①粳米、赤小豆均洗净泡发；红枣洗净，去核，切片；茉莉花洗净。②锅置火上，倒入清水，放入粳米与赤小豆，以大火煮开。③再加入红枣、茉莉花同煮至粥呈浓稠状，调入白糖拌匀，出锅即可食用。

功效： 赤小豆能利水除湿、和血排脓、消肿解毒，治水肿、脚气、黄疸、泻痢、便血、痈肿。茉莉花能理气和中，开郁辟秽，主治脾胃湿浊不化、腹泻或下痢腹痛；结合食用，对肾炎有一定的食疗作用。

本草药典

蒲公英

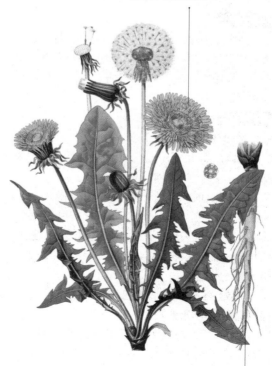

主治： 热淋涩痛，疔疮肿毒，瘰疬，目赤，咽痛，肺痈，湿热黄疸

性味： 性寒，味苦、甘，入肝、胃经

功效： 清热解毒，消肿散结，利尿通淋

肾结石

主要症状： 肾绞痛是肾结石的典型症状，疼痛剧烈，呈"刀割样"痛，患者坐卧不宁。通常在运动后或夜间突然发生，同时可出现下腹部及大腿内侧疼痛，伴恶心呕吐、面色苍白等。排尿不畅，大部分的结石患者出现血尿。

病因探究： 饮食结构不合理。

预防原则： 少吃草酸钙、脂肪、嘌呤、糖分含量多的食物；多喝水。

饮食须知

肾结石患者宜选用具有利尿排石作用的中药材和食材，如金钱草、车前草、海金沙、核桃仁、鸡内金、白茅根、紫菜、木瓜等。肾结石患者尿酸浓度高，应选用具有平衡酸碱度功能的中药材和食材，如竹笋、土豆、白菜、包菜、荷叶、海带、栗子等。多喝水，保证一天的饮水量在 2L 左右。多食富含纤维素的食物，如胡萝卜、西蓝花、杏仁、香瓜、南瓜、牛肝等。忌食富含草酸盐的食物，如芹菜、青椒、香菜、菠菜、葡萄、草莓、巧克力等。慎食高钙食物，如黄豆、牛奶、干酪、奶油及其他乳制品等。

民间偏方

双草饮： 取车前草 50g、金钱草 30g 洗净装入纱布袋，放入淘米水中浸泡 1 小时，取药汁放入锅内，加入白砂糖，烧至沸腾停火待凉饮用，每日 1 次，有清热止痛、利尿排石的作用。

食疗药膳

山药茅根粥

材料： 山药 30g，白茅根 15g，粳米 100g，盐 3g，葱少许。

做法： ①山药去皮洗净，切块；白茅根洗净；粳米洗净，泡发；葱洗净，切花。②锅置火上，将粳米、山药、白茅根一起放入锅中，再加入适量的水，用旺火烧开。③最后改用小火煮至粥浓稠时，下盐调味，撒上葱花即可。

功效： 清热凉血，利尿排石。

本草药典

香瓜

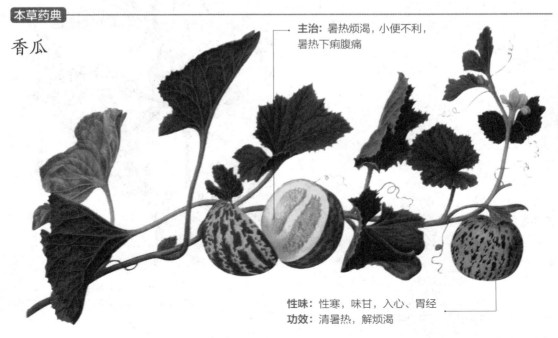

主治： 暑热烦渴，小便不利，暑热下痢腹痛

性味： 性寒，味甘，入心、胃经
功效： 清暑热，解烦渴

第十九章 男人对症养生药膳

尿路感染

主要症状： 肾盂肾炎表现为寒战、发热、头痛、恶心、呕吐等全身症状，尿频、尿急、尿痛。膀胱炎表现为耻骨上疼痛及触痛，尿频、尿急、尿痛，少数患者也可出现腰痛、低热等。不典型尿路感染以全身急性感染症状为主要表现，血尿、轻度发热和腰痛，尿路局部症状不明显。

病因探究： 尿道黏膜或组织受到病原体的侵犯从而引发炎症。

预防原则： 勤换洗内裤；避免不洁性交；增强体质。

饮食须知

患者宜选用具有加速消炎排尿功能的中药材和食材，如车前子、金钱草、马齿苋、柳叶、石韦、苦瓜、青螺、西瓜、梨等。宜多饮水，最好可以保证每天的摄入量为1.5~2L。宜以清淡、富含水分的食物为主，如各种新鲜蔬果、汤类等。宜多吃有增强肾脏免疫功能、清热解毒、利尿通淋作用的食物，如冬瓜、荸荠等。忌食猪头肉、鸡肉、蘑菇、带鱼、螃蟹、竹笋、桃子等发物。忌食刺激性食品，如葱、韭菜、蒜、胡椒、生姜等。忌酸性食物，如猪肉、牛肉、鸡肉、鸭、蛋类、鲤鱼、牡蛎、虾，以及面粉、粳米、花生、大麦、啤酒等。忌食酸性食物的目的，是使尿液呈碱性，增强抗生素的作用。

民间偏方

马齿苋甘草饮： 取马齿苋60g、生甘草6g放入砂锅内，加入适量清水煎汤服用，每日1次，可清热解毒、利尿。

食疗药膳

石韦蒸鸭

材料： 石韦10g，鸭肉300g，盐、清汤各适量。

做法： ①石韦用清水冲洗干净，用布袋包好。②混入杀好去骨洗净的鸭肉中，加清汤，上笼蒸至鸭肉熟烂。③捞起布袋丢弃，加盐调味即可。

功效： 清热生津，利尿通淋。

通草车前子茶

材料： 通草、车前子各5g，玉米须6g，砂糖15g。

做法： ①将通草、车前子、玉米须洗净，盛入锅中，加350ml水。②大火煮开后，转小火续煮15分钟。③最后加入砂糖即成。

功效： 通草清热利尿、通气下乳；车前子能祛痰、镇咳、平喘。本品清泄湿热、通利小便，可治尿道炎、尿石症，小便涩痛、困难、短赤、带血等症。

本草药典

柳叶

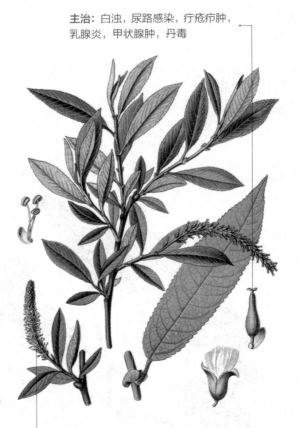

主治： 白浊，尿路感染，疔疮疖肿，乳腺炎，甲状腺肿，丹毒

性味： 性寒，味苦，入心、脾经

功效： 清热，透疹，利尿，解毒

阳痿

主要症状：阳痿又称为勃起功能障碍，指男性在有性欲的情况下，阴茎不能勃起或能勃起但不坚硬，不能进行性交活动。部分患者常有神疲乏力、腰膝酸软、自汗盗汗、性欲低下、畏寒肢冷等身体虚弱现象。

病因探究：手淫成习或性交次数过多，或者因某些原因而紧张。

预防原则：规避纵欲或长期手淫；饮食调理。

饮食须知

阳痿患者宜选择具有提高性欲功能的中药材和食材，如淫羊藿、牛鞭、羊鞭、肉苁蓉、肉桂、人参、韭菜、泥鳅、鸡蛋、海藻、洋葱等。宜选用具有促进性功能的中药材和食材，如鹿茸、冬虫夏草、杜仲、枸杞、羊腰、猪腰、菟丝子等。下焦湿热引起的阳痿患者应选择解毒利湿的中药材和食材，如龙胆草、车前草、黄柏、木通、栀子、泽泻等。慎食降低性能力的饮品，如咖啡、碳酸饮料、浓茶、酒等。慎食肥腻、过甜、过咸的食物，如动物内脏、肥肉、奶油等。

民间偏方

淫羊藿狗鞭汤：取淫羊藿20g、狗肾鞭1条，一同放入炖锅内，以大火烧沸后转小火继续炖40分钟，每日1次，有温肾助阳之功效。

食疗药膳

三参炖三鞭

材料：牛鞭、鹿鞭、羊鞭各200g，花旗参、人参、沙参各5g，老母鸡1只，盐3g。

做法：①将各种鞭削去尿管，切成片。②各种参洗干净；老母鸡洗净。③用小火将老母鸡、三参、三鞭一起煲3小时，调入盐调味即可。

功效：益气补虚，滋阴润燥，改善阳痿症状。

鹿茸黄芪煲鸡汤

材料：鸡500g，瘦肉300g，鹿茸20g，黄芪20g，生姜10g，盐3g。

做法：①将鹿茸片放置清水中洗净；黄芪洗净；生姜去皮，切片；瘦肉切成厚块。②将鸡洗净，斩成块，放入沸水中焯去血水后，捞出。③锅内注入适量水，下入所有原材料大火煲沸后，再改小火煲3小时，调入调味料即可。

功效：补肾壮阳，益精生血，健脾益气。

本草药典

海藻

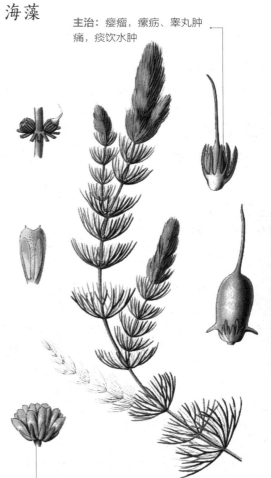

主治：瘿瘤，瘰疬、睾丸肿痛，痰饮水肿

性味：性寒，味苦、咸，入肝、胃、肾经

功效：软坚散结，消痰，利水

阴茎异常勃起

主要症状： 发病突然，以夜间发病多见，阴茎勃起后较长时间不松软。阴茎，腰部与骨盆部位疼痛。体查见阴茎海绵体坚硬，充血，压痛，龟头及尿道海绵体正常柔软，排尿大多数正常。

病因探究： 阴茎或会阴部损伤；盆腔肿瘤或感染；白血病；镰状细胞性贫血；脊髓损伤；食用大麻、罂粟碱等药物。

预防原则： 预防全身性疾病；不要滥用滋肾壮阳补品；节制房事。

饮食须知

阴茎异常勃起症患者宜选择具有镇静安神、清热利湿、清肝泻火、软坚散结的中药材和食材，如夜交藤、生地、当归、龙胆草、栀子、甘草、黄芩、车前子、女贞子、枸杞、黄柏、白芍、鳖甲、龟板、芦荟等。异常勃起症患者宜选择具有化淤通窍、消肿止痛的中药材和食材，如丹参、红花、赤芍、川芎、桃仁、麝香、降香、荔枝核、泽兰、泽泻、土鳖虫、老葱等。慎食辛辣、助火兴阳、伤阴的食物，如辣椒、胡椒、花椒、肉桂、葱、姜、蒜、茴香、河蚌等。

民间偏方

起阳汤： 丹参、地龙、滑石、三棱各 20g，乳香、当归、没药各 15g，甘草 10g，将以上药材煎水服用，每日一剂，可治疗阴茎异常勃起症。

食疗药膳

猪骨黄豆丹参汤

材料： 猪骨 400g，黄豆 250g，丹参 20g，桂皮 10g，料酒 5ml，盐适量。

做法： ①将猪骨洗净、捣碎；黄豆去杂，洗净。②丹参、桂皮用干净纱布包好，扎紧备用，砂锅加水，加入猪骨、黄豆、纱布袋，大火烧沸，改用小火炖煮约 1 小时，拣出布袋，调入盐、料酒即可。

功效： 活血调经，祛淤止痛，凉血散结，除烦安神。

丹参槐花酒

材料： 丹参、槐花各 300g，米酒适量。

做法： ①将丹参、槐花切碎，倒入适量的米酒浸泡 15 天。②滤出药渣压榨出汁，将药汁与药酒合并。③再加入适量米酒，过滤后装入瓶中即可。每次 10ml，每日 3 次，饭前将酒温热服用。

功效： 清热解毒，凉血止血，益气补虚。

本草药典

黄芩

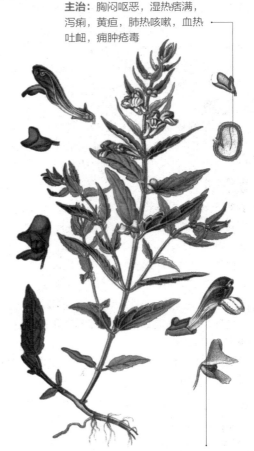

主治： 胸闷呕恶，湿热痞满，泻痢，黄疸，肺热咳嗽，血热吐衄，痈肿疮毒

性味： 性寒，味苦，入肺、胆、脾、大肠、小肠经

功效： 清热燥湿，泻火解毒，止血，安胎

早泄

主要症状： 患者性交时未接触或刚接触到女方外阴，抑或插入阴道时间短暂，尚未达到性高潮便射精，随后阴茎疲软，双方达不到性满足。患者伴有精神抑郁、焦虑或头晕、神疲乏力、记忆力减退等全身症状。

病因探究： 早泄是由于肾脏的封藏功能失调、肾中阳气不足以固摄精液、精关不固所致。

预防原则： 节制房事；避免过度手淫；保持精神愉悦；增强营养。

饮食须知

早泄患者宜选用有助于增强肾功能、壮阳益精的中药材和食材，如枸杞、巴戟天、淫羊藿、菟丝子、杜仲、龙骨、海马、狗肉、羊腰、猪腰、牡蛎、鹿鞭、牛鞭等。宜选用具有抑制精液过早排出的中药材和食材，如桑螵蛸、海螵蛸、覆盆子、金樱子、芡实、五味子等。宜食用蔬菜和水果，特别是维生素 B_1 能维持神经系统兴奋与抑制的平衡，如红枣、青枣、葡萄、蜂蜜、芝麻、核桃仁、山药等。慎食生冷性寒、损伤阳气的食物，如冷饮、苦瓜、薄荷、西瓜等。

民间偏方

肾阴亏虚型： 取枸杞 80g、熟地 60g、何首乌 50g、茯苓 20g、红参 15g 一同研碎为粗末，装入纱布袋中，放入 1L 白酒中密封浸泡，每隔 1 日摇 1 次，14 天后取饮，每次 50ml，每日 1 次，有补虚益五脏、益精活血的功效，适用于早泄患者。

食疗药膳

栗子猪腰汤

材料： 栗子 50g，猪腰 100g，红枣、姜各适量，盐 1g，鸡精适量。

做法： ①将猪腰洗净，切开，除去白色筋膜，入沸水余去表面血水，倒出洗净。②栗子洗净剥开；红枣洗净；姜洗净，去皮切片。③用瓦煲装水，大火烧开后放入猪腰、栗子、姜片、红枣，以小火煲 2 小时，调入盐、鸡精即可。

功效： 补肾强骨，健脾养胃，活血补气。

本草药典

红枣

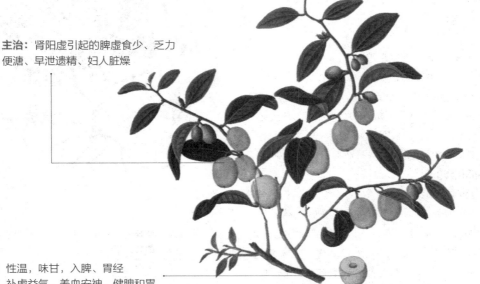

主治： 肾阳虚引起的脾虚食少、乏力便溏、早泄遗精、妇人脏燥

性味： 性温，味甘，入脾、胃经

功效： 补虚益气，养血安神，健脾和胃

遗精

主要症状：有梦遗和滑精两种表现。梦遗指睡眠过程中，有梦时发生精液外泄，醒后方知的病症，一夜 2~3 次或每周 2 次以上。滑精指夜间无梦而遗或清醒时精液自动滑出的病症，一夜 2~3 次或每周 2 次以上。或伴有神疲乏力、精神萎靡、困倦、腰膝酸软、失眠多梦或记忆力衰退等症。
病因探究：由劳心过度、妄想不遂造成肾气不固、肾精不足而致肾虚不藏。
预防原则：劳逸结合；少看黄色书刊或电影；饮食调理。

饮食须知

　　遗精患者宜选用具有抑制精液排出功能的中药材和食材，如芡实、龙骨、山茱萸、莲子、牡蛎、紫菜、羊肉、猪腰、山药、枸杞、核桃仁等。宜选用具有抑制中枢神经功能的中药材和食材，如甲鱼、柏子仁、酸枣仁、朱砂、远志、合欢皮等。宜食高蛋白、营养丰富的汤粥类食物，如龙骨粥、鸡蛋芡实汤、莲子百合煲等。慎食过于辛辣之物，如酒、辣椒、胡椒、葱、姜、蒜、肉桂等。慎食含有咖啡因和茶碱的饮品，如咖啡、浓茶、碳酸饮料等。

民间偏方

　　防泄汤：取酸角仁 30g 研碎，加适量的白砂糖制成丸剂或者散剂，每次取 2g 服用，每日 2 次，对于肾虚引起的遗精、早泄有很好的疗效。

食疗药膳

莲子芡实猪尾汤

　　材料：猪尾 100g，芡实、莲子各适量，盐 3g。

　　做法：①将猪尾洗净，剁成块；芡实洗净；莲子去皮，去莲心，洗净。②热锅注水烧开，将猪尾的血水去尽，捞起洗净。③把猪尾、芡实、莲子放入炖盅，注入清水，大火烧开，改小火煲煮 2 小时，加盐调味即可。

　　功效：止泻固精，益肾健脾，补肾助阳。

金锁固精鸭汤

　　材料：鸭肉 600g，龙骨、牡蛎、蒺藜子各 10g，芡实 50g，莲须、鲜莲各 100g，盐 1 小匙。

　　做法：①鸭肉洗净余烫；将莲子、芡实冲净，沥干。②药材洗净，放入纱布袋中，扎紧袋口。③将莲子、芡实、鸭肉及纱布袋放入煮锅中，加

水至没过材料，以大火煮沸，再转小火续炖 40 分钟左右，加盐调味即可。

　　功效：补肾固精，温阳涩精的功效，适用于阳痿早泄、多汗盗汗、遗精等，对于不育症等也有很好的疗效。

本草药典

蒺藜

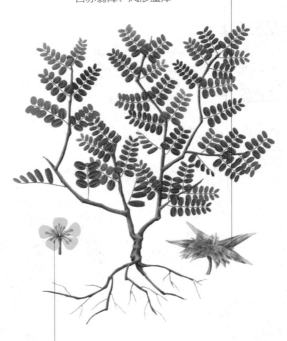

主治：由气血亏损引起的头痛眩晕、胸胁胀痛、乳闭乳痈、目赤翳障、风疹瘙痒

性味：性微温，味辛、苦，入肝经
功效：平肝解郁，活血祛风，明目、止痒

血精

主要症状： 下焦湿热型血精常出现排精胀痛感，精液呈鲜红色或暗红色。阴虚火旺型患者常出现排精坠痛感，精液呈深红色。淤血阻滞者多出现阴部疼痛或刺痛，痛引睾丸、阴茎，精液呈暗紫或夹有血块。

病因探究： 肾阴不足，相火偏旺，迫血妄行；或因房事过多，血络受损，血随精流。

预防原则： 节制房事；保持下体清洁卫生；调节饮食。

饮食须知

下焦湿热引起血精的患者可选择白茅根、车前草、苦参、通草、马齿苋、黄柏、绿豆、赤小豆、荸荠、苋菜、黑木耳、西瓜、甘蔗等中药材和食物。阴虚火旺的血精患者可选择生地、玄参、枸杞、女贞子、黄精、旱莲草、知母、石斛、银耳、菌菇类、番茄、桑葚、百合等滋阴清热的药材和食物。淤血阻滞者可选择当归、赤芍、丹参、川芎、红花、三七、元胡等活血化淤的药材。饮食中患者不能够吃辛辣以及刺激性强的食物，如生姜、辣椒、花椒。

民间偏方

固精饮： 车前子15g，赤芍、丹皮、泽泻、苦参各10g，黄柏5g，通草8g，甘草3g，将以上药材煎水服用，对湿热下注引起的血精症有较好的疗效。

食疗药膳

莲子茅根炖乌鸡

材料： 萹蓄、土茯苓、茅根各15g，红花8g，莲子50g，乌鸡肉200g，盐适量。

做法： ①将莲子、萹蓄、土茯苓、茅根、红花洗净备用。②乌鸡肉洗净，切小块，入沸水中汆烫，去血水。③把全部用料一起放入炖盅内，加适量开水，炖盅加盖，小火隔水炖3小时，加盐调味即可。

功效： 益气养血，滋补肝肾。

马齿苋荠菜汁

材料： 萆薢10g，鲜马齿苋、鲜荠菜各50g，盐适量。

做法： ①把马齿苋、荠菜洗净，在温开水中浸泡半小时，取出后连根切碎，放到榨汁机中，榨成汁。②把榨后的马齿苋、荠菜渣及萆薢用温开水浸泡10分钟，重复绞榨取汁，合并两次的汁，过滤，放在锅里，用小火煮沸即可。

功效： 清热解毒，利湿泻火。

本草药典

赤芍

主治： 吐血衄血、目赤肿痛、肝郁胁痛、经闭血精、癥瘕腹痛

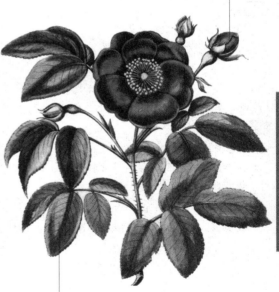

性味： 性微寒，味苦，入肝经
功效： 具有清热凉血、散淤止痛的功效

少精无精症

主要症状： 精液稀薄如水，精子数量低于正常水平，甚至没有精子分泌。常伴有阴毛稀疏，性欲低下，阳痿早泄，神疲乏力，少腹会阴疼痛，睾丸、附睾肿痛等症状。

病因探究： 男性精索静脉曲张、隐睾症、生殖道感染、内分泌异常，以及长期酗酒、吸烟等，都会造成少精、无精。

预防原则： 戒烟酒；节制房事；补肾强精、滋阴泻火。

饮食须知

日常可多吃一些富含赖氨酸、锌的食物，如鳝鱼、泥鳅、山药、白果、黄豆、鸡肉、牡蛎等，注意不要酗酒，尽快戒掉烟瘾，及时舒缓情绪和工作压力。少精、无精多因肾虚引起，所以宜摄入具有补肾益精、涩精固泻的食物，如海参、菟丝子、覆盆子、山茱萸、莲子、山药、枸杞、猪腰、鸽肉等。忌烟酒，肾阴虚者多食燥热、辛辣刺激性食物，如羊肉、花椒、辣椒、荔枝、肉桂、生姜等。肾阳虚怕冷者少食寒凉、生冷食物，如冷饮、苦瓜、凉瓜、绿豆、西瓜、凉拌菜等。

民间偏方

血热淤结型： 取蛇床子、五味子、石菖蒲、路路通、白芍各15g，穿山甲、王不留行、薏米各30g，莪术、柴胡各12g，车前子、酸枣仁粉各10g。水煎服，每日1剂，睡前顿服，15天为1疗程。填精种子，适用于少精、无精症。

食疗药膳

菟丝子煲鹌鹑蛋

材料： 菟丝子9g，红枣、枸杞各1g，鹌鹑蛋（熟）400g，料酒1ml，盐适量。

做法： ①菟丝子洗净，装入小布袋中，绑紧口；红枣及枸杞均洗净。②红枣、枸杞及装有菟丝子的小布袋放入锅内，加入水。③再加入鹌鹑蛋，最后加入料酒煮开，改小火继续煮约60分钟，加入盐调味即可。

功效： 滋补肝肾，固精缩尿。

淡菜枸杞煲乳鸽

材料： 乳鸽1只，淡菜50g，枸杞、红枣各适量，盐3g。

做法： ①乳鸽宰净，去毛及内脏，洗净；淡菜、枸杞均洗净泡发；红枣洗净。②锅上水烧热，将乳鸽放入稍煮5分钟，捞起。③将乳鸽、枸杞、红枣放入瓦煲内，注入水，大火煲沸，放入淡菜，改小火煲2小时，加盐调味即可。

功效： 补肝肾，益精血，生津止渴。

本草药典

瞿麦

主治： 用于少精弱精、热淋，血淋，石淋，小便不通，淋沥涩痛

性味： 性寒，味苦，入心、小肠经

功效： 利尿通淋，破血通经

不射精症

主要症状：性欲正常，阴茎勃起正常，但性交时无性欲高潮及快感，性交过程中始终没有出现生殖器的阵发性抽搐感，无精液射出。

病因探究：此病是淫欲过度，房事不节，导致肾阴亏损所致，或者因思虑过度、情志不遂所致，也有因思虑过度、劳伤心脾、情志不遂所致。

预防原则：节制房事，避免过度手淫；滋阴补肾；保持心情愉悦。

饮食须知

肾精不足、腰膝酸痛、头晕目眩的不射精患者应选择滋补肝肾的药材和食材，如菟丝子、杜仲、肉苁蓉、女贞子、山药、熟地、韭菜、核桃仁、乳鸽、鹌鹑等。阴虚火旺、心烦少寐、遗精盗汗者应选择滋阴清热的食物，如生地、知母、黄柏、五味子、丹皮、地骨皮、桑葚、百合、银耳等。肾阳亏虚者应选择温补肾阳的食物，如附子、肉桂、吴茱萸、鹿茸、巴戟天、动物鞭、羊肉等。肾阳亏虚者应忌食寒凉生冷食物，以免耗伤阳气。

民间偏方

生精灵：菟丝子、覆盆子、枸杞、五味子、仙灵脾、紫河车、车前子、牛膝、路路通、肉苁蓉各 10g，山药、黄精各 30g，甘草 5g，水煎服，每日 1 剂。本品适合肾精亏虚型不射精症患者。

食疗药膳

核桃生姜粥

材料：核桃仁 15g，生姜 5g，红枣 10g，糯米 80g，盐 2g，姜汁适量。

做法：①糯米置于清水中泡发后洗净；生姜去皮，洗净，切丝；红枣洗净，去核，切片；核桃仁洗净。②锅置火上，倒入清水，放入糯米，大火煮开，再淋入姜汁。③加入核桃仁、生姜、红枣同煮至浓稠，调入盐拌匀即可。

功效：补肾温肺，润肠通便。

灵芝鹌鹑汤

材料：鹌鹑 1 只，党参 20g，灵芝 8g，枸杞 10g。红枣 5 枚，盐适量。

做法：①灵芝洗净，泡发撕片；党参洗净，切薄片；枸杞、红枣均洗净，泡发。②鹌鹑宰杀，去毛、内脏，洗净后余水。③炖盅注水，大火烧开，下灵芝、党参、枸杞、红枣以大火烧开，放入鹌鹑，用小火煲煮 3 小时，加盐调味即可。

功效：补中益气，清利湿热。

本草药典

吴茱萸

主治：阳虚怕冷、心腹胃脘冷痛等寒症

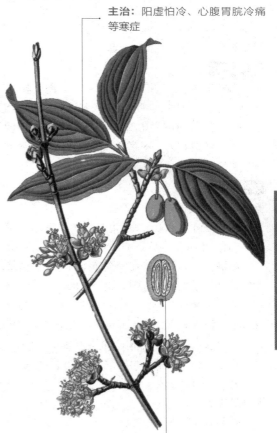

性味：性热，味辛、苦，入肝、脾、胃、肾经

功效：升高体温，驱散风寒，温补肾阳

前列腺炎

主要症状： 会阴、阴茎、肛周部、尿道、耻骨部或腰骶部等部位疼痛。尿急、尿频、尿痛和夜尿增多等，可伴有血尿或尿道脓性分泌物。急性前列腺炎伴有寒战、高热、乏力等全身症状；慢性前列腺炎患者有性功能障碍、焦虑、抑郁、失眠、记忆力下降等症状。

病因探究： 尿道炎等疾病、阴部受凉、邻近器官炎性病变、非细菌性感染等。

预防原则： 戒烟酒；规避不洁性交；避免长期固定坐姿。

饮食须知

前列腺炎患者宜选用具有增加锌含量功能的中药材和食材，如枸杞、熟地黄、杜仲、牡蛎、腰果、金针菇、苹果、鱼类、贝类、莴笋、番茄等。宜选用具有消炎杀菌功能的中药材和食材，如白茅根、苦参、冬瓜皮、车前草、洋葱、葱、蒜、菜花等。宜食具有利尿通便作用的食物，如蜂蜜、绿豆、赤小豆等。忌食辣椒、生姜、羊肉、榴莲等辛辣刺激性或热性食物及烟、酒。

民间偏方

湿热下注型： 取干荷叶、车前子、枸杞各5g分别洗净，一起放入锅中，加水煮沸后熄火，加盖焖泡10~15分钟，滤出茶渣后调入蜂蜜即可饮用，具有清热解暑、利尿消肿的功效，适合前列腺炎、尿路感染、水肿等患者服用。

食疗药膳

圣女果烩鲜贝

材料： 鲜贝200g，圣女果150g，葱段、鸡精各5g，盐3g，高汤、淀粉各适量。

做法： ①鲜贝、圣女果洗净，将圣女果切成两半。②炒锅入油，以中火烧至三成热时加入鲜贝及圣女果滑炒至熟，捞出沥干油。③锅中留少许底油，爆香葱段，放入鲜贝、圣女果炒匀，放入盐、鸡精、高汤调味，以淀粉勾芡即可。

功效： 鲜贝和圣女果均富含锌，对男性前列腺炎有很好的食疗效果。

茅根冰糖粥

材料： 鲜白茅根适量，粳米100g，冰糖10g。

做法： ①粳米泡发洗净；白茅根洗净，切段。②锅置火上，倒入清水，放入粳米，以大火煮至米粒开花。③加入白茅根煮至浓稠状，调入冰糖煮溶即可。

功效： 对尿道炎、前列腺炎、急性肾炎、急性肾盂肾炎、膀胱炎皆有很好的疗效。

本草药典

车前

主治： 小便不通、尿路结石、尿液浑浊、带下、尿血、暑湿泻痢、咳嗽多痰、湿痹、目赤障翳等症

性味： 性寒，味甘，入肝、肾、膀胱经

功效： 具有利尿排石、清热明目、祛痰的功效

前列腺增生

主要症状： 夜尿次数增加，且随着尿路梗阻的进展而逐渐增多。排尿后尿道内有隐痛或尿后余沥、残尿滴出。尿线变细，尤其腺体增生使尿道口边缘不整齐，严重影响了尿线射流。

病因探究： 前列腺逐渐增大对尿道及膀胱出口产生压迫作用，导致泌尿系统感染、膀胱结石和血尿等并发症。

预防原则： 防止受凉；避免久坐；不可憋尿；戒烟酒；少食辛辣刺激食物。

饮食须知

前列腺增生患者宜选用具有增加锌含量的中药材和食材，如南瓜子、桑葚、枸杞、杜仲、人参、熟地黄、牡蛎、腰果、金针菇、苹果、鱼类、贝类、莴笋、番茄等。宜选用具有消炎杀菌功能的中药材和食材，如白茅根、洋葱、葱、蒜、菜花等。宜食具有利尿通便作用的食物，如车前子、玉米须、冬瓜皮、荸荠、西葫芦、冬瓜、蜂蜜、绿豆、赤小豆等。忌食辣椒、生姜、羊肉、榴莲等辛辣刺激性食物，忌烟、酒。

民间偏方

党参黄芪冬瓜汤： 党参 15g，黄芪 20g，冬瓜 50g，香油、盐适量。将党参、黄芪放入砂锅内，加水煎 15 分钟，去渣滤清，趁热加入冬瓜片，继续煮至冬瓜熟透，加盐、香油调味皆可。本方可健脾益气，升阳利尿。

食疗药膳

玉米须鲫鱼汤

材料： 鲫鱼 450g，玉米须 150g，莲子肉 5g，盐少许，葱段、姜片各 5g。

做法： ①鲫鱼收拾干净，在鱼身上打几刀。②玉米须洗净；莲子洗净。③油锅炝香葱、姜，下入鲫鱼略煎，加入水、玉米须、莲子肉煲至熟，调入盐即可。

功效： 清热利湿，利尿通淋。

番茄炖棒骨

材料： 棒骨 300g，番茄 100g，盐 4g，鸡精 1g，白糖 2g，葱 3g。

做法： ①棒骨洗净剁成块；番茄洗净切块；葱洗净切碎。②锅中倒少许油烧热，下入番茄略加煸炒，倒水加热，下入棒骨煮熟。③加盐、鸡精和白糖调味，撒上葱末，即可出锅。

功效： 具有独特的抗氧化能力，能清除自由基，保护细胞，对前列腺癌有很好的预防作用。

本草药典

黄芪

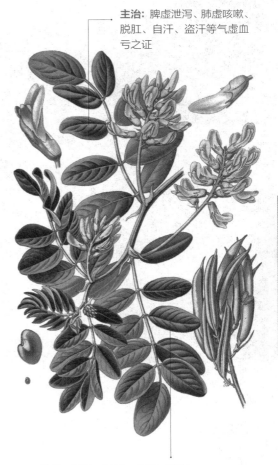

主治： 脾虚泄泻、肺虚咳嗽、脱肛、自汗、盗汗等气虚血亏之证

性味： 性温，味甘，入肺、脾经

功效： 益气升阳，固表止汗，利水消肿，托毒生肌

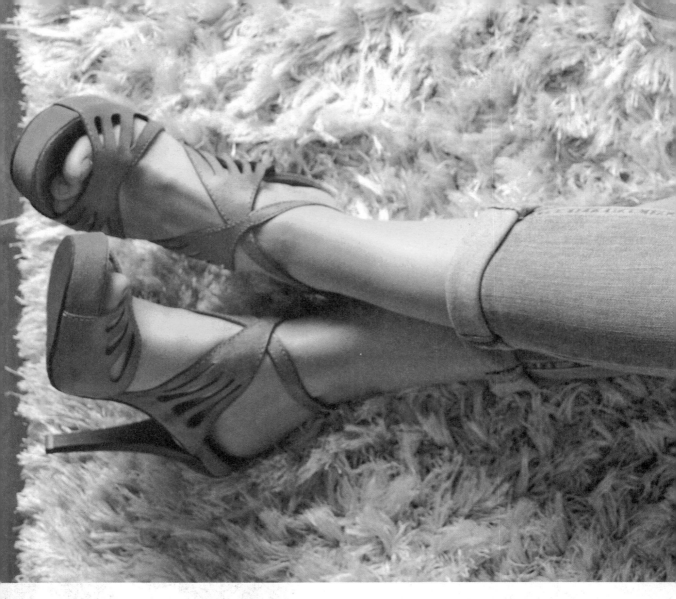
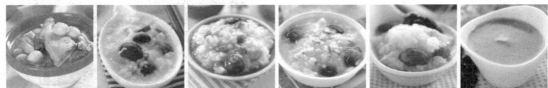

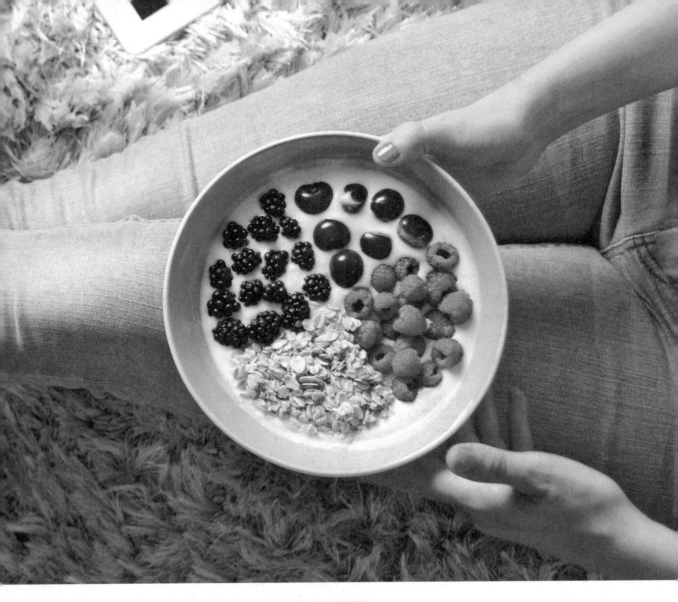

第二十章
女人对症养生药膳

美丽永远是从健康开始的，只有身体健康的女性，才能从内到外透露出良好的气色和精神状态。《黄帝内经》认为："有诸内，必行于诸外。"所以说颜面反映了一个人全身的健康状况。要想做真正的美女，必须从"内"做起。本章结合了《黄帝内经》里所讲的女性养生知识，从女性健康的必备条件、九种女性体质调理以及五脏养生和阶段养生等方面进行了详细的阐述和讲解，教您做个健康美丽的女人。

女性阶段养生秘诀

与男性每隔 8 年出现一次生理上的变化不同，女性每隔 7 年就出现一次生理上的变化，这就是《黄帝内经》中所说的"女七男八"。女性要根据自己所在年龄阶段的身体特征，有针对性地营养、养生、保健，让身体的健康按照自然规律的发展而发展，也让养生变得更具体、更适合自己。

"一七""二七"——发育期和青春期

"一七"，即 7 岁。女子到了 7 岁的时候，肾气开始充实，头发茂盛，牙齿更换。"二七"，即 14 岁。女子 14 岁时，肾气充盛，大多数女孩已经来月经了，骨骼也在不断发育，对营养的需求量也在增加，此时是身体生长发育的高峰阶段。

"一七""二七"这两个阶段的女孩正值身体发育的时期，从长头发、换牙、骨骼发育到卵巢成熟，月经来潮，这些过程都要求平日饮食营养要均衡，多食富含蛋白质、维生素，以及钙、铁、锌、硒等微量元素的食物，以保证健康成长。此阶段的女孩应保证钙质的摄入，促进骨骼生长。多食富含蛋白质的食物，如鱼类、蛋类、瘦肉类、虾等。多吃补血食物，如龙眼肉、赤小豆粥、菠菜、红枣、动物肝脏等。多吃蔬菜、瓜果、菌类食物以保证维生素 C、维生素 E 的摄入。多吃五谷杂粮，如糙米、玉米、高粱、小米、荞麦等，以保证 B 族维生素和维生素 D 的摄入。适当食用果仁类食物，如核桃仁、花生、杏仁、松子、芝麻等，补脑益智，对大脑发育有积极的作用。

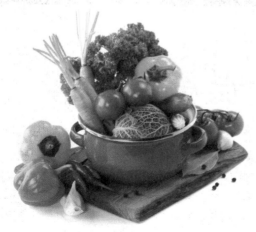

年轻女性多吃新鲜蔬果，可滋润皮肤，防止褶皱，减少油脂的积聚，消除臃肿状态。

"三七""四七"——青壮年期

"三七"，即 21 岁。到 21 岁的时候，肾气开始推动人的生殖功能的发育。当女性发育成熟了以后，下一个任务就是繁衍后代，这就是大自然的规律。"四七"，即 28 岁。到了 21 岁，女性就会停止长个儿了，但是，她的肾精和肾气仍然在往高处走。这些能量不是去增加她的身高，而是在不断地充实她的内脏组织和器官，外在的表现就是筋骨壮。

"四七"阶段的女性，要注意丰胸。因为在此阶段乳房有多大，将来就是多大了。这个年龄阶段的女性应多吃些促进体内激素分泌及富含维生素 E 的食物，如菜花、包心菜、豆类、葵花子油、猪肝、牛奶、牛肉等食物，另外，梨中丰富的不饱和酸及维生素 A、维生素 E、维生素 C 等不仅能促进乳房发育，还能防止乳房变形。此外，此阶段的女性还容易出现月经不调、痛经的现象，此时养生重在祛寒气、化淤血，痛经时多吃具有散寒祛淤的食物，如益母草、三七、当归、黄芪、乌鸡、山楂、陈皮等。"四七"阶段的女性，身体盛壮，身体各方面机能比较良好。养生重在益气养血，让自己更加美丽动人。应适量食用阿胶、当归、黄芪、党参、山药、龙眼肉、动物肝脏、黑豆、菠菜、红肉等具有益气补血功效的药材和食材。

"五七""六七"——中年期

"五七"，即 35 岁。女性在此时的面容开始憔悴了，头发也开始掉落了。"六七"，即 42 岁。此时女性所有六脏的功能都开始衰退，此时女性表现出来的就是脸发黑、发黄，还有头发干枯，出现白发。

"五七"阶段，女性脱发的现象会越来越严重。从中医养生来看，脱发的原因就在于精血不足。另外，脱发的人心火都比较旺，当女性到35岁时，脸色不好看了，自信也逐渐不足，担心的事、发愁的事也多了，就容易掉头发。因此处于这一阶段的女性，重在养精补血，保持心情舒畅，消除压力。要多吃补血安神的食物，如当归、龙眼肉、熟地、首乌、五味子、酸枣仁、黑米、菠菜、红枣、动物肝脏、乌鸡、芝麻、核桃仁、韭菜、莲子、薏米、豆浆等。"六七"阶段的女性，一定要照顾好自己的消化和吸收功能，让胃热乎点，让小肠热乎点。因此处于"六七"阶段的女性，重在健脾养胃，要多吃具有健脾胃的食物，如黄芪、山药、党参、佛手、香附、砂仁、陈皮、白术、鸡内金、山楂、猪肚、牛肉、小米、黑米等。此外，40多岁的女性皮肤开始松弛，皱纹开始明显，不少女性已经长出色斑，这都是肾阴亏虚、气血淤滞的表现，因此可选择熟地、首乌、桑葚、枸杞、香附、玫瑰花、当归、红花等药材进行调理。

"七七""八七"——中老年期

"七七"，即49岁。任脉开始虚弱了，太冲脉也衰微了。这个时候对女性来说就是绝经期、更年期，真正开始衰老了。"八七"，即56岁。这个年龄阶段的女性，身体各项功能已经在逐渐衰退，五脏六腑的功能也开始退化，筋骨没有弹性，很容易受伤，所以容易出现腰酸腿痛、骨质增生、骨折等现象。

"七七""八七"这两个阶段的女性，摆脱了怀孕、生子、抚养、哺乳的沉重负担，开始为自己活了。而且女性只要安全度过这两个阶段，寿命比一般的男性要长。这阶段的女性正处于更年期阶段，易出现红热、盗汗、易怒、失眠、抑郁等现象，就是所谓的"更年期综合征"。应多吃养心安神、补益气血的食物，如灵芝、天麻、海参、猪心、莲子等。此外，还要适当补钙，预防骨质疏松，可多喝骨头汤、核桃仁、花生、牛奶等富含钙质和维生素D的食物。此阶段女性饮食宜清淡，应控制热量和脂肪的摄入。摄入过多热量和脂肪会引起肥胖，而肥胖又会导致糖代谢异常，增加心脑血管疾病的发病率。宜选用植物油，如菜籽油、葵花子油等；多食少胆固醇的食物，如蔬菜、水果、瘦肉、鱼类、豆制品等，增加钙质；限制食盐的摄入；忌食辛辣刺激性食物，

如烟酒、咖啡、浓茶以及辣椒、胡椒粉等。

"八七"之后——老年期

女性在"八七"之后，就开始步入老年期，会出现掉牙齿、头发枯槁的问题。这个阶段的女性，身体的机能已经衰退，胃肠蠕动功能也较差，骨骼也比较脆弱，骨质疏松，一不小心就容易发生骨折，许许多多的老年病也接踵而来。

"八七"之后的老年女性，饮食更需重视。老年人牙齿常有松动和脱落，咀嚼肌变弱，消化液和消化酶分泌量减少，胃肠消化功能降低，因此，饭菜质地以软烂为好，可采用蒸、煮、炖、烩等烹调方法。选择的食物尽量避免纤维较粗、不宜咀嚼的食品，如肉类可多选择纤维较短、肉质细嫩的鱼肉，牛奶、骨头汤、鸡蛋、豆制品都是很好的选择。老年人五脏虚弱、气血不足，而老年人补养又以调补脾肾最为重要。补脾健胃对延缓衰老、增强脏腑功能、提高防病抗病能力都有积极作用，特别对平素脾胃虚弱的老年人更为有益。日常生活中的食物，诸如山药、茯苓、红枣、芡实、扁豆、薏米、绿豆、小米、黑米、高粱、燕麦等都具有健脾补气的作用，宜常吃。对于老年人饮食养生来说，补脾健胃之外，还应注意补肾。根据阴虚、阳虚的不同，补肾又分为补肾益精和补益肾气两种，常见的补肾益精的食物包括海参、牡蛎肉、虾、龟肉、乳鸽、乌鸡、淡菜、甲鱼肉、鱼鳔、桑葚、枸杞、韭菜、黑豆、黑芝麻等；补益肾气的药材和食物有核桃仁、冬虫夏草、杜仲、山药、莲子、猪肾、虾等。补肾可与补脾同时进行，这就是所谓的"补先天以养后天"。

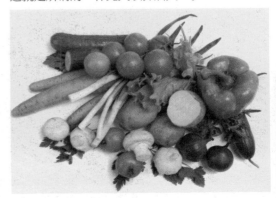

绝经期间的女性应少吃脂肪、胆固醇含量高的食物，多吃一些瓜果蔬菜。

九种女性体质调理

女性朋友们要想通过食用药膳来养生，首先要辨清自己是何种体质，这样才能因人施膳，从而达到养生的目的。《黄帝内经》将人的体质大致分为九种：健康的平和体质，元气不足的气虚体质、血液生成不足的血虚体质，阳气不足怕冷阳虚体质，容易上火的阴虚体质，容易闷闷不乐的气郁体质，容易长斑的血淤体质，体形肥胖的痰湿体质，身重困倦的湿热体质。

平和体质

平和体质是一种健康的体质，不易疲劳，不易生病，生活规律，精力充沛，耐受寒热，睡眠良好，饮食较佳，二便正常。平和体质的女性一般不需要特殊调理，只需根据四季的天气变幻安排饮食即可。

气虚体质

气虚体质主要特征为元气不足，肌肉松软不实，平素语音低弱，气短懒言，容易疲乏，精神不振，易出汗，舌淡红，舌边有齿痕，脉弱，易患感冒、内脏下垂等病。气虚体质者宜吃性平偏温的，具有补益作用的药材和食材，如人参、西洋参、党参、太子参、山药等；果品类如红枣、葡萄干、苹果、龙眼肉、橙子等；蔬菜类如白扁豆、红薯、山药、莲子、白果、芡实、南瓜、包心菜、胡萝卜、土豆、香菇等；肉食类如鸡肉、猪肚、牛肉、羊肉、鹌鹑等；水产类如泥鳅、黄鳝等；调味料有麦芽糖、蜂蜜等。

血虚体质

血虚体质主要特征有：面色苍白、唇色及指甲淡白无华、头发枯焦、舌淡苔白，偶有头晕目眩、

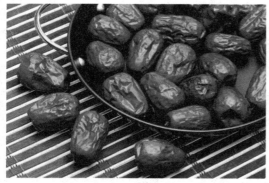

气血双虚的女性在经期时，可适当食用如羊肉、鸡肉、红枣、苹果、红糖、龙眼等温补食品，有利于调和气血。

肢体麻木等现象。易患贫血、手脚抽筋、心律失常、失眠多梦等病症。血虚体质者性格多沉静，容易精神不振、健忘，注意力不能集中。血虚体质者平时应常吃补血养血的食物，蔬菜中补血的有：菠菜、红苋菜、花生、莲藕、黑木耳等；肉禽类有：乌鸡、鸡肉、动物肝脏、动物血、羊肉、驴肉、牛肉、乳鸽、老鸭等；水产类有：鳝鱼、甲鱼、海参、紫菜、海带等；粮豆类有：黑米、红米、赤小豆等；水果可选用桑葚、葡萄、红枣、龙眼、草莓、樱桃等；中药材可选择当归、熟地、首乌、阿胶、白芍等。此外米酒、红酒均是补血佳品。

阳虚体质

阳虚体质主要特征为畏寒怕冷，手足不温，肌肉松软不实，饮食喜热，精神不振，舌淡胖嫩，脉沉迟，易患痰饮、肿胀、泄泻等病，感邪易从寒化。此外，性格多沉静、内向，耐夏不耐冬，易感风、寒、湿邪。阳虚体质者可多食温热之性的药材和食材。比如中药有鹿茸、杜仲、肉苁蓉、淫羊藿、锁阳等。果品类有荔枝、榴莲、龙眼肉、栗子、红枣、核桃、腰果、松子等。干果中最典型的就是核桃仁，可以温肾阳，最适合腰膝酸软、夜尿多的女性。蔬菜类包含生姜、韭菜、辣椒、山药等。肉食类有羊肉、牛肉、鸡肉等。水产类有虾、黄鳝、海参、鲍鱼、淡菜等。

阴虚体质

阴虚是指精血或津液亏损。其主要特征为：口燥咽干，手足心热，体形偏瘦，鼻微干，喜冷饮，大便干燥，舌红少津，脉细数，易患虚劳、不寐等病，感邪易从热化。此外，性情急躁，外向好动、活泼，耐冬不耐夏，不耐受暑、热、燥邪。阴虚多源于肾、肺、胃或肝的不同症状，应根据不同的阴虚症状而选用药材或食材。比如中药材有银耳、百合、石斛、玉竹、枸杞等。食材类有石榴、葡萄、柠

檬、苹果、梨、香蕉、罗汉果、番茄、荸荠、冬瓜、丝瓜、苦瓜、黄瓜、菠菜、生莲藕等。新鲜莲藕非常适合阴虚内热的女性，可以在夏天榨汁喝；如果藕稍微老一点，质地粉，补脾胃效果则更好。也可以利用以上的药材和食材做成药膳，不仅美味，而且营养丰富，滋阴润燥。

气郁体质

气郁体质者常表现为：神情抑郁，忧虑脆弱，形体瘦弱，烦闷不乐，舌淡红，苔薄白，脉弦，易患脏燥、梅核气、百合病及抑郁症等。此外，气郁体质者对精神刺激适应能力较差，不适应阴雨天气。气郁体质者养生重在疏肝理气、健胃消食，中医有言：肝气过旺易犯脾，因此，气郁体质者也容易出现食欲不振、气滞腹胀现象。可选陈皮、菊花、酸枣仁、香附、山楂、木香、麦芽、玫瑰花、茉莉花等中药。陈皮能顺气消食、治肠胃不适；菊花能平肝宁神静思；香附有温经、疏肝理气的功效；酸枣仁能安神镇静、养心解烦；茉莉花、玫瑰花均可疏肝理气、调畅心情。食材方面可选橘子、柚子、猕猴桃、番茄、洋葱、丝瓜、包心菜、香菜、萝卜、槟榔、蒜、高粱、豌豆、金针菜等有解郁安神功效的食物，醋也可多吃一些，山楂粥、花生粥也颇为相宜。

血淤体质

血淤体质的主要特征为：肤色晦暗，色素沉着，容易出现淤斑，口唇黯淡，舌暗或有淤点，舌下络脉紫暗或增粗，脉涩，易患癥瘕及痛症、血症等。此外，血淤体质者易烦、健忘，不耐受寒邪。血淤体质者养生重在活血祛淤，补气行气。调养血淤体质的首选中药是丹参，丹参是著名的活血化淤中药，有促进血液循环，扩张冠状动脉，增加血流量，防止血小板凝结，避免心肌缺血的功效。另外，桃仁、红花、当归、三七、川芎和益母草等中药对于血淤体质的女性也有很好的活血化淤功效。食材方面如山楂、金橘、韭菜、洋葱、蒜、桂皮、生姜、菇类、海参等都适合血淤体质者食用。

痰湿体质

痰湿体质者主要特征为：体形肥胖，腹部肥满，面部皮肤油脂较多，多汗且黏，胸闷，痰多，口黏腻或甜，喜食肥甘甜黏，苔腻，脉滑，易患消渴、中风、胸痹等病。痰湿体质者养生重在祛除湿痰，畅达气血，宜食味淡、性温平之食物。中药方面可选赤小豆、白扁豆、山药、薏米等有健脾利湿功效的，也可选生黄芪、茯苓、白术、陈皮等有健脾益气化痰功效的。食材方面宜多食粗粮，如玉米、小米、紫米、高粱、大麦、燕麦、荞麦、黄豆、黑豆、芸豆、蚕豆、红薯、土豆等。有些蔬菜比如芹菜、韭菜，含有丰富的膳食纤维，非常适合痰湿体质者食用。

湿热体质

湿热体质常表现为：面垢油光，易生痤疮，口苦口干，身重困倦，大便黏滞不畅或燥结，小便短黄，女性易带下增多，舌质偏红，苔黄腻，脉滑数，易患疮疖、黄疸、热淋等病。湿热体质者养生重在疏肝利胆，祛湿清热，饮食以清淡为主。中药方面可选用茯苓、薏米、玄参等清热利湿功效的。食材方面可多食绿豆、赤小豆、芹菜、黄瓜、丝瓜、荸荠、芥蓝、竹笋、藕、紫菜、海带、四季豆、兔肉、鸭肉等甘寒、甘平的食物。湿热体质者还可适当喝些凉茶，如决明子、金银花、车前草、淡竹叶、溪黄草、木棉花等，这对湿热体质者也有很好的效果，可驱散湿热，但不可多喝。

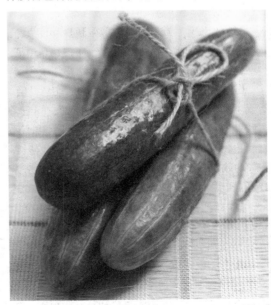

黄瓜清脆可口，能清热、解渴、利尿。它所含的纤维素能促进肠道排出食物废渣，从而减少对胆固醇的吸收，有减肥和调整脂质代谢的作用。

面色萎黄

主要症状： 面色发黄，缺少血气而没有光泽。不少女性还伴有食欲不振、神疲乏力、大便不调等现象。

病因探究： 多因气虚和血虚造成。

预防原则： 健脾益气；化湿和中；补血养血；增强运动。

饮食须知

面色萎黄多由脾虚造成，平时应多食具有补气健脾作用的食物和中药材，如红酒、牛肉、鸡肉、兔肉、鸭肉、猪肚、青鱼、鳜鱼、鲫鱼、山药、小米、莲子、党参、白芍、黄芪、白术、冬虫夏草等。因经期耗血过多而导致血虚萎黄者，应多食用补养气血的药材与食物，如当归、熟地、首乌、枸杞、阿胶、红枣、鸡血藤、动物肝脏、动物血、乌鸡、鲳鱼、甲鱼、生鱼、菠菜、苋菜、芹菜等。

民间偏方

黄芪建中汤： 取黄芪 4.5g，炙甘草 6g，红枣 12 枚，芍药 18g，生姜 9g，桂枝 9g 去皮，放入锅中，加水 1.4L，煮至 600ml 时放入 30g 麦芽糖，小火煮至麦芽糖消解。

食疗药膳

玫瑰枸杞养颜汤

材料： 玫瑰花瓣 20g，玫瑰露酒 50ml，醪糟 1 瓶，枸杞、杏脯、葡萄干各 10g，白糖 10g，醋少许，淀粉 20g。

做法： ①将新鲜的玫瑰花瓣洗净，切丝备用。②锅中加水烧开，放入白糖、醋、醪糟、枸杞、杏脯、葡萄干，再倒入玫瑰露酒，煮开后转小火继续煮。③用少许淀粉勾芡拌匀，撒上玫瑰花丝。

功效： 滋肾润肺，理气行血。

红酒蘑菇烩乳鸽

材料： 蘑菇 100g，乳鸽 1 只，洋葱 1 个，黑提 3 粒，干红酒 100ml，黄油 50g，盐 3g，鸡精粉 10g，吉士粉 5g，生粉 25g。

做法： ①先将乳鸽洗净氽水约 20 分钟，洋葱切片，蘑菇、黑提焯水备用。②在锅中放入黄油，加入乳鸽煸炒，放水和调味料及其他原材料，焖约 10 分钟。③勾芡，放入干红酒出锅装盘即可。

功效： 乳鸽治肺肾亏虚，红酒可活血化淤、抗衰老，蘑菇能温胃益气，三者同食，可使气血通畅充盈，面色光润，适宜面色萎黄者食用。

本草药典

肉豆蔻

主治： 用于脾胃虚寒，久泻不止，脘腹胀痛，食少呕吐

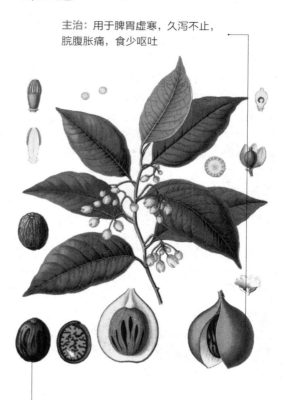

性味： 性温，味辛，入脾、胃、大肠经

功效： 温中行气，益气养血，涩肠止泻

睡眠障碍

主要症状： 入睡时间超过半小时，夜间觉醒次数超过两次或凌晨早醒，多恶梦，总睡眠时间少于6小时，次晨感到头晕、精神不振、嗜睡乏力和烦躁等。

病因探究： 常由长期的思想矛盾或精神负重，劳逸无法结合，病后体弱等原因引起。

预防原则： 增强锻炼；保持情绪乐观；饮食调理。

饮食须知

服用安眠药（或者抗抑郁药、抗焦虑药）的患者应在医生的指导下逐渐减少药物剂量，以免因停药而导致失眠。睡眠障碍患者应多食用一些具有安神和改善肌肉疲劳的食物和药，如糖水、苹果、香蕉、番茄、茄子、百合、燕麦片、奇异果外皮等。睡前忌饮酒、浓茶或咖啡，可喝一杯牛奶。

民间偏方

花生酸枣葵花子饮： 酸枣仁20~30g，花生叶30g，葵花子20g，加水500ml，睡前煎服1次，连服7天为一个疗程。

桑叶丸： 黑芝麻50g，核桃仁50g，桑叶50g，蜂蜜若干。捣碎黑芝麻、核桃仁、桑叶，加蜂蜜调和，用手团成丸子，每天吃1~2个，长期坚持食用。

食疗药膳

龙眼干老鸭汤

材料： 老鸭500g，龙眼干20g，生姜少许，盐4g，味精2g。

做法： ①老鸭去毛和内脏洗净，切件，入锅余烫；龙眼去壳，生姜洗净切片。②将老鸭肉、龙眼干、生姜放入锅中，加适量水，用小火慢炖；待龙眼干圆润之后，调入盐、味精即可。

功效： 可补益心脾，养血宁神，对消除疲劳、提高睡眠质量有很好的帮助。

六神安神鸡汤

材料： 鸡腿1只，酸枣仁（拍裂）、何首乌、茯神、百合各15g，红枣10枚，盐少许。

做法： ①鸡腿洗净剁块，用开水烫过后备用。②将所有药材放入纱布袋，加水浸泡约20分钟。③将所有材料放入锅中，武火煮沸后改小火炖约40分钟，加入少许食盐即可。

功效： 温中补脾，益气养血，能有效改善肌肉疲劳；茯神、何首乌、百合、红枣皆有安神宁心的功效。配伍同食能很好地消除疲劳，安稳心绪，提高睡眠质量。

本草药典

灯心草

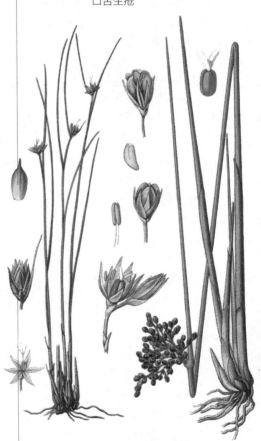

主治： 用于心烦失眠，尿少涩痛，口舌生疮

性味： 性微寒，味甘、淡，入心、肺、小肠经

功效： 清心火，利小便

腰酸腰痛

主要症状： 腰酸指腰部酸楚不适，常兼腰痛。

病因探究： 主要是由脊髓和脊椎神经疾患、脊柱骨关节及其周围软组织疾患、内脏器官疾患、肾脏问题所引发的组织感染问题与精神因素所引起。

预防原则： 避寒保暖；坚持腹肌、背肌的复健运动；提重物时不要弯腰；保持正确的作息姿势。

饮食须知

患者宜多吃蛋白质、维生素含量高和脂肪、胆固醇含量低的食物，如豆类、谷类、蔬菜、水果，肉类以去皮鸡肉和鱼肉较好，尽量少吃牛肉、猪肉、内脏、虾、奶油与蛋。戒烟限酒，防止肥胖。

民间偏方

八物汤： 白芍、生姜各12g，党参、乳香、桂枝各9g，黄芪15g，炙甘草6g，红枣12枚。药材全洗净，放入锅中，加入4碗水共煎，熬成1碗，每日3次，饮服3天，此偏方适合因月子病导致腰酸腰痛的产妇饮服。

六味饮： 白术、桂花各90g，人参、防风、当归各30g，加水2碗煮至1碗，去渣后即可饮服，每日3次，连服3~5天。

食疗药膳

六味地黄鸡汤

材料： 鸡腿1只，红枣8枚，熟地25g，山药、山茱萸、丹皮、茯苓、泽泻各10g。

做法： ①将鸡腿洗净剁块，放入沸水中余烫，捞出备用。②药材全部洗净备用。③将鸡腿和全部药材放入炖锅，加适量的水以武火煮开，再改文火慢炖半小时即可。

功效： 温中补脾，活络筋骨，能使人增强体质和肌肉对抗力。

黄芪猪腰汤

材料： 猪腰200g，菠菜1/3把，当归1片，黄芪15g，丹参、生地黄各7.5g，米酒半碗，香油1汤匙，葱花、盐适量。

做法： ①当归、黄芪、丹参、生地黄洗净，加3碗水，熬取药汁备用。②菠菜洗净，切好，备用；香油加葱花爆香后，入猪腰炒半熟，盛起备用。③将米酒、药汁入锅煮开，入猪腰煮开，再放入菠菜煮开，加盐调味即可。

功效： 黄芪、丹参、生地黄都能活血养血，增强骨质；菠菜含铁，可提高抵抗力和免疫力；猪腰补肾，强筋骨。诸药搭配食用，可益气补血、补肾强腰、强身健体。

本草药典

狗脊

主治： 用于腰膝酸软，下肢无力，风湿痹痛

性味： 性温，味甘、苦，入肝、肾经

功效： 补肝肾，强腰脊，祛风湿

烦躁易怒

主要症状： 心中烦闷急躁，容易动怒，甚至表现出行为举止躁动不安。
病因探究： 气温变化、压力过大、烟酒过度、饮食不当等都会使人烦躁易怒。烦与燥常并称，这些都是脾虚肝盛，肝郁气滞和肝火上炎所带来的。
预防原则： 增强运动；滋阴润燥；心理调节；饮食调理。

饮食须知

脾虚肝盛者饮食要以健脾理气为主，多吃具有健脾益气作用的食物，如栗子、莲子、红枣、山药、薏米、高粱米、扁豆、包心菜、南瓜、胡萝卜、柑橘等。属于肝郁气滞者则应多吃一些具有疏肝理气作用的药材和食物，如郁金、白芍、柴胡、香附、合欢花、香橼、佛手、番茄、芹菜、萝卜、蓬蒿、橙子、柑橘、柚子等。针对肝火上炎的症状，应戒烟限酒，以清淡的食物为主，忌食辛辣刺激、厚味油腻之物，适量吃清肝泄热之物，如菊花、绿豆、莲心、苦瓜、白菜、山楂、青梅等。

民间偏方

冰糖炖银耳： 冰糖 80g，银耳 100g。银耳泡温水约 1 小时，择掉硬的部分再泡；水和冰糖入锅，煮至冰糖溶解再倒入碗里；银耳入碗浸泡，后放入蒸锅蒸约 1 小时即可。

莲子汤： 栀子 15g，莲子 30g（不去莲心）、冰糖适量。栀子用纱布包扎，与莲子、冰糖加水共煎，对肝火旺盛、烦躁易怒者有较好的效果。

食疗药膳

蜂蜜桂花糕

材料： 砂糖 100g，牛奶 200ml，桂花蜂蜜两茶匙，琼脂 4 茶匙，蜜糖适量。

做法： ①将琼脂放入水中，用慢火煮烂，再加入砂糖，煮至砂糖完全溶解，再倒入牛奶拌匀。②琼脂未完全冷却前加入桂花蜂蜜拌匀，冷却，加入少许蜜糖即可。

功效： 清热泻火，安神去躁，稳定情绪。

菊花枸杞茶

材料： 枸杞 10g，杭菊花 5g，绿茶包 1 袋。沸水适量。

做法： ①将枸杞、杭菊花与绿茶一起放入保温杯。②冲入沸水 500ml，加盖闷 15 分钟，滤渣即可饮用。

功效： 润肺泻火，调气解毒，疏散风热，提神清心。

本草药典

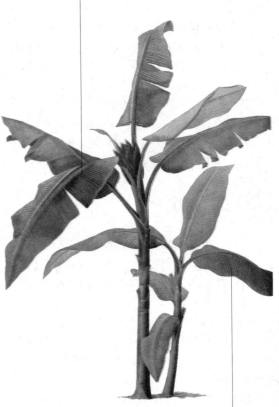

甘蕉

主治： 治热喘，血淋，热疖痈肿，治抑郁和情绪不安

性味： 性寒，味甘涩，入足阳明经
功效： 清热解毒，利尿消肿，安胎

第二十章 女人对症养生药膳

经前紧张症

主要症状： 经前出现疲劳乏力、急躁、抑郁、焦虑、忧伤、过度敏感、猜疑、情绪不稳等精神方面的症状，有的还伴有乳房胀痛、四肢肿胀、腹胀不适、头痛等体质性症状。

病因探究： 雌激素过高、孕激素不足，维生素 B_6 不足，水液潴留。

预防原则： 月经来潮前一个星期要放松心态；心理暗示；饮食调理。

饮食须知

月经前 7~14 天，体内激素水平升高，多食富含粗纤维的食物，可帮助体内清除过量的雌激素，有镇定情绪的作用。如小麦、大麦、荞麦、绿叶蔬菜、豆类等食品。宜选用疏肝理气、安神解郁的药材和食材，如百合、白芍、当归、茉莉花、合欢花、玫瑰花、柴胡、郁金、酸枣仁、猕猴桃、金针菜、甲鱼、山楂等。少吃动物脂肪、乳品等易加重雌激素水平的食物；少喝咖啡，少喝酒。

民间偏方

安神除烦汤： 当归 20g，柴胡、白芍各 15g，酸枣仁 10g，黄芩 3g，甘草 6g。将以上药材煎水服用，可治疗肝郁气滞型经前紧张症，症见胸胁及乳房胀痛，小腹胀满、烦躁易怒等。

养心汤： 当归 20g，远志 10g，酸枣仁 10g，龙眼肉 10g，红枣 5g，甘草 3g。将以上的药材煎水服用，可治疗心脾两虚型经前紧张症，表现为经前心悸失眠、神疲乏力、多思善虑、面色萎黄、食欲差、舌淡红等。

食疗药膳

山楂绿茶饮

材料： 山楂片 15g，绿茶 2g。

做法： ①山楂片洗净。②将山楂片、绿茶放入杯中，加入沸水，加盖闷 10 分钟即可饮用；③可反复冲泡至茶淡。

功效： 山楂可健胃消食，活血化瘀；绿茶可清心除烦、提神清心、降火明目。此品具有疏肝理气、安神解郁的功效，可缓解经前紧张症。

枸杞茉莉花粥

材料： 枸杞、茉莉花各适量，青菜 10g，粳米 80g，盐 2g。

做法： ①粳米洗净，浸泡半小时后捞出沥水；枸杞、茉莉花洗净。②锅置火上，倒入清水，放入粳米，用大火烧开。③加入枸杞同煮片刻，转小火煮至粥稠，撒上茉莉花，加盐拌匀即可。

功效： 枸杞滋肾补肝，茉莉花理气止痛，青菜清热除烦，粳米补中益气、润肺止烦，混煮成粥可使人心神安宁，亦可缓解经前乳房胀痛、焦虑等症状，对经前紧张症患者有一定的作用。

本草药典

茉莉

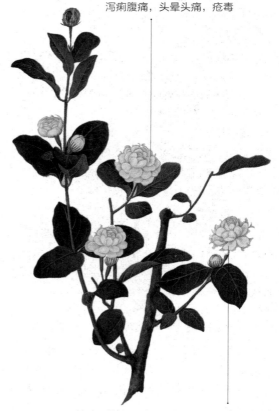

主治： 经前乳房胀痛、烦躁、焦虑，湿法中阻，胸膈不舒，泻痢腹痛，头晕头痛，疮毒

性味： 性温，味辛、甘，入脾、胃、肝经

功效： 行气止痛，解郁散结，镇静安神

经前乳房胀痛

主要症状： 主要表现为乳房胀满、压痛、发硬，重者乳房受轻度震动或撞击则会胀痛难忍。

病因探究： 一般来说，这是由经前体内激素水平增高、乳腺增生、乳房间组织水肿所引起的，月经来潮后可消失。

预防原则： 经前注意保暖；经前饮食营养；平时多做健胸操。

饮食须知

中医认为，经前乳房胀痛多与肝郁气滞有关，因此患者可选择疏肝理气的药材和食物，如香附、柴胡、陈皮、佛手、海带、海藻、荔枝、猕猴桃、黑木耳等。气滞血淤者乳房常有胀痛或刺痛现象，且常伴有痛经、月经色暗、有血块等症状，因此可选用当归、川芎、益母草、元胡、白芍、鸡血藤、红酒、葡萄、鳝鱼等活血化淤的药材和食材。膳食以清淡为主，多吃五谷杂粮、新鲜蔬菜、水果和豆类食品，少吃富含高脂肪和辛辣刺激的食物，经前一周少吃食盐，少喝咖啡。

民间偏方

四物汤： 郁金 12g，川芎、柴胡、红花各 6g，枳壳 10g，炒香附、佛手、川楝子、丹参各 10g，三七粉 2g（冲服）。水煎饮服，经前 7 天服用，每日 1 剂，连服 3 个经期。

酸枣山楂饮： 红枣 30g，酸枣仁 20g，山楂 15g，加水 3 碗共煎，煮至 1 碗即可，每日 1 剂，早晚 2 次服用，可理气活血止痛。

食疗药膳

玫瑰花益母草茶

材料： 玫瑰花 7~8 朵，益母草 10g，红糖适量。

做法： ①将玫瑰花、益母草洗净，去除杂质。②将玫瑰花、益母草放入杯中，冲入沸水，加盖闷 5 分钟，加入红糖，搅拌均匀即可。

功效： 活血化淤，畅通气血。

玫瑰茶

材料： 玫瑰花、陈皮、甘草、决明子、山楂各适量，薄荷叶适量。

做法： ①将玫瑰花、陈皮、甘草、决明子、山楂、薄荷叶分别洗净。②净锅上火，加水 600ml，放入陈皮、甘草、决明子大火煮沸后加入山楂、薄荷叶、玫瑰花即可关火。③滤去药渣，饮茶。

功效： 玫瑰、陈皮、甘草、山楂和薄荷都有行气解郁的功效，而决明子和薄荷还可助肝气，使气行通畅，祛肿消痛，故此茶适宜经前乳房胀痛者饮服。

本草药典

桔梗

主治： 胸闷不畅，咳嗽痰多，咽痛，音哑，肺痈吐脓，疮疡脓成不溃

性味： 性平，味辛、苦，入肺经
功效： 宣肺，利咽，祛痰，排脓

夜尿频多

主要症状： 夜间排尿次数超过两次。

病因探究： 由体质虚弱、肾气不固、膀胱约束无能、其化不宣所致。过于疲劳，上虚不能制下，脾虚不能制肾水，也会引起小便频数。

预防原则： 多做膀胱括约肌收缩运动；睡前不宜喝水和食用富含水分的食物。

饮食须知

尿频患者应以补益肾气为主，宜食用金樱子、覆盆子、桑螵蛸、海螵蛸、菟丝子、益智仁、黄芪、白术、升麻、乌药、党参、芡实、五味子、陈皮、猪肚、羊肉、牛肉等补肾缩尿的药材和食材。对于阳气虚衰、小便清长者，多吃富含植物有机活性碱的食品，少吃肉类，多吃蔬菜。少食寒凉生冷食物，如冰激凌、冰镇冷饮等；少饮咖啡、碳酸饮料等。

民间偏方

党参附片牛肉汤： 牛肉 1000g、党参 30g、老姜 30g、附片 10g，调料适量。牛肉洗净切块，诸药布包，加水共煮熬汁；放入花椒、葱、桂皮、木香、草果、料酒，炖至肉烂熟。

龙眼汤： 当归 12g、广木香 3g、生枣仁 15g、红枣 6 枚、龙眼肉 30g、黄芪、远志各 6g、云茯苓、白术各 9g，水煎，每日 1 次，早晚 2 次饭前饮服。

食疗药膳

龙眼益智仁糯米粥

材料： 龙眼肉 20g，益智仁 15g，糯米 100g，白糖、姜丝各 5g。

做法： ①糯米淘洗干净，放入清水中浸泡半小时；龙眼肉、益智仁洗净备用。②锅置火上，放入糯米，加适量清水煮至粥八成熟。③放入龙眼肉、益智仁、姜丝，小火煮至米烂后放入白糖调匀即可食用。

功效： 龙眼补脾止泻，益智仁暖肾缩尿，糯米为温补强壮食品，故此粥适宜因体虚或脾、肾虚而致夜尿频多者。

金樱糯米粥

材料： 糯米 80g，金樱子适量，白糖 3g。

做法： ①糯米洗净泡发；金樱子洗净，放入锅中，加适量清水煎煮，取浓汁备用。②糯米入锅，加水适量，先用大火煮开，再转小火煮至米粒开花。③倒入金樱子浓汁，转小火煮至粥稠，调入白糖即可食用。

功效： 金樱子归肾、膀胱经，可收敛固涩、缩尿止泻；糯米可健脾温胃。二者配伍食用，对因肾虚脾虚而致夜尿频多者有一定的食疗作用。

本草药典

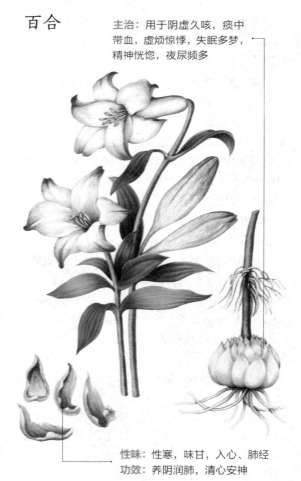

百合

主治： 用于阴虚久咳，痰中带血，虚烦惊悸，失眠多梦，精神恍惚，夜尿频多

性味： 性寒，味甘，入心、肺经

功效： 养阴润肺，清心安神

自汗盗汗

主要症状： 白天不因外界环境的影响而时时出汗，寐中汗出，醒来汗止。

病因探究： 自汗盗汗是因人体阴阳失调，腠理不固，营卫不和而导致汗液外泄失常的病症。

预防原则： 益气、补血；加强体育锻炼，做到劳逸结合，并避免忧思过度；出汗多者常换内衣，并保持衣物、卧具的干燥清洁。

饮食须知

中医认为自汗多气虚，常因脾肺气虚，表虚不固所致，盗汗多阴虚，所以应多摄入具有益气固表、敛阴止汗作用的药材及食材，如浮小麦、太子参、黄芪、白术、防风、牡蛎、山药、五味子、五倍子、糯稻根、猪肚、芡实、牛肉、燕麦等。自汗盗汗日久会导致体内水分和能量流失过多，加重阴虚和气虚症状，因此要多吃含水分、维生素和蛋白质丰富的食物，如糯米、小米、大麦、小麦、葡萄、红枣、甘蔗、鸡肉、鸡蛋、兔肉、猪肉、牛肉、青鱼、甲鱼等。患者应忌食生姜、辣椒、胡椒、桂皮、薄荷、桑叶等辛辣刺激、发汗食物。

民间偏方

气血型： 生黄芪、煅龙骨、煅牡蛎、浮小麦各30g，炒白术、防风各15g，甘草6g，水煎服。

阴虚型： 当归、生地、熟地各15g，黄柏、知母各10g，生黄芪、鲜芦根各30g，水煎服。

食疗药膳

浮小麦五味子黑豆茶

材料： 黑豆、浮小麦各30g，莲子、黑枣各7颗，五味子3g，冰糖少许。

做法： ①将黑豆、浮小麦、莲子、黑枣、五味子均洗净，放入锅中，加水1L，大火煮开，转小火煲至熟烂。②调入冰糖搅拌溶化即可，代茶饮用。

功效： 浮小麦、五味子均是敛阴固汗的常用药，莲子、黑豆滋阴补肾，黑枣益气补血。本品对更年期潮热盗汗、自汗有很好的改善作用。

五味子爆羊腰

材料： 羊腰500g，杜仲15g，五味子6g，葱花、蒜末、盐、淀粉各适量。

做法： ①杜仲、五味子洗净煎汁。②羊腰洗净，切小块，同芡汁用杜仲、五味子煎好的药汁裹匀。③烧热油锅，放入腰花爆炒，熟嫩后，再放入葱花、蒜末、盐即可。

功效： 羊腰可治肾虚，杜仲补肝肾，强筋骨，五味子滋肾收汗，三者配伍同食，可促使肾功能恢复，亦可达到增强体质的效果。

本草药典

青蒿

主治： 用于暑邪发热，阴虚盗汗，夜热早凉，骨蒸劳热，疟疾寒热，湿热黄疸

性味： 性寒，味苦、辛，入肝、胆经

功效： 清热解暑，除蒸，截疟

手脚抽筋

主要症状： 肌肉的神经行动频率突增而导致肌肉强直收缩。

病因探究： 中医认为，手脚抽筋与肝肾亏虚有很大关系，肝主筋，肾主骨，肝肾阴虚，筋骨失养，容易引起手脚抽筋。现代医学认为，手脚抽筋与缺钙有密切关系。

预防原则： 注意保暖；不宜做剧烈运动；多喝水；饮食调理。

饮食须知

年轻女性饮食可多摄入骨头汤、奶制品、豆制品、瘦肉、虾仁、核桃仁、鱼类等富含钙质和维生素 D 的食物，亦可适当吃钙片。中老年女性应常食具有滋补肝肾作用的药材和食物，如黄精、首乌、熟地黄、芝麻、杜仲、核桃仁、猪肝、猪蹄、猪腰等。此外，中风前兆也偶有手足抽筋的征象，这类人群应选择平肝息风止痉的药材和食物，如天麻、钩藤、地龙、鳝鱼、泥鳅、苦瓜、菊花等。

民间偏方

木瓜炖猪蹄： 木瓜 40g（药店买），猪蹄 1 只，木瓜入高压锅炖 10 分钟，加入猪蹄同炖，炖熟即可食用。

米酒煮猪胆： 猪胆 1 只，低度米酒 1 小杯，米酒烧开，加入猪胆的 1/3 胆汁拌匀，趁热饮服，每天 1 次，3 天即可。切记，没有抽筋者忌饮。

食疗药膳

核桃药膳汤

材料： 排骨 200g，核桃仁 100g，何首乌 40g，当归、熟地各 15g，桑寄生 25g，盐适量。

做法： ①排骨洗净砍成大块。②其他所有食材洗净，排骨汆烫后捞起备用。③再将备好的材料加 3L 水以小火煲 3 小时，起锅前加盐调味即可。

功效： 滋补肝肾，促进血液循环，对手脚抽筋者有很好的食疗效果。

天麻苦瓜酿肉

材料： 天麻 4g，川芎 4g，茯苓 4g，苦瓜 300g，猪绞肉 150g，甜椒末 1 大匙，盐 1 小匙，白胡椒粉 1/4 小匙，米酒 1/4 小匙，香油 1/4 小匙，水淀粉 1 小匙。

做法： ①苦瓜切成高度约 2cm 长的圆柱状，用汤匙挖出中间的子和白膜后铺于盘中备用。②绞肉加入调味料搅拌，用汤匙填入苦瓜内。

③将川芎、茯苓、天麻煎汁淋于苦瓜上，放入蒸笼中蒸熟即可。

功效： 可使气血通畅，身体强健，对手脚抽筋者有一定的帮助。

本草药典

胡黄连

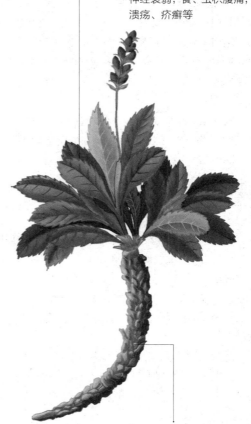

主治： 肠燥便秘，中风，神经衰弱，食、虫积腹痛，溃疡、疥癣等

性味： 性平，味甘，入肝、肾、大肠经

功效： 补肝肾，润五脏，生津，润肠，通乳

头晕目眩

主要症状：头昏脑涨、眼花、头重脚轻。

病因探究：更年期女性的头晕目眩多由贫血、血压低造成，部分中老年女性患者是由血压、血脂过高引起。不吃早餐容易使人血糖降低，从而出现晕眩。

预防原则：睡眠充足；调整饮食；劳逸结合。

饮食须知

低血压引起的头晕目眩患者可选用益气补虚的药材，如黄芪、党参、山药、红枣等，应多吃富含营养的食物，如蛋类、瘦肉、鱼类、土鸡、鸭肉、牛肉等，多吃青菜和水果，以增强营养。贫血引起的头晕目眩患者应多食补血的食物，如熟地、红枣、龙眼肉、枸杞、菠菜、动物肝脏、动物血制品、乌鸡、甲鱼等。由血压、血脂过高引起的头晕目眩患者饮食应以新鲜清淡为主，多选用荷叶、菊花、枸杞、芹菜、洋葱、黑木耳、苦瓜等降压降脂的食物。忌食辛辣肥甘的食物，如辣椒、酒类、肥肉、油炸物等。

民间偏方

桑葚芝麻肉： 胡桃肉、黑芝麻、桑葚各200g，共捣烂，加蜂蜜拌匀食用。

山楂百合炖雪梨： 山楂30g，百合30g，雪梨60g，白糖适量，加水共煮，对晕眩患者有一定的效果。

食疗药膳

黑豆苁蓉汤

材料： 淡菜200g，黑豆250g，肉苁蓉10g，生姜少许，盐适量。

做法： ①铁锅不加油，倒入黑豆炒至裂开，用清水洗去浮渣，晾干。②肉苁蓉、淡菜、生姜洗净，肉苁蓉和生姜切片备用。③煲锅内放适量水，放入姜片开大火煮沸。④放入黑豆、肉苁蓉、淡菜，用中火煲3小时，起锅前加盐调味即可。

功效： 治疗因气虚、血虚而出现的头晕目眩。

枸杞菊花粥

材料： 枸杞20g，粳米100g，菊花5g，白糖适量。

做法： ①枸杞、粳米洗净，泡发，备用。②砂锅加水，放入枸杞、粳米，先用大火煮开，后改小火慢熬。③待粳米开花、枸杞煮烂，放入菊花，加盖焖5分钟，再加白糖拌匀即成。

功效： 枸杞益肾养血，粳米补中益气、滋阴健脾，菊花具有疏风清热之功效。三味配伍，对由气虚、血虚而致头晕目眩者有一定的帮助。

本草药典

茺蔚

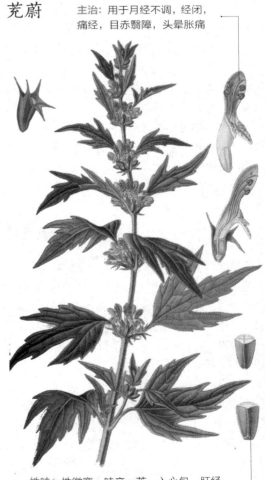

主治： 用于月经不调，经闭，痛经，目赤翳障，头晕胀痛

性味： 性微寒，味辛、苦，入心包、肝经

功效： 活血调经，清肝明目

眼眶发黑

主要症状: 双目无神、眼睑灰暗，俗称"熊猫眼"。

病因探究: 因睡眠不足、长期熬夜、房事过度、久病体虚和烟酒刺激等生活规律异常引起。中医认为，眼眶发黑是肾虚之故。

预防原则: 睡眠充足；戒烟限酒；缓和情绪；调整饮食结构。

饮食须知

肾虚引起的眼眶发黑者可多食滋补肝肾的食物，如何首乌、熟地、猪肝、黄精、枸杞、核桃仁、芝麻等。此外，血淤引起的眼眶发黑者，可选择活血化淤的药材，如益母草、当归、桃仁、红花、香附、川芎等。眼眶发黑的患者可食用富含维生素 A 和蛋白质的食物，如花生、芹菜、胡萝卜、柑橘、芝麻、黄豆、鸡蛋等，有助于消除黑眼圈。眼眶发黑者宜补充富含蛋白质、铁质和维生素 C 的食物，如猪肝、鸡肝、菠菜、番茄等。

民间偏方

煮鸡蛋: 鸡蛋煮熟后，趁热剥掉外壳，用纱布裹住鸡蛋于眼部四周轻揉。

红枣泡枸杞: 红枣 3~4 枚，枸杞一小把，将红枣和枸杞放入水杯中，以开水冲泡饮服，或用水煮沸饮服亦可。

食疗药膳

药膳猪肝汤

材料: 党参 10g，黄芪 15g，枸杞 5g，猪肝 300g，盐 3g。

做法: ①猪肝洗净，切片。②党参、黄芪放入煮锅，加 6 碗水，以大火煮开，转小火熬汤。③熬约 20 分钟，转中火，放入枸杞煮约 3 分钟，放入肝片，待水沸腾，加盐调味即成。

功效: 补肝明目，滋阴养血。

胡萝卜荸荠煮鸡腰

材料: 胡萝卜、荸荠各 100g，鸡腰 150g，山药、枸杞、茯苓、黄芪各 10g，姜 5g，盐、料酒各适量。

做法: ①胡萝卜、荸荠均洗净，胡萝卜去皮切菱形，荸荠去皮；山药、枸杞、茯苓、黄芪均洗净；山药去皮切块，鸡腰处理干净。②胡萝卜、荸荠下锅焯水；鸡腰加盐、料酒腌渍后下锅余水。

③所有材料放入锅中，加适量清水，大火烧沸后转小火煲熟，加盐调味即可。

功效: 鸡腰补肾益气，胡萝卜、荸荠、枸杞皆有明目之功效，山药、黄芪、茯苓可治肾虚，故本品补肾明目，适宜因肾虚而致眼眶发黑者食用。

本草药典

萎蕤

主治: 去面黑皯，好颜色，润泽，轻身不老

性味: 性平，味甘，入手太阴肺经

功效: 清肺金而润燥，滋肝木而清风

乳房下垂

主要症状： 乳头的水平位置低于乳房皱襞之下。

病因探究： 哺乳、年龄增长与减肥是造成乳房下垂的主要原因，内衣尺码不符、睡眠姿势不规范等外部因素也会导致乳房下垂。

预防原则： 常做健胸运动；按摩乳房；采取正确的喂奶方法；以仰卧睡姿睡眠；坚持运动。

饮食须知

体质虚弱引起的乳房下垂者可选择补气血、升提乳房作用的中药材和食物，如黄芪、党参、当归、柴胡、升麻、山药、红枣、猪肚、鸡肉、老鸭、核桃仁等。多吃优质蛋白食物、胶质食物能让乳房坚挺丰满，如黄豆、花生、莲藕、猪蹄、牛奶、鸡脚、牛肉、鱼肉等。多吃富含维生素C、维生素E的食物，如莴苣菜、莴笋、鹅仔菜、胡萝卜、叶菜、海参等。

民间偏方

核桃露： 生核桃仁 110g，牛奶半杯，淀粉、糖、色拉油少许。将核桃仁炸成金黄色，研磨成末，核桃末和糖加入牛奶，放入锅中，加水，加淀粉拌匀，煮成糊状物即可。

当归鲤鱼汤： 红枣 5 枚，枸杞 10g，白芷、当归、北芪各 15g，鲤鱼 500g，盐适量。红枣去核与诸药材洗净，鲤鱼杀后去内脏，加水同煮至鲤鱼熟，入盐即可食用。

食疗药膳

黑木耳红枣猪蹄汤

材料： 黑木耳 20g，红枣 15 枚，猪蹄 300g，盐 5g。

做法： ①黑木耳洗净浸泡；红枣去核，洗净；猪蹄去净毛，斩件，洗净后余水。②锅置火上，将猪蹄干爆 5 分钟。③将清水 2L 放入瓦煲内，煮沸后加入以上材料，大火煲开后改用小火煲 3 小时，加盐调味即可。

功效： 猪蹄富含胶原蛋白，能防治皮肤干瘪起皱，增强皮肤弹性和韧性，亦可丰胸；黑木耳、红枣均可益气补血，又可抗癌美容。患者搭配食用有助于增强乳房的弹性和韧性，可有效防止乳房下垂。

银耳木瓜鲫鱼汤

材料： 银耳 20g，木瓜 400g，鲫鱼 500g，蜜枣 3 枚，姜、花生油、盐各适量。

做法： ①鲫鱼收拾干净；烧锅下花生油、姜片，将鲫鱼两面煎至金黄色。②银耳浸泡，去除根蒂硬结部分，撕成小朵，洗净；木瓜去皮切块；蜜枣洗净。③将 1L 清水放入瓦煲内，煮沸后加入所有原材料，大火煲 20 分钟，加盐调味即可。

功效： 此品对气血亏虚导致乳房发育不良者有明显的改善作用。

本草药典

松子

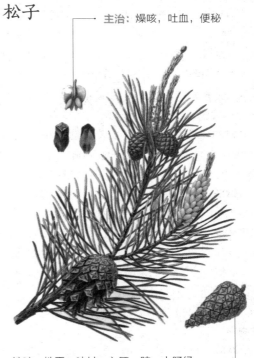

主治：燥咳，吐血，便秘

性味： 性平，味甘，入肝、肺、大肠经

功效： 补肾益气，养血润肠，滑肠通便，润肺止咳，补充蛋白质

月经先后不定期

主要症状：经提前 7 天以上或延后 7 天以上，并且连续 3 个周期以上的现象，常可发展为更为严重的崩漏。

病因探究：由肝肾功能失常，冲任失调，血海蓄溢无常造成，主要分为肝郁和肾虚两种证型，

预防原则：调肝；理脾；益肾。

饮食须知

肝郁型患者，应选择砂仁、佛手、香附、郁金、合欢皮、白芍、柴胡、茉莉花、金针菜、鳝鱼、动物肝脏、枸杞、芹菜等。肾虚型患者，应选择滋阴补肾、活血化淤的药材和食材，如山楂、首乌、益母草、当归、玫瑰花、熟地、山茱萸、鹌鹑肉、乌鸡、甲鱼、墨鱼、海参、牡蛎、黑豆、桑葚、葡萄、樱桃、栗子等。月经期应增加维生素 B_6，它可减轻焦虑，食物来源有肉类、全谷类、绿叶蔬菜等。患者平常忌吃冰镇食物，少吃寒凉生冷食物，如凉拌菜以及西瓜、绿豆、苦瓜等寒性食物。

民间偏方

肝郁型：柴胡、香附、丹皮、白术、栀子各9g，赤芍、当归、茯苓各12g，甘草6g，苍术10g，益母草15g，加水共煎，分 3 次饮服，每日 1 剂，可疏肝解郁，养血调经。

食疗药膳

补肾乌鸡汤

材料：杜仲、菟丝子、桑寄生、山药、白果各10g，枸杞5g，乌鸡肉300g，盐3g，姜2g。

做法：①乌鸡肉洗净切块；杜仲、菟丝子、桑寄生、山药、白果和枸杞分别洗净沥干；姜洗净，去皮切片。②将全部材料放入锅中，倒入适量水，加盐拌匀。③用大火煮开，转小火加盐炖约半小时。

功效：滋补肝肾，理气安胎。

柴胡疏肝茶

材料：柴胡15g，香附10g，白芍10g，郁金5g。

做法：①将柴胡、香附、白芍、郁金均洗净。②将柴胡、白芍、香附先放入锅中，加水适量，大火煮开后转小火续煮 10 分钟，再放入郁金，续煮 3 分钟即可关火。③滤除药渣，即可饮用。

功效：柴胡入肝经，能疏肝行气、解郁安神；香附疏肝理气、调经止痛，是治疗肝气郁滞引起的妇女月经不调、痛经、闭经的主药；白芍柔肝止痛、养血补虚；郁金行气解郁。四者搭配同用，可加强疏肝理气、活血调经的效果。

本草药典

荆芥

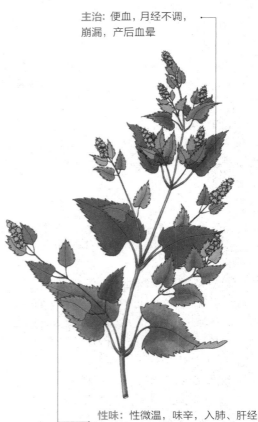

主治：便血，月经不调，崩漏，产后血晕

性味：性微温，味辛，入肺、肝经
功效：解表散风，透疹

月经过多

主要症状： 月经周期基本正常，但经量较以往明显增多，经血超过 80ml。有的患者同时伴有神倦体乏、面色苍白、气短言少、经行腹痛、口渴心烦、尿黄便结等症状。

病因探究： 冲任不固，经血失于制约是导致经血过多的病因，可分为气虚、血淤和血热三型。

预防原则： 滋阴清热；温经固涩。

饮食须知

气虚型患者应选择补气摄血的药材和食材，如黄芪、党参、西洋参、白术、山药、乌鸡、乳鸽、牛肉、红糖、红枣、猪肚、鲫鱼、小米、干荔枝、龙眼肉、奶类、蛋类等。血淤型患者应选择活血化淤的药材和食材，如当归、益母草、丹参、三七、桃仁、乌鸡、鳝鱼、黑木耳、葡萄、樱桃等。血热型患者应选择凉血止血的药材和食材，如赤芍、生地、白茅根、茄子、甲鱼、墨鱼、绿豆、赤小豆、苋菜、马齿苋、木耳菜、马兰头等。

民间偏方

气虚型： 羊肝 120g，韭菜 100g。羊肝切片，韭菜去黄叶、烂叶，然后洗净，切成段。食材放入铁锅，明火炒熟即可食用。

血淤型： 益母草 10g，生地黄 6g，黄酒 200ml。把黄酒倒入杯中，放入益母草和生地黄，隔水蒸炖 20 分钟。每日 2 次，每次 50ml。

食疗药膳

黑豆益母草瘦肉汤

材料： 瘦肉 250g，黑豆 50g，薏米 30g，益母草 20g，枸杞 10g，盐 5g。

做法： ①瘦肉洗净，切件，余水；黑豆、薏米、枸杞洗净，浸泡；益母草洗净。②将瘦肉、黑豆、薏米放入锅中，加入清水慢炖 2 小时。③放入益母草、枸杞稍炖，调入盐即可。

功效： 补肾，清热解毒，调经止痛。

洋参炖乳鸽

材料： 乳鸽 1 只，西洋参片 40g，山药 50g，红枣 8 枚，生姜 10g，盐 3g。

做法： ①西洋参略洗；山药洗净，加清水浸半小时，切片；红枣洗净；乳鸽去毛和内脏，切块。②把全部用料放入炖盅内，加适量沸水，盖好，隔水，小火炖 3 小时。③加盐调味即可。

功效： 乳鸽益气养血，滋补肝肾；西洋参益气补血、生津止渴；山药是药食两用的补气佳品，可补肺、脾、肾三脏；红枣益气补血。以上四者搭配炖汤食用，对气虚导致的月经量过多有很好的改善作用。

本草药典

天花粉

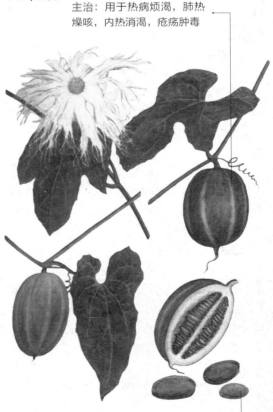

主治： 用于热病烦渴，肺热燥咳，内热消渴，疮疡肿毒

性味： 性微寒，味甘、微苦，入肺、胃经

功效： 清热生津，消肿排脓

月经过少

主要症状： 月经周期正常，经量减少或行经时间不足两天，甚至点滴即净，经量少于20ml。

病因探究： 多由于身体羸弱、精亏失血，或伤脾伤肾致使血海亏虚，经量减少；或者因为淤血内停，或痰湿堵塞，经脉受阻而导致血行不畅，经量减少。

预防原则： 补血；补肾；化淤；祛湿。

饮食须知

血虚型患者应选择补益气血的药材和食材，如当归、红枣、熟地、米酒、红酒、乌鸡、乳鸽、甲鱼、牛肉、红糖、小米、干荔枝、龙眼肉、蛋类等。肾虚型患者可选择枸杞、何首乌、山药、生地、熟地、银耳、黑木耳、猪腰、甲鱼等滋阴补肾的药材和食材。血淤型患者可选择川芎、桂枝、山楂、鸡血藤、香附、益母草、当归、玫瑰花、红酒、红糖等。痰湿型患者可选择健脾祛痰湿的药材和食材，如白术、茯苓、山楂、荷叶、陈皮、橘子、薏米、萝卜、芹菜、荸荠、冬瓜等。

民间偏方

血虚型： 人参、白芍、生地黄、当归、川芎、炙甘草、童便炒香附各3g，加水共煎，以红枣、生姜做引，可补气补血，对营血气虚者有一定的功效。

食疗药膳

首乌北芪鸡

材料： 何首乌、北芪、菟丝子、覆盆子、益母草各15g，当归、刘寄奴、白芍各9g，茯苓8g，川芎6g，鸡1500g，葱、姜各10g，盐4g，料酒20ml。

做法： ①鸡处理干净；姜去皮，洗净，拍松；葱洗净，切段。②全部药材洗净，装入纱布袋。③将鸡肉和纱布袋放进炖锅内，加入3L水，置大火上烧沸，改用小火炖1小时后加入葱段、盐、姜、料酒即可。

功效： 补血养肝，补肾，健脾补气。

川芎鸡蛋汤

材料： 川芎15g，鸡蛋1个，米酒20ml，盐适量。

做法： ①川芎洗净，浸泡于清水中约20分钟，泡发备用。②鸡蛋打入碗内，可适当放些盐，拌匀，备用。③起锅，倒入适量清水，再放入川芎，以大火煮滚后倒入鸡蛋，转小火，蛋熟后加入米酒即可。

功效： 川芎活血行气；米酒活血补血；鸡蛋益气补虚。三者可加强活血调经的功效。

本草药典

前胡

主治： 用于风热咳嗽痰多、痰热喘满、咯痰黄稠等痰湿诸症

性味： 性微寒，味苦、辛，入肺经
功效： 散风清热，降气化痰

经期延长

主要症状: 行经时间超过 7 天甚至淋漓半月才干净。或伴有神倦体乏、气短懒言、面色苍白、咽干口燥、潮热腮红、经行小腹疼痛拒按等症。

病因探究: 因气虚不能固摄冲任，血热扰乱血海，血行不畅所致，临床以气虚、血淤为多见。

预防原则: 益气养血；清热补肾。

饮食须知

气虚型患者可选择黄芪、党参、山药、白术、猪肚、乌鸡、瘦肉类、鱼类、奶类、蛋类等食物。血热型患者宜选择清热凉血的药材和食材，如赤芍、生地、丹皮、白茅根、茄子、油菜、苋菜、马齿苋、赤小豆等。血淤型患者应选择活血化淤、调经止血的药材和食材，如益母草、三七、香附、五灵脂、当归、川芎、桃仁、红花、乌鸡等。

民间偏方

健脾汤: 黄芪、当归、陈皮、白芍、白术、苍术各 3g，生地、炙甘草各 9g，柴胡 6g，熟地 15g，将以上材料加水共煎，每日 1 剂，日服 2 次，可补中健脾。

食疗药膳

党参乌鸡汤

材料: 乌鸡 1 只，党参、山药各 10g，当归片 6g，枸杞、红枣各 5g，盐 3g，胡椒粉 2g，姜 10g。

做法: ①党参洗净切段；当归片、红枣、山药、枸杞洗净；姜洗净切片；乌鸡处理干净，锅上火，爆香姜片，注入适量清水，水沸后下乌鸡稍焯去血水。②砂锅上火，倒入清汤，放进焯好的乌鸡及党参、枸杞、山药、当归、红枣，大火炖约 2 小时，加盐、胡椒粉调味即可。

功效: 补虚强身，益气健脾，补血调经。

益母草煮西芹

材料: 益母草 10g，西芹 300g，料酒 10ml，盐 3g，姜 5g，葱 10g，香油 15ml。

做法: ①将益母草洗净，切成 3cm 长的段，放入锅内，加 500ml 水，煮 25 分钟后过滤，留汁液；芹菜、葱切段，姜切片。②将芹菜、益母草液、姜、葱、料酒同放炖锅内，加水 1.5L，置武火上浇沸。③转小火煮 25 分钟，加入盐、香油即成。

功效: 活血化淤，调经止痛，清热解毒。

本草药典

马兰

主治: 用于感冒发烧，咳嗽，急性咽炎，小儿疳积，肠炎，崩漏，月经不调

性味: 性寒，味辛、苦，入手太阴肺、足厥阴肝经

功效: 清热解毒，散淤止血，消积

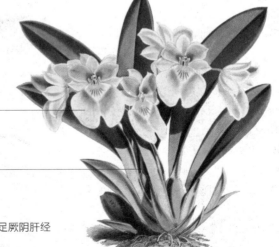

经间期出血

主要症状：月经周期基本正常，但在两次月经中间出现周期性的少量阴道出血。患者还可伴有腰酸腰痛，小腹两侧或一侧胀痛等症状。出血量增多，出血期延长，不及时治疗，则容易导致崩漏。

病因探究：多由肾阴不足、脾气虚弱、湿热扰乱、淤血壅滞引起阴阳转化不协调所致。

预防原则：补肾阴；活血化淤；去湿热。

饮食须知

肾阴虚型患者宜选择滋阴补肾的药材和食材，如熟地、女贞子、黄精、百合、墨旱莲、枸杞、山药、桑葚、黑豆、黑芝麻、猪蹄、猪肾、银耳、葡萄、樱桃、猕猴桃、荸荠、莴笋、甘蔗等。血淤型患者宜选择活血止血的药材和食材，如三七、丹参、赤芍、茜草、益母草、香附、五灵脂、当归、川芎、桃仁、红花、鸡内金、山楂、墨鱼、鳝鱼、黑木耳、芹菜等。湿热型患者宜选择清热利湿、凉血止血的药材和食材，如生地、丹皮、玄参、白茅根、槐花、马齿苋、川楝子、黄连、莲藕、苋菜、绿豆、薏米等。

民间偏方

肾阴虚型：粳米 50g，熟地黄 150g，冰糖适量。熟地黄洗净捣烂，与粳米、冰糖入砂锅，加水煮成稀粥，日服 2~3 次。

血淤型：鸡蛋 4 个，紫珠菜 200g，菜洗净与鸡蛋入瓦锅加水共煎，蛋熟去壳，再煮至蛋色变黑。每次服鸡蛋 1 个，每日 2 次，连服 100 个为一疗程。

食疗药膳

百合熟地黄汤

材料：百合、熟地黄各 50g，鸡蛋 2 个，蜜糖适量。

做法：①百合、熟地黄洗净。②鸡蛋煮熟，捞出，去壳备用。③将以上全部用料放入炖盅内，加清水适量，大火煮开后，改小火煲 1 小时，加入少许蜜糖即可。

功效：滋阴补肾，补肝养血。

归芪乌鸡汤

材料：当归 30g，黄芪 15g，红枣 6 枚，乌鸡 1 只，盐 5g。

做法①当归、黄芪分别洗净；红枣去核，洗净；乌鸡去内脏，洗净，余水。②将清水 2L 放入瓦煲中，煮沸后放入当归、黄芪、红枣、乌鸡，以大火煮开，再改用小火煲 2 小时。③加盐调味。

功效：当归补血活血；黄芪补气健脾；红枣益气养血；乌鸡补血调经。四者搭配对气血亏虚引起的经间期缺铁性贫血者均有食疗效果。

本草药典

秦艽

主治：用于风湿痹痛，筋脉拘挛，骨节酸痛，日晡潮热，发热

性味：性平，味辛、苦，入胃、肝、胆经

功效：祛风湿，清湿热，止痹痛

痛经

主要症状： 小腹胀痛或绞痛，有下坠感，腰酸、易冷，可延伸至会阴，肛门甚至大腿根部，严重者会发生嘴唇发紫发青、脸色苍白、浑身冒虚汗、四肢发软、眼前发黑，甚至晕厥。

病因探究： 与肾、肝、脾密切相关，肾虚、气血不足、压力，易致气血运行不顺，造成痛经。

预防原则： 补肾；健脾；疏肝；调理气血。

饮食须知

气滞血淤型患者应选择行气活血的药材和食物，如益母草、香附、五灵脂、当归、川芎、桃仁、红花、鸡内金、萝卜、橘子、山楂、墨鱼、鳝鱼等。寒凝胞宫型患者应选择散寒除湿、温经通脉功效的药材和食物，如干姜、艾叶、肉桂、吴茱萸、桂枝、茴香、花椒、洋葱、羊肉、狗肉、荔枝、龙眼肉等。气血虚弱型患者宜补气养血，可选择熟地、当归、何首乌、黄芪、党参、猪蹄、牛肉、乌鸡、土鸡、猪肝、猪肚、红枣等。肝肾阴虚型患者宜滋阴、补肝肾，可选择枸杞、何首乌、生地、熟地、墨旱莲、桑葚、葡萄、银耳、黑木耳、猪腰、甲鱼、乌龟等。

民间偏方

黄芪当归汤： 黄芪、当归各20g，香附15g，乌鸡1只，一起炖汤食用，可治疗气血虚弱型和气滞血淤型痛经症状。

当归炖羊肉： 当归30g，羊肉300g，生姜20g，炖汤食用，可温经散寒、化淤止痛。

食疗药膳

上汤益母草

材料： 益母草300g，蒜10g，瘦肉15g，红椒1颗，盐5g，上汤适量。

做法： ①益母草去根洗净，蒜去皮，红椒切块。②瘦肉剁碎，蒜炸香，益母草入沸水中余烫，捞出装盘。③瘦肉炒香，下入蒜、红椒、上汤、调味料，淋在益母草上即可。

功效： 活血化淤，调经止痛。

归参炖母鸡

材料： 当归15g，党参20g，母鸡1只，葱、姜、料酒、食盐各适量。

做法： ①将母鸡宰杀后，去毛，去内脏，洗净；当归、党参洗净。②将剁好的鸡块放入沸水中焯去血。③加清水，把砂锅放在大火上烧沸，加入当归、党参，然后再用小火炖至鸡肉烂熟，调入葱、姜、料酒、盐调味即成。

功效： 当归补血活血、调经止痛，为补血调经第一药；党参可益气补虚；母鸡可大补元气。三者搭配炖汤食用，对气血虚弱型痛经有很好的调养效果。

本草药典

蓬术

主治： 治心腹胀痛，癥瘕，积聚，宿食不消，妇女血淤经闭，跌打损伤作痛

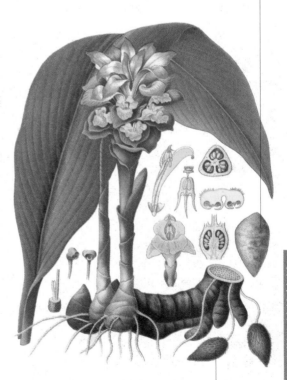

性味： 性温，味苦、辛，入肝、脾经

功效： 行气，破血，消积，止痛

闭经

主要症状： 女子年逾 16 周岁月经尚未来潮，或月经周期已建立后又中断 6 个月以上，或月经停闭超过 3 个经期。

病因探究： 闭经是由肝肾不足、气血亏虚、血脉失通所致。

预防原则： 补肾气；滋阴润燥；补气血、活血化淤；健脾祛湿。

饮食须知

加强营养，多食高糖、高蛋白、高维生素的食物。注意补血，常食有补血作用的食物，如蛋类、乳类、豆类、瘦肉类、绿叶蔬菜及水果。忌暴饮暴食。暴饮暴食会损伤脾胃的功能，使气机不利、血运不行，冲任血少而导致闭经。忌肥甘厚味，过多食用含有较高蛋白、胆固醇、脂肪食物，容易造成体内营养过剩、脂肪堆积，中医称之为痰湿壅盛、经脉阻塞。太过肥胖会导致经血运行不畅而致闭经。忌食生冷酸涩食物，生冷会导致血管收缩，血行凝滞，使经血闭而不行，从而发生闭经。

民间偏方

气滞血淤型： 鸡内金 30g，山药 90g，将之干燥，共研细末，日服 1 次，每服 12g，用黄酒或米酒送服。此方具有益气养血之功效，对气血虚弱型闭经患者有一定的帮助。

食疗药膳

参归枣鸡汤

材料： 党参 15g，当归 15g，红枣 8 枚，鸡腿 1 只，盐 2 小匙。

做法： ①鸡腿剁块，放入沸水中余烫，捞起冲净。②鸡肉、党参、当归、红枣一起入锅，加 7 碗水以大火煮开，转小火续煮半小时。③起锅前加盐调味即可。

功效： 补血活血，增加血液细胞、防治贫血，可改善因贫血造成闭经、月经稀发、量少等症状。党参、当归配伍可补气养血，促生红细胞，增强机体的造血功能，红枣可补益中气、养血补虚。

玫瑰调经茶

材料： 玫瑰花 7~8 朵，益母草 10g。

做法： ①将玫瑰花、益母草略洗，去除杂质。②将玫瑰花及益母草放入锅中，加水 600ml，大火煮开后再煮 5 分钟。③关火后倒入杯中即可。

功效： 疏肝解郁，活血通经，可改善气滞血淤引起的月经紊乱、闭经、乳房胀痛等症状。

本草药典

姜黄

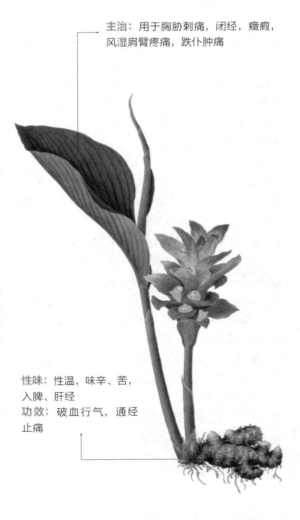

主治： 用于胸胁刺痛，闭经，癥瘕，风湿肩臂疼痛，跌仆肿痛

性味： 性温，味辛、苦，入脾、肝经

功效： 破血行气，通经止痛

带下过多

主要症状： 带下量明显增多，色、质、气味异常，或伴有局部及全身症状的疾病，或带下过少。

病因探究： 多是由湿邪伤及任、带，以致任脉不固、带脉失约所致。外湿多由外因而感受湿热毒虫之邪；内湿一般是脾虚失运，肾阳亏虚所致。

预防原则： 健脾胃；补肾阳；保持居室干燥。

饮食须知

带下过多患者应多进食具有健脾温肾，培元固本作用之物，如扁豆、蚕豆、豇豆、山药、栗子、莲子、榛子、芡实、黑木耳、胡桃肉、白果、米仁、海参、淡菜等。不宜过度饮食生冷寒凉之物，如河蚌、蛤蜊、田螺、蛏子等。

民间偏方

祛湿方： 甘草 3g，龙胆草 9g，双花 20g，栀子、丹皮、泽泻各 10g，蒲公英、黄柏各 12g，生地、车前子、败酱草、土茯苓各 15g，加水共煎，日服 1 剂，连服 5 剂。可清热利湿，化淤止带，对湿热下注型带下过多患者有一定的功效。

健脾汤： 岗稔根 30g，何首乌 20g，菟丝子 25g，炙甘草、白芷、白芍各 10g，海螵蛸、白术各 15g，加水共煎，日服 3 次，可健脾固肾，收敛止带。

食疗药膳

白果煲猪肚

材料： 猪肚 300g，白果 30g，葱、姜各 10g，盐 4g，料酒 10ml，生粉 30g，高汤 600ml。

做法： ①猪肚用盐和生粉抓洗干净，重复 2~3 次后冲洗干净切条，葱切段、姜去皮切片。②将猪肚和白果放入锅中，加入适量水煮 20 分钟至熟，捞出沥干水分。③将所有材料一同放入瓦罐内，加入高汤及料酒，小火烧煮至肚条软烂时，加入调味料即可。

功效： 补气健脾，利湿止带。

覆盆子米粥

材料： 粳米 100g，覆盆子 20g，盐适量。

做法： ①将粳米洗净，泡发半小时后捞出沥干水分；覆盆子洗净，用纱布包好，置于锅中，加适量清水煎取药液备用。②锅置火上，倒入清水，放入粳米，大火煮至米粒开花。③再倒入覆盆子药液同煮片刻，再以小火煮至浓稠状，调入盐拌匀即可。

功效： 覆盆子可滋补肝肾、固涩止带；粳米健脾补气。两者合用，对肾虚型带下量多，尿频或夜尿多者有较好的食疗效果。

本草药典

败酱草

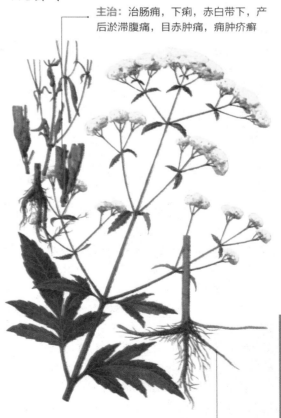

主治： 治肠痈，下痢，赤白带下，产后淤滞腹痛，目赤肿痛，痈肿疥癣

性味： 性平，味苦，入肝、胃、大肠经

功效： 清热解毒，排脓破淤

带下过少

主要症状： 带下量明显减少，以致阴中干涩痒痛，或者阴部萎缩。

病因探究： 与卵巢功能早衰、绝经后卵巢功能下降、手术切除卵巢后、盆腔放疗后、严重卵巢炎及长期服用某些药物抑制卵巢功能等导致阴道分泌物减少有关。

预防原则： 滋补肝肾；养血化淤。

饮食须知

血枯淤阻型患者应选择滋阴养血、活血化淤的药材和食材，如当归、白芍、熟地、山药、枸杞、桃仁、丹参、牛膝、炙甘草、动物血、动物肝脏、瘦肉、乌鸡、黑木耳、银耳、葡萄、菠菜等。肝肾亏虚型患者应选择滋阴补肝肾的药材和食材，如熟地、何首乌、黄精、山萸肉、山药、枸杞、鹿角胶、阿胶、麦冬、百合、女贞子、甲鱼、乌龟、干贝、蛤蜊、牡蛎肉等。患者应少食辛辣刺激性食物，少吃燥热伤阴的食物，如花椒、桂皮、茴香、羊肉、辣椒等。

民间偏方

丹参红糖饮： 丹参 15g，水 150ml，红糖适量。丹参洗净入锅，加水煮至剩约 100ml 的水时捞除丹参，放入适量红糖搅匀即可饮服。

食疗药膳

狗脊熟地乌鸡汤

材料： 狗脊、熟地、花生各 30g，红枣 6 枚，乌鸡 1 只，盐 5g。

做法： ①狗脊、熟地、花生分别洗净；红枣去核，洗净；乌鸡去内脏，洗净，余水。②将清水 2L 放入瓦煲中，煮沸后放入狗脊、熟地、花生、红枣、乌鸡，以大火煮开，改用小火煲 3 小时，加盐调味即可。

功效： 滋补肝肾，滋阴补血。

首乌红枣熟地粥

材料： 粳米 60g，薏米 30g，何首乌、熟地黄、腰果、红枣各适量，冰糖少许。

做法： ①粳米、薏米均泡发洗净；红枣洗净，切片；腰果洗净；何首乌、熟地黄均洗净，加水煮好，取汁待用。②锅置火上，倒入煮好的汁，放入粳米、薏米，以大火煮开。③加入红枣、腰果、冰糖煮至浓稠状即可食用。

功效： 何首乌、熟地黄均是滋补肝肾、养血生津的佳品；腰果补肾强腰；红枣益气养血；粳米、薏米健脾益气、美容养颜。以上几味同用，对卵巢功能减退引起的带下过少、阴道干涩症状有食疗效果。

本草药典

鸭跖草

主治： 治水肿，脚气，小便不利，感冒，丹毒，腮腺炎，黄疸肝炎，热痢，疟疾，鼻衄，尿血，血崩，白带，痈疽疔疮

性味： 性寒，味甘，入心、肝、脾、肾、大小肠诸经

功效： 行水，清热，凉血，解毒

先兆流产

主要症状： 分三种类型：肾虚型表现为阴道下血，头晕耳鸣，尿频或失禁；血热型表现为胎动下坠，胎漏下血，手心烦热；气血虚弱型表现为胎动下坠，阴道少量出血，神倦体乏，腰酸腰胀。

病因探究： 多因冲任不固，无法摄血养胎使孕妇体弱所致，或劳累、外伤所致。

预防原则： 补肾；凉血；补气血；预防外伤。

饮食须知

先兆性流产后患者的身体比较虚弱，需要多注意休养，饮食上也要注意以温补和易于消化为主，可以多吃些含有丰富蛋白质和维生素的食物，如鱼类、肉类、蛋类等。多食富含各种维生素及微量元素、易于消化的食品，如各种蔬菜、水果、豆类、蛋类、肉类等。胃肠虚寒者，慎服性味寒凉的食品，如绿豆、银耳、莲子等；体质阴虚火旺者，慎服雄鸡、牛肉、狗肉、鲤鱼等易使人上火的食品。多食富含膳食纤维的食物，以加强肠胃蠕动功能，避免腹胀以及便秘，便秘的孕妇禁止用泻药通便，如大黄、番泻叶等。

民间偏方

气血虚弱型： 炙甘草、白芍（酒炒）各 3g，杜仲（盐水炒）、阿胶（蛤粉炒）、白术各 4.5g，炒山药、当归、枸杞各 6g，熟地 9g，水煎服，红枣为引，每日 1 剂。

食疗药膳

白术红枣粥

材料： 粳米 100g，白术、红枣各适量，白糖 4g。

做法： ①粳米洗净泡发；红枣洗净；白术洗净，加水煮汁。②锅置火上，加入适量清水，倒入煮好的汁，放入粳米，以大火煮开。③再加入红枣煮至粥呈浓稠状，调入白糖拌匀即可。

功效： 健脾补气，益气补血。

菟丝子粳米粥

材料： 粳米 100g，菟丝子 20g，白糖、葱各适量。

做法： ①将粳米淘洗干净，置于冷水中浸泡半小时后捞出沥干水分，备用；菟丝子洗净；葱洗净，切花。②锅置火上，倒入清水，放入粳米，以大火煮至米粒开花。③再加入菟丝子煮至浓稠状，撒上葱花，调入白糖拌匀即可。

功效： 菟丝子具有滋补肝肾、固精缩尿、理气安胎、明目、止泻的功效，对肝肾亏虚引起的胎动不安、腰膝酸软、神疲乏力、头晕耳鸣等症均有很好的疗效。

本草药典

苎麻

主治： 感冒发热，肾炎水肿，孕妇腹痛，胎动不安，先兆流产，跌打损伤

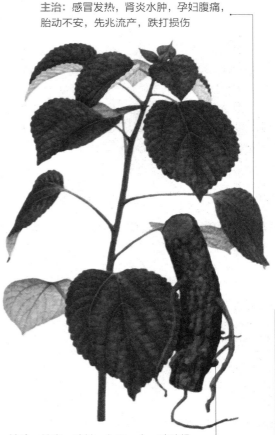

性味： 性寒，味甘，入肝、心、膀胱经

功效： 清热利尿，安胎止血，解毒

习惯性流产

主要症状： 习惯性流产指流产 3 次或 3 次以上的自然流产，分为早期习惯性流产和晚期习惯性流产。早期习惯性流产指流产发生在妊娠 12 周以前，晚期习惯性流产指流产发生在妊娠 12 周以后。

病因探究： 多因脾肾亏虚、冲任失调、气血不足所致。

预防原则： 合理饮食；作息规律；情志舒畅；讲究卫生；节制房事。

饮食须知

习惯性流产患者身体多比较虚弱，饮食上要注意以补虚、增强体质为主，可以多吃些含有丰富蛋白质和维生素的食物，如鱼类、肉类、蛋类、奶类、坚果等。多食富含各种维生素及微量元素、易于消化的食品，如各种蔬菜、水果、豆浆等。胃肠虚寒者，慎服性味寒凉的食品，如绿豆、银耳、苦瓜等；体质阴虚火旺者，多食富含膳食纤维的食物，以加强肠胃蠕动功能，避免腹胀以及便秘。

民间偏方

坐胎汤： 龙眼肉、莲子各 50g，小火煲汤，可加山药 100g 煮粥，孕后开始食用，每日 1 次，本方对有习惯性流产者有一定的功效。

菟丝子粥： 粳米 100g，菟丝子 60g，白糖适量。菟丝子捣碎，水煎，去渣留汁，放入粳米煮粥，粥熟加白糖。此方固气养血，可补虚安胎。

食疗药膳

艾叶煮鹌鹑

材料： 艾叶 30g，菟丝子 15g，川芎 5g，鹌鹑 2 只，黄酒、盐、香油各适量

做法： ①将鹌鹑洗净，艾叶、菟丝子、川芎分别洗净。②砂锅中注入清水 200ml，放入艾叶、菟丝子、川芎和鹌鹑。③烧开后，捞去浮沫，加黄酒和盐，小火炖至熟烂，淋香油即可。分 2 次趁热食鹌鹑喝汤。

功效： 散寒止痛，温经止血，暖宫安胎，补肾温阳。

阿胶牛肉汤

材料： 阿胶粉 15g，牛肉 100g，米酒 20ml，生姜 10g，红糖适量。

做法： ①将牛肉洗净，去筋切片。②牛肉片与生姜、米酒一起放入砂锅，加适量水，用小火煮半小时。③再加入阿胶粉，并不停地搅拌，至阿胶溶化后加入红糖，搅拌均匀即可。

功效： 阿胶甘平，能补血止血、调经安胎；牛肉补脾生血，与阿胶配伍能温中补血，配伍生姜、米酒，更增健脾和胃、理气安胎之功，对气血亏虚引起的胎动不安、胎漏下血有很好的食疗效果。

本草药典

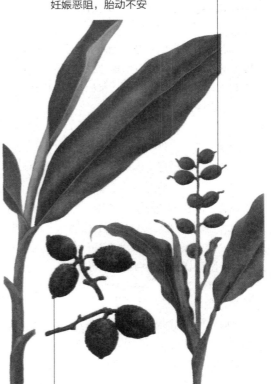

砂仁

主治： 用于湿浊中阻，脘痞不饥，脾胃虚寒，呕吐泄泻，妊娠恶阻，胎动不安

性味： 性温，味辛，入脾、胃、肾经

功效： 化湿开胃，温脾止泻，理气安胎

妊娠呕吐

主要症状： 恶心呕吐、头晕倦怠等早孕反应一般 3 个月后可自行消失；若症状持续加重，严重者可出现全身乏力、精神萎靡、消瘦，甚至可见血压下降、体温升高、黄疸、嗜睡或昏迷等症状。

病因探究： 多由冲气上逆、胃失和降所致，临床以肝胃不和、脾胃虚弱所致。

预防原则： 健脾胃；补气血；和肝胃。

饮食须知

宜调配饮食，饮食宜清淡、易消化，鼓励患者进食，宜采取少食多餐的进食原则。脾胃虚弱型患者应多选择具有健脾胃、止呕吐的药材和食物，如砂仁、肉豆蔻、生姜、白扁豆、猪肚、鲫鱼、乌鸡、苏梗等。肝胃不和型患者应多食具有疏肝理气、和胃止呕的药材和食物，如陈皮、柴胡、木瓜、橙汁、话梅等。气阴两虚型患者应食用具有滋阴益气的药材和食物，如党参、太子参、黄精、枸杞、玉竹、乌梅、鸭肉、乌鸡、银耳等。忌食肥甘厚味以及辛辣刺激性食物，如肥肉、辣椒、胡椒等。

民间偏方

止呕汤： 生姜 5g，太子参 15g，砂仁、吴茱萸、炙甘草各 6g，陈皮、竹茹、木香、苏叶、制半夏各 10g，白芍、炒白术各 12g，水煎服，每日 1 剂，服用 3~7 日。

食疗药膳

陈皮话梅鸡

材料： 甘草、陈皮丝各 6g，鸡腿 90g，酸梅、话梅各 5g，姜 10g，葱、酱油、红糖、油各适量。

做法： ①鸡腿腌渍，入油锅炸至金黄色；陈皮丝、甘草放入纱布袋；将调味料烹煮成汤汁。②准备一个蒸碗，放入鸡腿、酸梅、话梅、姜、汤汁、纱布袋，加水至九分满，盖上保鲜膜放入蒸笼煮 45 分钟即可食用。

功效： 理气和胃，化湿止呕，酸甘开胃，生津止呕。

豆蔻陈皮鲫鱼羹

材料： 鲫鱼 1 条，豆蔻、陈皮各适量，盐少许，葱段 15g。

做法： ①鲫鱼宰杀后处理干净，斩成两段后下入热油锅煎香；豆蔻、陈皮均洗净浮尘。②锅置火上，倒入适量清水，放入鲫鱼，待水烧开后加入豆蔻、陈皮煲至汤汁呈乳白色。③加入葱段继续熬煮 20 分钟，调入盐即可。

功效： 行气暖胃，消食除胀，宽中止呕。

本草药典

生姜

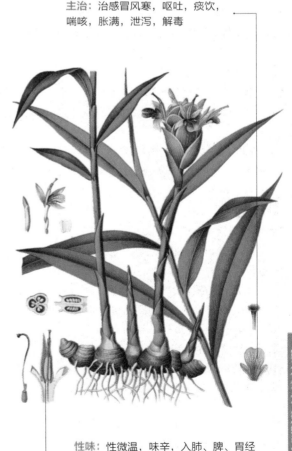

主治： 治感冒风寒，呕吐，痰饮，喘咳，胀满，泄泻，解毒

性味： 性微温，味辛，入肺、脾、胃经
功效： 解表散寒，温中止呕，化痰止咳

妊娠肿胀

主要症状：妊娠中晚期出现浮肿，水肿多由踝部开始逐渐向小腿、大腿、腹壁、外阴部以及全身蔓延。水肿处皮肤紧张而发亮，按之有凹陷。

病因探究：素体脾肾阳虚、水湿不化、气滞湿停是导致妊娠肿胀的主因。

预防原则：健脾补肾；利水理气。

饮食须知

肾虚型患者应选择补肾利水的药材和食物，如干姜、山茱萸、车前草、补骨脂、乌鸡、羊肉、鸽肉、猪腰、海带、黑豆、荸荠、芹菜等。脾虚型患者应选择具有健脾益气、利水消肿的药材和食物，如黄芪、白术、茯苓、砂仁、鲫鱼、鲤鱼、青鱼、赤小豆、冬瓜、猪肚、白扁豆等。气滞型患者应选择理气利水的药材和食材，如天仙藤、陈皮、大腹皮、木香、苏叶、桑白皮、木瓜、香附、橙子、萝卜等。饮食宜清淡，宜低盐饮食，忌食腌肉、咸菜等。

民间偏方

利水汤： 玉米须30g，桑白皮、冬瓜皮各15g，水煎服，本方对各型妊娠肿胀患者有一定的功效。

白术茯苓腹皮汤： 白术20g，茯苓、大腹皮、生姜皮各10g，炙甘草6g，煎水服用，可健脾利水、安胎消肿。

食疗药膳

赤小豆煲乳鸽

材料： 乳鸽1只，赤小豆100g，胡萝卜50g，盐3g，胡椒粉2g，姜10g。

做法： ①胡萝卜去皮洗净，切片；乳鸽去内脏洗净，焯烫；赤小豆洗净，泡发；姜去皮洗净切片。②锅上火，加适量清水，放入姜片、赤小豆、乳鸽、胡萝卜片，大火烧开后转小火煲约2小时。③起锅前调入盐、胡椒粉即可。

功效： 清热解毒，利水消肿，健脾行气。

茯苓莲子粥

材料： 粳米100g，茯苓、红枣、莲子各20g，白糖、红糖各适量。

做法： ①粳米泡发洗净；红枣洗净，切成小块；茯苓洗净；莲子洗净，泡发后去除莲心。

②锅置火上，倒入适量清水，放入粳米，以大火煮开，再放入莲子、茯苓、红枣，以小火煮至粥浓稠状，调入白糖、红糖拌匀即可。

功效： 养心安神，健脾利湿，改善失眠、心悸等症状，还有补血养颜的功效。

本草药典

白鲜

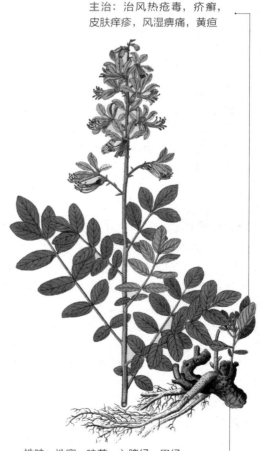

主治： 治风热疮毒，疥癣，皮肤痒疹，风湿痹痛，黄疸

性味： 性寒，味苦，入脾经、胃经、膀胱经

功效： 祛风，燥湿，清热，解毒

妊娠贫血

主要症状： 倦怠乏力、气短、面色苍白、浮肿、食欲不振，血红蛋白或红细胞总数降低，红细胞比容下降。

病因探究： 先天禀赋不足，精血亏虚；后天脾胃虚弱，生化无源；大病失血，精血暗耗。

预防原则： 健脾养心；益气补血；滋肝养肾。

饮食须知

心脾两虚型患者应多选用具有健脾养心的药材和食物，如熟地、当归、灵芝、乌鸡、猪肚、猪心、小米、红枣、牛奶、莲子等。气血两虚型患者应多选用补益气血的药材和食物，如冬虫夏草、灵芝、熟地、当归、何首乌、山药、龙眼肉、乌鸡、猪肚等。肝肾不足型患者应选择具有滋补肝肾的药材和食物，如熟地、黄精、何首乌、桑葚、葡萄、黑豆、黑米、乌鸡、墨鱼等。少食辛辣、肥腻、寒性之物。

民间偏方

补血汤： 枸杞 10g，红枣 10 枚，鸡蛋 2 个，花生仁 100g，红糖 50g。花生仁、枸杞先煮熟，后加入红糖、红枣和鸡蛋共煮至熟，每日 1 次，连服 10~15 日。

食疗药膳

阿胶猪皮汤

材料： 阿胶 25g，葱白 15g，猪皮 500g，姜、盐各适量。

做法： ①将阿胶放入碗内，上蒸笼蒸化。②把姜洗净切片；把猪皮洗净放锅内煮透，捞出用刀将猪皮里外刮干净，再切成条。③锅内加 2L 开水，下猪皮及阿胶、葱白、姜片、盐，先用旺火烧开，再转慢火熬半小时即可。

功效： 滋阴益气，美容养颜，补血安胎。

地黄乌鸡汤

材料： 生地黄、牡丹皮各 15g，红枣 8 枚，午餐肉 100g，乌鸡 1 只，姜、葱、盐、料酒各适量，骨头汤 2.5L。

做法： ①将生地黄、红枣、牡丹皮洗净，沥干水；午餐肉切片；姜切片；葱切段。②乌鸡去内脏及爪尖，切块，入开水中余去血水。③将骨头汤倒入净锅中，放入乌鸡块、肉片、地黄、红枣、姜，烧开后加入盐、料酒、葱调味即可。

功效： 补虚损、益气血、生津安神，可以治疗气血虚损、血热伤津、心烦气躁、牙痛等症，是女性安心、养气的上好补品，尤其适宜处于妊娠期贫血、更年期心烦易怒的女性们食用。

本草药典

荔枝

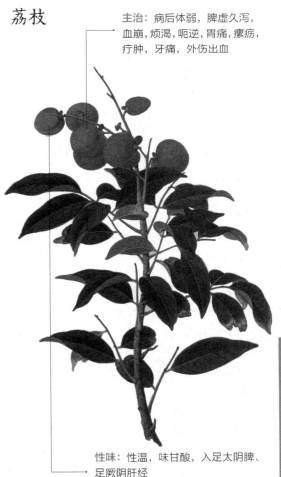

主治： 病后体弱，脾虚久泻，血崩，烦渴，呃逆，胃痛，瘰疬，疔肿，牙痛，外伤出血

性味： 性温，味甘酸，入足太阴脾、足厥阴肝经

功效： 生津，益血，理气，止痛

妊高症

主要症状： 高血压、蛋白尿、水肿等，严重者在妊娠晚期或临产前及新产后，突然发生眩晕仆倒、昏不知人、两目上视、牙关紧闭、四肢抽搐、全身僵直，或者片刻即醒，醒后再复发，甚至昏迷不醒。

病因探究： 多胎妊娠；前列腺素缺乏前列腺素类物质；遗传因素。

预防原则： 定期产检；注意多胎。

饮食须知

妊娠高血压患者平时应多选择具有降低血压的药材和食物，如山药、莲子、枸杞、百合、西洋参、罗汉果、决明子、海参、杜仲、葛根、荷叶、夏枯草、菊花、玉米须、海带、芹菜、银耳、黑木耳、绿叶蔬菜、冬瓜、梨等。肝风内动型患者应选择天麻、菊花、栀子、罗布麻、桑叶、决明子、昆布、首乌、生地、银耳、枸杞、黑木耳、芹菜、冬瓜、西瓜等清肝火，平肝阳的药材和食材。痰火上扰型患者应选择降压化痰、开窍醒神的药材和食材，如黄芩、黄连、栀子、葛根粉、知母、萝卜、冬瓜、杏仁、白果、香菇等。

民间偏方

四味饮： 芹菜 300g，海带 100g，决明子 10g，菊花 5g。将以上四味分别洗净，入锅煎水服用，可有效降低血压，防治"子痫"症状。

食疗药膳

百合赤小豆甜汤

材料： 赤小豆 100g，百合 12g，红糖适量。

做法： ①赤小豆淘净，放入碗中，浸泡 3 小时，备用；赤小豆入锅，加适量水煮开，转小火煮至呈半开状。②将百合剥瓣，修葺花瓣边的老硬部分，洗净，加入做法 1 中续煮 5 分钟，直至汤变黏稠为止。③加红糖调味，搅拌均匀即可。

功效： 润肠通便，降血压，降血脂，调节血糖，解毒抗癌。

杜仲炖排骨

材料： 杜仲 12g，红枣、枸杞各适量，排骨 250g，米酒 1 大匙。

做法： ①排骨斩块，入水氽烫除去血丝和腥味，备用。②将杜仲、红枣、枸杞洗净，枸杞和红枣分别泡发备用。③锅置火上，倒入适量清水，

将所有食材一起放入砂锅中，炖熬 25 分钟左右，待汤水快收干时，熄火即可。

功效： 补肝肾、强筋骨、安胎，可治腰脊酸疼、足膝痿弱、小便余沥、阴下湿痒、胎漏欲堕、胎动不安、高血压等。

本草药典

卵叶土茯苓

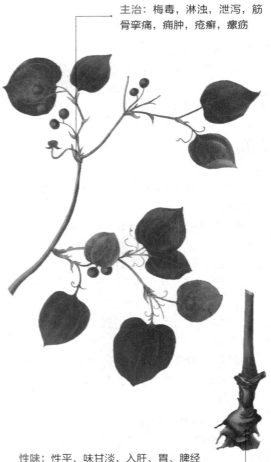

主治： 梅毒，淋浊，泄泻，筋骨挛痛，痈肿，疮癣，瘰疬

性味： 性平，味甘淡，入肝、胃、脾经

功效： 清热除湿，泄浊解毒，通利关节

妊娠咳嗽

主要症状：妊娠期间，咳嗽不已。若咳嗽剧烈或久咳不止，可损伤胎气而致小产、堕胎。有的患者或伴有咽燥口干、失眠盗汗、食欲不振、消化不良等症。

病因探究：肺脾伤损是妊娠咳嗽的主因，临床分为阴虚肺燥和脾虚痰饮。

预防原则：养阴润肺；健脾除湿。

饮食须知

阴虚肺燥型患者，饮食宜清淡，忌厚味油腻、辛辣刺激的食物，药材可选用川贝、玉竹、沙参、麦冬、百合、桔梗、太子参等以滋阴润肺。脾虚痰饮型患者，宜健脾化痰，药性要缓和，不可下猛药，可选用茯苓、白术、陈皮、杏仁、莱菔子等。宜多食萝卜、丝瓜、枇杷、橘子、柚子、金橘、杏仁、核桃仁、百合、银耳、雪梨等具有调畅肺气、止咳化痰作用的食物。若咳嗽日久出现胎动不安者，宜在止咳药中适当加入安胎药，如苏梗、艾叶、白术、砂仁、杜仲、菟丝子、桑寄生等。忌油煎炙烤食品，不要吃糖果、饼干等甜食，花生、瓜子、油炸物等都应禁吃。

民间偏方

脾虚型：桑白皮、人参、橘红、天门冬、知母、青皮、五味子、地骨皮、甘草各 3g，生姜 2 片，水煎服，每日 1 剂，日服 2 次。

食疗药膳

杏仁鹌鹑汤

材料：冬虫夏草 6g，杏仁 15g，鹌鹑 1 只，蜜枣 3 枚，盐 5g。

做法：①冬虫夏草洗净，浸泡；杏仁温水浸泡，去红皮、杏尖，洗净。②鹌鹑去内脏，洗净，氽水，斩件；蜜枣洗净。③将以上原材料放入炖盅内，注入沸水，加盖，隔水炖 4 小时，加盐调味即可。

功效：补肺平喘，止血化痰，补肾安胎。

川贝酿雪梨

材料：新鲜水梨 1 个，川贝 10g，银耳 2.5g。

做法：①将银耳泡软，去蒂，切成细块，置凉备用；水梨从蒂柄上端平切，挖除中间的子核。②将川贝洗净，将川贝、银耳置入梨心，并加满清水，放进碗盅里，再移入电锅内，外锅加

400ml 水。③约 15 分钟后，即可蒸熟。其梨肉、梨汁十分可口、美味。

功效：川贝清热润肺、化痰止咳；水梨则润肺止咳。本品将川贝和水梨两者的优点积聚一处，可养阴润肺，适合肺热燥咳、阴虚久咳、干咳无痰、咽干舌燥症状。

本草药典

款冬花

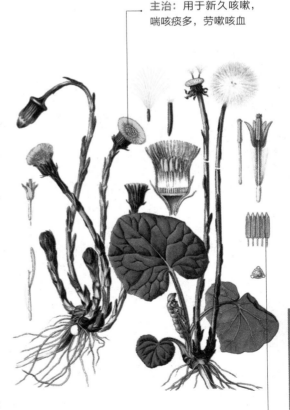

主治：用于新久咳嗽，喘咳痰多，劳嗽咳血

性味：性温，味辛、微苦，入肺经
功效：润肺下气，止咳化痰

产后血晕

主要症状： 产妇分娩后头晕眼花，不能起坐，胸闷，恶心呕吐，痰涌气急，心烦不安，甚或神志昏迷、牙关紧闭，不省人事。

病因探究： 虚者多因阴血流失过多，心神失守所致，实者多由淤血壅阻，扰乱心神而发。

预防原则： 补气血；健脾化痰。

饮食须知

血虚气脱型患者应选择具有大补元气、温阳固脱的药材和食材，如制附子、人参、当归、黄芪、红枣、干姜、羊肉、土鸡、猪肚等。若阴道下血不止，可加入黑芥穗、姜炭、艾叶、三七以增强止血之功。淤阳气闭型患者应选择活血逐淤的食材，如当归、川芎、三七、乳香、没药、桃仁、红花、益母草、五灵脂等。产后血晕恢复期应大补气血，多食红枣、龙眼肉、乌鸡、鸽肉、牛肉、猪肚、排骨汤、鸡汤，可选择药性缓和的补益药材，如冬虫夏草、灵芝、熟地、当归、首乌、山药、党参等。

民间偏方

参附汤： 人参 30g，制附子 15g。将制附子加水煎煮 2 小时，另起锅，人参加水用文火煎煮 1 小时，将两者药汁兑匀服用，可治疗血虚气脱型产后血晕症。

食疗药膳

熟地龙骨煲冬瓜汤

材料： 熟地 50g，龙骨 300g，冬瓜 100g，姜片 10g，葱段 10g，盐 3g，胡椒粉 2g。

做法： ①将所有材料洗净，龙骨斩件，冬瓜切片。②烧油锅，炒香姜片、葱段，放适量清水，大火煮开，放入龙骨焯烫，滤除血水。③砂煲上火，放入龙骨、姜片、熟地、冬瓜，文火炖约 40 分钟，调味即可。

功效： 甘温质润，补阴益精。

灵芝核桃枸杞汤

材料： 灵芝 30g，核桃仁 50g，红枣 2 枚，冰糖 20g，枸杞 10g。

做法： ①灵芝切小块，核桃仁用水泡发，撕去黑皮，枸杞泡发。②煲中放水，下入灵芝、核桃仁、枸杞、红枣、盖上盖，煲 40 分钟。③将火调小，下入冰糖调味，待冰糖溶化，即可食用。

功效： 灵芝可宁心安神、补益五脏；核桃仁可补血养气、补肾填精；枸杞可滋补肝肾；此品尤其适宜产后血晕恢复期者食用。

本草药典

荆芥

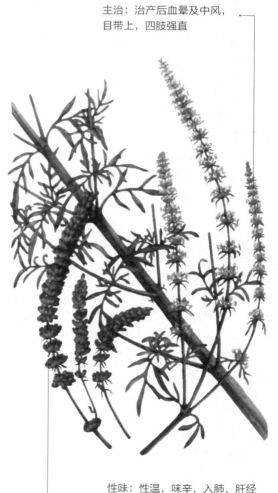

主治： 治产后血晕及中风，目带上，四肢强直

性味： 性温，味辛，入肺、肝经

功效： 破结聚气，下淤血，除湿痹

产后腹痛

主要症状： 在产褥期内，下腹部会呈阵发性及节律性疼痛，多于产后 1~2 日出现，持续 2~3 天自然消失。有的患者腹痛阵阵加剧，难以忍受，或腹痛缠绵不愈，疼痛不已。

病因探究： 多因气血运行不通所致，临床分为气血两虚型和淤阻胞宫型。

预防原则： 临产前注意保暖；临产及产后预防出血。

饮食须知

气血两虚型患者应选择益气养血的药材和食物，如人参、党参、阿胶、当归、熟地、白芍、红枣、干荔枝、龙眼肉、动物肝脏、猪肚、乌鸡、红米、黑米等。淤阻胞宫型患者应选择温经散寒、活血化淤的药材和食材，如肉桂、桂枝、川芎、鸡血藤、香附、泽兰、元胡、生姜、米酒、红酒、羊肉、甲鱼等。患者应确保营养全面，多进食高蛋白食物，如瘦肉类、鱼类、蛋类、奶类，还要摄入足够的新鲜蔬菜、水果，有利于身体的恢复。多摄入具有补益气血以及活血化淤的食物，如乌鸡、红米、羊肉、当归、山楂、米酒等。忌食甜食，如果糖、巧克力等，这些食物不利于产后腹痛的恢复。

民间偏方

淤阻胞宫型： 粳米 50g，泽兰 30g。先煎泽兰，去渣取汁，汁入粳米同煮粥，空腹食用，本方对产后淤滞腹痛患者有一定的功效。

食疗药膳

丹参三七炖鸡

材料： 乌鸡 1 只，丹参 30g，三七 10g，盐 5g，姜适量。

做法： ①乌鸡洗净切块，丹参、三七洗净。②三七、丹参装于纱布袋中，扎紧袋口。③布袋与鸡同放于砂锅中，加清水 600ml，烧开后，加入姜丝和盐，小火炖 1 小时即可。

功效： 补虚劳，活血散淤。

当归生姜羊肉汤

材料： 当归 50g，生姜 20g，羊肉 500g，盐、酱油、蒜各适量。

做法： ①先将羊肉洗净，切成小块，放入沸水锅内氽去血水，捞出散热。②将当归、生姜用水洗净，顺切成大片。③取砂锅放入适量清水，将羊肉、当归、生姜放入，大火烧沸后，去掉浮沫，改用小火炖至羊肉烂熟，即可食用。

功效： 当归可补虚劳、化淤血；生姜、羊肉可暖胞宫、散寒凝。三者配伍同用，对产后寒凝血淤引起的腹痛有很好的疗效。

本草药典

泽兰

主治： 用于月经不调，经闭，痛经，产后淤血腹痛，水肿

性味： 性微温，味苦、辛，入肝、脾经
功效： 活血化淤，行水消肿

产后恶露不绝

主要症状： 产后血性恶露日久不尽，量或多或少，色暗红或紫红，或有恶臭气，可伴有神疲懒言、气短乏力、小腹空坠；或小腹疼痛拒按，出血较多者可伴有贫血症状，严重者还可导致晕厥。

病因探究： 此病多因冲任失和，气血运行不畅所致，临床以气虚、血热、血淤为多见。

预防原则： 益气养血；活血化淤。

饮食须知

产后气虚型患者应多摄入具有补益气血的药材和食物，如当归、黄芪、党参、白芍、红枣、龙眼肉、米酒、黑米、乌鸡、羊肉等。产后血热型患者应选用凉血止血的药材和食材，如丹皮、赤芍、白茅根、生地、槐花、茜草、黑木耳、马齿苋、苋菜、茄子、莲藕、丝瓜、油菜等。产后血淤型患者应选用活血化淤的药材和食材，如三七、丹参、当归、益母草、川芎、元胡、香附、玫瑰花、月季花、红酒等。忌食甜食，如果糖、巧克力等，这些食物不利于产后恢复。

民间偏方

益母草粥： 粳米 100g，马齿苋、益母草各 30g，红糖适量。马齿苋和益母草水煎取汁，粳米煮粥将熟时加入红糖和药汁。

食疗药膳

当归芍药多味排骨

材料： 当归、白芍、熟地、丹参各 15g，川芎 15g，三七粉 5g，排骨 500g，米酒 1 瓶，盐适量。

做法： ①将排骨洗净，余烫去腥，再用冷开水冲洗干净，沥水、备用。②将当归、白芍、熟地、丹参、川芎入水煮沸，下排骨，加米酒，待水煮开，转小火，续煮半小时，最后加入三七粉，拌匀，适度调味即可。

功效： 缓急止痛，活血化淤。

无花果煲猪肚

材料： 无花果 20g，猪肚 1 个，蜜枣适量，盐、鸡精、胡椒、醋、老姜各适量。

做法： ①猪肚加盐、醋反复擦洗，用清水冲净；无花果、蜜枣洗净；胡椒稍研碎；姜洗净，去皮切片。②锅中注水烧开，将猪肚余去血沫后捞出。③将所有食材一同放入砂煲中，加清水，大火煲沸后改小火煲 2 小时，至猪肚软烂后调入盐、鸡精即可。

功效： 补虚损，健脾胃。

本草药典

地榆

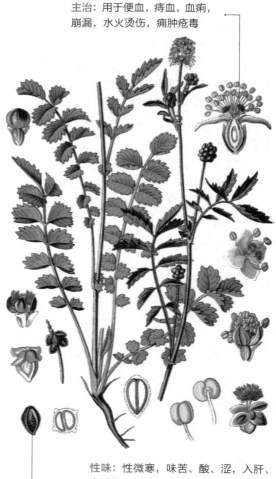

主治： 用于便血，痔血，血痢，崩漏，水火烫伤，痈肿疮毒

性味： 性微寒，味苦、酸、涩，入肝、大肠经

功效： 凉血止血，解毒敛疮

产后汗证

主要症状：以产后汗出量过多和持续时间长为特点，产后自汗者，白天汗多，活动后出汗量加重；夜间盗汗者，睡觉时出汗，醒后即止。

病因探究：多由产后伤血耗气、气虚阳气不固、阴虚内热迫汗外出所致。

预防原则：滋阴润燥；补气血。

饮食须知

产后汗证者应选择具有收涩固汗的药材和食物，如五味子、芡实、麻黄根、浮小麦、糯稻须根、燕麦、黑豆、甲鱼、牡蛎肉等。气虚自汗型患者在收涩止汗的同时，还要搭配补气的药材和食材，如人参、党参、黄芪、太子参、白术、土鸡、乌鸡、粳米、小米、老鸭、猪蹄、牛肉、猪肚、牛肚、红枣等。阴虚盗汗型患者要搭配补虚生津的药材和食材，如麦冬、熟地、玉竹、西洋参、海螵蛸、五味子、银耳、燕窝、莲子、蛤蜊、干贝等，忌食花椒、辣椒、肉桂、羊肉等燥热伤阴的食物。

民间偏方

阴虚型： 五味子6g，麦冬、人参各9g。将以上药材煎水服用，早、晚各1剂，可益气生津，敛阴止汗。

气虚型： 炙甘草9g，白术10g，黄芪15g，防己6g，生姜6g，红枣4枚。水煎服，每日2次。

食疗药膳

人参蒸嫩鸡

材料： 人参15g，小母鸡1只，姜1g，盐、料酒、清汤、胡椒粉适量。

做法： ①将鸡宰杀，斩成块，姜切片。②将人参用温水洗净泥沙，鸡块入沸水焯去血水。③鸡块和人参一起放入碗中，加清汤、姜片、精盐、料酒、胡椒粉，加盖，上笼蒸1小时即可。

功效： 大补元气，回阳固脱。

十全大补乌鸡汤

材料： 当归、熟地、党参、炒白芍、白术、茯苓、黄芪、川芎、甘草、肉桂、枸杞、红枣各10g；乌鸡腿1只，盐适量。

做法： ①鸡腿剁块，放入沸水中余烫、捞起、冲净，药材以清水快速冲洗，沥干备用。②将鸡腿和所有药材一道盛入炖锅，加适量的水，以大火隔水煮开。③转小火慢炖半小时即成。其间，可用食具适当搅拌，使药材完全入味。

功效： 补气又补血，促进血液循环、利尿消肿、提振精力。兼顾调理气血、经脉、筋骨、肌肉等组织及循环，适宜产后坐月子食用。

本草药典

香薷

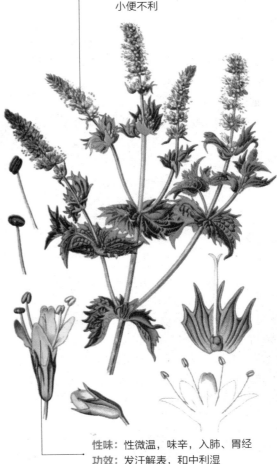

主治：用于暑湿感冒，恶寒发热，头痛无汗，腹痛吐泻，小便不利

性味：性微温，味辛，入肺、胃经

功效：发汗解表，和中利湿

产后缺乳

主要症状： 哺乳期产妇乳汁偏少或完全无乳。有的开始哺乳时缺乏，以后稍多但仍不充足；有的全无乳汁，完全不能喂乳；有的正常哺乳，突然高热或七情过极后，乳汁骤少，不足以喂养婴儿。
病因探究： 先天发育不良、精神紧张、劳逸失度、营养状况或哺乳方法不对。
预防原则： 健脾祛湿；疏肝理气；益气养血。

饮食须知

产后缺乳的妇女应摄入足够的热量和水分，多食各种富有营养且易消化的食物，如母鸡、鸡蛋、核桃仁、黄豆芽等，以满足乳母自身和哺乳的需要。多食汤水，如鲫鱼汤、骨头汤、猪蹄汤等。肝郁气滞型患者，应选用疏肝解郁、通络下乳的药材和食物，如通草、陈皮、青皮、王不留行、猪蹄、鲫鱼、金针菜、木瓜、丝瓜等。气血虚弱型患者，应选择益气养血、补虚通乳的药材和食物，如当归、熟地、猪蹄、土鸡、乌鸡、牛肉、鳝鱼、虾仁、黄豆、花生、牛奶、鲫鱼、章鱼等。痰湿阻滞型患者，应选择健脾化湿的药材和食物，如砂仁、通草、陈皮、鲫鱼、赤小豆、莴苣、南瓜子、木瓜等。

民间偏方

气血虚弱型： 人参、甘草、川芎各3g，当归、芍药、枳壳各6g，桔梗4.5g，茯苓10g。水煎服，每日1剂，日服2次，可补气活血、通络下乳，对气血虚弱型缺乳者有一定功效。

肝郁气滞型： 猪蹄1只，鲫鱼500g，通草9g。共煮汤，熟后去通草即可食用。

食疗药膳

金针黄豆煲猪蹄

材料： 猪蹄300g，金针菇、黄豆、红枣、枸杞各少许，盐3g，葱花适量。

做法： ①猪蹄洗净，斩块；金针菇、黄豆均洗净泡发；红枣去蒂，洗净泡发；枸杞洗净泡发。②净锅上水烧开，下猪蹄氽透，捞起洗净。③将猪蹄、黄豆、红枣、枸杞放进瓦煲，注入清水，大火烧沸，改小火煲1.5小时，加盐调味撒上葱花即可。

功效： 猪蹄能助血脉充乳汁，一般多用来催乳，治产后气血不足，乳汁缺乏症。黄豆、红枣补气健脾、养血补虚，可助猪蹄通乳汁。

通草丝瓜对虾汤

材料： 通草6g，对虾8只，丝瓜200g，食油、葱段、蒜、盐各适量。

做法： ①将通草、丝瓜、对虾分别洗干净，虾去泥肠。②将蒜拍切成细末；丝瓜切条状。③起锅，倒入食用油，下虾、通草、丝瓜、葱段、蒜末、盐，用中火煎至将熟时，再放些食油，烧开即可。

功效： 通草可下乳汁、利小便；丝瓜可清热解毒、通络下乳，还能防止乳腺炎；虾有较好的下乳作用。三者合用，对产后乳少、乳汁不下有奇效。

本草药典

王不留行

主治： 用于乳汁不下，经闭，痛经，乳痈肿痛

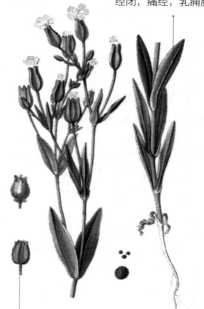

性味： 性平，味苦，入肝、胃经
功效： 活血通经，下乳消肿

产后抑郁

主要症状： 精神抑郁、情绪低落、失眠多梦、易感疲乏无力，或内疚、易怒，或沉默不语，不愿与人甚至丈夫交流。严重者不能照料婴儿，甚至有伤害婴儿的行为或出现自杀的想法。

病因探究： 血不养心、心脾受损、肝血不足、淤血停滞是导致产后抑郁的主要原因。

预防原则： 补血活血；疏肝理气；养心健脾。

饮食须知

饮食宜营养全面，多摄入蛋白质以及维生素较多的食物，如肉类、蛋类、奶类以及新鲜蔬菜和水果，有利于产妇产后体质的恢复。多食具有疏肝解郁、养心安神的食物，如玫瑰花、乳鸽、金针菇、佛手、莲子、黄豆、红枣等。饮食宜清淡，忌食辛辣刺激性食物，如辣椒、芥末、胡椒等，这些食物对神经系统不利，会加重精神异常症状。忌食咖啡、浓茶等食物，因咖啡中含有咖啡因，茶中富含茶碱等成分，有兴奋中枢神经的作用，会加重患者失眠、焦虑等症状。

民间偏方

补气活血汤： 茯苓 25g，当归 12g，人参 20g，木香 9g，枣仁、甘草、远志各 10g，黄芪、白术、龙眼肉各 15g，水煎服，每日 1 剂。

益气养血汤： 当归 20g，白芍、柴胡、茯苓、酸枣仁、木香、龙眼肉、合欢皮、夜交藤各 10g，煎水服用，可治疗肝气郁结型产后抑郁症。

食疗药膳

百合莲子排骨汤

材料： 排骨 500g，莲子、百合各 50g，枸杞少许，米酒、盐各适量。

做法： ①将排骨洗净，斩块，放入沸水中氽烫一下，去掉血水，捞出备用。②将莲子和百合一起洗净，莲子去心，百合掰成瓣，备用。③将所有的材料一同放入锅中炖煮至排骨完全熟烂。④起锅前加入调味料及枸杞即可。

功效： 清心泻火，安神解郁。

酸枣仁莲子茶

材料： 干莲子 1/2 杯，酸枣仁 10g，冰糖 2 大匙。

做法： ①干莲子泡水 10 分钟，酸枣仁放入棉布袋内备用。②将莲子沥干水分后放入锅中，放入酸枣仁后，加入 800ml 清水，以大火煮沸，再转小火续煮 20 分钟，关火。③加入冰糖搅拌至溶化，滤取茶汁即可（莲子亦可食用）。

功效： 镇静安神，稳定情绪，对产后抑郁、神经衰弱、心悸、经前烦躁不易入眠者均有一定的疗效，可多饮用。

本草药典

枳实

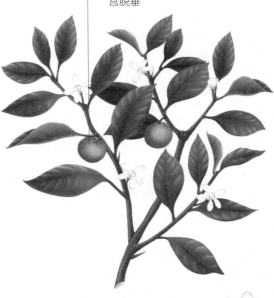

主治： 用于积滞内停，痞满胀痛，泻痢后重，大便不通，痰滞气阻胸痹，结胸；胃下垂，脱肛，子宫脱垂。

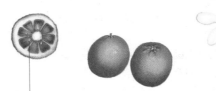

性味： 性温，味苦、辛、酸，入脾、胃经

功效： 破气消积，化痰散痞

产后肥胖

主要症状： 体重增加。

病因探究： 妊娠及分娩导致激素分泌紊乱，新陈代谢减慢，从而导致体重增加。坐月子期间摄入过多高脂肪和高蛋白食物与极少体力活动也是造成产后肥胖的主要原因。

预防原则： 增强运动；合理饮食；健脾胃。

饮食须知

脾虚痰湿型患者应选择健脾化湿的药材和食物，如白术、茯苓、泽泻、薏米、山药、玉米须、鲫鱼、鲤鱼、扁豆、赤小豆、豆芽、萝卜、魔芋等。脾胃湿热型患者可选择车前草、马齿苋、绿豆、芹菜、苦瓜、黄瓜等。脾肾阳虚型患者宜选择温阳、化气、利水的药材和食材，如肉桂、干姜、桂枝、黄芪等。气滞痰凝型患者宜选择行气、消痰、化淤的药材和食材，如蒲黄、陈皮、山楂、佛手等。

民间偏方

脾肾阳虚型： 青木瓜30g，肋排100g，生姜片3片，盐适量，青木瓜切块，肋排切块，用滚水余烫，水煮开后放入青木瓜、肋排、姜片、盐，大火烧开后转小火煮约25分钟即可。

食疗药膳

泡菜烧魔芋

材料： 魔芋豆腐400g，泡萝卜100g，青蒜叶20g，姜、味精、豆瓣各5g，料酒10ml，水淀粉、蒜蓉各适量。

做法： ①魔芋豆腐切成条块，泡萝卜切成条形厚片，泡红椒切成马耳节。②将魔芋放入沸水中焯去碱味。③锅置火上，油烧热，下豆瓣炒红，下泡红椒、姜、蒜蓉煸炒香，泡萝卜片烧沸出味后，下魔芋、料酒、味精，烧至魔芋入味、汁快干时，调香油，下蒜叶，推匀起锅装盘。

功效： 富含可溶性膳食纤维，增加饱腹感，还在肠胃中变为胶质状态，阻止脂肪吸收。

草本瘦身茶

材料： 玫瑰花、决明子、山楂、陈皮、甘草、薄荷叶各适量。

做法： ①将决明子、甘草先洗净，放入锅中，加水600ml，大火煮开。②水沸后加入洗净的玫瑰花、陈皮、山楂、薄荷叶，续煮1分钟即可关火。③滤去药渣，留汁倒入杯中饮用。

功效： 决明子降低血浆胆固醇、三酰甘油；玫瑰花活血化淤；山楂降压降脂、保肝化淤；陈皮行气除胀、消食化积。三者同食有助于减肥。

本草药典

赤小豆

主治： 用于水肿胀满，脚气肢肿，黄疸尿赤，风湿热痹，痈肿疮毒，肠痈腹痛

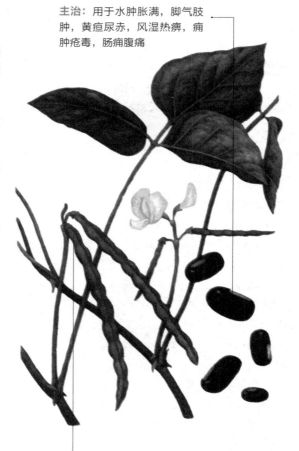

性味： 性平，味甘、酸，入心、小肠经

功效： 利水消肿，解毒减肥

急性乳腺炎

主要症状： 初期症状为乳房肿胀、疼痛、肿块压痛；表面红肿、发热，严重者出现高热、寒战；患侧淋巴肿大，形成脓肿。

病因探究： 多由妇女哺乳期乳房欠清洁、乳房受挤压或奶头破损所致。

预防原则： 疏肝理气；滋阴养气；清热；增强体质。

饮食须知

急性乳腺炎初期和成脓期（胃热壅盛型）宜选择具有清热通乳作用的食物，如猪蹄、丝瓜、赤小豆、绿豆、油菜、马齿苋、菊花、大黄、金银花、鱼腥草、蒲公英、白茅根等。肝郁气滞型患者宜选择陈皮、佛手、山楂、香附、柴胡、金针菜、橙子、猕猴桃、香菜、薤白等药材和食物。乳腺炎恢复期（气阴两伤型）患者，宜选择滋阴益气的食物，如乳鸽、老鸭、黄芪、红枣、山药、金枪鱼、猪蹄、金针菇等。饮食宜清淡而富含营养，如绿叶蔬菜，豆类，新鲜水果等，以清热寒凉类的食物为宜。忌食辛辣刺激性的食物，如辣椒、胡椒、芥末、洋葱、烟、酒等。忌热性、油腻性食物，如肥肉、羊肉、狗肉、榴莲等；忌油条、麻花等油炸类食物；忌食发物，如螃蟹、猪头肉等。

民间偏方

米酒橙汁饮： 米酒1~2匙，鲜橙汁半碗，将米酒加入鲜橙汁搅拌即可饮服，每日2次，适用于急性乳腺炎早期患者。

蒲公英饮： 蒲公英青皮、熟牛蒡子各15g，蒲公英30g，水煎服，每日1剂，适用于急性乳腺早期患者。

食疗药膳

大黄蒲公英护乳消炎茶

材料： 生大黄2g，蒲公英15g，荆芥穗10g。

做法： ①将蒲公英、荆芥洗净，放入锅中，加水600ml，大火煮开，转小火续煮5分钟。②再将生大黄放入锅中，续煮1分钟即可关火。③滤去药渣，取汁饮用。

功效： 抗炎，抗病毒，消肿敛疮。

苦瓜牛蛙汤

材料： 紫花地丁、蒲公英各15g，苦瓜200g，牛蛙175g，清汤、盐、姜片各适量。

做法： ①将苦瓜去子洗净切厚片，用盐水稍泡；紫花地丁、蒲公英洗净，备用。②牛蛙处理干净斩块，余水备用。③净锅上火倒入清汤，调入盐、姜片烧开，下入牛蛙、苦瓜、紫花地丁、蒲公英煲至熟即可。

功效： 清热解毒，消肿排脓。

本草药典

紫花地丁

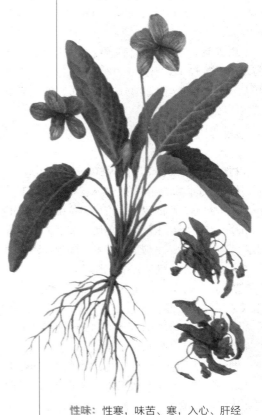

主治： 治疗疮，痈肿，瘰疬，黄疸，痢疾，腹泻，目赤，毒蛇咬伤

性味： 性寒，味苦、寒，入心、肝经

功效： 清热利湿，解毒消肿

阴道炎

主要症状： 阴部瘙痒难忍，带下量多，色黄如脓，味腥臭；或伴有阴部干涩灼热，阴部肤色浅白粗糙、五心烦热、晕眩，烘热汗出，腰腿酸软等症。

病因探究： 引起阴道炎的病原体很多，包括细菌、病毒、原虫、念珠菌、衣原体等。

预防原则： 注意阴部卫生；增强体质。

饮食须知

肝经郁热型患者应选择清热解毒的药材和食物，如金银花、黄连、黄柏、苦参、椿皮、马齿苋、苋菜、鱼腥草、赤小豆、薏米、油菜、绿豆、丝瓜、苦瓜、田螺、泥鳅等。肝肾阴虚型患者应选择滋阴补肾的药材和食材，如女贞子、桑葚、生地、玄参、枸杞、金针菜、金针菇、香菇、黑木耳等。忌食甜食与油腻食物，忌食海鲜等发物，忌辛辣、热性食物，如辣椒、胡椒、茴香、羊肉、狗肉等。

民间偏方

马鞭草炖猪肝： 猪肝 60g，马鞭草 30g，猪肝切块，与马鞭草同入盖碗，盖碗放入锅内蒸半小时。

止痒汤： 甘草 6g，白果、黄柏、乌贼骨各 10g，苦参 12g，芡实、地肤子、蛇床子各 15g，每日 1 剂，前 3 煎分 3 次口服，第 4 煎去渣留汁坐盆，每日 1 次。

食疗药膳

金针菜马齿苋苍术汤

材料： 金针菜、马齿苋各 50g，苍术 10g。

做法： ①将金针菜洗净，放入沸水中焯一下，再用凉水浸泡 2 小时以上；将马齿苋用清水洗干净备用；苍术用清水洗净，备用。②锅洗净，置火上，将金针菜、马齿苋、苍术一同放入锅中。③注入适量清水，以中火煮成汤即可。

功效： 清热解毒，燥湿止痒，排毒敛疮。

鱼腥草银花瘦肉汤

材料： 鱼腥草 30g，金银花 15g，连翘 12g，白茅根 25g，猪瘦肉 100g，盐 3g。

做法： ①鱼腥草、金银花、白茅根、连翘用清水洗净。②所有材料放锅内加水煎汁，用小火煮半小时，去渣留汁。③瘦肉洗净切片，放入药汤里，用小火煮熟，调味即成。

功效： 鱼腥草可清热解毒、消肿排脓，还有镇痛、止血、抑制浆液分泌的作用，对阴道炎患者、带下黄臭者有较好的治疗作用；金银花、连翘均可清热解毒、消炎杀菌；白茅根凉血利尿。以上几味搭配，对急性乳腺炎有疗效。

本草药典

蛇床子

主治： 用于阳痿，宫冷，寒湿带下，湿痹腰痛；外治外阴湿疹，妇人阴痒；滴虫性阴道炎

性味： 性温，味辛、苦，入肾经

功效： 温肾壮阳，燥湿，祛风，杀虫

尿道炎

主要症状: 尿短、黄,灼热刺痛,小腹胀痛,尿道口红肿,有污秽物;或小便赤涩,淋漓不止,排尿无力,病情或轻或重,时作时止,劳累则发,腰腿酸软。

病因探究: 主要由大肠杆菌、葡萄球菌和链球菌引起。

预防原则: 注意阴部卫生;避免不洁性交;增强体质。

饮食须知

膀胱湿热型患者宜选择具有清热利尿作用的药材和食材,如车前子、泽泻、金钱草、玉米须、白茅根、马齿苋、绿豆、赤小豆、冬瓜、荸荠、牛蛙、豆芽、苦瓜、板蓝根、西瓜、薏米、苋菜等。脾肾两虚型患者应多食具有补肾健脾、利尿通淋作用的药材和食材,如茯苓、白术、薏米、猪腰、鲫鱼、黄豆、黑豆、荸荠、蚌肉等。尿道炎患者应多饮水,每天入量最好在 2L 以上,每 2~3 小时排尿一次。忌食助长湿热之品,忌辛辣刺激之物,如辣椒、姜、葱和蒜等。

民间偏方

清热利下饮: 枸杞50g,红茶、茯苓各100g,枸杞与茯苓共研末,每次取 10g 加红茶6g,开水冲泡 10 分钟即可饮服,每日 2 次。

利水汤: 鱼腥草、通草各 30g,玉米须、车前草各 50g,水煎服,当茶饮用,不限次数,可治疗湿热下注引起的尿道炎。

西瓜荸荠甘蔗汁: 西瓜、荸荠、甘蔗各 300g,榨汁饮用,可利尿通淋,有效缓解尿频、尿急、尿痛症状。

食疗药膳

车前子荷叶茶

材料: 荷叶干品、车前子、枸杞各 5g。

做法: ①将干荷叶、车前子、枸杞分别用清水洗净,备用。②锅洗净,置火上,将干荷叶、车前子、枸杞一起放锅中,加入适量清水,以大火煮沸后熄火,加盖闷泡 10~15 分钟。③滤出茶渣后即可饮用。

功效: 清热解毒,利尿通淋。

绿豆茯苓薏米粥

材料: 绿豆200g,薏米 200g,土茯苓 15g,冰糖 100g。

做法: ①绿豆、薏米淘净,盛入锅中加 6 碗水。②土茯苓碎成小片,放入锅中,以大火煮开,转小火续煮半小时。③加冰糖煮溶即可。

功效: 薏米、土茯苓可清热利尿;绿豆清热解毒。三者配伍有泻火解毒、利尿通淋的功效,对排尿不畅、尿色黄赤、排尿涩痛、尿急等症有效。

本草药典

大黄

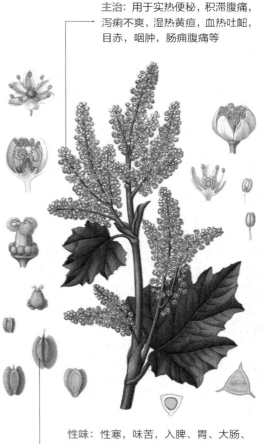

主治: 用于实热便秘,积滞腹痛,泻痢不爽,湿热黄疸,血热吐衄,目赤,咽肿,肠痈腹痛等

性味: 性寒,味苦,入脾、胃、大肠、肝、心包经

功效: 泻热通肠,凉血解毒,逐瘀通经

盆腔炎

主要症状: 下腹疼痛拒按,胀满,寒热反复,带下量多、色黄、质稠、气臭,经量多,经期延长,淋漓不已,便溏或燥结,尿短赤。个别患者伴有神倦体乏、消化不良、食欲不振。

病因探究: 多因邪毒入侵、气血两伤所致。

预防原则: 补气血;增强体质。

饮食须知

盆腔炎患者要注意饮食调护,发热期间宜食清淡、易消化的食物。高热伤津的患者可食用有清热作用的寒凉性食物,但不可冰镇。带下黄赤、质稠量多、有臭味者属湿热证,应忌食辛辣刺激性、煎烤食物。小腹冷痛的患者属寒凝气滞型,可食用姜汤、红糖水、龙眼等温热性食物,发热期间宜食清淡、易消化的食物。高热伤津的患者可食用有清热作用的寒凉性食物,但不可冰镇。小腹冷痛的患者属寒凝气滞型,可食用姜汤、红糖水、龙眼等温热性食物。

民间偏方

益气生血汤: 川芎5g,当归、玄胡索、川楝子各10g,地丁草、蚤休、虎杖各15g,水煎服,每日1剂,可疏肝理气,活血化淤,清利湿热。

活血化淤汤: 制大黄(后下)6g,生蒲黄包12g,皂角刺、生黄芪各20g,水煎服,每日1剂,可益气生肌、活血化淤、托毒排脓,可治疗盆腔炎。

食疗药膳

薏米黄芩酒

材料: 薏米50g,牛膝、生地各30g,黄芩、当归、川芎、吴茱萸各20g,枳壳15g,白酒2.5L。

做法: ①将以上药材共捣粗末,装入纱布袋,扎紧。②置于净器中,入白酒浸泡,封口,置阴凉干燥处,7日后开取,过滤去渣备用。③每日2次,每次30ml,饭前服用。

功效: 活血化淤,行气散结,温胃散寒。

生地木棉花瘦肉汤

材料: 瘦肉300g,生地、木棉花各10g,青皮6g,盐4g。

做法: ①瘦肉洗净,切件,余水;生地洗净,切片;木棉花、青皮均洗净。②锅置火上,加水烧沸,放入瘦肉、生地慢炖1小时。③放入木棉花、青皮再炖半小时,调入盐即可食用。

功效: 生地清热凉血、杀菌消炎;木棉花清热、利湿、解毒;二者配伍可辅助治疗急性盆腔炎。

本草药典

白头翁

主治: 用于热毒血痢,阴痒带下,阿米巴痢疾

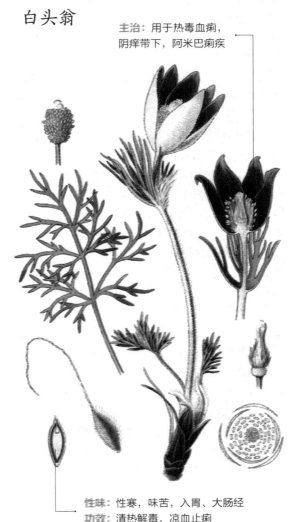

性味: 性寒,味苦,入胃、大肠经

功效: 清热解毒,凉血止痢

宫颈炎

主要症状： 白带增多，呈脓性，伴腰痛，下腹不适。临床上以慢性宫颈炎较常见，主要症状表现为白带增多，呈乳白色，黏液状或白带中夹有血丝，或性交出血，伴外阴瘙痒、腰骶部疼痛等。

病因探究： 由脾肾两虚和湿热侵身所致。

预防原则： 健脾胃；清热利水；增强体质。

饮食须知

饮食应注意营养，多食富含维生素、纤维素的食物，可增强身体免疫力，减少感染机会。保持饮食清淡，多饮水，多食蔬菜。多进食一些具有消炎抗菌作用的食物，如蒜、马齿苋、油菜、芥菜、苦瓜等。忌甜食与油腻食物，忌辛辣刺激性食物，忌海鲜等发物以及羊肉、狗肉等燥热性食物，这些食物都会加重宫颈红肿、糜烂等炎症反应，影响病情恢复。

民间偏方

寒湿型： 艾叶 15g，鸡蛋 2 个。艾叶煎汤，去渣留汁，放鸡蛋同煮熟即可，可辅助治疗寒湿型宫颈炎。

脾虚型： 桂肉 6g，黄芪、熟地、杜仲、菟丝子、制附子、补骨脂、鹿角胶各 10g，水煎服。

湿热型： 盐砂仁 3g，知母、苍术、黄柏各 9g，土茯苓、白鸡冠花、椿根皮各 15g，柳根、鲜小花龙葵各 30g。水煎服，每日 1 剂，分 2 次饮服，3 日为一疗程，服 3~4 疗程即愈。

食疗药膳

赤小豆炒芦荟

材料： 芦荟 250g，赤小豆 100g，青椒 50g，香油 20ml，盐 5g，醋 10ml。

做法： ①芦荟洗净去皮，取肉切薄片；赤小豆洗净，青椒洗净切丁。②赤小豆入锅中煮熟后，捞起控干水。③油锅烧热，加青椒爆香，放入芦荟肉、赤小豆同炒至熟，放盐、醋，淋上香油装盘即可。

功效： 清热、止血、杀菌、敛疮、生肌。

本草药典

龙眼

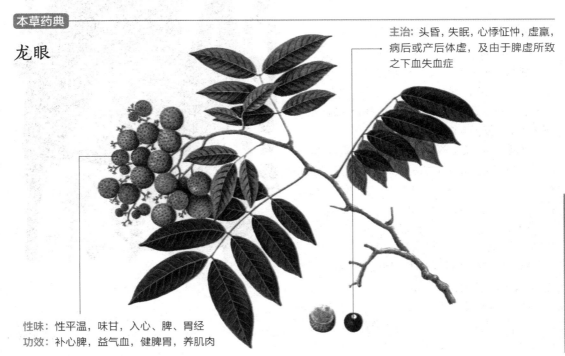

主治： 头昏，失眠，心悸怔忡，虚羸，病后或产后体虚，及由于脾虚所致之下血失血症

性味： 性平温，味甘，入心、脾、胃经

功效： 补心脾，益气血，健脾胃，养肌肉

不孕症

主要症状：生育年龄的女性婚后同居 2 年以上，有正常的性生活又未采取避孕措施而不孕。个别患者伴有月经推迟、闭经、经量少等症。

病因探究：多因肾虚、肝气郁结、痰湿内阻、淤滞胞宫等原因引起不孕。

预防原则：补肾阳；滋肾阴；疏肝理气；活血养血。

饮食须知

肾阳虚型患者应选择冬虫夏草、菟丝子、肉桂、茴香、杜仲、鹿茸、桑寄生、海参、雀肉、乳鸽、鹌鹑肉、韭菜、核桃仁、栗子、榴莲等补肾助阳的药材和食物。肾阴虚型患者应选择龟板、女贞子、熟地、鳝鱼、鲍鱼、海参、银耳、黄精、桑葚、葡萄、樱桃、黑木耳等滋阴补肾的药材和食物。

民间偏方

肾阳虚型： 丹参、当归、泽兰、赤芍、香附子、红花各 10g，水煎服。本方具有活血化淤、行气通滞的功效，对继发性经闭和排卵不畅有一定的治疗效果。

肾阴虚型： 白芍、当归、山萸肉、紫河车各 9g，覆盆子、菟丝子各 12g，熟地黄、炙龟板（先煎）各 15g，鹿角霜（先煎）20g，水煎服，每日 1 剂。

食疗药膳

菟丝子烩鳝鱼

材料： 干地黄 12g，菟丝子 12g，净鳝鱼 250g，净笋 10g，黄瓜 10g，水发黑木耳 3g，盐、酱油、淀粉、姜末、蒜末、香油、白糖各适量，蛋清 1 个，高汤少许。

做法： ①将菟丝子、干地黄煎两次，取汁过滤。鳝鱼切成片，加水、淀粉、蛋清、盐煨好。②将鳝鱼片放入碗内，放温油中划开，待鱼片泛起即捞出。再放入所有材料调味即可。

功效： 滋补肝肾，固精缩尿。

肉桂茴香炖鹌鹑

材料： 鹌鹑 3 只，肉桂、胡椒各 10g，小茴香 20g，杏仁 15g，盐少许。

做法： ①鹌鹑去毛、内脏、脚爪，洗净；将肉桂、小茴香、胡椒、杏仁均洗净备用。②鹌鹑放入煲中，加适量水，煮开，再加入肉桂、杏仁

以小火炖 2 小时。③最后加入小茴香、胡椒，焖煮 10 分钟，加盐调味即可。

功效： 鹌鹑肉补肾壮阳、益气养血；肉桂、茴香均可暖宫散寒；二者同食可促进女性排卵，改善小腹冷痛、腰膝酸痛、性欲冷淡等症状。

本草药典

豆蔻

主治：用于湿浊中阻，不思饮食，湿温初起，胸闷不饥，寒湿呕逆，胸腹胀痛，食积不消

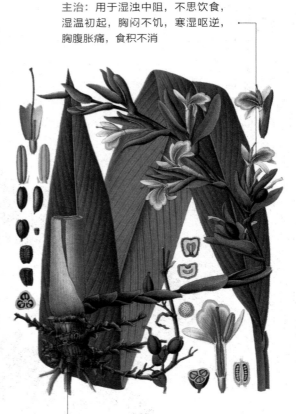

性味：性温，味辛，入肺、脾、胃经

功效：化湿消痞，行气温中，开胃消食

卵巢早衰

主要症状： 潮热多汗、面部潮红、性欲低下，个别患者或伴有经少渐至经闭、头晕耳鸣、尿频、腰腿酸软、寐少梦多、胁腹胀痛、夜尿、白带少等症状。

病因探究： 肾虚是卵巢早衰的最主要因素。

预防原则： 补肾。

饮食须知

宜选用对卵巢功能的生理性周期调节有益的食品，如鲍鱼、海参、鹌鹑、鸽子、乌鸡、墨鱼、章鱼等。多摄取 β - 胡萝卜素。食用胡萝卜、橙类的水果以及红薯、哈密瓜、南瓜、番茄等"有色"蔬果。多摄取高钙食物，如虾皮、海米、牛奶、海带、豆制品等。多摄取活性乳酸菌，同时多摄取谷类。可多服养身调经、滋补肝肾之品，如龙眼、桑葚、黑芝麻、乌鸡等。治疗期间应忌烟、酒；忌食刺激性食物，以及肥腻、油煎、霉变、腌制的食物；忌食羊肉、狗肉、韭菜、胡椒等温热性食物。

民间偏方

莲心菊花苦丁茶： 莲心 1g，白菊花、苦丁茶各 3g，枸杞 10g。枸杞、白菊花洗净，晒干，与莲心、苦丁茶同放入杯，沸水冲泡，加盖闷 10 分钟即可饮服。

食疗药膳

松茸鸽蛋海参汤

材料： 海参 20g，松茸 20g，鸽蛋、水发虫草花、清鸡汤各适量。

做法： ①海参泡发，洗净备用；松茸洗净后用热水将其泡透，汤汁留用；将鸽蛋、水发虫草花、海参分别入沸水快速飞水，捞出备用。②净锅下清鸡汤、松茸，汤开后倒入盛有调味料的炖盅内，盖上盖子，放入蒸笼大火蒸 10 分钟至味足。③取出即可上桌。

功效： 补肾益精，养血润燥，养巢抗衰。

莲子补骨脂猪腰汤

材料： 补骨脂 50g，猪腰 1 个，莲子、核桃仁各 40g，姜适量，盐 2g。

做法： ①补骨脂、莲子、核桃仁分别洗净浸泡；猪腰剖开除去白色筋膜，加盐揉洗，以水冲净；姜洗净去皮切片。②将所有材料放入砂煲中，注入清水，大火煲沸后转小火煲煮 2 小时。③加入盐调味即可。

功效： 滋阴补肾，养巢抗衰，可改善雌激素水平，增强性欲，对肾阳虚型卵巢早衰的患者有效。

本草药典

刀豆

主治： 治反胃，呃逆，久痢，经闭，喉痹，喉癣

性味： 性平，味甘，入胃、肾经

功效： 和中下气，散淤活血

乳腺增生

主要症状： 乳房胀痛或触痛、刺痛、牵拉痛，常在月经前加剧经后减轻，常伴情绪波动而变化。乳房出现大小、形态不一的肿块。月经前期肿块大而硬，月经后肿块小而韧。

病因探究： 多由精神情志刺激、急躁恼怒或日久抑郁所致。

预防原则： 疏肝理气；保持良好情绪。

饮食须知

肝郁痰凝型患者应选择疏肝理气、化痰消咳的药材和食材，如青皮、橘皮、柴胡、川楝子、佛手、郁金、荔枝核、橘核、茯苓、莱菔子、半夏、萝卜、海带、海藻、甲鱼等。冲任失调型患者应选择调理冲任、活血化淤的药材和食材，如元胡、川芎、香附、当归、益母草、佛手、三七、丹参、白芍、猪肝、兔肉、甲鱼、牡蛎等。多进食富含纤维素的食物，如谷类、豆类的皮，以及各种蔬菜等。多食含碘的食物，如海藻、海带、干贝、海参等。碘可以刺激垂体前叶黄体生成素，促进卵巢滤泡黄体化，从而使雌激素水平降低，恢复卵巢正常的功能，纠正内分泌失调，消除乳腺增生的隐患。

民间偏方

止疼汤： 白芍、柴胡、香附、郁金各12g，黄芪、白花蛇舌草各15g，丹参、青皮、三棱各9g，夏枯草、生牡蛎（先煎）各30g。水煎服，每日1剂，日服2次。

鳖甲炖猪肉： 猪瘦肉65g，鳖甲65g，海带65g。鳖甲切块，海带浸泡切块，加水共煮熟，加盐、香油调味，每日1例，分2次温服。

食疗药膳

佛手元胡猪肝汤

材料： 佛手10g，元胡10g，制香附8g，猪肝100g，盐、姜丝、葱花各适量。

做法： ①将佛手、元胡、制香附洗净，备用。②放佛手、元胡、制香附入锅内，加适量水煮沸，再用小火煮15分钟左右。③加入已洗净切好的猪肝片，放适量盐、姜丝、葱花，熟后即可食用。

功效： 行气止痛，活血化淤，宽胸散结。

枸杞鸡肉煲

材料： 鸡肉350g，枸杞20g，三七、薤白各少许，盐5g。

做法： ①鸡处理干净，剁块，余水；三七洗净，切片；薤白洗净，切碎；枸杞洗净，浸泡。②将鸡肉、三七、薤白、枸杞放入锅中，加适量清水，用小火慢煲。③2小时后加入盐即可食用。

功效： 通阳散结，行气止痛。

本草药典

夏枯草

主治： 用于目赤肿痛，目珠夜痛，头痛眩晕，瘰疬，瘿瘤，乳痛肿痛；甲状腺肿大，淋巴结结核，乳腺增生，高血压

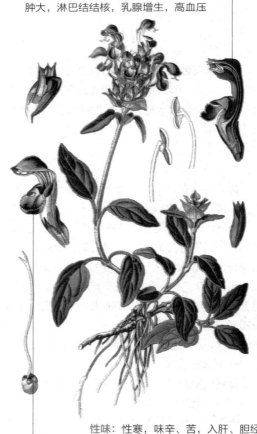

性味： 性寒，味辛、苦，入肝、胆经

功效： 清火，明目，散结，消肿

乳腺癌

主要症状： 肿块常发生在乳房的外上方近腋窝处，肿块大小不一，形状不规则，质地较硬，边缘不清，固定不移。少数患者会出现乳头血性或水样的溢液，且伴有乳房肿块。

病因探究： 冲任失调、肝郁痰凝或气虚血淤。

预防原则： 补气血；疏肝理气；保持心情愉悦。

饮食须知

饮食宜多样化，避免食用油腻食物，增加一些开胃食品，如山楂糕、泡菜等，以增进食欲。宜多吃具有抗癌作用的食物，如菌类、海藻类、绿叶蔬菜、浆果类水果等，均有一定的抗癌作用。宜选择植物油，由于花生油、玉米油、菜籽油和豆油都含有大量的不饱和脂肪酸，可保护绝经期女性免受乳腺癌侵袭。少食肉类，否则会导致胆固醇过高而刺激人体分泌更多的激素，从而形成乳房肿块。忌食辛辣刺激性食物，如辣椒、芥末、桂皮等；忌食油炸、霉变、腌制食品；忌烟、酒、咖啡。

民间偏方

气虚血淤型： 生牡蛎 30g，玄参、夏枯草各 30g，昆布 15g，海藻、姜半夏各 12g，陈皮、青皮各 9g，莪术、三棱各 6g。水煎服，或研末，开水冲服。

肝郁痰凝型： 五味子、山楂各 15g，麦芽 50g。水煎服，每日 1 剂，日服 2 次。可治肝气郁滞、结痰凝聚、肾阴不足。

食疗药膳

排骨苦瓜煲陈皮

材料： 苦瓜 200g，排骨 300g，蒲公英 10g，陈皮 8g，葱、姜各 2g，盐 4g，胡椒粉 5g。

做法： ①将苦瓜洗净，去子切块；排骨洗净，斩块余水，陈皮洗净备用；蒲公英洗净，煎汁去渣备用。②煲锅上火倒入水，调入葱、姜，下入排骨、苦瓜煲至八成熟，③加入陈皮，倒入药汁，调入胡椒粉和盐即可。

功效： 清热解毒，利尿散结。

金银花茶

材料： 蒲公英 15g，王不留行 10g，金银花 8g，甘草 6g。

做法： ①将蒲公英、王不留行、金银花、甘草分别洗净。②先将王不留行、甘草放入锅中，加水 700ml，大火煮开。③加入蒲公英、金银花，转小火煮 5 分钟即可关火，滤去药渣，留汁饮用。

功效： 清热解毒，消痈排脓。

本草药典

牛蒡

主治： 用于风热感冒，咳嗽，咽喉肿痛，疮疖肿痛，脚癣，湿疹

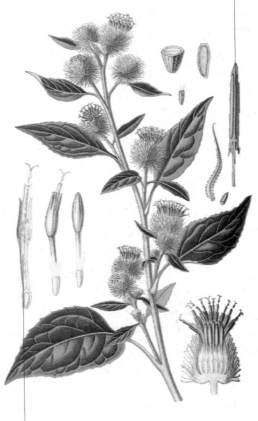

性味： 性寒，味苦、辛，入肺、肝经

功效： 清热解毒，疏风利咽

子宫脱垂

主要症状： 子宫下移或脱出阴道口外，阴道壁松弛胀出，过劳加重，小腹下坠，面色无华。

病因探究： 主要是由分娩损伤造成的。产后过早劳动或患有慢性咳嗽、习惯性便秘，以及长期从事蹲、站等工作，均会造成腹腔内压力增加，使子宫下移而造成脱垂。

预防原则： 及时治疗慢性病；及时处理分娩后遗症；产后多休息。

饮食须知

多食高蛋白食物，如瘦肉类、鸡、蛋类、鱼类、豆制品等。蛋白质是机体组织修复不可缺少的营养素，能加强肌肉的弹性。多食具有补气、补肾作用的食物，补气的有人参、党参、黄芪、白术、山药、红枣、黄豆、莲子、土鸡、老鸭、牛肉、猪肚等；补肾的食物有：熟地、首乌、山茱萸、杜仲、牛大力、乌鸡、黑豆等。忌食会引起下坠的寒性水产品，如蚌肉、田螺、牛蛙等。忌食燥热性食物，如羊肉、红参等；忌辛辣刺激性食物，如辣椒、葱、蒜、韭菜、花椒、酒等。

民间偏方

气虚型： 当归、炙升麻各 10g，益母草、党参、炒枳壳各 15g，炙黄芪 30g。以上材料加水煎成药汁，每日 1 剂，煎两次，分开饮服，10 天为一疗程，服 1~3 疗程。

肾虚型： 升麻 10g，川枳实 15g，党参 20g，红枣 5 枚。水煎服，日服 1 次，7 天为一疗程。

食疗药膳

党参山药猪肚汤

材料： 猪肚 250g，党参、山药各 20g，黄芪 5g，枸杞适量，姜片 10g，盐 4g。

做法： ①猪肚洗净，党参、山药、黄芪、枸杞洗净，锅中注入水烧开，放入猪肚余烫。②所有材料和姜片放入砂煲内，加清水没过材料，用大火煲沸，改小火煲 3 小时，调入盐即可。

功效： 补气健脾，升提内脏。

补中玉米排骨汤

材料： 党参、黄芪各 15g，玉米适量，小排骨 300g，盐 2 小匙。

做法： ①玉米洗净，剁成小块。②排骨斩块，以沸水余烫祛腥，捞起沥水，备用。③将所有材料和党参、黄芪，一起放入砂锅内，以大火煮开后，再以小火炖煮 40 分钟，待汤渐渐入味，起锅前以少许盐调味即可。

功效： 对改善内脏下垂，如子宫脱垂、胃下垂等症有较好的食疗效果。

本草药典

兰草

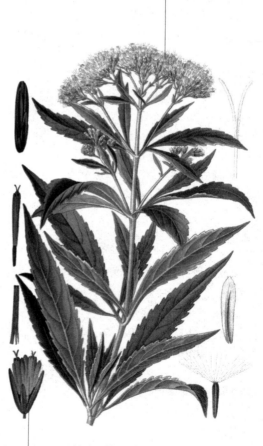

主治： 用于百日咳，肺结核咳嗽，咯血，神经衰弱，头晕腰痛，尿路感染，白带

性味： 性平，味辛，入心、脾、肺经

功效： 滋阴清肺，化痰止咳

子宫肌瘤

主要症状： 多数子宫肌瘤无明显症状，只有在盆腔检查时才被发现。个别患者或有腰腿酸软、头晕耳鸣、面色晦暗、心烦口渴，大便秘结等症。

病因探究： 因机体正气不足，风寒湿热邪内侵，或情志因素、房事所伤致肝脏功能失常所致。

预防原则： 扶正补虚；疏肝理气；保持精神愉悦。

饮食须知

子宫肌瘤宜选择活血化淤、散结消肿的药材和食材，如桂枝、三七、桃仁、红花、川芎、乳香、没药、莪术、三棱、穿山甲、甲鱼、山楂、海带、蒜等。肾虚血淤型患者还要配伍补肾药同用，如熟地、山茱萸、补骨脂、乌鸡、黑木耳等；气滞血淤型患者，还应配伍行气药同用，如木香、枳实、青皮、陈皮、橘核等；痰湿淤结型患者应配伍化痰祛湿的药同用，如白术、苍术、陈皮、白萝卜、香菇、柚子等；湿热淤结型患者配伍清热利湿药，如黄柏、苦参、赤小豆、马齿苋、绿豆、苋菜、油菜等。

民间偏方

气滞血淤型： 莪术、王不留行各12g，当归、三棱、香附、桃仁各10g，夏枯草、川断、贯众、天葵子各15g，生牡蛎、海藻各20g，昆布30g。每日1剂，水煎，分3次饮服。

痰湿淤结型： 桃仁、炙甘草、炮姜各3g，炒芥穗9g，川芎115g，当归24g，益母草30g，水煎服，每日1剂，日服2次。

食疗药膳

桂枝土茯苓鳝鱼汤

材料： 鳝鱼、蘑菇各100g，土茯苓30g，桂枝10g，赤芍10g，盐5g，米酒10ml。

做法： ①将鳝鱼洗净，切小段；蘑菇洗净，撕成小朵；桂枝、土茯苓、赤芍洗净备用。②将桂枝、土茯苓、赤芍先放入锅中，以大火煮沸后转小火续煮20分钟。③再下入鳝鱼煮5分钟，最后下入蘑菇炖煮3分钟，加盐、米酒调味即可。

功效： 土茯苓除湿解毒、消肿敛疮，赤芍清热凉血、散淤止痛，桂枝活血化淤，蘑菇可益气补虚、防癌抗癌，鳝鱼通络散结。以上几味搭配，可辅助治疗湿热淤结型子宫肌瘤。

三术粥

材料： 莪术15g，白术10g，苍术10g，三棱9g，车前草8g，粳米100g。

做法： ①将莪术、白术、苍术、三棱、车前草均洗净，用纱布袋包成药包备用。②先将药包入瓦锅中，加适量的水大火煮开后转小火煎煮半小时，去渣取汁。③再加入洗净的粳米煮成粥。

功效： 莪术属于破消之品，配合三棱治子宫肌瘤、盆腔包块、卵巢囊肿时，常需与等量党参或白术或黄芪等同用，使在破淤之中不致损伤元气。

本草药典

青葙

主治： 治风瘙身痒，疮疥，痔疮，金疮出血

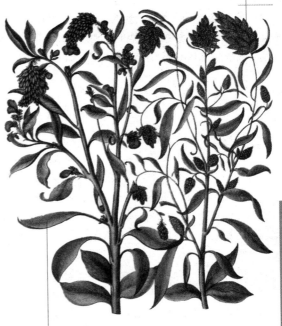

性味： 性微寒，味苦，入肝、膀胱经

功效： 燥湿清热，杀虫，止血

功能性子宫出血

主要症状： 无排卵型功血症状有：经期紊乱，长短不一，出血量时多时少或大量出血，伴有贫血，甚至出现失血性休克；排卵型功血症状有：经期提前，量多或排卵期出血，卵泡期延长，黄体期缩短。

病因探究： 由于内分泌失调所致的子宫内膜发生异常引起。

预防原则： 滋补肾阴；活血化淤；补肾疏肝。

饮食须知

脾肾阳虚型患者应选择健脾温肾、固冲止血的药材和食材，如艾叶、党参、白术、补骨脂、乌鸡、羊肉等。肝肾阴虚型患者应选择滋补肝肾的药材和食材，如熟地、女贞子、旱莲草、地榆、乌鸡、墨鱼、干贝、桑葚、三七等。血淤型患者应选择活血化淤的药材，如丹参、槐花、三七、桃仁、益母草等。多食含铁丰富的食物，如动物内脏、乌鸡、红枣、龙眼等，补充优质蛋白质，如牛奶、鸡蛋、瘦肉等；忌吃辛辣刺激性的调味料。

民间偏方

肾阴虚型： 黄芩、生白芍、石斛、玄参、地骨皮、藕节炭各12g，煅牡蛎、陈棕炭、花蕊石各30g，侧伯叶15g，生地24g。所有材料加水共煎，每日1剂，可养阴固摄，止血清热。

肝阻血滞型： 柴胡、青皮（醋炒）、川芎、生地黄各2.4g，炒白芍、当归（酒浸）、香附（炒黑）各6g，甘草1.5g。水煎，食前服，可养血舒肝，调经止血。

食疗药膳

艾蒿茶

材料： 晒干的艾蒿30g，蜂蜜2大匙。

做法： ①晒干的艾蒿去掉灰尘，切成几段。②将水烧沸，倒入晒干的艾蒿中。③用筛子过滤出浸泡艾蒿的汤。④把浸泡艾蒿的汤放入碗中，放入少量蜂蜜，趁热喝。

功效： 理气血，逐寒湿，温止血。

三七炖乌鸡

材料： 当归20g，三七8g，乌鸡肉250g，盐5g，蚝油5ml。

做法： ①当归、三七洗净，三七砸碎，当归切成片。②乌鸡洗净，斩块，放入开水中煮5分钟，取出过冷水。③将当归、乌鸡块、三七一起放入锅中，加水适量，大火煮开，转小火续煮2小时，加盐、蚝油调味即可。

功效： 对功能性子宫出血的患者有较好的食疗效果，还可改善因出血过多引起的贫血症状。

本草药典

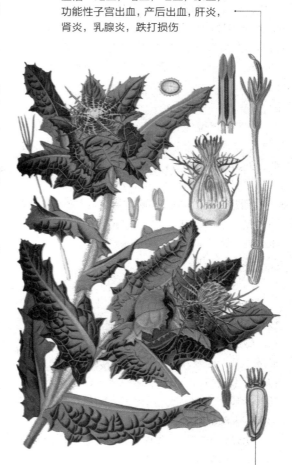

蓟

主治： 衄血，咯血，吐血，尿血，功能性子宫出血，产后出血，肝炎，肾炎，乳腺炎，跌打损伤

性味： 性凉，味甘，入脾、肝经

功效： 凉血止血，散淤消肿

子宫内膜异位症

主要症状： 子宫内膜组织在子宫腔以外的部位出现、生长、浸润，引发反复出血或疼痛、不孕不育及结节包块。多发于 30~40 岁妇女。

病因探究： 多因淤血壅滞胞宫、冲任而起。

预防原则： 补肾补血；行气活血；温补肾阳。

饮食须知

子宫内膜异位症患者多有血淤症状，因此宜选择活血化淤、散结止痛的药材和食材，如当归、赤芍、丹参、红花、川芎、青皮、乳香、没药、莪术、三棱、甲鱼、山楂、海带、蒜等。患者饮食宜清淡，多食蔬菜、菌类、豆类食物，少食肥腻食物，如肥猪肉、甜食；忌食烧烤、油炸类食物；忌喝冷饮等冰冻饮品。

民间偏方

血淤型： 桂枝 4.5g，云茯苓 12g，赤芍、桃仁、丹皮各 10g，石见穿 15g，皂角刺、鬼箭羽各 20g。水煎，分次饮服。

寒滞型： 小茴香 6g，吴茱萸 8g，桃仁、乌药、红花、川芎、制附片各 10g，当归、续断、元胡各 12g，山药、紫丹参各 15g。以上所有材料加水煎成药汁，每日 1 剂，日服 2 次。

食疗药膳

当归猪蹄汤

材料： 猪蹄 200g，当归 30g，黄芪 10g，红枣 5 枚，黄豆、花生米各 10g，盐 5g，白糖 2g，八角 1 粒。

做法： ①猪蹄洗净切块，余水；红枣、黄豆、花生米、当归、黄芪洗净浸泡。②汤锅上火倒入水，下入所有材料煲熟。③调入盐、白糖即可。

功效： 补血调经，活血化淤，补中益气。

赤芍生地丹参饮

材料： 赤芍、丹参、生地黄、牡丹皮、白芍各 15g，牛膝 10g，陈皮 5g。

做法： ①将所有材料洗净，先将赤芍、丹参、生地黄、白芍、牛膝放入锅中，加水 700ml。②大火煎煮开，转小火煮至药汁为 400ml，再放入牡丹皮、陈皮，续煮 5 分钟，倒出药汁备用。

③再加水煎煮一次，将两次的药汁兑匀，分 2 次服用，每日 1 剂。

功效： 清热凉血，活血化淤，行气散结、止痛，对热灼血淤型子宫内膜异位症有很好的疗效。

本草药典

红蓝花

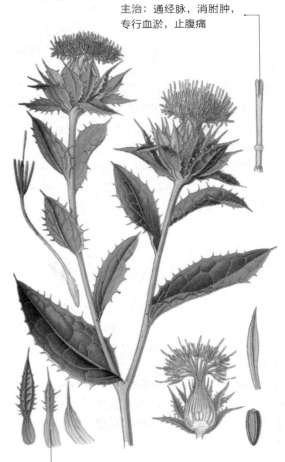

主治： 通经脉，消肿肿，专行血淤，止腹痛

性味： 性温，味辛，入足厥阴肝经

功效： 活血行淤，润燥止痛，疏甘祛风

子宫内膜癌

主要症状： 阴道不规则流血，量一般不多。少数患者会出现排液增多的现象。早期可出现浆液性或浆液血性排液，晚期合并成感染则出现脓血性排液，并伴有恶臭。

病因探究： 因脾、肝、脏功能失调，肝气郁结，湿热邪毒，气滞血淤等久积腹中所致。

预防原则： 补肾；活血；补虚扶正。

饮食须知

宜多吃具有抗癌作用的食物，如菌类食物、海藻类、绿叶蔬菜、浆果类水果等均有一定的抗癌作用。宜选择植物油，因为玉米油、花生油、菜籽油、黄豆油都含有大量的不饱和脂肪酸，可保护绝经期女性免受子宫内膜癌侵袭。多摄取高钙食物，如奶类、豆制品、鱼类等。忌食辛辣刺激性食物，如辣椒、芥末、桂皮等；忌烟、酒、咖啡，这些食物会加重子宫脓血性排液症状。忌食油炸、霉变、腌制食品；这些食物都含有致癌物质，会加重癌变。

民间偏方

冰糖炖冬瓜子： 冬瓜子30g，冰糖30g。冬瓜子捣烂与冰糖放入碗中，加入沸水300ml，小火隔水炖熟，日服1剂，7天为一疗程。

红枣煎羊泉： 羊泉30g，红枣10枚。水煎服，每日1剂，可清热解毒，对热毒型子宫内膜癌患者有一定的功效。

食疗药膳

鸡血藤鲜菇鸡汤

材料： 鸡肉200g，鸡血藤30g，香菇200g，生姜3片，盐4g。

做法： ①鸡肉洗净，切片、余水；鸡血藤、生姜、香菇洗净。②将鸡肉、鸡血藤、生姜、香菇放入锅中。③加适量清水小火炖3小时，加入盐即可食用。

功效： 鸡血藤有行血活血、调经止痛等功效，可治疗月经不调、经行不畅、痛经、血虚经闭等妇科疾病，对血淤型子宫内膜癌患者有较好的食疗作用。

三七冬菇炖鸡：

材料： 三七12g，冬菇30g，鸡肉500g，红枣15~20枚，姜丝、蒜泥各少量，盐4g。

做法： ①将三七洗净，冬菇洗净，温水泡发。②把鸡肉洗净，斩件；红枣洗净。③将所有原材料放入砂煲中，加入姜、蒜，注入水适量，慢火炖之，待鸡肉烂熟，入油、盐调味食之。

功效： 三七具有活血化淤、止血的功效，能明显缩短出血和凝血时间，对子宫癌患者所出现的阴道不规则出血有较好的抑制作用；冬菇可防癌抗癌、益气补虚；鸡肉、红枣均可益气补血。

本草药典

冬瓜

主治：适用于肺热咳嗽、肺痈、肠痈等症

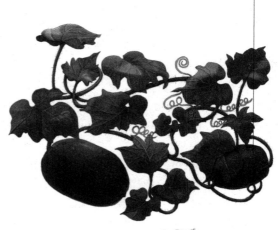

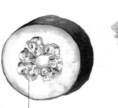

性味：性寒，味甘，入足厥阴经

功效：清肺、化痰、排脓

更年期综合征

主要症状: 妇女在绝经期前后,围绕月经紊乱或绝经出现明显不适症状,如眩晕耳鸣、心悸烦躁、面红潮热、腰酸背痛、面肢浮肿等。90%以上的女性都会出现不同程度的更年期症状。

病因探究: 卵巢功能下降,雌激素分泌紊乱是更年期综合征出现的主要因素。

预防原则: 温补肾阳;滋阴补肾。

饮食须知

饮食宜清淡,控制热量和脂肪的摄入。摄入过多热量和脂肪会引起肥胖,肥胖又会导致糖代谢异常而增加心脑血管疾病的发病率。所以,更年期女性一定要控制饮食的热量摄取。宜选用植物油,如菜籽油、葵花子油等。多食少胆固醇的食物,如蔬菜、水果、瘦肉、鱼类、豆制品等。增加钙质,限制食盐的摄入。忌食辛辣刺激性食物,如烟酒、咖啡、浓茶以及辣椒、胡椒等。

民间偏方

肾阴虚型: 知母、当归、竹叶各 10g,麦冬、五味子、淫羊藿各 15g,白芍、巴戟天各 18g,紫草 30g。水煎服,每日 1 剂,日服 2 次,10 天为一疗程。

肾阳虚型: 黄柏、知母各 4.5g,当归、仙灵脾、巴戟天、仙茅各 9g。水煎服,每日 1 剂,日服 2 次。

食疗药膳

甘草红枣炖鹌鹑

材料: 鹌鹑 3 只,甘草 10g,瘦肉 30g,红枣 10g,生姜 3g,盐 4g。

做法: ①甘草、红枣入清水中润透,洗净。②瘦肉洗净,切成小方块;鹌鹑洗净与瘦肉一起入沸水中余去血沫后,捞出。③将备好的所有材料装入炖盅内,加适量水,入锅炖 40 分钟后,调入盐即可。

功效: 对肾阳亏虚型更年期综合征均有疗效,可缓解性欲减退、腰膝酸软、面色暗沉等症状。

药膳炖海参

材料: 水发海参 80g,葱花、姜各 5g,鱼丸、灵芝、盐、鸡精各适量。

做法: ①将海参处理干净;姜洗净去皮切片;灵芝洗净备用。②锅内加入清水烧开,下入姜片、海参,焯至海参五分熟,再加适量清水,入海参、鱼丸、灵芝,加汤大火烧开后,改用小火慢炖两小时。③加入葱、盐、鸡精,用中火收浓汤汁。

功效: 补肾益精,养血润燥,止血安神。

本草药典

韭菜籽

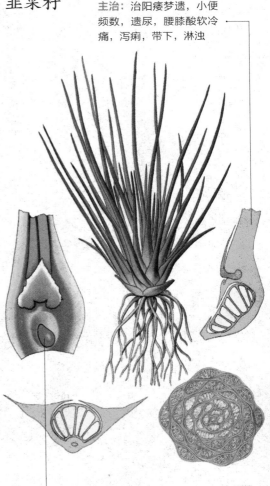

主治: 治阳痿梦遗,小便频数,遗尿,腰膝酸软冷痛,泻痢,带下,淋浊

性味: 性温,味甘,入足厥阴、少阴经
功效: 补肝肾,暖腰膝,壮阳固精

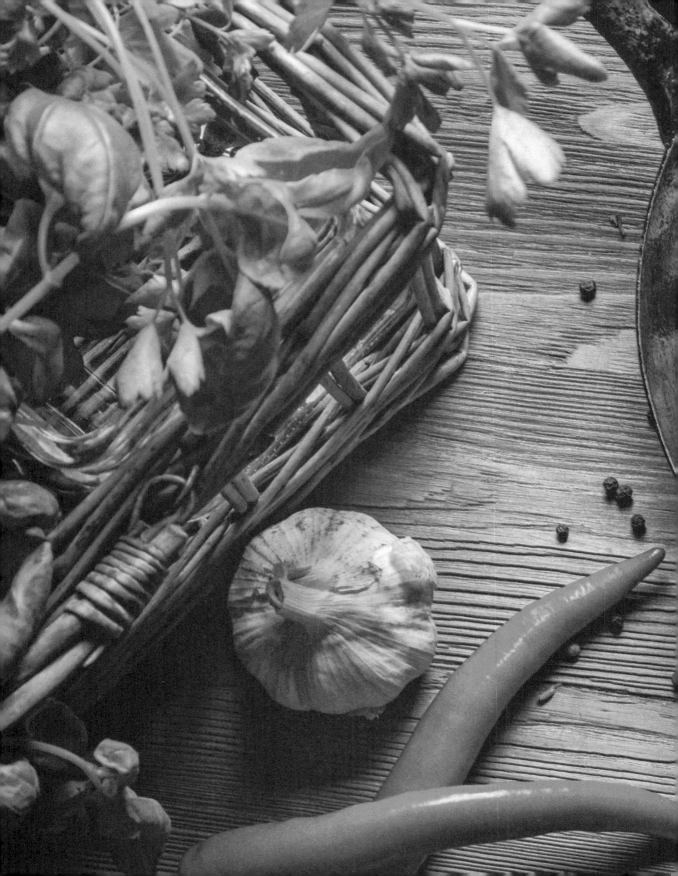

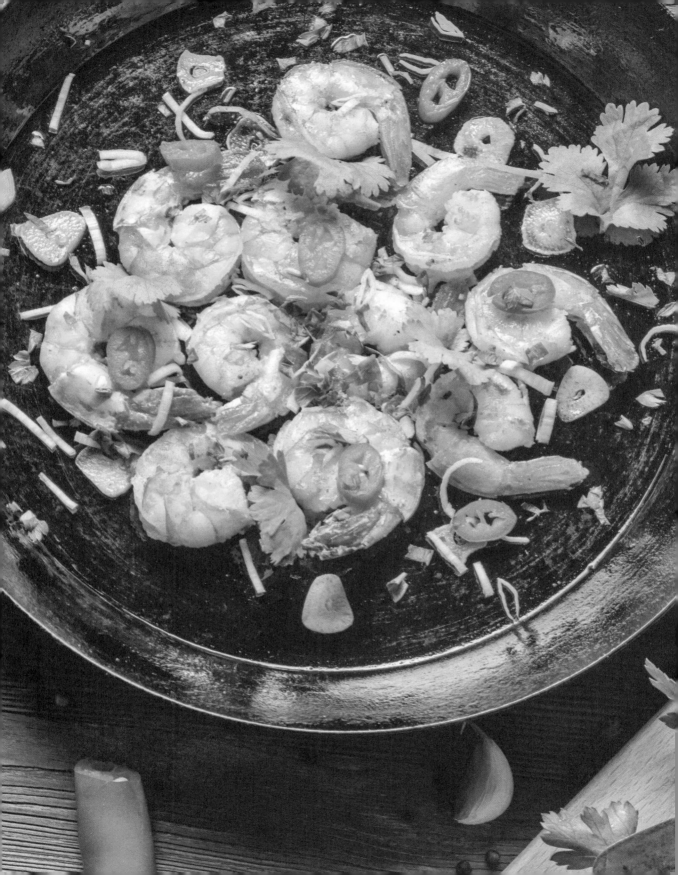

附录一
常见食材、药材对症图鉴

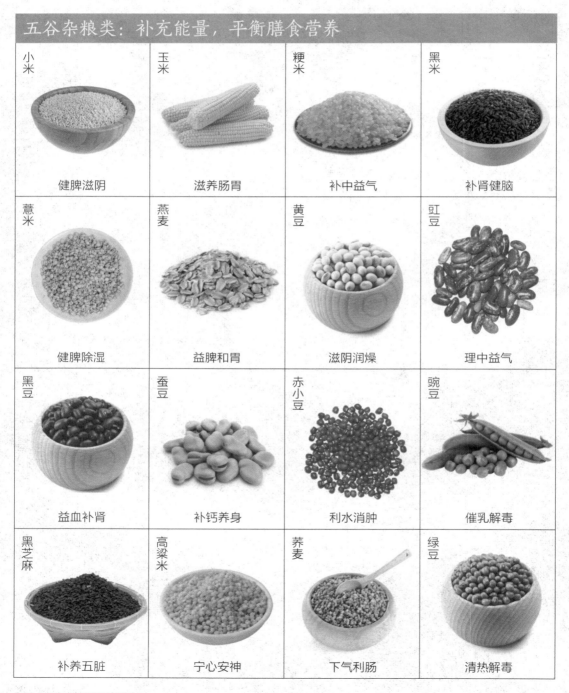

五谷杂粮类：补充能量，平衡膳食营养

小米	玉米	粳米	黑米
健脾滋阴	滋养肠胃	补中益气	补肾健脑

薏米	燕麦	黄豆	豇豆
健脾除湿	益脾和胃	滋阴润燥	理中益气

黑豆	蚕豆	赤小豆	豌豆
益血补肾	补钙养身	利水消肿	催乳解毒

黑芝麻	高粱米	荞麦	绿豆
补养五脏	宁心安神	下气利肠	清热解毒

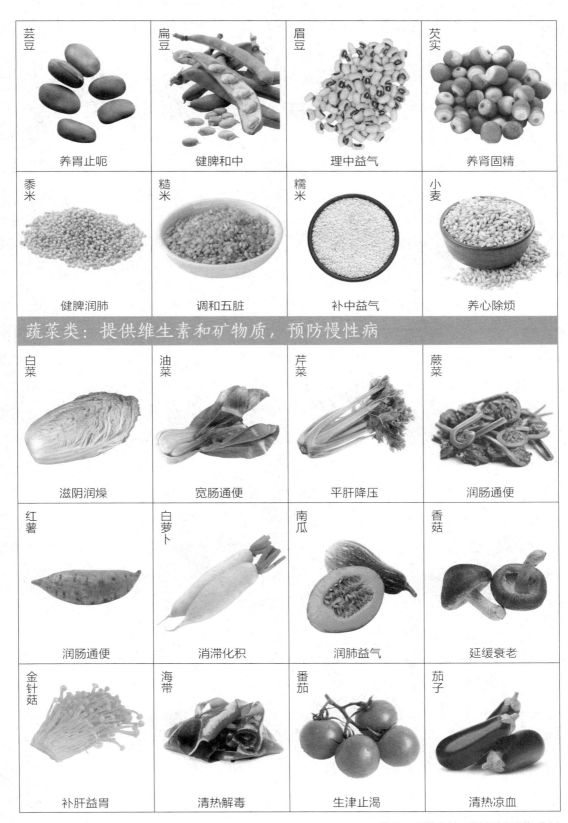

芸豆	扁豆	眉豆	芡实
养胃止呃	健脾和中	理中益气	养肾固精
黍米	糙米	糯米	小麦
健脾润肺	调和五脏	补中益气	养心除烦

蔬菜类：提供维生素和矿物质，预防慢性病

白菜	油菜	芹菜	蕨菜
滋阴润燥	宽肠通便	平肝降压	润肠通便
红薯	白萝卜	南瓜	香菇
润肠通便	消滞化积	润肺益气	延缓衰老
金针菇	海带	番茄	茄子
补肝益胃	清热解毒	生津止渴	清热凉血

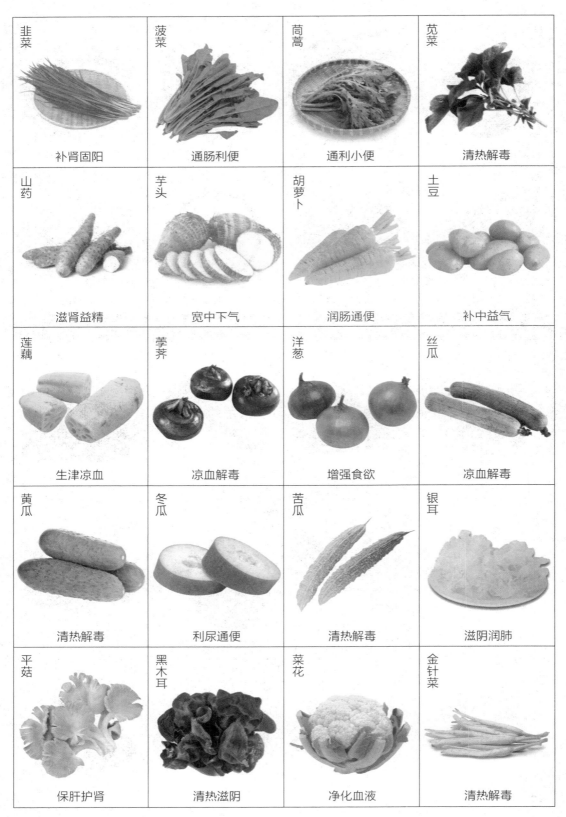

韭菜	菠菜	茼蒿	苋菜
补肾固阳	通肠利便	通利小便	清热解毒
山药	芋头	胡萝卜	土豆
滋肾益精	宽中下气	润肠通便	补中益气
莲藕	荸荠	洋葱	丝瓜
生津凉血	凉血解毒	增强食欲	凉血解毒
黄瓜	冬瓜	苦瓜	银耳
清热解毒	利尿通便	清热解毒	滋阴润肺
平菇	黑木耳	菜花	金针菜
保肝护肾	清热滋阴	净化血液	清热解毒

水果、干果类：多汁，营养丰富，帮助消化，减肥瘦身

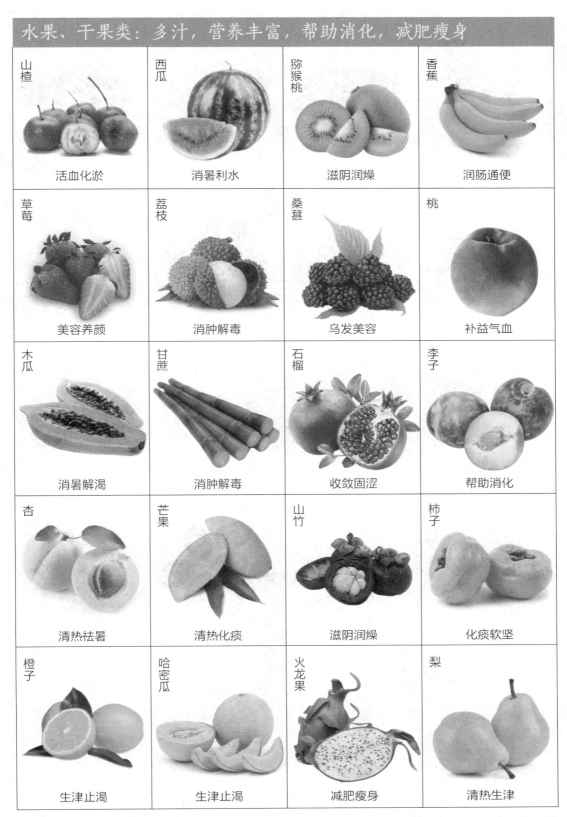

山楂 活血化淤	西瓜 消暑利水	猕猴桃 滋阴润燥	香蕉 润肠通便
草莓 美容养颜	荔枝 消肿解毒	桑葚 乌发美容	桃 补益气血
木瓜 消暑解渴	甘蔗 消肿解毒	石榴 收敛固涩	李子 帮助消化
杏 清热祛暑	芒果 清热化痰	山竹 滋阴润燥	柿子 化痰软坚
橙子 生津止渴	哈密瓜 生津止渴	火龙果 减肥瘦身	梨 清热生津

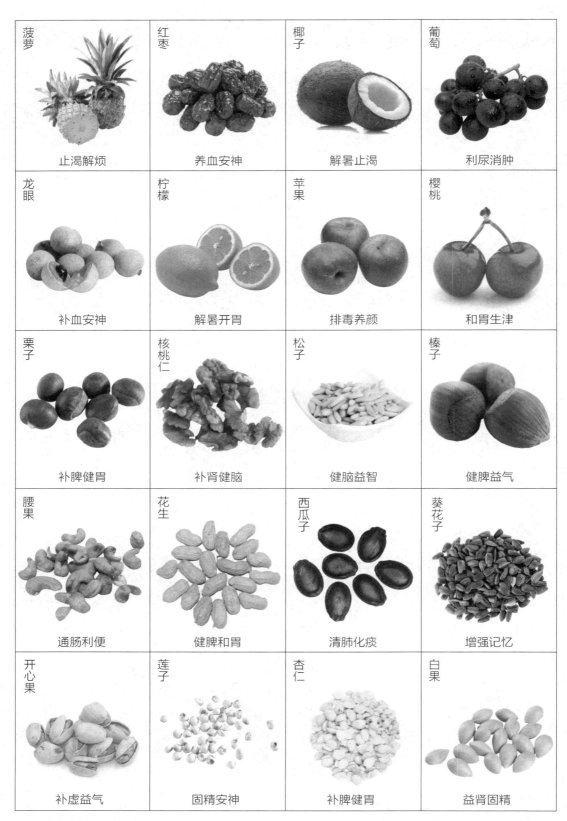

菠萝 止渴解烦	红枣 养血安神	椰子 解暑止渴	葡萄 利尿消肿
龙眼 补血安神	柠檬 解暑开胃	苹果 排毒养颜	樱桃 和胃生津
栗子 补脾健胃	核桃仁 补肾健脑	松子 健脑益智	榛子 健脾益气
腰果 通肠利便	花生 健脾和胃	西瓜子 清肺化痰	葵花子 增强记忆
开心果 补虚益气	莲子 固精安神	杏仁 补脾健胃	白果 益肾固精

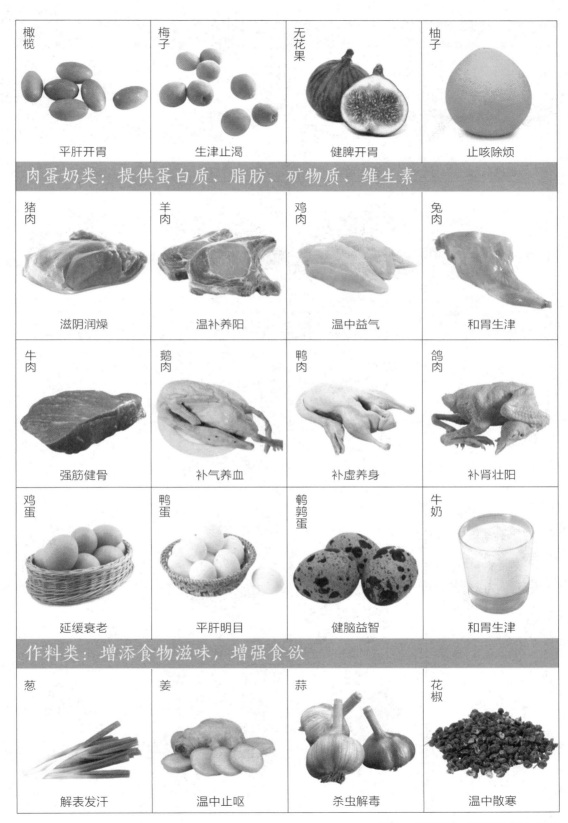

橄榄	梅子	无花果	柚子
平肝开胃	生津止渴	健脾开胃	止咳除烦

肉蛋奶类：提供蛋白质、脂肪、矿物质、维生素

猪肉	羊肉	鸡肉	兔肉
滋阴润燥	温补养阳	温中益气	和胃生津
牛肉	鹅肉	鸭肉	鸽肉
强筋健骨	补气养血	补虚养身	补肾壮阳
鸡蛋	鸭蛋	鹌鹑蛋	牛奶
延缓衰老	平肝明目	健脑益智	和胃生津

作料类：增添食物滋味，增强食欲

葱	姜	蒜	花椒
解表发汗	温中止呕	杀虫解毒	温中散寒

水产品类：提供优质蛋白，补充不饱和脂肪酸

草鱼	鲤鱼	鲫鱼	鲈鱼
健脾益气	安胎通乳	健脾益气	补肝益肾

带鱼	海参	海蜇	虾
益气养肝	补肾壮阳	化痰散结	补肾壮阳

药材类：防治疾病，保健康复，强身健体

柴胡	土茯苓	知母	当归
疏肝利胆	健胃利湿	理气止痛	补血活血

白术	石斛	菊花	荆三棱
补气燥湿	滋阴清热	清热解毒	破血行气

地黄	杜仲	黄精	枸杞
清热凉血	益肾强筋	滋肾润肺	滋阴补肾

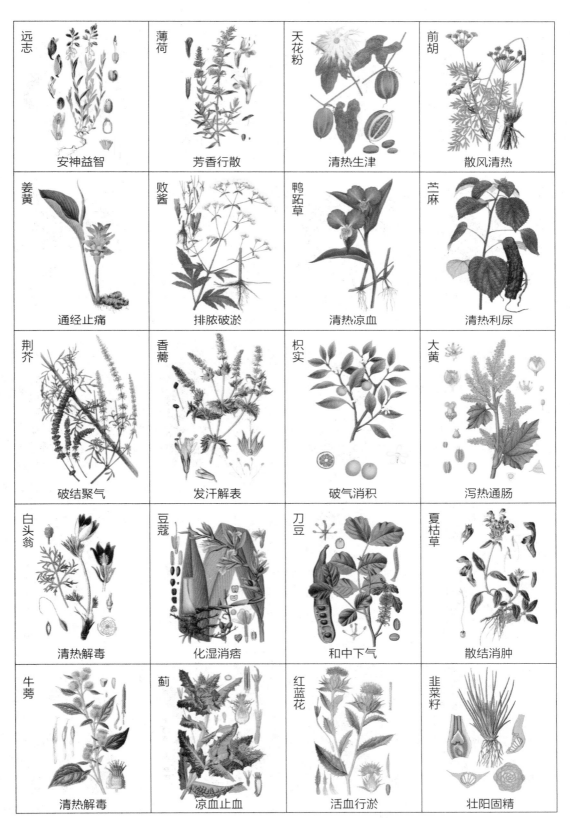

远志 安神益智	薄荷 芳香行散	天花粉 清热生津	前胡 散风清热
姜黄 通经止痛	败酱 排脓破淤	鸭跖草 清热凉血	苎麻 清热利尿
荆芥 破结聚气	香薷 发汗解表	枳实 破气消积	大黄 泻热通肠
白头翁 清热解毒	豆蔻 化湿消痞	刀豆 和中下气	夏枯草 散结消肿
牛蒡 清热解毒	蓟 凉血止血	红蓝花 活血行淤	韭菜籽 壮阳固精

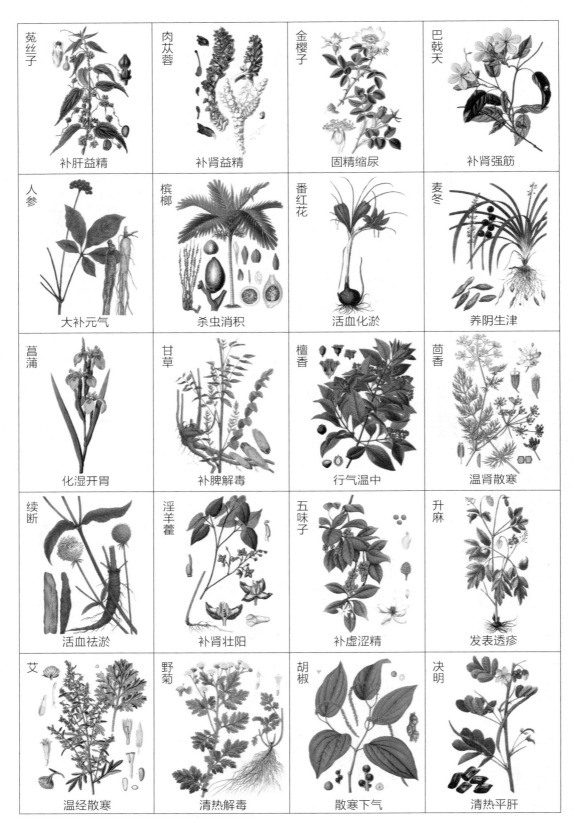

菟丝子 补肝益精	肉苁蓉 补肾益精	金樱子 固精缩尿	巴戟天 补肾强筋
人参 大补元气	槟榔 杀虫消积	番红花 活血化淤	麦冬 养阴生津
菖蒲 化湿开胃	甘草 补脾解毒	檀香 行气温中	茴香 温肾散寒
续断 活血祛淤	淫羊藿 补肾壮阳	五味子 补虚涩精	升麻 发表透疹
艾 温经散寒	野菊 清热解毒	胡椒 散寒下气	决明 清热平肝

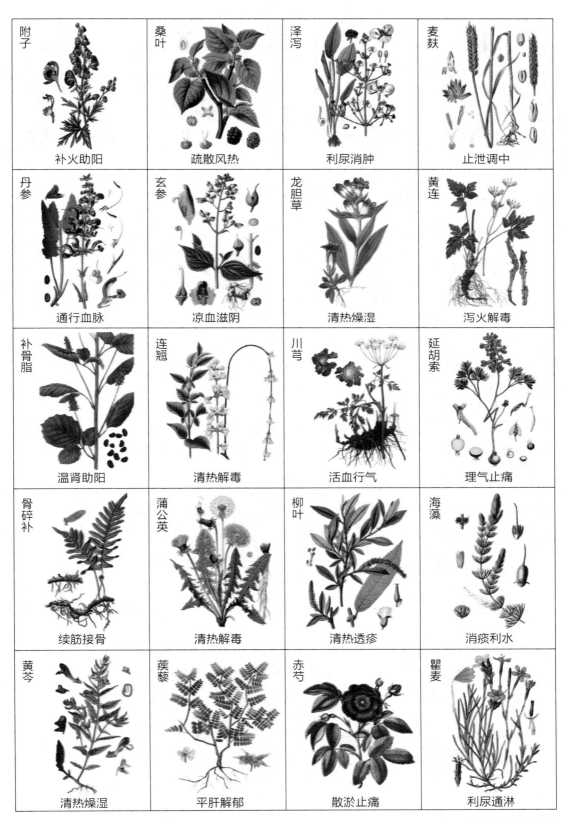

附子	桑叶	泽泻	麦麸
补火助阳	疏散风热	利尿消肿	止泄调中
丹参	玄参	龙胆草	黄连
通行血脉	凉血滋阴	清热燥湿	泻火解毒
补骨脂	连翘	川芎	延胡索
温肾助阳	清热解毒	活血行气	理气止痛
骨碎补	蒲公英	柳叶	海藻
续筋接骨	清热解毒	清热透疹	消痰利水
黄芩	蒺藜	赤芍	瞿麦
清热燥湿	平肝解郁	散淤止痛	利尿通淋

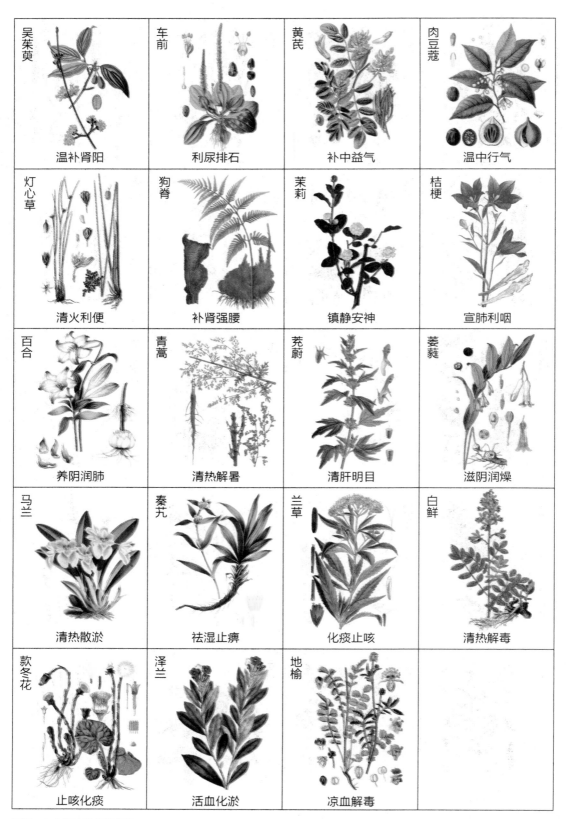

吴茱萸	车前	黄芪	肉豆蔻
温补肾阳	利尿排石	补中益气	温中行气
灯心草	狗脊	茉莉	桔梗
清火利便	补肾强腰	镇静安神	宣肺利咽
百合	青蒿	茺蔚	葳蕤
养阴润肺	清热解暑	清肝明目	滋阴润燥
马兰	秦艽	兰草	白鲜
清热散淤	祛湿止痹	化痰止咳	清热解毒
款冬花	泽兰	地榆	
止咳化痰	活血化淤	凉血解毒	

附录二
常见菜肴对症图鉴

养胃类：健脾养胃，营养滋补，补中益气

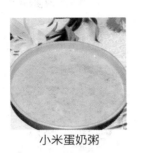
小米蛋奶粥

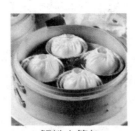
蟹粉小笼包

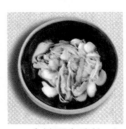
金针百合鸡丝

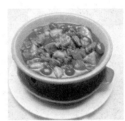
番茄土豆排骨汤

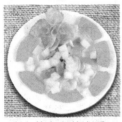
山药扁豆蒸南瓜

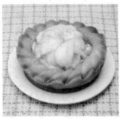
南瓜百合甜品

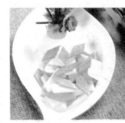
南瓜炒山药

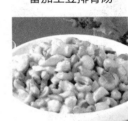
腰果炒鸡肉

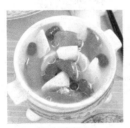
芋头猪胰汤

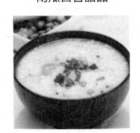
山药莲子粥

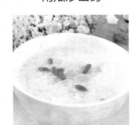
栗子枸杞粳米粥

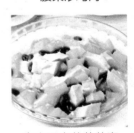
赤小豆山芋菠萝蜜

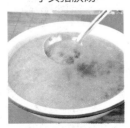
红枣小米绿豆粥

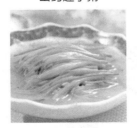
上汤金针菜

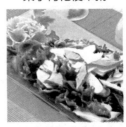
山药炒黑木耳

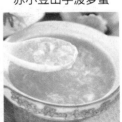
玉米鸡蛋羹

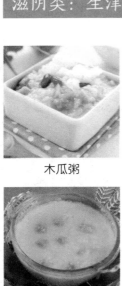
木瓜粥

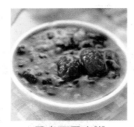
黑木耳黑米粥

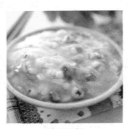
绿豆粥

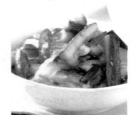
凉拌黄瓜魔芋

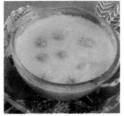
南瓜龙眼小米粥

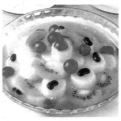
猕猴桃山药汤

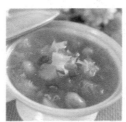
枸杞龙眼银耳汤

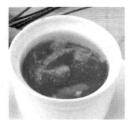
银耳花豆炖梨

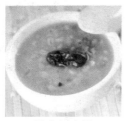
糙米红枣粥

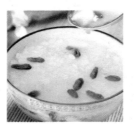
燕麦枸杞粥

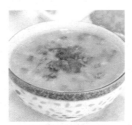
绿豆苋菜枸杞粥

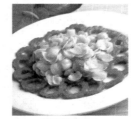
苦瓜拌百合

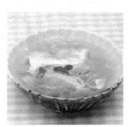
雪蛤枸杞甜汤

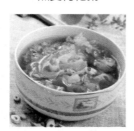
赤芍银耳饮

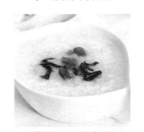
菠菜玉米枸杞粥

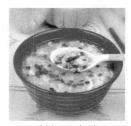
牡蛎豆腐羹

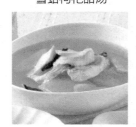
黄连冬瓜鱼片汤

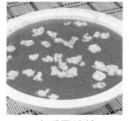
木瓜雪蛤羹

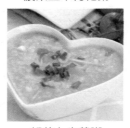
胡萝卜牛蒡粥

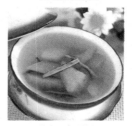
柴胡秋梨汤

养血类：补血活血，养血护肝，益气生血

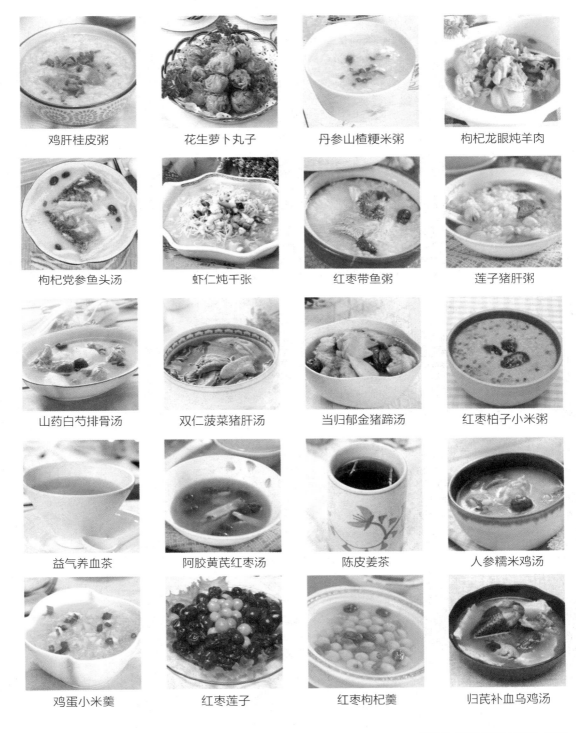

鸡肝桂皮粥　　花生萝卜丸子　　丹参山楂粳米粥　　枸杞龙眼炖羊肉

枸杞党参鱼头汤　　虾仁炖干张　　红枣带鱼粥　　莲子猪肝粥

山药白芍排骨汤　　双仁菠菜猪肝汤　　当归郁金猪蹄汤　　红枣柏子小米粥

益气养血茶　　阿胶黄芪红枣汤　　陈皮姜茶　　人参糯米鸡汤

鸡蛋小米羹　　红枣莲子　　红枣枸杞羹　　归芪补血乌鸡汤

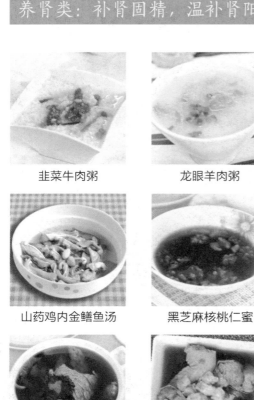

韭菜牛肉粥

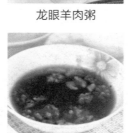

龙眼羊肉粥

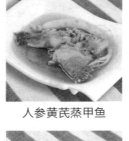

人参黄芪蒸甲鱼

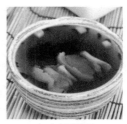
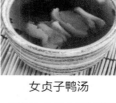

女贞子鸭汤

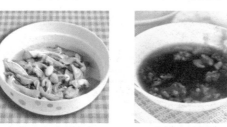

山药鸡内金鳝鱼汤

黑芝麻核桃仁蜜

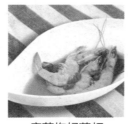

鹿茸枸杞蒸虾

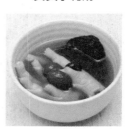

何首乌黑豆煲鸡爪

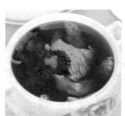

锁阳羊肉汤

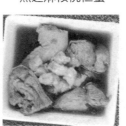

海马虾仁童子鸡

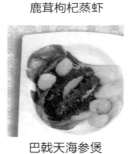

巴戟天海参煲

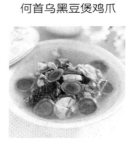

鹿茸炖乌鸡

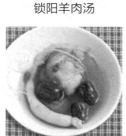
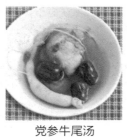

党参牛尾汤

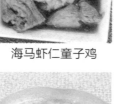
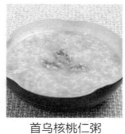

首乌核桃仁粥

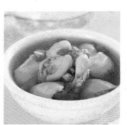

枸杞炖牛蛙

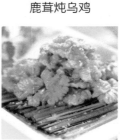
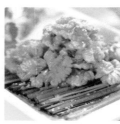

核桃仁拌韭菜

芝麻豌豆羹

补骨脂虫草羊肉汤

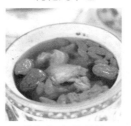

菟杞红枣炖鹌鹑

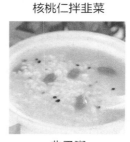

韭子粥

化痰类：清热化痰，祛湿利水，利尿消肿

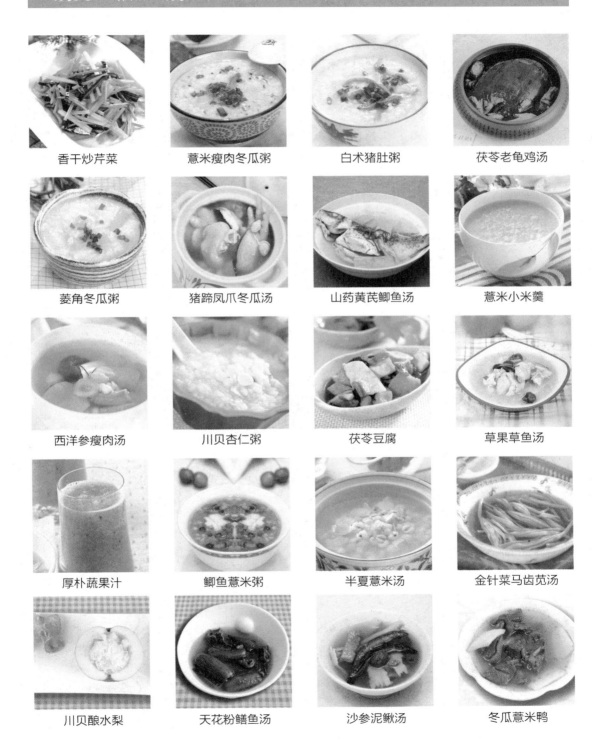

香干炒芹菜	薏米瘦肉冬瓜粥	白术猪肚粥	茯苓老龟鸡汤
菱角冬瓜粥	猪蹄凤爪冬瓜汤	山药黄芪鲫鱼汤	薏米小米羹
西洋参瘦肉汤	川贝杏仁粥	茯苓豆腐	草果草鱼汤
厚朴蔬果汁	鲫鱼薏米粥	半夏薏米汤	金针菜马齿苋汤
川贝酿水梨	天花粉鳝鱼汤	沙参泥鳅汤	冬瓜薏米鸭

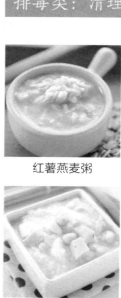
红薯燕麦粥

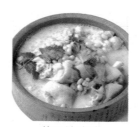
黄豆炖猪蹄

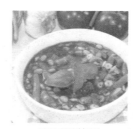
豇豆番茄汤

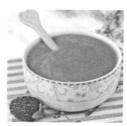
榛子草莓粥

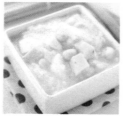
雪莲果黄豆粥

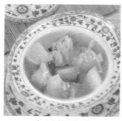
木瓜煲猪蹄

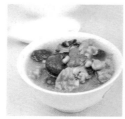
红枣核桃仁乌鸡汤

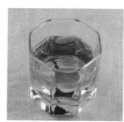
陈皮冰糖汁

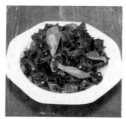
凉拌黑木耳

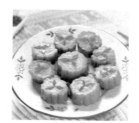
鸡蓉酿苦瓜

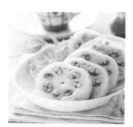
绿豆镶莲藕

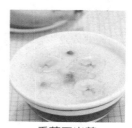
香蕉玉米羹

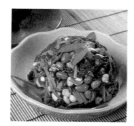
菠菜拌四宝

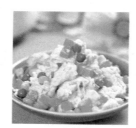
玉米炒蛋

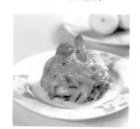
芝麻拌芹菜

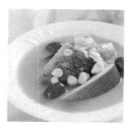
杏仁苹果生鱼汤

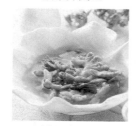
金针黑木耳肉汤

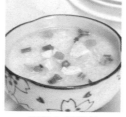
胡萝卜芹菜羹

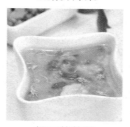
绿豆菊花羹

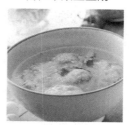
绿茶山药汤

减肥类：消脂减肥，健身美体，瘦身纤体

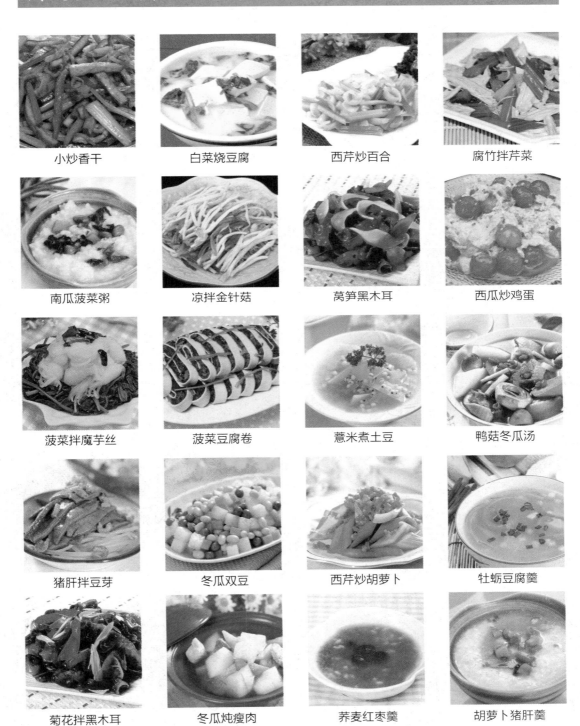

小炒香干　　　白菜烧豆腐　　　西芹炒百合　　　腐竹拌芹菜

南瓜菠菜粥　　　凉拌金针菇　　　莴笋黑木耳　　　西瓜炒鸡蛋

菠菜拌魔芋丝　　菠菜豆腐卷　　　薏米煮土豆　　　鸭菇冬瓜汤

猪肝拌豆芽　　　冬瓜双豆　　　西芹炒胡萝卜　　牡蛎豆腐羹

菊花拌黑木耳　　冬瓜炖瘦肉　　　荞麦红枣羹　　　胡萝卜猪肝羹

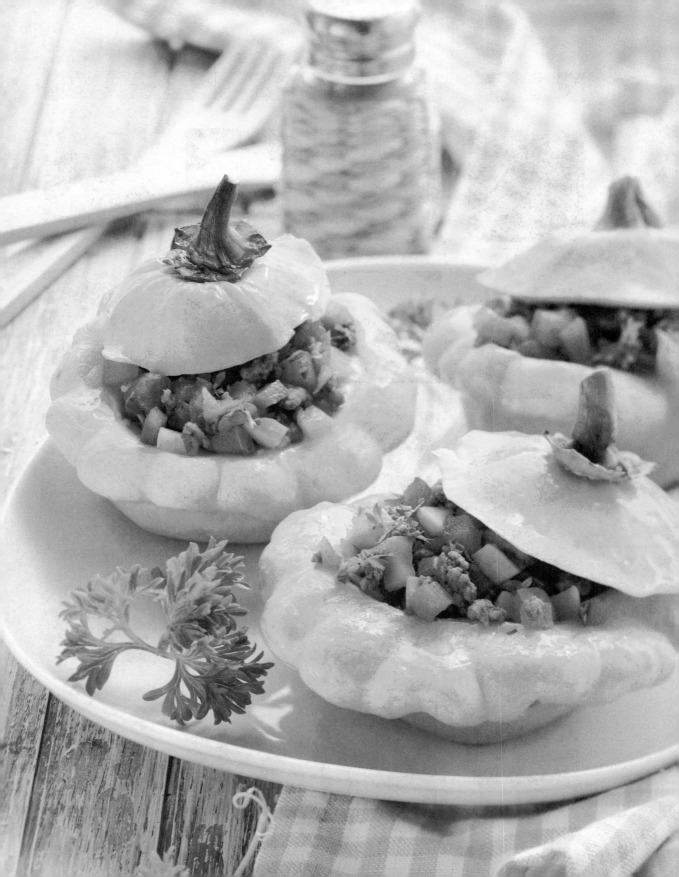

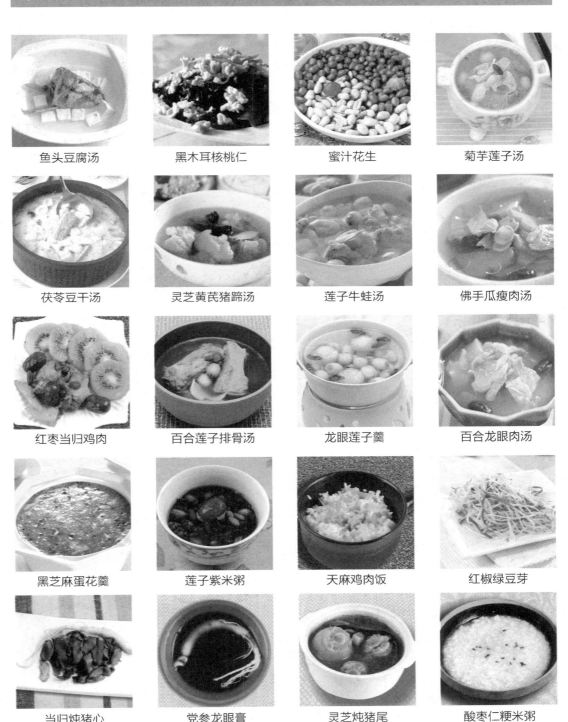

鱼头豆腐汤	黑木耳核桃仁	蜜汁花生	菊芋莲子汤
茯苓豆干汤	灵芝黄芪猪蹄汤	莲子牛蛙汤	佛手瓜瘦肉汤
红枣当归鸡肉	百合莲子排骨汤	龙眼莲子羹	百合龙眼肉汤
黑芝麻蛋花羹	莲子紫米粥	天麻鸡肉饭	红椒绿豆芽
当归炖猪心	党参龙眼膏	灵芝炖猪尾	酸枣仁粳米粥

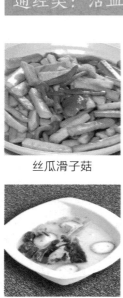
丝瓜滑子菇

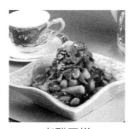
老醋四样

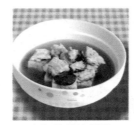
当归芍药炖排骨

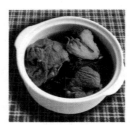
当归苁蓉炖羊肉

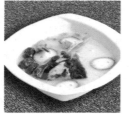
川芎黄芪炖鱼头

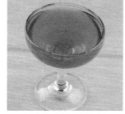
半枝莲蛇舌草茶

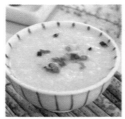
桂枝莲子粥

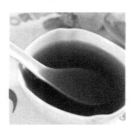
丹参糖水

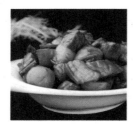
栗子红烧肉

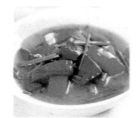
韭菜花炖猪血

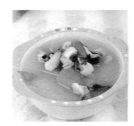
螺肉煲西葫芦

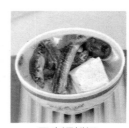
豆腐泥鳅汤

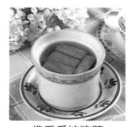
佛手瓜炖猪蹄

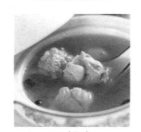
五胡鸭

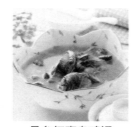
丹参红枣乌鸡汤

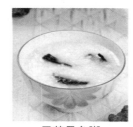
灵芝丹参粥

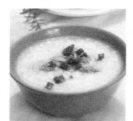
炮姜桃仁粥

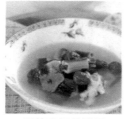
川芎当归黄鳝汤

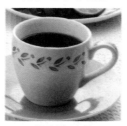
丹参牛膝茶

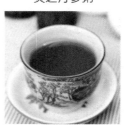
川芎茶

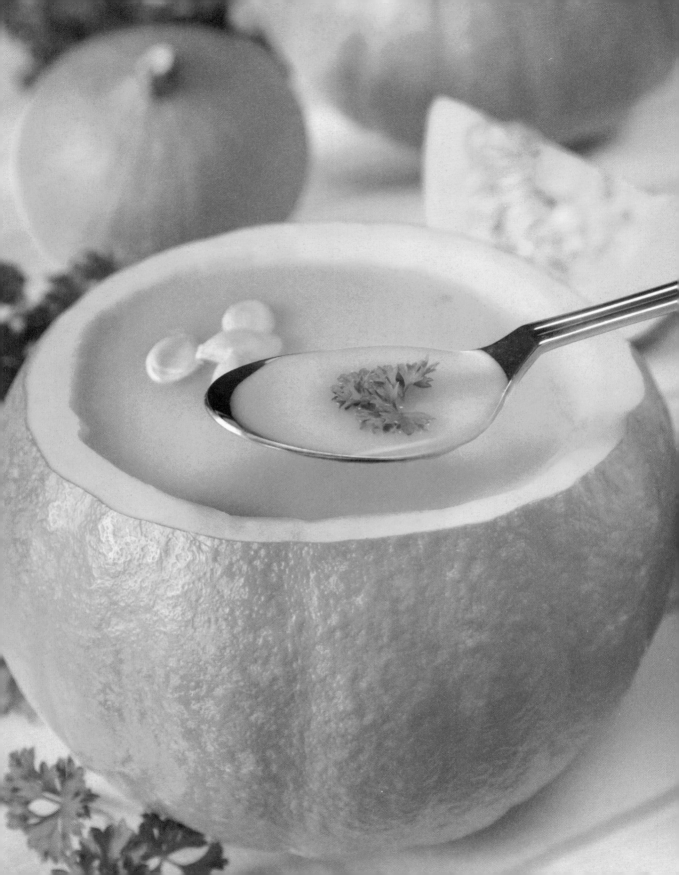